科学出版社"十四五"普通高等教育研究生规划教材

老 年 医 学

主　审　王建业

主　编　张存泰　于普林

副主编　雷　平　郑松柏　林展翼　鲁　翔　王晓明

U0266720

科学出版社
北　京

内 容 简 介

本教材包括五大部分，共四十一章。第一部分为绪论，综合介绍了衰老及人口老龄化，以及在此基础上老年医学的重要性；第二部分为总论，囊括了老年综合评估、合理用药、共病管理、安宁医疗等内容；第三部分为老年综合征及常见问题，着重介绍了老年人常表现出的一种或多种非特异性症状；第四部分为常见老年疾病诊疗，涵盖了心血管疾病、呼吸系统疾病、消化系统疾病、神经系统疾病等老年人常见疾病的诊疗防治要点；第五部分为老年医学研究新进展和热点，关注老年医学领域的最新动态。

本教材主要供全国高等医学院校老年医学专业研究生及专科医师阅读学习，同时也为老年医学工作者提供有价值的参考。

图书在版编目（CIP）数据

老年医学 / 张存泰，于普林主编. —北京：科学出版社，2024.10
科学出版社"十四五"普通高等教育研究生规划教材
ISBN 978-7-03-077900-7

Ⅰ. ①老… Ⅱ. ①张… ②于… Ⅲ. ①老年病学–研究生–教材 Ⅳ. ①R592

中国国家版本馆 CIP 数据核字（2024）第 025014 号

责任编辑：朱　华 / 责任校对：宁辉彩
责任印制：张　伟 / 封面设计：陈　敬

科学出版社 出版
北京东黄城根北街 16 号
邮政编码：100717
http://www.sciencep.com
三河市宏图印务有限公司印刷
科学出版社发行　各地新华书店经销

*

2024 年 10 月第　一　版　　开本：787×1092　1/16
2024 年 10 月第一次印刷　印张：46 1/2
字数：1 160 000
定价：298.00 元
（如有印装质量问题，我社负责调换）

《老年医学》编委名单

施　红　北京医院　国家老年医学中心

孙晓红　北京协和医院

滕宗艳　哈尔滨医科大学附属第二医院

田小利　南昌大学生命科学学院

王涤非　中国医科大学附属盛京医院

王晶桐　北京大学人民医院

王晓明　空军军医大学西京医院

王越晖　吉林大学第一医院

文　宏　广西医科大学第一附属医院

文良元　北京医院　国家老年医学中心

吴剑卿　南京医科大学第一附属医院

吴锦晖　四川大学华西医院

吴秀萍　哈尔滨医科大学附属第一医院

涂　玲　华中科技大学同济医学院附属同济医院

熊　玮　陆军军医大学第一附属医院

杨云梅　浙江大学医学院附属第一医院

杨再刚　郑州大学第一附属医院

叶旭军　武汉大学中南医院

殷铁军　华中科技大学同济医学院附属同济医院

于普林　北京医院　国家老年医学中心

张　蔷　天津医科大学总医院

张春玉　大连医科大学附属第二医院

张存泰　华中科技大学同济医学院附属同济医院

张湘瑜　中南大学湘雅二医院

赵卫红　南京医科大学第一附属医院

郑　凯　华中科技大学同济医学院附属同济医院

郑松柏　复旦大学附属华东医院

周白瑜　北京医院　国家老年医学中心

周晓辉　新疆医科大学第一附属医院

曾志羽　广西医科大学第一附属医院

朱刚艳　武汉大学人民医院

编写秘书　程　冕　华中科技大学同济医学院附属同济医院

　　　　　　　刘　漫　华中科技大学同济医学院附属同济医院

编者名单

程 晃	华中科技大学同济医学院附属同济医院
冯景辉	哈尔滨医科大学附属第一医院
郜 攀	陆军军医大学第一附属医院
侯莉明	空军军医大学西京医院
胡莉亚	华中科技大学同济医学院附属同济医院
黄 葵	华中科技大学同济医学院附属同济医院
纪 泉	北京医院　国家老年医学中心
蒋月强	华中科技大学同济医学院附属同济医院
李 岱	天津医科大学总医院
李学蕊	天津医科大学总医院
刘 漫	华中科技大学同济医学院附属同济医院
刘 伟	广东省人民医院
刘 欣	天津医科大学总医院
刘亚男	大连医科大学附属第二医院
卢伟琳	华中科技大学同济医学院附属协和医院
吕安康	重庆医科大学附属第二医院
石 婧	北京医院　国家老年医学中心
铁常乐	中日友好医院
童 杨	天津医科大学总医院
王丽静	中南大学湘雅医院
王兴邦	山东大学齐鲁医院
王玉晔	中日友好医院
吴焕磊	华中科技大学同济医学院附属同济医院
徐然然	华中科技大学同济医学院附属同济医院
许 伟	南京医科大学第一附属医院
杨华昱	首都医科大学附属北京友谊医院
杨 明	福建医科大学附属协和医院
雍珍珠	南京医科大学第一附属医院
袁 颖	复旦大学附属中山医院
张爱森	南京医科大学第一附属医院
张昊文	华中科技大学同济医学院附属同济医院
张 珺	华中科技大学同济医学院附属同济医院
张 毅	中国医科大学附属盛京医院

张宇聪　华中科技大学同济医学院附属同济医院

赵　萍　天津医科大学第二医院

赵烨婧　北京医院　国家老年医学中心

周　仑　华中科技大学同济医学院附属同济医院

周　正　郑州大学第一附属医院

序

随着全球老龄化进程的加速，老年医学的研究与实践日益成为全球医学界的关注重点。在中国，老龄化问题尤为突出，截至 2023 年底，我国 60 岁及以上老年人口 29697 万人，占总人口的 21.1%，其中 65 岁及以上老年人口 21676 万人，占总人口的 15.4%。如何应对快速增加的老年人口，提供高质量的健康服务，已成为我们面临的重大社会和公共卫生挑战。广泛地开展老年医学研究与教育工作，加强老年医学医生的培养，做好老年病的评估、预防、治疗和康复，对整体健康服务体系的完善具有深远的影响。

编写符合中国老年人特点的老年医学相关书籍，是进行老年医学教育的重要工具。我国老年人口数量已接近 3 亿，呈现出慢性病高发、多病共存的特点。预防和管理老年综合征是老年医学的核心任务之一。老年综合征是一组老年人特有的临床症候群，涵盖了衰弱、认知障碍、跌倒等一系列具有高度复杂性和关联性的综合征，其诊治需要跨学科的协作与整合。老年患者还通常伴有多种慢性病，如何在平衡多种疾病诊治的同时，保障患者生活质量，是每位老年医学从业者面临的重要课题。本教材在编写过程中，聚焦老年综合征和老年疾病的诊治，不仅总结了老年医学领域的经典知识，还着眼于该领域的前沿发展，如老年人群中的生物标志物研究、精准老年医学、数字健康技术在老年医学中的应用等，内容丰富，结构合理，为学生提供了扎实的理论基础，也鼓励他们对老年医学前沿领域进行探索与思考。教材在设计时不仅强调了学术的前沿性与权威性，还注重理论与临床实践的结合，通过典型病例的分析和处理，为学生提供了深刻的临床启发。

作为一名长期从事老年医学研究与临床工作的医生，我深感老年医学教育的重要性。培养具有前瞻性和责任感的老年医学人才，是我们应对人口老龄化、提高老年人生活质量的关键。本教材的出版，期望能够适用老年医学研究生，为他们提供系统的学习路径，帮助他们成为能够独立思考、勇于创新的老年医学专业人才。同时，愿各位同仁通过本教材不断提升老年医学诊疗能力，积极应对当前中国老年医学面临的严峻挑战，为老年人群的健康保驾护航，为促进健康老龄化的目标实现作出贡献。

最后，再次感谢编委会和全体作者的辛勤努力与付出，也感谢所有参与者对老年医学教育事业的贡献。我相信，这本教材的出版，必将为中国老年医学事业的发展注入新的动力，也为广大研究生的学习和成长提供有力支持。

2024 年 8 月

前　　言

随着现代医疗技术的不断进步，人类的平均寿命不断延长，老年人口比例不断增加。虽然这标志着社会的进步，但也给家庭、医疗系统和社会带来了新的挑战和机遇。因此，老年医学的发展和应用变得至关重要。老年医学旨在更好地理解和满足老年患者的特殊需求，提供针对老年人身心健康的全面管理，从而延长他们的健康寿命、提高生活质量，在此基础上以积极应对全球人口老龄化的进程。

老年医学具有鲜明的学科特点，本教材的内容将提供成熟的临床实践经验和最新的科学研究成果，以帮助老年医学科医护人员在"全人诊疗"和"多学科协作诊疗"的原则下，更好地为老年人提供全面、合理的治疗、照护与预防保健服务。

本教材不求面面俱到，但求反映老年医学新进展，突出了衰老的特点和年龄相关疾病的诊疗特殊性，体现了"以老年患者"为中心的个体化诊疗模式。全书分为五个部分，共四十一章。第一部分为绪论，综合介绍了衰老以及人口老龄化，以及在此基础上老年医学的重要性；第二部分为总论，囊括了老年综合评估、合理用药、共病管理、安宁医疗等内容；第三部分为老年综合征及常见问题，着重介绍了老年人常表现出的一种或多种非特异性症状；第四部分为常见老年疾病诊疗，涵盖了心血管系统疾病、呼吸系统疾病、消化系统疾病、神经系统疾病等老年人常见疾病的诊疗和防治要点；最后一个部分为老年医学研究新进展和热点，关注老年医学领域的最新动态。

本教材的编撰是由经验丰富的多学科老年医学专家共同完成的，他们视老年医学学科发展为己任，重在培养老年医学专业人才。一方面，编写团队以凝练的专业知识和丰富的实践经验为本教材提供了坚实的基础，确保了内容的科学性和可靠性。另一方面，他们致力于将最新的研究成果与临床实践相结合，使教材内容具有老年医学领域的前沿性和可操作性。

本教材的顺利出版，要感谢科学出版社、各参编医学院校、附属医院和相关机构对本教材的鼎力支持。同时，在编撰过程中，参编人员在起稿和多次修改完善中投入了大量的时间和精力，倾注满腔热忱和心血。在此向所有参编人员表示衷心的感谢。

2024 年 8 月

目　　录

第一部分　绪　　论

第二部分　老年医学总论

第三部分　老年综合征及常见问题

第四部分　常见老年疾病诊疗

第一部分　绪　　论

第一章　老年医学概述

第一节　老年医学基本概念和研究对象

一、老年医学的概念

老年医学（geriatrics）是一门研究人类寿命、衰老的原因、规律、特征、机制，探讨延缓衰老的对策，认识衰老与疾病的相关性，探索老年人常见病与多发病防治的理论和实践，是完善社会医疗保障与管理，旨在提高老年人生活质量，促进老年人身心健康的综合性医学学科。

老年医学以老年常见病与多发病的防治为重点，"老年"本身对疾病就构成重要的影响，人体细胞、组织和器官，随着增龄出现一系列复杂的退行性变化，导致全身各系统的生理功能不断下降，生理内环境处于相对不稳定状态，即使是"健康"老年人，实际上也都存在着潜在的功能不全，导致机体的储备能力、适应能力和抗病能力降低。因此，衰老和疾病不可避免地相伴而行，相互影响。

人口老龄化是当前乃至今后相当长一段时间内全世界的一个共同命题，对经济、文化、社会发展、政治等带来重大且持续的影响，随着社会的发展，人们对于老龄化的态度逐步从消极向积极转变，成功老龄化、健康老龄化、积极老龄化等被国际社会视为应对人口老龄化的重要策略。因此，广泛地开展老年医学研究，进一步做好老年病的研究、预防、治疗和康复工作，是当今社会发展的重大需求。

二、老年医学的研究对象

老年医学是以年龄来界定的医学专业，以"老年人"为特定研究对象。世界卫生组织（WHO）对老年的定义为：老年意味着与前一阶段相比，身心功能损害日益明显的另一生命阶段。"老年"是机体生命过程中逐步衰老的一个阶段，但是由于人体各个脏器自身特点不同，功能减退的程度不一致，衰老常以不同的复杂形式表现出来，形成显著的个体差异。因此"老年人"只具有相对的意义，很难绝对地区分从什么年龄开始即称为"老年人"。联合国在 1956 年曾将 65 周岁作为老年人的划分标准；1980 年，联合国把老年人的年龄下限定义为 60 周岁。目前，把老年医学的研究对象定为 60 周岁及以上（特别是 75 岁以上）老年人，重点关注失能和半失能的老年人、80 岁及以上高龄老年人及衰弱的老年人。2022年，我国国家卫生健康委员会发布的《中国健康老年人标准》将老年人标准确立为 60 周岁及以上。从医疗服务角度，老年医学是一门服务于老年人、具有其独特的知识结构和专科技能，整合临床医学、预防医学、康复医学、护理及人文、社会和心理学科等相关内容于一体的综合性的临床医学学科。

第二节 老年医学的形成和发展

1909 年，美国医学家 Ignatz Leo Nascher 提出老年医学（geriatric medicine）概念；1914 年撰写《老年病及其治疗》，是最早的老年医学教科书。1942 年，成立美国老年医学会，宣告了现代老年医学的诞生，并且发展成为现代医学科学中一门重要而独立的学科。1966 年开始进行老年医学专科培训，1988 年举行第一次老年医学专业资格考试。1998 年美国老年协会发表老年病专科培训指南，明确了老年医学基本教育的目的、核心教育内容及专业目标。目前，全美 125 所医学院校都设置了老年医学课程。

英国早期老年医学的发展带动了世界老年医学发展，开创的一系列老年医学基本概念与重要理念，至今仍具有现实意义。英国老年医学先驱 Marjory Warren 倡导老年医学的革新，1935 年在西米德塞克斯医院（the West Middlesex Hospital）建立老年医学科病房，开展老年患者的多学科康复和整体评价。Joseph Sheldon 在 1948 年出版的著作 "The Social Medicine of Aging" 中介绍了家庭物理康复治疗的重要作用及改善老年人生活环境防止跌倒等理念。德国学者比尔格和阿布德哈登在 1938 年创立了国际上第一个老年研究杂志。日本老年学会成立于 1959 年，目前其研究领域主要集中在老年社会学、老年医学、老年生物医学、老年学、老年精神心理学、健康管理、老年护理等方面。

中国现代老年学和老年医学起步于 20 世纪 50 年代中期，北京医院和中国科学院动物研究所提出兴建我国的老年学与老年医学。1964 年 11 月，中华医学会在北京召开老年学和老年医学学术会议；1980 年，卫生部成立老年医学专题委员会；1981 年，中华医学会老年医学分会成立；1982 年，《中华老年医学杂志》创刊。1995 年，老年卫生工作领导小组成立；2015 年 3 月，国家老年医学中心在北京医院成立，大力推动了老年医学领域的科学研究、临床医疗、康复护理与公共卫生政策、健康管理的发展；2016 年 6 月，中华人民共和国科技部公布成立国家老年疾病临床医学研究中心，包括北京医院、中国人民解放军总医院、中南大学湘雅医院、四川大学华西医院、复旦大学附属华山医院和首都医科大学宣武医院；2018 年 6 月，内科老年医学专科纳入专科医师规范化培训；2018 年 8 月，国家卫生健康委员会成立老龄健康司，负责组织拟定并协调应对老龄化的政策措施，组织拟定医养结合政策、标准和规范，建立和完善老年健康服务体系，并承担全国老龄工作委员会的具体工作。人口老龄化标志着人类科学事业的发展、经济条件的改善、卫生事业的提高等，是社会进步的必然趋势。这一系列工作，有力推进了我国老年医学的学科发展以及健康老龄化的前进。

50 多年来，我国老年医学的进步，对提高老年人健康水平、疾病防治和生活质量，实现世界卫生组织（WHO）提出的"积极健康老年生活"发挥了重要的作用。

第三节 老年医学的目标和范畴

一、老年医学的目标

老年医学首要目标是为老年人提供全面、合理的治疗、照护与预防保健服务，最大限度地维持或改善患者的功能状态,提高其独立生活能力和生活质量。和其他医学学科相比,老年医学的首要目标不是治愈疾病,而是提高老年人生活的独立性和生活质量。具体包括:①促进老年人健康,使老年人拥有最满意的、可能获得的生活质量和自理能力,能够全面积极地生活;②使老年人尽可能在社区独立生活;③保持在医院或护理院的老人数量最少,以及需护理的时间最短;④预防和治疗老年病;⑤减轻病残老年人的痛苦;⑥缩短临终依赖期,提供临终关怀,使老年人有尊严地面对死亡,在生命的最后阶段提供系统的医疗和社会支持。为了达到上述目标,老年医学临床诊疗模式首先要从"以疾病为中心"的诊疗模式向"以病人为中心"的个体化诊疗模式的转变,不仅关注疾病本身,更关注老年人的日常生活能力;其次,应从目前的慢性病治疗模式向失能预防模式的转变,充分发挥老年康复学和护理学的作用,最大限度地避免从功能受损转变成失能。

二、老年医学的范畴

随着现代医疗技术的发展,老年医学的范畴得到不断地深化和拓展,主要包括以下几个方面。

(一)老年基础医学

老年基础医学主要研究衰老发生的机制及延缓衰老的对策、增龄对人体各个器官组织的影响、疾病在衰老机体上发生和发展的过程等,是老年医学研究的前沿。人类衰老的现代生物学理论主要分为两类,即程序化或编程理论以及损伤或错误理论。程序化衰老理论认为,衰老是一个有序的过程,是人类生命周期的一部分。程序化衰老过程受到基因有序表达变化的调控,从而影响到组织器官的修复和防御等功能的完整性。损伤或错误理论则更加强调生命进程中环境对生物体的影响和"攻击",导致生物体损伤的累积最终导致衰老。现代老年医学研究认为,随着增龄、衰老带来的影响逐渐变小,而由内外环境变化的影响逐渐占据主要地位。

(二)老年临床医学

老年人患病的基础是人体器官组织在形态及生理功能上发生增龄性的改变。老年人在疾病临床表现、发生和发展,以及对治疗和药物的反应上与非老年人差别很大。具体表现如下。

1. 多病共存 一般老年人几乎均患有 2~3 种的疾病,并有慢性健康问题(包括躯体疾病、老年综合征或老年问题,以及精神心理问题和药物成瘾等)。高龄老年人的共病现象更为常见,共病之间的关系可以是互相关联,也可以是互相平行、互不干扰。多病共存使医疗决策变得更复杂和困难,临床干预效果减弱,不良事件的风险增加,医疗资源的使用增加。

2. 临床表现隐匿和不典型 老年病起病隐匿,发病症状和体征亦不典型,加之多种疾病并存,使其难以反映真实病情,可表现为病情重而症状轻或无症状,常易造成漏诊或误诊。此外,老年病多属慢性退行性疾病,生理老化与病理变化很难区分,老年人机体功能衰退,反应性降低,对于疾病的不敏感,容易被忽略。

3. 易受心理精神因素的影响 老年人患病常伴随精神神经症状,如有的老年人患心脏病时,首发症状是晕厥,有些严重感染主要表现为嗜睡。

4. 易发生脏器功能衰竭 老年人各器官老化，功能低下，储备功能及代偿能力下降，加之患有多种慢性病，对治疗措施反应差，一个脏器功能不全，易导致另外的或多个脏器功能不全。

5. 药物不良反应多 老年人的药代动力学和药效动力学发生变化，多重用药（polypharmacy）情况在老年人中往往不可避免且非常普遍，增加了药物不良反应的风险。因此，老年患者应该定期进行药物重整（medication reconciliation），最大限度地减少多药联合可能带来的药源性疾病。采取小剂量给药原则，可用可不用的药物最好不用，细致观察用药反应，慎用对肝肾功能影响大的药物。

此外，还应该关注对老年患者的综合评估，以多学科团队合作模式开展老年相关疾病治疗，最大限度地维持或恢复患者的功能。

（三）老年预防医学

依据老年人常见病因、危险因素和保护因素，采取有效的预防措施，加强卫生宣传，提高老年人自我保健意识，推进合理的生活方式和饮食营养宣教。社区卫生服务工作是老年预防医学的重要环节。通过社区服务对老年人群实行疾病监测，开展一级、二级和三级预防。

（四）老年护理学

老年护理学（geriatric nursing）是研究、诊断和处理老年人对自身现存的和潜在的健康问题反应的学科。是护理学的一个分支，与社会科学、自然科学相互渗透。研究自然、社会、文化教育和生理、心理因素对老年人健康的影响，探讨用护理手段或措施解决老年人的健康问题。包括急症、居家和终末期老年患者的护理，以及居家养老和机构养老的广大老年患者的长期照护规律；研究老年医学技术，适应衰老人群的长期护理需求及各级护士和养老护理员的培训体系与培训内容。老年医学对有多种共病、失能、认知障碍和衰弱的患者护理非常常见，护理工作者是老年医学跨专业和跨学科团队中的重要一员，社区、养老机构、急诊、门诊、病房和临终关怀机构为老年人提供照护。

（五）老年康复医学

康复医学是针对功能障碍进行预防、诊断、评估和治疗的一门学科。康复是老年人改善或保存功能的重要干预手段，是老年医学的重要组成部分。主要内容包括 3 类：①预防性康复处理；②一般性治疗措施；③有目的恢复已丧失的功能。老年人康复医疗应以生理、心理、社会功能及环境方面的重建与维护为目标，系统化评估为基础，制订个体化康复方案，改善和恢复因伤、病致残老年人的各种功能障碍，提高日常生活活动能力。目前老年脏器康复事业正蓬勃发展。老年脏器康复是通过以运动训练为核心的治疗措施，改善脏器功能，或延缓脏器功能的衰退，达到发挥脏器总体最优功能，保持内环境稳态的目标，是针对老年人慢性病特点的基础治疗措施。

（六）老年社会医学

从社会学角度，应用统计学、流行病学、社会学和管理学等方法，研究社会环境（如政治、经济、文化、社会福利和行为习惯等）对人体生命状态的影响，进而促进老年人健康长寿。

（七）老年心理医学

主要研究衰老过程中发生的心理变化和规律，如学习和记忆力、性格和社会适应等方面。研究内容包括老年人感觉、知觉、记忆、思维、情感、性格、能力等心理过程特征；社会因素和身体健康状况对老年人心理健康状态的影响。

第四节　老年医学科医师

老年医学是以老年人为中心的个体化和连续性的"全人健康"医护照料管理为重点的专科，老年医学科医师应具有独特的知识结构和专科技能，包括慢性病筛查、预防及管理，维护老年人脏器功能、躯体功能和认知功能状态。老年医学科医师的工作宗旨是维护老年健康，避免过度医疗和无效医疗，减少医源性伤害，最大化地维持老年人的功能状态和生活质量。老年医学科医师能够应用老年医学的知识和技能，对老年患者的健康问题，进行合适、正确的诊疗，同时应秉承整体观和系统论思维，从生理、心理、社会、环境等方面，对老年人实施综合性的全面服务，提供连续性医疗服务。在制订医疗决策过程中，强调关注老年人功能和合理利用医疗资源，既重视医疗技术水平，也顾及服务对象的感受。

第五节　老年医学的学科特点

一、整体医学

为老年人提供全方位的医疗保健服务，促进治疗全面与完整，以人为中心，考虑老年人生理、功能、心理及社会层面的需求，称为整体医学（holistic medicine）。仅仅诊疗疾病不能完全解决老年人的健康问题，还需要同时照顾生理、功能、心理和社会层面的需求，减少患者的痛苦，提高生活质量。

二、全程照护

全程照护（continuum of care）是指负责老年人医疗保健服务，包括预防医学、门诊随访、急性期照护、中长期照护到临终关怀的整个过程。强调医疗管理"无缝隙连接"，目的是确保医疗的连续性和有效利用现有医疗资源。

根据老年病发生和发展规律，老年病分为慢性期、急性期、亚急性期、失能期和终末期等。在多数老年病不可治愈情况下，疾病转归宜采用功能改善状态评价。全程照护是避免老年人失能的最佳方法，也是照护老年人的一大特色。

三、多学科协作诊疗

多学科协作诊疗（multiple disciplinary team）强调专业性团队合作，医师、护士、药师、营养师、心理治疗师及社工人员等都是不可或缺的参与者，而患者及其家属是最重要的成员。多学科团队协作诊疗能及时提供整体医学服务，并且所制订的防治计划比单一专业人员更有效，是照顾老年人的重要途径。

四、注重生活质量

在诊疗工作中，强调生命延长与生活质量的平衡，明确患者最重要的治疗目标。生活在失能状态下，不是大多数老年人所愿。老年医学不仅追求生命的延长，更注重生活质量的提升，通过老年综合评估及衰老预防、康复学和护理学等方面的干预，改善老年人功能和提高生活质量。

第六节 老年医学的发展与展望

到 21 世纪，全球人口老龄化的步伐继续加快，在全世界范围内，许多国家或地区都先后进入老龄化社会。人口老龄化的发展，意味着人类的平均预期寿命不断增加，老年人口日趋增多。现代人口老龄化的进程，已逐步由发达国家和地区向发展中国家和地区展开，预计人口老龄化的高峰将出现在 21 世纪中期，全球人口老龄化给老年病学工作者带来机遇，也提出挑战，展望未来，任重而道远。

我国政府历来高度重视老龄工作，有效地应对我国人口老龄化，事关国家发展全局、事关亿万百姓福祉，加强顶层设计，完善重大政策制度，做到积极科学地应对人口老龄化。《"健康中国 2030"规划纲要》明确提出，"推进老年医疗卫生服务体系建设，推动医疗卫生服务延伸至社区、家庭。健全医疗卫生机构与养老机构合作机制，支持养老机构开展医疗服务"。国家层面指导老年健康服务工作的系列文件，标志着支持老年医学学科发展的政策环境形成，将给老年医学发展带来重大发展机遇。

（一）加强老年病的基础医学研究

从细胞生物学、分子生物学、基因多层面和水平，探讨人类的衰老机制和老年病的病因、病理、发病机制，以及两者之间的互相作用和影响，探索延缓衰老的对策。

（二）加强老年病学的临床医学研究

将新的技术和方法应用于老年病的诊断、治疗，提高老年常见慢性病的防治水平，更有效、经济、准确、便利地服务于老年病患者。

（三）深入开展老年预防医学研究

改变老年人的生活方式，也会对我国老年人的健康生活产生重大的影响。

（四）多学科共同合作发展

老年病学是一个多学科交叉研究的重大课题，只有把相关多学科有机地结合起来，开展综合性研究，才能使老年病学中相关学科的最新成就优势互补，为促进老年病学进一步发展提供科学依据。

（五）做好老年医学的学科发展工作

1. 凸显老年医学科的特色和优势亚专业的发展，提升知名度和影响力，积极推动老年医学科资质的普遍认可，建立标准的考核与准入体系。

2. 促进学科带头人的成长，改善学科梯队的结构，建立老年医学的专科人才队伍。

3. 提升科研水平，带动提升临床诊疗水平。

4. 营造学科良性循环、高质量发展的环境。

5. 促进医教研协同发展，提升医疗质量。

（六）加强老年医学的临床转化

转化医学把生命科学和生物技术凝聚到医学发展中，推动医疗变革，提高人民的健康；转化医学将提供更精确的预警与诊断、更有效的干预和治疗，降低医疗的综合成本，如针对老年人的可穿戴设备、老年人康复训练中基础保护设备和运动设备等。

思 考 题

1. 老年医学的基本概念是什么？

2. 老年医学的研究对象是什么？

3. 老年医学的目标是什么？

（程　冕　张存泰）

第二章　人口老龄化的现状及对策

第一节　人口老龄化的现状

一、人口老龄化的概念

21世纪是人口老龄化的时代，目前世界上所有发达国家都已进入老龄化社会，许多发展中国家正在或者即将进入老龄化社会。所谓人口老龄化是指老年人口在总人口中的比例逐渐上升的过程。按国际通行的标准，当一个社会60岁及以上的老年人口占总人口比例达到10%，或65岁及以上的老年人口占总人口的比例达到7%，即可看作是进入了人口老龄化社会。人口老龄化是一种世界性趋势，美、德、法、英、日等发达国家早已跨入老龄化社会。联合国《2019年世界人口老龄化展望》报告显示，从1990年到2019年，全球人口预期寿命从64.2岁增加至72.6岁，预计至2050年全球人口平均预期寿命增至77.1岁；人口结构方面的这一长足进展以及21世纪上半叶人口的迅速增长，意味着60岁及以上的人口从2000年的大约6亿将增加到2050年的将近20亿。联合国发布的预测显示，世界60岁及以上老年人口比例将由2000年的10.0%，上升到2025年的15.1%、2050年的21.7%；65岁及以上老年人口比例相应由6.9%上升到10.5%、16.1%；年龄中位数相应由26.8岁上升到32.8岁、37.8岁。

二、全球人口老龄化现状

2020年，全世界60岁及以上的老年人口是10.5亿，同年，全世界65岁及以上的老年人口是7.27亿。联合国人口司编制的《2019年世界人口老龄化展望》提供了世界123个国家和地区65岁及以上老年人口数，经排序处理见表2-1。2020年，世界银行更新了全球老年人口数据库——65岁及以上老年人总数量在2020年达到了72 348.4万，首次突破7亿，其中，女性人口数量为39 854.8万、男性为32 493.6万，女性比男性多了7361.2万。而我国老年人口总数量位居全球各国之首，65岁及以上的老年人达到了16 886.4万，约为全球老年人口总数量的23.34%，是当时世界唯一一个老年人口数量超过1亿的国家。同时，还有10个国家的老年人数量属于"千万级别"，按数量角度排序，印度位居全球第二名，人口数量在2020年达到了9072万左右，约为全球老年人口总数量的12.54%，但印度老年人口年增长量仅在300万左右，预计印度65岁及以上老年人口数量将在2023年或2024年突破1亿；排名第三的是美国，2020年的老年人口数量约为5513.2万，大约是全球老年人口总数量的7.62%，年均增幅接近200万；日本65岁及以上老年人口数量在2020年达到了3573.4万，排全球第四，占比4.94%。我国、印度、美国和日本的老年人口数量加起来超过3.5亿，几乎占据全球老年人口总量的50%，是全球老年人口的核心分布区；俄罗斯老年人口数量位居全球第五名，总数量达到了2234.9万，全球占比3.09%；巴西老年人口数量在2020年超过了2000万；德国老年人口数量超过了1800万，印度尼西亚超过了1700万；法国和意大利的老年人口数量在2020年均超过1300万，英国老年人口数量超过了 1200 万；未来数年间，墨西哥、巴基斯坦、西班牙的老年人口数量，也有望进入到千万级别。2021 年世界各国老年人（65 岁及以上）占本国总人口比重排序以及占世界老年人口比重分别见表 2-2 及表 2-3。根据联合国关于世界人口老龄化发展趋势的预测，世界上 60 岁及以上人口到 2050 年将达到 21 亿，65 岁及以上人口达到 15.49 亿；我国研究者预测的 2050 年 60 岁及以上人口是 4.87 亿，65 岁及以上人口是 3.62 亿，约占到世界老年人口的 1/4（23.19%、23.37%）。

表2-1　2019年和2050年（预计）世界各国家（地区）65岁及以上老年人口数排名（部分）

序号	2019 年		2050 年	
	国家	老年人口数	国家	老年人口数
1	中国	164 487 000	中国	365 636 000
2	印度	87 149 000	印度	225 428 000
3	美国	53 340 000	美国	84 813 000
4	日本	35 524 000	印度尼西亚	52 494 000
5	俄罗斯	22 019 000	巴西	52 026 000
6	巴西	19 526 000	日本	39 882 000
7	德国	18 009 000	俄罗斯	31 048 000
8	印度尼西亚	16 374 000	孟加拉国	30 445 000
9	意大利	13 934 000	巴基斯坦	26 595 000
10	法国	13 281 000	墨西哥	26 416 000

表2-2　2021年世界各国家（地区）老年人（65岁及以上）占总人口比重排名（部分）

排名	国家/地区	所在洲	老年人（65岁及以上）占总人口比重
1	日本	亚洲	28.70%
2	意大利	欧洲	23.61%
3	葡萄牙	欧洲	23.15%
4	芬兰	欧洲	22.96%
5	希腊	欧洲	22.64%
6	德国	欧洲	21.98%
7	马其他	欧洲	21.81%
8	保加利亚	欧洲	21.75%
9	克罗地亚	欧洲	21.66%
10	波多黎各	美洲	21.27%

表2-3　2021年世界各国家（地区）老年人（65岁及以上）人口数及占世界老年人口比重排名（部分）

排名	国家/地区	所在洲	人口数	占世界老年人口比重
	全世界		7.47 亿	
1	中国	亚洲	1.75 亿	23.43%
2	印度	亚洲	9.44 千万	12.64%
3	美国	美洲	5.65 千万	7.57%
4	日本	亚洲	3.61 千万	4.83%
5	俄罗斯	欧洲	2.29 千万	3.07%
6	巴西	美洲	2.13 千万	2.85%
7	德国	欧洲	1.83 千万	2.45%

续表

排名	国家/地区	所在洲	人口数	占世界老年人口比重
8	印度尼西亚	亚洲	1.80 千万	2.41%
9	法国	欧洲	1.42 千万	1.90%
10	意大利	欧洲	1.39 千万	1.87%

三、我国人口老龄化现状

自 20 世纪 50 年代以来，由于生活水平的提高、卫生条件和生存环境的改善，使老年人预期寿命延长，在世界人口各年龄段的人口增长中，老年人口增长速度最快；而人口生育率出现大幅度下降，如我国 1998 年的总生育率下降到 1.8% 左右，已经接近于英国、法国、丹麦、芬兰等发达国家的水平。随着 20 世纪中期生育高峰的人口陆续进入老年，20 世纪 90 年代以来，我国老龄化进程加快，21 世纪前期是我国人口老龄化发展最快的时期，65 岁及以上老年人口从 1990 年的 6299 万增加到 2000 年的 8811 万，占我国总人口的比例由 5.57% 上升为 6.96%，我国人口进入老龄化。预计到 2040 年，65 岁及以上老年人口占总人口的比例将超过 20%；同时，老年人口高龄化趋势日益明显，80 岁及以上高龄老年人以每年 5% 的速度增加，到 2040 年将增加至 7400 多万人。

2020 年的第七次全国人口普查的数据显示，我国 60 岁及以上的老年人口为 2.64 亿，占总人口的比例是 18.70%；65 岁及以上的老年人口是 1.91 亿，占总人口的比例是 13.50%，较 2010 年第六次全国人口普查数据，60 岁及以上人口的比重上升 5.44%，65 岁及以上人口的比重上升 4.63%；不论是 60 岁及以上还是 65 岁及以上人口数，我国均约占到世界老年人口的 1/4，分别为 25.14%（2.64 亿/10.5 亿）和 26.27%（1.91 亿/7.27 亿）；地区分布上，除西藏外，其他 30 个省份 65 岁及以上老年人口比重均超过 7%，其中，12 个省份 65 岁及以上老年人口比重超过 14%。国家统计局发布的 2021 年人口数据显示，我国人口总量约为 141 260 万人，其中 65 岁及以上老年人口数量高达 20 056 万人，已经超过了 2 亿，60 岁及以上人口数量更是高达 26 736 万。换言之，年龄在 60～65 岁的老年人数量接近 6 700 万。老年人口数量增长趋势越来越快，我国人口老龄化现象愈加严重，人口老龄化变化趋势见表 2-4。

表2-4 我国人口老龄化变化趋势（以≥60岁为标准）

年份	≥60 岁老年人（亿）	老年人口比重（%）
2000	1.3	10.4
2010	1.7	13.3
2020	2.6	18.7
2030	3.6	23.5
2040	4.1	26.6
2050	4.4	28.9

我国人口老龄化要经历 3 个发展阶段：第一阶段是 2001—2020 年的快速老龄化阶段，我国平均每年新增 596 万老年人口，年均增长速度达 3.28%。第七次人口普查数据显示，2020 年老年人口为 2.6 亿，老龄化水平达到 18.7%，其中 80 岁及以上老年人口达到 3580

万人，占老年人口的 13.85%。第二阶段是 2021～2050 年的加速老龄化阶段，伴随着 20世纪中期第二次生育高峰的人口进入老年，我国老年人口数量开始加速增长，平均每年增加 620 万人，到 2023 年，老年人口数量增加到 2.7 亿，与 0～14 岁少儿人口数量相等，到 2050 年，老年人口总量将超过 4 亿，老龄化水平推进到 30% 以上，其中 80 岁及以上老年人口将达到 9448 万，占老年人口的 21.78%。第三阶段是 2051～2100 年的稳定重度老龄化阶段，2051 年我国老年人口规模将达到峰值 4.37 亿，约为少儿人口数量的 2 倍，这一阶段，老年人口规模将稳定在 3 亿～4 亿，老龄化水平基本稳定在 31% 左右，80 岁及以上高龄老年人占老年总人口的比重将保持在 25%～30%，进入一个高度老龄化的平台期。

四、我国人口老龄化特点

与那些已经步入老龄化社会的国家（主要是发达国家）相比较，我国人口老龄化呈现出如下的特点。

（一）老年人口绝对数量大

我国不仅是世界第一人口大国，也是老年人口最多的国家。2010 年 65 岁及以上老年人口已超过 1 亿，老龄化率提高到 8.87%；2020 年第七次人口普查数据显示，我国 60 岁及以上人口有 2.6 亿人，老龄化率为 18.7%，其中 65 岁及以上人口为 1.9 亿（占 13.2%），见图 2-1。全国 31 个省份中，有 16 个省份 65 岁及以上人口超过了 500 万，其中有 6 个省份的老年人口超过了 1000 万。根据国务院发展研究中心课题组预测，到 2035 年和 2050 年，我国 65 岁及以上老年人口规模将分别达到 3.46 亿和 4.49 亿，老龄化率达到 20.5% 和 37.3%。

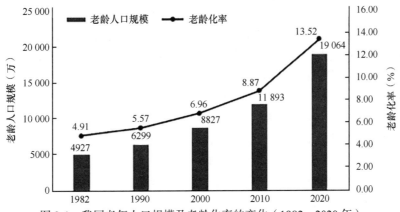

图 2-1　我国老年人口规模及老龄化率的变化（1982—2020 年）
资料来源：根据我国 1982 年以来历次人口普查数据计算（以≥65 岁为标准）

（二）人口老龄化速度快

统计资料显示，我国人口老龄化的速度年均递增 3%，远高于总人口增长率 1.68%，远高于欧美等国，也略快于日本。65 岁及以上老年人口占总人口的比例从 7% 提升到 14%，发达国家大多用了 45 年以上的时间，其中法国 130 年、瑞典 85 年、澳大利亚和美国 79 年左右，我国仅用了约 27 年就完成了这个历程，并将长时期处于较高的递增速度，是老龄化速度最快的国家之一。

（三）老年人口高龄化趋势十分明显

人口学中认定，60～69 岁为低龄老年人口，70～79 岁为中龄老年人口，80 岁及以上为高龄老年人口。我国 80 岁及以上高龄老年人口以每年 5.4% 的速度增长。预测至 2050 年 60 岁及以上的老年人口将增加到约 33 578 万，比 2000 年增加约 2.81 倍；高龄老年人口将达到约 1 亿，比 2000 年增加约 7.18 倍，高龄老年人口的增长速度远超过老年人口的增长速度。高龄老年人口大量出现，将导致带病生存和卧床不起概率增高，多数高龄老年人生活不能自理，人均占有医疗资源最多，需要各方面关怀。

（四）老龄化现象与经济发展不协调，人口"未富先老"

与其他国家相比，我国进入老龄化社会时，经济发展水平不仅是较低的，而且收入差距较大。根据国家的经济发展结构和人口变化来说，在物质财富达到一定程度以后，发达国家才开始进入到人口老龄化阶段，只有这样才能有足够的财力解决本国老年人的养老保障问题。但在我国进入人口老龄化社会时，物质财富远没有达到养老需求，发达国家的人口是先富后老，我国是未富先老，对经济的压力很大。

（五）地区间老龄化程度差异较大

由于我国地域辽阔，人口的迁徙率相对国外来说极低，地区间的人口分布不平衡，老龄化程度差异也较大。在东部经济发达地区和大中城市，人口率先进入老龄化阶段，而在中西部地区，人口老龄化的程度低于东部。我国人口老龄化发展具有明显的由东向西的区域梯次特征，东部沿海经济发达地区明显快于西部经济欠发达地区，最早进入人口老龄化行列的上海（1979 年）和最迟进入人口老龄化行列的宁夏（2012 年）比较，时间跨度长达 33 年。根据 2000 年第五次人口普查资料，长三角所在的上海市、浙江省和江苏省 65 岁及以上老年人口比例分别为 11.42%、8.92%、8.84%，在全国各省市区中居第一、第二、第三位。2010 年第六次人口普查资料显示，东部地区老龄化率（60 岁及以上）为 13.72%、西部地区为 13.68%，东部地区高出西部地区 0.04 个百分点，其中四川省、江苏省、辽宁省在全国各省市区中居第一、第二、第三位（17.30%、16.47%、15.81%）；但 65 岁及以上人口比例西部地区为 11.63%、东部地区为 11.21%，西部地区高于东部地区 0.42%。2020 年第七次人口普查数据则显示，东北地区人口老龄化程度最高，东、中、西部地区则差距不大，最高值和最低值之差在 0.6 个百分点以内。东北地区老年人口占比达到 24.26%；中部地区老年人口占比达到 18.83%；东部地区老年人口占比达到 18.34%；西部地区人口老龄化程度最轻，老年人口占比达到 17.77%。

此外，从城乡分布看，我国的城市化加速，农村青壮年劳动力转移，大量的农村劳动力迁移到城市，农村人口老龄化程度和速度高于城市。在老龄人口中，农村占 70% 左右，而美国、日本、英国、法国、德国等均低于 15%～25%。第七次人口普查数据显示，农村 60 岁、65 岁及以上老年人口的占比分别为 23.81%、17.72%，比城镇分别高出 7.99、6.61 个百分点，这种城乡倒置的状况将一直持续到 2040 年。到 21 世纪后半叶，城镇的老龄化水平才将超过农村，并逐渐拉开差距，这是我国人口老龄化不同于发达国家的重要特征之一。农村人口老龄化问题成为我国人口老龄化中最为突出的问题，这对我国农村医疗保障工作提出了更高的要求。

（六）女性老年人口数量多于男性

2020 年第七次人口普查数据显示，我国 60 岁及以上男性占比为 48.25%、女性占比为 51.75%，老年人口中女性比男性多出约 926 万人；2049 年将达到峰值，老年人口中女性比男性多出 2645 万人。21 世纪下半叶，多出的女性老年人口基本稳定在 1700 万～1900 万，多出的女性老年人口中 50%～70% 都是 80 岁及以上年龄段的高龄女性人口。

五、我国人口老龄化的原因

我国人口老龄化形成的原因从本质上看包括两个方面，即出生率降低和平均寿命延长。出生率降低致使青壮年人口比例下降，平均寿命延长、死亡率下降致使老龄化人口数量快速增长，最终导致我国人口出现老龄化问题。

（一）低生育水平加速人口老龄化进程

自从 20 世纪 70 年代实行计划生育政策以来，我国综合生育率迅速下降，在缓解人口总量增长压力的同时，加速了我国人口老龄化的进程。国际经验表明，一个国家为了实现代际人口平衡，总生育率一般需要维持在 2.1 的水平。而我国出生率、自然增长率持续下降，到 2018 年已分别降低到 11‰ 和 4‰ 以下，2020 年又进一步下跌到 8.52‰ 和 1.45‰；新中国成立以来出生率首次跌破 10‰，自然增长率首次跌破 2‰。总生育率亦明显下降，2020 年仅为 1.3，已下降到远低于更替水平（约 2.1）。出生人口也相应减少，从第六次人口普查数据来看，我国总生育率已不足 1.5；2019 年，总生育率为 1.47。2020 年我国新出生人口为 1200 万，比 2019 年下降了 18%，总生育率为 1.3，低水平的生育率助推人口老龄化提前到来。

（二）人口预期寿命的延长加重人口老龄化程度

随着我国经济的不断快速增长、科技和医疗水平不断提高，我国人民的医疗卫生条件和生活水平得到了明显改善，使得我国人口的死亡率急剧下降，大大延长了我国人口的平均寿命。新中国成立初期，我国人口平均预期寿命仅为 35 岁；改革开放初期增加到 68 岁；2010 年延长至 74 岁；2019 年 5 月，国家卫生健康委员会发布的《2018 年我国卫生健康事业发展统计公报》显示，2018 年我国居民人均预期寿命为 77.0 岁；根据第七次人口普查数据，2020 年人均预期寿命为 77.9 岁，其中男性 75.3 岁、女性 80.9 岁；2030 年人均预期寿命有望达到 79 岁。平均预期寿命的延长将促使人口老龄化程度进一步加重。

第二节　人口老龄化的挑战和对策

一、人口老龄化带来的社会问题

（一）过快的老龄化给社会及个人经济发展造成压力

发达国家人口老龄化伴随着城市化和工业化，当它们 65 岁及以上的老年人口达到 7% 时，人均国内生产总值（gross national product，GNP）一般在 10 000 美元以上，而我国人均 GNP 只有 1000 美元。另有研究表明，60 岁及以上患者的平均住院天数约是 60 岁以下患者的 1.5 倍，医疗费用大约是后者的 1.5～2.0 倍。老年人退休后，收入减少，即使有增长也不能适应社会和市场经济的发展；特别是农村，主要靠家属和子女供养，很难应对当前医疗费用及药品价格的增长。

（二）人口老龄化将导致劳动力年龄结构老化

随着经济发展和计划生育政策的落实，人们的生育观念发生了改变，人口出生率逐渐下降，自然增长率逐渐趋近于零；同时，伴随人口老龄化的发展，适龄劳动人口明显减少，必然引起劳动力的年龄结构老化、短缺，将对社会和经济各个领域产生相应影响。

（三）产业被迫向国外转移

随着我国东部沿海日见富裕的城市工人变得越来越少，劳动力越来越昂贵，我国就会面临着日益增长的经济压力，被迫移出装配工业和其他劳动密集型的制造业，引进服务业和信息产业。

（四）人口老龄化将导致社会负担加重，社会保障问题突出

第一，随着我国人口老龄化发展，退休费用和各种补贴费用将大幅增加；第二，社会保障和福利费用将大幅增长；第三，由于存在二元经济结构，社会保障重在城镇，城镇职工社会保障基本框架虽已初步形成，但正经历着人口老龄化的考验。同时，占全国老年人口大多数的农村老年人是经济上最弱势群体之一，缺乏养老、医疗、照料服务等基本社会保障，存在"因病致贫""因病返贫"问题，保障状况亟待改善。

（五）人口老龄化将导致家庭规模和家庭结构变化，老龄伦理问题越来越突出

随着老年人口数量的增加和占总人口比重的上升、空巢老年人增加，以及独生子女增多，家庭规模趋向小型化，两代户成为主体，传统家庭养老已面临挑战，代与代之间的孝道、赡养、照料老年人的观念日益淡化，家庭为老年人提供最基本生活保障的传统不断削弱，获得子女经济支持的老年人比例下降；在精神慰藉方面更为缺乏，还有一些虐待老年人和侵权、占据房产及财产的现象时有发生，给老年人的身心健康带来较大冲击。一些孤独老年人因无人照料导致早亡等现象应引起社会关注，传统的养老方式和观念应向社会养老转变，而当前社会养老和社区服务都还较为薄弱。

二、人口老龄化对卫生系统的挑战

人口的持续老龄化使慢性病的发病率和患病率上升，社会和个人医疗成本增加，患者生活质量下降。经济合作与发展组织预测表明；2000～2050 年，与年龄相关的社会支出的增长大约有 50% 是由医疗卫生和长期护理引起的，人口老龄化将导致与年龄相关的社会支出占国内生产总值的比重，由 2000 年的平均不到 19% 上升至 2050 年的 26% 左右，其中，卫生保健、长期护理和养老金费用的增长几乎占 50%。我国研究显示，年龄是我国城镇居民医疗卫生支出增长的最重要因素之一，60 岁居民的医疗卫生支出大约比 40 岁居民高50%～100%。

（一）人口老龄化使慢性病患病率上升，老年卫生服务需求量增加

到 2017 年底，我国 65 岁及以上人口为 1.58 亿，其中有 3/4 的老年人处于"带病生存"的状态，且老年人口死亡比例最高的前 3 种疾病分别为循环系统疾病、肿瘤和呼吸系统疾病，分别占老年人口死因的 38.9%、28.6% 和 11.4%。随着年龄的增长，患慢性病的老年人比重不断提升，2017 年，65 岁及以上老年人的慢性病患病率高达 54.0%，其中城市和农村分别为 59.0% 和 48.2%。2020 年第七次人口普查数据显示，我国老年人的健康状况不容乐观，超过 1.8 亿老年人患有慢性病，60 岁及以上老年人慢性病患病率超过 68.2%，60 岁及以上老年人中老年痴呆患者约 1 507 万，老年人的照护服务需求呈现快速增长趋势。根据疾病系统其他研究发现，这种变化主要是由于呼吸道、消化道、传染病等感染性疾病的不断下降，以及循环系统、内分泌系统、恶性肿瘤等非感染性疾病的不断上升所造成的。慢性病由感染性向非感染性转型非常明显，且不管是城市地区还是农村地区，循环系统疾病的患病率上升迅速，成为威胁居民健康的主要疾病。慢性病患病率上升导致卫生服务需要量增加，2005 年我国年患病为 50 亿人次，预计到 2025 年达到 85 亿人次，增加 35 亿人次，其中 20 亿人次的增长归因于人口老龄化，15 亿人次的增长是由于患病率的变化所导致。世界银行预测，到 2030 年，人口老龄化可能使中国慢性病负担增加 40%。

（二）老龄化使医疗费用上涨迅速，给卫生系统带来巨大挑战

人口老龄化进程的加快使医疗费用上涨迅速，老年人所需的医疗保健服务不仅使家庭和社会负担沉重，而且使我国的医疗保障面临严峻的挑战。目前，老年人的医疗费用是在职人员的 4.3 倍。据测算，当单位价格不变，只考虑人口变化而不考虑患病率变化时，2005 年费用为 5300 亿元，到 2025 年将达到 7300 亿元，增长 35%；在同时考虑人口变化和患病率时，2005 年费用为 5600 亿元，到 2025 年将达到 9600 亿元，增长了 72%。如此庞大的卫生费用支出给卫生系统带来严峻的挑战。

（三）老年人的护理服务需求增加

随着老年人的增多，老年人的护理需求更加迫切。而我国的护理队伍人才供给不足，现有医学教育培养出的医学人才难以满足老年人多样化的卫生服务需求。到 2018 年底，我国失能、半失能老年人已达到 4400 万，占 60 岁及以上老年人口的 17.7%。据预测，中国失能、半失能老年人将持续增长，2030 年将增加到 6168 万，2050 年将增加到 9750 万。另根据中国老年残疾人口发展现状预测，在 2035 年前，每年将增加 700 万以上 60 岁及以上残疾人，到 2050 年这一规模将达到 1.03 亿。高龄老年人健康状况更差，失能残障情况严重，对护理照料需求更加迫切。2010 年，高龄老年人失能者为 928 万，低龄老年人失能者为 1146 万；高龄残障者为 289 万，低龄残障者为 217 万。预计 2025 年，高龄老年人失能者将达到 2952 万，低龄失能者将达到 2404 万；高龄残障者将达到 920 万，低龄残障者将达到 455 万。由此可见，家庭和社会对失能老年人长期照料与护理的责任明显加重。

三、人口老龄化的对策

（一）正确认识人口老龄化

人口老龄化对所有人口、所有国家都一样，差别只是出现的早晚和进程的快慢。老龄

化在一定程度上也标志着经济的发展和进步。老年人是蕴藏着智慧、知识、经验和技能的人才宝库，而不是社会的负担，所以对老年人要尊重而不是歧视，要学会领悟他们的智慧，挖掘他们的潜能。积极老龄化将有利于消除老年歧视主义的不利影响，使老年人生活更加舒适、更有尊严、更有价值，这是人类老龄观的重大变革。

1. 从整个社会的角度看 对老年群体应该采取积极的态度，应该帮助老年群体在人生新的阶段以新的身份重新融入这个社会，鼓励老年人积极参与社会生活，继续发挥他们在社会舞台上的余热，为社会做出更多的贡献，从而保证老年群体的价值得到充分发挥。

2. 从老年人自身角度看 老年群体也需要及时改变自身的老年价值观，不要一味认为自己是子女的负担，是社会的负担，不要轻易地自己否定自己，而是应该积极对待自己的老年生活，更多地参与社会活动，在新的人生阶段也可以成为对社会、对家庭有贡献的人。老年人完全可以利用自身所蕴藏的丰富知识、经验和智慧创造更多的社会价值，同时实现自己的人生价值，尽量降低被社会边缘化的风险，提高老年阶段的生活质量，拥有一个幸福的晚年。

（二）鼓励生育政策

提高我国人口出生率能够有效改善我国人口老龄化问题，一方面，各地应根据具体情况出台相应鼓励生育的政策，给予每个孩子一定数额的社会抚养费，积极加大民生、医疗、教育的投入比例，从而降低育儿成本，减轻经济负担对我国人口出生率造成影响；另一方面，积极构建生育支持体系，在医疗卫生、幼儿教育、生育女性权益等方面给予一定的保障，消除各类生育后顾之忧。

（三）积极开发老年人力资源

随着老年人口数量的增多，老年劳动力也在增加，作为重要的人力资源，老年人有能力为整个社会创造更多的效益。积极转变养老观念，最大限度地发挥老年人自我管理作用，避免老年人退休后的各种消极状态，丰富老年人的退休生活，不断保持老年人积极健康的心态，充分让老年人发挥自己的余热；鼓励创办各种老年协会，创造良好的老年氛围，既能够有效利用老年文化资源，又有利于老年人的身体健康。第七次人口普查数据显示，在我国 60 岁及以上人口中，60～69 岁的低龄老年人口占 55.83%，这些低龄老年人大多具有丰富的知识、经验和技能，身体状况良好，发挥余热和作用的潜力较大。在一些发达国家中，更多的老年人愿意继续出来工作，更多的企业也愿意为老年人提供相适应的工作岗位。因此，政府有必要积极宣传和鼓励低龄退休老年人再就业，既能丰富他们的晚年生活，减少老龄化所带来问题，还能继续为社会创造更多的财富，减轻社会养老等由人口老龄化所带来的财政负担。

（四）提高劳动生产率，满足养老需求

为使经济的发展速度跟上人口老龄化的速度，应该大力发展经济，不断提高经济发展的质量，提高劳动生产率，为人口老龄化奠定良好的物质基础。通过宣传鼓励并引导人们转变消费观念，大力发展与老年人息息相关的各种产业，动员社会各界力量发展养老事业，以应对各种老年需求。从国家层面看，应大力支持老年产业的发展，如针对老年人的护理产业、保险业、金融业、旅游业、教育产业等，丰富老年人的生活，提高老年人的生活质

量。另外，庞大的老年群体对服务性产品具有强烈的刚性需求，人口老龄化促进了"银发经济"的发展，扩大了老年产品和服务消费，不仅有利于推动技术进步，还带来一些新的机遇。总之，老年产业的产生和发展，可以不断满足老年人的物质需求和精神需求，有利于提高老年人的生活质量，为解决老龄化所带来的问题提供一种可行途径。

（五）完善应对人口老龄化的医疗卫生服务体系

卫生系统应对人口老龄化的总体策略是实现一个总目标，即倡导老年人科学健康的生活方式，提高老年人的生活质量，促进健康老龄化的实现；贯彻一个总方针，即老年卫生工作要坚持贯彻预防为主（预防疾病和失能）、防治结合的方针；构建两个保障制度，即推进和完善老年医疗保障制度，积极建立老年人护理保障制度；做好三个结合，就是要把老年卫生工作与医疗卫生体制改革相结合，与发展社区卫生服务相结合，与重点慢性防治相结合；建立一个连续的无缝的卫生服务体系，逐步建立以社区老年卫生服务为核心、以家庭配合与关怀照顾为基础、以老年专业性医疗卫生机构（如老年专科医院、综合医院老年科、预防保健机构等）为支持依托的老年健康的预防保健、医疗服务、失能康复、长期护理照顾、临终关怀的完整体系。

1. 以社区为核心，构建基层卫生服务体系和"社区-家庭"双向互动模式　老年人的健康状况特点是以患慢性病和长期失能为主，这就决定了社区是改善老年人健康的最广大的实践主体。因此，要积极探索以社区为核心，建立"社区-家庭"双向互动的基层卫生服务体系，将老年人的预防保健、医疗服务、失能康复、护理照料和临终关怀下放到基层，由社区提供主动服务，家庭成员主动配合，并且由社区医务人员对家庭成员进行相应的健康教育。家庭成员与老年人朝夕相处，是观察了解老年人身体状况、个人行为及监督老年人遵医行为的最佳观察员；社区医护人员专业性强，应经常或定期有重点地主动入户随访，根据情况调整医学方案，发现疑难重症及时向上级医疗机构转诊。因此，社区医护人员和家庭成员是老年人健康问题的守护人，社区是老年卫生服务的基础平台，应全面探索和构建针对老年人主要问题的预防保健、医疗服务、失能康复、长期照护、临终关怀的基层卫生服务体系，建立"社区-家庭"双向互动、各司其职的操作模式，是应对目前快速老龄化及未来爆发式增长的老年卫生问题的迫切要求。建立"社区-家庭"双向互动的老年基本卫生服务模式，政府与卫生行政部门应出台相应法规，明确双方的责任和义务、行为规范、联系制度，建立一整套"社区-家庭"双向互动的内容、方式、方法等制度，使其成为有章可循、有制度保障的老年健康防护网。

2. 医院应该逐渐摸索出合理的应对策略　医学界已经开始应对老龄化带来的挑战，建立了健全的医疗保障制度，大力发展老年医学，建立老年病医院、老年家庭病床、老年门诊，方便老年人就诊；发展社区医疗服务，经常向老年人宣传基本的卫生保健知识，开展健康教育，让老年人加强自我保健，如适当运动、合理营养、生活起居有规律、心态平和、乐观向上，防患于未然，这也是至关重要的。

（1）重视对老年医学知识的普及与提高：老年人有其特殊的生理、心理、病理特点，这些特点要求医疗、护理人员应具备老年医学专业知识，尤其是老年患者的用药、外科治疗、营养、康复、社会心理因素等知识，才能更好地做好老年人的医疗、康复、保健工作。

（2）不断完善对老年患者的便利措施，提高服务质量：针对老年人体力差和行动不便，要最大限度地减少在门诊和急诊的各种排队和往返；缩短候诊时间，增加为老年人服务的项目,特别是急诊室,要针对老年人急症及脏器衰竭发生率高的特点,提高急诊应急能力。改进医疗设备,使之适应老年患者的需要;改进医院设计、布局,使之更合理,更适合老年患者的需要,如走廊增加扶手、地板进行防滑处理、照明要好、厕所设置座式马桶和扶手等,处处考虑到老年患者的特点,做到安全和舒适。

(3)提高医院综合管理水平,缩短平均住院日,降低医疗费用:老年患者日益增多,突出的问题是对社会、医院及个人带来日益增多的医疗费用的压力。按目前老年人的医疗费用水平,国家、企业都难以承受,而从老年人本身的经济状况来看,退休以后,经济收入大幅度减少,与医疗费用支出的不断增加形成尖锐矛盾。因此,如何进一步提高医疗质量,缩短平均住院日,最大限度地降低医疗费用,是医院深化改革的重要内容。

(4)建立老年病医疗中心,加强对老年医学的研究,发展具有我国特色的老年医学的道路:目前我国各地已经陆续出现了以老年病为特色的大型医疗中心,不仅具有了单学科所不具备的医疗优势,深受老年患者的欢迎和好评,而且能更好地开展老年病系列研究。

(5)加快推进社区卫生服务体系建设:要充分利用城市现有的卫生资源,实施卫生机构优化和重组,努力构建以社区卫生服务中心为主体、社区卫生服务站及其他具有社区特色的专业服务机构为补充的社区卫生服务网络。实行政府调控与市场配置卫生资源相结合,推进城市卫生资源配置结构的战略性调整。

(6)完善社区卫生服务机构功能:社区卫生服务机构要以健康为中心、社区为范围、家庭为单位,面向全体居民开展健康教育、预防、保健、康复技术指导和一般常见病、多发病的诊疗服务,对不能诊治的患者实行转诊。形成"小病在社区、大病到医院、康复回社区"的有序医疗卫生服务格局,建立与社会主义市场经济体制相适应的新型卫生服务体系,提高人民群众健康保障水平。

(7)加强社区老年卫生服务工作:积极拓展老年社区卫生服务的内涵,为老年人提供有效、经济、方便的基层卫生服务,把老年人的基本健康问题解决在社区。建立社区老年人健康档案,开展健康教育,宣传医学保健知识。

3. 重点加强长期护理的制度性建设 我国高龄老年人正快速增长,同时失能残障的老年人数量每年也以惊人的速度在增加,对卧床老年人、生活不能自理或部分生理功能丧失的老年人的长期护理照顾工作,已迫在眉睫。而目前我国护理工作仍以医院内疾病护理为主,对失能残障的护理工作仍非常薄弱,因此,应加强针对失能残障老年人在社区层面上的护理队伍的培养、护理内容的确定、护理操作规范与流程的制度性建设,从而适应快速增长的老年人的护理需求。护理任务重心下沉,由以医院护理为主转向由以社区护理为主的方向来发展。同时,要结合老年人的颐养方式、生活特点制订不同的护理方案,如在老年康复院、老年护理院、临终关怀院、日间医院或日间照料中心的老年人,对护理的专业性要求较强,需要通过正规培训、有护理执业资格的专业人员来承担;而对于居家养老、养老院、敬老院、老年公寓、退休等养老方式的人,对护理的专业要求相对较低,可以通过培训家人、家政人员、义务工作者或机构一般工作人员来承担。对于被护理的老年人,也可以通过专业医护人员的护理需求评级,制订相应的护理方案,指定相应级别和资质的护理人员来护理。

4. 加强养老机构的发展,适当发展老年专科医院或综合医院老年病科 针对老年人的不同健康需求,建设规范化、多种类、多层次的养老机构,并加大政府对老年卫生事业发展的投入责任,为养老机构配备相应的护理设备。除了政府投入外,允许慈善机构、民间组织、营利性机构、私人等参与老年卫生事业的发展，探索"公办民营""民办公助"等多种模式的养老机构。针对老年人体弱多病的特点，建设高水平的老年专科医院或大型综合医院的老年病科是很有必要的。在全国水平和省级水平上应建立老年专科医院，根据地域分布，其他省级和地（市）级综合医院内应设立老年病综合病区，在县（区）级医院设立老年病科。而社区卫生服务中心和乡镇卫生院可以接收由上级医院转诊下来的具有成熟和固定治疗方案的老年患者，同时也可建立老年家庭病床，由社区医师定期上门检查病情、观察治疗效果和决定是否需要进一步入院治疗。由于慢性病需要长期治疗，当老年患者病因明确、治疗方案成熟固定时，为了节约费用、节约医疗资源，在不影响治疗效果的情况下，可以转诊至社区，由社区医师根据上级医院的诊断、治疗方案等，继续开展慢性病的治疗和疗效跟踪，并定期与上级医院保持沟通、报告治疗效果信息，建立双向转诊、连续服务、以患者为中心的医疗服务机制。在疾病治疗的同时，医务人员要做好健康宣教，把相关疾病的预防保健知识讲授给患者及其家人，最大限度地做到健康老龄化。

（六）两大类特殊老年人的照护问题

1."空巢"老年人的照护问题　第七次全国人口普查数据显示，我国65岁及以上人口达1.9亿，而空巢老年人人数已突破1亿，且90%左右的老年人选择居家养老。2022年民政部发布资料显示，目前我国老年人口中空巢老年人占比已超过50%，在部分大城市和农村地区，空巢老年人比例甚至超过70%，大量老年人不与子女或其他家人共同居住生活，面临着居家养老的许多生活不便或困难，甚至是安全风险隐患；而在养老服务体系中，居家养老是我国传统养老模式，也是绝大多数家庭和老年人的选择意愿。全国老龄委以农村为例，列出空巢、类空巢家庭老年人面临的主要问题有：①养老缺乏可靠保障；②照料服务供求矛盾突出；③精神压力较大，部分老年人孤独感较强；④独居老年人面临高生活风险；⑤隔代户和两代户老年人生活压力大，让独生子女继承"孝道"文化传统成为难题。

2."带病生存"老年人的医疗及照护问题　我国60岁及以上老年人的余寿中有2/3的时间处于带病生存状态。60岁及以上老年人慢性病患病率是全部人口患病率的3.2倍，伤残率是全部人口伤残率的3.6倍，消耗的卫生资源是全部人口平均消耗卫生资源的1.9倍。国家卫生健康委员会公布的数据显示，截至2018年底，我国60岁及以上老年人口约2.49亿，占总人口的17.9%，其中有超过1.8亿的老年人患有慢性病，患有一种及以上慢性病的比例高达75%，失能、部分失能老年人约4000万人；同时，我国2018年人均预期寿命是77岁，但健康预期寿命仅为68.7岁，即居民有8年多的时间是带病生存。第七次人口普查数据显示，2020年我国60岁及以上失能老年人已超4200万，占60岁及以上老年人口比例约16.6%，也就是我国每6位老年人中就有1位生活无法自理。2030年，我国失能老龄人口预计会增长至1.37亿，而在我国以家庭养老为主的养老模式下，超过500万失能老年人居家照护需求未得到完全满足，未满足需求会造成失能老年人急诊住院率、再入院率甚至死亡率上升。

四、小结与展望

人口老龄化是整个人类社会不可避免的发展趋势，国际上人口老龄化理论的不断发展又在告诉我们，要以动态的观点看待人口老龄化现象。人口老龄化是一个不断变化的过程，纵观我国人口老龄化的发展进程，从进入人口老龄化国家行列以来，出现了很多亟待解决的问题，在我国"未富先老"的特殊国情下，如何正确积极地认识和对待人口老龄化现象尤为重要，应改变现有消极的老年价值观为积极的老年价值观，全社会必须重视人口老龄化问题，不失时机做好应对人口老龄化的各种物质、精神、理论、法律、伦理道德、制度创新、科学知识和人才等准备。在积极应对人口老龄化问题的同时，更应该看到人口老龄化所带来的机遇，充分开发、利用老年人力资源，能够在解决养老问题的同时发挥老年人的作用；积极发展国民经济，从根本上解决人口老龄化给社会带来的压力，提高老年人口生活的满意度；进一步完善社会养老保障，提高医疗保障水平，减轻人口老龄化带来的压力；对老年群体进行健康宣教，提高老年人的主动健康意识，促进健康老龄化的发展。

思 考 题

1. 目前国际通用的人口老龄化标准是什么？
2. 试述我国人口老龄化的原因。
3. 我国人口老龄化经历哪几个阶段？

（石　婧　于普林）

第三章　衰老的生物学基础及干预

第一节　衰老的定义与基本概念

一、衰老的定义

衰老（aging）是生命的基本特征，是随时间积累生物学功能逐渐紊乱（主要是减退）的过程。衰老可以发生在细胞、组织和个体等层次，且受遗传和环境因素的共同影响，是虚弱、疾病和死亡的重要危险因素。

对个体而言，衰老几乎涉及所有组织器官的改变，常见的包括皮肤弹性和肌力降低、脱发、免疫力低下等。生殖能力降低是多次繁殖生物衰老的重要特征，而单次繁殖生物如昆虫等繁殖后快速衰老死亡。因此，生殖功能、最长寿命，以及平均预期寿命是跨物种衰老程度比较重要的指标。个别物种受遗传和环境的影响，其生长速度、代谢速率和再生能力明显不同于其他物种，如乌龟衰老速度缓慢，灯塔水母甚至被认为不会衰老。细胞衰老最重要的特征是细胞周期停止；组织衰老表现为组织细胞衰老程度增加和功能减退等。

衰老是多种疾病的危险因素，这些疾病包括心脑血管疾病、肿瘤、老年痴呆等。

二、衰老与年龄

随着年龄增加，个体包括组织器官逐渐衰老。但年龄和衰老之间的关系并非简单线性关系。有学者认为，衰老从胚胎即开始，因为在胚胎发育的早期衰老参与了组织分化；也有学者认为，衰老是完成繁殖之后才开始，因为不利于发育和繁殖的因素会在进化压力下被淘汰。我们倾向于后者。目前，尽管人类可以绘制出精确的组织器官分化、形成的时间表，但尚不能确定组织器官衰老的顺序及时间表，可能暗示遗传背景和环境差异对衰老的巨大影响。

尽管衰老是随增龄发生的生物学过程，但遗传与环境对衰老进程有明显的影响，这说明衰老本身不单是时间问题，也是功能问题。因此，衰老程度的量化需要多维度数据的综合判断。与个体衰老相关的维度包括时序年龄（chronological age）、生物学年龄（biological age 或者 physiological age）、社会年龄（social age）和心理年龄（psychological age）等；与细胞和组织衰老相关的维度，可以是时序年龄和生理年龄等。即使如此，由于每个维度内容和权重尚无统一的认识，每一个研究者应该根据自己的目的制订相应标准，用于判断和比较研究对象的衰老程度。下边简单介绍这些年龄的含义。

（一）时序年龄

时序年龄是时间刻度，对个体而言，是指从出生到被研究时的时间，即出生年龄或身份证年龄。组织的时序年龄与个体年龄一致；细胞的时序年龄，除了细胞供体年龄外，还要考虑培养的代数或者细胞群体倍增时间（population doubling time）。

（二）生物学年龄

生物学年龄亦指生理年龄。如果检测不同年龄个体的相同组织器官功能，建立该组织器官功能参数与时序年龄的函数关系，通过检测某个体组织器官的功能参数，则可确定对应的时序年龄即该组织器官的生理年龄。如检测不同年龄个体颈动脉血管的中内膜厚度，可以得到颈动脉血管中内膜厚度与年龄的函数关系，则可以知道其颈动脉血管的生理年龄。

反映生理年龄的指标包括结构、功能和分子标志物等。综合这些指标，可以更好地测量组织器官的生理年龄。个体的生理年龄涉及多种组织器官甚至多种慢性病，它们对个体衰老贡献的权重难以确定，所以个体的生理年龄很难量化。虚弱指数，亦称衰弱指数（frailty index），可相对全面地反映个体衰老和健康状况，且可以预测疾病和死亡，是目前常用的个体衰老指标。虚弱指数涵盖与个体衰老及健康相关的多个维度，包括年龄、生理、心理、社会及老年病等。生理学维度的测量涵盖人体指标、感觉运动、认知、生理生化检测、行为、外观、牙齿、激素水平等。

（三）社会年龄

将个体社会功能与不同年龄的自然群体功能进行比较，即可知道该个体的社会年龄。检测的指标包括生活方式、社会支撑网络、生活与工作环境，以及经济、文化和社会环境等。

（四）心理年龄

将个体心理指标与不同年龄的自然群体心理指标进行比较，即可知道该个体的心理年龄。检测的指标或内容包括认知、情绪、人格、动机和需求等。

不同虚弱指数有不同检测内容或者定量评估表，各指标的权重难以平衡和确定，不同虚弱指数对个体衰老程度的判断也会不同。人类衰老过程根据独立能力大致可以分为5个阶段：①独立期（independence），个人完全可以独立完成成年人的日常工作；②相对独立期（interdependence），个人可以独立完成大部分成年人的日常工作，个别工作需要帮助；③依赖期（dependence），不需要住院，但不能独立生活；④危机期（crisis management），需要住院护理）；⑤濒死期（end of life），从病危到死亡。虚弱指数适用于前3个阶段的定量分析。

总之，衰老程度的判断和量化目前缺乏统一的标准，应该根据研究目的做出最佳选择。判断衰老的标准应包括：①能反映衰老进程；②简单易测可靠；③可与同行研究比较。

三、与衰老相关的关键词

aging 或 ageing 与 senescence 是衰老研究中最常用的关键词。aging 和 ageing 表达的意义相同，即"增龄、衰老"。aging 为美式英语，ageing 为英式英语。senescence 即"衰老"。尽管有不少人认为它们之间在词义上可以互换，但也有不少学者认为它们不能互换。我们更赞同后者。原因如下：①aging 主要是指随着增龄而发生的与衰老相关的变化，senescence 是一种衰老的状态；②aging 多用以描述组织和个体的"衰老"，senescence 则多用于细胞的"衰老"；③senescence 参与胚胎发育过程中的组织分化和形态变化，以及个体损伤的修复，aging 则没有；④尽管个体发育成熟后，senescence 与 aging 一样受环境因素的调节，但参与胚胎发育及个体损伤修复的 senescence 与细胞凋亡等一样是编程决定的。

aging、ageing 与 senescence 是衰老研究最基本的关键词。正确理解这些关键词对正确使用、了解和把握国内外衰老研究进展十分必要。

第二节　衰老学说

衰老作为一个复杂的生物学过程，其学说可能超过百种。这些学说可分为几类，如内源性衰老和外源性衰老学说；程序学说（programmed theory，亦称主动学说）、随机学说（stochastic theory，亦称被动衰老）和二者融合形成的新学说等。各个学说都有自己的形成过程和证据，但又各有利弊。一般把基因学说、内分泌学说和免疫学说归为程序化衰老，而自由基学说、磨损学说、细胞膜学说、交联学说等归为随机衰老学说。因篇幅限制，我们主要介绍几个主流学说的核心内容，对学说的建立过程、证据和贡献者不予以赘述。

一、进化学说

进化学说（evolutionary theory）认为，自然选择压力保留了适合生物生存和繁衍的遗传位点，但选择压力随年龄增加而降低，不能筛选掉那些对老年人有害的位点，甚至还会保留那些对年轻个体有益而对老年个体有害的位点，这些有害位点的积累，是个体衰老的原因。

二、代谢速率学说

代谢速率学说（rate of living theory of aging）认为，每个个体甚至细胞具有固定的代谢能量，个体的衰老或寿命取决于代谢速率。代谢速率快的生物或个体容易衰老，并且寿命较短。

三、线粒体功能衰减学说

线粒体是产能的细胞器，但缺乏保护机制。线粒体衰退学说（mitochondrial decline theory）认为，线粒体的形态和功能随着细胞代谢而受损，受损线粒体不能被及时清除，导致不能有效产生细胞所需的能量，细胞活动所需能量匮乏，从而导致多功能障碍和衰老。

四、磨损学说

磨损学说（wear and tear theory of aging）认为，细胞、组织或者个体的重要结构如非生命物质一样，在使用中被磨损，因为这些磨损难以修复，导致衰老的发生。

五、细胞膜学说

细胞膜学说（membrane theory of aging）认为，在生长和代谢过程中细胞膜脂质减少，加上其他细胞有害物质如脂褐素的积累，导致细胞膜僵硬度增加，损害了细胞内外的物质和信号交流，导致衰老。

六、蛋白质糖基化交联学说

衰老的蛋白质糖基化交联学说（cross linking/glycation hypothesis of aging），亦称交联学说（cross-linking theory）、衰老的蛋白质交联学说（protein cross linking theory of aging）等认为，葡萄糖在活性氧等自由基存在下，使蛋白质发生糖基化从而失去生物学功能，导致衰老。

七、细胞时钟学说

细胞时钟学说（cellular clock theory），亦称海弗利克极限学说（Hayflick limit theory）认为，细胞分裂的次数是固定的，即海弗利克极限（Hayflick limit）。细胞分裂达到海弗利克极限后，将不再分裂，组织难以更新，导致衰老。后来人们知道海弗利克极限是由染色体末端端粒的长度和是否耗竭决定的。细胞每一次分裂都会导致端粒一定程度的缩短，随着分裂次数增加端粒缩短到极限长度时，因为体细胞缺乏端粒合成酶，缩短的端粒不能修复，DNA 损伤信号导致细胞周期停止。当然，端粒缩短到极限长度的细胞也可以走向凋亡或异常分裂即癌化。

八、衰老的自由基学说

自由基是细胞正常代谢产生的、携带负电荷的分子，极不稳定，可以攻击细菌等保护细胞，也可以攻击损伤细胞内多种组分；正常条件下，细胞可以清除所产生的自由基。衰老的自由基学说（free radical theory of aging），或称衰老的氧化损伤/自由基学说（oxidative damage/free radical hypothesis of aging）认为，过多产生的自由基损伤细胞膜、细胞器和其他大分子物质（DNA 损伤、蛋白质交联和色素形成等），导致细胞内代谢副产品或废物的积累，这些不仅损害细胞通信，也会影响 DNA、RNA 和蛋白质的合成，最后导致细胞衰老。

九、基因学说

基因学说（gene theory），或称 DNA 及遗传学说（DNA and genetic theories）、衰老编程学说（aging by program）认为，基因决定我们的生理和心理功能，调控我们的衰老进程；相近的学说称个体衰老和死亡是遗传编程决定的。衰老程序虽然对个体有害，但有利于种群的生存，如节省资源等。这些学说又称为遗传编程学说。与此相反的学说即损伤积累学说，认为衰老和死亡是因为体内逐渐积累有害物质损伤细胞所致，不是基因或遗传预设的。有害物质很多，如自由基等。针对这两种学说的折中观点认为，衰老是一个渐进的过程，存在于所有物种，是内在控制的，外界因素虽然不参与进化选择，但参与衰老的进程。

十、神经内分泌学说，或者内分泌学说

神经内分泌学说（the neuroendocrine theory），或者内分泌学说（endocrine theory of aging）衰老学说认为，神经递质和内分泌系统随增龄失调，进而导致内环境失去稳态，最后导致个体衰老。"下丘脑-垂体-肾上腺轴"等功能失调，影响一系列相关内分泌腺活性和靶器官功能，在个体衰老中发挥重要作用。

十一、衰老免疫学说，或自身免疫学说

衰老免疫学说（immunological theory of aging），或自身免疫学说（autoimmune theory）认为，个体免疫系统从发生到衰退是一个程序化的过程。如果免疫系统衰退，它不能再准确识别自身和外源性入侵者，所以它不仅攻击入侵者也会攻击自身细胞，免疫系统紊乱导致个体的衰老。研究发现，青春期的免疫系统效率最高，之后随着时间而逐渐减退。

十二、基因组稳态学说

基因组稳态学说（genome maintenance hypothesis of aging），或称体细胞突变学说（somatic mutation theory of aging）认为，体内因为自由基、复制错误、暴露有害环境等会导致细胞核基因和线粒体 DNA 突变。有些突变可以被矫正，但有些则不能，积累的突变导致细胞功能异常和死亡，这个过程导致个体衰老。一般认为，寿命长的生物包括人类，可能具有较强的 DNA 损伤修复能力。

十三、其他学说

熵增与衰老之间的关系，也存在广泛的争论。Hayflick 在 2007 年发表文章，指出"熵增解释衰老，遗传解释长寿"。他综述了目前的熵增与衰老之间的关系，即增龄伴随着熵增，使分子失去正常功能，最后导致系统不能维持和衰老。

熵增本来是热力学第二定律，其成立的条件是在"封闭系统"中。这是质疑熵增是否可以解释衰老的焦点，因为与非生命物质相比，生物是一个开放系统。不过能量分散与系统是否封闭没有关系，正是由于生物是一个开放系统，在进化过程中熵得到了优化，更重要的是，我们可以利用外部环境延缓熵增，达到延缓个体衰老的目的。

争论和持有不同学术观点在科学研究中属于正常现象，发现事实和基于事实的推演是科研的本质。盲人摸象，并不是哪个结论是错误的，是需要时间和机会实现最后的整合。了解和理解这些学说，可以开阔视野，避免一叶障目，对研究衰老这一生命过程至关重要。

第三节　衰老的基本特征

如前所述，衰老可以发生在细胞、组织器官和个体等不同层次。每一个层次都具有自己的特征，有些特征可能是共性。通过对衰老学说的理解，发现衰老应该具有一群表型变化的总和，这些随增龄发生的表型改变都属于衰老的特征。最近几年随着对衰老认识的深入，与衰老相关的特征被越来越多地挖掘出来，这些特征也逐渐被领域所接受。将这些特征归纳为以下 4 个方面。

一、亚细胞特征

（一）基因组稳定性丧失

细胞在外因（如化学、物理和生物制剂）及内因（如 DNA 复制错误、染色体分离缺陷、氧化过程等）影响下，出现点突变、缺失、易位、端粒缩短、单链和双链断裂、染色

体重排、核结构缺陷；除此，病毒或转座子整合也可以引起基因插入突变等。这些基因组改变可能参与生理性和病理性衰老。尽管生物已经进化出一系列复杂的 DNA 修复和维持机制，减轻细胞核和线粒体 DNA 损伤、确保染色体结构和稳定性，但这些 DNA 修复功能随着增龄而减弱，导致基因组和线粒体 DNA 损伤的积累，基因组稳定性丧失，成为细胞衰老的一个基本特征。

（二）端粒缩短

端粒随细胞分裂次数增加而逐渐缩短。DNA 聚合酶无法完成真核 DNA 端粒区域的复制和延伸，诱导基因组不稳定，最终导致细胞凋亡或细胞衰老。尽管端粒酶可延长端粒以维持其足够的长度，但多数哺乳动物体细胞不表达端粒酶。因此，端粒缩短或耗竭是衰老的标志之一。

（三）表观遗传改变

细胞表观遗传调控包括 DNA 甲基化、组蛋白的翻译后修饰、染色质重塑，以及非编码 RNA（non coding RNA）调节等，其机制涉及 DNA 甲基转移酶、组蛋白乙酰化转移酶、脱乙酰酶、甲基化酶和去甲基化酶，以及与染色质重塑或 non coding RNA 合成和成熟有关的蛋白质复合物等。在衰老细胞中，细胞内表观遗传调控改变是常见的现象。

（四）蛋白质稳态失衡

在衰老过程中，细胞内错误折叠、氧化、糖基化或泛素化蛋白质的积累，形成细胞内包涵体或细胞外淀粉样斑块的聚集体。正常生理状态下，细胞有自己的质量控制机制来维持其蛋白质组的稳定性和功能，如通过热休克蛋白家族等维持蛋白质的正确折叠，而通过蛋白酶体或溶酶体降解折叠错误的蛋白。这些措施可以防止损伤蛋白质的积累，也可以确保细胞内蛋白质的更新。蛋白质稳态机制随增龄而减弱，导致未折叠、错误折叠或聚集蛋白在细胞内积累，进而参与老年病的发生和发展。

（五）自噬功能障碍

自噬是真核细胞降解损伤蛋白质或细胞器的重要途径。自噬过程如下：细胞质损伤或老化的组分（蛋白质、细胞器等）被双层膜的囊泡包裹形成自噬体，再与溶酶体融合形成自噬溶酶体，最终通过溶酶体多种水解酶将细胞器、蛋白等消化分解。因此，自噬参与蛋白质平衡、影响非蛋白质大分子（如异位胞质 DNA、脂质囊泡和糖原）和细胞器（包括"线粒体自噬"靶向清除功能失调的线粒体和其他细胞器导致的"溶血吞噬"等）的稳态，以及入侵病原体（"异种"）的清除。自噬能力随增龄降低，损伤的大分子和细胞器不能及时更新，也会促进衰老的发生。饥饿等可诱导自噬的发生，通过降解大分子物质和细胞器为细胞活动提供营养和能量，达到延缓衰老的目的。另外，过度或持续的自噬会出现自我消化和必要细胞成分的降解，触发非凋亡程序性细胞死亡（自噬性细胞死亡）。

（六）线粒体功能障碍

线粒体不仅是细胞有氧呼吸产生腺苷三磷酸（ATP）的细胞器，还参与细胞炎症和凋亡的发生。在增龄中，线粒体功能随增龄减弱涉及多方面的因素，如线粒体 DNA 突变的积累、蛋白质平衡异常引起的呼吸链复合物不稳定和细胞器包括线粒体更新减缓等，其结果是 ATP 产生降低、活性氧自由基的产生增加，并可瞬时改变线粒体通透性，导致炎症和细胞死亡。这些说明线粒体功能障碍与衰老的密切关系。

二、细胞特征

（一）营养感应失调

能量稳态对细胞至关重要，因为代谢调节、细胞增殖和死亡均依赖于分解和合成代谢途径间的平衡。营养感知信号通路分子在进化中高度保守，包括配体和受体以及细胞内信号级联等，参与调节自噬、信使 RNA（mRNA）和核糖体生物发生、蛋白质合成及葡萄糖、核苷酸和脂质代谢，以及线粒体生物发生和蛋白酶体活性等。

营养感知信号通路的活性取决于营养和应激，如果营养物质丰富且低应激，则营养感知信号通路激活；如果营养短缺且存在强应激，则细胞防御途径激活。营养感知信号通路分子间存在复杂的信号交叉和反馈。在青年时期，信号通路活化促进有益的合成代谢；成年期后，其活化可以促进衰老。降低营养传感相关基因活性，可以延长各种动物模型的寿命和健康寿命。

（二）细胞衰老

细胞衰老是指细胞周期永久停滞并伴随衰老相关分泌表型的产生。复制压力引起的衰老即复制型衰老，已知由端粒缩短引起；衰老相关的刺激，如非端粒 DNA 损伤和 INK4/ARF 位点活化等，也可诱导细胞提前衰老，这种诱导型衰老可以不影响端粒的长度。

衰老细胞在衰老组织中的积累通常使用一些标志物（如 DNA 损伤）或直接使用衰老相关的 β-半乳糖苷酶（SABG）来鉴定。目前发现，一些器官如肝脏、皮肤、肺和脾等随着增龄，衰老细胞的比例明显增加；其他器官如心脏、骨骼肌和肾脏等，衰老细胞的比例则变化不明显。这些说明细胞衰老似乎并非老年生物中所有组织的普遍特性。衰老肿瘤细胞受到严格的免疫纠察并通过吞噬作用将其清除，提示衰老细胞数量随着年龄积累的现象，可能反映衰老细胞生成速率的增加和（或）其清除率的降低（由于免疫反应减弱）。已有实验表明，通过遗传方法或药学消除衰老细胞可延长自然衰老小鼠的健康寿命，诠释了细胞衰老在衰老中的因果作用。

（三）细胞间通信异常

衰老导致细胞间通信异常，不仅涉及衰老相关分泌蛋白对周围细胞的异常调节，包括慢性炎症增加、免疫纠察减弱、细胞间微环境改变等；还涉及神经、神经内分泌和激素信号通路的改变，包括肾上腺素能、多巴胺能、胰岛素/胰岛素样生长因子（IGF）、肾素-血管紧张素系统，以及与生殖相关的性激素等异常。这些异常也与细胞衰老相关分泌表型相关。因此，通信异常涵盖内分泌和激素信号通路的异常及细胞间微环境通信的改变。

三、器官和系统特征

（一）干细胞耗竭

衰老导致组织更新减少和损伤修复能力降低。干细胞参与组织的修复，在衰老过程中，干细胞会因为 DNA 损伤、端粒缩短、有害物质诱导等而去干性或数量减少，出现干细胞耗竭，这是部分衰老组织更新减少和损伤修复能力降低的原因。但事实上，体内每一个器官都有自己的更新和修复方式，并非都依赖干细胞。如骨骼肌利用卫星细胞进行更新和修复；皮肤则利用干细胞修复；其他器官，如肝脏、肺或胰腺，在正常情况下表现出相当低的更新率。这些组织的修复可能通过诱导损伤周围细胞去分化，重新激活正常的胚胎和干性转录程序，从而获得组织修复所需的增殖能力。

（二）慢性炎症

衰老过程中伴随着炎症增加和免疫功能衰退，血液中的炎症细胞因子如白细胞介素-6等和其他炎症标志物如 C 反应蛋白（CRP）随增龄而升高。炎症增加可能由多种原因引起，包括组织损伤的积累、因衰老而损伤的免疫系统无法有效清除病原体和功能失调的细胞、体内增加的衰老细胞分泌促炎细胞因子、NF-κB 转录因子的激活或自噬应答异常等。衰老过程中炎症增加，可能参与多种老年病和退行性病变，如动脉粥样硬化等。

（三）肠道菌群失调

肠道微生物影响营养消化和吸收、防止病原体以及必需代谢物（包括维生素、氨基酸衍生物、次级胆汁酸和短链脂肪酸）的产生等。肠道微生物群代谢产物可以影响外周、中枢神经系统以及其他远端器官，进而影响宿主的健康。细菌-宿主双向通信的破坏会导致生态失调，引发多种疾病，如肥胖、2 型糖尿病、溃疡性结肠炎、神经系统疾病、心血管疾病和癌症等。

另外，由于宿主遗传多样性、饮食因素、生活习惯，以及地理环境条件，肠道内的微生物在个体之间高度多变；同时随着年龄的增长，每个人形成自己独特的肠道微生物群，这种随增龄而导致微生物群的调整和分布，反映了个体衰老与健康的基本特征。因为每个人在衰老过程中的健康状况不同，研究微生物群与年龄相关疾病之间的关系显得十分重要。例如，与年轻对照组相比，老年人的核心菌属、拟杆菌属、分枝杆菌属和副拟杆菌属的优势增加。人们可以通过比较健康老年人和同龄非健康老年人、健康长寿老年人和非健康长寿老年人，以及不同年龄阶段人群的肠道微生物群，寻找和确定有利于健康的微生物群，通过移植这些益生菌达到健康长寿的效果。

（四）其他特征

除了以上特征外，还有些特征尚未引起广泛注意，在这里列出来供读者思考。

1. 繁殖能力降低　个体经过生长和发育，进入繁殖时期。单次繁殖生物经过繁殖后很快衰老死亡；但对多次繁殖的生物而言，绝大多数生物的繁殖能力随增龄而降低，是个体衰老的重要特征。对人类而言，女性在 50 岁前就进入了围绝经期，之后将不再生殖。实验动物如小鼠，一岁龄的母鼠繁殖能力急剧下降。

2. 组织细胞类群的变化及转型　单细胞测序技术已经用于比较不同年龄目标组织内细胞种类的差异，发现老年组织的细胞类型和比例与年轻组织相比有明显区别。除此，在衰老过程中，也有细胞出现表型转换，如血管平滑肌细胞由收缩型向分泌型转换等。但不同组织衰老后，细胞类型和比例以及转型是否存在共性尚需进一步研究。

随着各种先进技术的产生，人们对衰老的认识必定越来越深刻和全面，也会有更多衰老的特征被发现。那时，衰老可能不是几个特征，而是一组衰老表型集合的"表型组学"。

第四节 衰老标志物

衰老引起的变化涵盖分子、功能和结构 3 个方面。本节介绍的衰老标志物，主要是分子水平的改变，即分子标志物。这些标志物分为两大类，一类是衰老标志物，如果出现这些标志物，则说明细胞已经衰老；另一类是衰老进程或程度的标志物，该标志物随衰老进程在逐渐变化。

一、细胞衰老分子标志物

（一）衰老 β-半乳糖苷酶活性

β-半乳糖苷酶（beta-galactosidase，β-gal）是一种糖苷外切酶，存在于细胞溶酶体中，属同源多聚体，在酸性环境（pH 低于 4）下水解半乳糖和其有亚基间的 β-糖苷键。但在衰老的细胞，尤其是衰老后期的细胞，β-半乳糖苷酶在 pH 为 6 时，出现较高的酶切活性。这个随衰老改变的 β-半乳糖苷酶活性，即为衰老相关的 β-半乳糖苷酶（senescence-associated β-gal）活性。检测方法一般是组织化学染色，又称衰老相关的 β-半乳糖苷酶染色（senescence-associated β-gal staining）。以 X-Gal 为底物，在 pH 为 6.0 时，衰老特异性的 β-半乳糖苷酶催化底物 X-Gal 生成深蓝色产物，蓝色出现在细胞核周围的细胞质。在光学显微镜下观察蓝色细胞，判断衰老的细胞。

衰老相关的 β-半乳糖苷酶染色受染色时间、缓冲液 pH 等影响较大；另外，胚胎或有些类型的细胞也会出现衰老相关的 β-半乳糖苷酶染色。尽管衰老相关的 β-半乳糖苷酶染色是最常用的分子标志，若能够结合其他衰老标志物，特异性更好。

（二）端粒和端粒酶

端粒是真核细胞染色体末端具有重复结构特征的 DNA 片段，重复序列具有进化保守性。人类端粒的重复单位为 5′-TTAGGG-3′，可以重复数千次。染色体 DNA 末端开始并非互补的双链结构，而是正链（5′-3′）长而副链短，导致有一小段正链为单链（没有互补链）。端粒酶作为逆转录酶，可以互补到单链正链的 RNA 小片段为模板及正链末端为引物，合成和延长端粒；最后 DNA 合成酶则以这些 RNA 为引物，合成正链的互补链，使端粒达到和维持一定的长度。

端粒与结合蛋白一起构成特殊染色体末端结构，对维持染色体的完整性、防止染色体融合和控制细胞分裂周期十分重要，另外，其也为端粒酶提供底物，避免 DNA 复制的末端隐缩，保证染色体的完整复制。

体细胞每一次分裂，会导致端粒一定程度地缩短（分裂一次端粒 DNA 丢失 30～200bp）。因为出生后绝大多数体细胞的端粒酶停止表达，导致缩短的部分不能修复。当端粒缩短至一定区域时，细胞因为不能修复 DNA 损伤（端粒缩短）出现细胞周期停止。因此，端粒长度可用于判断细胞或组织衰老的程度。目前，常用的方法有 Southern blot（DNA 印迹）杂交、实时定量 PCR 和染色体原位杂交（chromosomal in situ hybridization）。前两个方法可以用于细胞或组织材料，后者多用于培养细胞。

（三）DNA 损伤相关标志物

DNA 损伤是细胞衰老的重要原因。这些损伤包括端粒损伤和其他区域的损伤。端粒缩短引起的损伤，主要存在于复制型衰老；而其他区域的损伤多见于诱导型衰老。检测 DNA 损伤的分子标志物很多，如 P53 结合蛋白（53BP1）和磷酸化组蛋白 H2AX 可以结合于 DNA 双链断裂处，形成 γ-H2AX 灶点，标志 DNA 双链断裂损伤；RAD51 灶点则可以反映细胞通过同源重组对双链断裂损伤的修复状况。当然，还有其他 DNA 损伤修复的分子标志物。这些标志物的综合使用，可以判断 DNA 损伤和修复类型及程度。

（四）细胞周期调控分子

细胞周期相关调控因子包括 p16、p21、p53、RB、Ki67 等的表达、修饰及细胞内定位，与细胞衰老密切相关。如 p21 可以抑制 CDK2，p16 可以抑制 CDK4/6，导致 RB 家族蛋白持续活化，抑制 E2F 等，使细胞周期停止。*p53* 是一种肿瘤抑制基因，主要分布于细胞核，可与 DNA 特异结合，其活性和生物学功能受磷酸化、乙酰化、甲基化、泛素化等修饰调控。在生理状态下，*p53* 在 G1 期检查 DNA 损伤点，监视基因组的完整性。磷酸化 *p53* 在细胞内积累促使细胞周期蛋白依赖性激酶抑制因子（CDKI）的激活，导致细胞周期停滞和衰老。因此，磷酸化 *p53* 可以作为细胞衰老的标志物。Rb 磷酸化后促进细胞周期进程，只出现在复制细胞中，而在衰老细胞中不能检测到 Rb 磷酸化，因此，可以用来鉴别细胞衰老与否。

既然细胞衰老是细胞周期停止，检测细胞增殖的方法也可以用于细胞衰老的识别。Ki67 是一种胞核蛋白，是细胞增殖标志物，可以使用免疫组化或荧光检测。除此，5-乙炔基-2'-脱氧尿苷（EdU）、5-溴脱氧尿嘧啶核苷（BrdU）等可代替胸腺嘧啶核苷插入复制的 DNA 双链中，这种替换稳定随细胞分裂传到子细胞，用免疫学方法检测 DNA 中 EdU 和 BrdU 的含量等判断细胞的增殖能力。细胞增殖能力结合 DNA 损伤标志物的检测，可以有效判断分裂细胞（胚胎组织）是否衰老，如发现"增殖能力信号减弱"而"DNA 损伤信号增加"在同一个细胞出现，则说明该细胞衰老。

（五）衰老相关异染色质灶区

异染色质即为结构浓缩和无活性转录状态的染色质区域。它出现在着丝粒或端粒区域，即组成性异染色质（constitutive heterochromatin）和由转录区域失活而形成的染色质区域，即兼性异染色质（facultative heterochromatin）。衰老细胞出现广泛的染色质重构，形成衰老相关异染色质灶或聚集区（senescence-associated heterochromatic foci，SAHF）。兼性异染色质抑制基因的表达，在基因转录调控中发挥重要作用。衰老细胞 SAHF 数量增加，可以用 4′, 6-二脒基-2-苯基吲哚（DAPI）染色或通过检测 macroH2A、异染色质蛋白 1（HP1）和组蛋白 H3 赖氨酸 9 二甲基化或三甲基化（H3K9Me2/3）等定量。

（六）衰老相关分泌表型

细胞在衰老过程中，分泌大量细胞因子，即衰老相关分泌表型（senescence-associated secretory phenotype，SASP）。SASP 包括但不限于炎症因子、趋化因子、生长因子和基质金属蛋白酶等。这些因子不仅产生非感染性炎症，也可以改变细胞间通信、影响周围细胞、促进其衰老等。检测 SASP 是判断衰老细胞的重要辅助手段。需要注意的是，不同细胞在衰老过程中产生的 SASP 并不完全相同，表现出异质性。因此，在检测这些因子时，应根据细胞类型选择适合的 SASP。

二、个体衰老标志物

以上提到的衰老标志物，主要用于细胞衰老的检测。下边介绍一些可以用于个体衰老的分子标志物。在无创或微创条件下，这些标志物多来源于体液。白细胞端粒和端粒酶也可以用于个体衰老的检测，不再赘述。

（一）DNA 的甲基化

多个实验室报道，血液中白细胞基因组 DNA 的甲基化程度与个体年龄密切相关，通过这些甲基化分析和年龄计算发现，甲基化年龄与时间年龄只相差 3~6 岁，被称为表观遗传时钟。广泛认为，表观遗传时钟代表的是"功能年龄"，但它与重大老年病是否密切相关，尚存争议。我们认为表观遗传时钟能很好判断时间年龄而与老年病关系不明确，可能支持了"衰老调节的程序化"理论。除细胞核 DNA 甲基化与年龄相关，也有报道发现线粒体 DNA 的拷贝数及甲基化也与增龄相关。与细胞核 DNA 甲基化相比，似乎线粒体 DNA 甲基化程度更受环境因素包括疾病的影响。

（二）RNA 氧化代谢产物（8-氧化鸟苷）

自由基通过损伤大分子或亚细胞结构，导致或促进细胞衰老。氧化损伤的 DNA 或 RNA，会导致体液中代表 DNA 氧化损伤的 8-脱氧鸟苷及 RNA 氧化损伤的 8-氧化鸟苷水平增加。尤其是 8-氧化鸟苷与增龄有较好的对应关系。通过检测尿液中 8-氧化鸟苷水平，可以判断个体衰老程度。

（三）激素水平

激素水平尤其是生长、生殖相关激素的降低，与衰老密切相关，是衰老重要假说之一。这些激素包括雌激素（女性）、睾酮（男性）、生长激素、褪黑素等。这些激素水平可以在一定程度上反映个体衰老的程度。

（四）免疫细胞

随着增龄,淋巴细胞尤其是初始 T 细胞(naive T cell)数量的变小和记忆 T 细胞(memory T cell) 库的变大。主要原因是胸腺退化、初始 T 细胞的稳态增殖受损，以及 T 细胞耗竭所致。而自然杀伤细胞（natural killer cell，NK cell）则随增龄而增加。这导致 NK 与 T 细胞前体比值随年龄逐渐增加且与年龄有较好的相关性，或可用来判断个体生物学年龄。

本节主要介绍了几个常用的衰老标志物，尤其是分子标志物。衰老是一个复杂的生物学过程，涉及多维度的变化，标志物也有很多。前面介绍的衰老特征的每一个改变，都可以作为衰老标志物。这些标志物不仅反映了衰老的特征，也为不同的衰老假说提供了一定的支持。因为很多标志物受多因素调节，所有标志物的特异性均有不同程度的限制。因此，通过多标志物联合使用，或者使用"衰老相关表型"等去表述衰老过程，可能更为准确。

我国学者也成立了衰老标志物联合体（aging biomarker consortium，ABC），旨在寻找、完善和确定衰老标志物，为衰老及干预作出贡献。目前，已有多篇关于衰老特征和标志物的综述发表。

第五节 衰老相关信号通路

促进细胞衰老的诱因很多，包括端粒缩短的 DNA 损伤、氧化应激、原癌基因活化等。这些诱因通过多种信号通路，最后使细胞分裂停止，导致衰老。有两条下游信号通路已为大家普遍接受，即 p53/p21/CDK2/pRB 和 p16/CDK4/6/pRB。信号通路涉及细胞周期蛋白依赖性激酶抑制因子（p21、p16）、周期蛋白依赖性激酶（CDK2、CDK4、CDK6），以及抑癌基因（p53、RB）的表达、修饰（如 RB 的磷酸化）和细胞定位（p21 和 p16 的细胞核定位）的变化等，确保信号的正常传递。最后 pRB 则通过影响一系列细胞周期蛋白，阻止细胞分裂。这两条信号通路尚不完善，尤其是上游分子和调控细节，也会有其他衰老的信号通路，需要未来研究确定。

目前，在人细胞中发现与衰老（senescence）相关的基因不足 150 个。这些基因可能参与生物学过程见表 3-1（不是全部生物学过程）。可以看出，衰老相关基因影响多个生物学过程，其中某些过程可能直接参与细胞的衰老。繁多的生物学过程反映出衰老调节的复杂性，也暗示衰老的干预是一个系统工程。

表3-1 衰老基因参与的部分生物学过程

biological process	生物学过程
oxidative stress-induced premature senescence	氧化应激诱导的早老
replicative senescence	复制性衰老
positive regulation of telomerase catalytic core complex assembly	端粒酶催化核心复合物组装的正调控
establishment of protein-containing complex localization to telomere	含蛋白复合物定位于端粒
establishment of RNA localization to telomere	RNA 定位于端粒
regulation of mitotic cell cycle DNA replication	有丝分裂细胞周期 DNA 复制的调控
positive regulation of cellular senescence	细胞衰老的正调节
oncogene-induced cell senescence	癌基因诱导的细胞衰老
negative regulation of cellular senescence	细胞衰老的负调控
positive regulation of transcription factor catabolic process	转录因子分解代谢过程的正调控
mitochondrial depolarization	线粒体去极化
pyrimidine dimer repair by nucleotide-excision repair	核苷酸切除修复嘧啶二聚体
positive regulation of hydrogen peroxide-mediated programmed cell death	过氧化氢介导的程序性细胞死亡的正调控
positive regulation of maintenance of mitotic sister chromatid cohesion	有丝分裂姐妹染色单体凝聚力的正调控
regulation of anaphase-promoting complex-dependent catabolic process	后期促进因子复合体依赖性分解代谢过程的调节
negative regulation of helicase activity	解旋酶活性的负调节
rRNA transport	rRNA 转运
DNA damage response, signal transduction by p53 class mediator resulting in transcription of p21 class mediator	DNA 损伤反应，p53/p21 介导相关通路
telomere maintenance via recombination	通过重组维持端粒
regulation of endodeoxyribonuclease activity	内脱氧核糖核酸酶活性的调节
negative regulation of telomere capping	端粒帽的负调节
DNA damage response, signal transduction by p53 class mediator resulting in cell cycle arrest	DNA 损伤反应，p53 信号介导的细胞周期停滞

续表

biological process	生物学过程
cellular response to UV-B	细胞对 UV-B 的反应
negative regulation of protein localization to chromatin	蛋白质定位对染色质的负调节
negative regulation of G0 to G1 transition	G0 到 G1 过渡的负调控

第六节　衰老研究模型

研究衰老需要多种模式生物，实现从体外到个体甚至不同物种之间的相互验证。这些模式生物或模型包括细胞水平和个体水平。细胞水平的模型包括复制型衰老、原癌基因诱导的衰老和其他诱导的细胞衰老模型；个体水平常用的模型有自然衰老、快速衰老、诱导衰老和基因工程动物模型等。下面主要介绍个体衰老模型。

一、自然衰老动物模型

自然衰老模型没有外界干预，可以研究自然衰老和长寿的分子机制，尤其是遗传机制。这些模型可以是线虫、果蝇、小鼠、大鼠、非人灵长类，甚至是人类（长寿人群）。

线虫和果蝇是研究长寿最常用的动物，具有生命周期短、体积小、培养条件简单和经济等优点。除了研究寿命外，它们有分化的组织如肌肉、神经和消化系统等，也可研究这些组织随增龄变化的规律和分子机制。缺点是组织和细胞少，难以用常规的分子生物学检测技术进行检测，不过成像技术可以弥补这方面的不足。

其他动物，如小鼠、大鼠和猴子，也是常用的实验室动物。这些哺乳类动物与人类更接近，具有完备的生物系统，多用于研究组织随增龄变化的规律和分子机制。缺点是寿命较长、费用高。线虫和果蝇没有真正的心血管系统，这些系统的研究必须在这些高等生物模型中完成。

长寿人群是人类成功衰老的模型，因为多数长寿老人在晚年很长时间都可以自理。伦理上可以获得体液和排泄物，因此可以用多组学技术研究健康长寿的遗传机制、表观遗传调控、蛋白质组学改变、宏基因组学改变，以及生活方式和环境与之交互作用等。但因为长寿老人在人群中的比例很低，很难获得大量的人群用于研究。

二、快速衰老小鼠模型

快速衰老小鼠（senescence-accelerated mouse，SAM）模型小鼠品系是由京都大学胸部疾病研究所的武田博士等通过 AKR/J 小鼠与其他小鼠品系在 1968 年意外杂交获得的。根据衰老评分、寿命和病理生物学表型等特征，选育出 9 种快速衰老敏感小鼠（senescence-accelerated prone mouse，SAMP）模型和 3 种快速衰老抗性小鼠（senescence-accelerated resistant mouse，SAMR）模型。这些商业化的模型已广泛用于衰老机制及干预研究。SAMP经过几个月的正常生长，迅速出现衰老特征，极大地缩短了研究时间。需要了解的是，9 种快速衰老敏感小鼠具有不同的衰老表型，应该选择适合自己研究目标模型进行实验。

三、诱导衰老动物模型

小鼠或大鼠的寿命较长，达到衰老实验要求的时间长，可以通过处理诱导它们提前衰老。目前，常用的处理方法包括 D-半乳糖诱导、β-淀粉样蛋白诱导、γ 射线照射，以及高温等，这些处理均可引起动物提前衰老。不过这些模型产生衰老的原因单一，只能模拟特殊条件引起的衰老，不能全部涵盖自然衰老过程。使用这类模型应该注意多模型的验证。

四、基因工程动物模型

随着基因操作技术的提高，研究不再局限于物理化学诱导的突变。高通量基因编辑技术可以把所有的基因进行逐一敲除或者失活。研究者可以根据自己的需求寻找已经建立的衰老或者长寿模型，包括线虫、果蝇和小鼠等。其中广泛使用的基因工程小鼠模型有 Klotho 敲除、polg 敲除等。但与诱导衰老模型一样，这些模型产生衰老的原因单一，发生的机制不能替代自然衰老。

第七节 衰老与疾病

衰老与疾病的关系，在其他章节有详细的叙述，在这里只探讨衰老引起疾病的一些共同基础或机制。更具体的研究请参看相关章节。

一、衰老相关基因增加疾病的易感性

多种组学（转录组、蛋白质组学、修饰组学，以及代谢组学等）研究表明，在组织衰老的过程中，很多基因的表达、蛋白质稳态和代谢产物发生明显的改变。这些基因多参与该组织的结构和功能的维持，其异常表达，导致疾病发生的易感性增加。如单纯收缩性高血压在老年人比较常见，研究发现，相关内皮细胞心房肽受体 A 随衰老表达降低，抑制了心房肽介导的血管舒张，可能参与老年高血压的发生。

二、细胞类型和转型

单细胞测序发现增龄导致组织内细胞亚群的大小和种类发生改变，导致组织生理功能异常，从而参与疾病的发生。来自小鼠和猴子的血管单细胞测序研究发现，不同的内皮细胞衰老亚群、平滑肌细胞转型等，与动脉粥样硬化、高血压和动脉夹层密切相关。其他组织的单细胞测序也发现细胞亚群的大小和种类的改变，进而影响组织功能，不再一一讨论。

三、炎症增加

分泌炎症因子是细胞衰老的基本特征。随着增龄，个体组织细胞整体衰老程度增加，分泌炎症因子也会增加。炎症因子不仅可以引起炎症反应，还可能导致自由基的产生，而自由基又会引起炎症，形成恶性循环，其结果是蛋白质等大分子损伤、细胞膜破坏和组织功能异常。众所周知，炎症参与多种疾病的发生。衰老相关分泌表型与疾病的关系也有研究和报道。

四、免疫功能降低

免疫功能随增龄而降低或异常。自身免疫系统不能再准确识别自身和外源入侵者，所以它不仅攻击入侵者也会攻击自身细胞，免疫系统紊乱不仅导致个体的衰老，也是多种老年病的共同基础。

五、衰老细胞组织功能下降

衰老不仅导致细胞功能的异常或下降，组织中凋亡细胞的数量也在增加，最后促进或加剧老年病的发生和发展。心肌组织的衰老除了传导改变，还表现为端粒缩短、细胞凋亡增加和心输出量的减少，与心力衰竭关系密切。血管也是如此，衰老的血管内皮细胞功能受损，表现为对舒张因子的敏感性降低，导致舒张功能障碍，参与老年高血压的发生和发展。

六、危险因素累积

随着年龄的增加，个体暴露于危险因素的时间也在延长。常见危险因素包括不良生活习惯、高血脂、高血糖、高血压、高尿酸等。这些危险因素与老年病的关系，已为大家熟知，不再讨论。

第八节 衰老的干预

衰老的干预方法很多，包括生活方式干预、小分子药物干预和靶向衰老细胞清除技术等。

一、生活方式干预

以心血管系统为例，适度的运动和均衡的营养可以促进血管健康、降低老年病的发生已被证实。均衡的营养和适度的运动不仅可以改善血管内皮功能障碍、降低血管硬度、增加血管弹性，还可以降低血液中的危险因素，最后降低罹患心血管疾病的风险和延长健康寿命。

二、小分子药物干预

（一）白藜芦醇

白藜芦醇是一种多酚类化合物，是 Sirtuins 的激动剂，其类似物可以激活剪切因子的基因，恢复细胞增殖。此外，白藜芦醇具有很强的抗氧化作用，可降低机体的氧化损伤。但也报道称小鼠摄入高剂量的白藜芦醇会使细胞受损，导致小鼠死亡。最近的调查也发现，较高剂量的白藜芦醇也会提高超重老年人心血管疾病相关生物标志物的水平。

（二）二甲双胍

二甲双胍是治疗 2 型糖尿病的常用药物，研究表明也可以延缓细胞衰老。机制可能是多方面的，低剂量的二甲双胍可以通过上调内质网谷胱甘肽过氧化物酶 7 的表达延缓细胞衰老；同时，二甲双胍可以间接抑制呼吸链复合物 I 的活性，减少线粒体中的 ATP 产生，从而导致 AMP/ATP 比率增加，减少活性氧（ROS）积累，激活 AMP 活化蛋白激酶（AMPK）通路；此外，二甲双胍可以激活转录因子 SKN-1/Nrf2，导致抗氧化基因的表达增加和随后的氧化损伤保护。最近研究发现，在生命晚期服用二甲双胍加重衰老相关的线粒体功能障碍，耗尽细胞内的 ATP，进而限制细胞存活并且缩短寿命。

（三）烟酰胺核糖和烟酰胺单核苷酸

已知烟酰胺腺嘌呤二核苷酸（NAD$^+$）是催化细胞代谢功能的辅酶，在衰老细胞中水平明显降低，但是细胞外的 NAD$^+$不会被细胞直接吸收，只能通过补充 NAD$^+$的前体来提高其在细胞内的水平。目前，最常用的两种前体物质为烟酰胺核糖（nicotinamide riboside，NR）和烟酰胺单核苷酸（nicotinamide mononucleotide，NMN），补充 NR 和 NMN 可以延缓细胞衰老，已见于多项研究。NAD$^+$与抗衰老蛋白 Sirtuins 家族成员活性密切相关，在一定范围内，细胞中 NAD$^+$含量越高，Sirtuins 的活性越强，DNA 的自我修复能力越强。用 NMN 处理后，血管细胞的 SIRT1 信号通路被激活，分泌促血管生成信号的关键介质，从而增加毛细血管密度，提高血流量。不过其他研究发现，NAD$^+$代谢也调控衰老细胞炎症因子的分泌，补充 NAD$^+$有可能促进衰老细胞分泌炎症因子，刺激肿瘤细胞生长。

（四）雷帕霉素

雷帕霉素是一种自噬的强诱导物，抑制 mTOR 信号通路。雷帕霉素通过增强衰老细胞的自噬延缓细胞衰老。另外，雷帕霉素可以上调 Nrf2，从而对细胞起保护作用，减少 SASP 的分泌。不过也有研究指出，在老年大鼠中，雷帕霉素造成 mTOR 活性过低，引发造血系统的衰老。

（五）亚精胺

亚精胺在体内可以合成，但在衰老个体中下降。在培养液中加入额外的亚精胺可以诱导自噬相关基因的表达，从而增强细胞自噬，延缓细胞衰老。一项研究也发现，在百岁老人中亚精胺的含量保持相对较高水平。亚精胺通过降低内皮细胞氧化损伤，减少了斑块形成，延缓动脉粥样硬化性疾病的发生。口服亚精胺降低了高血压发生的概率，并可延缓向心力衰竭的转变，进一步表明亚精胺可以促进血管健康。

三、靶向清除衰老细胞

靶向清除衰老细胞技术（如 Senolytics）是通过特异性杀死衰老细胞的药物清除体内衰老细胞，恢复机体功能的方法。目前，靶向清除衰老细胞的小分子组合包括达沙替尼和天然黄酮类化合物槲皮素。在小鼠疾病模型中，Senolytics 被证明可以改善多种与年龄相关的疾病，并且延长小鼠的健康寿命。

靶向清除衰老细胞技术也面临一些挑战：①细胞衰老在体内不全是消极影响，它也参与重要的生理过程，包括伤口愈合等；②衰老具有高度异质性；③衰老细胞被清除后如何及时地替代；④靶向清除衰老细胞可能具有不良的脱靶效应，如血小板的减少。最近有人发现，清除掉的衰老细胞并不能被新的细胞取代，反而诱发组织纤维化，导致健康恶化。靶向清除衰老细胞是否成为一种有效的抗衰老手段，需要进一步证实。

延缓衰老的干预方式中，除了生活方式干预在人群中得到验证，其他几乎所有干预尚停留在模式动物。二甲双胍虽然是临床处方药物，但其能否延缓衰老和延长寿命也需要更多的证据。值得注意的是，临床正在使用的心血管药物可以明显延缓血管衰老相关指标，说明衰老的可干预性和临床适用性。

思　考　题

1. 细胞衰老的特征是什么?
2. 自由基在衰老中的作用有哪些?
3. 靶向清除衰老细胞技术的问题是什么?

（田小利）

第二部分　老年医学总论

第四章　老年患者诊疗策略

第一节　老年人生理变化和老年病的特点

老年人生理功能衰退具有普遍性、进行性、不可逆性及内源性，随着我国老年人群的日渐增大，作为医疗工作者，了解老年人的生理变化和老年病的特点，对掌握、发展老年医学诊疗策略极为关键。

一、老年人生理变化的特点

衰老不仅体现在外观形态上，还反映在细胞、组织、器官、系统的功能上。从生物学角度来说，衰老是各种分子和细胞损伤随时间逐步积累的结果；从生理学角度来说，衰老是指各系统、器官和组织，从结构到功能随增龄发生的一系列生理性退化。衰老机体的生理变化主要有以下特点。

（一）细胞衰老

随着增龄，细胞的再生、分化和修复功能会逐渐减退，细胞核所携带的遗传信息也会发生改变，细胞生理活动出现紊乱。

（二）机体成分改变

组织、器官的细胞数量减少、体内体液量下降、细胞内液减少。

（三）代谢改变

酶等生物活性物质活性下降、含量降低，代谢功能减退，出现消化、神经传导、内分泌代谢等生理功能的下降。

（四）免疫改变

胸腺和骨髓退化使 T 淋巴细胞生成和成熟受到影响，细胞因子水平下降，淋巴细胞对特异性抗原刺激的反应性以及抗体效价降低，导致免疫应答能力和免疫功能低下，使老年人易合并感染。

（五）氧化应激水平升高

随着增龄，体内高活性分子，如活性氧自由基和活性氮自由基产生过多，超过清除能力，氧化系统和抗氧化系统失衡，从而导致组织损伤。

（六）衰老机体各系统的生理变化

1. 循环系统　心肌纤维组织增多，心肌细胞增大，心肌兴奋性、传导性、收缩性和顺应性均降低，瓣膜退化；血管管壁增厚、弹性减弱、顺应性降低，调节血压和血容量的压力感受器生理功能减退。

2. 呼吸系统　肺通气和换气功能降低，对组织的供氧量大大下降，对缺氧和酸碱失衡的调节能力减弱；同时，呼吸道的防御和免疫功能下降，易发生呼吸系统感染。

3. 消化系统　咀嚼能力减退、口腔黏膜萎缩、唾液分泌减少、胃肠运动减弱、排空迟缓、胃酸分泌减少，可出现消化功能障碍、营养不良；肝细胞合成蛋白质的功能减退，更易出现肝损害。

4. 泌尿系统　肾单位减少、肾动脉硬化，导致肾功能下降，调节水电解质和酸碱平衡的作用减弱，且易受药物毒性的损伤。

5. 神经系统　神经传导速度减慢会导致感觉减退，脑细胞减少、血-脑屏障减弱，导致大脑易受中枢毒性物质影响。此外，β-淀粉样蛋白的沉积和 tau 蛋白的过度磷酸化，以及神经元丢失和胶质细胞增生，可能导致痴呆的发生。

6. 内分泌系统　内分泌腺对刺激的反应能力减弱，靶细胞对激素的敏感性降低，反馈调节增加激素的分泌，长期刺激使敏感性进一步下降，应急能力明显减弱。

7. 骨骼系统　骨密度降低，易发生骨折且愈合缓慢。

总之，随着增龄，人体的重要组织、器官和生理功能都在逐渐减退，因此老年人患病情况较以往更复杂多变，在诊疗过程中应有别于非老年人，应给予安全、有效、个体化的干预。

二、老年病的临床特征

由于衰老带来的生理性退化，老年人患病也有其相应的特征。

（一）多病共存

65 岁及以上的老年人共病率达 60% 左右，我国为 57%～70%。症状相互重叠、相互掩盖，容易误诊误治。

（二）起病隐匿

老年病多属于慢性病，可在相当长时间内无症状，无法确定其发病时间。如老年人无痛性心肌梗死占 30%～80%，而成年患者仅占 7%，对老年人进行定期健康检查，是早期发现、早期治疗的重要措施。

（三）变化迅速

老年人器官功能储备能力差，一旦发生应激，易诱发多器官功能衰竭，导致病情急剧恶化。如老年人发生肺部感染时可并发循环及呼吸衰竭，抗生素使用不当又可能诱发急性肾衰竭，使病情急转直下。

（四）发病方式独特

随着增龄，尤其是 75 岁以上老年人，常以老年病五联征之一或几项起病，包括跌倒、不想活动、精神症状、大小便失禁、生活能力下降或丧失。

（五）表现不典型

老年人患病相当一部分表现不典型。如严重感染时可无发热，这种情况可能提示病情更加危重。

（六）并发症多

老年患者病情复杂，常合并各种并发症。①感染：老年人由于免疫功能减退，在心力衰竭、心肌梗死、脑卒中、支气管炎、重大手术、骨折等疾病的基础上，容易并发呼吸道、胆道及尿路感染，经过广谱抗生素治疗又易发生真菌双重感染。感染既是老年人常见的并发症又是其重要的死因。②水、电解质紊乱：老年人细胞内液减少，在体液中所占比重也明显降低；同时，内环境稳定性差、代偿能力减退，只要稍有诱因，如利尿、大汗等，就可导致水、电解质紊乱。③老年人多器官衰竭：老年人在器官老化和患有多种慢性病的基础上，由于某种诱因激发，如手术、发热、感染、创伤等，在短时间内可出现两个或两个以上器官序贯或同时衰竭，称为老年人多器官衰竭。④运动减少性疾病：老年人因疾病长期卧床，容易发生局部挛缩、压疮、血栓与栓塞、肺部感染、精神症状、消化功能紊乱。因此，强调早期被动或主动运动，尽可能减少卧床时间，这对预防和减少并发症至关重要。

老年病的这些临床特征使老年患者的诊疗与非老年人相比有所区别，医护人员在对老年患者进行诊治时，应当重视老年人的生理变化和老年病的特点。

第二节　老年患者的诊疗策略

现代老年医学关于老年病的范畴包括：①年龄相关疾病，如阿尔茨海默病、帕金森病、前列腺增生、白内障等；②老年人高发疾病，如心脑血管疾病、糖尿病、慢性阻塞性肺疾病等；③老年综合征，如营养不良、衰弱、记忆力减退、步行障碍、跌倒、吞咽障碍、慢性便秘等，以及老年人出现的心理及社会问题。老年人群有独特的病理生理和患病特点，如起病隐匿、症状不典型、多病并存、并发症多、高致残率、高死亡率，以及高医疗资源占用率等，因此，以"疾病为中心"的专科单病种诊疗模式不能满足老年人复杂的医疗需求。老年医学作为一门独立的医学学科，强调的是"以患者为中心"的个体化医疗，体现的是"生物—心理—社会—环境"医学模式，其诊疗策略有别于非老年人，一般应掌握以下原则。

一、注重医患沟通及人文关怀

在美国国家医疗质量报告"跨越质量鸿沟"中，明确了"以患者为中心"的服务定义，即尊重患者个体的个性化需求和价值观，并保证在诊疗过程和临床决策中实现患者利益。老年患者认知能力下降，社会角色、身体状态改变导致心理状态转变，易出现自责、孤独、固执、敏感等心理问题，甚至出现恐惧、焦虑、抑郁等情感障碍。且老年病常在治疗上存在着特殊的需求，因此，应鼓励并支持患者和患者家属参与到整个治疗过程中，尊重他们的治疗需求以使其参与医疗决策。

在以患者为中心的医疗服务中，与患者平等地沟通是尊重患者的首要环节，和蔼而细心地沟通是一个临床医师必备的素质和职业需求。在与老年患者及其家属沟通时，应做到态度亲和、过程耐心、目的清晰、善于换位思考，实现亲切胜于亲热、态度胜于技术、多听胜于多说、了解胜于判断、同理胜于同情、理喻胜于教训、启发胜于代劳。

在制订诊疗策略时，若存在不同诊疗方案，应考虑患方意愿，跟患方沟通可遵从以下几点：①尽可能用数字的形式告知出现某种结局的可能性；②必要时采用视觉辅助手段来说明；③评估患方对信息的理解程度，可通过告知患方相关信息后，让其复述相关内容；④充分医患沟通，使患方在充分知情后做出选择；⑤由患方从诸多结局中进行选择，如延长寿命、减轻疼痛、维持功能等；⑥需了解患方最不能接受的不良结局；⑦认知功能障碍患者需依赖关系密切者作为代理人来与健康照护者共同制订决策；⑧患者意愿会随时间改变，需要随时评估并调整诊疗方案；⑨如果患者的选择不能得到合理的、可获益的预后，则应提出更合理的诊疗方案。

除此之外，了解老年患者的依从性对诊疗方案的调整十分重要，如老年患者的认知能力及文化程度如何（能否理解和接受治疗方案）、是否有照护者（协助治疗方案的实施）、经济条件如何（能否负担诊疗的费用）、有无失能状况（是否方便外出检查及治疗）等，以上问题都需通过充分的医患沟通才有可能使治疗方案得到落实。

但应注意，注重医患沟通与人文关怀，并不是改变医疗服务的本质，而是从患者认知和期望出发评估医疗流程、服务效率和服务质量；不是对患者言听计从、有求必应，而是从患者利益出发，引导和帮助患者做出最佳选择；不是盲目乐观、隐藏矛盾，而是要从现实出发，客观分析利弊，帮助患者理性面对疾病；不是明哲保身、逃避责任，而是要让患者知情、让患者参与，并遵守医疗规范，保证患者安全。

二、以老年综合评估为基础

老年综合评估（CGA）是老年医学服务的核心技术之一，是指针对老年人生理、认知、心理情绪及社会适应情况，从疾病、体能、认知、心理、社会和环境等多个层面对老年人进行全面的、多层次的评估，是老年患者诊疗最重要的环节之一。

老年病多起病隐匿，有些病情一旦确诊往往已至晚期。谵妄、跌倒、活动受限等不典型表现虽然特异性不高，但具有较高的敏感性，出现即是严重的健康警示。若能及时查明病因，有助于老年人整体健康的维护。CGA对老年人的躯体功能、行为能力等进行全面评估，可以更早发现隐匿的问题，发现潜在风险，预防和减少老年综合征的发生，提高预期健康寿命。此外，一个人要保持独立生活，就需要有持续的功能，在老年医学中不仅要保护器官、系统，更要重视老年人的日常生活功能、认知功能、情感和社交状态。CGA突破了"以疾病为中心"的传统评估方式，转变为"以患者为中心"，多维度、全面、系统地确定老年患者功能状态、心理健康和社会环境等信息，便于为老年患者制订综合、全面的诊疗及康复计划。

CGA可总结为5个维度，即疾病状态、躯体功能、精神心理状况、社会行为能力、环境健康。在临床诊疗过程中，对老年患者评估的内容应该因人而异，特别是针对一些已经不能从常规评估中明显获益者。如对失能老年人，评估内容可侧重精神心理、吞咽能力、营养状况、压疮、坠床风险等；对严重痴呆老年人，评估内容可侧重是否存在谵妄等精神状态、跌倒风险、走失风险。

三、强调多学科协作的整体诊疗

据统计，每位老年人平均患有 6 种疾病，60～69 岁的老年人人均患有 9.7 种疾病，而 90 岁以上的老年人人均患有 11 种疾病，老年人共病多且症状不典型，患病数目随增龄而增加，并且常有多种疾病表现为同一组症候群，症状之间相互重叠、相互掩盖，临床上易误诊误治。因此，在老年人就诊时，应从多维度、多学科角度进行鉴别诊断，分析可能导致同一症候群的多种疾病和原因，以明确病因并指导治疗；并融合各学科制定的治疗方案，以实现更佳的治疗效果及更小的治疗负担。另外，老年人生理功能衰退，患病早期症状不典型，常以乏力、消瘦、食欲不振等非典型主诉前来就诊，在传统的专科诊疗模式下，患者往往难以正确选择出对应的专科，老年医学多学科协作团队有助于老年患者进行诊疗，具有重要的临床意义。

精神、心理卫生与其他各临床专科有着密不可分的关系，要用整体的观念，综合考虑心理现象和生理现象。整体医疗是从医学整体论出发，以生物—心理—社会医学模式为指导，把患者视为一个有机的整体，坚持个体化原则：患者及其家属是最重要的成员，医师、护士、药师、营养师、心理治疗师及社工人员都是担任不同角色的成员；为患者提供生理、心理全过程、全方位、多层次、高质量、高效率、低消耗的整体医疗服务，促进治疗的全面与完整。应尊重患者，不能因为是老年人就忽视其功能、心理层面的需求。通过老年医学科、临床药师、精神心理医师、康复医师、营养师及其他专科医师等多学科团队的协作诊疗，从而更好地实现防病治病、提高生命质量、适应人口老龄化的需求。多学科协作、心身整合的整体医疗代表着未来老年医学发展的方向。

四、遵循而不拘泥于循证医学证据，强调循证医学与个体化诊疗相结合

循证医学强调医疗决策的实施应建立在目前最佳科学研究证据的基础上，诊治老年患者应遵循循证医学证据，给予合理的诊疗方案。但应注意的是，高龄老年人的循证医学证据往往欠缺，应做到既合理采纳循证医学的推荐，又特别强调按照老年人的临床特点进行个体化诊疗。

"真实世界研究"，即在真实医疗环境下，根据患者的实际病情和意愿选择治疗措施，收集相关数据后分析潜在获益或风险的临床证据，可以反映真实世界中对复杂患者的实际效果。在对老年患者的诊疗过程中，若能参照相关的真实世界研究证据，将有助于为老年患者提供更加个体化的诊疗方案。

首先，在获取和解读证据时，应考虑评价临床证据的关键原则，如证据的适用性（患者是否与研究人群相似、样本量及随访时间、共病状态是否影响干预结果）、研究质量（研究设计及分析过程的合理性）、结局、损害和花费、获益时间等。其次，制定临床决策需要考虑预后，基于预期寿命或其他相关结局作出优先决策，并根据患者的个体情况选择适当的预后评估方法。此外，还要考虑决策的临床可行性，评估老年患者在现有基础上对治疗计划的依从能力；另外，老年患者耐受力降低，给予干预时应尽量减少潜在高风险的不适当干预。

总之，对于老年患者，应遵循老年病特征与循证医学证据，并结合个体的实际情况综合考虑疾病风险、负担、获益及预后，如预期寿命、功能状态和生活质量等方面来制订合

理的、个体化的诊疗方案。

五、优先考虑维持功能及提高生存质量

由于高龄患者的预期寿命有限，并且多数慢性病往往无法治愈，结合老年人对部分治疗耐受性差、风险高的特点，老年患者的治疗目标优先考虑维持机体现有功能、提高生存质量。医学干预措施的获益应在预期寿命之内，不是仅追求寿命的延长，而是追求尽量延长有质量的生命、实现成功老龄化。成功老龄化指的是与同年龄或者较为年轻的同类人群相比，生理功能丧失最少或者几乎无丧失，目前普遍认可和应用的"成功老龄化"包括：①疾病或失能的低风险（无明显疾病）；②维持高度的心智与身体功能；③积极参与生活。用维持功能来取代彻底治愈是老年医学的重要理念。

老年人经常出现与慢性病或衰老相关的功能障碍，这不仅危害患者的独立性和社会关系，还会导致继发性疾病。如衰弱的老年人容易感到疲劳、体力活动不足，更易发生并发症和增加长期住院的风险，增加死亡率。又如认知功能下降，不仅对老年人的日常生活带来困扰、引起焦虑和抑郁情绪，大大增加了跌倒、走失等意外情况发生的风险；研究显示，认知功能受损与老年人全因死亡风险的增加显著相关。因此，维持或改善功能对提高老年人生活质量、延长健康寿命至关重要。

临床上可以采取的策略是：通过 CGA 进行衰老预防、康复学和护理学等方面的干预，权衡诊断、治疗、护理等措施带来的收益与风险，制订获益最大且风险相对小的诊疗计划；对急性病要积极救治，避免对功能造成不可逆转的损伤甚至死亡；对慢性病则是以延缓疾病进展为主，减少或避免并发症的发生，改善功能和提高生活质量；对恶性肿瘤可优先考虑综合治疗、姑息治疗、甚至带瘤生存，延长有质量的生命，有尊严地面对死亡，而不是一味追求根治。

六、注重营养与康复

老年人随着增龄能量代谢发生改变，又因咀嚼能力下降、消化功能减退及疾病消耗，营养不良风险更高。而良好的营养状况是患者能够耐受治疗、接受康复训练、恢复健康的基础；即使是平素营养状况正常的老年患者，在住院期间因疾病负担也可能发生营养不良。营养不良导致老年人发生衰弱、跌倒、感染等不良事件的风险增高，不仅会延长患者的住院时间、增加经济负担，也是影响老年住院患者预后的独立危险因素。因此，在照护、诊疗老年人时，需要重视其营养状况，对老年人进行营养风险筛查并给予干预是诊治老年人的一项基础工作。

筛查老年人营养风险的内容主要包括：①病史，如基本情况、有无影响营养状况的疾病、近期体重变化情况，可以帮助了解患者的一般情况，筛查可能影响营养状况的因素；②饮食习惯：如饮食种类及量、近期饮食改变情况，可以帮助了解营养物质的摄入情况；③体格检查：如身高、体重、体重指数（BMI），这些指标可以客观反映老年人身体情况，有一定参考价值，但缺乏老年人的参考值，有一定局限性；④实验室检查，如血浆清蛋白、血红蛋白等，可以准确反映老年人的长期营养状况，但对短期变化敏感性稍欠。目前，常用于筛查老年人营养风险、评估老年人营养状况的工具有营养风险筛查工具2022、微型营养评定、营养不良通用筛查工具、主观全面评定法等，其中微型营养评定对老年人更加适

用。每一种筛查工具都有其优势和不足之处，临床上可以根据实际情况选择合适的营养评估工具进行评估，并及时给予营养支持治疗以改善临床结局。

此外，早期给予康复治疗可以帮助功能的恢复，促进康复进程，减少肌肉萎缩、压疮、血栓/栓塞、谵妄、焦虑、抑郁、厌食、感染（肺部、尿路等）等并发症的发生。如对老年性血管性痴呆患者给予针对生活运动、记忆力、心理、专注力、定向力的康复训练，可以明显改善患者的神经功能损伤、痴呆病情、认知功能障碍及负性情绪。

七、全程照料

全程照料是指负责老年人后半生的医疗保健服务，包括预防医学、门诊追踪、急性医疗、亚急性康复、长期照料、和缓医疗及临终关怀的全过程。通过老年综合评估，根据病情和个人具体情况将老年人转移到合适的医疗机构，可确保医疗的连续性和有效利用现有医疗资源。

老年人器官储备功能严重受损，一旦发生应激，可能导致病情急剧恶化，因此，日常的疾病预防及慢性病管理十分重要；老年人虽然发病急性期经住院治疗后病情得到缓解，但体力和精力往往无法马上恢复，如果忽视后续的照护很可能导致功能的损失，甚至全身状态的恶化，此时中期、长期照料及康复治疗也十分重要。因此，对于老年患者的全程照料是避免老年人失能的最佳方法。

对于无症状者，主要进行医学知识科普，宣传健康的生活方式，针对危险因素进行管理，实现对疾病的预防，并定期进行健康普查，以实现对疾病的早发现、早诊断、早治疗；对有症状者，重点是进行准确的诊断及科学的分诊，避免忽视如体力下降、食欲不振等一些疾病早期的不典型症状，杜绝漏诊、误诊；对于新诊断疾病的患者，要做好解释工作、情绪安抚，并在综合评估患者情况和功能状况后进行个体化、规范化的治疗，做到全面、细致、慎重、周到，对各种器官的功能情况要有预见性；对于慢性病老年患者，要控制病情，进行定期评估治疗效果、疾病教育及生活方式指导；对于恢复期患者，进行用药指导、医疗护理、营养管理及康复锻炼，要积极帮助患者恢复并维持功能、提高生活质量，降低疾病或急性事件复发的风险；对于失能者，不仅应提供护理和生活照料，避免发生跌倒、呛咳等事件，还要关注失能老年人的精神心理状况，给予心理疏导和支持，重视其在情感层面和社会层面的需求，帮助其适应日常生活和社会；对于临终患者，应尊重并确认患者的意愿，以减轻痛苦、追求临终的安详与尊严为目的进行科学的和缓医疗及临终关怀，聚焦于减轻基本症状的严重程度，而非治愈或中止、延缓甚至逆转疾病本身进展。以患者及其家庭成员为中心，通过预测、预防和治疗患者的病痛及其他症状，减轻和消除患者及其家属的心理负担和消极情绪，鼓励家庭护理；选择镇痛、控制各种症状、减轻精神和心理痛苦等多种手段，帮助终末期患者及其家属获得最好的生活质量，给予生存期有限患者及其家属全面的综合治疗和照护，让临终患者以舒适和有尊严的方式度过自己的最后时光。

八、老年人用药原则

老年人群常多病共存，用药机会和用药种类明显增加，但老年人生理功能减退，代谢、自稳的能力下降，导致对药物的耐受性降低，易发生药物不良反应；在多重用药时，药物间发生相互作用的概率明显增高。因此，精准、安全用药对老年患者尤为重要。

　　美国老年医学会于 2021 年组织出版的《老年医学手册》（23 版）提出如下建议：①获取患者完整的既往用药史并认真分析；②除非剧烈疼痛，应避免在明确诊断前用药；③处方新的药物之前，停用无效及无关药物；④掌握新处方药物的安全性、药物间相互作用，以及监测和随访要求；⑤需要长期应用的药物，应从小剂量开始，并依治疗反应和耐受性进行调整；⑥根据患者肝肾功能调整用药剂量；⑦避免应用一种药物去治疗另一种药物的不良反应；⑧控制用药种类，尝试使用一种药物治疗 2 种或 2 种以上的疾病；⑨避免重复使用同一类药物或作用类似的药物；⑩重视与其他处方者之间的沟通；⑪应用电子处方及合理处方决策支持系统。临床上还可以参考老年人用药需要坚持的以下原则：①个体化原则。需仔细询问患者病史及用药、就医史，了解患者对药物的反应情况、适应证及禁忌证，以及对疾病治疗的期望及诉求，从而为老年患者制订适合的药物种类、剂量及给药途径。②适应证用药原则。即不开具无临床适应证的药物，治疗期间仅推荐临床治疗适应证明确的药物。③用药简单原则。建议老年人用药简单，遵循少而精的原则，尽可能减少药物的种类，不开具重复的药物类别处方或药理作用和临床作用高度相似的药物。④小剂量原则。由于老年患者对药物敏感性增加、耐受力降低、安全范围缩小，因此，加用某种药物时应从半量或小剂量开始，根据需要逐渐增加剂量，尤其是解热镇痛药、镇静催眠类药物等。⑤优先治疗原则。当突发急症时，应当确定优先治疗的方案，即以治疗急症，或治疗威胁生命的病症为优先，以及以大病、重病为优先顺序的治疗原则。如出血性疾病需先停用抗凝和抗血小板药物、严重胃肠道反应时，可暂停部分药物或酌情减小剂量。⑥暂停用药原则。当怀疑患者新出现的某种临床异常为药物所致时，应暂停可疑药物，并密切观察。⑦5 种药物原则。这一原则就是根据用药数目与药品不良反应发生率的关系提出的。据统计，同时使用 5 种以下的药物，其不良反应发生率为 4%；同时使用 6~10 种药物，不良反应发生率为 10%；同时使用 11~15 种药物，不良反应发生率为 25%；同时使用 16~20 种药物，不良反应发生率为 54%。老年人因多病共存，常采用多种药物治疗，应在综合分析病情前提下，尽量控制用药的种类和数量，且尽量使用长效制剂，不用或少用辅助性药物，以增加服药依从性、减少药物不良反应。但是，并非只能使用 5 种药物。

　　此外，老年人在临床治疗中需特别注意以下几类常见药物，包括抗菌药物、心血管系统药物、内分泌系统药物、口服抗凝血药、中枢神经系统药物、解热镇痛类药物、利尿药。对于抗菌药物要优选低毒杀菌剂，如青霉素、头孢菌素等 β-内酰胺类抗生素；避免选用毒性大的抗菌药物，如氨基糖苷类、万古霉素，以及去甲万古霉素等药物；有明确应用指征时，需监测血药浓度，根据患者的实际情况合理调整剂量。对于心血管系统药物，要选择诱发不良事件风险低的药物，避免联用会增加不良事件风险的药物，如 β 受体阻滞药与维拉帕米或地尔硫䓬合用会增加心脏传导阻滞的风险。对于内分泌系统药物，如应用激素及其相关化合物时应加强药物学监护，如应用降血糖药物要避免医源性低血糖发生。对于口服抗凝血药，建议只对受过教育和易于进行临床和生化观察的患者使用，对常摔跤或难以进行观察的老年患者（尤其是记忆障碍或神经错乱者）尽量避免应用口服抗凝血药；初始应用时，宜以小剂量开始，并根据凝血指标监测结果调整剂量。对于中枢神经系统用药，老年人更易对苯巴比妥、地西泮等镇静催眠药有不良反应，故不推荐老年人常规应用巴比妥类药物，应用地西泮时其给药间隔应延长；抗精神病药即使小剂量应用也可导致相关不良反应，应严格限制其使用适应证。对于解热镇痛类药物，非甾体抗炎药易导致胃肠道和肾脏不良反应，特别是血容量减少的患者（如脱水、服用利尿药、限盐饮食和心力衰竭者）

可出现肾衰竭；与利尿药或抗高血压药同用时可减弱疗效，应避免与磺脲类降血糖药以及口服抗凝血药合用。对于老年患者用药，使用时需防止出现毒性反应，应从小剂量试用并注意是否有不良反应，如氨茶碱禁用于急性心肌梗死、低血压，以及甲状腺功能亢进的老年人。对于利尿药，由于易导致水、电解质紊乱和急性肾功能不全等不良反应，要注意剂量适宜，并定期监测血清电解质水平，注意血压的体位性改变。

为患者制订治疗计划后，应教育、鼓励老年人在用药过程中详细记录用药情况、用药后主观感受及指标变化，以确保用药安全，指导及时调整用药方案。

目前，老年人群疾病的诊断、治疗标准仍需完善，其原因在于缺乏针对高龄人群的循证医学设计，这极大地限制了基于疾病策略的手术决策，只能通过使用更标准化、更全面的老年医学综合评估来识别、治疗、管理老年患者。因此，我们应充分认识老年医学的重要性和特殊性，积极开展研究、教育和实践，积累老年病的大规模临床研究证据，以促进老年人健康，以期为老年人群制订诊治规范提供依据。我们不应将人口老龄化视为一种消极的社会现象，而应通过老年医学的不断进步，为创造一个老年人能够健康生活、享受人生的社会而努力。

思 考 题

1. 老年病的特点有哪些？
2. 在临床工作中如何选择老年病的诊疗策略？

（卢伟琳　刘承云）

第五章　老年综合评估

第一节　老年综合评估的概述

一、基本概念

老年综合评估（comprehensive geriatric assessment，CGA）是指采用多学科方法对老年人的身体健康、功能状态、心理健康、社会环境支持等多维度进行的全面评估，并制订和启动以保护老年人健康和功能状态为目的的防治计划，最大限度地提高老年人的功能水平和生活质量。综上所述，CGA 超越了传统意义上的诊疗，除了标准的病史采集和查体，同时关注常见的老年综合征，是一种多维度的全面评估及处理，其共同目的为及早预防各种并发症，提高老年人的功能水平与生活质量。

二、CGA 与传统诊疗的区别

由于老年特有的生理病理变化、多病共存，以及对治疗反应的异质性，很难将健康和功能的变化归因于一种疾病，传统的诊疗模式是以"疾病为中心"，仅关注老年人某一器官疾病的药物治疗与手术治疗。而常见的老年综合征（如慢性疼痛、步态障碍、跌倒、睡眠障碍）往往并不是由单一疾病所导致，而是生理、心理、社会、环境及多种疾病甚至药物副作用多种因素累加的结果。CGA 不仅强调在多病共存的情况下关注老年人的功能状态和生活质量，同时更要关注老年综合征，最大限度地通过全人干预保持其生活自理，提高老年人及其家人的生活质量。

三、对象与时机

CGA 的目标人群并非全部老年人，CGA 适用于 60 岁以上因急性期疾病在医院住院治疗有功能下降的患者、经过多种运动或智能康复手段治疗和训练的患者、具有多种慢性病和多重用药者、具有明显功能减退或失能的患者、具有常见老年综合征（如衰弱、跌倒、痴呆、尿失禁、睡眠障碍和帕金森综合征等）的患者、具有常见老年照护问题（有压疮、便秘或肢体残疾等）的患者、具有居住环境或文化环境不良和行为能力异常的患者。而对于合并有严重疾病、严重痴呆、完全失能的老年人不需进行评估。

四、执行人员

CGA 是由多学科团队合作开展，包括老年医学科医师、老年医学科护士、营养师、康复师、药师、心理咨询师及社会工作者等组成的核心团队，运用各种评估量表，主要对患者 4 个方面（医疗、功能、心理及认知、社会环境）进行多层面、多维度评估，最终制订切实可行的综合干预策略。

五、临床意义

CGA 是老年医务人员必备核心技能,其临床意义包括及早识别老年人频繁出现的健康问题(老年综合征及老年常见病),提高诊断的准确性;尽早识别风险并分级,判断患者预后,从而确立预防和治疗目标,个体化制订最佳防治方案,以提高患者的功能和生活质量;选择最佳的生活场所/保健环境,减少不必要的服务使用和财政支出,安排长期慢性病管理。

六、不同机构的临床实施

CGA 可在老年人连续医疗服务的多个环节中应用,无论是门诊、急诊室、医院、老人疗养院或患者家中都能进行。通常建议 60 岁以上老人在以上医疗护理机构就诊时都应常规进行基本评估。CGA 应根据不同卫生保健机构场所及不同目标人群而制订不同的工作模式及针对性干预措施,分述如下。

(一)CGA 在综合医院老年住院患者中的应用

1. 在老年急性医疗单元的应用 对于因急性病住院的衰弱老年患者,首先,在环境上模拟对老年人友好的居家环境,以利于患者活动及功能恢复;其次,通过 CGA,制订"以患者为中心"的全人医护计划,降低普通病房中谵妄、制动、跌倒、过度医疗与多重用药等常见老年综合征发生率,并加强转诊医疗、制订出院计划、加强患者及照护者教育,尽可能改进患者用药依从性、预防各种医源性并发症。

2. 在老年医学评估和康复管理单元的应用 对于急性期后的衰弱高龄老年患者,主要目标是尽早恢复其功能,及时通过 CGA 发现并处理各种老年综合征,鼓励患者尽早开始活动,积极尝试康复训练,避免急性病后的功能下降;避免发生医院获得性问题;制订综合性出院计划或转诊计划,减少再住院率。

3. 在老年围手术期管理单元的应用 适合老年患者的围手术期工作模式主要采用多学科协作团队共管工作模式。

(1)对于急诊手术患者,可以是多学科会诊或多学科共同管理,为其尽快手术创造条件。

(2)对于择期手术患者,可以在住院后由老年医学科、内科、麻醉科等先行评估,再进行外科手术。

(3)对于术后住院患者,则可以是团队会诊或与老年医学科共同管理。

4. 在院内会诊或共管中的应用 老年患者分布于各个专科病房,CGA 可帮助识别衰弱、营养不良及各种高危因素,特别是在围手术期患者及肿瘤患者中应用广泛,帮助早期识别可手术或者可放化疗的患者。目前有报道提示,老年医学科以外的 CGA 会诊很难获益,因为没有相应干预,但共管患者,老年医学科医师全程参与管理的患者可带来获益。

5. 在转诊医疗中的应用 不少因急性病住院的老年患者在出院后不久会再次出现老年急性问题而入院,即出院后综合征。出院时根据 CGA 结果制订出全面照护计划并与长期照护者沟通交接,并于出院后 2~4 周进行随访,以确保医护的连续性和患者的依从性。

(二)CGA 在老年医学科门诊中的应用

老年医学评估管理门诊也常开展CGA,但项目较精简,因时间有限,评估包括的项目有视觉初筛、听觉初筛、功能状态、认知功能等，筛查出异常的患者尽早住院治疗，调整用药，可以获得更好的功能状态。

（三）CGA 在老年人疗养院中的应用

在疗养机构中，对老年人进行老年综合评估的重点在于两个方面，即营养状况和自理能力。根据不同营养及自理能力，给予不同饮食调整及人员照顾配置服务。

（四）CGA 在居家照护中的应用

在家中进行老年综合评估则主要侧重于功能状态观察及环境因素（社会环境和物理环境）评估。大多数社区是全科医师和社区工作者上门进行简单的访视并进行简易的CGA；有些社区则是由全科医师、培训后的护士、康复治疗师、社会工作者和心理咨询师等构成的团队对社区衰弱老年人主动进行上门服务，并进行临床检查和CGA，还能对常见老年人不良事件进行预防宣教、发现潜在需要处理的问题，这一类社区的老年患者通常预后较好。

第二节　老年综合评估的内容

CGA 主要包括全面的医疗评估、躯体功能评估、认知和心理功能、社会/环境评估 4个方面。

一、一般医学评估和用药核查

一般医学评估是通过询问病史、查体、辅助检查等，最后得出诊断并进行治疗的过程。包括神经系统评估、呼吸系统评估、心血管系统评估、外周血管评估、消化系统评估、内分泌系统评估、泌尿生殖系统评估、血液系统评估、运动系统评估、中医辨证评估等。

用药检查也是医学评估的重要组成部分，老年人合并疾病多，多重用药普遍，医师常常注重用药而疏于对药物的管理，不善于做"减法"。对于老年患者用药应始终强调全人管理，而不是针对各个器官，定期核查药物，可减少药物不良反应。通常采用问诊方式进行患者多重用药评估，并根据 Beers 标准和老年人不适当处方筛查工具（STOPP），停用老年人潜在不适当用药，调整药物种类及剂量。

二、老年人躯体功能评估

老年人躯体功能评估是老年综合评估的重点。老年人躯体功能评估包括日常生活活动能力评估、跌倒风险评估、视听功能评估、吞咽功能评估和本体感觉功能的评估等。

（一）日常生活活动能力的评估

日常生活活动（activity of daily living，ADL）能力的评估内容包括基本日常生活活动（BADL or PADL）能力、工具性日常生活活动（IADL）能力和高级日常生活活动（AADL）能力 3 个层次。

基本日常生活活动能力可用 Katz 指数、巴塞尔（Barthel）指数（BI）进行测定，临床中 Barthel 指数最常用。Barthel 指数从进食、洗澡、修饰、穿衣、控制大便、控制小便、如厕 7 个自理活动，以及床椅移动、平地行走、上下楼梯 3 个身体活动的能力来评估基本日常生活活动能力（附表 A-1）。

工具性日常生活活动能力可用 Lawton 量表测定。Lawton 量表从购物、外出活动、食物烹调、家务维持、洗衣服、使用电话能力、服用药物、处理财务能力等方面评估老年人功能性活动能力（附表 A-2）。

高级日常生活活动能力项目较多，包括参与社交、娱乐、职业等活动，常用 PULSES 评定量表，主要包括身体状况（P）、上肢功能及活动（U）、下肢功能及活动（L）、感官与语言交流功能（S）、排泄功能（E）、精神和情感状况（S）6 个方面（附表 A-3）。

（二）跌倒风险评估

跌倒在老年人中很常见，通过测试老年人的平衡、步态、步速、前伸功能及起立行走试验等进行评估。

1. 平衡评估　门诊常用的平衡（balance）评估方法有站立平衡测试（Romberg 试验），也有国际上广泛使用的伯格（Berg）平衡量表（BBS）和 Tinetti 平衡量表。BBS 包含对 14 个日常动作的评估，如起立、移动、双腿及单腿站立等（附表 A-4）。Tinetti 平衡量表包括 9 项评估，如坐位平衡、起立、旋转等（附表 A-5）。

2. 步态评估　门诊时根据主观视觉法进行初筛，在患者自然行走时，观察其步态，包括步幅、对称性、抬足高度、行走路线、膝关节和髋关节活动、躯干姿势、上肢伴随动作和转身动作等。国际上广泛使用的测试量表是 Tinetti 步态量表。Tinetti 步态量表包括 8 项评估（如起始步态、步伐的高度、足跟距离等）。目前也有将其智能量化的趋势，将智能穿戴应用于步态分析及保护支持是未来发展趋势之一（附表 A-6）。

3. 步速与肌肉力量　步速是反映躯体活动能力的重要指标。通常测定可采用步行 4m 或 6m 的平均步速测量。当患者步速在 0.8m/s 以上时，提示可独立活动；当步速达 0.6m/s 时，患者可不用轮椅活动在社区内活动；当步速低于 0.6m/s 时，即存在严重的活动功能障碍。

4. 初筛试验　可了解患者步速与肌力情况及平衡情况，起立-行走即时测试（timed up and go test）主要了解老年人的移动能力和步态，适用于能行走的老年人。对于步态不稳使用助行器的老年人也可以进行测试，让受试者从椅子（46cm 高）起身，尽快往前走 3m，然后转身回到椅子上坐下（共 6m），记录完成的时间，同时观察患者有无坐立不稳、起坐困难、转身困难、抬足高低、步幅大小、有无足下打滑或几乎跌倒情况。

（三）感官功能评估

1. 视力评估　老年人白内障、青光眼、眼底黄斑变性的发病率随着年龄的增长而增加。通常门诊采用问题筛查与视力表测量相结合的方法评估。当问诊时发现患者眼部有问题，应嘱患者到眼科进行评估，如色觉、暗适应、立体视觉、视觉电生理等，决定是否需要配镜、药物治疗和手术干预。

2. 听力评估　大约 1/3 的老年人存在听力损失。目前门诊筛查方法主要为问题筛查与耳语试验。常见的初筛试验包括汉化版 HHIE-S 量表，若筛查异常，建议进一步至耳鼻喉科检查，决定是否需要配助听器、药物治疗和手术干预。

3. 吞咽功能评估　吞咽功能评估的实验室检查包括饮水试验、食管滴酸试验、食管 X 射线钡剂等。吞咽功能的评估量表有医疗床旁吞咽评估量表、吞咽困难分级量表、洼田饮水试验（附表 A-7）等。

4. 躯体感觉功能评估 躯体感觉的评估包括浅感觉、深感觉、复合感觉。

三、老年人认知和心理功能评估

老年人认知和心理功能评估是老年综合评估的重要组成部分。老年人认知和心理评估包括认知、情绪、情感、精神行为等方面。

（一）认知功能评估

目前，国内外应用最广泛的认知功能筛查量表是简易智力状态检查量表（MMSE），用来初步筛查轻度认知功能障碍患者或痴呆患者，但对文化程度较高的认知功能障碍者缺乏足够的敏感度和特异度。后在 MMSE 的基础上形成了蒙特利尔认知评估量表（MoCA），主要用于筛查主诉有轻度认知功能损害而 MMSE 评分处于正常范围的老年人。MMSE 从定向力、记忆、计算、语言、视空间、运用及注意等方面进行评估（附表 A-8）。MoCA 包括视空间、执行能力、命名、注意力、语言、抽象、延迟回忆、定向力（附表 A-9）。

（二）情绪和情感的评估

情绪与情感常用的评估工具有老年抑郁量表（GDS-15）、焦虑自评量表（SAS）、汉密尔顿抑郁量表（HAMD）、汉密尔顿焦虑量表（HAMA）等。目前临床常用的为 GDS-15（附表 A-10）。

（三）谵妄评估

老年谵妄评估通常采用美国精神病协会指南建议的意识障碍评估法（CAM）（附表 A-11）。

（四）其他评估

进入老年期后，老年人常表现出对新事物、新环境适应性差和以自我为中心的性格特点。当患者出现严重心理精神障碍时才会对其进行如下评估，临床不常规开展。

1. 行为评估 行为的评估方法有观察法、行为访谈法、心理测验法等，评估量表有阿尔茨海默病病理行为评定量表（BEHAVE-AD）和自杀风险综合评估护理量表（NGASR）等。

2. 人格的评估 人格的评估方法有观察法、访谈法、问卷法、投射法等，常用评估工具有明尼苏达多项人格调查表（MMPI）和艾森克人格问卷（EPQ）等。

3. 压力的评估 压力的评估量表有生活事件量表（LES）、特质应对方式问卷（TCSQ）等。

4. 自我概念的评估 自我概念常用的评估量表有 Rosenberg 自尊量表和田纳西自我概念量表。

四、社会/环境评估

（一）社会参与功能的评估

社会参与功能的评估采用社会参与评估量表，包括生活能力、工作能力、时间/空间定向力、人物定向力、社会交往能力 5 个项目。

（二）老年人社会支持系统评估

1. 老年人物理环境评估　物理环境的评估内容包括：①老年人居家安全评估，采用居家环境专业评估表进行评估；②老年人生活环境评估，评估工具有坐轮椅返家环境自评、公共建筑物无障碍设施评估表、环境质量评估原则等；③老年人友善环境评估，包括城市评估分类、社区评估分类、医院评估分类。

2. 老年人社会环境评估　主要方式为在家属陪同就诊时，通过问诊的方式了解患者的经济基础、家庭成员以及组织关系等社会支持系统，明确患者照料者的心理及经济负担，有助于制订合理的目标及综合干预措施。包括：①家庭环境评估，评估量表有 APGAR 家庭功能评估量表。②社区环境评估，评估社区是否有提供医疗保健服务等。③社会关系和社会支持评估，目前临床常用的有社会支持评定量表（SSRS）（附表 A-12）。④社会心理评估，事先了解患者对于死亡的态度，是否愿意接受高级生命支持（如呼吸机、气管插管等），在认知损害、急性重大疾病之前，与患者家属及患者沟通并预立意愿，并进行生活质量评估与死亡质量评估，能帮助患者及其家属与医师达成一致的最佳临床决策目标及选择个体化治疗方案。

五、常见老年综合征或问题评估

老年患者常常存在多种慢性病，同时存在一种或多种老年综合征或者老年照护问题，通过老年综合评估及早发现这些问题，及早干预，有助于提高老年人的生活质量。

（一）跌倒评估

老年人跌倒（fall）的评估应包括一般医学评估、躯体功能评估、精神心理评估、社会评估、环境评估等。跌倒风险的评估工具有家庭危险因素评估工具（HFHA）、老年人跌倒风险评估工具（fall risk assessment tool，FRA）、Morse 跌倒评估量表（MFS）等。Morse跌倒评估量表最常使用，包括跌倒史、疾病诊断、行走辅助工具、静脉输液或使用肝素钠、步态、认知 6 个条目（附表 A-13）。

（二）痴呆评估

痴呆评估主要包括以下 4 个方面：①认知功能的评估（见上文"认知功能评估"）；②日常生活能力的评估，常用评估工具有 Barthel 指数（BI）等；③精神行为症状的评估，常用神经精神问卷（NPI）进行评估；④痴呆总体严重程度的评估，采用痴呆严重程度分级量表如总体衰退量表（GDS）等进行评估。

（三）失禁评估

尿失禁（urinary incontinence）的评估包括尿失禁的病因、患者的临床状态、患者的日常生活能力等。采用国际尿失禁咨询委员会尿失禁问卷表简表（ICI-Q-SF）评估。

大便失禁（fecal incontinence，FI），亦称肛门失禁，综合评估包括一般医学评估、生活质量评估、心理评估等。采用 Wexner 量表、大便失禁生活质量量表（FIQL）等。

（四）便秘的评估

便秘的评估包括一般医学评估、心理评估等。评估量表有 Wexner 便秘评分、便秘患者生活质量量表（PAC-QOL）。

（五）抑郁评估

抑郁的综合评估包括一般医学评估、精神检查、心理测量。其中，自评量表包括 Zung 抑郁自评量表（SDS）、贝克抑郁量表（BDI）等；他评量表包括 Hamilton 抑郁量表（HAMD）、老年抑郁量表（GDS-30，GDS-15，GDS-5）等。

（六）焦虑的评估

焦虑的综合评估包括一般医学评估、精神检查、心理测量。其中自评量表包括：Zung 焦虑自评量表（SAS）、贝克焦虑量表（BAI）等，他评量表包括：Hamilton 焦虑量表（HAMA）、老年焦虑量表（GAI）等。

（七）谵妄评估

谵妄的评估包括精神心理评估、一般医学评估、药物评估等。老年精神心理评估是评估的重点，常用的评估量表有简易精神状态检查（MMSE）、简略智能测试（AMT）、国际通用的谵妄评定方法（CAM）等（附表 A-11）。

（八）睡眠障碍评估

睡眠障碍的评估包括一般医学评估、躯体功能评估、精神心理评估、社会评估和环境评估。常用评估量表有阿森斯失眠量表、匹兹堡睡眠质量指数量表（PSQI）、睡眠卫生知识量表等。

（九）疼痛的评估

疼痛的评估包括一般医学评估、躯体功能评估、精神心理评估。评估量表有视觉模拟量表（visual analogue scale，VAS）、语言评分量表（verbal rating scale，VRS）、Wong-Baker 面部表情分级评分（faces pain scale，FRS）（图 5-1）、麦-吉疼痛问卷（MPQ）等。

| 无痛 | 少量疼痛 | 轻度疼痛 | 中度疼痛 | 重度疼痛 | 极度疼痛 |

图 5-1　Wong-Baker 面部表情量表

（十）帕金森综合征评估

帕金森综合征（Parkinsonism）的评估包括一般医学评估和综合评估，量表有帕金森病 Hoehn-Yahr 分级评分量表、世界运动障碍学会帕金森病统一评分量表（MDS-UPDRS）等。

（十一）骨质疏松评估

骨质疏松症（osteoporosis，OP）的评估包括一般医学评估和骨质疏松风险自测。评估方式有一分钟风险测试问卷及年龄、体重与骨质疏松风险级别关系图，骨质疏松症健康信念量表（OHBS）等。

（十二）多重用药评估

多重用药的评估包括采集病史、体格检查、辅助检查。ARMOR 是国际上应用较多的用于多重用药评估的工具，遵循以下步骤：评估（assess）、审查（review）、最大限度地减少不必要的药物（minimize）、优化治疗方案（optimize）及重新评估（reassess）。

（十三）慢性伤口评估

慢性伤口也叫慢性创面，伤口的评估包括全身评估和局部评估。全身评估包括营养状况、年龄、免疫状态等评估；局部评估包括伤口的颜色、伤口解剖位置、伤口渗液等评估。临床主要根据 Mulder 伤口渗液量评估标准进行描述，评估方法采用国际创面愈合协会联盟（The World Union of Wound Healing Societies，WUWHS）伤口潮湿程度评估法。

（十四）营养评估

营养状况的综合评估包括临床检查、人体测量、人体组成测定等。评估方法包括营养风险筛查（NRS 2002）、微型营养评定（MNA）等。但 MNA 的评估项目多，调查较烦琐，目前临床常用微型营养评定简表（MNA-SF），因与 MNA 有很好的相关性，指标容易测量，可作为老年人营养不良的初筛工具，当患者有营养不良风险时，可进一步行 MNA 评估（附表 A-14）。住院患者可采用 NRS 2002 进行评估。综合性营养评价指标包括预后营养指数（PNI）、营养风险指数（NRI）等。

（十五）老年衰弱评估

目前，关于衰弱的评估方法并无统一标准。较常用的衰弱评估工具包括 Fried 衰弱综合征标准、Rockwood 衰弱指数、国际老年营养和保健学会提出的 FRAIL 量表等。目前，国内广泛使用的仍然是美国 Fried 的 5 项诊断标准进行评估（附表 A-15）。

（十六）肌少症评估

肌少症（肌肉衰竭综合征，sarcopenia）综合评估包括临床症状的评估和老年综合评估。目前，国际上采用较多的标准是老年人肌少症欧洲工作组（EWGSOP）标准，包括肌力测定（握力）和肌肉功能测定（步速），以及肌肉质量测定（双能 X 射线）。

（十七）深静脉血栓评估

深静脉血栓（deep vein thrombosis，DVT）的评估包括一般医学评估、辅助检查等。其他评估采用下肢深静脉血栓形成风险评估表、Wells 评分、Autar 评分等。

（十八）肺栓塞评估

肺栓塞（pulmonary embolism，PE）的评估包括临床表现和评估量表。临床表现包括呼吸困难及气短、胸痛、晕厥、咯血、休克等。疑诊 PE 时，临床较为常用的评估量表是 Wells 评分法。

（十九）临终关怀评估

临终关怀的评估包括死亡的评估、一般医学评估、预计生存期的评估、躯体功能评估、精神心理评估等。现多采用国外的一些评估工具,包括姑息功能评价量表(PPS)、姑息预后评分(PaP)等。

六、老年人围手术期评估

由于老年人衰老生理变化的异质性与多病共存、多重用药的潜在影响共同作用,使具有手术适应证的老年患者可手术率因高发的严重并发症和死亡率而受到限制。术前应充分与患方沟通如下几点:手术是否可延长患者健康预期寿命、手术是否可维持患者术前功能状态、手术后是否会带来生活依赖和生活质量下降。手术治疗需在评估并客观翔实地将问题告知患方后,由医患双方共同决策。

(一)术前评估

老年患者术前评估除了评估患者心肺功能及常规多项器官功能的内科评估外,还应注意老年综合征对手术风险的影响,通常采用 CGA 评估术前衰弱、营养不良、术前认知、术前抑郁、术前贫血、ADL、多重用药、多病共存等诸多问题。

(二)用药评估

对老年患者术前用药史的询问包括用药种类、剂量、疗效等,停用或减少不必要和不适当的药物。抗胆碱能药物已列为影响术后认知功能的慎用药物,术前服用某些中枢神经系统药物(如苯二氮䓬类药物)也可能诱发术后谵妄和术后认知功能障碍。但若患者长期服用苯二氮䓬类药物突然停用,也可导致术后谵妄,术前可调整为短效苯二氮䓬类药物或者非苯二氮䓬类药物。

(三)麻醉评估

针对老年患者的麻醉管理,已经从简单管理策略向多元化管理策略转变,从标准化管理向个体化麻醉监测、预警与诊疗策略转变。选择最佳的麻醉方式及加强术中麻醉监测,能降低老年患者术后各种严重并发症的发生率与死亡率。

(四)衰弱评估

越来越多的证据表明,老年患者术前的衰弱状态与术后不良事件的发生明显相关。因此,强烈推荐术前对老年患者衰弱状态进行评估。基于 CGA 的多维衰弱状态评分(MFS)、ASA 分级、步速及握力都能预测术后并发症的发生率,但与其他风险分层指标相比,MFS是术后并发症和 6 个月死亡率的最佳评估工具。因此,中国指南推荐应用 MFS 对老年患者进行术前评估(附表 A-16)。

(五)术后并发症评估

1. 围手术期的心脏并发症 包括心肌梗死、充血性心力衰竭和心律失常等。

2. 术后肺部并发症 术后肺部并发症(呼吸衰竭、肺不张)较心血管并发症更为常见。通过优化术前合并症、术前开始肺扩张运动并在术后继续进行,以及术后早期活动并充分控制疼痛,可以降低肺部并发症的风险。

3. 急性肾损伤 老年患者发生急性肾损伤的风险比普通人高,在术前优化肾功能和合并症，以及避免手术期间和术后的血流动力学损伤和肾毒性暴露，可以降低风险。

4. 血栓栓塞性并发症 包括肺栓塞，在围手术期十分常见，这类问题很严重且治疗较困难，因此，积极预防非常重要。老年患者宜多饮水、选择低脂易消化食物，降低血液黏稠度；尽早下床做康复活动、保温、穿着弹力袜、气压及物理康复治疗，均可预防围术期血栓。

5. 疼痛 老年患者术后镇痛方式包括全身给药镇痛法和局部给药镇痛法，可联合不同的镇痛方式或药物实施低阿片预防性多模式镇痛。

6. 谵妄 围手术期应激、疼痛、电解质紊乱、麻醉/镇痛药物等是术后谵妄发生的重要促成因素。当患者发生术后谵妄，应对症处理，首选非药物治疗，包括改善认知功能、改善睡眠、有效控制术后疼痛、纠正水电解质紊乱等；谵妄的药物治疗包括氟哌啶醇和喹硫平等。

第三节 展 望

对比国内外老年综合评估的开展情况，我国老年医学与世界发达国家之间还存在一定的差距，主要体现在：①本土评估量表的缺乏，我国目前所用量表多为国外量表，其是否符合我国老年人身心变化趋势，还需要进一步在实践中论证；②应用对象比较局限，目前国内评估对象多为门诊、健康体检中心和住院部老年人群，而美国、英国、日本、澳大利亚和新西兰等国在急性期医院、康复机构、长期照护机构、社区或家庭中均开展了广泛综合评估工作。但在 CGA 实施过程中也发现了一些值得思考的问题，在此与大家探讨。

一、如何提高 CGA 的费-效比

老年人问题是多方面的，而且相互影响，在老年患者非常配合的情况下，熟练评估者按照住院常规完成一套 CGA 需要 1h 以上。为了使评估过程更精准有效，根据不同患者、不同环境选择合适的评估工具也十分重要，少而精的多学科团队协作诊疗（MDT）的建立十分必要，尽量使用最少的时间，从不同维度对老年人进行全面的筛查评估，及早发现并干预老年人的功能缺陷。若面面俱到，则人力、时间成本巨大，医护人员实施困难；按需选择，并制订合理的综合评估收费标准，方能更好地在各级医疗机构中开展 CGA。

二、如何实现 CGA 的信息共享

如何实现高效信息共享一直是信息化社会的探索方向，数字化评估工具（手机 APP、数据库建立）有助于实现连续医疗及统计预测模型验证与建立。目前，国内已有多家医院开始尝试数字化评估工具，但均局限于本医院或者本省，无法实现数据共享。如何实现国家层面的数据共享，使患者历年的评估数据真正能够为患者带来获益，并通过已有数据建立统计预测模型，仍在研究中。

三、如何与数字化医疗及智能可穿戴设备结合

很多学者都关注到了"现有的监护模式难以满足目前的医疗实践"这一问题，那么移动远程监护设备在医疗领域的应用也成为将来探索的新课题；我国的个人数字化医疗设备使用率在逐渐增高，未来可穿戴设备的应用场景将从单纯的疾病监测与预防，向疾病诊断、

干预与治疗的方向发展；今后用于情感交互、体感互动的设备等智能化应用也将逐渐丰富并运用于老年综合评估及围手术期诊疗。

思 考 题

1. 老年综合评估的概念。
2. 老年综合评估的对象与时机。
3. CGA 与传统诊疗的区别有哪些?

（郑　凯）

第六章 老年人共病的管理

第一节 老年人共病的概述

一、概念

老年人共病（older adults with comorbidity）是指同时合并 2 种或 2 种以上慢性病即多重病症（multimorbidity）或老年综合征/老年问题的状态。这一概念最早在 1970 年由美国的 Feinstein 教授提出。2008 年，世界卫生组织（WHO）正式定义共病为同时合并 2 种或 2 种以上慢性病，又称为多种慢性病共存或多病共存。共病不仅指各专科疾病，还包括老年综合征、药物成瘾，以及社会问题等。共病之间既可以相互联系、相互伴随，也可以是不相关的平行关系。共病的表现形式包括躯体-躯体疾病共存、躯体-精神心理疾病共存、精神心理疾病叠加、疾病-老年综合征共存等。

二、流行病学现状

随着社会经济的发展和人们生活水平的提高及全球老龄化的快速进程，共病的患病率随着增龄而显著增加，全球 65 岁以上人群中，共病患病率在 40%～56%。由于不同国家和地区对老年人共病概念的理解以及调查方法的不同，统计老年人共病的患病率存在一定差异。欧美等国家的数据显示，在 65 岁及以上的老年人群中，约 2/3 的老年人患有至少 2 种慢性病，约 50% 的老年人患有至少 3 种慢性病，约 20% 的老年人患有 5 种或更多慢性病。美国 2012 年的数据显示，大约 25.5% 的美国人存在共病，45～65 岁的成年人共病患病率为 50%，65 岁以上老年人为 81%。比利时的数据显示，65 岁以上老年人共病患病率为 82.6%。德国 62% 的老年人患有至少 3 种慢性病。

随着我国进入老龄化社会，老年人共病发病率逐年增加。我国目前报告的共病患病率数据差异较大，可能的原因包括选取样本的年龄及地域存在差异、数据采集年份不同，以及只统计慢性病而未统计老年综合征/老年问题等。北京大学国家发展研究院开展的中国健康与养老追踪调查（CHARLS）2018 年全国追访数据，选取 10 836 例 60 岁及以上的老年人为研究对象，研究结果显示，老年人中慢性病的患病率为 86.23%，女性患病率为 88.30%，男性患病率为 84.06%，女性患病率高于男性；共病患病率为 65.14%，女性共病患病率为 68.71%，男性共病患病率为 61.40%，女性共病患病率高于男性。CHARLS 2015 年全国追访数据，选取 5265 例 60 岁及以上的老年人为研究对象，研究结果显示，老年人中慢性病的患病率为 72.86%，共病患病率为 44.46%，其中城镇老年人患病率为 48.39%，农村老年人患病率为 43.25%。2010—2019 年中国中老年人慢性病共病患病率的 Meta 分析结果显示，我国中老年人（≥45 岁）慢性病共病患病率为 35%～46%，其中女性慢性病共病患病率为 33%～50%，男性慢性病共病患病率为 31%～45%；共病 3 种慢性病的患病率为 9%～14%；2016—2019 年慢性病共病患病率为 28%～58%，2010—2015 年慢性病共病患病率为 34%～47%；南方慢性病共病患病率为 34%～49%，北方慢性病共病患病率为 27%～49%。解放军总医院国家老年疾病临床医学研究中心等 5 个临床研究中心，统计分析了来自我国 28 个省、自治区、直辖市的 69 万余人次老年住院患者 2008—2017 年近 10 年的临床数据资料，统计分析结果显示，我国老年住院患者共病的患病率高达 91.36%，其中，缺血性心脏病合并高血压居于首位。

三、临床类型

老年共病的临床表现形式比较复杂，老年人因器官衰老、生理功能减退常合并多种慢性病，既包括躯体疾病，也包括精神疾病、老年综合征、药物滥用，以及社会问题等。共病之间的关系可以是相互关联、相互伴随，也可以是相互平行、互不干扰。

（一）共病之间存在关联性

1. 病因及发病机制相似，治疗方案的方向一致，如肥胖、高血压、高脂血症、糖尿病等疾病相互关联，引发动脉粥样硬化改变，造成多器官系统受累。

2. 疾病导致的并发症，如脑梗死引起的吞咽功能障碍，进而反复发生吸入性肺炎。

3. 共病之间互相影响并加重，如冠心病和肺心病。

（二）共病之间无关联性

如冠心病和肺癌、脑梗死和慢性胃炎、阿尔茨海默病和慢性支气管炎并存等。

（三）混合型

包括上述两种类型共存，共病数量增加，多种疾病共存。如高血压、冠心病和骨质疏松共存；脑梗死、吸入性肺炎、肌少症和帕金森病共存等。

四、不良后果

共病已成为老年人常见的健康及医疗问题，显著增加了老年人不良事件的发生风险，主要表现在以下方面。

（一）生活质量下降

共病患者与患单一疾病的患者相比，其生活质量相对偏低。老年共病患者的生活质量与疾病的种类、数量，以及疾病的严重程度相关，共病的数量越多、病情越重、功能状态越差，患者的生活质量也越差，尤其是心血管系统疾病与呼吸系统疾病组合的共病老年人，其生活质量下降更为明显。

（二）医疗决策变得困难且复杂

由于共病患者的临床症状不典型，诊断更复杂，临床医疗决策更困难，临床干预效果减弱。目前共病仍以专科诊疗为主，共病患者不得不前往各个专科就诊，各专科之间信息沟通不畅，临床医师则按照各自专业疾病的指南制订诊疗方案，容易造成过度检查、过度治疗，以及治疗不连续等医源性问题。

（三）增加多重用药及药物不良反应

共病会导致多重用药，患者所患慢性病的种类越多、情况越复杂，服用的药物种类也越多。多重用药导致药物与药物、药物与疾病之间相互作用，导致药物不良反应的发生明显增多。

（四）增加死亡风险

共病的死亡风险随共存疾病的数量增多而增加，患有 2 种以上慢性病人群的相对死亡风险是未患有慢性病人群的 2 倍，患有 3 种以上慢性病的相对死亡风险是未患有慢性病人群的 3 倍。

（五）增加额外医疗服务及资源消耗

共病由于就诊次数多、住院时间长等原因，造成医疗资源消耗增加。瑞士的研究数据显示，共病患者每年咨询医师的平均次数为 15.7 次，远高于非共病老年患者的每年 4.4 次。美国的研究数据显示，患有 3 种或 3 种以上慢性病的共病老年人住院天数是没有共病患者的 25 倍，入院率是没有共病患者的 14.6 倍。患有 2 种或 3 种慢性病的患者，其医疗花费增加 19%，患有 4 种或 5 种慢性病的患者，医疗花费增加 32%。

第二节　老年人共病的评估

共病老年人由于存在多种慢性病和（或）老年综合征，病情复杂，不良后果多，临床上制订决策比较困难，因此，共病的老年人需要进行综合系统地评估，需要用多学科团队协作的方法进行，对共病老年人的身体健康、心理健康、社会问题、健康结局，以及预期生存时间等进行多项目、多维度的综合评估，并以此为依据制订和实施诊疗计划，最终目的是改善共病老年人的身体、功能、心理及社会等各方面问题。

一、老年综合评估

老年综合评估（comprehensive geriatric assessment，CGA）主要包括全面的医疗评估、躯体功能评估、认知和心理功能评估，以及社会/环境因素评估 4 个方面。识别和处理对老年人生活质量有影响的问题，这些问题大多属于老年综合征/老年问题的范畴，优先处理这些问题，可以更快地获得治疗效果，改善老年人生活质量。

CGA 除了评估 2 型糖尿病、高血压、脑梗死、冠心病等常见慢性疾病的严重程度，更关注老年综合征/老年问题的筛查，常见的老年综合征包括跌倒、尿失禁、谵妄、痴呆、抑郁、失眠、慢性疼痛、营养不良、肌少症、衰弱、压疮、视力障碍、听力障碍、多重用药、物质滥用、受虐等。

常见的评估工具及评估标准有以下几种。①日常生活活动（ADL）能力量表：评估老年人基本生活活动和自理能力，总分 100 分，评分越高，独立生活能力越强。②起立-行走计时测试（TUGT）：评估跌倒风险，通常 ≥12s 跌倒风险增加，需要进一步评估。③谵妄评定量表（CAM-S）：评估谵妄，CAM-S 每项计 1 分；0 分无谵妄，1 分轻度谵妄，≥2 分显著谵妄。④简易智力状态检查量表（MMSE）：评估认知功能，MMSE 总分 30 分；27～30 分正常（高龄老年人 ≥25 分正常），<27 分认知功能障碍，≤22 分痴呆，≤15 分严重痴呆。

⑤焦虑自评量表（SAS）：评估焦虑，SAS标准分的分界值为50分；50～59分为轻度焦虑，60～69分为中度焦虑，≥70分为重度焦虑。⑥老年抑郁量表（GDS）：评估抑郁，每项计1分；0～5分正常，>5分抑郁。⑦老年营养风险指数（GNRI）：评估营养状态。GNRI评分>98分无风险，92～98分低风险，82～91分中风险，<82分严重风险。⑧衰弱筛查量表（FRAIL）：评估衰弱状态，总分5分；0分健壮，1～2分衰弱前期，3～5分衰弱。

二、共病指数

共病指数是用于评估共病患者的病情、预测患者健康结局、辅助制订共病诊疗方案的一种评估工具。共病指数对共病老年人的病情诊断、严重程度、治疗方案、预后评估，以及出院计划等决策有重要的参考价值，有助于医务人员对治疗方案的风险和获益作出判断，也能够促进医患共同决策，实现以患者为中心的目标，提高老年人共病的诊疗水平。由于共病老年人的疾病数量和种类有差别，评估数据的来源不同，因此，在临床实践中需要根据治疗目的、评估对象的不同，选择合适的评估工具。目前国内外常用的评估工具主要有以下几种。

（一）查尔森共病指数

查尔森共病指数（Charlson comorbidity index，CCI）是目前最常用的共病评估方法，包括19种常见疾病的评估，适用于手术的共病患者、危重的共病患者，以及高龄老年患者，评估共病与失能、再入院、死亡等的相关性。CCI基于患者所患疾病数目及严重程度，并对合并症进行量化。患有以下疾病记为1分，冠心病、充血性心力衰竭、慢性肺疾病、消化性溃疡、周围性血管疾病、轻微肝脏疾病、脑血管疾病、结缔组织疾病及糖尿病；患有以下疾病记为2分，痴呆、偏瘫、中至重度肾脏疾病、糖尿病伴器官损伤、5年内患有任何肿瘤、白血病、淋巴瘤；患有重度及严重的肝脏疾病记为3分；患有转移性实体肿瘤或艾滋病记为6分；同时需要根据患者的年龄进行校正，50～59岁计1分，每增加10岁记为1分。按总分计算共病程度，分为0～3级；0分为0级，1～2分为1级，3～4分为2级，≥5分为3级。但CCI纳入的19种疾病不包括帕金森病、缺血性心肌病等老年常见病，有一定的局限性。

（二）Elixhauser 共病指数

Elixhauser共病指数（Elixhauser comorbidity index，ECI）可评估30多种疾病，评估内容包括精神心理疾病，疾病谱较CCI广，评估各种疾病的严重程度，整合为一项数字得分，评估患者的远期健康结局、死亡风险，以及住院时间和住院费用等指标。

（三）老年共病指数

老年共病指数（geriatric index of comorbidity，GIC）是评估老年共病患者疾病严重程度的一种评估工具。GIC对15种常见老年病的严重程度进行评估，将疾病的严重程度分为4个等级，对疾病数量和严重程度进行综合评估，对老年共病患者的失能、病死率、在院死亡率、再入院情况、院外1年内死亡率，以及院外5年生存率等情况进行预测。

（四）Kaplan-Feinstein 共病指数

Kaplan-Feinstein共病指数（Kaplan-Feinstein index，KFI）是为糖尿病患者研发的评估

工具，KFI 的研发基于对初诊糖尿病患者 5 年的随访资料，结合患者的疾病及糖尿病并发症，同时根据影响机体器官水平的严重程度，对共病进行评估。KFI 也可用于对老年口腔恶性肿瘤患者的共病评估。

（五）共病老年人 4 年病死率预测指数

共病老年人 4 年病死率预测指数是根据患者的危险因素判断 4 年病死率。危险因素包括：①年龄，60~64 岁计 1 分，65~69 岁计 2 分，70~74 岁计 3 分，75~79 岁计 4 分，80~84 岁计 5 分，≥85 岁计 7 分；②性别，男性计 2 分；③体重指数<25kg/m^2 计 1 分；④糖尿病计 1 分；⑤恶性肿瘤计 2 分；⑥肺部疾病（活动受限或需吸氧）计 2 分；⑦心力衰竭计 2 分。4 年病死率预测指数（%）：0~5 分为 4%；6~9 分为 15%；10~13 分为 42%；≥14 分为 64%。

除此之外，共病的其他评估方法还有疾病累积评定量表（CIRS）、共存疾病指数（ICED）等共病评估工具。

第三节 老年人共病的管理策略及流程

一、共病的管理原则

老年医学的宗旨是以患者为中心进行全人的医护照料，强调整体性和个体化，最终的目标是维持老年人的功能状态，提高生存质量。因此，决定了共病的管理不是简单的疾病诊治的叠加，而是需要根据老年患者的具体情况综合考虑。

美国老年医学会（American Geriatric Society，AGS）2012 年和 2019 年两次发布了《共病老年患者的诊疗指导原则》，提出了处理老年人共病的 5 项指导原则：①了解患者的意愿，并在制订临床决策时充分考虑、共同决策；②了解循证医学证据及其局限性；③根据风险、负担、获益和预后制订全面健康管理决策；④多学科评估治疗的复杂性和可行性；⑤优化治疗方案，选择获益最佳、危害最小，并能够改善生活质量的治疗方案。

英国国家健康与临床优化研究所（National institute for health and clinical excellence，NICE）2016 年发布了关于共病管理的临床指南《共病：临床评估与管理》，提出了共病管理的基本原则和步骤。管理共病的措施包括社区首诊制度和自我管理，社区首诊的重心是以全科医师、护士团队为主的慢性病管理。自我管理主要是促进共病患者间交流，包括用药管理、日常饮食、身体锻炼，以及与医护人员互动等多方面疾病管理。管理共病的医疗人员要注意医护间的协调性，并以患者为中心，重点评估患者的身体状况、疾病治疗方案之间的相互影响、治疗方案对患者生活质量的影响。

中国老年保健医学研究会 2018 年发布了《居家（养护）老年人共病综合评估和防控专家共识》，提出对共病老年人进行多项目、多维度的综合评估，制订和实施保护老年人健康和功能状态为目的的治疗计划，改善共病老年人躯体、功能、心理和社会等问题。

二、共病的诊疗流程

（一）制订诊疗方案时充分考虑患者意愿

老年人共病的管理需要从以疾病为中心向以患者为中心转变，充分考虑患者的生理、心理和环境体验，同时结合患者的偏好，使得患者能够与医师共同决策；对于认知功能下降的老年人，无法自主做出选择时，应征求家属或朋友的意见。患者的优先事项包括身体和认知功能、症状控制、减轻治疗负担、与健康相关的生活质量、保持独立性和总体幸福感等。制订医疗决定时，需要从以下 3 个步骤明确患者的意愿。①识别患者需要表明意愿的时机，如存在治疗矛盾时、长期获益但短时间可能出现不良反应的药物应用时；②充分告知患者每种医疗决定的利弊；③患者充分理解医疗决定的利弊后，再明确患者的意愿。临床医师需要注意的是患者的意愿可以随时间或病情的发展而改变；患者的意愿和医疗决策是不同的，医疗决策中需考虑患者的意愿，但并不意味着无法获益的不合理要求也被接纳。

（二）共病的综合评估

共病老年人综合评估的内容：①评估共病状态，及早发现各种慢性病、功能障碍，以及老年综合征等；②识别主要问题，明确影响老年患者的主要问题；③评估患者意愿，了解患者对疾病的治疗意见、了解其对健康和寿命的期望值，以便确保制订精准综合干预计划，如果是认知功能障碍患者可向其亲属了解；④评估健康结局、预期生存时间等；⑤定期随诊复查，通过随访评估干预效果及时调整治疗方案。

（三）合理应用循证医学证据

目前，国内外慢性病诊疗指南所依据的临床研究基本上没有包括共病和高龄患者，依照单病种指南制定的医疗方案，对于单项疾病而言可能是较好的方案，但对老年人共病管理的指导作用有限。需要参考循证医学证据、疾病诊治指南时，应选择那些专门针对老年人进行的研究，或涵盖共病老年人的研究，专科学会或老年医学会发布的针对老年人的指南和建议也可以参考。如老年高血压患者的降压治疗，因老年患者常常患有动脉粥样硬化，动脉血管狭窄，在制订降压方案时要考虑心、脑等重要脏器的血流灌注。对于老年高血压的治疗，建议降压目标应个体化，对于高龄、体弱的老年人，多数指南建议老年高血压降压目标为低于 150/90mmHg。另外关于老年糖尿病患者的血糖分层管理，应按老年人的健康状态、共病情况，以及预期寿命来制订降糖目标。对于预期寿命长的健康老年人，糖化血红蛋白（HbA1c）水平应控制在 7.0%～7.5%；对于预期寿命<10 年，并且合并多种慢性病，或≥2 项日常生活活动能力（ADL）受限，或轻至中度认知功能障碍的老年患者，HbA1c 建议控制在 7.5%～8.0%；对于预期寿命更短、健康较差，需长期护理，或伴有终末期慢性病，或中至重度认知功能障碍，或≥2 项 ADL 无法自理的老年患者，HbA1c 控制在 8.0%～9.0%即可。

（四）考虑治疗方案的获益、风险及负担，判断预后

慢性病从干预到获益需要一段时间，因此，对于共病老年人的医学干预要考虑老年患者的预期寿命。如果患者的预期寿命不长，不足以从干预措施中获益，则失去了干预的意义。共病老年人难以在一次就诊时解决所有问题，因此，要优先解决患者最关注的症状和对功能、生活质量有很大影响的问题，把次要问题放在以后分次、分步给予处理。若有几种干预方案，在考虑老年共病患者的预期寿命的同时，从改善症状、功能状态、生活质量，以及延长寿命等的角度，比较获益、风险、负担，进行合理取舍。

（五）优化治疗方案

共病老年人由于患有多种慢性病和（或）老年综合征，往往会出现在不同医院、不同科室，接受不同专科医师的治疗。不同专科医师给予患者不同的方案或者重复的治疗，会增加不必要的花费和治疗负担。每一种干预、住院或处方药都会产生潜在的危害，这些风险在共病患者中也会被放大。以下措施可提高治疗的协调性、连续性，优化治疗方案。

1. 信息共享 推动以电子病历为主的数据共享平台建设。医院内部各科室之间的共享，便于专科医师全面了解患者情况，避免重复检查、多重用药等；各医疗机构之间的共享，社区医师与专科医师之间的共享，便于社区医师和专科医师全面访问患者数据，利用共病指数对患者共病情况作出准确评估。

2. 多学科团队协作 共病患者一般面临的不仅是疾病问题，还有功能受限、营养不良、缺乏照护等问题，面对问题较多的共病老年患者，多学科团队协作的诊疗模式可更好地管理共病，对患者的评估更加准确。应建立以老年医学科医师为主，专科医师、临床药师、营养师、护师、康复理疗师、社会工作者、患者及其家属组成的多学科团队，充分探讨交流患者病情，制订一个风险最小、患者最大获益且便于实施的干预措施，更好地遵循以患者为中心的老年医学治疗理念。

3. 双向转诊诊疗模式 老年人共病的慢性病多是不可治愈的，共病老年人往往会就诊于多个医疗机构，包括社区医院及专科医院，很容易造成医疗不连续，为改善医疗的连续性，需要考虑转诊医疗的情况，确保医疗照护无缝衔接，保障对老年慢性病共病患者治疗的连续性。

（六）处方合理化/多重用药

老年共病患者多重用药现象很普遍，老年人多重用药（polypharmacy）是指患者同时服用 5 种或 5 种以上药物，或因适当或不适当治疗导致药物数量增加或使用更多种类药物的现象。多重用药是一种老年综合征，不仅指患者服用的药物数量，还涉及药物之间的相互作用及其产生的副作用等。要做到老年共病患者的合理用药，须注意以下几点：①优先选择针对患者重点病情、利大弊小且能提高生活质量的药物；②任何药物的初始使用及剂量改变都要从小剂量开始且缓慢增加；③强化安全用药意识，参考 2019 Beer's 标准，进行科学的"减法"，避免不合理用药及药物滥用；④加强对药物不良反应的监测和识别。

（七）定期随访，调整方案

共病老年病人的医学干预是一个长期的、连续的过程。实施干预方案后，需要定期对干预效果、可行性、依从性，以及患者的意愿进行再评估，并根据评估结果及时调整治疗方案。

三、展望

我国从 1999 年开始进入老龄化社会，人口老龄化将是贯穿我国 21 世纪的重要国情。2021 年发布的第七次人口普查数据显示，我国 60 岁以上人口比重为 18.7%，65 岁及以上人口比重为 13.5%，我国已经进入急速老龄化阶段。共病在老年人群中的发生率高，对老年人的生活质量和预期寿命有深远的影响。

随着对共病研究和探索的不断深入，制订有中国特色的老年人共病临床实践指南，并根据我国医疗服务体系特点，建立老年共病患者健康管理体系和模式，对于我国老年人共病的管理具有重要意义。组建以老年医学科医师、全科医师为主，营养师、临床药师、康复医师、语言治疗师、临床心理医师、社会工作者及护士等多学科参与的医学团队，对老年人进行个体化诊治；并树立整体性医疗理念，对于老年患者不局限于"治病"，还要给老年患者提供健康教育、体检和健康咨询。各级医院各司其职，首诊在社区，家庭医师通过健康管理档案与老年共病患者建立长期、稳定、连续的医疗服务关系，最大限度地减少医疗资源浪费，同时要重视预防保健工作，最大化地提高老年患者的生活质量，让老年共病患者在多病共存的状态下"健康变老"，最终达到患者、医院和社会共赢的局面。

思 考 题

1. 试述老年人共病的临床类型有哪些。
2. 试述老年患者共病的不良后果有哪些。
3. 试述老年患者共病管理的指导原则。

（张　毅　王涤非）

第七章　老年人合理用药

老年人是多种慢性病的高危人群，据统计，我国 60 岁及以上老年人的慢性病患病率为 69.13%，具有患病率高、伤残率高、医疗利用率高等特点，慢性病已经成为威胁老年人身体健康的主要公共卫生问题。此外，共病现象，即同时患有 2 种及 2 种以上疾病，在老年人群中亦普遍存在。调查显示，我国 42% 的老年人同时患有 2 种以上疾病，以高血压、糖尿病、冠心病、脑卒中、慢性呼吸系统疾病等最常见，且患病率逐年增加。老年人群大多存在多种药物合用的问题。然而，随着年龄的增长，衰老的加剧，老年人各组织器官结构不断退化，生理功能逐渐下降，使得药代动力学及药效学改变，药物敏感性增高，药物不良反应风险增加。药物不良反应（adverse drug reaction，ADR）是指在正常药物使用剂量情况下，由药物或其相互作用引发的有害的或与治疗目的无关的反应，一般包括药物副作用、毒性反应、后遗效应、变态反应、二重感染等。在老年人身上则可能表现为一个或多个老年综合征，包括跌倒、谵妄、头晕、衰弱、失禁、晕厥、睡眠障碍等，严重影响了老年人的生活和行为能力，同时给诊断和治疗带来巨大的困难。因此，老年人用药需格外谨慎。在全民"健康老龄化"越来越受重视的背景下，发现、预防老年人潜在的用药问题，促进安全、有效、合理、经济的用药显得尤为重要。

第一节　老年人生理改变

随着年龄的增长，老年人机体功能逐渐衰退，各组织、器官和系统的代偿能力逐渐降低，导致机体活动、生物效能、环境适应能力和器官应激能力均明显下降。老年人的生理功能退行性改变直接影响药物的代谢和疗效，因此，针对老年人的药物治疗方案应充分考虑其生理变化，以期达到最佳疗效，预防和减少不良反应。

一、中枢神经系统

据研究，衰老可使脑组织发生渐进性的萎缩，这种萎缩主要发生在大脑皮质，如皮质变薄、脑回变窄、脑沟加宽加深等，以额叶和颞叶最为显著，皮质下灰质和小脑也可发生萎缩。同时，脑血管也会出现退行性的改变，如内膜增厚、弹性减弱、舒张功能下降，发生动脉粥样硬化和动脉硬化改变。这些改变易诱发脑血管事件（包括缺血和出血），造成老年人残疾或死亡。很多老年人服用阿司匹林预防脑卒中，但即使低剂量也可引起出血，故用药时应从最低剂量开始，对高龄患者更应慎重。随着脑血管退行性改变的逐步进展，脑血流速度逐渐减慢，脑供氧和糖代谢也相应减低，中枢神经元递质合成和释放能力下降，神经冲动传导减慢，这些变化可进一步引发认知功能下降、记忆力减退、注意力不集中、睡眠障碍、性格改变等。

中枢神经系统的这些改变一方面增加了老年人药物漏服、错服、多服等不规则用药的概率，另一方面也可增加了药物的不良反应。例如，同时服用 2 种以上中枢神经抑制药物可引起过度镇静或共济失调；苯二氮䓬类（阿普唑仑、氯硝西泮、地西泮等）及非苯二氮䓬类（右佐匹克隆、唑吡坦及扎来普隆）药物治疗失眠、烦躁或谵妄时，均可增加老年人认知功能损害和谵妄、跌倒与骨折的风险，并产生耐受性。

二、心血管系统

老年人心脏的重量会随着增龄而增加，多是由于老年人心脏结缔组织增加、类脂质沉积、心脏各瓣膜钙化等原因所致。有报道指出，30～90岁之间，心脏重量每年增加1～1.5g。在心脏结构和功能方面，老年人心肌细胞萎缩，心肌线粒体膜的完整性下降，线粒体数减少，心肌细胞能量产生减少，加之逐渐发生的淀粉样变性，使心肌顺应性下降，收缩力减弱，导致心输出量减少，循环血量不足。各器官血流灌注减少会进一步影响药物的代谢。

老年人心脏传导系统和起搏细胞退行性变性，窦房结自律性降低，心律失常发生率增加，老年人房性期前收缩的患病率达88%。在运动试验中，80岁以上老年人，有半数以上会发生单纯性室性期前收缩。所以，发生心房或心室期前收缩增加被认为是一个正常衰老过程。因此，老年人在使用抗心律失常药时需格外注意，如将β受体阻滞药与维拉帕米联用时，发生心脏传导阻滞的风险增加；胺碘酮与地高辛合用时，血药浓度增加，心率减慢，易引发Q-T间期延长，导致恶性心律失常；排钾利尿药（如呋塞米、氢氯噻嗪等）和保钾利尿药（如螺内酯）易导致低血钾和高血钾的风险，增加心律失常发生的风险。

此外，老年人动脉内膜增厚、胶原纤维增加，多伴有血管壁脂质沉积，使血管弹性减弱，调节血压和血容量的压力感受器的生理功能下降，易发生直立性低血压。因此，老年人应用抗高血压药和利尿药时，应警惕直立性低血压的发生。可乐定、甲基多巴、利舍平（>0.1mg/d）的中枢神经系统不良反应较多，对老年人降压作用敏感，应用时需减量，并注意防止直立性低血压和心动过缓。特拉唑嗪等α受体拮抗药可引发直立性低血压及尿失禁，不建议作为治疗高血压的常规药物。

三、呼吸系统

老年人气道黏膜变薄、腺体萎缩，气道的弹性组织和平滑肌细胞减少，纤维组织增生，管腔出现不同程度的扩张；肺泡壁变薄，肺泡腔增大，弹性纤维断裂使肺泡数量减少，有效气体交换面积减少，气体交换效率明显下降，肺活量及肺通气量明显下降，残气量增加，动脉血氧分压也降低。老年人通气量只有年轻人的50%～60%，对组织的供氧量只有年轻人的50%。呼吸系统功能的退化，使老年人气道防御能力下降，易发生上呼吸道感染，呼吸道感染占老年感染性疾病的57%。

四、消化系统

老年人消化系统存在多方面的退化和改变。①口腔改变：老年人多存在牙齿松动和脱落、咀嚼肌萎缩，咬合力下降，咀嚼食物常常受限。②咽-食管改变：随着吞咽反射减退，食管上括约肌的收缩压力下降，食管下括约肌张力下降，食管收缩幅度下降，食管壁顺应性扩张减退，易发生胃食管反流、食管-咽反流、吞咽困难、误吸等疾病。③胃肠道改变：老年人胃肠道黏膜萎缩和消化腺分泌功能降低、胃排空延迟、消化能力减弱，故常出现食欲减退、消化不良、便秘、便溏等症状。此外，老年人胃黏膜的防御-修复功能退化，易造成慢性糜烂性胃炎、胃溃疡和应激性溃疡高发。④肝脏改变：老年人肝脏体积变小，血流量减少，肝细胞部分变性、数量减少，纤维组织增生，肝微粒体氧化功能下降，肝细胞酶活性降低，合成蛋白能力和解毒能力均有所下降，易引起药物性肝损害。使用经肝脏代谢的药物时，注意及时调整剂量，并监测肝功能。

因此，老年人用药时要特别关注消化系统不良反应。老年人常合并心脑血管疾病或慢性疼痛，多服用非甾体抗炎药（NSAID），如阿司匹林、吲哚美辛、布洛芬（芬必得）、萘普生等，易导致 NSAID 相关性消化性溃疡和出血明显增多。抗抑郁药、阿片类药、抗胆碱能药等药物易引起便秘，老年人应慎用。此外，与一般成年人比较，老年人肝脏代偿能力降低，某些抗结核药（异烟肼、利福平）、抗生素（左氧氟沙星）、抗肿瘤药（顺铂、紫杉醇、吉西他滨）、降血脂药（他汀类、贝特类）等药物更易引起肝功能异常。

五、泌尿系统

肾脏是人体重要的排毒器官，老年人肾脏体积萎缩，肾皮质变薄，肾小球数目减少，肾脏动脉硬化，肾小球入球小动脉闭塞或玻璃样变，使得肾血流量明显减少。据报道，65岁以上老年人的肾血流量仅为年轻人的50%，且男性减少较女性更为显著。肾血流量的减少，可进一步导致肾小球滤过率、肾小管分泌和重吸收能力明显降低，使药物转运、代谢及排泄能力减弱，易发生药源性肾损害。通常认为，在 40 岁之后肾小球滤过率随年龄增长而逐渐降低，80 岁以上肾功能将损失 30%～40%。由于肾脏在组织结构上的退化，导致衰老肾脏对外界刺激如血管紧张素、高盐、氧化应激、缺血再灌注损伤的预防能力减弱，较年轻人更易出现肾衰竭。老年人药物性肾损害，以急性肾小管间质性肾炎最为常见。常见的易损药物包括各类抗生素（庆大霉素、万古霉素）、解热镇痛药[吲哚美辛（消炎痛）、对乙酰氨基酚（扑热息痛）]、利尿药、化疗药物（顺铂、卡铂、氟尿嘧啶）、含碘对比剂（泛影葡胺）等。

此外，老年人膀胱逼尿肌萎缩，括约肌松弛、前列腺增生等，导致残尿量增多、尿频、尿急、夜尿增多等情况，且易并发急性尿潴留和尿路感染。患高血压病或心力衰竭的老年人服用利尿药时，建议优先选用噻嗪类等中效、低效利尿药，避免布美他尼、呋塞米等强效利尿药引起尿潴留。

六、内分泌系统

老年人内分泌系统的衰老，主要表现为腺体萎缩、功能减退、内分泌激素分泌减少，以及靶器官敏感性下降等。老年人甲状腺呈生理性老化，会出现下丘脑-垂体-甲状腺轴功能紊乱，表现为甲状腺功能亢进症（简称甲亢）或甲状腺功能减退症（简称甲减）。松果体逐渐退化，褪黑素分泌量下降，影响下游多种性激素的释放，从而抑制性腺活动和两性性征。激素受体数量减少可影响靶器官对内分泌激素的敏感性改变，如老年人对胰岛素敏感性降低会引起葡萄糖耐量降低；而长效磺脲类药物（如格列本脲、氯磺丙脲、格列美脲等）又存在持续性低血糖的风险。女性更年期后体内雌激素大幅度减少，使老年女性动脉硬化及心血管疾病高发。

第二节　老年人药代及药效动力学特点

随着衰老的进展，人体各组织器官功能不断退化，当药物进入人体后，其代谢过程及作用过程较一般成年人有着明显的差异。因此，了解老年人药代及药效动力学特点，是实现老年人合理用药的前提。

一、老年人药代动力学特点

药代动力学（pharmacokinetics，PK），简称药动学，是研究药物及其代谢物在机体内吸收、分布、代谢（生物转化）和排泄过程及药物浓度随时间变化规律的科学。

（一）吸收

吸收（absorption）是指药物从给药部位进入血液循环的过程。口服药物是经胃肠道吸收后进入血液循环到达靶器官发挥效应，因此，胃肠功能改变将影响药物的吸收。与年轻人相比，老年人胃黏膜萎缩及胃壁细胞功能减退，胃酸分泌减少，胃液 pH 升高使偏碱性药物解离度降低，导致药物生物利用度大大降低。如苯巴比妥因 pH 升高解离部分增多，排泄加快，吸收减少，使药效降低。此外，由于老年人胃肠蠕动减慢，胃排空延迟，血流量减少，使药物溶解速度减慢、血药浓度达峰时间延迟，药物吸收减少，胃肠道刺激增加，如对乙酰氨基酚。老年人小肠黏膜表面积减少，心输出量降低和胃肠动脉硬化而致胃肠道血流量减少，消化道黏膜吸收面积减少 30% 左右，使药效降低。

临床上，多数药物是通过被动转运的方式吸收，既不需要载体和酶，也不需要能量消耗，药物从膜的高浓度一侧向低浓度一侧转运。然而，也有一些药物需要主动转运吸收，如铁剂、葡萄糖、钙剂和维生素 B_1、维生素 B_6、维生素 B_{12} 及维生素 C 等；老年人胃肠道主动转运系统功能降低，具有膜转运功能的载体和酶活性下降，此类药物老年人均吸收减少，营养素的吸收也减少。

（二）分布

药物分布（drug distribution）是指药物随血液循环向组织、细胞间液和细胞内转运的过程。药物分布与药物的疗效及副作用密切相关，药物通过胃肠吸收后进入血液循环，随血液运送和分布到机体各组织器官后，与靶细胞上的受体结合而发挥药理效应。

药物进入全身循环之后，在体内的分布主要受药物的性质和机体两方面的影响。机体体液总量和非脂肪成分随年龄增大而减少，但脂肪含量增加，因此，主要分布在体液和非脂肪成分中的药物分布量在老年人中减少，而高脂溶性药物分布量增加。如亲水性药物，如阿司匹林、法莫替丁、乙醇、地高辛、哌替啶等的分布容积明显下降，血药浓度升高；而高脂溶性药物，如地西泮、胺碘酮、维拉帕米等容积分布增加，血药浓度下降。

老年人血浆蛋白含量有所降低，致使许多药物因运输载体或结合载体减少而引起游离药物增多、游离药物浓度升高、作用增强。同时服用几种蛋白结合率高的药物时，由于竞争性结合，导致血浆蛋白结合力弱的药物游离增多，老年人更容易产生药物不良反应，如华法林的蛋白结合率高达 98%～99%。当服用血浆蛋白结合率高的药物（阿司匹林、磺胺类）或食物时，血液中具有活性的游离药物比例增加，抗凝作用增强，常规用量就会有出血的风险。另外，老年人营养不良或慢性病引起的血浆白蛋白降低也会影响药物的分布。血流量方面，老年人心脏瓣膜变硬，左心室壁增厚，心脏收缩速度减慢，心输出量减少，血流量减少亦可影响药物到达组织器官的浓度及效应。

（三）代谢

药物被机体吸收后，需要经过氧化、还原、水解、结合等生物转化过程，转变成无毒或低毒的形式排出体外，避免药物蓄积引起不良反应，这一过程即为药物代谢（drug metabolism）。药物代谢既可以使某些药物"灭活"，也可以使某些药物"活化"。尽管药物代谢需要多种器官参与，但主要在肝脏进行。多数口服药物经胃肠道系膜毛细血管吸收，经肝门脉系统进入肝脏，在肝脏经过肝药酶、胃肠道酶和微生物的联合作用下进行首次代谢，使进入全身的药量减少，这一过程称为"首过效应"。老年人肝脏重量减轻并伴随肝细胞的减少，肝血流量降低，药物的首过效应减弱。一些首过效应大的药物（如利多卡因、维拉帕米）代谢减慢，生物利用度增加。常规剂量连续给药易导致血药浓度过高而出现毒性反应。

肝脏的药物代谢分为两个时相。I 相代谢的药物通过氧化、还原和降解，转化为弱效、等效或强效的活性代谢产物。参与 I 相药物代谢的主要酶为细胞色素 P450 氧化酶，称为肝药酶。增龄能使肝药酶活性降低，药物代谢减慢，经肝药酶灭活的药物半衰期往往延长，血药浓度升高，如苯巴比妥、对乙酰氨基酚、保泰松、吲哚美辛、氨茶碱、三环类抗忧郁药等，老年人服用后血药浓度约增高 1 倍，作用时间延长。II 相代谢的药物则通过葡糖醛酸化和乙酰化转化成无活性的代谢产物，形成极性更大的分子，水溶性增加，易于从尿液排出体外。老年人主要降低I相代谢的药物，导致药效增加，药物不良反应增多，而对 II 相代谢药物则无明显影响。因此，老年人在同类药物中应优先选择非肝药酶代谢的药物，如质子泵抑制药中的雷贝拉唑、他汀类中的普伐他汀等。当同时服用多种经肝药酶代谢的药物时，就有可能影响部分药物的代谢，导致浓度蓄积，不良反应增加。

（四）排泄

药物排泄是指药物在体内以原形或其代谢产物通过排泄器官或分泌器官排出体外的过程。肾脏是许多药物的主要排泄器官，年龄相关的肾功能改变可能是导致药物蓄积中毒和不良反应的最重要的生理因素。老年人由于肾小球和肾小管功能减退，肾脏清除率下降，未清除的药物会在体内累积，导致半衰期延长、血药浓度升高，因药物蓄积而中毒。血清肌酐是人体肌肉的代谢产物，在肾小管内很少吸收，体内产生的肌酐几乎全部随尿液排出，故常用来评估肾功能情况，而老年人肾功能减退，但增龄导致骨骼肌萎缩，血清肌酐浓度可不升高，因此，老年人血清肌酐浓度正常并不代表肾小球滤过率正常。老年人使用经肾脏排泄的药物时，必须根据肌酐清除率（creatinine clearance rate，CCR）计算合适的剂量。要考虑药物的治疗指数（治疗浓度与中毒浓度之比）和经肾脏排泄量。原形排泄而治疗指数小的药物必须减量和（或）延长间隔时间，而治疗指数大的药物老年人一般无须减量，但应监测肾功能。常用的经肾脏排泄的药物有 β-内酰胺类、氨基糖苷类、糖肽类等抗菌药物及地高辛、普萘洛尔、阿昔洛韦、卡托普利、金刚烷胺等。

二、老年人药效动力学特点

药效动力学（pharmacodynamics，PD），简称药效学，主要研究药物对机体的作用及其作用机制，以阐明药物防治疾病的规律。老年人出现药效学改变主要与各个器官结构老化、适应能力下降、内环境稳定调节机制能力下降、肝肾功能减退、受体数量与功能改变、酶活性改变等因素有关。老年人药效学改变的基本特点是老年人对大多数药物的敏感性增加、作用增强，而耐受性下降，使药物不良反应增加。此时适当减少给药剂量、降低血药浓度则可获益。

老年人儿茶酚胺合成减少，酶活性减弱，对中枢神经抑制药的敏感性增高，如对阿片类药物的镇痛反应加强、对催眠药和镇静药特别敏感，服用抗惊厥药、安定类、三环类抗抑郁药等可能严重干扰老年人的中枢神经系统功能。此外，老年人主动脉及心血管硬化，α、β肾上腺素受体功能下降，肾素-血管紧张素-醛固酮系统（RAAS）活性下降可直接或间接影响老年人对心血管药物的敏感性，如对β受体激动药和拮抗药的敏感性降低，使其加快或减慢心率的作用减弱。老年人静脉滴注异丙肾上腺素，将心率提高25次/分所需剂量为年轻人的5倍。老年人迷走神经对心脏控制作用减弱，应用阿托品增加心率的作用（4～5次/分）不如成年人明显（20～25次/分）。老年人肝脏合成凝血因子的能力衰退，血管发生退行性病变而致止血反应减弱，口服抗凝血药正常剂量即可引起持久血凝障碍，甚至有自发性内出血的危险。

药动学和药效学是在体内同步进行的两个动力学过程，并相互影响。将二者结合起来，构建PK/PD模型，可以更全面的对药物进行评价，进行剂量优化，有利于制订更合理的治疗方案。对于老年人这个的特殊群体，由于其生理功能减退，药动学和药效学均发生改变，用药后药物效应及不良反应都与成年人有所差异，因此，对老年人处方应特别注意，不但要熟悉药物特性，还应全面了解老年人的身体状况和用药情况。无论是医师还是药师，在诊断、治疗、调剂药品、用药教育与用药过程监测中都应关注老年人药物相关问题，采取一定的策略加强老年人用药管理，确保老年人用药的安全性和合理性。

第三节　老年人常见不合理用药及合理用药原则

老年人常常多病共存，需服用多种药物共同治疗，但老年人各项生理功能衰退，药物代谢能力降低，药物敏感性增高，易造成药物蓄积中毒，不合理用药将会导致药物不良反应的发生风险明显增加，从而增加了老年患者的住院率和死亡率。据统计，药源性死亡已成为人类第四大死因，其中老年人占51%。研究显示，60岁以上的老年人发生药物不良反应的概率约为成年人的2.5倍。世界卫生组织统计显示，全球每年有1/7的老年人存在不合理用药。有学者对中国大陆地区80岁以上的老年人进行调查，发现40.3%的老年人经历过ADR。另一项回顾性研究发现，发生不良反应的老年人中，15.4%存在复发性ADR。因此，在对老年患者的诊治过程中，避免不合理用药是非常重要的问题。

一、老年人常见不合理用药

（一）用药不足及过量

在临床诊疗过程中，医师为了尽量避免用药种类过多、减少药物不良反应风险，而存在有适应证而未用药、用药剂量不足或者治疗疗程不够的问题。老年人有适应证而未用药可能会导致增加新的症状而丧失改善病情的良机，增加患病率和病死率，如很多老年人骨量减少甚至骨质疏松，但并未及时接受钙剂、维生素D及双膦酸盐治疗。此外，用药不足还包括用药剂量不足及疗程不足，同样会影响治疗效果，延长整体治疗疗程，增加老年人的病痛和经济负担。

用药过多包括多重用药、剂量过大或疗程过长。多重用药通常指同时服用5种及以上的药物,多重用药给老年人带来严重危害,主要包括药物不良反应发生风险增加、药物相互作用发生率增加、患者用药依从性降低、药物相关住院率及治疗费用增加、老年综合征的发生风险升高、"处方瀑布"发生率增多。"处方瀑布"是指出现药物不良反应后被误认为是一种新的疾病,从而开具新的药物用于治疗这种症状,以致药物越用越多。老年人因各器官功能减退,药物耐受性降低,超疗程和大剂量均会造成不良反应,如苯二氮䓬类药物应用超过4周有造成长时间镇静、意识障碍、损害平衡能力、跌倒及发生交通事故的风险。

(二)药物配伍不合理

共病是老年患者的普遍问题,多药联用不可避免,同时发生药物不良反应和不良的药物相互作用的风险也增大。如β受体阻滞药与维拉帕米联用存在心脏传导阻滞的风险;醛固酮拮抗药(如螺内酯、依普利酮)和保钾药物[如血管紧张素转化酶抑制药(ACEI)、血管紧张素受体阻滞药(ARB)、阿米洛利、氨苯蝶啶]联用时,存在高血钾风险;有消化性溃疡病史的患者使用阿司匹林时未使用质子泵抑制药,存在消化性溃疡复发的风险;将有中度抗毒蕈碱/抗胆碱作用的抗精神病药物(氯丙嗪、氯氮平、氟奋乃静等)用于有前列腺病史或尿潴留史的患者,存在尿潴留的高风险;将抗精神病药物(喹硫平和氯氮平除外)用于帕金森病和路易体痴呆的患者,存在严重锥体外系症状的风险;有哮喘史的患者,在使用非选择性β受体阻滞药治疗青光眼时,有诱发支气管痉挛的风险。

(三)给药方式不合理

给药方式不合理也会造成药物的疗效降低、诊治疗程延长,从而加重老年人的用药负担。过度静脉给药是给药方式不合理的突出问题,静脉滴注给药将药物直接送入血液循环中,注射液内的微粒、内毒素可作为诱因导致ADR出现。研究显示,由于给药途径不合理造成的不良反应中,静脉给药居首位。临床医师应根据病情需要,采用合理的给药方式,能口服或肌内注射治疗的情况下避免静脉给药。而老年人的肌肉对药物的吸收能力较差,采用肌内注射或皮下注射后疼痛较明显或易形成硬结,因此在病情允许的情况下,应尽量减少注射给药,选择口服给药。此外,一些药物服用方式不正确也可能产生不良后果,如硝苯地平控释片,其独有的外包壳结构是保证药物恒速释放的关键,不能嚼服或掰碎服用,否则药物迅速释放,体内血药浓度骤升,发生不良反应。还有某些肠溶胶囊类药物去壳服用,会使得本该在肠道分解的药物在胃内被消化液分解破坏,降低药物疗效。

(四)给药时间不合理

药物的给药时间有时可影响药物的疗效,临床用药时,我们需根据具体药物和病情选择合理的给药时间。如促胃动药需餐前服用,使得食物到达胃部时,药物已开始起效,有助于促进胃肠蠕动和食物向下排空,帮助消化;部分降血糖药物,如瑞格列奈、格列喹酮、格列吡嗪、格列齐特等,餐前服用可以有效降低餐后2h血糖。一般而言,抗高血压药建议清晨服用,可有效降低晨峰血压;而盐酸特拉唑嗪片,易发生直立性低血压,故建议睡前服用,避免因直立性低血压诱发的跌倒等不良事件。复方α-酮酸片宜在用餐时服用,这样可使其充分吸收并转化为相应的氨基酸，以达到更好的疗效。

（五）不遵医嘱用药

老年人因生存环境、受教育程度、经济水平、护理和自我保健知识缺乏等多种因素导致用药依从性无法达到理想状态，一些老年人不遵从医师建议，擅自增减剂量和频率，甚至停药。有认知障碍、抑郁、听力及视力下降的老年人常常会漏服、误服药物而发生生命危险。随着中医药学的进步发展，中西联合治疗也越来越多，有些老年人重复就诊，未告知医师治疗情况，从而将中西药一起服用，产生严重不良反应。

二、老年人合理用药原则

（一）个体化原则

衰老本身会发生各个器官功能减退，加之老年人常合并多种慢性病，导致不同程度的器官功能受损，衰老进程、疾病状态、代谢能力的不同，使得药效个体差异增大，因此，需要结合老年人的疾病特点及各器官受损的情况，制订个体化的诊疗方案。如老年人常见的高血压，可分为收缩期高血压、老年清晨高血压、老年高血压多病共存、老年难治性高血压等，不同类型高血压用药侧重点有所差异。此外，老年人群的社会层面也应引起重视，制订用药计划时要全面评估老年人年龄、家庭环境、经济状况、受教育程度等特点，以不同的侧重点进行健康教育。

（二）小剂量原则

老年人因各器官功能衰退，对药物的代谢和排泄能力减低，对不良反应耐受性降低，敏感性增加；如果使用成年人的剂量，可导致体内药物浓度水平增高，发生 ADR 风险增大。中国药典规定，年龄≥60 岁的老年人用药剂量是成年人用药剂量的 3/4，对于 80 岁以上的老年人应给予成年人剂量的 1/2。80%老年人 ADR 是药动学方面的原因导致的，具有剂量依赖性。用药从小剂量开始，缓慢增量，大多数 ADR 是可以避免的，因此，老年患者用药要遵循小剂量原则。

临床上可根据年龄、体重、治疗指数、肝肾功能、蛋白结合率来调整用药剂量。60～70 岁健康状况较好的患者，可用成年人剂量或酌情减量；对于健康状况差或>70 岁的患者，必须减量。低体重老年人必须减量，可根据以下公式确定用药剂量：老年人药物剂量= 成年人剂量×[140 − 年龄（岁）]×体表面积（m^2）/153 或老年人药物剂量=成年人剂量× [140 − 年龄（岁）]×[体重（kg）×0.7]/1660。在给低蛋白血症的老年人使用蛋白结合率高的药物，如华法林、地西泮、地高辛、吲哚美辛时，必须减少剂量。大多数药物经肝脏和肾脏排泄，因此，有肝肾功能障碍的老年人用药剂量应减少。

对于一些特殊种类的药物，如阿片类、三环类抗抑郁药、抗帕金森病药、非甾体抗炎药、抗心律失常药、地高辛、华法林、茶碱及氨基糖苷类抗生素等治疗指数较小的药物，属于 ADR 的高危药物，对老年患者必须减量使用，并根据血药浓度及时调整剂量。一些药物需要首次负荷量（利多卡因、胺碘酮等），为了确保迅速起效，老年人首次可用成年人剂量的下限。小剂量原则主要体现在维持量上。而对于其他大多数药物来说，小剂量原则主要体现在开始用药阶段，即开始用药就从小剂量开始，缓慢增量，以获得更大疗效和更小副作用为准则，只有把药物剂量掌握在最低有效量，才是老年人的最佳用药剂量。

（三）择时原则

择时原则是根据患者疾病情况、药动学和药效学的原理，选择最合适的给药时间给药。首先，要根据疾病的发作、加重与缓解昼夜节律的变化服药。如夜间易发变异型心绞痛、脑血栓和哮喘，关节炎常在清晨出现关节僵硬（晨僵），急性心肌梗死、脑出血的发病高峰位于上午等。了解疾病发作规律，在疾病发作前用药，更有利于控制疾病的发展。其次，根据药代动力学昼夜节律的变化服药。如白天肠道功能相对亢进，白天用药比夜间吸收快、血药浓度高；夜间肾功能相对低下，主要经肾脏排泄的药物宜夜间给药，药物从尿中排泄延迟，可维持较高的血药浓度。再有，要根据药效学昼夜节律变化服药，胰岛素的降糖作用、硝酸甘油和地尔硫䓬的扩张冠状动脉作用都是上午高于下午。因此，选择最佳时间服药可有效提高药物疗效。

（四）受益原则

在老年患者用药时，首先，要抓主要矛盾，解决主要问题，治疗急症、重症；用药时必须权衡利弊，不仅要考虑疗效，还要重视风险。其次，要有明确的药物使用适应证，确保有据可依，药物选择上使用疗效确切而不良反应小的药物，避免应用老年人不宜使用的药物，从而实现用药的受益大于风险。对于有适应证但用药的受益小于风险的情况，不应予以该药物。例如，轻症心律失常的老年人，在既无器质性心脏病又无血流动力学障碍时，发生心源性猝死的可能性很低，但是长期服用抗心律失常药可能发生药源性心律失常，导致死亡率增加，因此，这类患者尽可能不用或少用抗心律失常药物。

（五）5 种药物原则

研究发现，合用药物数量越多，ADR 发生率越高，因此要避免使用不必要的药物，控制药品种类，注意药品间相互作用，减少不良反应。一项针对老年男性门诊患者（70～104岁）研究中发现，服用≥2 种中枢神经系统药物（如苯二氮䓬类、抗抑郁药）的患者，跌倒风险升高 2.37 倍。虽然不是所有药物相互作用都会引起药物不良反应，但潜在的危险是存在的。根据老年人用药数目与 ADR 发生率的关系，Couteur 在 1998 年提出了 5 种药物原则，即每天用药尽量不超过 5 种。用药前应了解药物的适应证、不良反应，遵循一种疾病给一种药，或选择"一箭双雕"的药物，以及每日给药 1 次的原则，既保证重要疾病的治疗，又可以控制药品数量，并达到事半功倍的治疗效果。

简化治疗方案后，可采用非药物治疗方式，从饮食、运动、心理、护理、康复疗法等方面进行辅助治疗。如糖尿病轻症患者可采用饮食疗法；1 级高血压可先通过减少盐摄入量、运动、减肥等治疗；抑郁焦虑的患者，可通过心理治疗、家庭关护缓解；气短症状可通过肺康复疗法辅助治疗。此外，老年人容易盲目服用补药和保健品，应劝导患者减少和控制服用成分不明、缺乏临床研究的补品以及其他不必要的药物。

（六）适时停药原则

老年患者属于药物不良反应的高危人群，在老年人用药期间应密切观察，根据病情变化选择恰当的时间停药。如镇痛药、抗生素在病情控制后应当及时停药，抑郁症、癫痫、甲状腺功能亢进等症待治疗疗程结束后停药；有些药物要逐渐减量，立即停药会造成不良反应增加，或疾病反复，如泼尼松、可乐定。一些长期用药，凡是疗效不确切、耐受性差、未按医嘱服用的药物应及时停药。原发病治疗无效的疾病晚期、临终前期或预期寿命较短的患者，可仅采取对症支持治疗，与其他疾病和预防治疗相关的药物均可停用。对于多药合用出现 ADR 又难以确认是何种药物所致时，如果病情稳定，先停用全部药物，待 ADR 消失后重新制订治疗方案。

对于服药的老年人出现新症状或实验室检查异常，应鉴别是药物不良反应还是病情加重，避免出现"处方瀑布"的情况，如果考虑为药物的不良反应时应及时停药；大多 ADR 可在数天至 3 周内消失，如果是病情加重，应根据具体情况添加必要药物。停药受益有时明显大于加药受益，所以适时停用药物是老年病诊疗中最简单有效的干预措施之一。

（七）依从性原则

依从性是指患者对治疗方式的遵从程度，包括患者的行为与健康照护者推荐行为的契合度。根据世界卫生组织发布的数据，发达国家中老年慢性病患者的用药依从性仅约为50%。用药依从性低不仅与老年人经济水平、认知损伤、照护不足或自身服药存在身体障碍有关，也与药品数量多、治疗方案复杂有关。因此，要从多方面提高老年患者的依从性，包括简化治疗方案、方便给药途径、尽量选择低频次用药、选择经济有效的药物、给予依从性指导、建立良好的医患关系。另外，对不同患者进行不同深度的人文关怀，例如，针对视力不好的患者，应避免服用滴管计量的药物，并大字注明药物名称、用法和用量；对于行动障碍的患者，要注意简化药品的包装；对吞咽困难的患者，要注意药物的服用问题等。

第四节　老年人用药管理评估标准

把握老年人合理用药原则，并积极探索老年病的诊疗共识，是保证老年人诊治疗效的重要途径。此外，总结老年人慎用药物，评估老年人的用药管理，避免潜在不恰当用药，亦是老年人合理用药的重要内容。潜在不适当用药（potentially inappropriate medication，PIM）最早由美国老年医学专家 Beers 等提出，是指药物有效性尚未确立和（或）药物不良事件的风险超过预期临床获益，同时缺少较安全的可替代药物。老年患者常患有多种慢性病，多药合用现象普遍，加之老年人代谢减慢，因此，有可能出现潜在不适当用药。潜在不适当用药可增加老年人药物不良反应的发生风险，导致再住院率和病死率增加。因此，在老年人中避免使用不适当药物和高风险药物，对减少药物相关不良事件至关重要。目前，国际上针对老年人不恰当用药筛查量表主要有 Beers 标准、STOPP 标准等，我国在 2017年制定了《中国老年人潜在不适当用药判断标准》（简称中国 PIM 标准），作为中国本土指导临床医师合理用药的评价工具。

一、Beers 标准

1991 年，美国老年医学专家 Mark Beers 提出针对疗养院老年人的潜在不适当用药标准，简称 Beers 标准。Beers 标准提出了较全面清晰的老年人用药方案，适用于在所有门诊、急诊和护理机构中年龄≥65 岁的老年患者，但临终关怀和姑息治疗的患者除外。随着药品的淘汰和更新，Beers 标准历经 5 次修订，目前最新的为 2019 年美国老年医学会发布的修订版。最新版 Beers 标准共列出 90 条药物，包括 5 部分内容：①老年人潜在不适当用药；②老年人疾病或老年综合征相关的潜在不适当用药；③老年人慎用药物；④老年人应避免的联合用药；⑤基于肾功能调整剂量的药物。同时，在原 5 种类型列表的基础上，依据新的药物使用情况和临床证据也进行了药物的增加、删减及调整和证据的更新，内容更加全面，层次更加清晰。

二、STOPP/START 标准

老年人不适当处方筛查工具（screening tool of older persons' prescription，STOPP）/老年人处方遗漏筛查工具（screening tool to alert to right treatment，START）标准是由 2008 年爱尔兰 Cork 大学附属医院专家组发表的老年人潜在不适当用药筛选工具。2014 年 Denis O'Mahony 等基于最新的循证医学证据更新了 STOPP/START 标准，新版标准涉及药物更为全面，对 PIM 筛选更谨慎，关注了无临床指征用药、避免超疗程用药、重复用药等问题，最终形成 13 大类共 81 条老年人处方筛选标准和 34 条处方遗漏审核表。该标准已广泛用于评价老年人不合理用药的临床研究和实践，能有效评价老年人潜在不适当用药、加强对老年人滥用药物的监管、减少老年人的药物不良反应事件。

三、中国潜在不适当用药标准

2014 年至 2016 年由首都医科大学宣武医院牵头，联合多家医院相关领域专家，在借鉴美国、加拿大、日本等多国地区老年人潜在不适当用药判断标准的基础上，结合 22 家医院 60 岁以上老年患者的用药数据，采用德尔菲专家咨询法（判断处方药物使用是否恰当的方法）进行遴选，将筛选出的药物按照专家评分的高低分为高风险和低风险药物，并按照用药频度的高低分为 A 级警示和 B 级警示，最终形成《中国老年人潜在不适当用药判断标准》。该标准包括《中国老年人潜在不适当用药判断标准》和《中国老年人疾病状态下潜在不适当用药判断标准》两部分，适用于我国≥60 岁老年人。

《中国老年人潜在不适当用药判断标准》共纳入 13 大类 72 种/类药物（附表 B-1），其中 28 种高风险药物老年人需避免应用，44 种/类低风险药物老年人需慎用。用药频度（某药物年消耗总剂量/该药的限定日剂量）≥1 400 000 的药物作为 A 级警示药物，推荐优先进行药物调整和干预；其余 48 种/类作为 B 级警示药物。

《中国老年人疾病状态下潜在不适当用药判断标准》共纳入 27 种疾病状态下 44 种/类药物（附表 B-2），根据用药频度分为 A、B 级警示药物，用药频度≥3000 的药物为 A 级警示药物，用药频度<3000 的药物为 B 级警示药物。A 级警示药物包括 25 种疾病状态下 35 种/类药物，推荐临床医师与临床药师优先警示；B 级警示药物包括 9 种疾病状态下 9 种/类药物。

三大标准各有侧重，Beers 标准标注了证据分级和推荐等级，更新后内容更加完善，但无法解决药量、疗程、重复用药及非老年人独有的 PIM 等问题。STOPP 标准的作用在于筛选出老年患者的 PIM，而 START 标准是用于解决和规避 PIM 的发生，因此，在使用该标准时应结合两者使用。研究显示，STOPP 标准比 Beers 标准能发现更多的 PIM，与 ADR 的发生有更紧密的联系。2011 年一项印度的研究认为，在发现潜在不适当用药方面，如果不考虑诊断或症状时 Beers 标准更适用，如果考虑诊断或症状时 STOPP 标准更适用，这与 STOPP 标准关注特定病例情况下的用药有关。而中国 PIM 标准更适合中国国情，涉及具体的药名、用药风险与使用建议，根据疾病状态进行分类，便于检索和使用；但涉及药物有限，未涉及基于药物相互作用和肾功能应尽可能避免或减少剂量的药物。临床上在制订用药方案时，需根据老年患者的疾病特点以及药物复杂性选择最合适的标准或联合两项及以上标准进行综合评估，将用药风险降至最低。

小结

老年人药物治疗复杂，用药安全隐患较多，不合理用药现象普遍存在。在临床实践中，医师需要根据患者的具体病情来进行综合管理和个体化治疗，决策时要考虑药物治疗的风险及获益，尤其要关注共病患者潜在的药物相互作用及药物不良反应，同时结合中国 PIM 标准与其他评估工具（如 Beers 标准、STOPP/START 标准），以提高药物的安全性和有效性，优化老年人用药方案。尽管当前已经越来越重视老年人合理用药的问题，但必须要认识到还有许多不足之处，未来临床医学和药学多学科专家要加强合作，建立健全合理用药制度及 ADR 的监测，为改进临床合理用药提供依据。

思　考　题

1. 简述老年人的生理变化。
2. 试述老年人合理用药原则有哪些。

（刘学军）

第八章 老年医学多学科团队

第一节 概 述

一、老年医学多学科团队的概念

老年患者往往存在多病共存、症状和体征不典型、多器官功能衰竭或多系统功能障碍、多种老年综合征表现、多重用药和药物不良反应多、交流和沟通难度大等特点。老年病的特殊性和复杂性使疾病的诊断以及医疗的决策变得十分困难。传统的专科单病诊治模式往往会导致共病的老年人前往多个专科就诊，各专科之间缺乏有效沟通，各病治疗方案之间常有冲突，造成疗效欠佳、过度医疗、不良事件风险增加等一系列问题。因此，以"疾病为中心"的策略已不能适用老年患者这一特殊而又复杂的群体，老年病的诊疗、康复与照护，需要打破专科化的垂直分科架构，由一个多学科成员组成的专业健康团队来完成。

老年医学多学科团队，通常称老年医学多学科整合团队（geriatric interdisciplinary team，GIT），现已成为老年患者的重要诊疗模式。是指在老年病中，通过跨学科整合管理的模式，采用老年综合评估等方法，针对老年人生理、心理、社会环境等问题及影响因素，由老年病专科医师、其他专科医师、康复医师、护士、药剂治疗师、心理治疗师、营养师、病案管理者、社会工作者、护工、宗教工作者、患者本人及其家属等组成的多学科团队，对老年患者实施全面的医学检查和身心方面的功能评估，针对共同的问题达成一致性的解决方案，实施综合性的医疗、康复及护理服务。通过 GIT 可以综合梳理老年患者疾病，早期制订全面可行的干预策略，提高预后，还可以促进老年患者的身心功能康复，提高其晚年生存质量。GIT 充分体现了"以患者为中心"的服务理念。GIT 与老年综合评估、老年综合征共同构成了当前老年医学的三大核心技术。

二、GIT 的历史起源和国内外发展现状

在治疗体弱老年人合并有复杂综合征的过程中，老年病多学科团队合作性照顾已被证明是必不可少的。专科单病诊疗的模式难以单独向患有多种疾病、残疾的老年人提供综合照顾及解决这些老年人所增加的社会问题，也不具备这些过程中所要求的零散照顾的技能。传统上的科室之间会诊模式有时也被称为多学科，但在该种模式下会诊医师往往各自为政，各自陈述自己的观点，难以达成解决问题的一致意见，而且会诊仅仅是医师参与，严格上讲不是老年医学的多学科概念。因此，对老年人的照顾最好应该由一个专业的老年健康团队来负责，通过该团队的有效合作不仅可以及早发现和干预问题，并且定期评估诊疗效果、调整治疗方案，更切合老年患者的实际，还可以促进老年人功能状态的改善，增加他们对幸福的感知，以及对他们的精神状态和抑郁的改善，这些均与疾病的预后密切相关。

1995 年，美国老年医学学会拟定了一份支持对于老年人多学科合作性医护照顾模式的立场声明，其理由包括：①多学科合作性医护照顾满足了伴有多重并发症及相互交叉并发

症老年人的复杂要求；②多学科合作性医护照顾促进了卫生保健和老年综合征预后的进一步改善；③多学科合作性医护照顾不仅对整个医疗制度有利，而且对老年人的医护照顾者来说，也有很多好处；④多学科间合作的训练和教育，可以有效地准备一些可以向老年人提供服务的人员。同年，由美国纽约市约翰·哈特福德基金会率先发起了老年医学多学科团队训练（the geriatric interdisciplinary team training，GITT）项目，对老年病医师、医学生、护士和社会工作者等组成的综合性团队进行培训。GITT 最初制定的目标包括：①建立国家范围的 GIT 培训模式；②提高卫生保健系统的服务能力；③为 GIT 制订良好的培训课程；④建立一支训练有素的、具备老年医学和跨学科技能的老年医学多学科团队；⑤制订 GIT 培训的测试模型。在 GITT 项目开展的最初 10 年中，其在不同国家训练了超过 1800 名从事老年患者健康照护的学生和专业人士，开发出一系列训练材料来鼓励有效率的 GIT 发展，并且得到了广泛推广。

截至目前，国外相关团队在 GIT 的基础上已经形成了多种相对完善的老年医疗服务模式。①老年医疗保健管理模式（geriatrics evaluation and management，GEM），是一种行之有效的、多学科参与的早期康复干预模式，澳大利亚及欧美国家均已开展该模式下的老年人团队照护，其根据老年患者的综合功能评估状况，来决定多学科整合管理和治疗方案，并提倡老年人的独立和自我管理。发达国家的经验已证实多学科团队协作的工作模式，可以维持或改善老年患者的功能状态，并且更合理地使用医疗资源。②老年人急性期快速恢复单元（acute care for elders，ACE），源于欧美的医院内老年患者照护体系，其根本目标在于减轻急性疾病对衰弱老年人生活能力和生活质量的打击。ACE 在处理老年人常见的内科性临床问题的同时，将老年综合评估（CGA）及管理贯穿于住院照护的始终，帮助急性疾病打击下的老年人尽快恢复，从而达到快速康复和重返家庭的目的，是老年医学实践在急性期照护中的具体体现。一项荟萃分析通过对 14 个采用 ACE 模式的临床队列研究进行汇总分析，结果发现，ACE 可显著减少因急性医疗事件住院老年患者的并发症发生率，防止或缓解躯体功能下降，缩短住院时长。③住院老年人生活项目（hospital elder life program，HELP），是于 1993 年在耶鲁大学进行的一项前瞻性队列研究，发现 HELP 综合干预方案可以显著降低谵妄的发生率。近 20 年来，HELP 预防方案目前已经在全球超过 200 多家医院实施，其实施方式灵活、适应性好、可持续性强、高效且节省成本。该方案已被证实不仅可以有效预防谵妄的发生，预防认知功能的下降，还可以预防院内发生的跌倒，减少住院时间，改善患者出院时的独立性，帮助患者从医院到家庭的过渡，减少计划外的再入院。HELP 方案强调多学科团队的综合管理，工作团队以老年医学专家、老年护理专家和老年病专科医师为主导，还包括经过专门训练的志愿者等人员。④全面的老年人服务项目（program of all-inclusive care for the elderly，PACE），PACE 模式是一种为衰弱老年人提供基础诊疗、预防、日间锻炼与娱乐活动、急性病诊治及慢性病长期管理等全套医疗保健服务模式。PACE 模式以保持功能状态、最大限度地保持老年患者的自主性和独立性、减少住院次数和入住护理院的概率、降低医疗费用、提高生活质量为目的，并不以延长寿命、减少病死率为目的。PACE 服务的内容主要包括医疗性、社会性，以及康复性服务，它成功地将急性及慢性病的服务统筹起来，通过完整的数据以及长期的随访，全面记录参与者的情况，避免重复获取检验结果以及病史片段性带来的后果。PACE 模式通过提供便捷的医疗服务以及全面细致的社会服务和科学的康复服务，最大限度地稳定慢性病，避免或者减少并发症的发生。PACE 模式采用团队工作模式，全体人员参加工作会议，及时纠错，有比较好的监督机制；采用双重保险支持增加医疗资源使用的弹性。

上述发达国家的经验已证实，GIT 模式可以节省工作时间，提高临床效率，维持或改善老年患者的功能状态，并且更合理地使用医疗资源，降低医疗费用。我国老年多学科整合团队工作模式起步较晚，主要在近 10 年逐步开始推广，目前已应用于近 20 种老年常见病和老年综合征的诊疗和照护中。然而从整体来看，我国老年多学科整合团队工作开展尚不十分充分，GIT 所需要的包括老年医学等专业领域在内的人才紧缺、GIT 相关培训项目欠缺、GIT 诊疗收费偏低等因素均限制了 GIT 工作的开展；GIT 所倡导的以病人为中心及全面的、个体化干预，是现代老年医学的发展方向，也是我国老年患者的迫切需求，需要老年医学工作者了解并推动老年 GIT 工作模式的发展和实施。2007 年，北京协和医院老年科在国内成立了"老年示范病房"，初步建立起老年患者常见综合征的评估制度，并以现代老年医学的理念来指导患者的诊疗，同时还形成了一支多学科协作的现代老年医学工作团队，包括经美国霍普金斯医学院老年医学中心培训的多位老年科专科医师、老年专业护理人员、心理精神科医师、神经科医师和营养师等。北京老年医院是以老年医学为优势学科，构建以老年医疗服务为特色的三级综合医院，为老年人提供全方位、全周期的整合型老龄医疗健康服务，目前已发展成为一所以老年患者为主要服务对象，集健康促进、急性病治疗、亚急性康复、慢性病管理和临终关怀于一身的现代化老年病综合治疗医院。该院开展老年病的多学科管理已有 10 余年历史，在院内建立了包括卒中病房、老年认知障碍诊疗中心、老年示范病房、关怀病房在内的多个老年病多学科团队，培养出大量有丰富临床经验的多学科团队成员，所提倡的"多学科诊疗""老年综合评估"和"个案管理"的老年病诊治护理理念已在业内达成广泛共识。2016 年，四川大学华西医院老年医学中心基于 ACE 单元模式，建立了老年人急性期快速康复（ACE）单元，其根本目标在于减轻急性疾病对衰弱老年人生活能力和生活质量的打击，提高老年患者照护质量。这一单元在处理老年人常见的内科性临床问题的同时，将老年综合评估及管理贯穿于住院照护的始终，是老年医学实践在急性期照护中的具体体现。这一单元在理念上采用老年病医师、老年护理专家、康复医师、临床营养师和临床药师的多学科查房的团队负责制，替代传统的内科医师负责制，使多学科团队成为一个为老年患者服务的整体，做到了在急性疾病处理的同时防止或减少功能下降。此外，该中心还在改进的 HELP 干预方案（t-HELP）的基础上，对预防术后谵妄及维持躯体和认知功能的效果，通过随机对照研究的方法探讨了为老年住院患者提供有家庭和护工参与的个体化的非药物干预方案。近年来，随着我国老年医学发展的深入，以老年医学国家临床重点专科建设医院等在内的一批代表性医院，正在逐步地将 GIT 工作模式在各地建设推广开来。

第二节 GIT 的服务方法

一、GIT 的人员组成、工作原则及管理模式

（一）GIT 的人员组成

GIT 以患者为中心，旨在通过多学科合作，高效处理单一专科难以解决的问题。GIT 的人员组成主要涵盖了老年医学专家、老年科专科医师、其他专科医师、各级护理人员、综合评估师、社区全科医师、临床药师、康复医师、营养师、精神心理科医师、慢性病管

理员、病案管理员、社会工作者、宗教工作者、患者本人及其家庭成员在内的多学科人员。通过上述团队成员的团结协作,力争解决老年患者的多种复杂问题,对老年患者提供综合且连续的诊治、康复和照护,以减少老年残疾、降低老年患者的死亡率,提高老年人的生活质量和健康期望寿命。

GIT成员最具有代表性的核心专业成员是内科医师(包括老年科医师和其他专科医师)护士、药剂师和社会工作者,而其他成员则为扩展专业人员。GIT成员应明确其在团队工作中的职能分工,并根据情况调适自身专业角色、技术和知识等。

1. 老年医学专家 承担着争取政策、医疗、人员储备等各项资源,领导老年医学团队,负责老年病患者的诊断、治疗和保健,协调各部门之间的关系,指导全科医师和社区服务,确定老年病的防治策略,统筹安排教学与科研的责任。

2. 老年科医师 在以内科疾病为主的老年患者诊治过程中发挥着核心作用,因而须具备以下3方面技能。①医学专业技术:老年科医师需要经过老年医学专门培训并取得相应资格,能够治疗和管理老年患者的多病共存和综合征,能够处理老年患者的复杂情况和疑难杂症,能为老年患者制订急性期的治疗方案和中、长期的照护计划;②综合分析能力:与普通内科医师不同,老年科医师还需具有精神心理学、社会行为学、伦理学、环境学和道德法律等方面知识,完善上述知识积累,结合以往工作经验,对老年患者进行综合评估,清晰梳理诊疗流程,分层次、分阶段实施干预措施;③统筹协调能力:在多学科协作的团队工作中,老年科医师往往需要统筹安排多科室共同会诊,选择时机和选择议题对于调整诊疗内容和方式至关重要,根据老年人患病特点和个体差异,将来自不同科室意见进行整合,并通过与其他科室医师以及护理人员、药剂师、营养师等之间的沟通协调,共同完成诊疗过程;同时,老年科医师还需统一管理患者每次就诊(包括门诊、急诊和住院等)和医疗保健干预(定期检查、用药情况、康复治疗、疫苗接种等),从而避免传统亚专科模式的片段性和只注重当次就诊的弊病。当然,老年病医师还包括从事老年专科疾病的医学工作者,如外科、妇科、眼科、耳鼻喉科和牙科医师等。

3. 社区全科医师 为老年患者提供常见病和多发病的诊治处理,并建立完善老年患者健康档案,不仅能为老年患者提供家庭出诊,还能将自己处理不了的患者及时转诊至上一级医院的老年科医师或其他专科医师,起到了非常重要的承上启下的衔接作用。

4. 各级护理人员 在完成日常护理工作中,与患者及其家属的直接接触颇多。一方面进行患者病情监护和服药记录,辅助完善诊疗计划,是老年科医师的得力助手;另一方面及时处理患者存在的问题,取得患者和家属的信任,增加他们对治疗和康复的信心,是他们的有力支持者。

5. 临床药师 为老年科医师的用药提出合理化建议,并根据患者实际情况对药物治疗方案进行修改和调整;为老年人的用药给予指导,并监督和检查某些药物的不良反应。

6. 康复治疗师 物理治疗师(PT)负责训练老年患者的活动能力,作业治疗师(OT)负责评估和解决老年患者的日常生活能力,语言治疗师(ST)对有语言障碍和吞咽障碍的患者进行有针对性的训练,工娱治疗师(RT)负责组织老年患者进行相关娱乐活动。

7. 营养师 评估老年患者的营养状况,确定适度的营养目标和制订有效的营养支持方案。

8. 心理师 为老年患者提供心理咨询和情绪疏导,排解患者对于治疗和康复存在的焦虑,并对已经存在心理障碍的患者实施相应干预措施。

9. 社会工作者 在老年患者回归家庭和社会后，追踪随访，为老年患者提供社会心理咨询，帮助其获得社会福利保障、医疗保险和商业保险等。

10. 患者本人 是团队工作所围绕的核心，如果患者本人不具有战胜疾病的决心和信心，不能够主动配合治疗和康复，那么 GIT 也就失去了存在的意义。

11. 家庭成员 是最应了解患者、最常陪伴患者的人，能够减缓患者紧张焦虑情绪，帮助患者树立对治疗和康复的信心，做患者最有力的支撑者。

总之，GIT 工作模式需要多学科整合团队成员以老年患者为中心，团结协作，综合分析并做出共同决策。GIT 工作模式的良好运转离不开高效且成功的团队合作。需要强调的是，随着多学科团队在老年医学领域的不断实践，如何创建和保持一支高效运转的团队被认为是 GIT 工作模式的优先事项。而相较于专业医护技能，针对 GIT 的培训应更加着重强调非技术技能（non-technical skills，NTS）的提升，如领导才能、沟通技巧、管理能力，以及团队合作能力等。

（二）GIT 的工作原则

成功团队的工作原则包括：①所有的组员拥有一个共同的目标，一起工作来对特定的患者建立明确的照顾目标。②患者及其家属是所有团队活动的中心，同时他们也应该是活跃的团队组员。③每一位组员专业能力的全部范围应该能被团队中的任何一个人清楚地了解；专业角色的制订是弹性的，由团队的需要、个人的经验，以及团队组员的知识和技能共同决定。④所有的团队组员都应该通过具有建设性的个人行为来对整个团队的功能作出贡献，其中包括领导者的轮换。⑤在所有工作和照顾计划的制订过程中，都必须有团队成员间高效率的交流。⑥一个团队必须具有管理团队内部矛盾的有效率的工具或政策。⑦一个团队应该对参与者和决定的作出具有明确的规章。⑧在发展的过程中，遇到新的情况和挑战时，团队必须能够较好地适应并做出反应。

（三）GIT 的管理模式

针对老年病患者就诊的阶段不同以及个体化差异，在进行个案管理时需要解决的问题不同，因而 GIT 的管理模式也有所不同。按照诊疗阶段的不同，可以将 GIT 管理模式分为：①老年急诊多学科整合管理模式；②老年门诊多学科整合管理模式；③老年住院多学科整合管理模式；④卒中单元的多学科整合管理模式；⑤围手术期多学科整合管理模式；⑥出院评估多学科整合管理模式；⑦老年健康体检中的多学科整合管理模式；⑧老年社区多学科整合管理模式等。按照 GIT 主导人员的不同，可以将 GIT 管理模式分为：①以老年科医师为主导的多学科整合管理模式；②以康复治疗师为主导的多学科整合管理模式；③以护理人员为主导的多学科整合管理模式；④以全科医师为主导的社区多学科整合管理模式；⑤以社会工作者为主导的社区多学科整合管理模式等。此外，还可以根据老年患者病情特点的不同，将 GIT 管理模式分为：①以老年康复为主导的多学科整合管理模式；②以老年护理为主导的多学科整合管理模式；③以老年精神心理评估为主导的多学科整合管理模式；④以临终关怀为主导的社区多学科管理模式等。以北京老年医院为例，针对痴呆的老年患者，构建以老年精神心理评估为主导的多学科整合管理模式，以神经/精神科医师或老年病专科医师为主导，以心理师、护士、康复治疗师、药师、营养师、社会工作者和照料者为辅助，对痴呆患者可能面临的一系列问题（诊断、认知、精神行为问题、日常生活能力问题、并发症问题、安全问题、家庭和社会支持问题）进行综合评估，制订决策，形成系统且可延续的治疗、康复和照护计划。而在北京协和医院老年整合门诊，建立老年医学多学科团队，则包括老年病专科医师、药师和营养师的固定组合；北京协和医院"老年示范病房"包括经美国霍普金斯医学院老年医学中心培训的多位老年科专科医师、老年专业护理人员、心理精神科医师、神经科医师和营养师等，可根据患者的不同情况，采用不同的GIT管理模式。例如，在老年髋部骨折的治疗中，以多名骨科临床经验丰富的医师和护理基础扎实的护士组成的"老年髋部骨折研究小组"为主导，针对老年患者的内科疾病组织包括内科医师在内的多学科会诊，并在术后由康复科医师指导进行功能恢复和行为治疗。

二、GIT 的工作流程

如前所述，针对老年患者就诊阶段的不同和个案病情的差异，GIT 的组成和功能也会有所不同，制订合理高效的工作流程是保证 GIT 成功进行的关键。

GIT 的核心工作流程可以归纳为以下几个方面。

（一）建立团队

1. 明确团队的工作目标 团队应该以老年患者为中心，聚焦其核心问题，设立明确的工作目标。目标应该被所有组员清楚理解和同意，且目标应具有可行性，并充分考虑实现目标的难点。一旦工作目标被确定，团队成员都应围绕这一目标制订全面的治疗方案和照护计划。

2. 确定团队人员构成 根据老年患者的病情特点、就诊阶段的不同，以及需要解决的问题的差异，选择有针对性的 GIT 管理模式，进而确定组成团队的具有不同专业技能及工作角色的具体成员。

3. 确定团队的领导 在 GIT 工作中，针对每一位患者都应确定一位管理团队的领导者，可以根据患者的具体情况和所要解决的主要问题来确定本次管理团队的领导者。其应该具有较强的沟通能力和决策能力，具有丰富的老年病管理经验与技能，可以推进形成各团队成员基本认可的管理决策，能对患者的医疗、康复和护理起到实质性的促进作用。

4. 明确团队成员的职责分工 团队成员的职责分工，是根据老年患者病情评估和管理的需要以及不同成员的专业知识和技能来决定的。GIT 中，最具有代表性的核心专业组员是医师、护士、康复治疗师、药师和社会工作者，其他则为扩展专业成员。每位团队成员的职责分工和专业技能都应该被团队所有成员熟知。每位团队成员所提出的观点都需要为患者的整体利益考虑，在交流各自专业观点的同时尊重其他成员的不同建议，团结协作，最终达成共识。

（二）组织团队会议

多学科团队会议是 GIT 管理模式的具体表现。要想使每个团队成员的专业知识得到大家的分享，有效的团队会议是非常重要的。为了达到目的，一定要提高管理团队的技术水平。无论是组织者、领导者、还是协作者，大家都应当使会议有条不紊、省时高效地进行，这是每个与会者的责任。在组织策划团队会议时，需要注意以下几点：①确保所有成员都清楚会议目的和团队行动目标；②鼓励成员积极讨论，使每位成员的参加都能体现其价值；③承认口头和书面的交流方式，抵制团队内部不良行为；④识别冲突，寻求相互理解，促进达成共识；⑤采用一定工具或方法来促进会议进程、信息的收集、决策的做出及未来的规划；⑥提供建设性的反馈意见；⑦鼓励团队成员进行自我评价；⑧鼓励新成员的加入和整合。

近年来的临床实践表明，高效的团队交流能力、良好的矛盾协调解决能力是保证团队会议顺利进行，并最终制订出满足既定需求的共同决策的关键。

（三）团队的共同决策

团队制定的共同决策一般包括：以老年患者为中心，团结协作，综合分析老年患者的现病史和特有的临床症状，正确诊治疾病；根据老年患者常常遇到的跌倒、失智、晕厥、失眠、慢性疼痛、多重用药和大小便失禁等老年综合征，设法提高老年患者的生存质量；通过对老年患者的日常生活能力、认知水平、社会经济状况、配偶及其子女的照护程度和居家安全等情况的综合评估而制订其中、长期的老年健康管理计划；还需要通过观察患者生活中的方方面面去为老年人提供力所能及的帮助。共同决策通常应被所有团队成员理解并接受，无论是长期还是短期决策的确立，都要具有可行性，要充分考虑到实现该决策环境的复杂性，以及患者是否有条件接受相对应的照护服务。

三、GIT 的常用评估方法

在 GIT 工作模式中，需要对涉及老年患者健康和功能状况相关的所有问题做出全面评估，涵盖疾病、躯体功能、营养状况、认知水平、精神心理、社会和环境等诸多层面。评估的方法多种多样，其中 CGA 被认为是目前最为全面、有效的评估方法，在国内外得到广泛应用，已成为现代老年医学的核心技术之一。

CGA 的内容，应根据老年患者的具体情况而定。概括地讲，CGA 除包含常规的一般医学评估（即常规的医学诊断方法）外，主要包括以下评估内容。

1. 躯体功能的评估　主要包括对日常生活活动能力、移动/平衡能力、吞咽功能、视力障碍和听力障碍等的评估。

2. 精神心理的评估　主要包括对认知功能、情感状况（如抑郁和焦虑等）和精神状况等的评估。

3. 社会状况的评估　主要包括对社会参与、社会支持、社会文化、经济状况和照护者负担等的评估，其次还包括对老年受虐和老年文化差异等的评估。老年受虐评估主要从老年人是否被遗弃、被忽视或受不公正待遇，以及身心是否受虐待等方面进行评估。

4. 环境评估　指对老年人所处环境的评估，主要是居家安全方面的评估，老年人居家环境设计最重要的是无障碍和方便使用。

5. 老年综合征或老年照护问题的评估　如对抑郁、营养不良、肌少症、衰弱、跌倒、痴呆、尿失禁、晕厥、谵妄、睡眠障碍、疼痛、多重用药、吸入性肺炎、肺栓塞和深静脉血栓等患病风险的评估。

6. 生活质量的评估　常用生活质量评定量表和健康调查表等进行评估。生活质量是指不同文化和价值体系的个体对于他们的目标、期望、标准，以及关心的事情有关的生活状况的体验。任何一次诊疗护理措施都要权衡利弊，考虑对生活质量的影响。

CGA 涉及的内容广泛而繁杂，具体内容请参阅本书第二部分第五章。

思 考 题

1. 开展老年医学多学科整合团队工作模式的原因?
2. 老年医学多学科整合团队工作模式与传统意义上的多学科诊疗模式有什么不同?
3. 老年医学多学科整合团队的人员构成和工作原则。

（李 岱 雷 平）

第九章　老年康复

对于老年人而言，健康不一定需要具备没有疾病这种状态，但需要尽可能保持功能学的完整，这是所谓成功老化（successful aging）的首要目标。作为老年医学工作者而言，需要树立以下观念，即老化本身既非疾病，也非残疾，但老化通常伴随渐进性的生理变化和急、慢性疾病增加的趋势，因此，其较多地与身体残损（physical impairment）和功能残疾（functional disability）共存。

对老年人而言，治疗疾病不是唯一的目标。对老年人而言，使用老年综合征的概念可以帮助临床医师更好地理解老年人的健康状态。老年综合征，是指多个系统中的累积效应导致老年人的健康受到威胁的一种身体状态。临床中常见的类型包括眩晕、晕厥、谵妄、痴呆、压疮、跌倒、衰弱等。它们都具有 4 个共同的危险因素，即老龄、功能受损、认知障碍和行动障碍。而后三者属于可变因素，通过认知障碍训练、运动、平衡训练和关节活动可以进行调整，从而改善老年人的健康状态。

老年人中常见衰弱（frailty）及共病（comorbidity）现象。研究证实，衰弱、共病和残疾（disability）三者之间互相交叉重叠，衰弱和共病各自预示着残疾，而残疾又使衰弱和共病加剧。正是基于此，老年康复医学通过功能学视角，针对残疾进行干预，减轻或消除衰弱和共病造成的不良影响。

第一节　老年康复特点及工作内容

一、康复与老年康复

（一）康复与康复医学

1. 康复　世界卫生组织（WHO）1981 年提出康复（rehabilitation）定义，康复是应用所有措施，旨在减轻残疾和残障状况，并使他们有可能不受歧视地成为社会的整体。

目前，WHO 将康复定义扩展为康复和适应训练，定义为通过综合、协调地应用各种措施，帮助功能障碍者回归家庭和社会，能够独立生活，并参与教育、职业和社会活动。其重点着眼于减轻病损的不良后果，改善健康状况，提高生活质量，节省卫生服务资源。虽然康复面向各个年龄阶段，但随着全球人口老龄化时代的临近，我国已经进入人口老龄化阶段，康复的服务对象中老年人（注意：不仅仅是老年患者）正成为最重要的群体。

康复的各种措施包括医学、工程、教育、社会、职业的一切手段，分别称医学康复（medical rehabilitation）、康复工程（rehabilitation engineering）、教育康复（educational rehabilitation）、社会康复（social rehabilitation）、职业康复（vocational rehabilitation），它们共同构成全面康复（comprehensive rehabilitation）。

康复不仅是训练患者提高其功能，以适应环境；还需要环境和社会的参与，以利于他们重返社会。康复服务计划的制订和实施，要求患者本人、其家庭及所在社区参与。康复也是一种理念、指导思想，必须渗透到整个医疗系统，包括预防、早期识别及门诊、住院和出院后患者的医疗计划。医疗工作者在对疾病的治疗过程中，不仅仅应该注重生命的延长，还应该注重生命质量的保障。而生命质量的评估高度依赖于患者的功能状态。

2. 康复医学　康复医学（rehabilitation medicine）是临床医学的一个重要分支，是以改善躯体功能、提高生活自理能力、提高生存质量为目的，以研究病、伤、残者功能障碍的预防、评定和治疗为主要任务，具有独立理论基础、功能评定方法、治疗技能和规范的医学应用学科。康复医学包括康复基础学、康复评定学、康复治疗学、疾病康复学四大方面。

世界残疾报告指出，"残疾（功能减弱或丧失）是人类的一种生存状态，几乎每个人在生命中的某一个阶段都有暂时或永久性的损伤及相应的功能障碍，而步入老年的人将经历不断增加的功能障碍"。

康复医学的价值核心是以功能为导向，强调通过积极的功能训练和（或）必要的辅助器具或措施，改善或恢复患者的功能。它的最终目的并不是"治愈"疾病，而是最大限度地使功能恢复，包括在身体、心理和社会参与三个水平上的恢复，并且通过各种评定使功能恢复量化，逐步恢复功能，提高患者的生活质量，促进其回归社会。

康复医学和其他临床医学学科相互交织、相互渗透，应从医疗第一阶段就开始进行，康复开始得越早，功能恢复得越好，耗费的时间、经费和精力就越少，所以在疾病急性期开始的所有医疗内容，都含有康复的意义。

康复医学常采用多专业联合工作的模式，即通过组成康复团队的方式来发挥作用。康复团队的领导为康复医师（physiatrist，rehabilitation physician），成员包括物理治疗师（physical therapist，PT）、作业治疗师（occupational therapist，OT）、言语治疗师（speech therapist，ST）、康复护士（rehabilitation nurse，RN）、心理治疗师（psychological therapist）、假肢技师与矫形器师（prosthetist and orthotist，P&O）、文娱治疗师（recreation therapist，RT）、社会工作者（social worker，SW）。

（二）老年康复

老年康复（geriatric rehabilitation）是将康复的理论与实践用于老年医学。对于老年病残者来说，最大限度地恢复功能是指尽可能恢复年迈体衰者及因伤病致残老年人的日常生活能力，提高生活自理程度，减少发生久病卧床和阿尔茨海默病的概率。而重返社会的职业康复在老年人中并不重要。

1. 老年康复主要研究内容　①调查研究导致老年人残疾的原因并制订预防措施；②老年人的康复评定；③老年人康复治疗方法的研究；④研究制订老年常见病及障碍的康复方案；⑤老年人康复护理；⑥老年人社区、家庭的康复医疗；⑦老年人康复用品、用具及康复设备研制。

2. 老年康复对象　原则上有急慢性疾病、具有不同程度功能障碍的老年患者，都属于老年康复对象。从更积极的观点来看，由于老年人群的功能均呈现下降趋势，而且随着年龄的增长，其下降速率增快，所以进入老年阶段后的人群都应该采用适合的康复措施，以延缓失能的发生或改善已经发生的失能。

3. 老年康复主要形式　包括预防性康复、治疗性康复和恢复性康复。

4. 老年康复的特点　康复恢复慢、康复时间长、康复难度大、康复过程中产生的并发症多、需要更多人文关怀和社会支持等。

二、康复评定

（一）康复评定的概念

康复评定是通过收集和分析病、伤、残疾者相关资料，对其功能状况和水平进行定性和（或）定量描述，进而准确地判断障碍的情况并形成障碍学诊断的过程。

（二）康复评定的目的

康复评定的主要目的：①确定障碍层次，明确障碍情况；②制订康复目标，奠定治疗基础；③判定治疗效果，修正治疗方案；④帮助判断预后，加强医患合作。对于老年患者的康复评定，除要明确患者的障碍种类及程度，还要区分哪些是疾病或创伤引起的、哪些是衰老引起的；影响患者目前生活状况、康复效果和预后的主要因素；哪些是可逆的和可治疗的；哪些是需要优先需要处理的；患者还存在哪些潜在的风险（如潜在的并发症、跌倒、病情加重、死亡等）。

（三）康复评定的实施

康复评定的实施，目前普遍采用的方法是 SOAP 法：①主观资料（subjective data，S），患者个人主诉材料、症状；②客观资料（objective data，O），患者客观体征和功能表现；③评定（assessment，A），对上述资料进行整理和分析；④计划（plan，P），拟定处理计划，包括有关进一步检查、会诊、诊断、康复治疗和处理等计划。

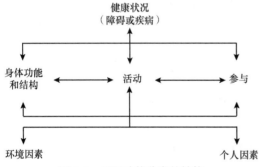

图 9-1　国际功能分类的结构

对功能和残疾评定应按照 WHO"国际功能、残疾和健康分类（International Classification of Functioning，Disability and Health，ICF）"，即"国际功能分类"模式进行。该分类与"国际疾病分类（International Classification of Diseases，ICD）"配套使用。ICD 是确定所患疾病种类、名称，ICF 则是确定患者实际功能状态。ICF 结构分为功能和残疾、背景性因素两大部分，见图 9-1。

ICF 从健康和总体幸福感的角度，分析了健康与功能状态、健康与残疾及健康与环境之间的相互关系，建立了基于生物-心理-社会模式的健康、功能和残疾新模式，强调了健康是个人身体功能和结构、活动和参与及环境因素交互作用的结果。功能和残疾按照 3 个水平组织信息：身体水平的"身体功能和结构（body functions and structure）"、个体水平的"活动（activity）"和社会水平的"参与（participation）"。功能和残疾被认为是健康状况与情景性因素动态作用的结果。在 ICF 中，用"功能（functioning）"来表示"身体功能和结构""活动"和"参与"3 个水平的积极方面，而残疾是一个伞形术语，包括损伤、活动限制和参与局限性，即用来概括 3 个水平的消极方面。

背景性因素包括环境因素和个人因素，分别表示功能和残疾的外在和内在影响。环境因素包括个体所处的家庭、工作场所等现实环境及社会结构、服务机构等社会环境两个不同层面，环境因素与身体功能和结构、活动和参与之间有交互作用。有障碍或缺乏有利因素的环境将限制个体的活动表现，有促进作用的环境则可以提高其活动表现。社会可能因为设置障碍（如有障碍的建筑物）或没有提供有利因素（如得不到辅助装置）而妨碍个体的活动表现。个人因素包括性别、种族、年龄、其他健康情况、生活方式、习惯、教养、应对方式、社会背景、教育、职业、经历、行为方式和性格类型、个人心理优势和其他特征等，所有这些因素或其中任何因素都可能在任何层次的残疾中发挥作用。

根据 ICF 理念和模式，康复评定包括身体水平、个体水平的活动和社会水平的参与 3 个层次，也应对背景性因素进行评估。

1. 身体水平 包括身体结构和身体功能。身体结构是指身体的解剖部位；损伤是身体功能或结构出现的问题；身体功能是指身体各系统的生理功能（包括心理功能）。

2. 活动水平 活动是由个体执行一项任务或行动；活动受限是个体在进行活动时可能遇到的困难。在活动水平上评测的是日常生活。在老年人中，其体能（physical fitness）的评估日益得到重视。

3. 参与水平 参与是投入到一种生活情景中；参与局限性是个体投入到生活情景中可能经历到的问题。

4. 背景性因素 代表个体生活和生存的全部背景，包括环境因素和个人因素。如老年人的合并症和并发症、老年人病前的功能水平，以及老年人的支持系统和居住环境等对康复都具有重要的意义。

三、主要康复治疗方法

1. 物理治疗（physical therapy，PT） 是指通过功能训练、物理因子（电、光、声、热、磁等）和手法治疗的手段恢复与重建功能的一种治疗方法。其中，运动治疗是老年康复中非常重要的干预措施。

2. 作业治疗（occupational therapy，OT） 是通过选择个性化的作业活动作为治疗媒介来改善患者的功能，重点是改善认知功能、肢体功能和日常生活活动，要求患者主动参与，同时非常注重利用辅助工具和环境改良方法减轻残疾和残障，以求达到提高生活质量的目的。

3. 言语治疗（speech therapy，ST） 是通过言语训练或借助于交流替代设备，对有言语障碍的患者进行针对性治疗，改善患者言语功能，实现个体之间最大能力交流的一种治疗。吞咽治疗目前也归类在言语治疗的范畴。

4. 康复工程（rehabilitation engineering，RE） 是工程学原理和方法在康复医学的临床应用，通过代偿或补偿的方法来矫治畸形、弥补功能缺陷和预防功能进一步退化，使患者能最大限度地实现生活自理，回归社会。康复医学主要应用包括假肢、矫形器、助行器及自助器具等，它们也是老年康复中非常重要的手段。

5. 心理治疗（psychological therapy，PST） 是指在良好的治疗关系基础上，由经过专业训练的治疗者运用心理治疗的有关理论和技术，通过治疗者与被治疗者的相互作用，以消除或缓解患者的心理、情绪、认知行为方面的问题或障碍，促进其人格向健康、协调的方向发展。

6. 康复护理（rehabilitation nursing，RN） 是紧密配合康复医师和其他康复专业人员的工作，对康复对象进行一般的基础护理、各种专门功能训练及健康宣教，预防各种并发症和继发性功能障碍，减轻残疾的影响，以达到最大限度的功能改善和重返社会。

7. 社会服务（social service，SS） 主要是对病、伤、残者提供有关就业指导、社会福利方面的咨询服务。

8. 环境改造（environmental adaptation） 是指通过一些干预措施和方法，尽量减少环境对失能的加重作用，促进所有人（不论其能力大小）利用"无障碍环境"。有充分的证据表明，物理环境（即地形、房屋）可影响老年人的功能结局。例如，目前在我国对老旧楼房安装电梯即是该方法的具体应用。

四、老年康复服务的主要形式

老年康复服务的方式有 3 种：①康复机构的康复（institution-based rehabilitation，IBR），包括综合医院中的康复医学科（部）、康复门诊、专科康复门诊及康复医院（中心）、专科康复医院（中心）及特殊的康复机构等；②上门康复服务（out-reaching rehabilitation service，ORS）；③社区康复（community-based rehabilitation，CBR）。

为老年患者确定合适的急性期后康复场所时，要考虑多种因素，关键因素包括诊断、功能水平（发病前、入院时和当前）、疾病稳定性、认知功能、治疗耐受性和积极性、所需的治疗服务类型、心理社会因素和费用报销情况。

此外，随着科技的发展，远程康复为老年人的持续性康复提供了更广阔的空间。

第二节　常见老年人问题和病症的康复要点

一、跌倒

老年人跌倒近 50% 会引起严重的损伤，是导致老年人住院率增加和猝死的重要原因之一。

（一）康复评定

1. 平衡功能评定 着重观察静态、动态和闭目条件下的身体摇摆。试验包括坐位、起立、站位及行走中的平衡，若有条件还可应用平衡评测设备进行评定。

2. 步态分析 肉眼观察、简易足印法检查可以识别出异常步态，三维步态分析系统及肌电图的应用更能提供精确的实验室步态检查及分析。

3. 对跌倒的恐惧心理评估 跌倒效验量表（fall efficacy scale，FES）选择 10 项 ADL 活动，评估完成活动而不跌倒的信心，由本人按视觉模拟评分法（VAS）评分，从"极有信心"的 0 分到"全无信心"的 10 分，FES 高分表示缺乏信心，预测 FES 得分的独立因素通常是步距、焦虑和抑郁。

（二）康复干预

1. 加强跌倒健康教育 对象包括患者及其家属，能降低及消除引起跌倒的危险因素，降低跌倒的发生率和致残率。

2. 跌倒风险评估与筛查 直接性的检查如步态、平衡、转向能力和关节功能等是非常必要的。通过病史和相关检查可以发现跌倒的风险因素。

3. 平衡功能评估与训练 老年人应定时评估平衡功能，同时每年至少进行 1 次视力和前庭功能检查。有跌倒风险的老年人最好能够每周至少 3 次进行专业的、个体化的平衡功能训练。这些训练包括后向行走、侧向行走、足跟行走、足尖行走、坐姿起立，不仅可增加本体感受器的敏感度，而且可增强肌肉运动的分析能力和判断运动时间的精确度，降低跌倒的危险性。

4. 增加运动量 美国健身和体育协会建议将规律运动作为中老年人跌倒的预防措施。参加低强度的运动训练、小运动量下肢训练、水中运动、步行、有氧运动、太极拳等均可有效降低跌倒率和跌倒损伤。

5. 积极治疗相关疾病 包括神经系统疾病（帕金森病、脑卒中及认知功能障碍）、心血管疾病（晕厥）、骨关节肌肉疾病（下肢肌肉萎缩和骨质疏松）。

6. 监控药物副作用和相互作用 对于服用多种药物和有明显副作用药物的患者，应进行跌倒风险评估，以确定是否需要更换或停药。

7. 环境支持 对有跌倒史的老年人，应由专业人员为其进行家庭危险评估和环境改造。

8. 生物反馈训练 有助于老年人行走时姿势的控制和体重的支撑。

二、长期卧床

长期卧床在日本定义为"卧床 6 个月以上的 60 岁以上者""用医学治疗和康复等方法没有离床希望的 60 岁以上者"，除年龄外要综合考虑 3 个方面：①造成被迫卧床的原因；②卧床的时间，应在 6 个月以上，而且大部分白天的时间是在床上；③日常生活能力严重依赖，如果有以上被迫卧床原因或 ADL 严重依赖，即使时间不到 6 个月，也可以称之为长期卧床。

（一）临床表现

主要是以失调节反应为主的废用综合征，常并发以下问题。

1. 心血管系统 长期卧床可致左心室废用性萎缩、心率加快、心输出量下降及直立性低血压。

2. 运动系统 肌肉萎缩，肌力下降，每周可减少 10%～15%，而最大的致残性表现为关节挛缩，其发展速度很快，可能只两三天时间就会形成关节的僵直固定；另一种发展较快的残损是骨质疏松。

3. 泌尿系统 尿失禁、尿路感染和结石。

4. 心理、精神障碍 长期卧床极易导致患者出现抑郁、焦虑等不良心理，甚至狂躁等精神障碍。

5. 其他 压疮、坠积性肺炎、深静脉血栓、便秘等。

（二）康复干预

主要是预防性康复，防止出现长期卧床，卧床后防止发生继发性残疾。目前，常用的是被动运动和按摩，但最有益的是主动运动，如床上体操等。进行离床运动时，应先做平衡和下肢练习再下床，活动范围为从床旁、室内、到走道，逐步增加。注意严防直立性低血压和跌倒。

三、痴呆

（一）康复评定

认知评定内容一般包括感知力、定向力、注意力、记忆力、综合思维能力、解决问题能力等方面，在进行认知功能评定时，首先应从询问病史及临床观察开始，然后再选择评定量表。常用筛查量表包括简易智力状态检查量表（mini mental state examination，MMSE）、蒙特利尔认知评估量表（Montreal cognitive assessment，MoCA）、神经行为认知状态检查表（neurobehavioral cognitive status exam，NCSE）等，洛文斯顿（Loewenstein）作业疗法认知评定成套测验（Loewenstein occupational therapy cognitive assessment，LOTCA）、HRB神经心理学成套测验及韦氏智力测验则是常用成套的认知能力评定量表。

（二）康复治疗

1. 治疗原则 ①以维护患者的自尊和自立、改善生命质量为宗旨；②通过训练、学习改善已经丧失但仍有可能恢复的功能，最大限度地发挥仍然保留的功能与技巧，改造和适应环境，减少残疾的影响；③重视心理、社会支持活动，增加社会接触；④加强医学管理。

2. 治疗方法 除药物治疗外，可以采取综合的治疗手段。包括：①认知功能训练，可以利用许多日常活动所包括的视、听、触、味、嗅等感觉刺激进行感觉刺激训练；②心理疗法，整个治疗过程要重视心理问题，要注意保护、尊重其自身价值观念和自尊的意识；③加强护理和社会服务。

四、慢性疼痛

慢性疼痛定义为持续 1 个月以上（既往定义为 3 个月或半年）的疼痛，可引起情绪和心理紊乱，严重影响患者的生活质量。

（一）康复评估

1. 视觉模拟评分法（visual analogue scale，VAS） 是由一条 100mm 直线组成。此直线可以是横直线也可以是竖直线，线左端（或上端）表示"无痛"，线右端（或下端）表示"无法忍受的痛"，患者将自己感受的疼痛强度以"I"标记在这条直线上，线左端（上端）至"I"之间的距离（mm）为该患者的疼痛强度。该方法不适合文化程度较低或认知损害者，但可靠性强。

2. 数字疼痛评分法（numerical pain rating scale，NPRS） 是用数字计量评测疼痛的幅度或强度。数字范围为 0～10。0 代表"无痛"，10 代表"最痛"，患者选择一个数字来代表他自觉感受的痛。因 NPRS 在临床的效度较高，常用于评测下背痛、类风湿关节炎及癌痛。

3. 语言分级评分法（verbal rating scale，VRS） 是由简单的形容疼痛的字词组成 1～4 级或 5 级（由轻到重），如无痛、轻度疼痛、中度疼痛、重度疼痛。最轻程度疼痛的描述常为零分，每增加 1 级即增加 1 分。此类方法简单，适用于临床简单地定量评测疼痛强度及观察疗效的指标。由于缺乏精确性、灵敏度，不适于科学研究。

4. McGill 问卷调查（McGill questionnaire） 此问卷调查表有 78 个描述疼痛性质的形容词，分为 20 组，每组 2～6 个词。1～10 组表示躯体方面（somatic）的字词，即对身体疼痛的感受；11～15 组是精神心理方面的字词，即是主观的感受；16 组是评价方面，即对痛的程度的评价；17～20 组是多方面的，即对多方面因素进行的评定。从这个调查表中可以得到：①疼痛评定指数（pain rating index，PRI）评分，它的评分原则是每一组的第一个字词表示"1"，第二个字词表示"2"，以此类推，最后将选择 20 组中的 20 个字词的评分相加即为 PRL；②现时疼痛强度（present pain intensity，PPI），此方法属于多因素疼痛调查评分法，能较全面地评定疼痛性质、程度及影响因素。由于相对其他疼痛评定方法评定时间较长，多应用于科研。

5. 心理评估 由于疼痛包括心理性因素，需要进行心理评估。

（二）康复治疗

1. 药物治疗 老年人使用药物起始剂量要小，观察老年人临床反应，直至达到有效浓度。严格遵守剂量个体化的原则。

2. 物理因子治疗 包括光疗法、电疗法、磁疗法、超声波疗法、水疗法等。

3. 运动疗法 主要通过神经反射、神经体液因素和生物力学作用等途径对运动系统、免疫功能的影响及心理精神的影响，有助于减缓疼痛。

4. 认知行为疗法 50%～70%的慢性疼痛患者均伴有认知行为和精神心理的改变，认知行为的目的是鼓励和教育患者积极参与，帮助患者学习自我控制和处理问题的能力，改善与疼痛相关的认知结构与过程及功能状态。

5. 身体支持和支具的应用 保持身体的正常对位、对线，可以减缓疼痛。

6. 中医治疗 包括针灸、推拿和按摩等。

7. 微创介入治疗 一般用于药物及物理治疗效果不佳的慢性顽固性疼痛。

五、心脏疾病

冠心病是老年心脏疾病最常见的原因，退行性心脏病随年龄增加，发病率也逐渐增加。作为心脏终末阶段的心力衰竭，随着年龄增加，所谓射血分数保留的心力衰竭在心脏病中的占比逐渐增加，到80岁时接近50%。

（一）康复评定

1. 病史 病史询问主要在于提供心脏病原发病的诊断线索，更重要的是发现活动性心脏病（如急性心肌梗死等），因为它们是心脏运动康复的禁忌。

2. 心脏超声 是评价心脏功能最常用的方法。射血分数是心脏收缩功能最常用的评定指标。多普勒血流超声有助于发现心脏舒张功能障碍。此外，心脏超声可以发现心脏结构的病变，包括肥厚型心肌病、主动脉瓣狭窄等，这些都是心脏运动康复的禁忌证。

3. 心肺运动试验 是诊断活动耐量下降最重要的诊断方法。它不仅可以提供病因诊断线索，而且可以量化活动耐量下降的程度。试验结果还可以为制订运动处方提供精确的参考数据（峰值摄氧量、无氧阈值）。

4. 6min 步行试验 是心肺运动试验的替代试验，虽然诊断价值不如前者，但与前者具有良好的相关性，同样可用于康复评定。

（二）康复训练

运动训练是康复训练最重要的形式，包括有氧运动和抗阻运动，前者又是运动训练中的核心内容。运动训练计划又称运动处方，包括频率（frequency）、强度（intensity）、时间（time）和形式（type），即 FITT 原则。这四者相互关联，其中强度是核心。

一般而言，运动训练强度以患者最大摄氧量的50%～70%为宜，这种强度被称为中等强度，每次运动时间 30～60min，每次运动的间隔不宜超过 2d。近年来，间歇性高强度运动训练在心脏康复训练中逐步得到应用，研究认为这种形式的康复效果更好，且并未降低安全性。

思 考 题

1. 老年人残疾和共病、衰弱之间的关系如何？
2. ICF 和 ICD 之间有什么不同？如何理解 ICF？
3. 老年人的康复治疗手段有哪些？
4. 如何为老年心房颤动患者设计运动处方？

（黄　葵　涂　玲）

第十章 老年安宁医疗

第一节 概　　述

一、安宁缓和医疗概念

缓和医疗（palliative care）也称之为姑息医学、舒缓医疗等。泛指给予治疗已无效果、生存期有限的患者（包括恶性肿瘤及非肿瘤疾病，如确诊为晚期恶性肿瘤、慢性充血性心力衰竭晚期、慢性阻塞性肺疾病末期等）及其家属全面照护，尽力帮助终末期患者及其家属获得最好的生存质量。缓和医疗通过尽可能控制各种症状，同时特别注重通过减轻其心理、社会、灵性等多层面的痛苦来实现这一目标。

安宁疗护也称"临终关怀（hospice care）"，是缓和医疗终末期的重要组成部分，在为临终患者及其家庭成员服务的过程中，侧重于充分尊重患者及其家庭成员的意愿，在不刻意地缩短患者生存时间的前提下，全力确保患者在临终过程中的舒适和尊严。世界卫生组织（WHO）提出："安宁疗护是一种照护方法，通过早期识别、严格评估，对于疼痛以及身体、心理与灵性问题的治疗与解决，提高罹患威胁生命疾病的患者及其家庭的生活质量。"

安宁疗护是以减轻痛苦、追求临终的安详与尊严（善终）为目的的学科，是一门医学专业技术与人文相结合的学科。世界卫生组织提出安宁疗护原则：重视生命并承认死亡是一种正常过程；既不加速，也不延后死亡；提供解除临终痛苦和不适的办法。在最小伤害和最大尊重的前提下让患者的最后时日尽量舒适、宁静和有尊严。

缓和医疗和安宁疗护的核心内容和方法并无本质区别。二者都是着眼于死亡准备和帮助，关注患者及其家属的生活质量。区别在于两个概念涵盖的时限及照顾对象的预计生存时间不同。临床实践中缓和医疗和安宁疗护常常难以绝对区分。

安宁疗护最初的服务对象是恶性肿瘤晚期患者，随着学科发展，罹患非恶性的、不可治愈的疾病，如心肺疾病、肾病末期、肝病末期、老年痴呆等其他慢性进展性疾病的患者对安宁疗护服务的需求已远远超过肿瘤患者的数量。所以现在将安宁疗护适用范围扩大到更多罹患其他慢性疾病的患者，尤其老年患者。

老年人除了面临多种慢性病和躯体功能下降困扰以外，另一个不可回避的问题就是生命终点即将到来。所以有别于其他专科，老年医学科医师在为多病共存老年人制订综合诊疗策略的时候，需要将缓和医疗理念贯穿始终，对于老年患者以治愈为目的的治疗比例逐渐减少，代之以缓解症状为主的治疗比例逐渐增多；同时，老年医学科医师通过安宁疗护能够帮助老年人及其家人为"善终"做好准备（图10-1）。实施安宁缓和医疗的能力应该作为老年医学专科人才的基本要求。

二、安宁疗护的起源和发展历程

安宁疗护创始人英国的西西里·桑德斯女士（Dame Cicely Saunders，1918—2005）在照顾终末期患者过程中，目睹临终患者身心所忍受的煎熬和痛苦，桑德斯的心灵受到了极大的触动，让她思考怎样才能为临终患者提供更好的照护，为此她将照料临终患者视为己任，不断进行学习、探索与实践，并于 1967 年在伦敦创办了圣克里斯托弗安宁院。从此开启了现代安宁疗护的先河，随后美国、加拿大、澳大利亚等发达国家相继开展了安宁医疗事业。

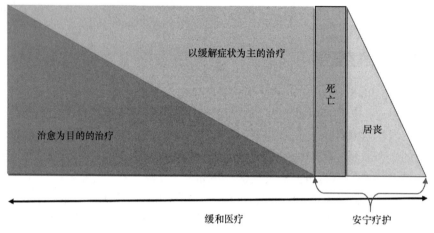

图 10-1　缓和医疗与安宁疗护的区别

三、我国老年安宁疗护现状

20 世纪 80 年代中国开始发展安宁疗护。1988 年，天津医学院成立了临终关怀专门研究机构；1990 年，上海市退休职工南汇护理院建立了临终关怀病房。之后全国各地相继成立了不同类型的安宁疗护机构。目前，我国高等医护院校还未建立相应的安宁缓和医疗专业，仅有少数医学院校开设了相关课程。2019 年 9 月，北京协和医学院将缓和医疗正式列为临床研究生必修课。

《2021 年全球死亡质量专家评估的跨国比较》针对全球 81 个国家/地区（代表世界人口的 81%）进行研究，根据各国/地区的专家意见，就生命末期（EOL）照护的质量进行了评估。中国大陆排名相较于 2015 年的 71 名，提升至 53 名。

新型冠状病毒疫情之后，越来越多的人开始重新审视死亡，即便多病共存、重病缠身，也希望临终的时候有尊严地、舒适地离去。安宁疗护不但可以减轻患者及其家属的身心痛苦，同时维护患者的尊严，提高临终患者的生活质量。随着我国人口老龄化进程的加快，以及慢性病人数的增加，安宁疗护在我国的推广及普及势在必行。2017 年国家卫生和计划生育委员会发布了《安宁疗护中心基本标准及管理规范（试行）》和《安宁疗护实践指南（试行）》，以指导各地加强安宁疗护中心的建设和管理。

高龄慢性病患者及其家属客观上需要安宁疗护，但在现实世界中普及推广很困难。主要原因如下：①高龄慢性病患者生存期难以预估。一般是由医师预期生存时间不超过 6 个月的患者可以进入安宁疗护的项目，但是对于慢性病患者，安宁疗护的时间没有很好的界定标准，使政策的执行难度加大。②中国传统生死观对死亡的消极态度。③缺乏相关老年慢性病安宁疗护政策、机构和资金。④相关专业人员的缺乏。⑤绝大多数医护人员不了解缓和医疗和安宁疗护。我国目前的安宁疗护机构主要集中在经济发达的一线城市，经营的主要模式多数在医院和社区。

第二节　如何实施安宁疗护

一、安宁疗护的照护模式

安宁疗护主要包括医院中的安宁疗护病房、社区安宁疗护服务、独立的安宁疗护机构等3种主要的安宁疗护服务形式。安宁疗护的照护模式主要有3种，即住院照护、日间照护、居家照护。

安宁疗护以人文关怀体系的形式作为最核心的元素，其基本原则是尊重患者的自主权，任何决定都需要经由患者的同意。人文关怀最重要的原则是落实到"四全照顾"体系，即"全人、全家、全程、全队"照顾。"全人"就是身体、心理、社会、灵性的整体化人性关怀照顾。"全家"照顾是指死亡牵涉到患者自身及其整个家庭、社会关系网络，要对患者家庭进行整体关怀，疏导心理、悲伤等问题，引导全家携手，一起面对生死，做到所谓"生死两相安"。"全程"照顾是从患者接受常规治疗就加以早期关注与介入，在患者正式开始安宁疗护直至获得最后安息的整个过程，进行全方位的关怀，包括其家属的后续哀伤辅导。"全队"是指安宁疗护是一个团队的工作，除了医师、护士，还需要社会工作者、药剂师、心理师、康复医师、营养师、灵性工作者，以及社会志愿者等的参与，医护专业人员与其他团队成员协助合作，让患者获得最好的照顾。

二、安宁疗护的核心技术

（一）处理患者的躯体痛苦症状

控制症状是缓和医疗的基础和核心内容。在生命的最后1年，很多老年人会有疼痛、食欲缺乏、恶心呕吐、尿便障碍、感染、情绪低落、抑郁焦虑、谵妄、失眠、呼吸困难、压疮等问题。尽可能让患者的身体舒服、减轻症状是对患者进行心理、灵性和社会层面照顾的基础。为保证老年人的症状能够得到有效控制，需要对老人做整体评估，内容包括生理、心理、社会、灵性等方面，之后在与患者及其家属充分沟通情况下，制订治疗干预计划，而计划的实施需要患者及其家属的参与（尤以患者的意见最为重要，尊重患者的自主权！）。老年人通常具有多重问题，评估患者相关症状缓解的优先顺序，所有干预措施均以改善患者的生活质量为目的，而不是延长死亡时间。事实上，不是每一种症状都必须处理，很多症状的改善、消除有很大难度，如疼痛不能完全缓解，但不影响睡眠；恶心、呕吐不能完全消除，但可通过治疗减少次数；尝试着与患者协商设定一些比较容易达成的短期目标。评估老年人生存期及对治疗的需求，需要定期依据最新评估结果实时修正干预处理方案。老年患者大多使用多种药物，需注意药物的相互作用，定期调整药物剂量及减少非必要用药（如改善长期预后的药物对于生存期有限的患者已经没有意义）。为了缓解终末期老年患者的不适症状，甚至会超药物说明书用药，但前提条件是已经与患者及其家属做了充分沟通。

（二）沟通的必要性

医护与患者及其家属进行及时充分地交流和沟通非常重要。主要包括：①目前病情和治疗现状；②治疗目标和诊治计划；③未来病情预期发展；④医疗费用；⑤除医疗技术层面之外，帮助患者家属接受患者生命有限、即将离世的事实，以及在这段时期家属需要配合医护可以做哪些具体事情；⑥配合家属让患者知道自己生命即将到达终点，鼓励家属多陪伴患者，必要时建议患者去做对自己来说非常必要的、重要的事情；⑦帮助患者及其家属确定最佳照顾地点；⑧帮助明确患者及其家属希望的老人离世地点；⑨家庭内部意见不一致时，协助做临床决策（家庭会议）。

（三）心理、社会、灵性照顾

在安宁照护团队中，医师负责患者的治疗与症状管理，在患者最后阶段给予最大程度的帮助。护士负责患者的基础护理，评估患者的身体及精神状态，给予精神上的支持。心理咨询师可以帮助患者疏导抑郁、无助等负性情绪和解决心理问题，鼓励患者积极面对现状、享受生活，以提高终末阶段的生命质量。理疗师可以给患者进行按摩，协助卧床患者进行床上肢体运动，减轻疼痛，让患者更加舒适。社会工作者可以为老年患者提供个性化服务，如通过患者所信仰的宗教抚平其负性情绪，也能让患者坦然面对死亡。多元文化的安宁照护团队是成功开展安宁疗护的关键，他们的工作能力与水平直接影响到患者及其家属的照护效果。

安宁疗护通过控制躯体各种症状，减轻精神、心理、灵性痛苦，帮助终末期患者及其家属获得较高的生存质量，所谓"逝者安心、生者无憾"。但是，人类之所以有别于动物，在于人类有思维、有思想，尤其老年患者拥有丰富的人生阅历和经验，在症状控制或尽可能控制之后，如何减轻老年患者及其家属在精神、心理及灵性层面的痛苦，是一个很重要的话题，同时也是非常难解的问题。

临床工作中经常有患者问："大夫，同样都抽烟，别人没啥事，我怎么就会得肺癌了呢？"类似这样所谓患者"想不开"的问题，比比皆是。这些问题不单是"事实层面"上的问题，而是属于社会灵性层面的痛苦，这时候患者需要的不只是简单的"回答"和"解释"，最需要的是倾听和同理，以及安宁照护团队的"答疑解惑"。如了解患者及其家属的困扰、家庭、经济状况、受教育程度、人生经历、未了的心愿、内心纠结、宗教信仰等方面信息，由安宁照护团队本着帮助患者的初心共同分析应对这些问题，让老年患者感觉到被充分尊重、理解的同时，体会到医学的温度是温馨舒适，而不是冰冷刺骨。

三、临终患者的照护

终末期老年患者的照护遵循安宁疗护的核心理念，即减轻痛苦，提高患者的生存质量，同时也要兼顾提高患者的死亡质量。

（一）初步评估

要经过多学科综合小组讨论，确定患者是否进入濒死阶段。对于肿瘤患者，如果患者的情况在一个时期已经恶化，可以采用以下4个标准中的两项来确定患者可能进入了濒死阶段：①患者卧床；②半昏迷状态；③仅能饮液体；④不能口服药物。需强调的是，临床上处于濒死阶段的患者偶尔可能也会恢复和稳定一个时期。

（二）陪伴与交流

鼓励家属陪伴患者，即使患者出现反应迟缓或嗜睡，也建议家属与之交流，用熟悉的音乐及家人的言语传递爱的信息（即使患者没有明显反应），这期间听觉是所有感官中最敏锐的，亲友间的谈话内容，患者可能会听得一字不漏。听觉是人类生命中最后失去的一个感官，向患者表达爱意，说一些令患者放心的话，讲一些发生在彼此之间的温馨的故事，可能是送给老人最好的道别礼物。

（三）核实和确定老年患者逝去的场所

在患者生命的最后几天，需要再次确定患者选择逝去的场所，包括部分患者及其家属有在家离世的习俗，也包括因个体信仰而对逝去场所的特殊要求等。

（四）持续濒死期患者的护理

至少要 4h 观察一次症状控制的效果，有问题要及时适当处理。在濒死阶段对患者及其家属继续给予心理、社会和精神方面的支持和照护。

（五）患者死亡后哀伤辅导

确定患者死亡之后，医护人员进行尸体料理，由医师开具《医学死亡证明书》，并指导家属办理相关殡葬及后续事宜。此外，部分逝者在世期间如有选择器官移植或遗体捐赠的生前预嘱，家属应在社会工作者或医护人员的协助下完成逝去亲人的遗愿。在患者死亡后，医护人员要重视对家属和亲友的心理辅导和精神支持，帮助他们能早日从亲人离去的悲痛中解脱出来。

第三节　生前预嘱

一、生前预嘱的概念

生前预嘱（living will）是一份在本人健康、清醒时自愿签署的文件，明确表达本人在生命末期希望使用什么种类的医疗照顾，以及如何实现有尊严地离世。生前预嘱不是安乐死，而是倡导以最接近自然的状态死亡或"尊严死"，与我国和大多数国家法律没有冲突。生前预嘱绝不是放弃治疗，明确表达本人在生命末期希望或放弃使用什么种类的医疗和护理，包括临终时是否使用生命保障系统（如气管切开、人工呼吸机和心脏电除颤等）和如何在临终时尽量保持尊严，如充分镇痛、舒适等内容。生前预嘱不仅包括申请人本人在医疗和护理方面的预嘱，还包括临终实施医疗护理的决策者意见以及对遗体和器官捐献等方面的预嘱。

二、生前预嘱发展现状

生前预嘱起源于 20 世纪 70 年代的美国，1976 年 8 月，美国加州首先通过了"自然死亡法"，允许不使用生命保障系统来延长不可治愈患者的临终过程，也就是允许患者依照自己的意愿自然死亡。根据医师判断，只要该患者确实已处于不可治愈的疾病晚期，生命保障系统的唯一作用只是延缓死亡的过程，医师就可以通过授权不使用或者停止使用生命保障系统。在短短不到 20 年的时间里，该法律扩展到几乎全美国及加拿大。随后英国、荷兰、比利时、德国等国也通过了适用生前预嘱的相关法律规定。

2011 年 6 月，中国首个名为"选择与尊严"的民间网站上提供"我的 5 个愿望"的中文版本，具体内容包括：①我要或不要什么医疗服务；②我希望使用或不使用生命支持治疗；③我希望别人怎样对待我；④我想让我的家人和朋友知道什么；⑤我希望谁帮助我。2013 年 6 月 25 日，成立北京生前预嘱推广协会，进一步推广尊严死的理念。

2022 年 6 月，深圳市七届人大常委会第十次会议表决通过《深圳经济特区医疗条例》修改稿。其中，第七十八条在"临终决定权"上作出大胆突破，规定如果患者立了预嘱"不要做无谓抢救"，医院要尊重其意愿，让患者平静走完最后时光。条例还明确规定，收到患者或者其近亲属提供具备下列条件的患者生前预嘱的，医疗机构在患者不可治愈的伤病末期或者临终时实施医疗措施，应当尊重患者生前预嘱的意思表示。内容包括：①有采取或者不采取插管、心肺复苏等创伤性抢救措施及使用或者不使用生命支持系统、进行或者不进行原发疾病的延续性治疗等的明确意思表示。②经公证或者有两名以上见证人在场见证，且见证人不得为参与救治患者的医疗卫生人员；③采用书面或者录音录像的方式，除经公证部分以外，采用书面方式的生前预嘱，应当由立预嘱人和见证人签名并注明时间；采用录音录像方式的，应当记录立预嘱人和见证人的姓名或者肖像，以及时间。这是全国首次将生前预嘱写入地方性法规，具有划时代意义。生前预嘱立法具有积极的进步意义，可谓真正把权利还给了该做决定的人。

三、实施生前预嘱的必要性和面临的问题

（一）实施生前预嘱的必要性

尽管高龄慢性病患者及其家属对安宁疗护认知度较低，但客观上有很高的需求。如今社会老龄化、少子化现象非常严重，许多老年人子女不在身边，一旦老人突发危及生命的疾病，如果老人没有生前预嘱，医护人员不知道老人的意愿，只能选择全力以赴积极救治，其结果可能只是延长了死亡的过程，增加了老人的痛苦，同时也增加了家庭和社会的负担，造成医疗资源的极大浪费。另外随着增龄，老年人认知能力逐年下降，待进展到中、重度认知功能障碍的时候，无法知晓老人真正的想法和诉求，老人的意愿也就无法得到尊重和实现。所以老年人在认知功能正常的时候有必要预立生前预嘱，所谓利己、利人、利国家。

（二）生前预嘱在国内实施过程中面临的问题

1. 医学技术层面的问题 如何界定"不可治愈的疾病末期或临终"是一个比较棘手的问题。由于医学不断发展，曾经不可治愈的疾病或许在将来就可治愈；当人们面对死亡时，他们的自主意愿会随着时间、心情、病情的变化而改变。

2. 生前预嘱的合法性 2022 年，深圳市在"临终决定权"上作出大胆突破，规定如果患者立了预嘱"不要做无谓抢救"，医院要尊重其意愿，让患者平静走完最后时光。相信深圳市这一"大胆突破"将有利于全国生前预嘱的推广和普及。

3. 生前预嘱受到传统文化的影响 我国传统文化忌讳"死亡"，回避讨论临终以及临终面临的一系列问题。

4. 从小到大全民缺乏死亡教育 未来首先需要对在职医护人员及在校医学生进行死亡教育、普及安宁疗护理念，之后以点带面向全民普及。

第四节 死 亡 教 育

一、死亡教育的必要性

死亡教育是指认识和对待死亡的教育，它从医学、哲学、心理学、法学、社会学、伦理学等不同方面促进人们对死亡的正确认识，让人们拥有健康而积极的生命观。

从老年人角度讲，随着年龄增长，生理功能逐渐下降，加上身边亲朋好友陆续离世，心理和精神状态会发生相应的变化，联想到自己身体的不舒适，心里难免对死亡充满恐惧，所以不主动甚至回避与家人认真谈论死亡问题。很多老年患者来医院就诊时常说"自己一点都不害怕死亡，只要别遭罪就行"（而这时候家属会偷偷向医师做出异样的表情）。

从子女角度讲，中国传统的孝道和生死观在人们的思想中根深蒂固，只知道注重对生命的延续，而不接受死亡。在老人认知功能正常情况下，子女尽量避免讨论与"死亡"有关的话题，所以子女无从知晓老人真实的对于死亡的看法和理解。一旦老人临终时，子女不惜一切代价，无论如何也要保住生命，认为活着最重要，这种所谓的"孝道"忽略了濒死者的需求，没有重视老人的死亡质量，也给家庭带来了沉重的负担甚至是灾难。

二、对老年人及其家属进行死亡教育

"生老病死"是每个人都必须要面对的，不管主观上是否愿意、是否害怕，生命的尽头毫无疑问就是死亡。既然生命的结局我们无法改变，我们能够改变的是生命的内涵和对生命的看法。

当针对恶性肿瘤或其他末期疾病的治疗不再有效时，在某种程度上意味着身心的痛苦、器官功能的衰竭和死亡。面对不能治愈的现实，应选择合适的时机和方式告知老人实情并引导老人讨论死亡相关的问题，征求老人对临终或濒死阶段的治疗和抢救措施的意见，制订生前预嘱，安排好"百年"之后的事情，因为即使在生命的最后阶段，临终患者也需要被尊重和关怀。

通过死亡教育可以促使老年人正确认识死亡的本质，帮助他们树立正确的死亡观，有助于清除或缓解老年人对死亡的恐惧，将死亡看作自然规律。只有坦然面对、接纳死亡，客观理性地对待死亡，才能在剩余的人生岁月中合理地规划自己的生活。

三、临床病例

（一）临床病例分享（见表10-1）

表10-1　临床病例分享

项目	病例1	病例2	病例3	病例4
患者及年龄	张奶奶88岁	孙奶奶92岁	李奶奶90岁	王爷爷90岁
症状	腹胀、胸闷	腹胀、纳差	跌倒、意识丧失	胸痛、胸闷
既往史	高血压、糖尿病、心律失常（阵发性房颤）	没有明确基础慢性病	高血压、糖尿病、心律失常（阵发性房颤）	糖尿病、曾两次患急性心肌梗死
疾病诊断	卵巢癌胸膜腹腔转移（余同前）	结肠癌伴肝脏多发转移瘤	急性脑梗死、高血糖高渗状态（余同前）	冠心病、急性心肌梗死?（余同前）

续表

项目	病例 1	病例 2	病例 3	病例 4
患者特点	四位患者发病前生活均可以自理,饮食起居节制有度,生活质量很高,都没有生前预嘱			
与患者及其家属沟通	病初家属咨询老年科医师,认同并接受安宁疗护理念。诉求:尽量让母亲"少遭罪"	家属坚持要求手术。术后患者痛苦,家属咨询老年科医师,希望母亲少些痛苦	按照传统的医疗模式进行积极救治。家属希望母亲尽快康复	患者拒绝住院,选择在家中接受输液、治疗。家属尊重患者选择
诊治经过	抗感染、抽放胸腔积液及腹水、抗凝、营养、对症镇痛治疗。症状改善即出院回家。最后老人意识出现模糊,家属签字要求仅对症镇痛处理,10d后老人平静离世	行右半结肠切除术+肝部分切除术。术后在家中给予患者营养、镇痛镇静处理。患者出现昏迷再次住院,家属拒绝一切抢救措施,老人安然离世	转入ICU积极救治(气管插管呼吸机辅助呼吸等),之后患者处于植物状态。多次反复因肺炎住院。1年后患者再次出现病情危重,家属签字拒绝一切治疗,老人离世	患者意识清醒情况下要求拔出输液管,拒绝治疗。家属商量后尊重患者的选择,为患者穿上准备好的寿衣,4h后老人安详离世
发病至离世时间	4个月(住院4次)	5个月(住院3次)	1年(住院24次)	1周(未住院)
医疗花费	84440元	75124元	497008元	很少(具体不详)
离世地点	医院	医院	医院	家中
家属感受	释然	心存遗憾	心存遗憾	释然

(二)病例分析

病例1:张奶奶系肿瘤晚期患者,平素存在多种慢性病,但自我管理相对较好,生活能够自理,不需要别人特殊照护,儿女都很孝顺,生活质量较高。张奶奶没有明确的生前预嘱,但张奶奶明白"老人哪有没有病的"这个道理。出现胸腔积液、腹水后,张奶奶既不纠结,也不打听自己病情如何,她相信儿女都会帮她处理好一切。张奶奶被确诊为肿瘤晚期后,她的儿子便找到老年科医师咨询,这位医师熟悉安宁缓和医疗,了解到老人非常消瘦,体重仅35kg余,同时了解到老人儿子真实的想法是不希望母亲接受手术、放疗、化疗,而是希望能够帮助自己的母亲最大限度地减少痛苦,让母亲平静走完最后一程。该医师认为,这种想法与缓和医疗理念非常契合,于是谈及缓和医疗和安宁疗护,当了解其本质之后,老人的儿子如释重负,不再担心自己背上"不孝"的罪名,不再碍于传统和世俗,毫不犹豫为母亲选择了安宁疗护。接下来的日子里张奶奶的3个子女非常珍惜与母亲相处的时光,母亲曾陪伴他们慢慢长大,如今他们陪伴母亲慢慢变老。4个多月之后,母亲在儿女们的呵护下慢慢地、自然地走到了生命的尽头。张奶奶离世后,她的子女没有更多地哭泣,而是心存感激、感恩,因为母亲在他们心中自始至终都是慈祥、安静的模样。

病例2:孙奶奶身体状态一向很好,没有高血压、糖尿病、冠心病等常见的慢性病,平素生活可以自理,甚至还可以为儿女做饭。老人不关心"身后"的事情,没有明确的生前预嘱,因为她知道身为医师的女儿会为她包揽一切。当孙奶奶被诊断为结肠癌伴肝脏多发转移瘤,老人的女儿无法接受事实,抱着侥幸和"赌一把"的心态,不顾外科医师的劝阻坚决要求手术。可以想象92岁的老人经历一个大手术之后,恢复过程是怎样的痛苦!同样对于老人的儿女也是一种煎熬。后来老人的女儿找到老年科医师,诉说了老人及其家属的困惑和痛苦,在了解了安宁疗护之后,老人女儿决定在家中给予母亲对症、镇痛、必要时镇静处理,以减轻痛苦。直到老人昏迷之后,老人入住老年科,老人被护理得干干净净，家人在老人耳边一直放着柔和的轻音乐，几天以后在女儿和孙女的陪伴下老人没有痛苦地慢慢"离去"。

病例 3：李奶奶曾是一名医护人员，平素患有糖尿病、原发性高血压、心房颤动、直肠癌术后等慢性病。老人平时非常自律，生活方式比较健康，各种慢性病自我管理得很好，生活一直可以自理。既往没有接受过死亡教育，也没有生前预嘱。李奶奶因急性脑梗死、高血糖高渗状态住院，当生命体征不平稳老人需要紧急抢救或转入 ICU 的时候，唯一在身边的女儿无法接受母亲的病危，慌乱、不知所措中决定转入 ICU 病房，经过 10d 的积极救治，生命体征平稳，但是母亲变成了植物状态。此后 1 年多的时间，老人反复因为吸入性肺炎、尿路感染入院。女儿曾与医师哭诉：目睹曾经干净利落的母亲，如今呈植物状态没有生活质量且反复住院饱经痛苦。她真的非常后悔当初的决定。拥有安宁疗护理念的老年科医师告诉她，在老人没有生前预嘱、危在旦夕的情况下，家人做任何选择都没有对和错！

病例 4：王爷爷文化程度不高，但饮食起居一直非常有节制，糖尿病史 30 多年，曾有两次心肌梗死。在血糖仪还没有普及的年代，老人仅凭尿糖试纸自我监测结果自行增减消渴丸剂量。平素耳不聋、眼不花，生活可以自理。最后发病时拒绝去医院救治，同为医护人员的女儿和孙女为老人在家中输液治疗，1 周之后老人感觉没有好转，坚决要求拔出输液管，老人的女儿和孙女当时并不了解安宁疗护的理念，只是觉得这是老人的选择，于是家人商量之后秉持着"顺者为孝"的本心，充分尊重老人的选择，拔掉输液管。从老人要求拔除输液管到离世仅 4h 的时间。事后子孙们每每想起老人的点点滴滴，无不充满了温馨的回忆，其中也包括老人的离世。

思　考　题

1. 病例 4 王爷爷的家属选择尊重老人的意愿，拔除输液管，4h 后老人离世。你认为家属做得对吗？

2. 缓和医疗和安宁疗护的区别有哪些？

3. 面对日渐衰老的长辈，你会与他们聊起生前预嘱吗？

4. 你认为死亡教育设置在什么阶段比较合适（小学、中学、大学）？

（刘亚男　张春玉）

第十一章　老年医患沟通

第一节　医患沟通的概述

一、医患沟通的概况

医学具有显著的科学性、实践性、时代性和社会性。在医学实践活动中必将产生医师和患者之间的关系，简言之就是医患关系（doctor-patient relationship）。临床上医患关系是指医务人员与患者及其家属之间的关系，在医疗活动中建立良好的医患关系是医疗效果的前提，科学、正确和完善的医患沟通是建立良好医患关系的保证。多少年来，医患关系的优劣和医疗结果的关系一直备受关注，不同的医患沟通策略、方式、方法、内容、技术、技巧与医疗结果的研究同样是被关注的热点。在老年人群的疾病防治过程中，由于老年人自身的生理特征和衰老脆弱的特点，从而反映出的老年病的复杂特性，加之老年人群特有的广泛的社会属性和家庭属性，在老年人进行医疗过程中，更需要全面、细致、合理、充分地沟通，才能保证有效医疗行为的合理地实施，以达到最满意的医疗效果。然而遗憾的是，在老年医学领域与老年人的医患沟通研究，由于其特有的复杂性特点临床研究更是有限，所以需要我们在临床实践过程中不断地去总结、摸索、探究其方式方法和作用。

二、医患沟通的作用

在医疗过程中，常常是医师主导医患之间疾病信息的交流，以及由此而产生的治疗后果和融洽的医患关系，从而推动了医学的发展。医患沟通在以下几个方面发挥重要的作用。

（一）正确诊断的必需

在老年病的临床诊疗过程中，获得正确的诊断是至关重要的环节，正确的诊断决定着正确的治疗，是治愈疾病的基本保证。一名优秀的医师能够深刻体会获取患者信息对正确临床诊断的重要性，并且能把这些信息提炼，加工、整理，与现代的实验室检查和特殊检查手段相结合，达到确诊的目的。在疾病诊断过程中，通过医患沟通获得的患者信息分为3部分内容。

1. 通过问诊获得信息　是医患沟通的开始和基础，除了个人信息外，疾病的特点是这一环节的关键所在。老年患者常有共病、认知能力下降的特点，需要医师具有丰富的医学知识和良好的语言沟通能力，在沟通过程中更需要广泛的老年医学知识和适应老年人语言、感情的交流沟通能力，才能获得更全面的信息。

2. 通过体格检查获得客观证据　这需要医师具备熟练的体格检查能力，并且在进行体格检查之前和过程中与患者进行随时的沟通，以获得患者的配合。

3. 通过实验室和辅助检查获得信息　这一部分内容常涉及抽血或其他特殊检查手段，由于有些辅助检查具有一定的风险和创伤性，所以在实施这些检查技术之前要有清楚的医患之间的沟通和交流，包括实施该技术的益处和风险，以及必要的经济承担，并且要履行签署必要的书面文件。

在现代医疗工作中，过分依赖实验室检查和辅助检查技术，忽视最基本的临床思维，特别是病史采集和体格检查，容易导致误诊或漏诊，是医疗差错出现的重要原因。医患沟通能力是临床思维能力的体现，医师临床思维能力的提高依赖于医患沟通能力的提高，提高医患沟通能力就是提高临床诊疗能力，在老年医学的临床诊疗过程中更能体现出这一突出的特点。

（二）提高治疗效果的必需

在正确诊断的前提下，对患者进行合理有效的治疗，达到治愈和缓解疾病，维持恢复功能的目的。医学治疗手段包括药物治疗、手术治疗和中医治疗，而现代的治疗手段包括介入治疗、腔镜治疗、免疫治疗，以及细胞治疗等等。治疗策略包括对症治疗、对因治疗和老年人临终的舒缓治疗。治疗效果包括治愈、好转、无效等。在这些医疗手段的应用过程中，面对不确定的治疗效果和风险，与患者及其家属进行沟通对治疗策略的选择显得极其重要，医师要充分介绍各项治疗技术的益处和风险，以及疾病的发展和转归，包括必要的法律文件的签署，是医疗过程中必需的程序。

在临床疾病治疗过程中，医患沟通的程度和水平，对治疗结果会产生重要影响。通过充分细致的医患沟通，患者能够对自己的疾病具有足够的认识、对各种治疗措施有清楚的理解，这样可以提高患者对于治疗的依从性和态度，依从性好且积极配合治疗的患者，常常治愈的概率更大，并发症的概率更小。

（三）构建和谐医患关系的必需

良好的医患沟通能使医患关系更加和谐，现今社会的医疗环境仍然存在不可避免的医患矛盾。怎样减少医疗差错，避免医疗纠纷，化解医患矛盾，良好的医患沟通是重要的措施。我们可以从以下几个方面看到医患沟通的作用。

1. 良好的沟通使医患形成共识　通过医患沟通，围绕疾病诊断、治疗方案、技术水平、医疗费用、预后等内容，医患之间建立共识，是医患双方继续合作的基础。

2. 良好的沟通增加医患的心理相容　人的心理活动受理性判断的影响，当医患双方有了共识以后，会使对方产生较大的心理包容，常常会接受对方的缺点和过错，甚至原谅对方的无意损害。

3. 良好的沟通使医患产生情感　当医患密切沟通、接触后，双方容易产生情感。这种情感也可以发展成为友情，医患建立友情后，不论对诊疗效果还是对解决医患矛盾都是非常有益的。

4. 良好的沟通满足了医患的需求　良好的沟通使患者获得了社会的尊重和心里的满足。而医师也获得患者、家属及社会的尊重，以及个人成就、社会声誉、经济收入、医疗水平的提高等。良好的沟通对医患是互惠互利，达到共同发展。

（四）现代医学模式发展的必需

现代医学模式应该是在传统医疗模式基础上，有机地把心理和社会因素融合到诊疗的过程中。不仅需要药物、手术、技术等的进步和发展，还要有语言、心理、行为、环境等相适应的综合措施，是与社会相关联的整体。要构成预防、保健、治疗、康复四位一体的立体化医疗模式，需要全社会共同参与。医学学科、医疗卫生机构、政府管理、医学教育等均要发挥作用。医患沟通是构成社会体系和患者人群之间的桥梁，这种相互作用可有效地调动全社会的力量，真正推进现代医学模式的发展和实现。

三、医患沟通的内容

医疗行为中医患之间的沟通以语言沟通的形式为主，还需要有非语言沟通和书面沟通。

（一）语言沟通

良好的语言理解和表达能力是医护人员职业工作中的基本要求，是医疗水平的表现。语言沟通的技巧和能力主要表现为以下几个方面。

1. 合适的称呼　是建立医患良好沟通的起点，为以后的交往打下互相尊重、互相信任的基础。称呼患者的原则是尊重为先，要根据患者的年龄、职业等，表达出对患者的尊重。但在治疗的关键点上，要直呼姓名，如术前核对、输液给药等，以保证治疗准确无误。

2. 通俗地表达医学术语　在医患交流中，患者对医学术语往往不能正确理解，所以需要医师用通俗的语言来表达医学知识，使患者能够清楚地了解自己的病情、理解治疗方案，可以用图片、模型或录像等举例给予说明。

3. 提高语言交流技巧　态度和蔼、语气亲切是良好沟通的先决条件。倾听是准确获取信息、促进交流、表达尊重、建立良好医患关系的核心技能。在医患交流对话中，特别需要医务人员保持倾听的状态，有助于准确、全面地收集患者真实的信息，赢得患者充分的信任与合作。

4. 避免使用伤害性语言　在医疗沟通过程中，要有意识地使用保护性语言，而避免使用伤害性语言。伤害性语言可引起或加重病情。对预后不良的患者告知病情要慎重，要避免窃窃私语，以免造成患者的恐慌。

5. 不评价同行的诊疗工作　医院的水平不同，医师的医疗水平也有差别，对同一疾病的诊断和治疗常有差别，而老年疾病本身也具明显的复杂性，所以不要评价同行的诊疗相关问题，否则容易引发医疗纠纷。

6. 常用医患沟通的正确语言和忌语

（1）常用的正确语言；如"请问哪里不舒服？""您感觉最不好的是什么？""上次用药治疗后好些了吗？""可以谈谈您的病情和诊疗经过吗？""我们会认真研究您的病情，并制订一个适合您的治疗方案。""您需要在这份医疗文件上签字，谢谢您的配合！"

（2）常见的忌语：如"快讲，哪里不好？""连自己的病都讲不清！""跟你说了你也不懂！""为什么不听医师的话？为什么不坚持服药？""我们只管看病，其他事情管不了。""这个字一定要签，否则没人敢为你开刀。""不要太娇气了。""该讲的我都讲了，你自己看着办吧。"

（二）非言语沟通

在医患沟通中，医师的非语言表达是明显影响沟通效果的，是有效进行沟通交流中不可缺少的内容。这些非语言表达交流包括仪表举止、目光与面部表情、身体姿势、语调、距离与方位、肢体接触等。医师必须养成举止谦和、文明礼貌的行为习惯，要善于通过面部表情表达自己，合理地使用肢体语言。双方要有适当的距离，约一个手臂的长度，以避免面对面的直视。必要的肢体接触常常会对老年患者产生良好的效果，如轻拍后背、为动作不便者轻轻帮助体位的变换、帮助患者下床活动等。

（三）书面沟通

医患书面沟通是双方借助文字符号进行的沟通，是医患沟通的重要形式。与语言沟通相比，书面沟通需要时间长，且效率低，但优点是内容清晰可查、具体明确、具有法律依据，也是维护医患双方权益的重要保障。

1. 书面沟通的内容　最主要的书面沟通内容是在医疗过程中的各种知情同意书，包括向患者或家属介绍的疾病诊断、主要治疗措施、重要检查的目的及结果、患者的病情及预后、某些治疗可能引起的不良反应、手术方式、手术并发症及防范措施、医疗费用等情况。每次沟通都应在病历中有详细的记录并签字；其次的内容是医学知识和健康教育资料，以及医院科室的规章制度。通常是将常见病的特点和防治事项、医院和科室的规章制度、出入院流程等制成书面材料或者板报、宣传栏的形式；在现代信息化社会，也常发布在医院网站上，便于患者阅读和查询。

2. 书面沟通的注意事项　应避免形式化，重要的是与患方进行深层次的交流，包括医学的不确定性和复杂性，让患者共同参与到诊断治疗过程中去，参与治疗的选择。在书面沟通过程中，只对治疗过程进行客观的描述，尽量避免对疾病可能的转归、治疗的效果等作肯定或否定的结论。协议书上的手术风险要向患者解释清楚，既要让患者坚定战胜疾病的信念，又要让患者对手术的风险有必要的理解，医务人员要着重交代可能的手术风险及防范措施。

3. 医患沟通文件的内容格式　医患沟通文件的内容一般有两种形式，多数医院根据自身的条件和医疗过程、学科特色制订相应的医患沟通规范的记录单，包括入院病情交代书、术前交代书、病情危重交代书、特殊检查治疗费用交代书、一些医院规章制度的告知书等；另外一种形式就是根据病情的需要随时在医疗护理的记录中记录。所有的告知一定要交流清楚，医患双方进行签字。内容要包括沟通的主要项目和结果、时间、地点及参加的医患人员。

第二节　老年医学科的医患沟通

我国已经进入深度老龄化社会，老年病的诊治是医疗行业中的重要问题。在老年病的诊疗过程中，由于老年人本身的特征，与老年人群的医患沟通比普通成年人具有更重要的价值。

一、老年患者的生理特征、疾病特点与社会因素

除了普通成年人患者的特点外，老年医学科患者常常还具有以下的特点。

（一）老年人生理特点和身心变化

在人衰老过程中，老年人脑功能会自然衰退，常出现注意力不集中、情绪易激动、记忆力衰退。进入老年阶段，他们在评价和处理问题时，容易固执己见，经常以自我为中心，很难正确认识和适应生活现状等。老年期不仅丧失了社会地位，还丧失着金钱、亲人、健

康等，所有这些变化都会强烈地刺激老年人的精神和心理，使他们的情绪敏感，猜忌而多变，感觉孤独寂寞、空虚无聊等。老年人自控能力变差，经常会被负面情绪控制，如焦虑、恐惧、孤独、忧郁、偏执、暴躁、自卑、自暴自弃等，对外界和周围环境的人和事及其变化缺乏热情。老年人更喜欢在安静、清闲的环境中生活，常出现睡眠功能下降，睡眠少、失眠、睡眠浅、黑白颠倒等。老年人的思维创造性下降，但由于丰富的人生经历和社会经验，依然能保持综合分析能力和判断能力，常常对一些问题有深刻的认识和准确的判断，能更深刻地认识当前的事物，避免失误和错误出现。

老年人都有一个共同的心愿，就是希望自己能有一个健康的身体，患病之后能尽快康复，不留后遗症，不给晚辈增加负担，尽可能达到延年益寿。

（二）老年疾病的特征

1. 老年共病　老年人随年龄的增长，疾病种类不断增加，越是高龄老年人，共病的发生也会更严重。而这种共病现象在临床上常被忽视，如心血管疾病、肺病、脑血管病、肾功能不全、慢性骨关节病、慢性肿瘤是常见的老年共病组成。

2. 老年综合征　老年综合征是老年人特有的一组疾病，包括认知功能下降、帕金森病、衰弱、肌少症、营养不良、老年抑郁、跌倒、压疮、失禁、便秘、骨质疏松、老年疼痛、多重用药等，这组疾病和衰老密切相关，受多因素影响，并且互为因果，治疗效果差，重点在于早期发现和预防。

3. 起病隐匿，缓慢发展　多数老年性疾病属于慢性病，具有发病隐匿、进展缓慢的特点，往往在发现症状时病情已经较重或到了终末期。

4. 临床表现不典型　由于老年人器官功能减退、感觉敏感性下降等原因，使疾病的临床症状变得不典型，或者出现不该有的症状，经常表现为病情重而症状轻，易导致疾病的漏诊和误诊，是医疗纠纷的主要原因。

5. 病情变化快，病死率高　老年人由于各脏器功能的减退、器官储备功能降低，应激反应能力下降、对药物的敏感性差等原因，表现出抗病能力减弱。一旦病情发生变化，往往会迅速恶化，使病情变得更加复杂，预后差，容易发生多器官功能障碍，即起病急、发展快、死亡率高。

6. 并发症较多　老年人多存在共病，感觉迟钝，发病时症状多不典型，多伴有多器官功能受累，经常是以并发症为首发症状。常见的并发症有肺部感染、电解质紊乱、血栓、栓塞、意识障碍等。

7. 药物不良反应多　老年人用药的品种和数量常较多，经常是长期用药，药物在体内的吸收、代谢和排泄均缓慢，药物不良反应的发生率明显增加，药源性疾病也会相应地增加，使原有的疾病更容易加重，临床治疗难度加大，是影响老年患者预后的重要原因。

（三）老年患者的社会影响因素

1. 社会角色的转变　老年期是人生的一个重要转折期，老年人的社会角色发生了本质的变化，从社会的主角转变为了配角，从忙碌的职业转变为清闲角色，这种变化对老年人身体、性格及心理都会产生很大的影响，直接或间接影响到老年人的身心健康。

2. 环境因素影响　环境的变化，包括空气污染、社会风气和社会福利等，都会对老年人的生活方式和身心健康产生影响。

3. 社会心理因素的影响　社会心理因素，如尊重、亲密而忠诚的关系、独创性、安静的生活环境、内在的精神活动等，对老年人的身心健康也具有很大的影响。

二、诊断中的医患沟通

（一）老年患者病史采集时的沟通特点

医患沟通开始于病史采集，准确的临床诊断与完整系统的病史采集密切相关，老年患者的病史采集尤其需要更加细致和全面。在老年人的病史采集沟通过程中，要注意老年病的特点和沟通技巧。

1. 临床症状不典型　老年人患病后的临床症状多数不典型，和老年人认知功能下降和感觉迟钝有关，对症状感觉不敏感，甚至有疾病发作而没有症状，增加了病史采集的难度。有时患者症状已较明显而自己却不知晓，如老年患者发热时可能已经发热很久，自己却感觉正常。

2. 症状叙述困难　老年人由于认知功能及语言表达能力下降，也会增加病史叙述中的困难，如发音不清、言语混乱、记忆力下降等，造成症状描述不准确、不清楚等，故医师在病史采集的过程中，要特别注意耐心引导、主动询问，特别要注意家属的述说。

3. 注意心理因素的影响　在老年人晚年的生活中，由于社会家庭地位的改变，心理状态会发生很大的变化，常出现焦虑、恐惧、抑郁、失落等心理因素，会使原有的病情变得更加复杂化，增加了医师问诊的难度，因此，对老年患者的问诊要采用一些心理疏导的方法，耐心、不能急躁，给予充分的理解和尊重。

4. 注意沟通技巧　在老年患者病史采集的过程中，推荐采用"三段式"模式。开始阶段主要是以非语言交流为主，包括简单地提问、观察与倾听等；深入阶段主要是提问与澄清、控制与引导等，要细致地询问可能的线索，澄清与相关疾病的关系，引导患者回答值得关注的问题；结束阶段常用的是总结、核实与协商治疗等。

5. 注意老年慢性病自身的特点　老年病的职业特点、个人生活习惯与疾病有关，如原发性高血压多见于脑力负担重、有家族遗传倾向、酒精性肝病与常年酗酒有关。心脏病多表现为心悸、胸闷、胸痛、气短，肺病常有咳嗽、咳痰和气喘憋，而头晕、晕厥则常见于脑血管病；而有些症状可见于多种疾病，如水肿可由心脏、肾脏、肝脏等疾病引起。

（二）体格检查时的沟通特点及注意事项

在诊疗过程中，病史采集以后需要进行体格检查以获得客观的体征，来补充诊断的依据。体格检查也是医患进一步交流沟通的环节。

1. 典型体征的较少　老年人典型的体征常常被掩盖而不典型，如进行心脏听诊时，瓣膜病时心脏杂音会减轻，高血压时心音反而会较弱；进行腹部触诊时，腹膜炎时腹部压痛会不明显；肺部感染较重时，听诊肺部啰音可以较少。

2. 多种疾病体征互相掩盖　老年患者的共病可以导致疾病之间的体征互相掩盖、难以辨别。如老年人心力衰竭时肺部湿啰音与肺部感染时的湿啰音可同时存在，也可单独发生，很难准确区分；老年人水肿可以是多种原因共同的结果，也可以是独立的疾病，很难区分。查体时要认真、仔细，紧密结合病史，审慎地加以辨别。

3. 查体时配合能力差　老年人体能衰弱、反应缓慢、行动不便、耐受力差，在接受一些体格检查时，行动较慢，有的动作不能很好地配合，故医师在给老年患者做检查时，尽量要小心谨慎、缓慢简单，给患者留出足够的缓冲和歇息的时间，不能急于求成，要循序渐进，逐步完成。

4. 重要体检项目及意义　老年人认知功能出现不同程度的减退，还容易伴发脑血管病、神经系统退行性疾病、老年帕金森病及老年抑郁症等，常出现记忆力逐渐丧失、理解力、判断力下降等。及时和早期对老年人进行神经系统及认知力检查、平衡功能检查，对早期发现和预防老年痴呆的发生和发展均有非常重要的临床意义。另外，老年人的体检要注意整体生活能力的评估，营养不良、衰弱、肌少症、跌倒风险的检查和评估具有更大的意义。

（三）重要的辅助检查项目及意义

辅助检查项目是疾病诊断的必须，检查前和检查后要同患者及其家属进行充分的沟通和交流，说明各项检查的价值和意义。

1. 化验室检查　包括血、尿、便常规及血生化检查，血生化要包含肝肾功能、离子、血糖、血脂等，这是临床最常规的检查项目，还要根据老年人相应的疾病做特殊化验，如脑利尿钠肽、肌钙蛋白、肿瘤标志物、凝血功能、骨代谢标志物、免疫功能指标等。

2. 心电图检查　包括普通心电图、24h 动态心电图和心电图运动试验，是诊断各种心脏病的必要手段。普通心电图简单方便，适合老年人急性冠脉综合征、严重的心律失常的诊断；动态心电图适合于高龄老年人，可以发现心肌缺血、心律失常（如病态窦房结综合征、阵发性房颤等）异常改变；运动负荷心电图，适合可以运动的老年人，可以早期发现心肌缺血。

3. 超声学检查　包括心脏超声，腹部超声和其他器官如血管、甲状腺、乳腺、前列腺等的超声。超声学检查属于无创性的手段，重复性好，准确性高、经济方便、实用性强、是被老年人广泛接受的检查手段。

4. 放射学检查　主要包括计算机体层成像（CT）和磁共振成像（MRI）检查，头部 CT 及 MRI 检查对老年脑血管病的诊断和指导治疗均有重要意义。胸腹部 CT 结合影像增强技术对肿瘤及其他占位性病变的诊断和鉴别诊断均具有价值。此外，这些放射学诊断技术对于老年骨病、关节病、运动器官疾病的诊断也具有较高的价值。

5. CT 血管成像和血管造影检查　冠状动脉 CT（CTA）和冠状动脉造影是常用于评估老年患者冠状动脉疾病的重要检查手段，可以明确冠状动脉病变的部位、范围、程度，甚至功能。CTA 属于无创性检查，主要的作用是诊断冠状动脉病变为主，特别适合病变早期的评估。冠状动脉造影属于有创性技术，准确性高，可以同时对相应的病变进行介入治疗，所以对于急重型冠心病，适合冠状动脉造影检查。此外，还有脑及外周血管 CT 成像和有创造影。有创性检查之前还需要签署手术知情同意书。

6. 核医学检查　目前，常用的有正电子发射计算机体层显像仪（PET/CT）检查和各种器官的同位素扫描检查，对于老年各器官的肿瘤或者代谢性疾病的诊断是很有帮助的。

7. 老年综合评估　老年综合评估技术是老年医学的核心部分，是整体评估老年人的生活、行为、器官功能的技术，包括躯体疾病、老年综合征、身心健康和社会行为的评估，评估过程需要耐心细致，全面科学准确，有利于老年患者进一步的身体功能维护和康复。

三、治疗过程中的医患沟通

在老年人的医疗过程中，疾病确定诊断后，进行治疗是整个医疗中的核心环节，治疗方法措施的选择、治疗的效果及其风险和副作用，以及疾病的预后都需要与患者及其家属沟通，医患需要共同理解，向好的目标去努力。需要沟通的信息主要包括如下内容。

（一）医学知识与健康教育

1. 向患者介绍基本的老年医学常识　这是非常必要的，随着年龄的增长，老年人的各个器官都会衰老，包括视力模糊、两耳失聪、牙齿脱落、记忆力减退、动作迟钝、手脚不灵活、血管硬化、肺活量减少、心功能下降、骨骼变脆、容易骨折、免疫力储备能力低下等，因此，更容易患病和继发感染，一旦患病，痊愈和康复也比较慢，预后较差，同时易产生精神和心理的问题。

2. 向患者介绍老年人的健康知识　很多疾病与生活方式密切相关的。良好和健康的生活方式对老年病的预防和治疗都具有很重要的意义。要定期体检，早期发现心脑血管病、肿瘤等疾病及其危险因素，有目的的控制相关危险因素，通过自身和医师的共同努力获得最佳的健康状态。要强调劳逸结合，避免过度的体力及心理负荷，才有利于病情的稳定和康复；另外，生活规律、心态平和、家人的关怀和理解，对老年人的生活和心理影响非常重要。

（二）疾病的预后、治疗措施风险的告知

老年病发病急、诊断困难、病情危重、风险高、预后差，在医师的治疗过程中，要及时充分告知患者及其家属疾病的严重性、治疗中有可能出现的风险及其严重程度，以及随时有可能出现的危及生命的意外风险，甚至可能出现的病情恶化乃至死亡。例如，急性心肌梗死的患者要行紧急介入治疗，医师一定要在术前与患者及其家属充分沟通，告知急诊治疗的必要性、术前的准备情况、术中有可能出现的风险及相应的抢救措施、术后有可能出现的并发症及意外等。让患者及其家属对这种治疗充分了解，能积极地接受和配合治疗，对可能出现的意外有必要的心理准备，尽可能避免医疗纠纷的发生。

（三）治疗方案的知情和选择

知情同意是临床医患沟通的重要项目，贯穿于医疗工作的始终。同是一种疾病，在不同的条件下，可以选择不同的治疗方案，尤其是老年患者，自身情况不同而采用的治疗方案常有较大差别。同样是冠心病，不同的情况下可以选择药物治疗、介入治疗和外科手术治疗；同样是肿瘤，不同的条件下可以选择手术治疗、化疗、放疗、免疫治疗等。医师应及时与患者及其家属进行良好和有效的沟通，让患者及其家属充分了解疾病的状况和治疗方案及选择，给予充分的知情权，并获得患者及其家属的理解与配合。特别是肿瘤晚期的患者或病危临终前的患者，医师更要及时进行沟通，一定讲清楚预后，给他们自愿选择治疗策略的机会和权利，并有书面签字。

四、老年医患沟通的展望

在全球人口老龄化的今天，老年相关疾病的负担非常高昂，全球近23%的疾病负担可归因于老年人的健康状况。其中，由于寿命的增加与低健康知识水平的矛盾和疾病的总体

负担呈明显的相关性，这个差距与医患交流沟通的技术和水平密切相关，所以，加深对医患沟通的认识、提高医患沟通的水平是必要的。

近期有研究荟萃了老年医患沟通模式和方法，观察内容包括沟通目标和准备、参与者特性、沟通过程和环境。系统总结了影响老年患者参与临床沟通的因素，评价了老年患者的行为和社会心理方面的因素，这些因素可以影响老年患者参与临床沟通，并影响医师的判断。有的是对医患沟通前期的训练计划进行研究，以提高患者积极参与互动的方法，并提出有些沟通内容更需要前期培训，经过培训的患者就诊时间短、获得信息广泛。也有研究提出医患沟通质量与患者的生活质量、药物依从性和疾病发病等结果有关。另外，在现代医学中，一些医患沟通学习软件的开发和利用将会帮助提供以患者为中心的沟通信息。

目前，老年人群在医疗过程中的医患沟通，有效规范的方式和方法非常有限，仍然限于传统的以经验为主的沟通模式，所以积极探讨老年医学中医患沟通的作用、方式方法、影响因素，以及对医疗健康结果的影响，对于现代医疗模式和体系都是非常必要的，同时对于老龄化时代以老年人健康为主体的良好医患关系的建立也是非常重要的。

思 考 题

1. 怎样才能及时正确地发现老年人的常见病？
2. 怎样引导老年患者正确认识老年病的复杂性和风险性？
3. 怎样引导老年患者及其家属正确认识治疗疾病措施的两面性？

（齐国先）

第三部分 老年综合征及常见问题

第十二章 老年综合征总论

第一节 老年综合征的概念和流行病学

一、老年综合征的概念

随着年龄增长，人体各器官系统功能逐渐衰退，易罹患各种急、慢性疾病。在慢性疾病、衰老、心理、社会及环境等多种因素的综合作用下，老年人常常表现为一种或多种非特异性症状，而缺乏典型表现。这种由多种原因或多种疾病造成的非特异性的同一临床表现或问题定义为老年综合征（geriatric syndrome，GS）。目前，国内外研究对于 GS 所包含的综合征尚不统一，文献提到的有 30 多种，包括跌倒、视力障碍、慢性疼痛、听力障碍、认知障碍、晕厥、营养不良、衰弱、肌少症、焦虑、抑郁、睡眠障碍、尿失禁、便秘、多重用药等。GS 在老年人群中非常普遍，但常常被忽视或低估。

GS 与传统医学提到的综合征有着本质的区别。传统的医学综合征是"一因多果"，指一种病因引发的多种临床表现，如皮质醇增多症（又称库欣综合征）的病因是皮质醇增多，临床可以出现向心性肥胖、满月脸、水牛背、骨质疏松、皮肤菲薄等多种表现。而GS 则是"一果多因"，是由多种病因或病理生理状态导致同一种临床表现或问题，以谵妄为例，其产生的原因可能是痴呆、脱水、感染、感觉障碍、药物反应、睡眠紊乱和衰老等多个因素（图 12-1）。传统医学综合征的病因诊断明确，而 GS 病因诊断较为困难。尽管如此，临床经验证实，即使在没有明确病因诊断的情况下，针对 GS 临床表现或问题的治疗管理也是积极有效的，因此，不宜过分强调识别 GS 的潜在病因而延误治疗。

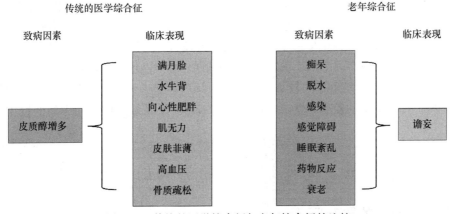

图 12-1 传统的医学综合征与老年综合征的比较

二、老年综合征的流行病学

不同 GS 的发生率因性别、人种、环境、地区，以及社会经济地位的不同具有较大的差异，目前国内外尚未开展 GS 的大规模流行病学调查。已有的小样本或小范围调查显示，GS 的发生率整体较高，随着年龄的增加而增加，不同 GS 之间存在相互影响，并可互为因果。

衰弱是一种常见的 GS，由于衰弱老年人发生失能和死亡的风险明显增加，已成为国内外老年医学领域的研究热点。女性群体的发生率高于男性，未婚、独居、社会经济状况，以及不良生活方式等因素增加患病风险。中国 60 岁及以上社区老年人群衰弱的发生率约为 10%，75 岁及以上可高于 20%，住院老年人群可高达 30%。

老年人群精神障碍主要包括痴呆、抑郁、焦虑和睡眠障碍，是值得关注的 GS。2019年的一项流行病学调查显示，中国 65 岁及以上老年人痴呆患病率约为 5.6%，其中阿尔茨海默病相关痴呆以及血管性痴呆的占比较高。抑郁患病率约为 7.3%，焦虑约为 4.7%。老年人群易发生睡眠障碍，中国老年人群的睡眠障碍发生率约为 46.0%，农村地区高于城市地区，女性高于男性。

肌少症也是一种老年人高发的 GS，中国健康与养老追踪调查（China Health and Retirement Longitudinal Study，CHARLS）数据显示，中国 60 岁及以上社区人群肌少症发生率约为 6.4%，80 岁以上增加到 31.9%，男性高于女性，农村高于城镇。营养不良是发生肌少症的一个重要危险因素，亚洲老年人群营养不良的发生率可能高达 22%，16%～73% 的老年人群可能存在营养不良风险，而中国老年住院患者营养不良风险发生率更是大于 50%。

衰弱、肌少症、营养不良、神经退行性病变，以及步态异常等 GS，导致跌倒的发生率明显增加。CHARLS 数据显示，中国老年人群跌倒发生率约为 23.54%。跌倒经常造成不同程度和类型的损伤，10.21% 的老年人跌倒之后需要就医，近期跌倒与骨折风险增加有关，跌倒导致的并发症是老年人群创伤性死亡的主要原因。

老年人群常存在感官功能障碍，主要为视力障碍和听力障碍。2017 年的一项研究数据显示，全世界 70 岁及以上男、女失明的发生率分别为 4.55% 和 4.97%，中重度视力障碍的发生率分别为 20.33% 和 21.87%，轻度视力障碍的发生率分别为 14.05% 和 14.57%。中国 65 岁及以上老年人群的视力障碍发生率约为 8.8%。2018 年世界卫生组织数据显示，65 岁以上老年人群中约 1/3 存在中度或中度以上的听力障碍。2019 年版的《老年听力损失诊断与干预专家共识》指出，中国 60 岁以上老年人群听力障碍比例高达 11%。

老年人尿便障碍的发生率亦较高，中国北京地区老年人尿失禁的发生率约为 24.6%，60 岁及以上人群便秘的发生率为 15%～20%，65 岁及以上人群大便失禁的发生率约为 12.3%。

第二节　老年综合征的影响因素和危害

一、老年综合征的影响因素

GS 的发生是多因素共同作用的结果，主要与人口社会学因素、生理功能减退及慢性病、药物和心理因素等相关。

（一）人口社会学因素

年龄、性别、婚姻状况、教育程度、家庭及社会环境等均可影响 GS 的发生。大于 80 岁男性、大于 75 岁女性、丧偶、独居、文化水平低、缺乏照护的老人发生 GS 的概率升高。良好的家庭功能和社会支持对于维持老年人的身心健康具有积极作用，有助于预防 GS 的发生。

（二）生理功能减退及慢性病

随着年龄的增长，各个器官系统逐渐出现功能减退及自稳机制的下降，易罹患各种慢性病，且往往多病共存。生理功能减退和慢性病是 GS 发生发展的重要因素。

1. 神经系统 脑神经元数量逐年减少，自 50 岁后，脑神经细胞数以每年 1% 的速度减少，至 70 岁时约减少 20%。大脑逐渐萎缩，至 70 岁时脑的重量约减少 5%，90 岁时将减少 20%。脑血管阻力增加，大脑血流量减少，耗氧量及代谢率降低。神经系统衰老导致反应迟钝、对外界环境变化的调节与适应能力降低、记忆力减退等，引发一系列 GS 包括感官功能障碍、步态异常与跌倒、肌少症、衰弱、谵妄、痴呆和尿失禁等。

2. 心血管系统 心脏中脂肪与结缔组织增加，伴有不同程度的胶原及淀粉样变，心肌及瓣膜增厚、硬化，心室充盈功能减退；动脉弹性降低，血压升高，心脏射血阻力增加，心输出量及器官组织灌注减少。最常见的老年心血管疾病为高血压和动脉粥样硬化相关性疾病。高血压与衰弱显著相关，高血压患者衰弱的检出率高达 63.9%，65 岁及以上衰弱老年人中有 67.8% 合并高血压，而合并衰弱的高血压患者跌倒风险增加。高血压是阿尔茨海默病和血管性痴呆的危险因素，与认知功能障碍相关。慢性心力衰竭则增加营养不良和肌少症的风险。

3. 泌尿系统 随着年龄的增加，肾脏开始萎缩，以皮质部变薄最为明显，有功能的肾小球数目减少，肾血流量下降，90 岁时肾血流量仅为年轻人的 50%，肾小球滤过率下降。尿液浓缩与稀释能力降低，体液潴留、容量负荷增加；膀胱松弛、前列腺增大，易出现尿频、尿急、夜尿增多、尿潴留和尿失禁等情况。

4. 呼吸系统 骨骼退化、胸部肌肉萎缩，胸廓前后径增大，出现"桶状胸"；大气道黏膜腺上皮减少，黏膜及腺体萎缩，对气流的过滤和加温功能减退或丧失，气道防御功能下降；肺组织萎缩、肺泡及肺泡管扩大、表面积减少，肺泡壁变薄。这些改变导致肺活量、最大通气量和肺总容量减少。呼吸功能减退促进衰弱、肌少症、营养不良、抑郁、痴呆、谵妄、感官功能障碍等发生。

5. 消化系统 牙齿和牙龈磨损，食管和胃平滑肌萎缩，收缩力减弱，排空延迟，胃液分泌减少，胃肠道血流量减少，食欲减退；小肠微绒毛萎缩、增宽，小肠吸收功能下降，易导致吞咽障碍和营养不良的发生。结肠壁神经丛神经元数目下降和功能障碍、神经递质释放减少，结肠平滑肌蠕动减弱，食物在结肠内停留时间延长，水分过度吸收，易导致习惯性便秘。胰岛细胞变性和组织纤维化，胰蛋白酶和脂肪酶分泌减少，影响淀粉、蛋白、脂肪等的消化和吸收，是引发老年人腹泻的原因。

6. 内分泌及代谢系统 下丘脑-腺垂体-性腺轴活动减弱、甲状腺和肾上腺皮质功能下降、胰岛素敏感性降低和葡萄糖耐量降低、性激素分泌减少等。生长激素、胰岛素、雌激素的减少在肌少症及衰弱中发挥作用。痴呆、抑郁、焦虑、谵妄等与下丘脑-垂体-肾上腺皮质轴和下丘脑-垂体-甲状腺轴的功能失调及中枢神经递质相关。老年糖尿病患者发生认知障碍、营养不良、慢性疼痛、跌倒等 GS 风险增加，且在病程长、血糖控制差的患者发生率更高。

7. 运动系统 从 40 岁开始，肌肉组织以每年 1%～1.5%的速度衰减，至 80 岁时约丧失 50%。骨密度降低，骨骼变脆，软骨出现退行性变化及钙化；关节间隙变窄，关节软骨纤维化及骨化，滑囊硬化致关节僵直、屈曲困难。以上原因使肌少症、骨质疏松、跌倒、骨折、失能和焦虑的发生率增加。

8. 血液系统 造血干细胞数量减少、质量下降，黄骨髓增加，脂肪组织替代造血组织，造血功能下降造成贫血。贫血增加跌倒、认知障碍和痴呆的发生，中重度贫血常合并谵妄、睡眠障碍、抑郁和营养不良。

9. 免疫系统 外周血中 T 淋巴细胞数量明显减少，B 淋巴细胞变化不明显，T/B 比例失调，总体免疫力下降。衰弱、肌少症、谵妄老年人体内发现炎症因子升高，提示免疫功能失调与 GS 发生有关。

（三）药物因素

药物使用不当和多重用药增加跌倒、失眠、抑郁、痴呆、便秘、衰弱、谵妄等 GS 的发生。其中镇静催眠、抗抑郁、利尿药、抗心律失常、降血糖药物与跌倒关系最为密切。镇静药阻断膀胱排尿反射刺激可诱发尿失禁；利尿药增加排尿量能引起充盈性尿失禁；抗胆碱能药物如阿托品、异丙托溴铵使神经递质合成减少诱发谵妄。

（四）心理因素

心理问题是老年人比较突出且容易被忽略的问题。身体功能衰退、慢性疾病、退休后社会角色、生活节奏与人际关系的改变、社会参与度减少、亲人离世、缺乏照护、孤独、对死亡和疾病的恐惧等原因，使老年人更易产生焦虑、抑郁和睡眠障碍等 GS。

二、老年综合征的危害

GS 若不能被早期发现并及时干预，往往会引起严重危害。

（一）影响生活质量

GS 的存在，会引起机体不同程度的功能下降，影响生活质量。GS 早期容易被患者及其家属认为是"衰老的自然现象"，未能得到及时的识别和干预。而各种 GS 可以相互影响，形成恶性循环，如慢性疼痛会造成躯体不适、限制患者的外出行为及运动能力、降低睡眠质量等，运动量下降后会引起肌少症发病率增加，而肌少症进而增加跌倒风险，诸如此类的级联反应，极大地影响了老年人的独立生活和社交能力，最终导致生活质量严重下降。

（二）影响心理状态

GS 不仅会引起躯体不适和各种功能障碍，也会增加患者的精神心理负担，如产生自卑、多疑等不良情绪，严重者甚至会有自杀行为。如尿失禁的患者，常对症状难以启齿、不愿外出，进而情绪低落、自我否定，若不能得到及时的治疗和改善，很容易出现焦虑、抑郁等心理问题。

（三）导致失能增加

GS 常是老年人失能开始的信号。失能是老年人生存发展面临的最严峻风险，也是应对人口老龄化最复杂、最难解决的问题之一。失能的发生随年龄增高而增加，80 岁及以上高龄老年人的失能率为 30% 以上，是 70 岁以下低龄老年人的 8 倍，70～79 岁中龄老年人的 3 倍；90 岁及以上超高龄老年人的失能率更高，超过 50%。失能的核心是功能障碍，包括不能自理的半失能、完全失能，也包括因疾病、残疾导致的生理功能丧失以及老年痴呆、精神抑郁等。以跌倒为例，每 20 位跌倒的老年人中就有 1 位出现骨折，每 5 个髋部骨折的老年人中有 1 位会因此死亡。跌倒是老年人群意外死亡的首要原因，也是老年人慢性致残的第三大原因。跌倒可引起骨折、进而卧床，卧床后可引起一系列并发症，如肺部感染、尿路感染、压疮、深静脉血栓形成，后者还可引起肺栓塞，危及生命。我国大于 65 岁的社区居民，男性和女性分别有 20% 和 45% 曾发生过跌倒，其中有 10% 伴有不同程度的骨折、软组织和脑部损伤等，约 60% 患有跌倒恐惧。

（四）影响共病预后

老年人往往多病共存，GS 常和心血管疾病、肿瘤、呼吸系统疾病和糖尿病等老年常见疾病同时存在。近年来，我国心血管疾病的发病率呈持续上升趋势，且主要发生在 65～84 岁的人群中。随着心血管诊疗技术的发展，尽管已在心血管疾病的防治上取得了一定效果，但在临床实践中发现，除传统危险因素外，心血管疾病患者多合并严重且复杂的 GS。据统计，老年心血管疾病患者中有 60%～70% 合并多种 GS，15%～20% 的老年心肌梗死患者有重度抑郁，接受冠状动脉介入治疗的老年患者中将近 20% 合并衰弱，这些因素均可导致老年人心血管疾病控制不良，促进疾病的发展与恶化，严重影响老年患者的生存与预后。同时研究证实，衰弱、认知功能障碍、抑郁、生活质量差、多病共存的老年心血管疾病患者远期心血管不良事件的发生率和再入院率均明显升高，接受心血管手术治疗的围手术期风险也显著增加。流行病学数据统计，65 岁以上人群的患癌率可增加 11 倍，癌症死亡率更是高达 16 倍，而老年个体的特殊性使其肿瘤治疗更为复杂。在传统的肿瘤诊疗中，专科医师更多关注手术、放化疗等技术手段的实施，并未涉及 GS 的相关内容。随着老年医学发展，肿瘤学家逐渐认识到 GS 在老年肿瘤患者诊疗中的重要性。荟萃分析证实，有效的 GS 筛查，可深入了解老年癌症患者的多维健康状态，包括功能状态、合并症、药物使用、营养状况、心理状态、社会支持、认知及治疗意愿等，有助于早期识别干扰肿瘤治疗的不利因素，并可据此调整治疗决策，优化治疗方案。GS 对外科、内分泌、呼吸系统等专科疾病的影响同样重要。如在外科领域，合并 GS 的患者术前等待时间及总体住院时间、术后并发症、院内死亡率均较无 GS 的患者高，而术后康复、关节功能的恢复等均较无 GS 的患者差。糖尿病患者因并发症等原因更容易出现 GS，而 GS 也会导致糖尿病患者身体进一步衰弱和生活质量下降。呼吸系统疾病合并吞咽障碍、肌少症患者易发生呛咳，排痰功能减弱，增加肺部感染机会，引起预后不良，延长住院时间。

（五）加重照护负担

近年来，由于人口老龄化加剧，我国医药卫生费用逐年攀升。我国是世界上失能老年人最多的国家之一，失能和部分失能老年人超过 4 000 万，而 GS 则是造成失能的主要原因之一。老年人失能或失智后，难以独立生活，必须全部或部分依赖他人照护，造成了巨大的经济压力和社会负担，如每年老年人由跌倒所造成的直接医疗费用就在 50 亿元人民币以上。

第三节　老年综合征的机制研究和研究模型

一、老年综合征的机制研究

GS 是由多系统损害的累积效应所导致的一组症状，通常难以确定其具体的发病部位。多种病理生理变化的共存与相互作用给 GS 的临床和相关机制研究增加了难度。目前与 GS 发病机制相关的理论主要包括免疫学理论、线粒体自由基衰老学说和神经内分泌理论。

免疫反应失调与老年相关疾病密切相关，免疫功能下降和促炎因素的累积等低度慢性炎症是衰老的标志之一，目前已知动脉粥样硬化、冠状动脉粥样硬化性心脏病、阿尔茨海默病和脑卒中等增龄性疾病与之相关。GS 是增龄相关性综合征，目前研究提示，多项 GS 与炎症相关。白细胞介素-6（interleukin-6，IL-6）和可溶性肿瘤坏死因子受体 1（soluble tumor necrosis factor receptor 1，sTNFR1）计算得出的炎症指数评分可预测社区老年人 10 年死亡率。炎症可促进骨骼肌和脂肪分解代谢，引起衰弱的特征表现。研究表明，肾素-血管紧张素系统、维生素 D 及二甲基精氨酸等可能参与了炎症促进衰弱的过程。在肌少症的发病机制探索中，发现炎性因子可能通过 NF-κB（nuclear factor-κB）等信号通路促进蛋白分解，造成骨骼肌质量减少。同样在谵妄患者体内也发现炎症标志物升高。

线粒体自由基衰老学说认为，衰老过程的核心机制是线粒体 DNA 氧化损伤。线粒体的损伤，如 DNA 聚合酶 γ 缺陷、生物合成减少及能量生成效率降低等线粒体相关功能障碍均与衰老相关。线粒体功能下降所致神经肌肉功能下降被认为与肌少症相关，主要表现在肌细胞凋亡所致肌肉萎缩，以及 α 运动神经元、睫状神经营养因子和运动神经元触发率减少等。线粒体能量代谢及生物发生的主要调节因子骨骼肌增殖物激活受体-γ 共激活因子 1 α 与肌少症和衰弱相关。线粒体 DNA 遗传变异使衰弱的易感性增加，线粒体 204 C 等位基因与衰弱和握力降低有关。氧化应激与握力降低相关，其相关指标可能作为衰弱及肌少症的生物标志物。

神经内分泌理论则认为，神经元与相关激素的功能消耗是衰老的根本原因。研究证实，胰岛素/IGF-1 信号通路在衰老的激素调节中起关键作用。大脑通过下丘脑-垂体与内分泌系统密切联系，痴呆、抑郁、焦虑、谵妄等神经精神系统相关 GS 与内分泌功能减退相关，其主要是与下丘脑-垂体-肾上腺皮质轴和下丘脑-垂体-甲状腺轴的功能失调及 5-羟色胺、去甲肾上腺素、多巴胺等中枢神经系统递质相关；下丘脑-垂体-肾上腺皮质轴激素水平在衰弱发病机制中也起重要作用。生长激素、胰岛素样生长因子、雌激素、雄激素、钙稳态、1，25-二羟基维生素 D 等与肌少症相关。

二、老年综合征研究模型

相对于躯体疾病，GS 的病理生理学研究更为困难，必须要综合考虑心理、社会和环境等多重因素的影响。对于生物学致病因素的探索，许多非老年疾病的病理生理学机制，如单个基因的改变导致的单个器官或系统的疾病，可以依赖传统的线性模型（linear model）来观察和研究。这种线性模型不适合于糖尿病、高血压、动脉粥样硬化或癌症等常见疾病的研究，这些疾病不能归因于单个基因的改变，并且该模型也没有纳入非生物学因素。同理，由于 GS 病因复杂，线性模型也难以运用于 GS 的研究。同中心模型（concentric model）常用于描述肿瘤发生的复杂性，纳入多种影响因素和作用途径，可以反映个体易感性与危险因素暴露之间复杂联系，因此，同中心模型适用于 GS 的病理生理机制研究。交互式同中心模型（interactive concentric model）能对 GS 不同风险因素之间的相互作用进行评估，不同风险因素之间存在着生物学重叠，研究者可以预先确定 GS 不同的危险因素，进而探索危险因素之间的交互协同作用，有利于发现可优先干预的目标（图 12-2）。尽管如此，目前用来研究复杂多因素的 GS 病理生理机制的方法仍存在一些问题。集中研究单一风险因素只干预了总体风险的小部分，而忽略了其他风险因素，而试图解决所有相关风险因素的研究可能会低估其中重要风险因素的作用，针对不同途径的生物干预策略也可能导致体弱的老年人出现不良反应。

　　GS 的理论模型有助于 GS 风险因素的早期发现和干预实施，以及 GS 发病机制的探索，但 GS 病因理论模型仍不完善，不能很好地揭示 GS 的多元病因之间以及病因与症状之间的复杂关系。因此，如何在医学哲学基础和理论框架下提出合适的 GS 病因理论模型，仍是老年医学未来的努力方向。

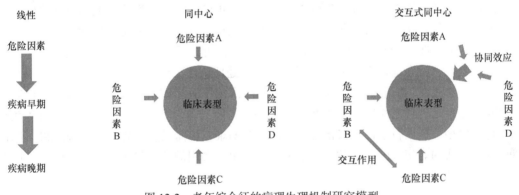

图 12-2　老年综合征的病理生理机制研究模型

第四节　老年综合评估

　　老年综合评估（comprehensive geriatric assessment，CGA）是筛查 GS 的核心技术，是指采用多学科方法评估老年人的躯体情况、功能状态、心理健康和社会环境等，并据此制订以维持和改善老年人健康及功能状态为目的的治疗计划，最大限度地提高老年人的生活质量。CGA 不单纯是评估，也包括评估后的处理，实际上是多学科团队（interdisciplinary teams）诊断和处理的整合过程。

　　CGA 需根据患者不同的诊疗地点、评估目的选用相应的评估工具。CGA 的适宜对象是有多种慢性病、存在 GS、伴有不同程度功能损害，以及心理、社会问题且有一定恢复潜力的衰弱老年人。通常，年龄大于 75 岁，具有以下三项之一的老年人即可称作衰弱老年人：有身心疾病、入住医疗或养老机构、日常生活能力受损。衰弱老年人能从包括会诊、治疗、康复、长期随访、病案管理和卫生资源合理利用等在内的 CGA 中获益最多。而患有急危重症、疾病晚期、重度痴呆、日常生活完全依赖者，以及健康和相对健康的老年人则不适宜 CGA，因为这类人群从中获益较少。

CGA 通常需要包括由医师、护士、康复治疗师、社会工作者、营养师、临床药师和心理师等成员组成的团队参与，即老年多学科团队。综合或老年专科医院常需要采用系统、全面的量表或软件评估；门诊或社区服务中心常采用 CGA 速评软件、简化版的评估量表或采用经过信度效度检验简单问卷快速筛查；居住在照护机构或居家养老的老年人，可采用一些自评量表或简单的他评问卷。

目前，针对单个 GS 的评估量表较多，但系统、全面地评估多种 GS 的量表较少，使用较多的综合评估量表主要包括美国的 InterRAI 照护评估系统、英国的老年人评估系统（care, elderly assessment system，EASY-Care）、日本的要介护认定调查表、美国的 SPICES 评估工具等。这些工具量表信效度均已得到广泛验证，被翻译成多国语言在包括我国在内的多个国家和地区应用。在临床实际应用中，综合评估工具可单独用于调查和评估，也可结合单一 GS 评估工具（如 Barthel 指数、Berg 平衡量表、Tinetti 平衡及步态量表等）共同评估 GS。国内已有多家医院分别构建了各自成套的单一 GS 评价量表，包括跌倒、衰弱、肌少症、吞咽障碍、睡眠障碍、尿失禁、便秘、营养不良、疼痛、压疮等，但基本都是国内外单个评估量表的组合。

经过综合评估筛查后，无 GS 可进入传统的老年慢性病管理模式，或单科会诊模式；合并 GS 的患者启动多学科团队管理模式。由于某种急性疾病引起 GS 加剧，可专科诊治解决急性疾病问题。合并 GS 的老年人经多学科团队处理后，仍症状加剧、功能恶化，或考虑由系统疾病状态加剧引起的，应由相应专科处理急性事件。

将 GS 的筛查、高危人群管理和综合干预融入传统医疗体系作为维护和增进老年健康的重要内容，是现代老年医学的重要进展之一。目前，国内对 GS 缺乏相应的评估体系及风险预测模型，全面科学诊断及治疗 GS 仍存在困难，仍需借鉴国外相关研究成果。选择并设计适合我国老年人的、信效度好、方便、简单、实用的评估量表，是老年医学工作者面临的重要课题。

第五节　老年综合征的防治

大部分 GS 是可防可控的，GS 的防治原则为早预防、早发现和早干预，从而达到老而不病、病而不残和残而不废的防控目的。

一、加强宣教及评估

加强科普知识的宣传和教育，提高全民对 GS 的认知及重视度。医护人员应该提高 GS 相关医学素养，掌握并实施 CGA，制订科学、合理的健康干预计划，有效地降低 GS 的发生率、致残率和死亡率。

二、维持心理健康

心理健康与躯体健康同等重要，两者密切相关。老年人应用宽容、平和的态度，处理好与家人及社会的关系；利用闲暇时间学习感兴趣的事物，来应对内心产生的失落、痛苦及彷徨。健康管理部门应依托社区卫生服务中心和居家养老服务中心，在社区广泛开展老年人心理状况评估，根据评估结果及分类、分级开展心理干预。对心理状况良好的老年人，以心理健康讲座和关爱为主，帮助老年人了解心理健康的基本知识；对轻度抑郁、焦虑老年人，提供上门个案心理服务和社区团体心理辅导，积极引导他们通过敞开心扉，用转移注意力等方式缓解不良情绪；对存在中重度心理问题的老年人，转诊到心理专科门诊，以早期干预。

三、保持营养均衡

养成良好的饮食习惯，避免营养不良和营养过剩是保持身体健康的基础。老年人可以根据体重指数（body mass index，BMI）控制体重，BMI 最好不低于 $20.0kg/m^2$，不超过 $26.9kg/m^2$。保证总热量摄入，总热量摄入每增加 100kcal，衰弱的风险大约降低 5%。老年人蛋白质合成能力减弱，与年轻人相比，需要摄入更多的蛋白质，建议饮食蛋白质摄入量为 1.0～1.2g/kg，甚至 1.2～1.5g/kg。适当水、糖、盐、油脂的摄入对老年人也很重要。

四、适当体育运动

运动前要根据自身情况进行评估，评估内容主要包括心肺功能、腿脚活动能力、跌倒危险因素等，评估目的是为制订运动方式和运动量。抗阻运动目前被视为最有效的运动策略，每周进行 2 次或 3 次，每次 20～30min，能改善老年人的肌肉功能和力量；有氧运动可增强心肺功能，在与饮食干预相结合的情况下，可减少肥胖的发生，若条件允许，可选择户外散步 6000 步以上，每次 30～60min。有氧运动与抗阻运动可以隔天交替或定时交替进行，循序渐进，持之以恒。适当的体育运动还能减少跌倒、失眠、压疮等 GS 的发生。

五、定期体检

老年人敏感性降低、反应差、主诉少，因此，每年应定期 1～2 次健康体检。同时，注意出现的各种不适，即使程度轻微，也要警惕。家人也应仔细观察老年人的饮食、情绪、睡眠和生命体征，以早期发现疾病和影响健康的危险因素，控制和延缓疾病的发生发展，减轻症状并改善预后。

六、合理用药

老年群体由于年龄的增长和器官功能的减退，对大多数药物敏感性增高、作用增强，对药物耐受性降低，用药的依从性也相对较差，且常常多病共存，使用多种药物，使老年人成为药物不良反应的主要受害者。为减少药物不良反应，有学者指出，老年人用药应坚持合理用药五大原则，即受益原则、5 种药物原则、小剂量原则、择时原则和暂停用药原则。强调用药要有明确的适应证，并保证用药的收益/风险比大于1；用药不能超过 5 种，否则易发生不良反应；用药应从小剂量开始，逐渐加量，摸索出既能控制病情，又能避免不良反应的最佳个体化剂量；根据时间生物学和时间药理学的原理，选择最合适的用药时机进行治疗；当怀疑有药品不良反应时，停药一段时间，对于服药的老年人出现新症状，停药受益明显多于加药受益。另一方面，建议老年人建立个人用药记录本，家属协助，避免老年人因记忆力减退出现的漏服、多服及误服，提高依从性，保证老人按时按量服药，以达到药物治疗的最优疗效，并避免不良反应的发生。

七、康复治疗

除药物治疗以外，康复治疗对 GS 防治也至关重要。康复所追求的功能健康是世界卫生组织继死亡率和发病率之后提倡的第三项全球居民健康指标。康复治疗的目的是追求老年人最大的功能恢复，维持其最大的自主独立性，使老年人能够回归社会与家庭。老年康复主要包括卒中后的神经功能康复、老年痴呆的认知功能康复、心脏病后心功能康复、慢性呼吸系统疾病的呼吸康复，以及骨关节病的肌肉关节功能康复等，即使残疾也要学会如何独立地适应生活，以求达到"老而不废"。

随着人口老龄化程度的进一步加深，GS 的患病率在逐年增加，给个体、家庭、社会和国家带来沉重负担。积极推动全国医疗机构以及社区的老年健康服务体系建设以更好地防治 GS，是实现健康老龄化的关键。

思 考 题

1. 试述老年综合征的定义及常见的老年综合征有哪些。
2. 试述老年综合征的影响因素。
3. 老年综合征的主要危害。
4. 试述老年综合征的防治策略。

（张湘瑜）

第十三章 衰 弱

第一节 衰弱的概述

一、衰弱的概念及历史发展

衰弱是一种常见的与增龄相关的老年综合征，往往发生在高龄或共病的老年人群中，其核心是指机体生理储备功能下降和多种慢性病引起的机体易损性增加、抗应激能力减退，从而易受外界因素影响而发生负性临床事件的一种非特异性临床状态。

"衰弱"作为医学术语最早出现在 20 世纪 60 年代末，主要用于描述老年人对负性事件过度或不恰当的反应状态。20 世纪 70 年代，美国抗衰老联盟为衰弱老人制订相关政策时提出了"衰弱老年人"（frail elderly）这一术语。随后"衰弱"这一概念于 1978 年在美国老年联邦会议上被正式提出，泛指存在累积性的多种健康问题、长期需要支持性服务以应对日常生活的老年人。但在这期间，鲜有学者关注老年人衰弱，直到 1988 年 Winograd 教授首次将衰弱进行了量化，提出如果老年人存在 15 个常见老年临床问题中的 1 个及以上则为衰弱老年人。此后，衰弱相关的理论模型和定义大量涌现。2001 年，Fried 教授研究团队从临床表型的角度首次对衰弱进行了明确定义，这一开创性的举动引起了老年专业领域的广泛关注，随后该团队的 Walston 教授发表了以生理层面变化为基础的衰弱发生机制假说，这也是目前老年衰弱的主要评估依据。同期，加拿大 Rockwood 教授团队还提出了需从精神心理及社会多维度考量老年人的健康与功能，进而提出了衰弱指数（frailty index，FI）模型，也成为目前临床常用的衰弱评估工具之一。

随着相关研究的不断发展，国际上对衰弱概念与内涵的认识也逐渐深入。2013 年，来自国际老年与衰老相关的六大学会共同召开会议，对衰弱的定义进一步达成共识，明确指出衰弱是一种由多种原因导致的医学综合征，表现为力量减弱和生理功能异常，并导致个体依赖性增加，脆弱程度加剧和死亡风险升高。2016 年，世界卫生组织成员、衰老和衰弱领域的专家齐聚"健康老龄化临床联盟"，讨论衰弱与内在能力的相关性，并将衰弱定义为"各器官系统的生理储备和功能因增龄下降、疾病易感性增加，从而导致老年人应对日常生活或急性应激源的能力下降的一种临床可识别的状态"。

"衰弱"这一概念被引入中国后，曾出现"脆弱""虚弱"等多种翻译表述，后参考台湾地区同行的表述译为"衰弱"，更强调了个体脆弱状态渐进发展加重的恶化趋势。近些年来，伴随我国老龄化的加剧，对衰弱内涵的认识随之深入，将衰弱定义为老年人以肌少症为基本特征的全身多系统（神经、代谢内分泌及免疫等）构成的稳态网体系受损，导致生理储备下降、抗打击能力减退及应激后恢复能力下降的非特异性状态。老年人在暴露于应激原后，健康老年人可很快恢复到应激前的独立功能状态，而衰弱老年人经历应激后表现为病情恶化更为显著且恢复能力不足，难以恢复到其基线健康状态，见图 13-1。因此，衰弱比实际年龄更能反映老年人的真实状态，是最具临床意义的老年综合征之一。

应激原

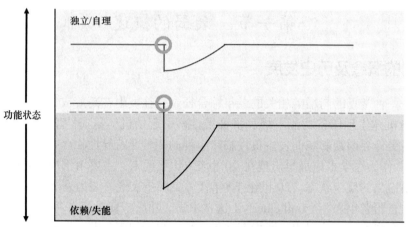

图 13-1　衰弱老年人急性应激后的易损性

较高的绿线代表基线时功能独立的健康老年人，暴露于急性应激原之后，健康老年人的功能状态下降，但可很快恢复到应激前的独立状态；较低的绿线和红色线代表近乎衰弱的老年人，在经历类似的应激原后，其病情恶化更为明显且难以恢复到基线功能状态

二、衰弱内涵的理论模型

目前，国内外尚无统一且公认的衰弱定义。基于对衰弱内涵的认识与理解不同，不同学者提出了各自的衰弱概念模型，用以诠释衰弱的具体内涵，也为实践中衰弱评估工具的研发及干预的实施提供理论框架基础。目前应用相对广泛的衰弱概念模型主要包括以下 3 种。

（一）衰弱循环理论模型

美国学者 Fried 与 Walston 教授于 1998 年提出了"衰弱循环"理论模型，认为衰弱是一种由于多个系统累积性功能下降而导致的一组生物学症状，从而限制了机体对内外应激的适应和保持内环境稳定的能力，增加了其对应激事件的易感性。在疾病和衰老等因素的影响下，机体会出现肌少症，直接引起力量和最大耗氧量的降低，表现为步速减缓和活动减少等。此外，机体的静息代谢率、总能量消耗也随之不断下降，进而出现慢性营养不良，而慢性营养不良又可导致肌少症，也是促进衰弱的关键环节，如此相互影响，形成了衰弱的循环理论模型，见图 13-2。这些变化的相互作用还会引起免疫、内分泌等系统的功能失调，表现为储备能力和抵御能力的下降，最终导致机体的脆弱性增加，无法应对疾病、意外或其他应激源，易发生临床不良事件。

（二）累积健康缺陷模型

加拿大学者 Rockwood 教授提出了累积健康缺陷模型，以"动态平衡假说"诠释了衰弱综合征的概念，将衰弱视为"资产"和"赤字"之间的动态平衡，"资产"包括躯体健康、功能完好、积极乐观的生活态度，以及社会、文化、经济和环境等方面的良好支撑，而"赤字"则代表不良的身体健康状况，如疾病、残障、日常生活需依赖他人或长期住在医疗康复机构等。该模型将衰弱视为躯体症状、认知能力和社会支持等各方面缺陷的累积，即"赤字"的累积超过"资产"的一种状态。在此基础上提出用衰弱指数（FI）来量化衰弱的程度，通过个体存在的缺陷因子数量与因子总量的比值来代表衰弱的严重程度，也成为目前临床及科研项目中常用的衰弱评估工具之一。

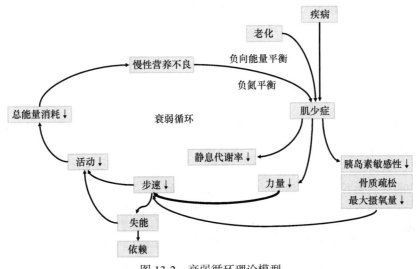

图 13-2　衰弱循环理论模型

（三）衰弱整合概念模式

尽管衰弱表型独创性地提出了衰弱内部组成的相互关系，但由于其只关注了躯体维度，许多学者并不认同并提出衰弱应作为健康状态的综合指标，还需包含社会、认知、神经、生物学等维度。由此，荷兰护理学 Gobbens 教授提出了衰弱整合概念模式，认为衰弱状态可受到一系列变量（个人因素和疾病）的影响，导致其出现单一或多个维度的功能下降，并随之增加其不良结局事件的发生风险，而不良结局事件的发生可呈现出渐进的顺序，首先出现不同程度自理能力的下降，进而对医疗资源的需求增加，最终导致死亡风险的增加。基于该理论模型也进一步开发了涵盖躯体、心理、社会等多维度的衰弱评估工具，此理论也为后续衰弱的多学科协作干预模式奠定了重要基础。

三、衰弱的流行病学现状

老年衰弱虽已成为老年医学领域关注和研究的热点，但目前全球衰弱的流行程度尚不清楚，一方面是由于衰弱相关研究的开展主要在发达国家进行，另一方面是由于各地区所采用的衰弱诊断或评估标准不同，因而报道的衰弱患病率也不尽相同，但整体趋势显示衰弱发病率随年龄增长而增加，医疗机构中老年人的患病率高于社区老年人，女性中衰弱的患病率高于男性，受教育程度低及社会经济地位低的人群的衰弱患病率也整体较高。国际一项研究通过汇总 61 500 名 65 岁及以上社区老年人的数据显示，社区老年人衰弱的患病率报道差异较大，从 4.0%～59.1% 不等，平均患病率为 10.7%，其中以躯体衰弱表型评估的患病率为 9.9%，而以广泛衰弱表型评估的患病率为 13.6%，同时发现衰弱的发病率与增龄密切相关，65～69 岁、70～74 岁、75～79 岁、80～84 岁及 ≥85 岁的衰弱患病率依次为

4%、7%、9%、16%、26%；另一项最新发表的共纳入全球 96 项研究涉及 467 779 名 65 岁及以上老年住院患者的荟萃分析显示，老年住院患者中衰弱和衰弱前期的平均患病率分别为 47.4% 和 25.8%。

对于亚洲乃至我国国内关于衰弱的流行病学数据相对较少，一项来源于亚洲人群的最新荟萃分析显示，亚洲地区老年人衰弱的整体患病率为 20.5%，根据躯体衰弱表型评估的衰弱患病率为 14.6%，根据累积衰弱指数评估的衰弱患病率为 28.0%，而应用临床衰弱量表进行评估的衰弱患病率可高达 46.3%。

四、衰弱的危害与临床意义

（一）预测失能、住院及死亡等多种不良健康结局

衰弱与不良临床结局之间的相关性已在众多研究中的不同地区、不同亚组人群中得到了证实。研究数据显示，与非衰弱老年人相比，衰弱老年人的平均死亡风险可增加 15%～50%。此外，衰弱还与失能、行动不便、跌倒、骨折、生活质量下降、抑郁、孤独、认知功能下降、需住院治疗等不良健康结局密切相关。因此，衰弱比实际年龄更能反映老年人的真实状态，可更客观、确切地反映老年人的慢性健康状态、疾病预后及医疗需求等。

（二）预测手术风险及治疗效果，指导临床治疗决策

老年患者机体抗风险能力差且病情较为复杂，这往往导致专科为老年患者制订治疗方案时面临治疗矛盾、风险评估不足或决策困难等难题。有研究数据表明，与其他评估方法相比，衰弱与多种不良治疗结局或风险之间具有更强的相关性，可有效反映患者的整体功能状态，具有更好的风险预测效能，是老年人制订治疗与看护决策的重要依据，可用于各专科领域老年患者治疗风险与效果的评估，尤其是在老年围手术期管理的获益颇为显著。基于此，国内外专家一致建议将"衰弱"纳入老年患者术前的关键评估内容，以优化围手术期管理路径，减少创伤应激及并发症，促进老年人器官功能快速康复。

（三）及早干预衰弱，最大限度维护功能状态并改善预后，节约医疗资源

早期识别衰弱高危人群并有效干预是延缓和降低老年人失能或死亡发生的重要手段。在《老年人衰弱预防中国专家共识（2022）》中也明确指出，衰弱前期具有潜在的可逆性，尽早识别并给予积极干预可延缓衰弱前期的老年人走向衰弱和失能的状态，从而最大限度地维护老年人的功能状态并改善临床预后，同时也对节约医疗资源、减轻社会经济负担具有重要意义。

第二节　衰弱的危险因素与发病机制

一、衰弱的危险因素

导致衰弱或衰弱进展的危险因素涵盖社会人口学、临床因素、生活方式和生物学领域等多方面，见图 13-3。

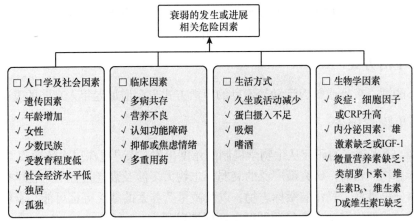

图 13-3 衰弱发生或进展的相关危险因素

CRP. C 反应蛋白；IGF. 类胰岛素生长因子

（一）人口学及社会因素

1. 遗传因素 近年来，越来越多遗传学领域的研究表明，基因多态性可影响个体衰弱的易感性及衰弱的临床表型，如载脂蛋白 E（ApoE）、白细胞介素-6（IL-6）、CXC 趋化因子（CXCL）、胰岛素受体样基因（DAF）等基因表达的不同可通过炎症、线粒体和细胞凋亡、钙稳态、神经肌肉接头、激素等途径影响个体衰弱的易感性。

2. 年龄 增龄已被证实为衰弱的独立危险因素之一，伴随年龄的增长发生衰弱或衰弱前期的风险也逐渐增加，这主要与增龄相关的器官退行性变与储备能力下降有关。

3. 女性 女性是衰弱的易感人群，其原因可能与绝经后雌激素水平迅速下降，进而引起维生素 D 水平降低、肌肉力量及神经-肌肉调节功能减弱等一系列病理变化有关。

4. 社会学因素 社会经济状况差、受教育程度低、未婚、独居的老年患者衰弱的发病率也相对较高。

（二）临床因素

1. 多病共存 衰弱与共病往往共存且相互影响，数据显示约 3/4 的衰弱老年人患有 2 种及以上的慢性病。多种躯体疾病共存已被证实是衰弱重要的危险因素之一，可促进衰弱的发生发展。

2. 营养不良 机体的营养不良与衰弱状态密切相关，两者可相互影响、相互促进形成恶性循环。营养不良及其导致的不良结局，如肌少症、认知障碍、跌倒等，均可促进衰弱的发生和发展；反过来，衰弱老年人常常出现食欲下降或吞咽困难，也可进一步加重老年人的营养不良。基于此，目前一致性的观点也将营养治疗作为衰弱多模式干预的关键要素之一。

3. 精神心理因素 焦虑、抑郁、认知功能障碍、睡眠障碍等负面的精神心理状态也已被证实是衰弱的重要危险因素之一，可在一定程度上增加老年人衰弱的发生风险。

4. 多重用药与不合理用药 共病合并多重用药现象在老年人群中普遍存在，由于老年人药效学及药动学的变化以及易感性的增加，多重用药极易造成老年人出现药物不良反应、药物相互作用等不良事件，这些均可增加老年人衰弱的发生风险或加重老年人的衰弱状态。此外，某些特定的药物，如抗胆碱能药物、抗精神病药物，以及过量使用质子泵抑制剂等也已被证实与老年人衰弱的发生密切相关。

（三）生活方式

吸烟、酗酒、久坐或缺乏运动等不良的生活方式也会增加老年人衰弱的发生风险。

（四）生物学因素

近年来，越来越多的研究从生物学机制的角度出发，探寻更深层次的微观"危险因素"或生物学标志物。目前，研究最广泛的衰弱标志物大多涉及衰老过程的生物学机制，如炎症因子、内分泌激素、氧化应激标志物，以及微量营养素的缺乏等都可能与衰弱发生的易感性密切相关，但仍需未来大量循证医学证据加以证实。

二、衰弱的发病机制

衰弱的发病机制复杂且目前尚未完全明确，但近年来随着相关研究的逐步深入及广泛开展，在衰弱发生发展的内在机制方面取得了一定的进展。研究发现，在受到遗传因素、环境因素及多种危险因素的调控与影响下，全身多系统调节功能失调是衰弱发生的重要途径，主要涉及下丘脑-垂体-肾上腺及神经内分泌失调、慢性炎症、免疫衰老、氧化应激、肠道菌群、细胞衰老及内皮功能等领域，见图 13-4。

（一）下丘脑-垂体-肾上腺轴及内分泌失调与衰弱

大脑可通过下丘脑-垂体-肾上腺轴与内分泌系统相联系，目前越来越多的证据表明，下丘脑-垂体轴在衰弱的发生发展中起着至关重要的作用，且内分泌激素缺乏的绝对数量比缺乏的激素类型能更有效地预测衰弱，这也从侧面提示衰弱发生的病理生理机制可能源于更普遍的内分泌功能障碍，而非特定的激素缺乏。

（二）炎症反应与衰弱

目前，研究最广泛的衰弱内在机制及生物标志物大多涉及炎症领域，老年人体内持续性、系统性、无症状性的炎症状态可能是衰弱发生的潜在重要机制之一。大量证据表明，衰弱患者体内呈现的慢性炎症状态常伴随特定炎症因子的高表达，以 CRP、IL-6 和肿瘤坏死因子（TNF）-α 水平升高为标志的慢性炎症反应可能是导致衰弱的关键病理生理因素。除此之外，CXCL10、IL-10、IL-6、IL-18、可溶性肿瘤坏死因子受体 1（sTNFR1）等炎性标志物也陆续被发现与衰弱的发生密切相关。

（三）免疫衰老与衰弱

免疫系统的功能障碍和失调也被认为是与衰弱发展相关的一种潜在机制。随着年龄的增长，免疫系统逐渐发生衰老，机体对体内免疫稳态的调控能力逐渐减弱，使得机体长期处于炎症环境或发生免疫系统重构，可表现为促炎症介质的高表达、CD8$^+$ T 细胞升高、CD4$^+$ T 细胞降低或 CD4$^+$/CD8$^+$ T 细胞比值下降、B 细胞多样性降低等，加速机体衰老进程，进而引发或加重老年人的衰弱状态。

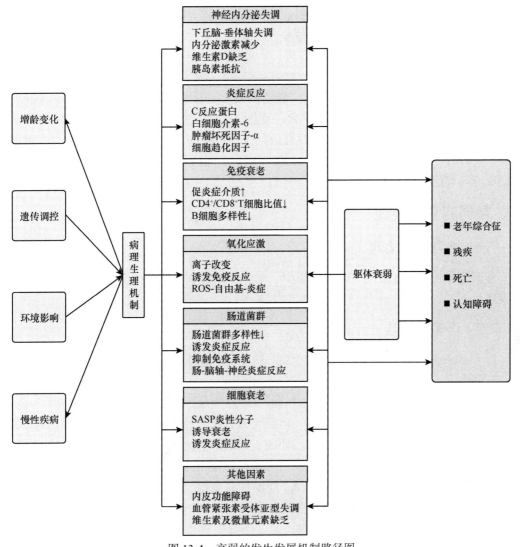

图 13-4　衰弱的发生发展机制路径图

ROS. 活性氧；SASP. 衰老相关分泌表型

（四）氧化应激与衰弱

氧化应激被认为是衰老的重要病理生理机制之一。研究发现，氧化应激可通过增加细胞内钙离子浓度促进蛋白酶活性，加速肌细胞破坏，同时损害神经肌肉接头处的激活及偶联，导致肌肉质量及力量的降低，进而使躯体功能下降，促进衰弱的发生；氧化应激还可通过诱发免疫反应，导致固有免疫物质的消耗、T 细胞活性降低及抗体产生减少进而促进衰弱；此外，氧化应激也是导致慢性炎症反应的关键因素，可通过促进活性氧的产生使细胞内线粒体损伤引发降解，进而放大炎症级联反应，形成自由基-炎症-自由基的恶性循环，加速炎症进程，进而导致衰弱的发生。

（五）肠道菌群与衰弱

既往研究发现，衰弱状态与肠道菌群的多样性呈负相关，表现为衰弱老年人肠道内有益菌减少，而增加机会性感染的肠杆菌类增加。肠道菌群紊乱可通过诱发慢性炎症反应、抑制免疫系统从而直接或间接导致衰弱症状，但目前探究肠道菌群与衰弱相关性的研究数量仍非常有限，未来仍需进一步探索与验证。

（六）细胞衰老与衰弱

研究已证实，细胞衰老会分泌大量"衰老相关分泌表型"（senescent associated secretory phenotype，SASP）化合物，包括促炎症细胞因子、趋化因子、生长因子和蛋白酶等。组织与器官中局部产生的 SASP 蛋白通过释放到循环系统中诱发全身的炎症反应，进而导致衰弱、共病的发生，且炎症反应的严重程度与细胞衰老的累积成正比。由此，有学者认为，炎症反应与细胞衰老的双重机制可能是导致衰弱进展的内在原因。

三、衰弱的临床表现

（一）非特异性表现

衰弱老年人可出现疲乏、活动量减少、无法解释的体重下降和反复感染等非特异性临床表现。

（二）各系统表现

1. 肌肉骨骼系统　可出现失用性萎缩、肌少症、骨质疏松、异位骨化、骨折、关节挛缩、易跌倒等表现。

2. 循环系统　可出现心率快、直立性低血压、急性冠脉事件、下肢血栓风险增加等表现。

3. 呼吸系统　可出现肺活量减少、咳痰无力、吸入性肺炎和肺栓塞风险增加等表现。

4. 消化系统　可出现胃食管反流、便秘、粪嵌塞、厌食、营养不良等表现。

5. 泌尿系统　可出现尿失禁、尿潴留、尿路感染增加等表现。

6. 内分泌系统　可出现代谢率降低、制动性高血钙、胰岛素抵抗、低血糖、肾上腺功能减退、甲状腺功能减退、电解质紊乱等表现。

7. 神经心理系统　可出现平衡感差、步态异常、抑郁、焦虑、睡眠障碍等表现，部分患者可出现轻度认知功能障碍、痴呆等，在应激状态下易出现谵妄、幻觉等精神异常行为。

8. 皮肤系统　可出现压疮风险增加等。

（三）衰弱的不良结局

衰弱老年人在急性应激状态下易出现多系统并发症，最终导致失能、生活依赖或死亡等不良临床结局。

四、衰弱分类、分期与分级

（一）衰弱的分类

1. 根据衰弱的病因不同分类　可分为原发性衰弱与继发性衰弱。

（1）原发性衰弱：指衰弱的发生不直接与某种疾病相关，是内部生理性老化的结果，与遗传因素相关，社会因素、临床因素及生活方式等会加速原发性衰弱的发展进程。

（2）继发性衰弱：指衰弱的发生与某种已知的消耗性慢性病有关，可继发于癌症、艾滋病、心脑血管疾病、慢性阻塞性肺疾病、结核病等，是严重慢性病的晚期表现。

2. 根据广义衰弱所涉及的功能领域不同分类 可分为生理衰弱、认知衰弱与社会心理衰弱。

（1）生理衰弱：又称为躯体衰弱，指与躯体功能相关的衰弱，是衰弱的核心分类，也是最早达成广泛共识的衰弱定义，其主要表现为身体强度、体力和生理功能的降低。目前，临床上应用最广泛的 Fried 衰弱表型评估，即为针对躯体衰弱而开发的评估工具。

（2）认知衰弱：这一概念最早于 2001 年由 Paganini 教授团队提出，2015 年我国学者 Ruan 团队将认知衰弱定义为"排除了阿尔茨海默病（Alzheimer disease，AD）或其他类型痴呆的老年个体中出现认知功能障碍的异质性临床综合征"，且认知障碍是由躯体因素（包括躯体衰弱和躯体衰弱前状态）引起，即强调了在认知功能障碍发生之前出现身体衰弱是确定为认知衰弱的必要条件。

（3）社会心理衰弱：2017 年，Bunt 等基于社会生产功能理论中的社会需求概念，首次将社会衰弱定义为个体处于失去一种或多种满足基本社会需求等重要资源的持续状态。老年人的社会衰弱可能发生在躯体衰弱之前并可导致躯体衰弱，与抑郁、认知障碍甚至死亡等多种不良健康结局相关。目前，国内对老年人社会衰弱的研究相对有限，仍处于起步阶段。

（二）衰弱的分期

衰弱是一个缓慢进展的动态演变过程，依据 Fried 衰弱表型的定义可将衰弱分为健康期、衰弱前期与衰弱期，见表 13-1；也可分为衰弱前期、衰弱期和衰弱并发症期。

1. 衰弱前期 机体生理功能储备下降，没有衰弱的临床表现或由其引起的不良后果，但在面对应激时易损性增高。在 Fried 衰弱标准中具有 1～2 项者为衰弱前期，这个阶段也称亚临床期衰弱，是临床上识别和干预的重点，通过治疗可完全逆转。

2. 衰弱期 此阶段老年患者已出现衰弱的多种症状或临床表现，其生理功能储备残存，但不能应对急性应激或损伤且其后难以恢复。肌少症常常是衰弱的初期表现，也是临床上识别和干预的重点。

表13-1 Fried衰弱表型评估表

序号	检测项目	男性	女性
1	体重下降	过去 1 年中，意外出现体重下降≥4.5kg 或≥5.0%体重	
2	疲乏	CES-D 的任一问题得分 2～3 分 您过去的 1 周内以下现象发生了几天？ （1）我感觉我做每一件事都需要经过努力 （2）我不能向前行走 0 分：<1d；1 分：1～2d；2 分：3～4d；3 分：>4d	
3	步速	国际标准（4.57m） 身高≤173cm：≥7s 身高>173cm：≥6s CHARLS 标准 身高≤163cm：0.45m/s 身高>163cm：0.48m/s CCGAS 标准 身高≤166cm：0.65m/s 身高>166cm：0.67m/s BLSA 标准 身高≤168cm：0.59m/s 身高>169cm：0.73m/s	国际标准（4.57m） 身高≤159cm：≥7s 身高>159cm：≥6s CHARLS 标准 身高≤151cm：0.36m/s 身高>151cm：0.43m/s CCGAS 标准 身高≤155cm：0.57m/s 身高>155cm：0.63m/s BLSA 标准 身高≤156cm：0.52m/s 身高≥157cm：0.61m/s

续表

序号	检测项目	男性	女性
4	握力	国际标准	国际标准
		BMI≤24.0kg/m²: ≤29kg	BMI≤23.0kg/m²: ≤17kg
		BMI 24.1~26.0kg/m²: ≤30kg	BMI 23.1~26.0kg/m²: ≤17.3kg
		BMI 26.1~28.0kg/m²: ≤30kg	BMI 26.1~29.0kg/m²: ≤18kg
		BMI>28.0kg/m²: ≤32kg	BMI>29.0kg/m²: ≤21kg
		CHARLS 标准	CHARLS 标准
		BMI≤20.6kg/m²: 25.2kg	BMI≤20.0kg/m²: 15.0kg
		BMI 20.6~23.2kg/m²: 28.5kg	BMI 20.0~22.1kg/m²: 17.5kg
		BMI 23.2~25.9kg/m²: 30.0kg	BMI 22.1~24.8kg/m²: 17.5kg
		BMI≥25.9kg/m²: 30.0kg	BMI≤24.8kg/m²: 20.0kg
5	体力活动	MLTA 标准	MLTA 标准
		<383kcal/周（约散步 2.5h）	<270kcal/周（约散步 2h）
		BLSA 标准：BLSA-PAQ 总分=散步得分+室外活动得分+2×低强度活动得分+3×中度及以上强度活动得分	

BMI. 体重指数；CES-D. 流行病学调查用抑郁自评量表；MLTA. 明达休闲时间活动问卷；CHARLS. 中国健康与养老追踪调查；CCGAS. 中国老年健康综合评估研究；BLSA. 北京老龄化多维向调查；PAQ. 闲暇体力活动问卷。具备以上表格中 5 条中 3 条及以上为衰弱；1~2 条为衰弱前期；0 条为非衰弱健康老年人

3. 衰弱并发症期 衰弱引起的不良后果可反映在各个系统中，此阶段的老年人由于多个系统功能脆弱，自稳态破坏，不能对抗应激原，疾病更难以控制，更容易出现并发症和医院获得性问题，进而使得失能率和死亡率发生风险增加，住院时间延长。

（三）衰弱的分级

加拿大学者 Rockwood 教授在 FI 的基础上开发了临床衰弱量表（clinical frailty scale，CFS），依据功能状况分为非常健康、健康、维持健康、脆弱易损伤、轻度衰弱、中度衰弱、严重衰弱、非常严重的衰弱、终末期共 9 级，见表 13-2。

表13-2 临床衰弱量表

序号	衰弱等级	图示	具体测量
1	非常健康		身体强壮、积极活跃、精力充沛、充满活力，定期进行体育锻炼，处于所在年龄段最健康的状态
2	健康		无明显的疾病症状，但不如等级 1 健康，经常进行体育锻炼，偶尔非常活跃
3	维持健康		存在可控制的健康缺陷，除常规行走外，无定期的体育锻炼
4	脆弱易损伤		日常生活不需他人帮助，但身体的某些症状会显著日常活动。常见的主诉为白天"行动缓慢"和感觉疲乏

续表

序号	衰弱等级	图示	具体测量
5	轻度衰弱		明显的动作缓慢，工具性日常生活活动需要帮助（如去银行、乘公交车、干重的家务活、用药）。轻度衰弱会进一步削弱患者独自在外购物、行走、备餐及干家务活的能力
6	中度衰弱		所有室外活动均需要帮助，在室内上下楼梯、洗澡需要帮助，可能穿衣服也需要（一定限度的）辅助
7	严重衰弱		个人生活完全不能自理，但身体状态较稳定，一段时间内（<6个月）不会有死亡的危险
8	非常严重的衰弱		生活完全不能自理，接近生命终点，已不能从任何疾病中恢复
9	终末期		接近生命终点，生存期<6个月的垂危患者

第三节 衰弱的评估与诊断

一、常用评估方法

鉴于衰弱在老年人群中的高发病率及其临床危害，对衰弱目标人群的识别与评估至关重要，尤其是早期识别处于衰弱前期或早期衰弱阶段的老年患者，及时给予相应干预，从而避免或延缓衰弱的进展，减少不良结局所带来的临床危害。《老年患者衰弱评估与干预中国专家共识》中也明确提出，推荐所有 70 岁及以上的老年人群或最近 1 年内在非刻意节食情况下出现体重下降（≥5%）的人群进行衰弱的筛查与评估。

在过去的数十年中，世界范围内已开发了许多基于调查问卷、人体测量、临床数据等衰弱筛查或评估工具，但目前仍无全球公认的衰弱评估工具的"金标准"。Fried 衰弱表型评估与 FI 仍然是目前临床医师与科研人员使用最广泛的评估工具，且已在大样本人群和环境中得到了验证。除此之外，还有 CFS、FRAIL 量表、埃德蒙顿衰弱量表（Edmonton frail scale，EFS）等众多评估工具可供临床不同用途及场景使用。

（一）操作型评估工具

1. 衰弱表型 即 Fried 衰弱综合征标准，详见表 13-1。此量表目前为社区、临床实践及科学研究中应用最广泛的评估工具。此工具最初在美国的心血管健康研究（cardiovascular health study，CHS）和女性健康与老龄化研究（the women's health and aging studies，WHAS）等两项大样本人群研究中得到验证，有助于开展评估风险、生物病因学及可能的衰弱预防和干预策略方面的研究。但该评估工具的缺点是不适用于认知功能障碍及精神心理疾病的老年人，且在临床使用时部分变量不易测量，同时该标准中仅针对躯体功能状况进行评估，未考虑社会心理、认知功能等其他因素。此外，该工具中步速、握力、体力活动等指标的具体标准主要基于欧美人群数据得出，为开发出更适合中国人群的衰弱评估工具，在 Fried 衰弱表型的基础上，国内大样本的流调研究已提供了我国老年人步速、肌力的截点值以及针对中国老年人的活动能力评估方法，详见表 13-1。

2. 累积缺陷评估工具 又称为累积缺陷衰弱指数（clinical deficits frailty index，FI-CD），此评估工具是基于健康缺陷理论发展而来，由 Rockwood 教授于 2005 年提出，指个体在某一个时点潜在的不健康测量指标占所有测量指标的比例，其包含的变量包括躯体、功能、心理及社会等多个健康维度。该量表涵盖了 70 种健康缺陷变量，见表 13-3，每个缺陷计 1 分，FI=健康缺陷项目/70，其中 0 表示非衰弱，FI 比值越高代表衰弱越严重，1 表示衰弱程度最严重。通常认为，FI＜0.12 提示无衰弱健康老年人，FI 介于 0.12～0.25 为衰弱前期，FI≥0.25 提示衰弱。为进一步提高该评估工具使用时的简易性，相关研究在变量选取方面进行了改进，目前实际应用中 FI 变量的数量并无统一标准，通常为 30～70 个。该评估工具不关注单独某一项健康缺陷，而是把个体健康缺陷的累计数量作为重点，从整体的角度进行衰弱描述，将多种复杂健康信息整合成单一指标，突破了单一变量描述功能状态的局限性，可更全面地反映老年人的衰弱程度与整体健康状况，预测临床预后。但由于评估项目多，过于烦琐耗时，且需要专业人员操作，导致其在临床实践中应用受限，而更多用于流行病学的大规模人群调查或人群整体的健康状况评估等研究中。

表13-3　累积缺陷衰弱指数（FI-CD，70项变量）

·日常活动改变	·单独外出困难	·抑郁（临床印象）	·姿势性震颤	·心肌梗死
·头颈部问题	·移动障碍	·睡眠改变	·意向性震颤	·心律失常
·颈部肌张力差	·骨骼肌问题	·坐立不安	·帕金森病史	·充血性心力衰竭
·面具脸	·肢体活动徐缓	·记忆改变	·退行性病变家族史	·肺部疾病
·穿衣困难	·肢体肌张力差	·近期记忆力损害	·癫痫，复杂部分性发作	·呼吸问题
·洗澡困难	·肢体协调性差	·远期记忆力损害	·癫痫，全面性发作	·甲状腺问题
·梳洗困难	·躯干协调性差	·一般心智功能改变	·晕厥、黑矇	·甲状腺病史
·尿失禁	·站姿不良	·出现认知症状	·头痛	·皮肤问题
·如厕困难	·步态不规则	·意识模糊或谵妄	·脑血管问题	·恶性疾病
·起立困难	·跌倒	·偏执表现	·脑卒中史	·乳腺问题
·直肠问题	·情感问题	·认知损害相关病史	·糖尿病史	·腹部问题
·胃肠道问题	·感觉伤心、忧郁和抑郁	·认知损害家族史	·高血压病	·噘嘴反射阳性
·做饭困难	·抑郁病史	·震动感觉异常	·周围血管搏动减弱	·掌颏反射阳性
·吸吮问题	·终日疲乏	·静止性震颤	·心脏问题	·其他病史

3. 临床衰弱量表 该量表属于等级评定量表，是临床医师在对老年人全面健康评估的基础上，根据老年人日常活动能力和疾病程度进行分级，共 9 级，级别越高提示衰弱程度越严重，见表 13-2。该量表反映的是医师对老年患者较长时间的纵向观察和多次印象的综合，包含了评定人的主观解释和评价，因此，需要经过培训的评估员进行准确分类。

4. 骨质疏松性骨折研究（SOF）**指数** SOF 指数是 2007 年 Ensrud 等提出的一种简易的衰弱评估工具，仅包含 3 个条目，简单易操作，适用于老年人的初步衰弱筛查，并有助于识别需转诊进行老年综合评估的患者。

5. 基于老年综合评估的衰弱指数 基于老年综合评估（comprehensive geriatric assessment，

CGA）的衰弱指数，简称 FI-CGA，是由 Jones 等提出基于 CGA 量表构建而成，以综合评估老年人的衰弱程度。该量表已被证实其可靠性与适用性良好，对衰弱预测有较好的效果，且可反映受试者社会衰弱状态。

（二）自我报告式问卷

1. 衰弱量表　衰弱（fatigue, resistance, ambulation, illness and loss of weight index；FRAIL）量表是由国际营养与衰老协会于 2008 年提出，适用于临床上老年衰弱人群的快速筛查。该问卷量表共包含 5 项指标，见表 13-4，具备 5 项指标中 1 项或 2 项者为衰弱前期，3 项及以上者则为衰弱。该量表可预测死亡率且简便易用，在基层医疗机构和养老机构中应用更为广泛，该工具的预测效度在我国老年人群中也已得到了验证。

表13-4　衰弱（FRAIL）量表

序号	指标	询问方式
1	疲乏（fatigue）	过去 4 周内大部分时间或者所有时间感到疲乏
2	阻力增加/耐力减退（resistance）	在不用任何辅助工具以及不用他人帮助的情况下，中途不休息爬 1 层楼梯有困难
3	自由活动下降（ambulation）	在不用任何辅助工具以及不用他人帮助的情况下，走完 1 个街区（100m）较困难
4	疾病情况（illness）	医师曾经告诉你存在 5 种以上如下疾病，如高血压、糖尿病、急性心脏疾病发作、卒中、恶性肿瘤（微小皮肤癌除外）、充血性心力衰竭、哮喘、关节炎、慢性肺病、肾脏疾病、心绞痛等
5	体质量下降（loss of weight index）	1 年或更短时间内出现体重下降≥5%

2. 埃德蒙顿衰弱量表　此量表是由 Rolfson 教授团队为未经老年医学专业培训的非专业人员开发的多维度衰弱评估量表，见表 13-5，可供临床医师和非专业人员在门诊、急诊、病房、社区、家庭等多种情境下进行快速衰弱筛查。

表13-5　埃德蒙顿衰弱量表

衰弱方面	项目	0分	1分	2分
认知	请想象给出的圆圈是一个表盘，请补全表盘的数字并画出指针显示"11 点 10 分"	无误	小的间距错误	其他失误
基础健康状况	在过去的一年里，您住过几次院？	0	1~2	>2
	您如何评价您的健康状况？	很好	一般	较差
独立性	下列活动中您有多少需要帮助？（做饭、购物、乘车、打电话、做家务、洗衣、管理财务、服药）	0~1	1~4	5~8
社会支持	当您需要帮助时，您能随时找到能够提供帮助的人吗？	总是	有时	很少
药物使用	您现在长期服用 5 种或以上处方药吗？	否	是	
	您经常忘记服用您应当服用的处方药吗？	否	是	
营养	您最近有因体重减轻而感到衣物变得宽松了吗？	否	是	
情绪	您有感到伤心或情绪低落吗？	否	是	
大小便失禁	您有控制不住大小便的情况吗？	否	是	
自报表现	2 周内您能够独立完成			
	（1）重体力劳动，如擦窗户、拖地	是	否	
	（2）步行 2 层楼梯	是	否	
	（3）步行 1000m	是	否	
评分	0~5 分为无衰弱；6~7 分为衰弱前期；8~9 分为轻度衰竭；10~11 分为中度衰弱；12~18 分为重度衰弱			

3. Kihon 量表 Kihon 量表（Kihon checklist, KCL）由日本政府为实行长期照护保险政策, 于 2006 年开发的老年衰弱筛查量表。该量表简单易操作, 非专业人士也可使用, 为自我报告式多维衰弱筛查工具, 在日本国内使用广泛, 也被译为不同语言版本, 已被证实信效度良好。

4. Tilburg 衰弱量表 Tilburg 衰弱量表（Tilburg frailty indicator, TFI）是由荷兰学者 Gobbens 等专门为社区老年人研制的用于筛查衰弱的简易量表, 涵盖生理衰弱、社会衰弱、心理衰弱多维度的评估。此量表已被译为不同语言版本且具有良好的信效度。

5. 其他量表 此外还有 PRISMA-7、格罗宁根衰弱指标（Groningen frailty indicator, GFI）、Gerontopole 衰弱筛选工具（Gerontopole frailty screening tool, GFST）、Sherbrooke 问卷（Sherbrooke postal questionnaire, SPQ）、衰弱快速筛查问卷（frailty screening questionnaire, FSQ）等评估工具可供选择。

二、衰弱评估工具的临床选择与应用

目前, 国际上可供选择的衰弱筛查或评估工具众多, 这些工具具有各自不同的特点, 其评估的内容包含了主观资料和客观资料, 衰弱工具测量的维度根据不同的理论基础和概念而有所不同, 一般包括生理、心理及社会维度等, 每个维度可有多个分类。衰弱的评估应根据不同的目标来选择不同的评估工具, 如探究生物学基础、协助诊断、制订照护计划、不良预后风险分层等。目前仍无全球公认的衰弱评估工具的"金标准", 也无相关研究表明哪种测量工具能最好地指导临床决策, 因此, 最佳评估方法仍然需要根据具体临床情况而定。

上述衰弱评估工具根据用途可分为两类: 一是用来进行衰弱的筛查, 即病例发现, 尤其是在初级保健中使用自我报告式快速筛查工具以简单便捷的方式来识别衰弱目标人群, 短时间内即可轻松完成, 无须特殊器械、设备和特殊培训, 且可在所有老年人群中进行。二是对初级医疗保健中所筛查的阳性患者进行衰弱的综合评估及管理, 即应用相对复杂的衰弱评估工具对其进行全面评估, 以便于进一步制订有针对性的干预措施, 延缓老年人内在能力的下降。因此, 在临床工作中对衰弱筛查工具和评估工具的要求有所不同, 筛查工具要求简洁且敏感性较高; 而评估的工具则要求较高的准确度并具有实用性、有合理生物学理论支持、可准确识别衰弱状态、准确预测老人对治疗的反应及临床负性事件的发生风险。本章节总结了上述衰弱筛查与评估工具的各自特点与适用范围, 见表 13-6。

表13-6 衰弱筛查与评估工具

	类别	起源
操作性评估工具	FFP（Fried 衰弱表型）	美国
	衰弱指数（FI）	加拿大
	临床衰弱评分（CFS）	加拿大
	骨质疏松性骨折研究（SOF）衰弱量表	美国
	老年综合评估的衰弱指数（FI-CGA）	加拿大
	多维预后指数（MPI）	意大利
自我报告式评估工具	FRAIL 量表（FRAIL）	美国
	埃德蒙顿衰弱量表（EFS）	加拿大
	Kihon 量表（KCL）	日本

续表

	类别	起源
自我报告式评估工具	Tilburg 衰弱量表（TFI）	荷兰
	社区衰弱老人评估表（PRISMA-7）	英国
	格罗宁根衰弱指标（GFI）	荷兰
	Gerontopole 衰弱筛选工具（GFST）	法国
	Sherbrooke 问卷（SPQ）	加拿大
	衰弱快速筛查问卷（FSQ）	中国

第四节　衰弱的防治策略与展望

一、衰弱的预防

（一）开展系统的健康教育，提高社会支持水平，加强老年人健康管理

积极开展老年人健康知识宣教，倡导健康生活方式，进而维护和提高老年人的身心健康水平。充分利用以社区卫生服务中心为主的预防保健网络，开展公众健康咨询活动，建立健康档案，加强对老年人群的健康支持和保障，充分动员各方力量以健全社会支持系统，给予老年患者充分良好的社会支持。此外，还需针对家属及照护者进行衰弱健康教育、针对各专科医务工作者进行衰弱筛查理念上的继续教育等。

（二）多病共存和多重用药的管理

在老年人慢性病管理中需关注连续性的健康监测与管理，充分发挥社区卫生服务中心为主的综合协调作用，充分利用互联网+慢性病管理平台，对患者进行宣教、治疗、随访等连续性管理。此外，强调对衰弱老年人进行多重用药管理，减少不恰当用药，联合用药应"少而精"，减少非处方药的使用，避免处方瀑布，注意剂量个体化，提高药物依从性。

（三）定期进行老年综合评估

针对存在衰弱相关危险因素的老年人，需定期开展 CGA，以早期发现老年人潜在健康问题，进而予以及早干预，以保护和维持老年人的功能状态。建议综合医院应开展全面且详细的 CGA 工作；而对于中长期照护机构、社区卫生服务中心，可采用快速综合评估，见表 13-7，以便于快速筛查老年人潜在健康问题及老年综合征。

（四）预防跌倒

对老年人开展有效的跌倒风险干预是预防衰弱的重要措施之一。主要包括：①建议社区卫生服务中心对老年人、家属或照护者、康复从业人员开展跌倒预防健康教育，增强大众对跌倒的预防意识；②对于跌倒高风险的老年人，生活上要有专人陪护，尤其是在老年人如厕、淋浴、活动前后重点看护；③对于社区内的老年人群，定期进行跌倒风险的筛查与评估，针对可干预的跌倒危险因素采取相应的预防措施以减少跌倒风险。

（五）关注老年人心理健康，提高心理弹性

预防老年人衰弱还需关注老年人心理健康，提高老年人心理弹性水平。一方面需要社区卫生服务中心早期筛查与识别老年人的情绪心理问题并开展及时干预，避免其向消极型转变；另一方面大力鼓励老年人积极参与社会活动，加强学习兴趣，同时建议家属增加陪伴时间。

表13-7　快速综合评估

评估量表	评估内容
FRAIL 衰弱量表	1. 过去4周大部分时间或所有时间感到疲乏（是：1分，否：0分） 2. 在不用任何辅助工具及不用他人帮助的情况下，中途不休息爬一层楼梯有困难（是：1分，否：0分） 3. 在不用任何辅助工具及不用他人帮助的情况下，走完100m较困难（是：1分，否：0分） 4. 医师曾告诉您存在5种以上如下疾病：高血压、糖尿病、急性心脏疾病发作、卒中、恶性肿瘤（微小皮肤癌除外）、充血性心力衰竭、哮喘、关节炎、慢性肺疾病、肾脏疾病、心绞痛等（是：1分，否：0分） 5. 1年或更短时间内出现体重下降≥5%（是：1分，否：0分）
营养评价 问卷简表 （SNAQ）	1. 食欲状况（A=1分；B=2分；C=3分；D=4分；E=5分） A. 非常差；B. 差；C. 一般；D. 好；E. 非常好 2. 进食中什么时候觉得有饱感（A=1分；B=2分；C=3分；D=4分；E=5分） A. 只吃几口就觉得饱了；B. 吃到餐食的1/3时觉得饱了；C. 吃到餐食的一半觉得饱了；D. 基本吃光餐食时觉得饱了；E. 很少觉得有饱感 3. 对食物的味觉（A=1分；B=2分；C=3分；D=4分；E=5分） A. 非常差；B. 差；C. 一般；D. 好；E. 非常好 4. 正常的进餐数量（A=1分；B=2分；C=3分；D=4分；E=5分） A. 每日少于1餐；B. 每日1餐；C. 每日2餐；D. 每日3餐；E. 每日大于3餐
肌少症 筛查量表 （SARC-F）	1. 力量：举起或搬运约4.5kg的物体是否存在困难（0分：没有困难；1分：稍有困难；2分：困难较大或不能完成） 2. 辅助行走：步行穿过房间是否存在困难，是否需要帮助（0分：没有困难；1分：稍有困难；2分：困难较大或不能完成） 3. 起立：从椅子或者床起立是否存在困难，是否需要帮助（0分：没有困难；1分：稍有困难；2分：困难较大或不能完成） 4. 爬楼梯：爬10层台阶是否需要困难（0分：没有困难；1分：稍有困难；2分：困难较大或不能完成） 5. 跌倒：过去1年的跌倒情况（0分：无跌倒史；1分：跌倒1~3次；2分：跌倒4次以上）
简易认知状 态评估量 表（RCS）	1. 请仔细听并记住以下5个单词，稍后我将请您重复：苹果、钢笔、领带、房子、汽车 2. 请您在一张空白纸上画出钟的外形，标好时钟数字，并在钟上标记时间为11:10 计分方法：能正确标明时钟数字位置为2分；能正确显示所给定的时间为2分 3. 请您说出先前的5个单词（计分方法：每回忆出1个单词计1分） 4. 我现在要讲一个故事，请专心听，等一下我会问您一些关于这个故事的问题。梅梅是一个非常成功的保险业务员，她在工作中赚了很多钱。她认识了李雷，一个大帅哥。两个结婚后生了3个孩子，他们一家人住在北京，她辞了工作在家专心带小孩。当孩子长大了，她又回到职场上重新开始工作。她和李雷从此快乐地生活在一起。提问：她住在哪里 计分方法：能正确回答住在北京为1分

FRAIL衰弱量表评分标准：≥3分为衰弱，1~2分为衰弱前期，0分为无衰弱；营养评价问卷简表评分标准：≤14分提示营养风险（近6个月体重下降大于5%）增高；肌少症筛查量表评分标准：≥4分为肌少症筛查阳性；简易认知状态评估量表评分标准：8~10分为正常，6~7分为轻度认知障碍，0~5分为痴呆状态

二、衰弱的治疗

（一）运动锻炼

多研究表明，规律的运动锻炼可有效改善老年衰弱、降低衰弱发生率并预防失能，是目前治疗衰弱的首选方案。2018年，美国体力活动指南中明确指出，体力活动可改善衰弱

老年人的躯体功能，有助于提高步行、步态、平衡、力量、自我报告的日常活动量和生活质量等，并强调每周进行 3 次以上，每次 30～45min，持续至少 3～5 个月的中等强度综合运动训练对于改善衰弱老年人的躯体功能最为有效，且发现综合的体力活动计划比单一类型的体力活动对衰弱的改善效果更佳。因此，对于衰弱老年人的运动锻炼计划，目前一致性的观点均建议实施以有氧训练、抗阻训练、柔韧性训练及平衡训练联合的多元化运动干预方案，并遵循个性化、分期和逐步增加的训练原则。值得注意的是，运动锻炼之前需做好对老年衰弱患者的运动风险评估，根据患者的具体疾病状态、训练目的、训练条件及个人兴趣选择安全个体化的运动强度、频率、方式和运动时间，而对于重度衰弱的老年患者可选用被动运动的方式进行康复训练。

（二）营养干预

虽然营养干预对老年人衰弱状态的改善效果仍然存在争议，但营养干预联合运动锻炼仍然是目前针对衰弱老年人重要的非药物干预措施之一。营养干预主要包括营养补充剂、膳食结构调整、纠正不良饮食习惯等。相关研究证实，营养干预可改善衰弱老年人的营养摄入，进而增强身体质量，增加身体活动，降低失能率和病死率。目前认为，需补充蛋白质特别是富含亮氨酸的必需氨基酸混合物，有助于增加老年人的肌容量，进而改善衰弱状态。除蛋白质外，还需注意维生素 D 和钙剂的补充。除单一的营养素补充外，近年来人们越来越意识到膳食模式对衰弱状态的影响，如欧美相关证据表明，地中海饮食有助于改善老年人衰弱及减少不良事件的发生风险，但此结果是否受到人种、地域差异性的影响，且此种营养膳食模式是否适用于我国老年患者仍需更多数据加以证实。

（三）避免过度医疗，减少医源性并发症

过度检查和治疗往往会导致衰弱老年人并发症的发生，尤其是一些侵入性操作反而会增加衰弱老年人的身心负担，甚至造成不良后果。因此，对于中、重度衰弱老年人应仔细评估患者的具体情况，避免过度医疗，减少医源性伤害，最大限度地维持老年人的功能状态。

（四）多学科团队合作的医疗护理模式

衰弱老年人的医疗护理模式要求以患者为中心，强调多学科团队合作对衰弱老年人进行老年综合评估与全人管理，需尊重老年人的自身意愿，注重老年人的个体化诊疗。团队成员应包括老年科医师、护理人员、临床药师、康复治疗师、营养师、专科医师与社会工作者，管理内容包括疾病控制、保证营养摄入、康复训练、认知心理治疗和加强社会支持等综合管理。

（五）药物治疗

在衰弱的药物治疗上，目前尚无已证实确切有效的药物治疗方案。但近些年来随着对衰弱相关病理生理机制及分子基础研究的不断深入，也为衰弱相关针对性药物的研发提供了重要理论依据，如维生素 D、激素类药物等药物治疗可能对衰弱有益，但均未达成共识，仍需大量可靠的循证医学证据，也是未来衰弱治疗的重要探索与研究方向。

1. 维生素 D 越来越多的研究证实，维生素 D 缺乏与衰弱的发生风险、衰弱状态呈

显著相关。维生素 D 缺乏可导致肌纤维脂肪变性，诱发或加重老年人的骨质疏松与肌少症，导致躯体功能下降。因此，推测补充维生素 D，可用于预防与治疗老年人衰弱，但目前临床研究数据有限且结果尚不一致，且其最佳治疗剂量也备受争议，未来仍待进一步探究与证实。

2. 激素类药物　目前有望用于治疗衰弱的内分泌激素类药物主要有睾酮、脱氢表雄酮、孕酮及生长激素等。有研究发现，脱氢表雄酮具有增强老年人重度阻力运动引起的肌肉质量和强度增加等有益效果；醋酸甲地孕酮对厌食症和恶病质可能有益；而胰岛素样生长因子（IGF）在神经可塑性和骨骼肌强度方面的作用尤为重要。但因当前临床证据有限，目前尚无针对衰弱老年人的激素补充推荐方案，一方面激素补充对衰弱的治疗效果仍需临床试验进一步论证；另一方面激素所带来的水肿、栓塞等一系列副作用也限制了其在衰弱老年人中的研究与应用，其长期使用的安全性更是有待考察。

3. 肾素-血管紧张素系统拮抗药　相关研究显示，培哚普利可增加左心室收缩功能障碍老年人的行走距离，可降低髋部骨折的发生风险；另有研究发现，氯沙坦钾对骨骼肌有保护作用，但肾素-血管紧张素系统拮抗药对衰弱的治疗获益未来仍需进一步证实。

4. 降血糖类药物　有研究初步发现，改善胰岛素抵抗可能有助于改善老年人的衰弱状态，如二甲双胍有助于改善合并 2 型糖尿病老年衰弱患者的步速状态。但目前有关降血糖类药物治疗衰弱的研究仍然较少，未来仍需探究。

5. 肠道菌群调节剂　衰弱状态与肠道菌群的多样性呈负相关。有研究发现，益生元制剂可通过调节肠道菌群使老年人受试者的体力和握力明显改善。因此，肠道菌群调节剂有望改善老年人的衰弱状态，但仍待更多证据支持。

6. 其他　认知训练、情感关怀、中医中药等对衰弱的干预效果也逐渐受到关注。尤其是中医中药已逐步应用于衰弱评估及多学科干预中，如北京医院在 FI 评估的基础上加入中医虚证内容，构建了中西医结合老年衰弱评估量表；中国中医科学院西苑医院提出衰弱五脏虚损理论，将个体化中药干预及针灸等纳入衰弱老年人中医多学科干预。中医药学所具有的独特优势更加符合我国的文化背景，值得未来进一步挖掘和推广。

三、展望

1. 衰弱的概念尚未得到公众、社会，以及医疗卫生专业人员的广泛认可，仍待宣传与普及，将衰弱的筛查和评估覆盖到老年医疗保健过程的各个领域与学科。

2. 未来基础研究方面需侧重衰弱机制研究，针对靶点研发创新型药物，开发干预新方法。

3. 规范化、标准化的衰弱筛查-诊断路径尚未形成，衰弱的筛查与诊断工具仍需不断创新，利用人工智能等新型科学技术，开发更为高效、便捷且信效度好的电子筛查工具将是未来重要的研发方向。

4. 目前尚无统一化、共识化的衰弱干预策略，有效、创新的衰弱干预方式仍需进一步探讨。我国衰弱相关研究尚处于起步阶段，国外衰弱领域的研究设计思路、干预方式虽然可为我国研究者提供参考及启发，但研究设计仍需结合我国国情与医疗卫生体系的具体情况，考虑我国老年人体质、生活方式的特殊性，探索适合我国老年群体的衰弱干预方式，制订更易推广且更为优化的干预策略。

思 考 题

1. 试述老年衰弱的内涵及临床意义。

2. 试述 Fried 衰弱表型评估与累积缺陷评估两种评估工具的理念及临床应用特点的区别。

3. 试述多学科团队合作的医疗护理模式在老年衰弱防治中的应用价值。

（赵烨婧 施 红）

第十四章 肌 少 症

第一节 肌少症的概述

一、肌少症的概念

肌少症（sarcopenia）又称肌肉衰减综合征，是一种临床常见的老年综合征，最早于1989 年由美国 Irwin Rosenberg 教授提出肌肉减少症一词，用来描述与年龄相关的肌肉量减少，sarcopenia 源于希腊语，"sarx"为肌肉，"penia"为减少。

欧洲老年人肌少症工作组（European Working Group on Sarcopenia in Older People，EWGSOP）在 2010 年发表了首个肌少症共识，将肌少症定义为一种老年综合征，表现为与增龄相关的肌肉量减少，导致肌肉力量下降和（或）躯体功能减低。

EWGSOP 在 2018 年发表的肌少症共识对 2010 版共识进行了更新，认为肌少症是一种进行性全身性肌肉疾病，与跌倒、骨折、身体残疾和死亡率等不良后果的增加有关。认为肌肉力量是最重要的评价指标，在预测不良后果方面，肌肉力量价值优于肌肉量，首次将肌肉质量一词纳入到定义中。

2014 年亚洲肌少症工作组（Asian Working Group for Sarcopenia，AWGS）发表亚洲肌少症共识，沿用了 EWGSOP2010 版的肌少症定义，AWGS2019 版仍然保留之前的 EWGSOP2010 版定义。鉴于肌肉质量临床评价存在困难，因此"中国老年人肌少症诊疗专家共识（2021）"建议仍使用 2010 版 EWGSOP 的肌少症定义。

二、肌少症的现状

肌少症是一种与年龄相关的肌肉量减少和功能下降，是老年人最重要的健康问题之一。目前，人口老龄化是全球面临的重要社会问题，我国老年人口数量居世界之首，根据第七次人口普查结果，60 岁及以上人口达到 2.64 亿，65 岁以上人口达到 1.9 亿。随着人口老龄化的进程，老年人群中肌少症患病率增加且危害性明显，2016 年 10 月国际疾病分类 ICD-10 疾病编码正式将肌少症纳入其中，编码为 M62.84。

目前全球肌少症患者达到 5000 万人，预计 2050 年肌少症患病人数将高达 5 亿。由于受地域、种族、生活习惯和居住环境等因素影响，且采用的肌少症评估方法和诊断标准不同，国际范围内的患病率存在较大差异。2017 年发表的世界范围肌少症患病率：一般人群研究的系统回顾和荟萃分析显示，肌少症总体患病率为 10%，男性患病率为 8%～12%，女性患病率为 8%～13%；非亚洲国家与亚洲国家相比更容易出现肌肉萎缩（男性分别为 11%和 10%，女性分别为 13%和 9%）。2018 年，发表在 Age and Ageing 杂志关于社区老年人肌少症的患病率荟萃分析，共纳入 109 篇文章，由于所依据肌少症的诊断界值不同，统计结果存在较大差别，肌少症患病率区间在 9.9%～40.4%之间。另一项英国社区老年人群中肌少症患病率的研究显示，男性和女性患病率分别为 4.6%和 7.9%。加拿大学者采用 DXA 进行老年人肌少症患病率筛查，男性患病率明显高于女性（分别为 38.9%和 17.8%）。

亚洲人群肌少症的患病情况也有所不同，在 AWGS2019 版报告中，亚洲老年人群肌少症的总体患病率为 5.5%～25.7%，男性高于女性。日本老年肌少症的数据显示，男性患病率为 9.6%，女性患病率为 7.7%。我国社区老年人群肌少症的患病率为 8.9%～38.8%，男性普遍高于女性，患病率呈现明显年龄相关性，80 岁以上高达 67.1%，城乡之间也存在差异，不同地域间的患病率也有所区别。来自上海的调查结果显示，老年人肌少症在男性和女性间有较大差别，70 岁以上人群男性患病率为 13.2%，女性患病率为 4.8%，低于高加索人群，但与亚洲的日本人和韩国人较一致。来自乌鲁木齐市的调查结果显示，老年人肌少症患病率为 38.8%，其中男性患病率为 42.7%，女性患病率为 36.4%。

三、肌少症的危害

肌少症患者呈进行性全身肌肉量和肌肉力量下降，导致老年人肢体的活动能力和下肢的负重功能受损，造成生活质量和躯体功能下降，给老年人的健康带来诸多危害。表现为肌少症的老年人易跌倒，骨折的风险明显增加，部分出现脑部出血，卧床和残疾的概率增大；肌少症老年人常常伴有体重丢失和失能，独立生活能力下降，生活质量明显下降；肌少症也会合并吞咽功能障碍，出现低蛋白等营养性问题，感染的风险增加，造成老年人反复住院，增加了医疗支出；肌少症对老年心肺功能和代谢也会产生不利的作用，引起衰弱和死亡风险的增加。肌少症的危害主要集中在以下方面：①跌倒、骨折风险增加；②衰弱、营养不良比例增加；③吞咽障碍、感染风险上升；④生活质量明显下降；⑤死亡率上升、医疗费用增加。

四、肌少症的分类

（一）按发病原因分类

按发病原因将肌少症分为原发性肌少症和继发性肌少症。

1. 原发性肌少症　是指排除其他原因后，与增龄密切相关的肌肉量和（或）力量损失，是临床常见的肌少症类型。引发原因包括神经肌肉衰老、激素水平失调、慢性炎症状态、脂肪组织异位积累，以及肌卫星细胞功能障碍等。

2. 继发性肌少症　是指增龄之外的一个或多个已知原因导致的肌少症。引发原因包括长期制动、久坐、卧床；营养不良、厌食症、低热量和蛋白质摄入、微量元素缺乏；肿瘤等消耗性疾病；内分泌代谢疾病，主要是糖尿病，还有雄激素缺乏；骨骼肌神经损伤、骨关节病；呼吸和循环功能衰竭；某些遗传性疾病等。

（二）按严重程度分类

按严重程度分为可能肌少症、肌少症、严重肌少症。

1. 可能肌少症　AWGS2019 版引入了"可能肌少症"，定义为出现肌力下降，无论是否存在躯体功能减低即为可能肌少症，建议用于预防和保健服务，但不用于医院或研究机构。

2. 肌少症　存在肌肉量减少、肌肉力量下降或躯体功能减低。

3. 严重肌少症　同时存在肌肉量减少、肌肉力量下降和躯体功能减低。

第二节 肌少症的影响因素及发病机制

一、肌少症的影响因素及临床表现

（一）肌少症的影响因素

老年人肌少症的影响因素复杂，多因素共同作用影响疾病的发生。

年龄是重要的影响因素，肌少症是增龄相关性疾病，患病率随年龄增长而明显增加。衰老可干预神经系统功能，抑制营养吸收和蛋白合成；通过调节多种参与合成代谢的激素水平，继而减少骨骼肌含量；衰老的组织中促炎因子水平升高、自由基含量增加、线粒体氧化应激增强，加速了肌细胞分解，使肌肉含量下降。吞咽功能障碍、营养不良、胃肠道功能紊乱、维生素 D 摄入不足、外伤制动等因素，加剧肌肉组织的分解。加之老年人患有多种慢性病，合并消耗性疾病，或疾病急性发作等。以上诸多因素持续作用，诱发肌少症的发生。此外，性别不同、种族差异、生活地域不同等均可影响肌少症的发生。我国西部地区患病率要高于东部地区，男性患病率要高于女性，不同种族之间患病率也有所区别。

（二）肌少症的临床表现

1. 可能肌少症期 只有肌肉力量下降，无肌肉量减少和躯体功能异常，骨折风险增加。

2. 肌少症期 有肌肉量和肌肉力量下降，随着肌程逐渐明显。患者出现四肢肌力下降，表现为握力下降、下肢支持力减弱显著，患者容易发生跌倒。

3. 严重肌少症期 在肌肉量、肌肉力量下降的基础上，出现躯体功能下降。患者出现日常活动受限、身体乏力、平衡能力下降，跌倒频率增加，最终丧失生活能力。

二、老年人肌少症的发病机制

肌少症是增龄相关性疾病，发病机制复杂且未完全明确，受到遗传因素调控、环境因素影响、并与多种风险因素相关。

（一）遗传因素与肌少症

肌肉量和肌肉力量受遗传因素影响较大，是两种最常见的肌少症风险表型，肌肉量的遗传率在 45%～90% 之间，肌肉力量的遗传率在 30%～85% 之间。

在肌少症的遗传学研究初期，采用全基因组连锁研究（genome-wide linkage studies），筛选出与肌肉力量和肌肉量相关的候选基因，如 *TTN*、*TRIM54*、*STC2*、*LEP*、*CDK2*、*RB1*、*Connexin36*、*IGFIR*、*HGF* 等。近年来全基因组关联研究（genome-wide association studies，GWAS）被广泛应用，筛选出的肌肉表型候选基因，包括 *TRHR*、*UMOD*、*AR*、*ACTN3*、*ACE*、*IGF*、*CNTF*、*MIR873*、*HK2*、*MIR876* 等。然而，全基因组连锁研究与全基因组测序联合应用在发现罕见变异方面，较全基因组关联研究有优势。目前，微 RNA（miRNA）与肌少症的关系也比较受关注，miRNA 在调节促炎细胞因子的基因表达方面发挥关键作用，miRNA 中的肌肉萎缩基因 1（*Atrogin*-1）参与调节年龄相关性肌肉萎缩。

（二）激素与肌少症

与年龄相关的激素失调可导致肌少症的发生，随着年龄增长，雄激素和雌激素等性激素释放减少，生长激素（GH）和胰岛素样生长因子-I（IGF-1）等因子水平降低，以上激素水平的改变均与老年人的肌肉量和肌肉力量的减少相关。

肌肉蛋白质合成需要较高水平的睾酮作为支持，随着年龄的增长，男性睾酮水平下降，伴发肌肉量和肌肉力量的减少，30岁以后睾丸激素量以每年约1%的水平逐渐下降，雄激素剥夺的患者会出现肌肉力量和肌肉功能的下降。女性在绝经期后雌激素水平明显降低，伴随肌肉力量迅速下降，引起肌少症的发生。有研究显示，雌激素干预治疗可以增加肌肉强度。GH通过促进肌肉前体细胞融合到肌管中，增加肌肉蛋白质的合成，老年男性较青年男性的GH分泌减少1/20～1/5，激素水平下降加速了男性肌少症的发生。IGF-1主要在肝脏合成，是骨骼和肌肉生长的关键性调节因子，IGF-1传导效率的降低和肌肉特异性IGF-1表达的降低均可能导致肌肉减少。此外，甲状腺激素可以通过调节肌细胞的能量代谢，参与骨骼的发育和功能维持；胰岛素通过刺激组织内的氨基酸转运，增强蛋白质合成和抑制蛋白水解。有研究显示，胰岛素抵抗（IR）是引起2型糖尿病（T2DM）患者骨骼肌量降低的独立危险因素。

（三）炎症因素与肌少症

机体炎症状态以及氧化应激状态是与年龄相关的肌肉萎缩过程的重要因素，老年人体内炎性细胞因子长时间升高与肌少症相关。促进肌肉蛋白质分解代谢的细胞因子包括肿瘤坏死因子（TNF-α）、白细胞介素-1β（IL-1β）、白细胞介素-6（IL-6）及C反应蛋白（CRP）。

TNF-α过度表达可诱发骨骼肌病变和内皮细胞功能异常，活化泛素-蛋白酶体系统，导致骨骼肌细胞凋亡，从而减少骨骼肌量；IL-1β是在肌肉中合成的，主要通过促进细胞凋亡，减少骨骼肌量；有证据显示，IL-6水平升高可以导致肌肉丢失，参与肌少症的发生；有研究证明，血清CRP水平升高与蛋白质合成减少和蛋白质分解代谢增加有关，进而导致肌肉量减少。

（四）脂毒性与肌少症

肌肉脂毒性是指神经酰胺和甘油二酸酯等毒性脂质在骨骼肌中积累，促进胰岛素抵抗，干扰肌肉的合成代谢，对肌肉造成损害。

动物研究显示，由于老年动物脂肪组织含量减少，吸收脂肪酸能力降低，导致有毒脂质在肌肉内异位积聚形成肌病。Bollheimer等用高脂饮食喂养老年大鼠，证实肌肉脂肪变性引起肌肉蛋白质合成减少，从而影响肌肉体积。在胰岛素抵抗的肥胖患者体内，胰岛素对肌肉的调节作用减弱，肌肉蛋白质合成与脂肪量呈负相关关系，脂肪量增加对肌肉蛋白质合成产生不利的作用。

（五）肌卫星细胞功能障碍与肌少症

肌卫星细胞，即骨骼肌干细胞，在肌肉纤维再生、修复及肌肉生长中起关键作用。随着年龄的增长，骨骼肌再生潜能显著下降。由于老化的卫星细胞自噬能力下降、蛋白质自稳态受损、线粒体功能障碍和氧化应激增加等因素，导致卫星细胞数目明显减少、肌肉组织生成障碍、骨骼肌功能明显减退。通过重新建立卫星细胞自噬活性再次进入细胞周期，可以在一定程度上使老化的卫星细胞恢复活力。boxprotein-7（*PAX7*）是卫星细胞最重要的标志基因，*PAX7* 通过调节肌源性因子 5（MYF5）影响卫星细胞的增殖、分化及肌肉的损伤修复。

（六）肠道菌群与肌少症

肠道菌群稳定对于维持机体健康非常重要，肠道微生态紊乱导致多种疾病的发生。肠道菌群与骨骼肌的关系日益受到关注，近年有学者提出"肠-肌轴"假说，认为肠道菌群稳定性影响骨骼肌的代谢和功能，调整肠道菌群结构有望成为肌少症的潜在治疗靶点。研究显示，将正常小鼠的粪便菌群移植给肌肉量减少的模型幼鼠，可以逆转骨骼肌的丢失；用长双歧杆菌或干酪乳杆菌给小鼠灌胃，可提高小鼠的肌肉量。短链脂肪酸是肠道菌群的代谢终产物，参与了肠道菌群与骨骼肌间相互作用。多项研究证实，补充肠道菌群可改变骨骼肌表型，如给啮齿动物补充植物乳杆菌提高了 I 型肌纤维的含量，并增加了肌肉力量。

（七）营养问题与肌少症

健康人肌量在 30 岁以后呈现不同程度下降，60 岁以后下降更为显著，同时伴随着肌肉力量的降低。老年人肠道功能老化使多种营养素的吸收能力下降，导致蛋白质的合成减少、维生素 D 摄取不足，都是引起肌力和肌肉功能下降的重要因素。研究证实，维生素 D 缺乏与肌肉量下降、跌倒风险增加存在相关性，补充氨基酸和蛋白质等可以预防肌少症。

（八）自噬、线粒体功能障碍与肌少症

自噬是将细胞器、细胞质和错误折叠的蛋白质降解，从而防止细胞代谢废物的堆积。肌肉量丢失可能与自噬过度或不足有关，自噬异常会对骨骼肌造成损伤。自噬过度导致肌肉萎缩，自噬过少可使肌纤维发生变性。

随着年龄增长，人体骨骼肌线粒体氧化磷酸化功能受损，产生能量物质 ATP 减少，导致肌肉运动功能下降。衰老的机体产生活性氧增多，导致线粒体氧化损伤和功能障碍。线粒体功能障碍，又使体内活性氧超负荷，通过激活泛素-蛋白酶体系统，使蛋白质分解加速，导致肌纤维含量降低，参与肌少症的发生。

（九）神经肌肉功能障碍、运动减少与肌少症

老年人随着增龄出现的神经肌肉功能障碍与肌少症的发生密切相关。中枢神经系统由于多巴胺及其受体水平下降引起信号传导功能减弱，使运动功能的协调性和执行力受损。伴随着运动神经元和运动单位的数量减少，运动神经元轴突纤维脱落、兴奋性下降，周围神经传导速度和动作电位幅度减低，神经肌肉接头的重塑。由以上多种原因引发的神经肌肉功能障碍，最终导致肌纤维萎缩、肌肉的强度和力量显著降低。

与增龄相关的身体功能下降、运动量不足是老年人肌肉量和肌肉力量损失的重要因素。老年人长期卧床时，出现肌肉力量下降要先于肌肉量的丢失，肌肉力量下降进一步限制机体活动，最终肌肉力量和肌肉量两者均呈现降低。久坐的生活习惯也会导致老年人肌肉量的丢失，适量的体力活动有助于延缓肌少症的发生，规律的抗阻训练有助于恢复肌肉量和肌肉力量。

第三节　肌少症的评估及诊断

一、肌少症的筛查

（一）筛查工具

早期识别肌少症意义较大，SARC-F 是有效的肌少症自我筛查工具，适用于社区老年人和住院老年患者，S（strength）代表肌肉力量，A（assistance walking）代表辅助行走，R（rise from a chair）代表起立，C（climb stairs）代表爬楼梯，F（falls）代表跌倒。SARC-CalF 是 SARC-F 联合小腿围作为一项评估参数，提高了 SARC-F 的敏感性。EWGSOP2018 版中参考 SARC-F 问卷或临床怀疑作为筛查阳性的依据。AWGS2019 版建议采用小腿围或 SARC-F 或 SARC-CalF 进行筛查，建议小腿围（男≤34cm，女≤33cm）或 SARC-F≥4 分或 SARC-CalF≥11 分为筛查阳性。中国老年人肌少症诊疗专家共识（2021）有所简化，仅包含小腿围和 SARC-CalF 两项指标，建议小腿围（男<34cm，女<33cm）或 SARC-CalF≥11 分为筛查阳性。

（二）SARC-CalF 调查问卷

1. S——肌力　抬起或搬运 10 磅重物的难度。0 分：没有难度；1 分：略有难度；2 分：难度很大或无法完成。

2. A——辅助行走　步行穿越房间的难度。0 分：没有难度；1 分：略有难度；2 分：难度很大，需要帮助或无法完成。

3. R——起立　从床或椅子站起的难度。0 分：没有难度；1 分：略有难度；2 分：难度很大，需要帮助或辅助器具。

4. C——爬楼梯　爬 10 级台阶的难度。0 分：没有难度；1 分：略有难度；2 分：难度很大或无法完成。

5. F——跌倒　过去 1 年内跌倒情况。0 分：无跌倒史；1 分：跌倒 1~3 次；2 分：跌倒≥4 次。

6. 小腿围　用非弹性皮尺测量双侧小腿的最大周径。0 分：女性>33cm 或男性>34cm；10 分：女性≤33cm 或男性≤34cm。

结果判别

0~10：不提示肌少症（建议定期评估）。

11~20：提示肌少症（建议进一步检查）。

二、肌少症的诊断参数

（一）肌肉量检测

肌肉量（muscle mass）检测是测量人体骨骼肌的总数量，因为老年人肌少症主要是四肢骨骼肌数量减少，因此，应用四肢骨骼肌量（appendicular skeletal muscle mass，ASM）作为评价肌肉量的主要指标。目前使用的 ASM 检测方法，主要有双能 X 射线吸收法（dual energy X-ray absorptiometry，DXA）和生物电阻抗分析法（bioelectrical impedance analysis，BIA）。

DXA 是测量 ASM 的金标准，由于其检测的准确率高，适合临床和科研工作。因肌肉量与体型大小相关，ASM 值需要根据体型进行调整，即 ASM/身高^2、ASM/体重或 ASM/BMI。DXA 设备价格高、体积较大，不易搬动，且需要培训专业人员，故不适宜社区普遍使用。

BIA 主要功能是测量人体肌肉、骨骼、脂肪和水分等成分的含量，BIA 设备不直接测量肌肉量，而是根据全身电导率得出肌肉量的估计值，需要 DXA 进行校对。BIA 设备价格低、轻便，易于操作，方便社区使用，也可以用于医院筛查。

小腿围测量可以作为四肢骨骼肌量的简便评估方法，用于肌少症的快速筛查。

（二）肌肉力量检测

肌肉力量（muscle strength）检测是指测量单个或几个肌肉群的最大力量，主要检测上肢和下肢肌肉的力量，分别采用握力法和 5 次起坐试验进行测量。

握力测量是评估上肢肌力的简单、便捷方法，建议在医院和社区中常规使用。握力减低的患者往往预后不良，存在住院时间较长、功能受损严重、生活质量差和死亡率高。目前临床使用的握力器有液压式、弹簧式和金属弹性体等品种，建议双手测量，至少测量两次，取最大值。5 次起坐试验是用于测量下肢力量的简单方法，主要评估股四头肌肌力，方法简便、可操作性强，广泛用于临床肌力评估。

（三）肌肉质量的检测

肌肉质量（skeletal muscle quality）定义为每单位肌肉产生的肌肉力量。肌少症患者的肌肉质量也受到损害，EWGSOP2018 版的肌少症定义中引入肌肉质量，用来描述肌肉结构和组成的微观和宏观层面，该指标用作肌少症评估参数尚不成熟，主要用于检测身体功能低下、预测不良后果，可用于确定肌少症的严重程度，目前可以采用 MRI、磁共振波谱（MRS）和肌肉超声等技术进行评估。MRI 主要检测肌肉组织中脂肪的浸润程度；MRS 是测定肌肉组织的代谢情况；肌肉超声直接测量肌肉厚度等肌肉结构指标，还都可以间接评估脂肪浸润程度，方便社区筛查。

（四）躯体功能检测

躯体功能（physical performance）检测是对与运动相关的全身躯体功能进行客观评估，是多维度评价，不仅涉及肌肉功能，还涉及中枢和外周神经系统功能。目前，临床常用的评估方法有步速、简易体能状况量表（SPPB）、起立-行走计时（TUG）测试等。

步速是快速、安全、有效的肌少症检测方法，已在临床广泛应用，步速可以预测临床不良结局，并与肌少症导致的残疾、认知障碍、跌倒和死亡相关。大部分亚洲研究使用 AWGS 2014 年标准 0.8m/s 为诊断肌少症的临界值；AWGS 2019 版建议将临界速度从 0.8m/s 增加到 <1.0m/s，并且不做性别限定；EWGSOP2018 版建议将步速≤0.8m/s 作为严重肌减少症的评价指标。不同指南和共识中建议的步速检测距离存在差异，EWGSOP2018 版建议采用 4m 步速，AWGS 2019 版和中国老年人肌少症诊疗专家共识（2021）推荐 6m 步速。强调评估过程中患者不要加速和减速，至少测两次取平均值。采用 400m 长距离步行测量，用于评估老年人步行耐力，要求受试者尽可能快速完成，中途休息不超过两次。

SPPB 包括 3 个姿势站立的测试（双足并拢站立、半串联站立和串联站立）、4m 步行时间、5 次起坐试验，能够综合体现躯体功能，总分 12 分。EWGSOP2018 版建议的 SPPB 诊断界值为≤8 分；AWGS 2019 版认为 SPPB≤9 分更能预测全因死亡率，因此，将 SPPB≤9 分定为躯体功能下降的临界点。

TUG 测试要求受试者从 46cm 高、无扶手的标准椅子上站起来，走到 3m 标记处，转身向回走，然后再次坐下，记录时间。本项测试能够同时体现受试者的运动能力和平衡功能，可以预测老年人跌倒的风险。

三、肌少症的诊断流程

EWGSOP2018 版对 2010 版进行了修订，提出的诊断流程为 F—A—C—S（Find—Assess—Confirm—Severity），即发现病例—评估—确诊—严重程度评价（图 14-1）。

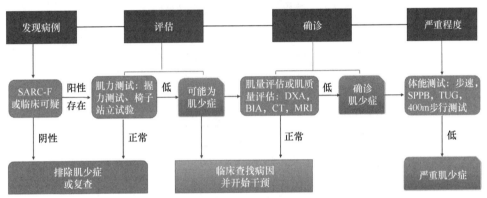

图 14-1 EWGSOP2018 版肌少症评估流程

AWGS2019 版为社区基层医疗机构提供了简便易行的可能肌少症诊断流程：筛查—评估—干预，并提出了急慢性医疗机构诊疗流程（图 14-2）。

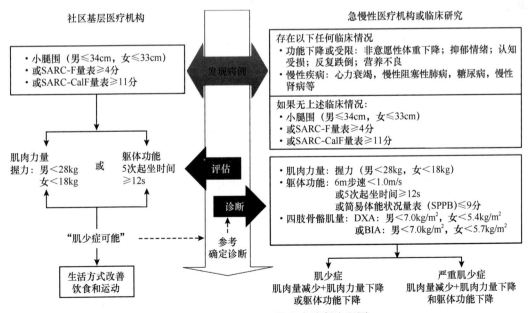

图 14-2 AWGS2019 肌少症诊断流程图

中国老年人肌少症诊疗专家共识（2021）颁布的诊断流程更加细化和具体，将诊断流程分为社区医疗机构诊疗流程（图 14-3）、大型综合医院或专科医院的诊疗流程（图 14-4）。

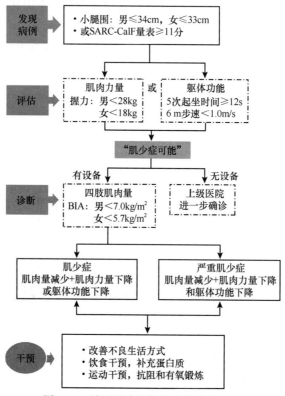

图 14-3　社区医疗机构肌少症诊疗流程

BIA. 生物电阻抗分析法

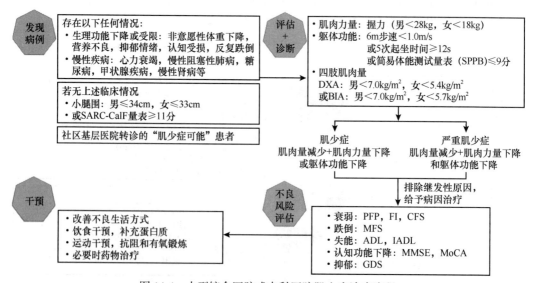

图 14-4　大型综合医院或专科医院肌少症诊疗流程

DXA. 双能 X 射线吸收法；BIA. 生物电阻抗分析法；PFP. 生理衰弱评估量表；FI. 衰弱指数；CFS. 临床衰弱量表；MFS. Morse 跌倒评估量表；ADL. 日常生活活动能力量表；IADL. 工具性日常生活活动能力量表；MMSE. 简易智力状态评估量表；MoCA. 蒙特利尔认知评估量表；GDS. 老年抑郁量表

四、肌少症的诊断标准

目前，全球范围内主要采用的肌少症诊断标准包括亚洲肌少症工作组（AWGS）标准、欧洲老年人肌少症工作组（EWGSOP）标准、国际肌少症工作组（IWGS）标准、美国国立卫生研究基金会（FNIH）标准。由于不同共识标准的诊断界值存在差异，因此采用不同标准所测得的结果存在不一致性，我们国家目前参考 AWGS2019 标准进行肌少症的诊断（表 14-1）。

表14-1　肌少症诊断参数及切点值

诊断标准	肌肉量测量方法	肌肉量	肌肉力量	躯体功能
AWGS	DXA	ASM/身高^2（kg/m^2）：男性≤7.0，女性≤5.4	握力（kg）：男性<26，女性<18	步速≤0.8m/s
	BIA	ASM/身高^2（kg/m^2）：男性≤7.0，女性≤5.7		
AWGS2	人体测量	小腿围（cm）：男性<34，女性<33	握力（kg）：男性<28，女性<18	步速<1.0m/s
	DXA	ASM/身高^2（kg/m^2）：男性≤7.0，女性≤5.4		5次坐起≥12s
	BIA	ASM/身高^2（kg/m^2）：男性≤7.0，女性≤5.7		SPPB≤9 分
EWGSOP	DXA	ASM/身高^2（kg/m^2）：男性≤7.26，女性<5.5	握力（kg）：男性<30，女性<20	步速≤0.8m/s
	BIA	ASM/身高^2（kg/m^2）：男性<8.87，女性<6.42		
EWGSOP2	—	ASM/身高^2（kg/m^2）：男性<7.0，女性<6.0	握力（kg）：男性<27，女性<16；	步速≤0.8m/s
			5 次坐起>15s	

—表示无相关测量方法；ASM. 四肢骨骼肌量；EWGSOP. 欧洲老年人肌少症工作组；AWGS. 亚洲肌少症工作组；DXA. 双能 X 射线吸收法；BIA. 生物电阻抗分析法；SPPB. 简易体能状况量表

第四节　肌少症的防治策略与展望

健康的生活方式和充分的运动锻炼是维持老年人机体能量稳态和成分稳定的主要决定因素。肌少症患者需要进行综合管理，包括运动干预、营养支持和药物治疗，患有继发性肌少症患者的基础治疗是针对原发疾病的治疗。

一、肌少症的一般治疗

（一）生活方式干预

吸烟、饮酒等不良生活方式与老年肌少症的发生密切相关，健康的生活方式是治疗肌少症的基础。吸烟会加速蛋白质分解、降低蛋白质合成，有研究发现吸烟的老年人中肌少症的患病率高于对照组。大量饮酒导致 II 型肌纤维的萎缩，引发酒精性肌病。纠正不良生活方式，如戒烟限酒、注意劳逸结合、保持规律生活，对于肌少症的防治起到积极作用。

（二）营养支持

营养问题与肌少症的关系已经非常明确，肌少症发生的重要原因之一是营养不良，针对于营养不良的干预措施是治疗肌少症的重要手段。中国老年人肌少症诊疗专家共识（2021）推荐对于明确患有肌少症的老年人和可能肌少症的老年人进行营养筛查和风险评估，对于存在营养不良和营养风险的老年人需要及时进行营养干预。

研究证实，必需氨基酸能够促进肌肉蛋白质的合成，其中亮氨酸、异亮氨酸和缬氨酸等支链氨基酸为骨骼肌提供了能量底物。β-羟基 β-甲基丁酸盐（HMβ）是亮氨酸的活性代谢产物，在蛋白质合成及分解中也发挥了重要作用。对于肌少症患者建议补充富含亮氨酸的必需氨基酸。研究证实，每天补充 6g 富含亮氨酸的必需氨基酸，可以有效地增加肌肉量、增强肌肉力量，并能提高女性肌少症患者的步行速度，因此，推荐亮氨酸最低摄入量为 55mg/(kg·d)。鉴于老年人蛋白质合成效率较低，需要摄入更多的蛋白质用以维持肌纤维的合成；给老年人补充 HMβ 能够有效预防肌肉量的减少和肌肉力量的丢失。老年人同时伴有消化系统功能老化，致使营养物质利用率较低，指南建议在正常饮食的基础上适当给予口服营养补充（ONS），有利于老年人健康的维持。蛋白质补充量需依据肌少症的严重程度而定，建议肌少症患者每天每公斤体重补充 1.2～1.5g 蛋白质，严重肌少症患者需要适当增加蛋白质摄取量。乳清蛋白和酪蛋白均是临床常用的优质蛋白，其中乳清蛋白富含亮氨酸和谷氨酰胺，促进肌肉蛋白合成的作用要优于酪蛋白。

维生素 D 通过与受体结合参与肌细胞的增殖与分化，维生素 D 能够增加肌肉蛋白质的合成和肌浆网内钙的吸收。大量研究表明，血清 25-羟基维生素 D（25-OH-D）水平低与肌少症的发生密切相关，低维生素 D 水平的老年人患肌少症的风险是维生素 D 水平正常者的 5 倍。补充维生素 D 可以有效改善骨骼肌的功能、减少老年人跌倒及骨折风险。给肌少症患者补充维生素 D，应维持血清 25（OH）D 水平在 50nmol/L 以上。

补充多不饱和脂肪酸或单不饱和脂肪酸有助于降低胰岛素抵抗、减少脂毒性，改善蛋白质合成代谢，提高肌肉量和肌肉功能。常规补充维生素 C、维生素 E 等抗氧化营养素，对于预防和治疗肌少症的作用尚不明确。

（三）运动干预

运动减少是肌少症的重要危险因素，人体的肌纤维数量在 50 岁左右开始下降，至 80 岁肌纤维下降 50% 左右，久坐不动的患者肌纤维和肌肉力量下降会更加明显。运动干预是肌少症治疗的基石和有效的预防措施，具体措施包括肌肉阻力训练和力量训练。有氧运动不仅改善肌少症患者心肺功能，减少脂肪含量，增加胰岛素的敏感性，也能提高患者肌肉的力量和机体的活动能力。建议老年人肌少症患者每天进行有氧运动，根据个人的身体情况和基础疾病建立合理的运动处方，避免发生运动损伤。同时，老年患者需要进行抗阻训练增加肌肉量，抗阻力训练对神经肌肉系统有积极作用，已经证明短期抗阻训练就可以提高骨骼肌合成蛋白质的能力。

二、肌少症的药物治疗

目前，临床上尚缺乏以肌少症为适应证的治疗药物，虽然性激素、ACEI/ARB 和某些肌少症相关因子抑制剂被证实可以增加肌肉含量，但临床证据仍不充分。

（一）性激素替代治疗

性激素替代治疗是缓解肌少症的有效方法之一。睾酮和选择性雄激素受体调节剂（SARM）通过激活雄激素受体促进肌肉生成和肌肉蛋白质合成，有希望成为治疗肌少症的候选药物。

肌卫星细胞和成肌细胞中均有雄激素受体（AR），睾酮可以与 AR 受体结合增加肌卫星细胞的数量、提高 AR 水平，并增加分解后氨基酸的再利用率。但性激素替代疗法增加了男性患前列腺癌的风险，易于出现液体潴留，使心血管事件的总体风险明显提高。SARM 作为一类新型的雄激素受体配体，具有与雄激素相同的作用，且更具靶向性。目前有几种 SARM 制剂（MK-0773）已进入临床或临床前期试验，因其肝毒性等副作用尚未获得美国食品药品监督管理局（FDA）批准。

雌激素替代疗法对女性肌少症的作用尚存在争议，尽管老年女性患者使用雌激素有增加肌肉量的作用，但雌激素替代疗法增加了女性患乳腺癌的风险。有研究称雌激素替代疗法配合抗阻训练可能会增强下肢肌力，但相关证据并不充分。

（二）ACEI/ARB 治疗

已经证实，肾素-血管紧张素-醛固酮系统激活可通过多种生物学途径诱导骨骼肌功能障碍。血管紧张素 II 损伤内皮功能，损害肌肉组织的血液供应，增加炎症水平，影响线粒体功能；醛固酮有损害内皮功能、促进纤维化的作用。采用 ARB 治疗高血压能减轻患者的炎症反应和内皮功能受损，缓解骨骼肌萎缩。ACEI/ARB 治疗可减轻内皮损伤、改善线粒体功能，提高 IGF-1 水平，抑炎症因子水平。研究证明，血管紧张素转化酶抑制药（培哚普利）治疗增加了左心室收缩功能障碍老年患者的步行距离；在 HYVET 研究中，观察到培哚普利降低了患者发生髋部骨折的风险。

（三）肌少症相关因子抑制剂

肌肉生长抑制素（myostatin）是一种分泌因子，属于 TGF-β 超家族成员，主要在骨骼肌中表达。Myostatin 能够抑制肌细胞分化、减弱卫星细胞增殖、降低肌管直径，是肌少症的主要相关因素之一。目前，Myostatin 抑制剂正处于研发中，发现 Myostatin 单克隆抗体可抑制 Myostatin 与其受体之间的相互作用。

组蛋白去乙酰化酶（histone deacetylase，HDAC）在肌肉表观遗传调控中发挥重要作用，HDAC 通过组蛋白修饰作用调节生肌基因表达，并与生肌因子作用抑制成肌细胞的分化，因此，HDAC 被认为是治疗肌少症的潜在靶点。HDAC 抑制剂相关研究显示，丁酸盐可调节萎缩相关基因的表达并增加线粒体的生物合成；AR-42 通过抑制 Atrogin-1 和 MuRF-1 的表达水平来减缓小鼠肌萎缩的进程。目前尚缺乏 HDAC 抑制剂的临床试验证据，需要进行更多的研究以了解 HDAC 在肌少症中的作用机制。

（四）其他

近年来使用草药制剂促进肌少症患者肌肉量提高受到关注，人体研究显示，姜黄素、生物碱、儿茶素、原花青素、姜酚和姜烯酚等草药化合物对骨骼肌代谢显示出一定的积极作用。但关于草药制剂治疗肌少症的疗效及不良反应方面的数据十分有限，尚需深入进行安全性和有效性研究。

三、展望

1. 目前，众多研究者正在探寻治疗肌少症的药物和方法，为肌少症的治疗带来了希望。MT-102 是一种合成分解代谢转化剂（ACTA），用于治疗晚期癌症患者的恶病质，最近 II 期临床研究数据显示，MT-102 治疗 16 周后患者的体重显著增加。在老年动物模型中，

MT-102 已被证明可以逆转肌少症，目前正探寻 MT-102 作为肌少症治疗方法的可行性。

另一项针对肌少症患者的静脉制剂 BYM338（bimagrumab）正在进行临床研究，目前正处于招募受试者阶段。miRNA 与肌少症的研究显示，采用 miR-376c-3p 进行基因干预抑制肌萎缩基因（Atrogin-1），能够显著改善老年小鼠的骨骼肌萎缩。

肠道微生态的变化通过多种途径影响骨骼肌功能，对肠道菌群的调节也是治疗肌少症的新的方向。此外，水疗、全身振动和功能性电刺激等物理治疗对促进肌肉康复有一定作用，尚需更多的临床证据。

2. 目前全球的肌少症诊断标准尚不统一，给临床和科研带来很大困扰，期望通过临床研究进一步规范。

3. 目前临床缺乏特异和敏感的肌少症生物学标志物，需要进一步研究和开发。

4. 肌少症的发病机制尚不明确，需要更多的基础实验研究加以证实。

5. 为了提高我国老年肌少症的防治效果，需要进一步加强肌少症患者的筛查和综合管理。

思 考 题

1. 试述肌肉质量的含义及在老年人肌少症评价中的作用。
2. 试述肠道微生态干预在老年人肌少症治疗中的价值。
3. 如何通过营养支持治疗改善老年人肌少症患者的预后？

（滕宗艳）

第十五章 认知功能障碍

第一节 概 述

一、基本概念

认知功能障碍（cognitive impairment）是指大脑在记忆、注意、语言、执行、推理、计算力和定向力等方面出现任何一项或多项功能受损的现象，又称为认知功能衰退、认知功能缺损或认知残疾。认知功能障碍包括轻度认知功能障碍（mild cognitive impairment，MCI）和中、重度认知功能障碍（moderate to severe cognitive impairment，MSCI），后者又称痴呆（dementia）。

MCI 是指记忆力或其他认知功能进行性减退，但不影响日常生活能力，且尚未达到痴呆的诊断标准，是介于正常老化与轻度痴呆之间的一种临床状态。

痴呆是一种以获得性认知功能损害为核心，并导致患者日常生活能力、学习能力、工作能力和社会交往能力明显减退的综合征。患者的认知功能损害可涉及记忆、语言、视空间功能及执行功能，以及理解、判断、计算等能力，还可以伴发精神、行为异常和人格障碍，其严重程度足以影响患者的日常生活和社会能力。获得性是指痴呆的智能减退是在智能发育正常的情况下受到损害所致，有别于精神发育迟滞。

二、流行病学

年龄是影响认知功能障碍发病率的最主要因素，60 岁及以上的老年人群中，年龄每增长 5 岁，痴呆患病率就会增加 1 倍。认知功能障碍与性别有一定的关系，阿尔茨海默病（Alzheimer's disease，AD）多见于女性，而血管性痴呆（vascular dementia，VD）则多见于男性。

不同地区 MCI 患病率和发病率差异较大，全球 60 岁及以上老年人 MCI 患病率为 5.0%～36.7%。2020 年，我国年龄≥60 岁老年人的 MCI 整体患病率约为 15.54%，呈女性高于男性、农村高于城市的分布特点；在患有多种慢性病的人群中，MCI 患者发病率相对更高。

美国老年期痴呆患病率 2012 年为 11.6%，日本 2001 年为 8.8%，韩国 2008 年为 8.1%。中国 2020 年 60 岁及以上人群痴呆患病率为 6.04%。

三、危险因素

已知认知功能障碍的危险因素可分为两大类，即不可改变因素和可改变因素。

（一）不可改变因素

不可改变因素包括基因多态性、年龄、性别、种族和家族史。其中，年龄是导致认知功能下降的最主要的已知危险因素。

（二）可改变因素

可改变因素包括受教育程度、生活方式（如缺乏身体运动、不健康饮食、抽烟及过量饮酒等），以及特定疾病（如高血压、糖尿病、高脂血症、肥胖和抑郁）等。此外，社交隔离、缺乏认知训练也被认为是可能的危险因素。

多种因素是 MCI 转化为痴呆的高危因素，如年龄大、教育程度低、心血管疾病的危险因素、糖尿病、携带 *ApoEε4* 等位基因等。

第二节 临床特征

一、临床分类

（一）MCI 的分类

MCI 的核心症状是认知功能的减退，不同的病因或不同的大脑损伤部位，可以导致不同的认知域受累。根据损害的认知域不同，MCI 被划分为 4 种类型，即单认知域遗忘型 MCI（amnestic mild cognitive impairment with single domain，aMCI-SD），只累及记忆力；多认知域遗忘型 MCI（amnestic mild cognitive impairment with multiple domain，aMCI-MD），除累及记忆力，还存在其他一项或多项认知域损害；单认知域非遗忘型 MCI（non-amnestic mild cognitive impairment with single domain，naMCI-SD），记忆功能以外的单一认知域损害，记忆功能保留；多认知域非遗忘型 MCI（non-amnestic mild cognitive impairment with multiple domain，naMCI-MD），记忆功能以外的多项认知域损害，记忆功能保留。

（二）痴呆的分类

1. 根据是否为变性病分类

（1）变性病痴呆：包括阿尔茨海默病（AD）、路易体痴呆（dementia with Lewy body，DLB）、帕金森病痴呆（Parkinson disease with dementia，PDD）和额颞叶变性（frontotemporal lobar degeneration，FTLD）、亨廷顿病（Huntington disease，HD）、皮质基底节变性（corticobasal degeneration，CBD）、进行性核上性麻痹（progressive supranuclear palsy，PSP）等。

（2）非变性病痴呆：包括血管性痴呆、正常颅压脑积水，以及其他疾病引起的痴呆，如颅脑创伤、肿瘤、缺血缺氧性脑病、感染性疾病、内分泌疾病、营养缺乏、代谢性疾病、自身免疫病、中毒、肺部疾病和其他（如阻塞性睡眠呼吸暂停综合征、慢性阻塞性肺疾病、放射诱发痴呆、透析性脑病等）。

在所有类型痴呆中，AD 占痴呆的 50%～70%，DLB 占痴呆的 5%～10%，FTLD 占痴呆的 5%～10%，PDD 约占痴呆的 3.6%。VD 是最常见的非变性病痴呆，占痴呆患者的 15%～20%。继发性痴呆患病率尚无准确的统计。

2. 根据病变部位分类 可分为皮质性痴呆、皮质下痴呆、皮质和皮质下混合性痴呆（mixed dementia，MD），以及其他痴呆（other dementia，OD）。皮质性痴呆包括 AD 和 FTLD；皮质下痴呆类型较多，包括 VD、锥体外系病变、脑积水、脑白质病变等；皮质和皮质下混合性痴呆包括多发梗死性痴呆、感染性痴呆、中毒和代谢性脑病，也见于 DLB；其他痴呆包括脑创伤后和硬脑膜下血肿痴呆等。

2019 年，世界卫生组织（World Health Organization，WHO）将认知功能障碍分为原发性认知障碍和继发性认知障碍。前者的常见类型包括 AD、DLB 和 FTLD；以 AD 最为多见，VD 次之；相比较而言，FTLD 更多见于年纪较轻的人群。后者是指由其他的可识别的疾病引起或与之密切相关的认知障碍，包括艾滋病、头部损伤、多发性硬化、甲状腺疾病，以及维生素 B_{12} 缺乏等。常伴有其他器官或系统的症状和体征，在原发疾病得到控制和管理后，认知障碍的症状可得到一定程度的治疗和改善。在老年群体中，混合性认知障碍，即多种原因引起认知障碍的情况较为多见。

二、临床特点

（一）症状学特点

老年认知功能障碍常表现为一个或多个认知域不同程度受损，主要包括记忆障碍，语言障碍，视空间和结构能力障碍，计算力障碍，失语、失认和失用，以及判断和抽象功能受损。

1. 记忆障碍　是老年认知功能障碍的首发症状，早期以近事遗忘为突出表现，远期记忆相对保持完整。随着病情的进展，逐渐出现远事遗忘，直至出现记忆错误（如记忆恍惚、错构、虚构等），晚期甚至出现妄想等精神症状。

2. 语言障碍　典型 AD 患者早期的语言障碍表现为找词困难与流畅性下降；随病情进展，出现语言空洞、理解能力受损、书写障碍。VD 由于梗死部位的不同，可导致各种类型的语言障碍。FTLD 的进行性非流利型失语和语义性痴呆均以语言功能障碍为突出症状，前者言语是非流利的、费力、缺少韵律、句法易误；后者表现为语义记忆障碍，患者命名不能，语言空洞，缺乏名词，出现赘语。而 AD 的少词性进行性失语的核心症状是找词困难、句子复述受损。

3. 视空间和结构能力障碍　患者因不能准确地判断自身及物品的位置而出现的功能障碍。早期在熟悉的环境中迷路；中期在自己家中也发生定向障碍。在日常生活中有明显穿衣困难，不能判断衣服的上下和左右、衣服及裤子穿反等。AD 患者早期即可出现视空间功能障碍，不能准确地临摹立体图形；至中期，患者临摹简单的二维图形错误，生活中不能判断物品的确切位置。视空间功能损害在 DLB 中尤为严重，且明显差于 AD 和 PDD 患者，并常伴有视幻觉。FTLD 的视空间功能损害较轻，即使到疾病的中后期，也没有典型的"顶叶"型缺陷的表现，对物体定位无困难，一般不会迷路。

4. 计算力障碍　患者计算能力明显减退，导致一些以前能做的简单计算无法正常做出。日常生活中，患者买菜购物不知道该付多少钱，该找回多少。随着病情的进展，患者甚至不能进行如 2+3、1+2 等非常简单的计算，不能正确列算式，对于简单的运算概念也无法理解，甚至不能识别各种数字和计算符号。

5. 失语、失认和失用　失语表现为自发谈话、听觉理解、复述、命名、阅读和书写 6 个基本方面的能力残缺或丧失。如患者听力正常但听不懂别人及自己的讲话，说不出要表达的意思；视力正常但不理解病前会读的字句；肢体运动功能正常写不出病前会写的字句等。不同的大脑语言功能区受损可有不同的临床表现。失认多见于痴呆的晚期或严重阶段，患者常无法正确分辨颜色、亲人甚至自己。失用表现为不能按要求做刷牙、洗脸、扣衣扣和开锁等简单动作，但患者在不经意的情况下却能自发地做这些动作。

6. 判断和抽象功能受损　表现为患者不能系统地思考较难的问题，对突发的事情不能作出相应的判断。

（二）病程特点

1. MCI 的病程　临床上可以引起痴呆的疾病，如阿尔茨海默病、脑血管病、路易体痴呆等，在临床症状达到痴呆前均可引起 MCI。不同病因引起的 MCI 起病和病程不同，如神经变性病导致的 MCI 多为隐匿起病，进展缓慢，而脑血管病导致的 MCI 常急性起病，呈波动性进程。

2. 痴呆的病程 因病因不同，痴呆的病程有所区别。神经变性性痴呆多隐匿起病，呈慢性进展性病程；非神经变性性痴呆起病相对较急，进展较快。

（三）辅助检查

1. 体液检查

（1）血液检查：常规检查血常规、红细胞沉降率、血糖、电解质、肝肾功能、甲状腺及甲状旁腺功能、叶酸及维生素 B_{12} 水平，以及血清同型半胱氨酸、梅毒血清学检测及 HIV 相关的检查；其他，如重金属、药物、毒物检测。

（2）脑脊液（cerebrospinal fluid，CSF）检查：CSF 中的 T-tau、P-tau$_{181}$ 和 Aβ_{42} 的检测，有助于痴呆的病因及痴呆亚型的诊断。CSF 14-3-3 蛋白、自身免疫性脑炎抗体、副肿瘤相关抗体检测有助于 RPD 的病因诊断。

2. 电生理检查
脑电图对于鉴别正常老化和痴呆，或不同类型的痴呆，具有一定辅助诊断价值；定量脑电图、认知诱发电位则有助于鉴别不同类型的痴呆。

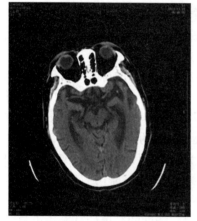

图 15-1　AD 患者头部 CT
显示两侧侧脑室及脑沟、裂、池对称增宽

3. 神经影像学检查
对认知功能障碍患者可考虑常规头部 CT 或 MRI 检查，有条件者可行单光子发射计算机体层成像（SPECT）、PET 和功能性 MRI 检查。

（1）头部 CT 扫描对 MCI 的诊断价值有限，主要用于排除其他可治疗性疾病引起的痴呆，如肿瘤、血肿及脑积水等；对 VD 的诊断辅助作用较为明显。AD 患者头部 CT 可见脑萎缩，改变主要在颞叶、脑白质及脑灰质（图 15-1）；VD 可见脑血管病变及相关的脑萎缩（图 15-2）；DLB 主要表现为非特异性的皮质萎缩（包括颞叶、顶叶、额叶及内侧岛叶，也有严格限于额叶和顶叶萎缩的类型）。

（2）头部 MRI 结构影像可以显示大脑梗死、脑白质病变、脑肿瘤、脑积水、脑萎缩等不同病变，有助于 MCI 的病因诊断和监测病情的进展，遗忘型 MCI 最常见海马和内嗅皮质的萎缩（图 15-3）。痴呆患者行头部 MRI 尤其是功能性 MRI 检查有助于痴呆患者的诊断和亚型的鉴别，通过 MRI 可以显示内侧颞叶、海马等关键部位的萎缩（图 15-4）。弥散加权成像（diffusion-weighted imaging，DWI）和 T$_1$ 增强可用于炎症、肿瘤导致痴呆患者的诊断和鉴别，如 DWI 可显示 VD 中的新发梗死灶及克-雅病患者皮质和纹状体的异常（图 15-5）。T$_1$ 增强可显示年轻患者可能存在的感染（如单纯疱疹病毒性脑炎）或是炎症改变（如血管炎、结节病和多发性硬化）等病因。FTD 的 MRI 表现为大脑非弥漫性均匀性萎缩（主要为双侧对称性额叶和前额叶显著局限性萎缩，图 15-6）。MRI 亦有助于判别疾病预后和药物疗效。

（3）对经临床和结构影像检查仍不能明确病因的 MCI 患者，有条件时，可考虑行 PET 检查，以确定病因诊断。

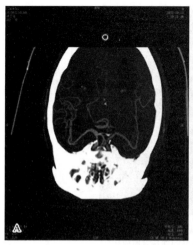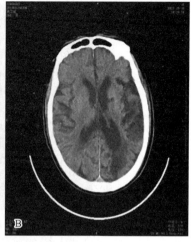

图 15-2　VD 患者头部 CT

A. CTA 显示左侧大脑后动脉 P1 段重度狭窄，左侧大脑中动脉、大脑后动脉分支稀疏；B. 显示脑萎缩，左侧顶、枕、颞叶、
胼胝体压部多发脑梗死（新旧不一），左侧基底节区陈旧性腔隙性脑梗死

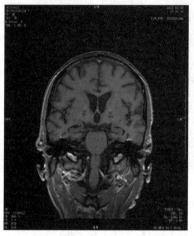

图 15-3　MCI 患者头部 MRI（显示海马萎缩）

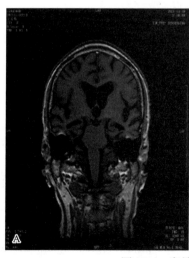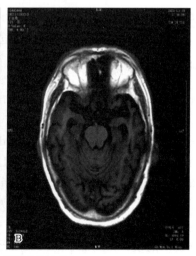

图 15-4　痴呆患者头部 MRI

A. 显示海马萎缩；B. 显示颞叶萎缩

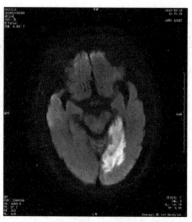

图 15-5 VD 患者头部 MRI

DWI 显示左侧颞枕叶深部新发梗死灶

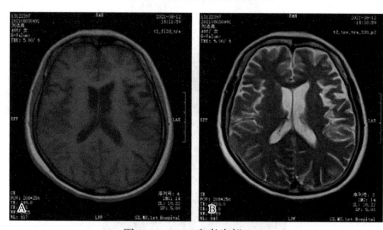

图 15-6 FTD 患者头部 MRI

A. T$_1$WI；B. T$_2$WI。显示左侧额颞叶轻度脱髓鞘性改变，左侧额颞叶脑萎缩

4. 神经病理学检查 上述无创性检查手段无法确诊的罕见痴呆类型，可以选择嗅觉黏膜进行病理活检。

5. 基因学检测 针对有明确家族史的个体进行基因检测，可明确其是否携带致病基因。*ApoEε4* 基因型检测可用于 MCI 患者的危险分层，并可预测其转化为 AD 的风险。

（四）神经心理学测查

是临床上诊断认知功能障碍的重要方法，对此类患者的评估通常包括日常生活能力、精神行为症状及认知功能，可以概括为 ABC（表 15-1）。

1. A——日常生活活动能力（activity of daily living，ADL） 由基础性日常生活活动能力（basic activities of daily living，BADL）和工具性日常生活活动能力（instrumental activities of daily living，IADL）组成，前者指独立生活所必需的基本功能，如穿衣、吃饭、如厕等，后者包括复杂的日常或社会活动能力，如出访、工作、家务能力等，需要更多认知功能的参与。

2. B——痴呆的精神行为症状（behavioral and psychological symptoms of dementia，BPSD） 痴呆患者伴发思维内容、知觉、心境及行为混乱，如焦虑、抑郁、激越、幻觉、妄想及睡眠障碍。对患者这些心理行为症状的评估常采用神经精神量表（neuropsychiatric inventory，NPI）和老年抑郁量表（geriatric depression scale，GDS）。NPI主要用于评估痴呆患者常见异常行为的严重程度和频率，以及照顾者的烦恼程度；GDS则应用于老年抑郁患者的躯体症状评估。

3. C——认知功能障碍（cognitive impairment） 是痴呆诊疗的重要环节，尽可能对所有患者酌情选择不同的量表进行评估：

（1）推荐痴呆的筛查采用简易精神状态检查量表（mini-mental state examination，MMSE）。

（2）MCI的筛查采用蒙特利尔认知评估量表（Montreal cognitive assessment，MoCA），迷你认知评估量表（mini cognitive testing，mini-cog）是一种简短的认知筛查工具，适合于门诊初筛使用。

（3）轻中度AD采用阿尔茨海默病评估量表-认知部分（Alzheimer disease assessment scale-cog，ADAS-cog），ADAS-cog是目前应用较为广泛的抗痴呆药物临床试验的疗效评价工具，不适用于极轻度和极重度患者，不能用于痴呆病因的鉴别诊断。

（4）血管性痴呆评估量表（VDAS-cog）用于轻中度VD的药物疗效评价，在ADAS-Cog的基础上增加了语言流畅性、数字-符号转换测验、数字划销试验和数字倒背、迷宫测验等，弥补了执行功能的检测，对脑白质病变有较好的识别能力。

（5）临床痴呆评定量表（clinical dementia rating scale，CDR）用于痴呆严重程度的分级评定和随访。

表15-1 认知功能障碍常用神经心理学评估量表

分类	量表	临床意义
A 日常生活活动能力（activity of daily living，ADL）	基础性日常生活活动能力（BADL）评定量表+ 工具性日常生活活动能力（IADL）评定量表	日常生活活动能力
B 痴呆的行为精神症状（behavioral and psychological symptoms of dementia，BPSD）	神经精神量表（NPI）	痴呆的行为障碍程度和频率，以及照顾者的烦恼程度
	老年抑郁量表（GDS）	老年抑郁患者的躯体症状评估
C 认知功能障碍（cognitive impairment）	简易精神状态检查量表（MMSE）	痴呆的筛查
	蒙特利尔认知评估量表（MoCA）	MCI的筛查
	阿尔茨海默病评估量表-认知部分（ADAS-cog）	轻中度AD的药物疗效评价
	血管性痴呆评估量表（VDAS-cog）	轻中度VaD的药物疗效评价
	临床痴呆评定量表（CDR）	痴呆程度分级、随访

第三节 诊断标准及思路

一、MCI的诊断标准

MCI的诊断标准主要包括以下4点：①患者或知情者描述，或有经验的临床医师发现有认知损害；②客观检查提示一个或多个认知域损害的客观证据（来自认知测验）；③日常生活功能基本正常，复杂的工具性日常生活活动能力可以有轻微损害；④尚未达到痴呆的诊断标准。

二、MCI 的诊断步骤

MCI 的诊断主要遵循以下流程：①首先明确是否为 MCI，根据上述 MCI 的诊断标准作出诊断。②明确 MCI 的类型，根据损害的认知域对患者进行初步分类，如单认知域遗忘型 MCI 和单认知域非遗忘型 MCI、多认知域遗忘型 MCI 和多认知域非遗忘型 MCI 等，揭示出患者的认知损害特征。如果尚不满足 MCI 诊断，建议随访，6 个月后或认知功能出现明显改变时再行认知功能检查。③明确 MCI 的病因，结合 MCI 的起病急缓和病程进展、认知损害特征，有或无神经系统原发疾病、精神疾病（或应激事件）或系统性疾病的病史和体征，以及必要的辅助检查，作出 MCI 的病因学诊断。④对于诊断 MCI 的患者，建议至少随访 1 年，以进一步明确诊断。

三、痴呆的诊断标准

符合下列条件可诊断为痴呆。

1. 至少以下 5 个认知域中 2 个认知域损害。①学习及记忆能力受损；②语言功能受损（听、说、读、写）；③推理、判断及处理复杂任务等执行功能受损；④视空间功能受损；⑤人格、行为或举止改变。

2. 工作能力或日常生活能力受到影响。

3. 无法用谵妄或精神障碍解释。

四、痴呆的临床诊断思路

痴呆是一类综合征，其诊断需要根据病史、一般及神经系统体格检查、神经心理评估、实验室和影像学检查结果综合分析。主要遵循以下 3 个步骤进行。

（一）确立痴呆诊断

对于既往智能正常，之后出现获得性认知功能下降，满足痴呆诊断标准者，可拟诊为痴呆。

（二）明确痴呆病因

结合患者认知障碍起病形式、各种认知域和精神行为损害的先后顺序及特征、病程发展特点，以及既往史和体格检查提供的线索，对痴呆的病因作出初步判断，然后选择合适的辅助检查，最终确定痴呆综合征的可能病因，尤其注意识别可治性、可逆性痴呆。

（三）判定痴呆严重程度

主要依据患者的临床表现、生活能力，以及认知功能评估等确定痴呆的严重程度。临床一般常用神经心理量表作出痴呆严重程度的判断。对于不能完成神经心理评估者，可参照以下标准判断痴呆的严重程度。

1. 轻度　主要影响近记忆力，但患者仍能独立生活。

2. 中度　较严重的记忆障碍，影响到患者的独立生活能力，可伴有括约肌障碍。

3. 重度　严重的智能损害，不能自理，完全依赖他人照顾，有明显的括约肌障碍。

4. 认知功能障碍的诊断流程　认知功能障碍的临床诊断是一个非常复杂的过程,通常建议采用如下流程进行(图 15-7)。

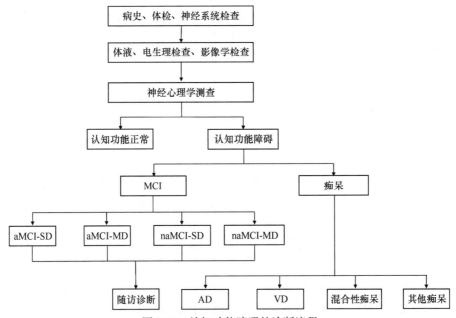

图 15-7　认知功能障碍的诊断流程

MCI. 轻度认知功能障碍；aMCI-SD. 单认知域遗忘型 MCI；aMCI-MD. 多认知域遗忘型 MCI；naMCI-SD. 单认知域非遗忘型 MCI；naMCI-MD. 多认知域非遗忘型 MCI；AD. 阿尔茨海默病；VD. 血管性痴呆

第四节　老年认知功能障碍的综合管理

一、基本原则

1. 一级预防,积极识别和控制各种危险因素。

2. 二级预防,有针对性的病因治疗或老年共病管理。

3. 三级预防,早期诊断 MCI,积极干预,延缓病情进展。

4. 认知障碍的对症治疗及精神、行为异常的干预。

5. 加强心理干预和认知行为训练,改善患者生活质量。

二、老年认知功能障碍的非药物治疗

主要包括生活方式干预、适度的身体锻炼、认知干预等多模式干预。

(一)生活方式干预

相关临床试验结果显示,饮食管理(地中海饮食、控制烟酒)、改善睡眠质量等生活方式干预对 MCI 患者有益。地中海饮食可改善整体认知能力。增加蔬菜、水果、谷物和鱼类的摄入量,减少肉类的摄入,可以使 AD 的风险降低 40%；在改善饮食的同时合并体育锻炼,则可将风险降低 60%。

（二）体育锻炼

有氧运动（如走路、跑步、游泳等）可使 MCI 患者的整体认知功能得到改善，延缓脑萎缩速度。研究证据表明，体育锻炼结合认知训练可改善老年人认知障碍患者的总体认知功能、日常生活能力和情绪，或减少患者罹患认知障碍风险的 30% 以上。体育锻炼的种类、频率、持续时间可个体化制定，推荐每周 3 次至少持续 40min 的快走，增加有氧运动的持续时间。

（三）认知干预

认知干预是指通过非药物治疗手段，对认知功能障碍进行直接或间接治疗，包括认知刺激、认知康复和认知训练 3 种类型。认知刺激是指通过非特异性干预手段，如手工课堂、团体任务等改善患者认知水平和社会功能。认知康复是由医师和照顾者共同参与的一种个体化干预策略，其目的是帮助患者维持或改善日常生活功能，如穿衣、洗漱等，而非关注于提升患者在认知测试中的表现。认知训练要求患者完成一套涉及多个认知域的标准化练习。推荐对 MCI 患者采用认知训练疗法；而对于痴呆患者，认知训练可作为药物治疗的补充。

认知训练实施的方式有多种，包括一对一指导训练、居家训练和采用基于互联网的认知训练。可采用纸笔材料进行训练或借助计算机辅助程序进行训练，还可以通过虚拟现实、生物反馈等方式进行训练。训练的内容应采用涵盖多认知域的综合性认知训练。每周进行 5~6 次持续 1h 的认知训练，有助于改善 MCI 患者整体认知功能。认知训练还能在一定程度上改善 MCI 患者的注意力、词汇学习、工作记忆等。

总之，以饮食、运动、认知干预等多种手段组成的多模式干预，可改善或维持人群中 AD 高危老年人的认知功能，有助于延缓 MCI 向 AD 转化。

三、老年认知功能障碍的药物治疗

（一）认知功能障碍的治疗药物

1. 具有循证医学证据的治疗药物

（1）胆碱酯酶抑制药（cholinesterase inhibitors，ChEI）：目前是 AD 的首选药物，同时也适用于 VD、DLB、PDD 及脑外伤痴呆等。

①多奈哌齐：具有高度选择性、可逆性乙酰胆碱酯酶的抑制作用，长期服用可改善 AD 和 VD 患者认知状况及日常生活能力。

②卡巴拉汀：可双重抑制乙酰胆碱酯酶和丁酰胆碱酯酶，目前为 AD 治疗的常用药，临床应用时需逐渐加量。

③加兰他敏：有抑制乙酰胆碱酯酶和调节胆碱受体的作用，对改善轻、中度 AD 和 VD 患者认知功能及日常生活能力有效。

（2）兴奋性氨基酸受体拮抗剂：即 N-甲基-D-天冬氨酸受体（N-methyl-D-aspartic acid receptor，NMDA）拮抗剂。美金刚可拮抗 N-甲基-D-天冬氨酸受体，阻止谷氨酸盐释放，减少兴奋性毒性作用，可用于中、晚期 AD 患者的治疗。

（3）钙拮抗药：尼莫地平常用于治疗 AD、VD 及 MD，能改善患者的临床总体评价及认知功能，延缓 VD 患者认知障碍的发展，降低血管性不良事件的发生。

2. 临床常用的治疗药物

（1）胆碱酯酶抑制药：石杉碱甲为可逆的、选择性乙酰胆碱酯酶抑制药，可改善痴呆患者症状。

（2）麦角碱类：通过拮抗肾上腺素作用增加脑血流量及能量代谢，可改善 AD 及 VD 患者认知、情感及生活自理能力。

（3）吡咯烷类药物：可改善脑微循环，有助于能量代谢，增加学习记忆能力，长期服用不良反应小，某些国家将其列为抗痴呆药物。

（4）抗氧化剂：银杏叶制剂可通过改善脑血液循环及氨基酸受体拮抗作用，保护脑功能，亦可用于痴呆治疗，安全性较好，但随机对照临床试验证据尚不充分。维生素 E、维生素 C 和司来吉兰（丙炔苯丙胺）等有抗氧化作用，有关的随机对照临床试验证据不充分，可能预防作用大于认知改善作用。

（5）非甾体抗炎药：流行病学调查流调资料表明，使用非甾体抗炎药，如阿司匹林、布洛芬等，可降低 AD 的患病风险，但近来的环氧合酶-2 抑制剂临床试验结果不一致。

（6）雌激素替代疗法：流调资料亦发现雌激素替代治疗可明显降低围绝经期妇女 AD 患病风险，部分临床试验认为其可延缓疾病病程，改善认知功能。但近年大样本临床试验结果对此提出异议，尤其对长期应用的安全性质疑。

（7）他汀类药物：具有调脂和抗炎等作用，能减少心脑血管事件，但治疗痴呆的临床试验缺乏。

3. 控制血管性危险因素的治疗药物 认知功能障碍的危险因素很多，其中最重要的可改变的危险因素为血管性危险因素，如高血压、脑卒中、糖尿病、高血脂、心脏病、动脉硬化、肥胖、高同型半胱氨酸血症等，及早识别及干预上述危险因素有助于延缓认知功能障碍的进程。

（二）老年认知功能障碍的药物治疗

1. 对因治疗 根据 MCI 的病因进行针对性治疗，如叶酸、维生素 B_{12} 缺乏导致的 MCI 需补充叶酸和维生素 B_{12}；甲状腺功能减退导致的 MCI 应进行激素替代治疗；脑卒中导致的 MCI 应积极治疗脑卒中，尽量减轻认知障碍后遗症；对酒精中毒导致的 MCI 应补充维生素 B_1。

对怀疑变性病导致的 MCI 目前没有对因治疗的药物，对存在预示发展成 AD、DLB 指标的患者可以试用胆碱酯酶抑制药等药物，但应当实行个体化方案，并进行疗效的监测。

2. 对症治疗 目前改善认知障碍的药物非常多，包括促智药、麦角碱类制剂、钙离子拮抗药、银杏叶提取物、ChEI、离子型谷氨酸受体拮抗剂等。由于 MCI 人群具有显著的异质性，目前尚无 FDA 批准治疗 MCI 认知症状的药物，亦无统一的 MCI 防治方案。故临床上药物治疗主要适用于痴呆的治疗：①明确诊断为 AD 的患者可以选用胆碱酯酶抑制药，多奈哌齐、卡巴拉汀、加兰他敏治疗轻中度 AD 在改善认知功能、总体印象和日常生活能力方面的疗效明确。ChEI 之间可相互转换，如使用一种药物治疗无效或因不良反应不能耐受时，换用其他 ChEI 仍可能获得一定疗效。②明确诊断为中、重度 AD 患者可以选用 NMDA 受体拮抗剂，如美金刚或美金刚与多奈哌齐、卡巴拉汀联合治疗。美金刚能选择性改善中、重度 AD 的关键认知域障碍，如语言、记忆、定向力、行为、视空间能力，对中、重度 AD 患者的妄想、激越等精神行为异常有一定治疗作用。③对患有"病态窦房结综合征"或其他室上性心脏传导疾病如窦房或房室传导阻滞的患者，需慎用胆碱酯酶抑制药。

四、老年认知功能障碍的老年综合评估

老年认知功能障碍患者常合并有多种危险因素，甚至多种合并症，对此类患者均应进行老年综合评估，以便了解其合并多种共病、多重用药、衰弱、生活自理和活动能力、精神心理、感知觉与沟通能力、可获得的社会支持等，对于指导治疗、判断预后及照护需求等有重要意义。具体评估步骤、方法见第五章老年综合评估。

五、老年认知功能障碍合并共病及老年综合征的综合管理

（一）老年共病的管理

老年认知功能障碍常同时合并高血压、血脂紊乱、糖尿病、冠状动脉粥样硬化性心脏病、脑卒中、肥胖等，这些疾病本身也是认知障碍重要的血管性危险因素，因此，对于上述可控的危险因素，积极有效的治疗手段显得尤为重要。

临床上应重视对老年认知障碍高危人群的筛查和干预，凡有高血压、脑动脉粥样硬化、脑血管病、糖尿病及冠心病的患者，均应进行记忆及智能的测查，以便早期发现、早期治疗，积极和严格地控制高血压、高血糖和脂质异常（详见第六章第三节老年人共病的管理策略及流程），或可延缓认知功能衰退、减少痴呆的发生。

（二）老年综合征管理

1. 衰弱管理　《2019ICFSR 国际临床实践指南：身体衰弱的识别和管理》和《亚洲衰弱管理指南》推荐加强抗阻训练、取消多重用药等可改善体力衰弱。

2. 营养管理　目前已有证据支持膳食及营养状况的改变能够维持良好的认知健康，膳食多样性评分与认知障碍风险呈显著负相关，地中海膳食模式已证实具有保护认知的作用。

3. 情感障碍的管理　对于认知障碍患者伴随精神行为症状，如抑郁、焦虑、妄想、幻觉、睡眠颠倒、激越、冲动、攻击行为等，用药前应明确告知患者及其家属潜在的获益及风险，特别是死亡的风险。应遵循谨慎使用、个体化用药、低剂量起始、缓慢加量、非典型抗精神病药物首选的原则，尽可能选用心血管系统不良反应小、锥体外系反应少、镇静作用弱和无肝肾毒性的药物。

4. 社会支持和以人为中心的持续多学科团队管理　应加强包括家庭、社交活动、社区服务等多个方面的社会支持，根据 CGA 结果，由老年科医师、护理人员、临床药师、康复治疗师、营养师、专科医师和社会工作者等跨学科团队实施评估和管理，延缓认知障碍患者的病程进展，提高药物治疗的依从性。

老年认知障碍的管理需要既关注认知障碍，又兼顾老年共病及老年综合征的处理，做到综合管理。一方面减轻神经心理症状，另一方面又可提高患者的远期预后（图 15-8）。

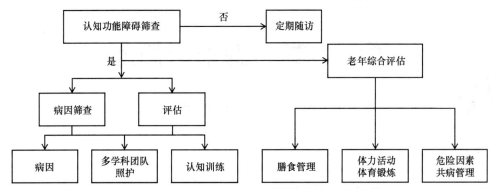

图 15-8 老年认知功能障碍的管理流程

思 考 题

1. 简述认知功能障碍的临床分类。
2. 认知功能障碍的神经心理学测查方法有哪些？
3. 认知功能障碍的诊断标准为何？
4. 简述认知功能障碍的治疗措施。

（文 宏）

第十六章 抑郁与焦虑

第一节 老年期抑郁障碍

一、概念

老年期抑郁障碍（late-life depression，LLD）不是独立的疾病单元，而是一种临床现象，指发作于老年人群（通常是 60 岁及以上）的抑郁障碍。其概念有广义和狭义之分，广义概念既包括老年期首次发作，也包括老年期前发作，病情迁延至老年或于老年复发，以及老年期各种躯体疾病共病和继发的抑郁障碍；狭义的老年期抑郁障碍（late-onset depression，LOD）则是指老年期首次发作的原发性抑郁障碍。本文是从狭义概念进行描述的。

抑郁障碍是老年期常见的精神障碍，步入老龄后随着身体状况、社会角色，以及环境压力的变化，病情也具有明显的复杂性和异质性。老年期抑郁障碍的发病机制、临床表现、治疗和转归与青壮年存在一定差异，部分病例可能病程较长，具有易复发和难治的倾向，导致精神痛苦，损害生活质量和社会功能，并增加照护难度和经济负担，是老年人群重要的致残原因之一。

二、流行病学

由于研究时点、诊断工具和调查对象不同，既往报道的患病率差异也比较大。老年期抑郁障碍的全球患病率为 3.7%～25.1%。一项囊括了 2010～2019 年间我国老年期抑郁障碍患病率的22 个横断面研究结果的Meta分析显示，中国老年期抑郁障碍患病率为25.55%，且近年来呈现逐步升高的趋势。亚组分析的结果，女性（26.40%）高于男性（20.74%），北方（27.39%）高于南方（19.7%），农村（31.02%）高于城市（22.34%）。2021 年发表的关于中国抑郁障碍患病率研究显示，我国成年人抑郁障碍（包括重性抑郁障碍、心境恶劣障碍和未特定型抑郁障碍）的终生患病率为 6.8%，老年人群较中青年人群更高。不同年龄组分别是：≥65 岁为 7.3%，50～64 岁为 7.8%，35～49 岁为 6.2%，18～34 岁为 6.6%。

三、病因及发病机制

老年期抑郁障碍病因复杂，非单一机制能够阐明，与生物、心理、社会等诸多因素相关，且不同致病因素间相互影响。

（一）生物学因素

包括遗传学、脑结构改变、炎症反应、神经内分泌、神经递质水平等因素。抑郁障碍的发生与多基因遗传相关，环境影响与遗传变异之间存在交互作用。老年期抑郁障碍比早发型抑郁障碍的遗传倾向更小，但基因内表型的多态性仍构成了部分个体对疾病易感的基础。随着脑老化，部分脑组织的宏观和微观结构改变与老年期抑郁障碍的发生相关，如抑郁反复发作的患者存在明显的海马代谢异常。与脑衰老和神经系统疾病相关的炎症反应影响单胺类神经递质水平，导致免疫功能失调，引起神经系统功能和代谢变化，导致抑郁障碍的发生和发展。神经内分泌功能失调是抑郁障碍发生的重要机制，研究重点如下丘脑-垂体-肾上腺皮质轴（HPA）功能异常，是糖皮质激素分泌增加的基础，破坏正常的昼夜睡眠节律。随着机体衰老出现的中枢神经环路受损和神经递质水平的变化，也会诱发抑郁症状，其中包括单胺类神经递质、氨基酸类神经递质、乙酰胆碱等。

（二）心理社会因素

老年期抑郁障碍的病因学具有明显的异质性和复杂性特征，既有前述的生物学机制，也有与年龄相关的心理、社会促发因素。老年人罹患躯体疾病的风险和遭遇各种负性生活事件的机会较年轻时增加；但同时，从精力和体力上对疾病和挫折的应对和耐受能力在下降。在躯体状况方面，存在器质性损害基础、躯体疾病共病、使用药物的影响、肢体功能损害、活动受限等因素；社会因素方面包括低文化水平、贫困、丧偶、子女分居和照料不良等；加之回避、依赖和挑剔等人格因素，以及心理灵活性下降、负性生活事件、慢性应激和挫折等心理因素，导致适应不良性反应，引起了寂寞、无助、无用、失落等心境抑郁的症状。

四、临床表现

老年患者的抑郁障碍同样具备核心症状，即情绪低落、快感缺失和精力减退。随着年龄的增加，在如前所述的各种生物、心理、社会因素影响下，某些临床表现的发作频度和强度也会增加，甚至在患者主诉中比核心症状还要突出，结果导致症状不典型。有研究认为，与情感痛苦相比较，动机缺乏与年龄递增的正相关性更明确。与早年起病者比较，老年期抑郁障碍具有如下特点。

（一）焦虑/激越

相对于抑郁情绪，老年患者的焦虑/激越症状可能更为突出。焦虑即反复出现的过分担心和紧张；激越即在焦虑紧张同时伴随冲动激惹。

（二）躯体症状

老年患者可因躯体不适反复就诊，尽管并未发现有明确的疾病或者疾病严重程度不足以达到主诉不适的程度。躯体症状掩盖了抑郁症状，甚至否认抑郁情绪，被称为"隐匿性抑郁"。这些躯体症状主要表现为自主神经功能紊乱，如潮热、出汗、心悸、乏力等；包括头痛在内的各种疼痛；胸部症状，如胸闷、咽部异物感；消化系统症状，如恶心、纳差、便秘或腹泻等。有研究发现，述情障碍在老年人中的发生率为29.3%，表现为难以在躯体感觉和情绪之间做出区分，缺乏用语言准确描述自己情感的能力和动力，逻辑归因方式直接来自外部现实而极少出于自身经验。因此，临床上遇到反复发作的躯体症状又查不出阳性检查结果的患者应考虑抑郁障碍的可能。

（三）疑病症状

在罹患抑郁障碍的老年患者中，约1/3以疑病为首发症状。疑病症状是对身体健康的担心与实际情况很不相称，偏离了文化的标准，表现为对正常躯体功能的过度关注和对轻度疾病的过分反应。疑病症状起初可以是一种偏执观念，随着病情加重，影响患者的态度和行为，紧张焦虑、寻求安慰、四处就医，严重者发展为疑病妄想。

（四）妄想症状

老年患者会伴随精神病性症状，主要为妄想，偶有幻觉。妄想内容常见疑病、虚无、被遗弃、贫穷和灾难，以及被害等。出现妄想症状时，应警惕是否存在器质性损害的基础。

（五）认知功能损害

认知功能损害是抑郁障碍的症状维度之一，在老年期也常见，症状常涉及多个领域，包括信息加工速度、执行功能、记忆力和注意力等。尤其是在执行任务时的反应抑制和持续努力方面，老年患者更为常见。认知损害严重时表现与痴呆相似，被称为"抑郁性假性痴呆"。一般情况下，抑郁症状改善后执行功能障碍也会好转，但在老年患者中反复或长期的抑郁发作，会增加罹患痴呆的风险。

（六）精神运动性迟滞

精神运动性迟滞通常以缺乏随意运动或动作缓慢为特点，影响躯干及肢体活动，并伴发面部表情呆板、言语阻滞等。患者的行为迟滞与心理过程缓慢相一致，大部分时间处于缄默状态，寡言少语、动作迟缓、情感淡漠、无欲状，对周围事物无动于衷。老年患者执行功能损害持续存在时，更容易出现严重的精神运动性迟滞，而且对抗抑郁药物的应答不稳定。

（七）自杀倾向

老年患者的自杀风险高于其他年龄组，自杀观念频繁而且牢固，计划周密，成功率高，使自杀成为威胁老年患者生命安全的重要问题之一。导致自杀的危险因素包括抑郁障碍自身症状，如悲观、焦虑/激越、精神病性症状、罪恶感等；也存在人格特征的作用，如自卑和孤独、无助感、消沉的应对态度等；还有不良生活事件的诱发，如持续的躯体病痛、疾病终末期、丧偶、独居、缺乏家庭支持、经济困难等。

（八）失眠

失眠是老年期抑郁障碍的危险因素和主要症状，包括入睡困难、睡眠维持困难，以及主观性失眠。失眠与抑郁症状存在相互影响。

五、评估和诊断

老年期抑郁障碍存在明显的异质性和不典型症状，评估和诊断应基于详尽的病史采集、精神检查、体格检查与实验室辅助检查。

（一）评估

2017年发布的中国"老年期抑郁障碍诊疗专家共识"提示，老年期抑郁障碍的评估包括3个方面，即症状学评估、生物学评估和心理社会评估。

症状学评估包括对抑郁症状的评估、对认知症状的评估、对自杀风险的评估和对其他精神症状（如意识、焦虑和睡眠等）的评估。针对抑郁症状的评估需经过精神状态检查，还会借助心理测查量表作为工具。在社区和专业医疗机构的筛查中，常用9项患者健康问卷（patient health questionnaire，PHQ-9）、15项老年抑郁量表（geriatric depression scale，GDS-15）、Zung氏抑郁自评量表等自评量表（self-rating depression scale，SDS）等。其中，SDS是常用的抑郁自评量表之一，也适用于老年人，能够全面、准确、迅速地反映被试抑郁状态的有关症状及其严重程度和变化；GDS-15 条目简短且易于操作，在中国老年人群中具有较好的信度和效度；PHQ-9是目前国际普遍采用的针对社区人群筛查用问卷，可快速有效识别抑郁综合征。在临床诊治和科研过程中，由精神科专业人员操作的常用的他评量表包括汉密尔顿抑郁量表（Hamilton depression scale，HAMD），适用于有抑郁症状的成年患者；蒙哥马利-艾森贝格抑郁评定量表（Montgomery-Asberg depression rating scale，MADRS），常用于评估抑郁严重程度和干预后的疗效。在症状学评估的同时，需结合生物学评估（包括器质性疾病和躯体疾病、药物使用情况、脑影像学检查、实验室检查、营养评估）及心理社会评估（包括生活事件、日常生活能力和功能状态、家庭状况与社会支持）作为诊断与鉴别诊断的证据。可遵循图16-1的流程理清老年期抑郁障碍的评估诊断思路。

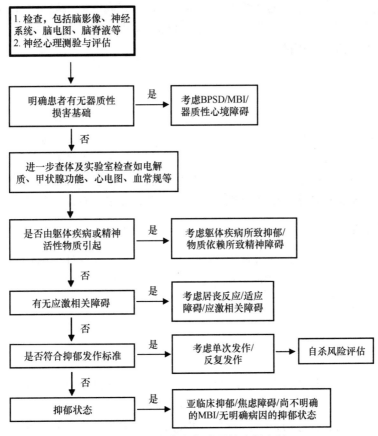

图 16-1 老年期抑郁障碍的诊断流程
BPSD. 痴呆的行为精神症状；MBI. 轻度行为障碍

（二）诊断

诊断需遵循国内外现有的对于抑郁障碍的诊断标准。诊断过程主要从疾病症状、严重程度、病程和排除标准等方面进行分析和判断。在临床、科研、教学工作中，可参考《国际疾病分类（第 10 版）》（*International Classification of Diseases-10，ICD-10*）和美国《精神障碍诊断与统计手册（第 5 版）》（*Diagnostic and Statistical Manual of Mental Disorders-5，DSM-5*）。

在诊断的过程中还应注意，老年患者共患躯体疾病的情况常见，需要尽可能明确两者之间的潜在关系，包括抑郁症状可能是躯体疾病的前驱症状；抑郁障碍与躯体疾病仅为共病关系；抑郁症状由躯体疾病所致，是躯体疾病的症状之一。对于继发性抑郁综合征的鉴别依赖于详细的病史采集、体格检查，以及实验室检查，以明确是否存在与抑郁症状有明显关系的器质性的或者躯体的特异性疾病。

抑郁性假性痴呆需要与痴呆相鉴别，前者往往起病时间短，病程也相对短，对认知症状具有一定自知力，存在明确持续的抑郁症状，皮层功能失调的证据不多，认知症状随着抑郁等情感症状的缓解会有所改善，而后者的认知症状是不可逆的。

老年人容易遭受重大的丧失事件，如亲人亡故、财产损失和自然灾害的损失等，居丧期间会出现悲痛反应，需要与重度抑郁障碍相鉴别。悲痛反应的主要表现是空虚和失去的感受，而重度抑郁发作是持续的情绪低落和丧失乐趣；悲痛反应一般不引起悲观厌世、低自尊、自我无价值感和内疚，这些经常在重度抑郁障碍中出现，这样的考虑对于鉴别悲痛反应和重度抑郁障碍是有用的。

六、治疗

抑郁障碍的治疗是个体化、综合、序贯治疗，老年期抑郁障碍病因、机制复杂，临床表现不典型，增加了治疗难度。因此，在治疗过程中，应注意准确识别靶症状，针对患者的症状特点选择治疗方式；治疗过程中以药物、心理、物理等方式相结合；要充分完成急性期、巩固期和维持期的治疗，提倡治疗的全程评估。老年期抑郁障碍的治疗目标是有效改善疾病症状，减少自杀率，防止复燃复发，促进功能康复，提高生活质量。

（一）基础治疗

机体功能的改善是情绪症状缓解的基础，尤其是老年人往往体弱多病，因此要保证基础治疗，包括治疗躯体疾病、保证营养摄入、规律生活起居、增加人际交往、进行体育锻炼和有氧运动、适当阳光照射。完善基础治疗在老年期抑郁障碍的全病程治疗过程中都是有增益效应的。

（二）药物治疗

老年患者对药物吸收和排泄慢，耐受性差，容易出现不良反应，药物选择需要考虑药物之间的相互作用、不良反应、共病情况、依从性等因素。因此，药物治疗过程中应遵循以下原则，即针对靶症状选药，药物种类尽可能单一。用药前要充分了解药物的作用机制和药代动力学特征，尽可能规避具有较强的抗胆碱、抗组胺和抗 α_1 肾上腺素受体作用的药物，避免使用镇静作用强、半衰期长的药物，或者是肝药酶的强抑制剂。药物治疗从低剂量起始，应为成年人的 1/4～1/2，并缓慢滴定，在能够耐受的情况下也要达到充分治疗的目的。针对不良反应的处理，尽可能不加用拮抗药物，而是选择耐受性和安全性更好的药物替代。给药方式简单化，尽可能每日一次服药。减停或换药应逐步进行，避免撤药反应。

老年期抑郁障碍患者复发率较年轻患者高，更需重视足疗程干预，巩固维持治疗时间为12个月以上，多次复发的患者建议长期维持治疗。

大部分研究未发现不同抗抑郁药物之间存在明显的疗效差异，新型抗抑郁药在安全性和耐受性方面较传统抗抑郁药有相对改善。目前，治疗抑郁障碍的一线药物主要为新型药物，包括选择性5-羟色胺再摄取抑制药（selective serotonin reuptake inhibitor，SSRI）、5-羟色胺和去甲肾上腺素再摄取抑制药（serotonin and norepinephrine reuptake inhibitor，SNRI）、去甲肾上腺素能与特异性5-羟色胺能抗抑郁药（noradrenergic and specific serotonergic antidepressant，NaSSA）、去甲肾上腺素与多巴胺再摄取抑制药（norepinephrine and dopamine reuptake inhibitor，NDRI）等；二线药物包括传统药物三环类抗抑郁药（tricyclic antidepressant，TCA）、单胺氧化酶抑制药（monoamine oxidase inhibitor，MAOI）等。

综合老年患者选用抗抑郁药物的疗效及安全性，SSRI和SNRI的疗效较好，耐受性优于TCA。推荐首选SSRI类药物，如舍曲林、西酞普兰、艾司西酞普兰等，抗胆碱能及心血管系统不良反应轻微，药物间相互作用小，老年患者易耐受，可作为长期维持治疗的药物。其次为SNRI类，如度洛西汀、文拉法辛，对伴有明显焦虑、躯体症状如疼痛的患者可以选择，但应注意药物对高血压的影响。伴有失眠、焦虑症状者可选用NaSSA类药物米氮平，临床研究显示对老年期抑郁障碍有一定的疗效，且药物间相互作用少，助眠效果显著，主要的不良反应是体重增加。安非他酮是NDRI类药物，具有激动作用，对嗜睡、迟滞、动力不足效果较好，几乎不增加心血管风险，较少出现胆碱能作用，但是目前尚缺乏大规模的随机对照研究证明其在老年期抑郁障碍中的疗效。TCA如阿米替林的抗胆碱作用、奎尼丁样作用，以及α-肾上腺素受体阻断效应较强，老年人使用易引起意识障碍、排尿困难、肠梗阻、心律失常，以及直立性低血压等；MAOI不良反应中肝损害多见，且与许多药物及食物有相互作用产生高血压危象，应慎用。

一部分老年患者处于难治性抑郁的状态，单纯抗抑郁药疗效不佳，临床上会选择其他类型药物增效治疗手段。已有研究涉及非典型抗精神病药物，如喹硫平、阿立哌唑等；中枢兴奋药，如哌甲酯及锂盐。不同类型药物增效为老年期难治性抑郁的干预提供了新思路，但仍缺乏大样本研究，且某些研究的结论也不一致，因此还需进一步地探索，临床应用必须谨慎。

（三）心理治疗

心理、社会压力是抑郁障碍的致病因素，因此心理治疗具有重要的价值，并且较为安全。有报道对于认知完整的老年患者有效的治疗方法包括支持性心理治疗、认知行为治疗（cognitive-behavioral therapy，CBT）、正念认知疗法（mindfulness-based cognitive therapy，MBCT）、问题解决疗法（problem-solving therapy，PST）和人际心理治疗（interpersonal psychotherapy，IPT）。改良CBT治疗围绕提高适应能力、减少不良感受展开，改善抑郁症状，与单纯药物或心理干预相比，CBT联合药物治疗获益更大。MBCT对老年期抑郁障碍的疗效尚不明确。PST能帮助患者有组织地规划和应对问题，比支持疗法更有效地减少抑郁症状和身心残疾。IPT关注丧失、悲伤及角色转换时期的情绪，适合老年患者。

（四）物理治疗

物理治疗包括改良电休克治疗（modified electro-convulsive therapy，MECT）、重复经

颅磁刺激（repetitive transcranial magnetic stimulation，rTMS）治疗等。对于部分新型的治疗方式在老年患者中缺乏相关研究，需进一步探索。

1. 改良电休克治疗 MECT 是抑郁障碍治疗的重要方式之一，有报道其对于未治疗的老年期抑郁障碍临床有效率和缓解率达到 90% 和 70%，优于早发抑郁障碍，经治疗后伴有精神病性症状的老年期抑郁障碍复发率更低。MECT 对共病脑卒中、帕金森病和心血管疾病的老年患者的安全性优于 TCA。认知损害是 MECT 被关注的不良反应，包括定向力障碍、顺行和逆行性遗忘，可能与治疗过程中参数选择有关；认知损害可能是短时和可逆的，但这部分患者可能持续时间较长或难以恢复，因此，对于脑功能的影响需要进一步评估。

2. 重复经颅磁刺激治疗 rTMS 治疗也是一种新型的神经免疫调节治疗，具有神经可塑性调节作用，进而改善抑郁症状，治疗靶点常选择背外侧脑前额叶皮质（dorsolateral prefrontal cortex，DLPFC）。相对于电休克治疗，rTMS 治疗不引起抽搐，也不需要麻醉过程，因此减少了治疗风险。有研究显示，rTMS 治疗对药物治疗有抵抗的老年血管性抑郁障碍者有治疗增强作用；还有报道，rTMS 治疗后情绪症状缓解，执行功能也有相应提升。

七、预后

有研究认为，老年期抑郁障碍复发风险高，造成预后不良的因素包括疾病本身的特点，如首次发作病情严重、缓解慢；病程较长、频繁复发；伴有精神病性症状；脑器质性疾病史，深部脑白质和基底节灰质广泛病变等。也包括其他因素，如慢性应激、适应不良、负性生活事件和挫折等心理因素；较低的文化程度和经济收入、独居和得不到充分的照顾等社会因素；回避、依赖和挑剔等人格因素；功能损害、活动受限等躯体因素。

第二节 老年期焦虑障碍

一、概念

焦虑障碍是以焦虑综合征为主要临床表现的一组精神障碍。作为临床现象，将发病于 60 岁以后的焦虑障碍称为老年期焦虑障碍。

二、流行病学

国内关于老年期焦虑障碍的流行病学资料较少。一项 2011 年的 Meta 分析显示，老年人群焦虑障碍的患病率为 6.79%，焦虑症状的患病率为 22.11%。另有一项 2013 年的 Meta 分析显示，老年人群焦虑障碍患病率为 7.1%。2019 年发表的中国精神障碍患病率横断面流行病学研究显示，成年人精神障碍中焦虑障碍患病率最高，加权 12 个月患病率及终身患病率分别为 4.98% 和 7.57%。

三、病因及发病机制

老年期焦虑障碍致病机制复杂，以身体和器官衰老为基础，包括了生物、心理、社会等诸多方面因素。

从生物学角度上看，焦虑障碍患者的一级亲属的患病风险明显高于普通人群。脑源性神经营养因子（brain derived neurotrophic factor，BDNF）功能降低，引起海马区域和大脑皮质结构萎缩及功能下降，继而诱发焦虑、抑郁、记忆认知减退等症状。神经内分泌系统，如 HPA 轴功能异常以及传递神经信息的神经递质[如去甲肾上腺素（NE）、γ-氨基丁酸（GABA）、5-羟色胺（5-HT）和多巴胺（DA）等]水平下降，会出现焦虑症状。

在心理社会层面，早年的创伤经历在成年后的一定诱因下，会通过置换、投射和逃避等心理防御机制表现出焦虑症状。老年期的负性生活事件，如退休、丧偶、空巢家庭和患病等，以及家庭支持和社会接触减少，导致孤独感和生活质量下降，是焦虑障碍的诱发因素。

四、临床表现

临床表现包括心理、躯体和行为等维度的症状。

（一）心理症状

老年期焦虑障碍以广泛性焦虑障碍和场所恐惧障碍最为常见。

广泛性焦虑障碍的核心症状是慢性持续的焦虑综合征。焦虑综合征以病理性焦虑为核心症状，是指持续的无缘由的紧张不安，或预感到威胁，伴有明显的自主神经功能紊乱及运动性不安，导致主观痛苦或社会功能受损。特点是焦虑情绪的强度无现实基础或与现实威胁明显不相称；焦虑导致适应不良、精神痛苦和自我效能的下降，容易疲倦、思想难以集中；症状持久，与人格特征相关，且不随客观问题的解决而消失；自主神经系统症状，如胸闷、心悸、气短等；对预感到的威胁缺乏应对能力，异常痛苦。

场所恐惧障碍的个体对于可能发生在居家范围之外的现实或预期的问题抱有强烈的恐惧或焦虑，这些担心包括害怕无法逃离、得不到帮助或者出现尴尬的健康状况等。对未来难以预料的某种危险或不幸的不现实的担心，称为预期性焦虑。

另外，焦虑综合征的急性发作也被称为惊恐发作。与广泛性焦虑障碍不同，惊恐发作呈阵发性，每次持续几分钟到几小时不等；在部分患者中，晚间发作的机会更多。主要表现为在没有预警的情况下短时出现的强烈恐惧和不适，包括突如其来、异常的紧张不安；症状加重会出现交感神经功能亢进症状，如心悸、颤抖、气促、大汗等；同时，还会出现乏力、胸闷、胸痛、憋气、窒息感等身体不适，严重者甚至发展为濒死感。因此，常需要紧急就诊，但经系统查体和实验室检查后未发现有明确的躯体急症。

焦虑障碍往往继发抑郁情绪，在老年患者中比较多见，严重时有自杀风险。

（二）躯体症状

焦虑的躯体伴随症状包括自主神经功能紊乱，如心慌、胸闷、潮热、出虚汗；肌肉紧张症状，如僵住、肌肉疼、难以放松、颤抖、坐立不安；还有生物节律的改变，如失眠、早醒、纳差、食欲减退或暴饮暴食，通过摄入大量高热量的食物来缓解情绪。老年期焦虑障碍可能出现与躯体疾病症状重叠，加重病情，延缓康复。

（三）行为症状

心理和躯体症状对行为产生负面影响。强烈的恐惧和紧张经常使个体改变其生活和日常安排，回避害怕的场所或物品，这种行为被称为恐惧性回避。为了控制焦虑、失眠，部分患者会滥用镇静药物或酒精。

五、评估、诊断和鉴别诊断

（一）评估和诊断

焦虑障碍评估如同老年期抑郁障碍，也包括了病史采集、体格检查和辅助检查、精神检查、量表评估等几方面，目的在于确定疾病诱因、症状特征、严重程度、病程特点、功能受损情况等，为诊治方案提供依据。

各类型焦虑症状的快速评估可使用广泛性焦虑量表（generalized anxiety disorder 7-item，GAD-7）、焦虑自评量表（self-rating anxiety scale，SAS）、状态-特质焦虑问卷（state-trait anxiety inventory，STAI）、综合性医院焦虑抑郁量表（hospital anxiety and depression scale，HADS）等自评问卷。有测评人员及条件的医疗单位可选用汉密尔顿焦虑量表（Hamilton anxiety scale，HAMA）等他评量表。如果量表评估程度为中度以上，建议进一步明确诊断。

焦虑障碍的临床诊断标准，可参考现行的精神障碍分类，如 ICD-10 和 DSM-5。

（二）鉴别诊断

鉴别诊断包括可能伴随焦虑症状的躯体和精神疾病。

1. 躯体疾病　老年人罹患躯体疾病的风险增加，某些常见疾病可能出现非典型的焦虑症状，尤其以身体不适为主，如心悸、胸闷、乏力等，容易与焦虑的躯体伴随症状混淆。应当进行仔细全面的检查来明确症状的原因，避免由于优先考虑精神因素而忽略躯体疾病导致误诊。

2. 物质和药物的使用　老年人营养不良或服用多种药物，可能出现与物质或药物相关的焦虑症状。与食物摄入相关，如缺铁性贫血、电解质紊乱、维生素缺乏等；与药物相关，如拟交感神经药、多巴胺拮抗药、皮质醇激素、地高辛中毒等。某些药物停用时会出现停药综合征，表现为失眠、焦虑烦躁、静坐不能等。另外，不良情绪可能增加精神活性物质的摄入，如烟草、酒精滥用，进而加重焦虑症状。

3. 老年期抑郁障碍　老年期抑郁障碍常伴随焦虑症状，抑郁和焦虑可能会出现类似的附加症状，如失眠、食欲减退、身体不适、疲劳乏力等，因此难以鉴别，但在核心症状上两者存在本质不同。抑郁的表现是情绪低落和快感缺失，即现实的痛苦；而焦虑则是对未发生情况的紧张、害怕和过分担忧。

4. 谵妄　谵妄是老年患者可能出现的器质性临床综合征，主要表现包括意识不清、言语凌乱、情绪躁动，以及可能出现的视幻觉、疑心被害、冲动行为和紧张害怕等。因此，在判断病情的过程中，需要详尽地了解病史，进行系统的体格检查、精神检查和辅助检查，借以排除谵妄。

5. 痴呆　痴呆患者起病早期会出现焦虑和强迫症状，而且在血管性痴呆中比阿尔茨海默病更多见。随着疾病进展，患者各方面功能逐步丧失，尤其是语言功能的下降，难以详细叙述自身感受，情绪会变得越发激越，表现为暴躁、发脾气、无目的运动或冲动攻击行为等，并且会加重本已减退的认知功能，并对诊断造成困扰。

六、治疗

老年期焦虑障碍的治疗目标包括 3 方面，即缓解症状，提高临床有效率和治愈率；

促进功能康复，提高生活质量；防止疾病复燃、复发。治疗方式主要包括药物和心理治疗。

（一）药物治疗

药物治疗是老年期焦虑障碍的重要干预手段，对中青年有效的药物在老年人群同样有效。老年患者可能共患多种躯体疾病，同时服用其他药物，发生不良反应的风险更高，因此，药物治疗的前提是兼顾临床获益与降低风险，必须考虑到药物间的相互作用。

1. 抗抑郁药物 不论是否伴有抑郁症状，抗抑郁药物都是焦虑障碍的有效治疗手段。目前，临床常用新型抗抑郁药物作为一线治疗，包括 SSRI（如艾司西酞普兰、舍曲林、帕罗西汀等）、SNRI（如文拉法辛和度洛西汀等），以及多受体作用机制药物（如米氮平、伏硫西汀），具有相对良好的疗效和安全性。需要注意的是，药物的安全性是相对的，如果初始剂量大或者加药速度快，可能出现不良反应，如恶心、药源性焦虑、静坐不能。药物的起效时间通常在 1~2 周后，老年患者可能比年轻人更长。不建议在治疗过程中突然停药，为此会产生撤药反应，导致焦虑症状加重。

2. 抗焦虑药物 包括苯二氮䓬类药物和阿扎哌隆类药物。

苯二氮䓬类药物短期服用能起到抗焦虑和镇静安眠的效果，尤其是在抗抑郁药物尚未起效的治疗初期及焦虑急性发作当时，苯二氮䓬类药物可以缓解心理和躯体紧张状态，治疗失眠症状。原则上为防止形成药物依赖或长期习惯性使用，不建议这类药物连续使用超过 4 周。苯二氮䓬类药物存在呼吸抑制和肌肉松弛的作用，会增加老年患者跌倒和骨折的风险，呼吸系统慢性病患者服用需慎重。这类药物长期应用，还可能影响记忆力，有增加认知障碍和痴呆的风险。

阿扎哌隆类药物包括坦度螺酮和丁螺环酮，相比于苯二氮䓬类镇静作用弱，对运动及认知功能影响小，无呼吸抑制作用，短期使用无成瘾风险，但起效时间慢。

3. 抗精神病药物 针对老年患者严重的焦虑状态，尤其是激越症状，有研究提出可以在短期内应用小剂量抗精神病药物。非典型抗精神病药，如奥氮平和喹硫平具有一定镇静作用，可以尽快稳定情绪，但是要注意与剂量相关的过度镇静、直立性低血压和跌倒风险。另外，药物可能导致长时间卧床，增加吸入性感染的风险，以及体重增加和糖脂代谢异常。

（二）心理治疗

对患者进行健康教育、支持性心理治疗、认知行为治疗（CBT）、内观疗法等，可以帮助患者减轻心理压力，增强治疗信心和依从性。其中，CBT 治疗在成年人焦虑障碍中的疗效已得到肯定，也可应用于老年患者，CBT 联合药物治疗的效果更佳。

七、预后

对于老年期焦虑障碍预后的研究不多。有研究认为，发作年龄越晚，预后越差，尤其是男性。还有研究发现，老年期焦虑障碍患者因心血管疾病死亡的比例较高，自杀率高于预期。

思 考 题

1. 试述老年期抑郁障碍的发病机制。
2. 试述老年期抑郁障碍的临床评估内容。
3. 试述老年期抑郁障碍和焦虑障碍的临床表现和药物治疗原则。

（铁常乐　彭丹涛）

第十七章　谵　妄

第一节　谵妄的概述

一、谵妄的概念及现状

谵妄是一种急性的精神障碍，属于多种因素共同作用的结果，是老年患者常见的中枢神经系统并发症，主要表现为急性广泛性认知障碍、睡眠觉醒周期紊乱、注意力不集中、思维混乱及不同程度的意识障碍，病情反复波动，与老年患者的预后密切有关，在临床工作中容易被忽视。

近年来，我国人口老龄化速度逐渐加快，老年人群常存在共病、衰弱，成为住院的主要人群。老年患者在受到内在或外界刺激时，极易发生谵妄，谵妄的严重性逐渐被业界所重视。老年患者的谵妄发生率高达 50%～87%，发生谵妄的老年患者病死率是未发生谵妄老年患者的 2 倍以上。47.1%的衰弱患者发生谵妄，且衰弱患者发生谵妄的相对危险度是非衰弱患者的2.1倍。住院期间，患者一旦发生谵妄，病程即会延长，并发症、再住院率、死亡率均会增加。谵妄在危重症患者中发生率高达 80%以上，且患者一旦发生谵妄，有 40%的可能会引起慢性脑病综合征，不利于脑功能的恢复。在重症监护病房（ICU）发生的谵妄称为 ICU 谵妄。

术后谵妄（postoperative delirium，POD）是患者在术后出现的急性、波动性认知障碍，以觉醒水平和认知功能紊乱为主要特点，24h 后发生，维持48h，1 周后得到恢复。术后谵妄常见于 65 岁以上的老年人，能够导致住院时间延长、术后死亡率增加，是术后老年患者最常见、危害极大的精神并发症之一。

既往研究表明，某些不直接影响脑部的躯体疾病也可以导致谵妄综合征，恶性肿瘤患者术后谵妄发生率达 18%～25%，心血管手术患者术后谵妄发生率为 8%～36%，主动脉夹层患者术后谵妄发生率为 4%～37.8%，且与预后密切相关。

二、谵妄的危险因素

谵妄的影响因素复杂，多种因素共同影响谵妄的发生。患者合并有谵妄的危险因素越多，其发生率越高。主要的危险因素包括以下几个方面。

（一）环境因素

约束、各种置管；周围环境刺激（噪声、灯光、周围打扰等）。睡眠障碍是术后谵妄的独立危险因素之一。

（二）个人因素

睡眠质量评分≤10 分；长期卧床；年龄≥65 岁；吸烟史；既往神经、精神病史及原发性高血压病史；视听障碍；营养不良、免疫力下降；术前焦虑；药物、酒精中毒或戒断；高血压、营养不良是老年患者发生谵妄的独立危险因素。

（三）疾病因素

对于易感者，几乎任何躯体疾病均可诱发谵妄。主要集中在以下几方面。

1. 病情重、病程长 如肿瘤、昏迷等。

2. 全身情况 如感染（尿路、呼吸道、皮肤和软组织）、高热、代谢障碍（低血糖、高钙血症、尿毒症、肝衰竭、甲状腺毒症）、低蛋白血症、贫血等。白蛋白水平降低后，机体氧自由基生成增加，氧化应激增强，生成过多的内源性神经毒性，进而导致神经系统功能损害，诱发谵妄。有研究表明，经历胃肠道、四肢、脊柱相关手术的患者的术前低白蛋白与术后发生谵妄相关。

3. 神经系统及精神疾病 如脑卒中、抑郁症等。

4. 呼吸系统疾病 如慢性阻塞性肺疾病、低氧血症、机械通气等。

5. 循环系统疾病 如低灌注状态（休克、心力衰竭）、心房颤动等。

6. 手术 如疼痛≥4分、手术应激、术中深低温停循环时间（主动脉夹层术后发生谵妄的重要预测因子）等。

7. 其他情况 如高碳酸血症、Wernicke 脑病、肾上腺功能衰竭、原发性中枢神经系统感染、癫痫发作、副肿瘤综合征。

（四）药物因素

在所有谵妄病例中，药物中毒约占 30%。目前，关于药物与 ICU 谵妄的相关性研究取得了一定的进展，但仍存在争议，可以明确的是化疗药物、免疫抑制药、苯二氮䓬类药物与谵妄具有相关性，它们可能通过氨基丁酸的拟态性引起多种神经递质改变，促使谵妄的发生。阿片类药物、丙泊酚与 ICU 谵妄的相关性有争议。而右美托咪啶可能会减少使用呼吸机患者谵妄的发生。

第二节　谵妄的临床表现及发病机制

一、ICU 谵妄分型及谵妄的临床表现

（一）ICU 谵妄分型

1. 活动亢奋型（2%） 患者表现为躁动、对刺激过度敏感、多语、运动增多，具有攻击性行为，可以出现幻觉、妄想。

2. 活动抑制型（66%） 患者通常情感贫乏、说话缓慢、精神萎靡，表现为嗜睡状态。

3. 混合型（32%） 症状不断变化，认知缺陷发生得快、消失得也快。

（二）谵妄的临床表现

急性起病是谵妄的典型表现，通常在数小时至数日内发生，持续数日至数月。谵妄的特征并不固定，在傍晚和夜间通常最严重。谵妄在老年患者中经常会出现前驱症状，如睡眠紊乱、抑郁、躁动、易激惹、声音或光敏感，随后会进入谵妄状态，继而出现知觉障碍和认知损害。

意识水平改变及注意力不集中是谵妄最早表现之一，这种表现通常不易察觉，可能比

明显的谵妄提前 1d 或多日出现。因此，当家庭成员或照料者报告患者"表现不太正常"时，应认真对待。严重的谵妄患者可出现明显的嗜睡，甚至半昏迷状态，相反，过度激惹在老年患者中较少见。

认知改变是谵妄的另外一种表现，如记忆缺失、定向障碍、言语困难。观察患者在尝试回答问题时的配合度和注意力，明确患者谵妄前的认知水平，与痴呆相鉴别。患者可出现幻觉（幻视、幻听、体感幻觉）及多种语言障碍，可能失去写或说另一种语言的能力。

其他表现，如精神运动性激越、睡眠-觉醒颠倒、易激惹、焦虑、对声音和光线过度敏感。

上述临床表现并非见于所有谵妄患者，并非诊断与排除诊断的金标准，需与痴呆、抑郁等疾病相鉴别。

二、谵妄的病理生理机制

目前，老年患者术后谵妄的发生机制仍知之甚少，可能的机制有如下几个方面。

（一）神经-体液机制

在各种重症疾病、手术等应激状态下，交感神经持续兴奋，加之多种诱发因素，心率增快，耗氧量增加引发急性高级神经中枢失调，神经内分泌紊乱，大量分泌皮质醇，从而抑制海马皮层，引发精神涣散、意识障碍等。低氧、维生素缺乏等因素会减少乙酰胆碱的合成，多巴胺释放增多，使得供氧耗氧失衡，诱发谵妄。有研究表明，血清抗胆碱能活性与谵妄的严重程度相关。一些老年谵妄患者即使未使用抗胆碱能药物，也可出现血清抗胆碱能活性升高，提示内源性抗胆碱能物质也可能参与谵妄的发生。很多其他神经递质的激动药或拮抗药也可以产生谵妄样效应，但这些神经递质系统的确切作用仍不清楚。学者们对谵妄患者的脑脊液进行研究，发现其神经肽、内啡肽、5-羟色胺、去甲肾上腺素及 γ-氨基丁酸等物质的水平发生改变，S100-β 蛋白水平升高可反映胶质细胞的损伤，但如何排除基础疾病或痴呆的混杂效应仍是难题，如排除阿尔茨海默病患者抗胆碱能药物诱发谵妄这一混杂因素。

（二）炎症因素

一些炎症细胞因子（如白细胞介素和肿瘤坏死因子-α）可能与谵妄的发病机制有关。现有证据显示，当把这些炎症因子注入实验动物体内或用于治疗时（如在慢性肝炎患者中使用干扰素），可产生很强的中枢神经系统效应。同样，在脓毒症、体外循环及急性髋骨骨折时，炎症因子激活可能导致谵妄，尤其是活动增多型谵妄。

（三）神经生物学功能障碍

当病变累及从脑桥中部腹侧被盖区投射至前扣带区的上行网状激活系统时，患者表现为觉醒和注意力异常，其中个体对左右两侧外部空间的注意力是由非优势半球的顶叶和额叶支配，因此，注意力不集中者常存在这些区域的功能整合障碍。

知觉和定向力依赖于完整的皮层整合功能。由于谵妄和精神错乱，导致知觉的洞察能力经常减退，这意味着更高级的皮层功能尤其是额叶区域受损。皮层下（如丘脑、基底节、脑桥网状结构）及皮层结构在谵妄发病机制中具有的重要作用，这一结论得到脑干听觉诱发电位、躯体感觉诱发电位及神经影像学检查的支持，并与临床研究相一致，临床显示皮层下脑卒中和基底节异常（如帕金森病）的患者更易发生谵妄。即便如此，谵妄的动物模型目前还处于初期研究阶段，尚未得到进一步验证。

（四）多"串联点"协同作用

有理论认为，谵妄是神经传递障碍、感觉信号和运动效应器处理失败以及大脑信号连接中断的共同作用，包括神经炎症、过度的氧化应激、神经内分泌失调和昼夜节律失调等。例如，外周感染或手术可以激活血液中的炎症因子，这些介质可以穿过血脑屏障或通过其他途径到达脑实质，进而激活小胶质细胞和星形胶质细胞引起谵妄。神经内分泌失调、过度氧化应激和褪黑素失调可能导致大脑的神经炎症，从而间接影响突触功能。老年人肌肉含量减少及脂肪增多也可加重炎症刺激作用，导致神经元功能失调、突触受损，随后出现涉及神经功能障碍的多方面症状，以及行为和认知方面的改变。

（五）衰弱

随着年龄增长，大脑结构和功能发生改变，神经细胞损失使患者海马的脑源性神经营养因子水平降低，在大脑杏仁核区域出现稀疏的老年斑，而诱发认知功能缺损，进而导致谵妄的出现。老年患者肝肾功能普遍较弱，清除药物的能力相对较低，新陈代谢较慢，导致药物在体内蓄积，若在中枢神经系统蓄积则表现为谵妄。

（六）最新研究机制——脑供能不足

神经元和星形胶质细胞都需要大量的葡萄糖通过糖酵解产生腺苷三磷酸（ATP）供能。然而，肺部感染、休克等急性疾病可能会损害大脑的葡萄糖供应。肺部感染时，有效通气量减少，脑部供氧相对减少，低氧血症使机体只能通过受损的线粒体产生 ATP 而降低神经元能量代谢。高血压、糖尿病患者对缺氧耐受更低，加重大脑损伤。心功能不全、低血压休克使大脑供血供氧不足，进而减少糖的供应。老年原发性高血压患者脑血管自动调节能力受损，对血压变化敏感，当血压下降时，容易造成脑缺血、缺氧，即使血压处于正常水平，也可影响脑灌注，导致谵妄。心脏手术患者术中建立体外循环导致血流动力学异常，大脑灌注不足，微血栓增加，全身炎症反应导致机体易发生谵妄，而老年患者对术中低血压和低氧更敏感。

此外，针对髋部骨折患者的谵妄相关研究显示，即便是微循环和神经血管功能障碍也可以引起葡萄糖供应不足，导致谵妄。小鼠氟代脱氧葡萄糖正电子发射体层扫描（FDG-PET）成像研究表明，脓毒症时葡萄糖摄取显著减少，谵妄期间整体葡萄糖代谢受损。有研究表明，血清中血糖水平与谵妄呈正相关，控制血糖可以降低谵妄的发生率。

第三节 谵妄的诊断及鉴别

一、谵妄的诊断标准及评估工具

目前，国际上广泛应用的诊断标准有《精神疾病诊断与统计手册（第 5 版）》（*Diagnostic and Statistical Manual of Mental Disorders-5*，*DSM-5*）、中国精神障碍分类与诊断标准第 3 版（*Chinese Classification and Diagnostic Criteria of Mental Disorders-3*，*CCMD-3*）和国际疾病分类第 11 版（ICD-11）。DSM-5 将谵妄分为物质中毒性谵妄、物质戒断性谵妄、药

物性谵妄、由于其他气体疾病所致的谵妄和由于多种病因所致的谵妄。

目前临床上常用的谵妄诊断和评估工具有 ICU 意识模糊评估量表（CAM-ICU）、重症监护谵妄筛查量表（ICDSC）、谵妄评定量表-98 修订版（DRS-R-98）。

（一）临床诊断

谵妄的诊断标准和评估本质上是一种临床诊断。采用 DSM-5 推荐的 CAM-ICU：①急性起病且意识状态波动；②注意力不集中；③思维混乱；④意识水平改变。具备①②③或①②④可诊断谵妄，且由同一名医师评估。CAM-ICU 已经在一些高质量的研究中得到了验证，显示出较高敏感度（94%～100%）和特异度（89%～95%），具有简洁、有效、敏感度和特异度较高的特点，可以作为常规床旁评估，但无法评估谵妄的严重程度。

ICU 意识模糊评估量表（CAM-ICU）应用简单、准确、方便，易于掌握，适合不能言语沟通的机械通气患者，敏感度为 95%～100%，特异度为 89%～100%，是 ICU 谵妄评估的金标准。①评估意识水平：镇静评分量表（RASS）评估老年全身麻醉患者镇静质量和深度；②评估意识内容：CAM-ICU。重症监护谵妄筛查量表（ICDSC）：适合 ICU 护士早期发现谵妄的状态，敏感度为 74%，特异度为 81.9%。

RASS 量表

+4：存在攻击性，表现具有暴力攻击性，有一定危险。

+3：非常躁动，表现企图将呼吸管、尿管、输液器及胃管等拔出。

+2：焦虑躁动，表现为身体频发无目的的移动，且不能配合呼吸机。

+1：不安烦躁，表现神情焦虑，身体轻微移动但不具备攻击性。

0：平静、清醒，患者处于自然的清醒状态。

−1：昏昏欲睡，表现未完全清醒，但在声音的刺激下可维持 10s 的清醒状态。

−2：轻度镇静，患者在声音的刺激下无法维持≥10s 的清醒状态。

−3：中度镇静，患者仅表现为对声音有刺激性反应，但无法维持清醒。

−4：深度镇静，患者对声音无刺激性反应，须给予机体一定刺激方可有反应。

−5：昏迷，患者对声音及机体刺激性均无反应。

另外一个工具 ICDSC，其在 ICU 中诊断谵妄的效果也得到了验证，不仅可以定性诊断，还可以评估谵妄的严重程度。主要评估内容包括：①意识水平改变；②注意力不集中；③定向障碍；④幻觉或妄想；⑤精神运动性激越或阻滞；⑥言语或情绪异常；⑦睡眠觉醒周期紊乱；⑧症状波动。具备其中 4 条及以上即可诊断为谵妄，适用于神经系统疾病、认知功能障碍或有神经精神疾病史的患者。

最新一项前瞻性研究显示，老年人营养风险指数（geriatric nutritional risk index，GNRI）是一种方便快捷的指标，可以初步用于老年高血压住院患者谵妄风险的评估。GNRI=1.489×血清白蛋白（g/L）+41.7×当前体重/理想体重（kg）。GNRI>98 代表营养良好；92≤GNRI≤98 代表营养不良低风险；GNRI<92 代表营养不良高风险。研究结果显示，营养不良高风险（GNRI<92）是老年高血压患者住院期间发生谵妄的高危预测因子，对谵妄有较好的预测价值。

（二）神经影像学诊断

是否需要影像学检查应根据患者的病史及神经系统查体结果。若初步临床评估发现患者有明显可干预的躯体疾病，无创伤的证据，不存在新的神经系统定位体征，可唤醒并可遵从简单的指令，则无须进行神经影像学检查。然而，如果对基础躯体疾病进行恰当治疗后，谵妄仍未改善，可能仍需进行神经影像学检查。此外，如果患者的反应能力或配合能力下降而妨碍了神经系统查体，也应考虑影像学检查。目前，尚无设计良好的前瞻性研究评估神经影像学检查对谵妄患者的检出率。

选择性行头部 CT 往往能发现异常，但这些异常通常代表诱发谵妄的慢性病，而非可治疗的急性病因。有关 MRI 评估谵妄患者的资料更少，对于病因不明且头部 CT 阴性的谵妄患者，MRI 可能有助于排除急性或亚急性脑卒中，以及多灶性炎症病变（如可逆性后部脑白质病及急性播散性脑脊髓炎）。不过，这些结果可能并不影响危重患者的紧急治疗。

（三）脑电图检查

在意识改变的患者中，脑电图（electroencephalography，EEG）有助于排除癫痫发作，尤其是非惊厥性或亚临床癫痫发作；确诊某些有特征性 EEG 模式的代谢性脑病或感染性脑炎。EEG 检查可见 α 节律减慢并出现异常的慢波活动。对于酒精和镇静药物戒断患者来说，EEG 以低电压的快波活动为主。为检测到首次脑电图癫痫发作，昏迷患者常需要 24h 以上的监测。

代谢性脑病可能表现为弥漫性双侧背景节律减慢，以及中或高波幅。三相波与肝性脑病有关，但也可见于其他严重的代谢紊乱，包括尿毒症脑病和脓毒症脑病。病毒性脑炎常伴弥漫性背景节律减慢，偶见癫痫样活动或脑电图癫痫发作。单纯疱疹性脑炎可能表现为颞叶导联周期性高波幅复合波。

对于任何不明原因意识改变的患者，均应进行 EEG 评估。有远期或近期头部创伤史、脑卒中、癫痫发作或局灶性脑部病变史的患者，出现惊厥性和非惊厥性癫痫发作的风险都比较高。

（四）腰椎穿刺检查

老年细菌性脑膜炎患者可能更容易出现谵妄，而不是典型的三联征（发热、头痛和脑膜刺激征）。细菌性脑膜炎不常见，只要有其他明显的感染灶，无须对所有发热或脓毒症样表现的老年谵妄患者常规行脑脊液检查。当谵妄的病因不明显时，必须行腰椎穿刺。对于发热的谵妄患者，医师应降低脑脊液检查的门槛，即使患者存在或疑似有其他能够解释谵妄的情况。对于昏迷、有定位体征、视盘水肿或怀疑颅内压增高的患者，在进行腰椎穿刺前应进行神经影像学检查，降低诱发小脑幕切迹疝的风险。如果腰椎穿刺延迟且高度怀疑细菌性脑膜炎，应考虑经验性抗生素治疗。

（五）实验室检查

对于谵妄患者，可考虑行多种实验室检查。然而，想要完整的诊断可能会延误治疗其他更为明显的疾病。多数情况下推荐采取有针对性的检查。

对于多数患者，当不能立即明确病因时，可以进行血清电解质、肌酐、血糖、血钙、全血细胞计数、尿液分析和尿培养检查。在适当情况下，应为患者安排药物浓度水平检测。但有些药物（如地高辛、锂盐或奎尼丁）即使在治疗水平时也可引起谵妄。

对于急性谵妄或精神错乱的患者，如果不能立即明确病因，应进行血液和尿液毒物筛查。同样，某些常见药物（如利培酮）不在常规实验室筛查范围。因此，毒物筛查阴性并不能排除这些药物过量。

血气分析是一项快捷且有必要的操作。在过度通气患者中，呼吸性碱中毒最常见的原因是早期脓毒症、肝衰竭、早期水杨酸盐类中毒或循环、呼吸系统问题。代谢性酸中毒通常反映的是尿毒症、糖尿病酮症酸中毒、乳酸酸中毒、晚期脓毒症或水杨酸盐中毒、毒物中毒（如甲醇和乙二醇）。

根据患者的病史和临床检查结果而做进一步检查。例如，如果患者的认知功能在几个月内缓慢下降，应考虑评估甲状腺功能和维生素 B_{12} 水平。

二、谵妄的鉴别诊断

（一）痴呆

通过疾病进展和认知功能方面的特征性差异将其进行区分。与谵妄相比，阿尔茨海默病的认知改变通常较隐匿，呈进展性，无大幅度波动，形成时间也长（数月至数年）。在早期阶段，患者的注意力和远记忆也相对完好。要注意的是，路易体痴呆（dementia with Lewy body，DLB）与阿尔茨海默病相似，但波动性和幻视较常见且突出，故更易与谵妄混淆。

（二）局灶性综合征

Wernicke 失语症患者可能表现为神志不清，无法理解或遵从指令，但仅限于语言方面，精神功能的其他方面完好无损。而且，Wernicke 失语症患者常表现为流利性言语错乱，这一点与谵妄不同。

如果患者的双侧颞叶功能障碍呈一过性，可能引起短暂性全面性遗忘（transient global amnesia，TGA），在这种情况下，患者的缺陷仅限于记忆方面。随着更广泛的双侧颞叶功能障碍，患者可能出现视觉失认症和皮质性耳聋，或 Klüver-Bucy 综合征（情感淡漠、视觉失认症、性活动增加、口唇行为增多）。

安东（Anton）综合征表现为皮质盲和虚构症，可能与谵妄相混淆。通过视觉缺陷与谵妄相鉴别。额叶–双侧额叶病变患者常表现为运动不能性缄默、缺乏自发活动、丧失判断力、存在近期记忆或工作记忆问题、情绪反应迟钝或不稳定，以及大小便失禁。这些特征可能与谵妄非常相似。在一些疑难病例中，可能需要神经影像学检查来鉴别。

（三）精神类疾病

精神分裂症患者既往有躁狂或抑郁发作的病史。其妄想的内容通常高度系统化，病史更长，且患者意识清晰。谵妄常被误诊为抑郁，两者均存在睡眠不良、集中注意力困难等共同特征。尤其对于激越型抑郁的鉴别可能尤为困难。但是，抑郁与心境恶劣有关，并且与谵妄相比波动不明显。

（四）非惊厥性癫痫持续状态

患者常无典型性发作特征，但以下表现提示癫痫发作：明显的双侧面部颤搐、意识模糊期间存在不明原因的眼球震颤样运动、自发性虹膜震颤、"癫痫发作后状态"延长、自动症（咂嘴、咀嚼或吞咽动作），以及在无器质性病变的情况下出现急性失语或忽视。

第四节 谵妄的预防、治疗及未来展望

一、谵妄的预防

研究表明，30%～40%的谵妄可以预防。

（一）去除可能诱发谵妄的危险因素

改善 ICU 环境，包括单间、灯光昼夜调节、降低病房内噪声、维持舒适温度、家属陪护、睡眠管理（提供耳塞、眼罩、播放轻缓的音乐）等。

（二）术前对高龄患者进行全面的评估

早期干预合并疾病。术前评估用药史、对麻醉药及镇静药的不良反应、认知能力、吸烟饮酒史。高血压患者的血压水平不宜控制过低。术前与患者及时沟通，做好心理疏导，进行认知功能的训练，讲解手术的成功案例。

（三）术中、术后密切监测电解质、生命体征等指标

术后采用 CAM 或 CUM-ICU 量表评估谵妄，提高术前及术后的睡眠质量。研究表明，术前及术后睡眠障碍可增加老年患者术后神经认知恢复延迟发生的风险，但是睡眠障碍与术后谵妄的因果关系仍没有定论，其相关性可能由神经免疫和神经炎症所介导的。最新研究显示，术前 C 反应蛋白、白蛋白、C 反应蛋白/白蛋白比值（CAR）（CAR≥3.05 时，老年髋部骨折患者术后死亡风险率明显升高）、血钙为谵妄的危险因素，对术后谵妄的预测具有较佳的敏感性和特异性，血钙结合 CAR 的联合诊断效果更佳。

（四）科学镇痛、镇静

对于镇痛、镇静患者，运用重症监护室疼痛观察工具（critical care pain observation tool，CPOT）和镇静评分量表（Richmond agitation-sedadtion scale，RASS），每 2h 评估 1 次患者镇痛、镇静效果，及时疼痛管理、调整药物剂量，慎用大剂量激素和吗啡类镇痛药物。

（五）预防性氧疗

防止肺部感染、低氧血症，充分补液及营养支持。

（六）避免使用抗胆碱能、抗组胺、吩噻嗪类药物

老年人服用的多种药物（包括几种传统上认为不具有抗胆碱能效应的药物）可导致血清中能检测到抗胆碱能活性（通过竞争性放射受体结合试验测量）。尤其是精神药物，老年患者服用常规剂量即可检测到血清抗胆碱能活性。

（七）综合护理

1. 早期主动活动，指导患者在床上进行握拳、抬腿、抬臀等运动，逐步过渡到床边坐起、站立、步行等训练来增强肌力。

2. 对于谵妄风险较高的患者，使用右美托咪啶进行药物治疗。

3. 疼痛干预。对于术后疼痛较轻的患者通过转移注意力、局部冰敷等方法减轻疼痛感；对于疼痛严重的患者使用镇痛药物。

4. 采用心理暗示法、注意力转移法等减轻患者的心理压力。

二、谵妄的治疗

首先确定急性和危及生命的原因，包括低血压、低组织氧合、药物过量或停药，以及低血糖。寻找其他导致谵妄的原因，纠正代谢及全身异常，处理戒断综合征，满足患者的情感需要及家属陪伴。

（一）非药物治疗

生活项目干预方案（HELP）属于一种非药物预防谵妄模式，是一种以医院为基础、护士为主导、患者为中心、英国国家健康护理优化研究所（NICE）指南为引导的多学科团队协作模式。旨在每日监测患者意识精神变化，促进睡眠卫生，优化营养和液体摄入。

停用或更换引起谵妄的药物，若非酒精或苯二氮䓬类药物戒断所致的精神错乱，避免服用苯二氮䓬类药物。避免使用阿片类、三环类抗抑郁药、抗胆碱能药物、抗组胺药和曲马多。

（二）营养支持治疗

通过营养支持来改善或维持老年衰弱患者的健康状态。

（三）药物治疗

使用药物治疗谵妄的想法很有吸引力，但目前研究证据仍不足。鉴于抗精神病药物在精神疾病中的疗效，专家们已对其进行了研究，结果是，这种药物针对谵妄无功无过。最近对第一代和第二代抗精神病药物与安慰剂的效果进行了两次荟萃分析，发现在精神障碍、持续时间、住院时间和死亡率方面仍没有差异。此外，一些试验表明，使用抗精神病药物与潜在心血管疾病的发生率更高有关。氟哌啶醇有强力的抗焦虑和镇静作用，且抗胆碱能作用和肾上腺能阻断作用较小，不会加重谵妄，对心血管影响较小，是治疗谵妄的主要药物，但老年患者应该减少用量，氟哌啶醇与小剂量东莨菪碱合用，效果良好。

对谵妄患者准确、有效地给予镇静、镇痛，使用神经肽类药物。如果需要镇痛治疗，首选非阿片类药物，而引起谵妄概率最低的阿片类药物是羟考酮。如果患者患有路易体痴呆、急性癫痫或晚期癌症患者的活动亢奋型谵妄，则应考虑使用苯二氮䓬类药物。

（四）最新研究证据

关于褪黑素及其内源性激素，有一些新出现的有希望的证据。2020 年，一项荟萃分析对 6 个随机对照试验进行分析，结果显示，与安慰剂组相比，褪黑素（每天 5mg 和 0.5mg）和雷美替胺（每天 8mg）具有显著的预防效果。此外，在一项多中心随机安慰剂对照试验中，72 名住院的老年患者连续 3d 每晚服用苏沃雷生（Suvorexant）（用于治疗失眠），与服用安慰剂相比，前者显著减少了谵妄的发生率。另一项荟萃分析总结了 7 项接受 Suvorexant 治疗的患者与对照组比较的研究（402 名治疗患者和 487 名对照组），结果表明，与对照组相比，治疗组谵妄的发生率显著降低（优势比为 0.3；$P<0.001$），谵妄发作

的时间显著延长。未来还需要进行更大规模的研究。

三、思考与展望

正如本文引入病例所发生的情况，术后谵妄的患者会出现躁动、血流动力学指标波动、远期认知功能损害，插管患者可以出现人机不协调，严重者会发生意外拔管、坠床等不良事件。术后谵妄可能是病情恶化的前兆，并对疾病的转归造成重要的影响。应将术后谵妄的重视度提上日程，及时采取有效的措施，降低谵妄的发生率、改善患者预后。

目前，国内医护人员对谵妄缺乏足够的认识，应加强对谵妄的基础知识教育，提高护理人员对谵妄的认知水平，提高各科室对谵妄的认知能力。同时，研发适合我国老年患者的风险预测模型及衰弱评估工具，早期识别谵妄，及时给予药物和护理干预。非神经内科及非精神科医师对谵妄的认识不足，临床上存在误诊、漏诊，应建立多学科团队实施非药物干预措施，构建亚专科患者谵妄发生列线图风险预测模型，以便预测及减轻该类患者谵妄引起的危害。

需要特别提及的是，老年患者常存在独居、退休引起的孤独、焦虑、悲观、厌世等消极情绪，以致诱发谵妄，该类人群更需要家人对其关怀、陪伴，任何医疗措施都无法替代的这种家人支持带来的积极作用。

总而言之，谵妄对老年人来说是一种常见而危险的情况。虽然针对谵妄的病理生理学和诊断方面已经取得了重大进展，但仍有许多问题尚未解决。谵妄的发病机制和治疗的深入研究仍是挑战，对痴呆合并谵妄的识别和诊断仍是难点。未来的目标是开展以病理生理学为基础的诊断和治疗方法，以推动该医学领域的发展。

思 考 题

1. 试述 ICU 谵妄的分型及其典型表现。
2. 试述乙酰胆碱在老年人谵妄病理生理机制中的地位。
3. 如何通过非药物治疗减轻老年谵妄患者的病情？

（曹 剑）

第十八章 头 晕

第一节 头晕的概述

一、头晕的定义

头晕及相关概念有多种定义。

1972 年，美国学者 Drachman 和 Hart 的一项研究报道，根据主诉"头晕"患者的主观感受描述特征，将头晕（dizziness）分为 4 种类型来定义。眩晕（vertigo）：是指明显的旋转感；晕厥前（presyncope）：即将晕倒或意识丧失感；失衡（disequilibrium）：不稳定或失平衡而无头部异常感觉；头昏（light-headedness）：指除眩晕、晕厥前或失衡之外的较难定义的其他头晕（有学者将 light-headedness 翻译为"头重脚轻感"，本文翻译为"头昏"）。而头晕则是各类分型的总称。只要患者主诉头晕，均可被归为 4 类中的 1 类或几类。这种定义已被国内外特别是北美地区学者广泛采用并指导了临床，但近来认为该项研究有缺陷，头晕性质的特异性低，对临床的指导价值有限。例如，心血管疾病导致头晕的患者几乎有 40% 的病例描述为"眩晕"，这一比例甚至超过了描述为"晕厥前"的患者。良性阵发性位置性眩晕（benign paroxysmal positional vertigo，BPPV）患者通常描述为非眩晕性头晕，尤其是老年患者。

2009 年，源自欧洲的国际组织巴拉尼（Barany）协会为促进前庭疾病研究和科学交流，发布国际前庭疾病分类 I（the first International Classification of Vestibular Disorders，ICVD-I）提出了新的头晕/眩晕定义并期望在全球通用，即头晕是指空间定向能力受损或障碍的感觉，没有虚假或扭曲运动的感觉；眩晕是指在没有自身运动时的自身运动感觉或在正常头部运动时扭曲的自身运动感觉。涵盖了虚假的旋转感觉（旋转性眩晕）及其他虚假感觉，如摇摆、倾斜、上下摆动、弹跳或滑动（非旋转性眩晕）。头晕和眩晕区分明确；当患者有多种症状时，眩晕和头晕可以并存。在这种分类中，没有区分旋转运动和线性运动（通常称为"平移"）或相对于重力的静态倾斜的虚假感觉。当患者出现虚假运动症状时，这 3 种症状都被视为眩晕。眩晕再进一步分为旋转、非旋转或两者皆有。ICVD-I 未采用术语 light-headedness 和 non-specific dizziness（非特异性头晕）。

该分类还提出了另外 2 种前庭症状：前庭-视觉症状（vestibule-visual symptoms）通常是指由前庭病理或视觉和前庭系统之间的相互作用引起的视觉症状，包括视觉环境的运动或倾斜的虚假感觉，以及与前庭（而非视觉）障碍相关的视觉变形（模糊）；姿势症状（postural symptoms）是与维持姿势稳定性相关的平衡症状，仅在直立（坐、站或行走）时发生。增加稳定性的措施（扶住稳定的表面，如墙壁）可明显减少或消除不稳或方向性倾倒，否则考虑症状是否为眩晕。如果出现不稳或方向性倾倒而不伴任何其他前庭症状，则认为不太可能是前庭疾病引起，尽管不排除。不伴其他前庭症状的近乎跌倒或跌倒，以及晕厥前所导致的近乎跌倒或跌倒，均不归为平衡相关性。与相对于重力改变身体姿势（如站起来）相关的一组症状归为"直立性"。从定义看，姿势症状与 Drachman 的"失衡 disequilibrium"有所区别，ICVD-I 中未采用术语 disequilibrium。"失衡"从定义原意应该是指前庭系统以外的疾病引起的不稳定或失平衡。

ICVD-Ⅰ对各种前庭症状的定义更加科学严谨而细致，促进了研究和交流，特别是头晕和眩晕分为自发性和诱发性，对临床有较大指导意义。但很多前庭症状的临床意义未明，有待更多的研究。

2010 年《眩晕诊治专家共识》提出，头昏指的是头脑不清晰感。2019 年《头晕/眩晕基层诊疗指南》认为，头昏的概念相对含糊，常指头重脚轻、身体飘浮、眼花等。从描述看均类似 Drachman 的 light-headedness。

2019 年，巴拉尼协会把血流动力性直立性头晕/眩晕（hemodynamics orthostatic dizziness/vertigo）严格限定为坐起或站起时血流动力学改变导致的头晕/眩晕。此与"晕厥前"定义有所异同。

综上所述，目前头晕相关定义以 Barany 协会和北美地区的为主，北美地区的头晕定义范畴宽广，涵盖所有 "头晕"主诉，广泛适用于临床；Barany 协会的头晕相关定义局限于前庭症状，范围较狭窄，更适合前庭疾病研究和学术交流。北美地区定义的头晕为广义头晕，是统称，Barany 协会定义的头晕为窄义头晕，两者可结合使用。

二、头晕的流行病学

老年人头晕/眩晕、前庭性眩晕和非前庭性眩晕的发病率分别为 36.2%、10.0% 和 14.2%。一项欧洲社区老年人群调查显示，65 岁以上老年人头晕患病率为 25.1%，女性高于男性，病程 6～12 个月。头晕发病率随年龄增加，85 岁以上人群中头晕发病率为 47.1/1000 人年，男女性患病率相似。眩晕主诉患者占神经科门诊的 5%～10%，占耳鼻喉门诊约 7%。因头晕/眩晕到急诊就诊的患者中，老年人所占比例国内约 10%，国外约 13%～38%。大部分头晕为周围性头晕/眩晕，占 50%～70%，常常预后较好；小部分为中枢性头晕/眩晕，占 20%～30%，预后常常较差。脑卒中占急性头晕/眩晕病因的 3%～5%。孤立性眩晕病因中，中枢性病变占 0.6%～10.4%。BPPV 在老年人中常见，60 岁以上人群 BPPV 的患病率为 3.4%，80 岁时累积发病率可达 10%。长期头晕老年患者常有步态异常，改良 Romberg 测试显示，美国 80 岁以上人群的平衡障碍患病率为 85%。头晕可减少老年人日常活动及户外活动，导致生活质量下降，还可使跌倒、创伤、骨折和死亡风险增加。

三、头晕的发病机制与分类

（一）发病机制

人体平衡主要由前庭系统、视觉系统和本体感觉系统三者共同维持。前庭系统是维持躯体平衡、感知躯体与周围环境之间关系的最重要的器官，大部分眩晕都是由于该系统疾病导致。非前庭系统疾病通过引起前庭系统低灌注、缺氧或功能异常亦可导致眩晕等前庭症状。所有引起晕厥的疾病均可导致全身血压下降伴全脑灌注减少，从而引起"晕厥前"发作。

（二）分类

1. 根据头晕性质分类 Drachman 等根据主诉"头晕"患者的主观感受描述特征，即根据头晕的性质将头晕分为 4 类，包括眩晕、晕厥前、失衡和头昏。

2. 根据前庭症状分类 Barany 协会的 ICVD-Ⅰ将前庭症状分 4 类，包括眩晕、头晕、前庭-视觉症状和姿势症状（表 18-1）。

表18-1 前庭症状分类（ICVD-Ⅰ）

分类	症状
眩晕（vertigo）	自发性眩晕（spontaneous vertigo）
	诱发性眩晕（triggered vertigo）
	位置性眩晕（positional vertigo）
	头运动眩晕（head-motion vertigo）
	视觉诱发性眩晕（visually-induced vertigo）
	声音诱发性眩晕（sound-induced vertigo）
	Valsalva 诱发性眩晕（Valsalva-induced vertigo）
	直立性眩晕（orthostatic vertigo）
	其他诱发性眩晕（other triggered vertigo）
头晕（dizziness）	自发性头晕（spontaneous dizziness）
	诱发性头晕（triggered dizziness）
	位置性头晕（positional dizziness）
	头运动头晕（head-motion dizziness）
	视觉诱发性头晕（visually-induced dizziness）
	声音诱发性头晕（sound-induced dizziness）
	Valsalva 诱发性头晕（Valsalva-induced dizziness）
	直立性头晕（orthostatic dizziness）
	其他诱发性头晕（other triggered dizziness）
前庭-视觉症状（vestibulo-visual）	外在眩晕（external vertigo）
	振动幻视（oscillopsia）
	视觉延迟（visual lag）
	视觉倾斜（visual tilt）
	运动诱发性视物模糊（movement-induced blur）
姿势症状（postural）	不稳（unsteadiness）
	方向性倾倒（directional pulsion）
	平衡相关近乎跌倒（balance-related near fall）
	平衡相关跌倒（balance-related fall）

3. 根据头晕时间分类 根据头晕/眩晕的发作持续时间和病程分为 3 类，包括急性前庭综合征（acute vestibular syndrome，AVS）、发作性前庭综合征（episodic vestibular syndrome，EVS）和慢性前庭综合征（chronic vestibular syndrome，CVS）。AVS 定义为急性发病，持续性头晕、眩晕，常伴有恶心、呕吐、眼震、步态不稳、头动不耐受，持续数日至数周；EVS 呈发作性，每次多持续数秒至数小时；CVS 持续数周和数月以上。根据诱发性（triggered）或自发性（spontaneous），AVS 和 EVS 又分别分为 t-AVS、s-AVS、t-EVS 和 s-EVS。此分类强调头晕/眩晕持续时间和诱发因素，能更好地指导临床，越来越受到重视。

4. 根据病变部位分类 分为前庭性头晕/眩晕（vestibular dizziness/vertigo）和非前庭性头晕（nonvestibular dizziness）。前庭性眩晕又分为周围性眩晕（peripheral vertigo）和中枢性眩晕（central vertigo）。周围前庭系统包括左右前庭迷路和第八对脑神经。中枢前庭系统由延髓和脑桥尾侧的前庭核以及前庭-眼反射、前庭-脊髓反射、前庭空间定向和前庭自主神经通路组成。非前庭性头晕包括心源性、眼源性、颈源性、药源性、本体感觉性、全身疾病性和心因性头晕（psychogenic dizziness）等。前庭性头晕/眩晕常见疾病分类见表18-2。

表18-2　前庭性头晕/眩晕常见疾病分类

病变部位	急性前庭综合征	发作性前庭综合征	慢性前庭综合征
中枢性	卒中（后循环）	短暂性脑缺血发作（后循环）	颅后窝占位
	多发性硬化	前庭性偏头痛	颅颈交界区发育异常
	硫胺素缺乏	癫痫发作	神经系统变性病（脑干小脑变性、遗传性共济失调）
	中枢神经系统感染	少见发作性中枢疾病	
	自身免疫病		
周围性	前庭神经炎	良性阵发性位置性眩晕	双侧前庭病
	突发性聋伴眩晕	梅尼埃病	持续性姿势-知觉性头晕
	迷路炎	上半规管裂综合征	中耳/颞骨/内听道占位
	中耳炎	前庭阵发症	内耳发育异常
		眩晕综合征	

第二节　头晕的评估与诊断

一、头晕的评估

（一）病史

1. 诱发因素　头位或体位变化时可诱发 BPPV，如起床、翻身、低头等；站立时诱发直立性低血压；情绪不稳、失眠、多梦，常见于精神心理性头晕；月经期或月经前期出现头晕，伴偏头痛，见于前庭性偏头痛；Valsalva 动作（屏气等）、大声等诱发的眩晕见于上半规管裂综合征。

2. 持续时间　①1min 以内：常见于 t-EVS。常见疾病有 BPPV、上半规管裂综合征。前庭阵发症持续时间亦短；②数分钟至数小时：常见于 s-EVS，如梅尼埃病、短暂性脑缺血发作（transient ischemic attack，TIA）、前庭性偏头痛、惊恐发作等；③数天：常见于 AVS，如前庭神经炎、迷路炎、突发性聋伴眩晕、前庭性偏头痛、脑血管病等；④数周至数月以上：见于 CVS，如双侧前庭病、精神心理性头晕等。

3. 伴随症状

（1）中枢症状：意识障碍、复视、视野缺损或模糊、眼球运动异常、言语障碍、吞咽困难、交叉性或偏身感觉障碍、偏侧或四肢无力、共济失调等。急性眩晕伴头痛，尤其是单侧后枕部新发头痛也需考虑中枢损害可能。

（2）耳部症状：听力下降、耳鸣、耳闷胀感见于梅尼埃病；眩晕伴听力下降及耳或乳突疼痛可见于突发性聋、迷路炎、中耳炎，偶可见于小脑前下动脉梗死等。

（3）心血管症状：胸闷、胸痛、心悸、面色苍白、晕厥提示心脏病变可能，如急性冠脉综合征、心律失常、肺栓塞等。

（4）颈部症状：颈肩痛、眩晕与颈部活动相关、上肢或手指麻木，提示可能颈椎病等。

4. 其他病史　创伤、内科、神经科等疾病史，包括用药史，如镇痛药、镇静药、抗焦虑抑郁药、抗癫痫药、肌松药、抗心律失常药物等可致头晕/眩晕。

（二）体格检查

1. 神经耳科检查 重点是①自发性眼震：方向不变的水平性眼震提示周围性损害，眼震慢相侧常为病变侧；垂直性和旋转性等非水平自发性眼震提示中枢病变；固视抑制提示周围病变。②前庭-眼反射（vestibulo-ocular reflex，VOR）：头脉冲试验（head impulse test，HIT）出现纠正性眼球扫视提示周围性损害，阳性侧为病变侧；摇头试验出现眼震倒错或非水平性眼震提示中枢病变。③视动反射：包括凝视、扫视、视追踪、VOR 抑制试验，结果异常提示中枢病变。④HINTS 检查：包括头脉冲、眼震（nystagmus）和眼偏斜（test of skew）3 个部分。HIT 阳性、凝视诱发方向不变的水平震颤、眼偏斜正常提示周围病变，而 HIT 阴性、凝视诱发方向改变的水平震颤、眼偏斜阳性则提示中枢病变。HINTS 对 AVS 伴眼球震颤的中枢病变的敏感性为 97%～100%，特异性为 84%～96%，但对小脑下前动脉梗死，HINTS 的识别作用极为有限。HINTS Plus 是在 HINTS 检查基础上增加了听力试验，能将脑卒中诊断的灵敏度提高至 99%。⑤位置试验：Dix-Hallpike 或 Roll 试验阳性常提示 BPPV，位置试验不典型需注意中枢性阵发性位置性眩晕（central paroxysmal positional vertigo，CPPV）。⑥共济运动：指鼻试验、快速轮替试验、跟膝胫试验异常提示小脑半球病变；Romberg 征，睁闭目均不稳，闭目更明显提示小脑病变，蚓部病变常向前后倒，半球病变常向病侧倾倒；反击征阳性提示小脑半球病变。姿势步态检查可定性评估，明显步幅多变和节律不整多见于小脑病变，依赖视觉和抬足较高见于感觉性共济失调，碎步拖曳并较宽步基多见额叶病变。宽步基、醉汉步态提示小脑病变；跨阈步态提示深感觉障碍。Fukuda 原地踏步试验偏斜角度＞30° 为异常，偏斜侧为前庭功能减弱侧。

2. 心血管检查 如卧立位血压、心律等评估。

（三）辅助检查

1. 影像学检查 不建议常规进行。但是有异常神经系统损害表现时，包括不对称或单侧听力损失，都需要行头部 CT 或 MRI 检查。对于急性眩晕起病，迅速出现意识障碍或严重神经系统损害症状时，首选头部 CT 检查，以除外脑出血。怀疑缺血性卒中时，应尽早完善头部 MRI-DWI 序列检查，必要时 24～48h 后复查。必要时行头颈部 CT 血管造影。慢性头晕/眩晕患者，可行头部 MRI 检查，以筛查有无脑干小脑萎缩、脑室扩大及脑白质病变等。

2. 心脏检查 提示晕厥前的患者应考虑进行心肌酶学、心电图、动态心电图、超声心动图等评估。

3. 听力和前庭功能评估 对所有眩晕患者，尤其伴耳鸣、听力下降或耳闷胀等症状者，均应进行纯音测听检查，单侧听力下降者更应予以重视。视频眼震电图可评估视-眼动功能，有助定位前庭中枢病变及对 BPPV 患者病变侧半规管的定位。视频头脉冲试验（video head impulse test，v-HIT）可客观定量检测 3 个半规管的高频（4～6Hz）功能和 VOR 功能，但老年患者 VOR 增益可能会不同程度下降应注意。较高的扫视振幅和较短的扫视潜伏期与老年患者前庭功能下降不能串联行走和站立有关。温度试验用于识别单侧前庭周围功能异常，且能确定低频前庭功能障碍严重程度。转椅试验有助于判断老年患者是否存在双侧前庭功能受损，尤其对那些不能进行 v-HIT 的颈椎受限的老年患者，但无法确定是否存在单侧前庭功能障碍。温度试验与 v-HIT 和转椅试验相互补充，用来确定双侧前庭功能损伤的程度。前庭诱发肌源性电位（vestibular evoked myogenic potentials，VEMP）用于评估耳石结构及相应神经通路功能，颈肌 VEMP 评估球囊和前庭下神经功能，而眼肌 VEMP 评估椭圆囊与前庭上神经功能。颈肌 VEMP 反应阈值随年龄增加而增加，而颈肌 VEMP 的振幅随年龄增长而下降，老年性聋患者听力损失时潜伏期会延迟，因而判读结果时均需考虑。合并步态异常的患者，可进行计算机动态姿势描记仪评估前庭神经通路、视觉和本体感觉对整体平衡系统的贡献。

4. 其他 卒中风险评估，如 ABCD2 或 ESRS 评分、颈椎影像学、焦虑抑郁、认知功能、跌倒风险、肌电图（周围神经）、体感诱发电位（深感觉）、多导睡眠监测等评估。

二、头晕的诊断

根据病史和体征初步判断头晕是否由代谢、感染、心血管、中毒等内科疾病引起。伴胸痛、心悸、腹痛等症状的患者，需注意排查高危内科疾病，如心肌梗死、肺梗死、心律失常、动脉夹层、消化道出血等。

以 AVS/EVS 起病的疾病，首先应排查脑卒中和突发性聋等高致死性和致残性疾病。孤立性眩晕（isolated vertigo，Ⅳ）是指由各种原因引起的不伴神经系统定位症状和体征及听力受损的眩晕，可伴有眼震、步态不稳、恶心、呕吐等症状，易漏诊中枢原因，HINTS 可助鉴别。

中枢性和周围性眩晕的鉴别要点：①中枢性眩晕。眩晕常较轻，持续时间长，平衡障碍常较重，可有意识障碍，眼震方向随注视方向改变而改变，固视抑制失败，扫视试验欠冲/过冲，平滑追踪异常，VOR 抑制失败，常有中枢神经症状/体征。②周围性眩晕。眩晕常较重，与体位或头位变化相关，常见恶心、呕吐，常伴耳鸣、耳堵、听力减退，眼震方向不随注视方向改变而改变，固视抑制成功，扫视试验、平滑追踪、VOR 抑制均正常，躯体倾倒与眼震慢相一致。

老年人急性或发作性头晕/眩晕诊断流程见图 18-1。

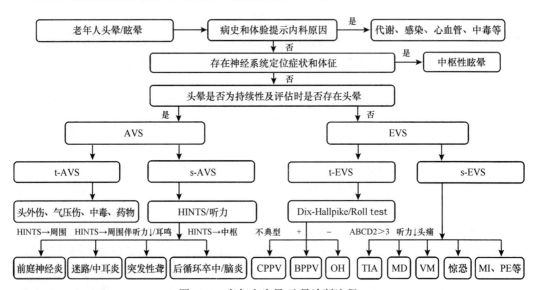

图 18-1　老年人头晕/眩晕诊断流程

t-AVS. 诱发性急性前庭综合征；s-AVS. 自发性急性前庭综合征；t-EVS. 诱发性发作性前庭综合征；s-EVS. 自发性发作性前庭综合征；HINTS. 头脉冲-眼震-眼偏斜试验；Dix-Hallpike/Roll test. 位置试验；ABCD2. 卒中风险评分；CPPV. 中枢性阵发性位置性眩晕；BPPV. 良性阵发性位置性眩晕；OH. 直立性低血压；TIA. 短暂性脑缺血发作；MD. 梅尼埃病；VM. 前庭性偏头痛；MI. 心肌梗死；PE. 肺梗死

（一）急性前庭综合征

1. 中枢性

（1）后循环梗死：表现为急性头晕、眩晕、复视、言语欠清、面部及肢体麻木或乏力、步态不稳、跌倒等；构音障碍、吞咽困难、交叉性感觉障碍、偏瘫、共济失调。以头晕或眩晕为唯一表现的急性后循环梗死少见，但很容易误诊，需注意。及时头部 MRI+DWI 检查，必要时 48h 后复查。躯干共济失调、ABCD2 或 ESRS 评分等可明显降低脑卒中漏诊风险。

（2）脑干小脑出血：表现为突发急性头晕、眩晕、恶心、呕吐，早期出现意识障碍；脑干、小脑受损体征。及时行头部 CT 检查。

2. 周围性

（1）前庭神经炎：为最常见的周围性 AVS 病因，第 3 位常见周围前庭疾病，有建议命名为急性单侧周围前庭病，原因在于并不明确前庭神经是否存在炎症。急性眩晕，常伴恶心、呕吐、振动幻视、不稳感等，持续数日。自发性眼震呈水平性朝向健侧，站立时身体向患侧倾倒。无听力下降。视频头脉冲试验（v-HIT）和温度试验显示半规管麻痹可确定诊断。HINTS 可有效鉴别周围性还是中枢性，但对小脑下前动脉梗死鉴别作用有限。v-HIT 还能判断预后，高幅度和明显扫视提示未来 8 周生活质量会受到明显影响。部分患者存在单纯疱疹病毒感染证据。

（2）突发性耳聋伴眩晕：突然出现听力下降、眩晕、恶心、呕吐，可伴耳鸣、耳闷胀感、听觉过敏或重听、耳周皮肤异常感觉等。Rinne/Weber 试验提示感音神经性聋。单向水平性眼震，固视抑制成功。后循环梗死偶可表现为早期突发听力下降，中枢症状体征随后出现，需注意排除。

（3）迷路炎（急性中耳炎继发）：突发耳部疼痛，常伴上呼吸道感染，穿孔前多有剧烈疼痛，穿孔后患耳有脓液流出，疼痛随即缓解，耳鸣、耳闷伴轻度听力下降；鼓膜充血肿胀，如有穿孔，可见脓液从穿孔处溢出；耳后乳突压痛。并发迷路炎或颅内感染时，患者可有剧烈眩晕。

（4）听神经瘤：可首发表现为急性听力下降伴眩晕。Rinne/Weber 试验提示感音神经性聋。对于治疗效果不佳或者突发性聋复发的患者应注意排除。

（二）发作性前庭综合征

1. 中枢性

（1）后循环 TIA：头晕或眩晕持续时间数分钟至数小时，通常以数分钟更多见。

（2）前庭性偏头痛（vestibular migraine，VM）：是常见的 EVS 病因，有遗传易感性。Barany 协会诊断标准如下。

1）至少 5 次中、重度的前庭症状发作，持续 5min 至 72h。

2）既往或目前存在符合国际头痛疾病分类（International Classification of Headache Disorders，ICHD）诊断标准的伴或不伴先兆偏头痛。

3）50%的前庭发作时伴有至少一项偏头痛症状。①头痛，至少有下列两项特点，即单侧、搏动性、中重度疼痛、日常体力活动加重头痛；②畏光及畏声；③视觉先兆。

4）难以用其他前庭或 ICHD 疾病更好地解释。

2. 周围性

（1）BPPV：是发病率最高的前庭疾病。反复发作位置性眩晕/头晕，体位或头位改变时诱发，如躺下或床上翻身时诱发；眩晕持续时间短，通常＜1min；位置试验诱发眩晕及眼震，眼震特点符合相应半规管兴奋或抑制的表现（通常眼震持续时间＜1min，嵴帽结石症＞1min）可诊断；需排除其他疾患。老年人症状可能很不典型如较少眩晕而平衡障碍突出，需注意。出现以下情况应注意除外CPPV：出现头痛、复视、脑神经或小脑功能异常；位置试验诱发出的眼震或症状不典型；反复复位治疗效果欠佳。

（2）梅尼埃病（Ménière's disease，MD）：为第2位常见周围前庭疾病，以膜迷路积水为主要病理特征，可能与免疫反应、内耳缺血有关，部分有家族性。临床诊断标准：2次或2次以上眩晕发作，每次持续20min至12h；病程中至少有一次听力学检查证实患耳有低到中频的感音神经性听力下降；患耳有波动性听力下降、耳鸣和（或）耳闷胀感；排除其他疾病引起的眩晕。首次发作或病程早期的MD需与血管源性孤立性眩晕相鉴别。MD有几种共病，包括偏头痛、焦虑抑郁、自身免疫病。

（3）前庭阵发症：可能由血管压迫前庭神经所致。表现为眩晕短暂发作，持续1至数秒，每日发作多次。若卡马西平能有效防止发作则支持这一诊断。

（4）上半规管裂综合征：罕见，病因是上半规管骨质缺失，可有听力症状（自声过强、骨导听觉过敏、搏动性耳鸣、低频听力丧失）和前庭症状（强声诱发眼震、压力诱发眼震、振动幻视、眩晕或慢性平衡障碍），绝大多数由压力刺激和声音过大诱发。眼肌VEMP和高分辨颞骨CT扫描是诊断上半规管裂综合征的金标准。

（三）慢性前庭综合征

1. 中枢性

（1）后颅凹占位病变（第四脑室占位、脑干及小脑肿瘤）：表现为头晕、步态不稳、平衡障碍；病变侧听力下降、构音障碍、共济失调等中枢损害的体征。

（2）脑干、小脑退行性疾病：表现为头晕、步态不稳、平衡障碍；眼球运动异常、躯干和肢体共济失调。进行性行走不稳为主要表现患者，应注意共济失调、眼球运动检查。

2. 周围性

（1）双侧前庭病：Barany协会诊断标准如下。

1）双侧前庭病是一种CVS，具有下述症状：①行走或站立过程中出现不稳，并至少加上②或③中一项；②在行走或身体快速移动过程中出现视物模糊或振动幻视；③黑暗环境或地面不平时上述不稳加重。

2）静止状态下躺或坐无症状。

3）VOR功能下降或缺失：①视频头脉冲（甩头）试验（v-HIT）或磁场巩膜搜索线圈技术测得双侧VOR水平增益＜0.6，和（或）②温度试验反应减弱（每一侧温度试验眼震高峰慢相速度之和＜6°/s），和（或）③正弦摆动转椅试验（0.1Hz，V_{max}=50°/s）水平增益＜0.1，相位超前＞68°（连续时间＜5s）。

4）不能用另一个疾病很好解释。

（2）持续性姿势-知觉性头晕（persistent posture perceptual dizziness，PPPD）：Barany协会诊断标准如下。

1）在3个月或以上的大部分天数内，出现头晕或不稳或非旋转性眩晕中的一种或多种。①每次发作症状持续数小时，程度可逐渐加重及逐渐减轻；②不需要症状在一整天内连续存在。

2）每次持续性症状出现无特异触发因素，但下列 3 种因素可使其加重。①直立姿势；②无论何种方向及位置的主动或被动运动；③暴露于移动的视觉刺激或复杂的视觉环境。

3）这种失调由引起眩晕、不稳、头晕或平衡失调的下列疾病引起，包括急性、发作性或慢性前庭综合征及其他神经系统疾病或内科疾病或心理性焦虑。①当触发疾病为急性或发作性疾病时，症状出现形式与诊断标准 1）叙述一致；当触发疾病已经缓解后，症状首先间歇出现，以后固定成持续性病程。②当触发疾病为慢性综合征时，症状开始缓慢出现然后逐渐加重。

4）症状引起显著的焦虑或功能障碍。

5）症状不能由其他疾病或失调解释。

（四）非前庭性头晕

非前庭疾病可引起前庭症状，也可引起前庭症状以外的"头晕"，包括晕厥前、失衡和头昏。晕厥前的常见病因详见晕厥；失衡的常见病因有骨关节肌肉疾病、周围神经病、本体感觉疾病等。精神心理性疾病和系统性疾病是头昏或非特异性头晕的最重要病因。非前庭性头晕常见疾病有急性冠脉综合征、肺栓塞、脓毒症、肺炎、心律失常、主动脉夹层、高血压、低血容量、低血压、贫血、低血糖、酮症酸中毒、中毒、感染、血管迷走性晕厥、惊恐障碍、惊厥、颅内感染、蛛网膜下腔出血、韦尼克综合征、眼病、焦虑抑郁、睡眠呼吸暂停综合征、药源性因素和其他全身性疾病等，可根据相关疾病的诊治规范诊治。

第三节　头晕的治疗和展望

一、头晕的治疗

优先及积极处理高致死性和高致残性疾病。老年人头晕/眩晕可能为多种因素共同作用的结果，需多因素综合管理。

（一）病因治疗

后循环缺血性卒中应争取时间静脉溶栓或血管内介入治疗，后续应用抗血小板药或抗凝血药、他汀类药物等二级预防。其他如心血管、代谢、感染、中毒、药源性、眼源性等疾病则应根据病情给予相应处理。

（二）急性期或发作期治疗

1. 前庭抑制剂　如抗组胺类、苯二氮䓬类或抗胆碱能类等药物，可有效控制眩晕急性发作，需注意是否存在禁忌证。原则上使用<72h，否则会抑制中枢代偿机制建立。

2. 糖皮质激素　前庭神经炎急性期、突发性聋急性期或梅尼埃病急性期眩晕症状严重或听力下降明显者，可酌情给予，注意激素不良反应。

3. 改善微循环　突发性聋伴眩晕急性发作、梅尼埃病发作期可给予倍他司汀、银杏叶制剂、天麻素等药物。

4. 复位治疗 BPPV 首选，后半规管 BPPV 主要采用 Epley 复位法以及改良的 Semont 复位法；水平半规管 BPPV 主要采用 Barbecue、Gufoni 复位法。

5. 对症支持治疗 伴有严重恶心、呕吐者，可予镇吐药等药物，如多潘立酮。MD 可用利尿药减轻内耳淋巴积水、补液支持等。

（三）手术治疗

如听神经瘤、规范药物治疗无效的中耳炎、乳突炎、梅尼埃病、大量小脑出血、脑干小脑占位性疾病等。出现神经功能恶化或脑干受压的小脑梗死或出血者，无论有无脑梗死致脑积水的表现，均应考虑尽快手术干预。

（四）前庭康复训练

尽早启动前庭康复训练有助于改善急性前庭综合征的长期预后。对于各种原因造成的慢性前庭功能低下，前庭康复均可能使其受益。BPPV 患者拒绝或不耐受复位治疗或耳石复位无效，以及复位后仍有头晕或平衡障碍患者，前庭康复可以作为替代/辅助治疗。双侧前庭病、老年前庭病和神经退行性病变等患者，均需要适当的前庭康复以减轻后遗症。太极拳对有跌倒风险的老年人可能是一种有效的干预手段。基于互联网的前庭康复训练有助患者自我管理，从而改善平衡功能。

（五）其他

突发性聋经治疗听力改善不佳者可尝试高压氧治疗。焦虑抑郁者给予抗焦虑抑郁药物和心理干预。认知行为疗法，可以联合前庭康复治疗老年人头晕。平衡障碍者防跌倒管理。颈椎疾病引起眩晕可行复位等治疗。维生素 D 缺乏是 BPPV 发生及复发的危险因素，需纠正。

二、展望

"头晕"是患者主诉，原因众多且复杂，涉及多个学科，且前庭症状多样，因而探讨更加科学清晰能有效指导临床的分类系统很重要。中枢性孤立性眩晕危害大，如何尽快早期诊断值得进一步研究。基于网络平台的社区头晕管理和前庭康复将为患者提供便利途径，前庭康复的效果仍有待提高。人工前庭植入技术已经开始进行临床试验，值得期待。"头昏"、"非特异性头晕"和"失衡"几个中文概念的采用及定义需要讨论和探索。

思 考 题

1. 简述前庭-眼反射、视动反射和前庭功能检查的方法及临床意义。
2. 简述孤立性眩晕的诊断策略。
3. 简述小脑下前动脉梗死和小脑下后动脉梗死的临床表现。

（何　文）

第十九章 晕 厥

第一节 晕厥概述

晕厥（syncope）为全脑血液灌注不足引起的、突然发生的短暂意识丧失（transient loss of consciousness，TLOC），一般会自行苏醒，基本无遗留神经系统后遗症状。苏醒后患者的行为和定向力也随之恢复，但常处于卧倒状态，虚弱无力，多伴四肢冰冷、脉搏细弱和呼吸浅促等表现。有时还出现短暂的肌肉不自主抽搐，类似癫痫发作。有些患者晕倒之前会感觉到头晕或眩晕，也有些患者可能会有恶心、出汗、视物模糊或视野狭窄、嘴唇或指尖发麻、胸痛或心悸的症状。

一、流行病学

老年人群是晕厥的一个高发人群。晕厥的发病率在年轻人群（10～30 岁）达到峰值后有一个相对稳定阶段，但从 60 岁以后开始急剧增加。60～69 岁人群事件发生率约为 5.4 次/（年·千人），70～79 岁人群为 11.1 次/（年·千人），80 岁或以上达到 19.5 次/（年·千人）。男性和女性的发病率相似，但高龄女性的发病率趋于增加。对于护理院的老年人群，晕厥的患病率可以高达为 23%。老年患者晕厥常表现为非典型症状，如跌倒。而有些老年患者可能难以回忆跌倒过程，这一人群晕厥的真实发病率可能高于研究报道的估计值。

与中青年人相比，老年人晕厥相关的住院和死亡风险更大，给患者及其家人带来巨大的心理冲击，极大地改变了老年人既往的生活习惯，并严重影响老年人及其家人的生活质量。

二、发病机制与病因分类

（一）发病机制

脑组织虽然只占人体体重的 2%，但正常情况下供给每百克脑组织的血流量为 50～60ml/min，占静息状态下心输出量的 12%～15%，从而保证中枢神经系统的正常功能。脑血流灌注与血压密切相关，脑部血流供应只要突然中断 6～8s 或收缩压突然降至 60mmHg 以下，可导致全脑血流量减少到正常的 40% 以下，或者脑组织毛细血管内氧浓度降低 20% 以上，不能维持醒觉状态即可发生晕厥。发生晕厥后，若引起脑血流灌注降低的因素通过某些代偿机制得以迅速纠正，脑组织恢复正常血流，则意识随之恢复。

（二）病因分类

晕厥的病因非常复杂，按病理生理学及病因学可以分为 3 大类，即反射性（神经介导性）晕厥、直立性低血压晕厥及心源性晕厥（表 19-1）。不同年龄组的晕厥发生机制不同，老年人群晕厥最常见的原因依次为直立性低血压晕厥、反射性晕厥（特别是颈动脉窦综合征）以及心源性晕厥。

表19-1　晕厥的病因及分类

分类	病因
反射性晕厥（神经介导性晕厥，NMS）	血管迷走性晕厥
	直立性：多在站立位出现，坐位常发生
	情绪性：恐惧疼痛（躯体或内腔）、器械、晕血
	情境性晕厥：排尿、肠道刺激（吞咽、排便）、咳嗽、打喷嚏、运动后、大笑等
	颈动脉窦综合征（CSS）
	不典型反射性晕厥：无前驱症状和（或）无明显诱因，和（或）表现不典型
OH 晕厥及直立不耐受综合征	药物：最常见为血管舒张药、利尿药、抗抑郁药
	血容量不足：出血、腹泻、呕吐
	原发性自主神经功能障碍：单纯自主神经功能障碍、多系统萎缩、帕金森病、痴呆等
	继发性自主神经功能障碍：糖尿病、淀粉样变性、脊髓损伤、自身免疫
心源性晕厥	心律失常：心动过缓：窦房结功能障碍（包括心动过缓/心动过速综合征，房室传导系统疾病）
	心动过速：室上性心动过速、室性心动过速
	结构性心脏病：主动脉狭窄、急性心肌梗死或心肌缺血、肥厚型心肌病、心脏肿瘤（心房黏液瘤及其他）、心包疾病/心包压塞、冠状动脉先天性异常、人工瓣膜功能障碍
	心肺和大血管疾病：肺栓塞、急性主动脉夹层、肺动脉高压

OH. 直立性低血压

1. 直立性低血压　直立性低血压（orthostatic hypotension，OH）在老年人和体弱患者中普遍存在，65 岁以上人群发病率为 18%，养老机构的老年人群可以高达 52%。有研究报道，直立性低血压占 75 岁及以上人群晕厥病因的 30%。老年人的 OH 并不是每次检查都可显现，因此需要重复测量，最好能在早上进行。诱发 OH 的因素，包括血压调节机制的年龄相关变化、疾病相关的自主神经功能障碍，以及许多其他降低心输出量或总外周血管阻力的因素。OH 的发生与合并症数量及其治疗药物的使用显著相关。然而，患有 OH 的老年人中还常常出现仰卧位收缩期高血压，进一步使 OH 的管理复杂化。

老年人群中餐后低血压（postprandial hypotension，PPH）也很常见，中国老年男性发生率可以达到 59%，特别是 80 岁以上男性。晕厥病因中 PPH 通常被低估，造成已发表的临床指南很少提及，但在一项研究中 PPH 可以占晕厥发作原因的 8%。与 OH 类似，PPH 也多发生在早晨，当食用大量富含碳水化合物的膳食时，会增加 PPH 发生的风险。如果患者患有糖尿病、高血压或帕金森病，或者同时服用多种药物（特别是利尿药）时更容易发生 PPH。

老年人群常伴有某些病理状态而影响脑组织供血供氧，更容易发生晕厥。正常人血压调节机制包括对低血压反射调节的敏感性，但随着年龄增加调节能力变弱。老年人的口渴感降低、肾素-血管紧张素-醛固酮系统活性降低，以及脑钠肽升高，也容易出现血容量减少。压力反射反应减弱和血容量的不足，加之年龄相关的舒张功能障碍，都可导致心输出量较低而导致脑血流量也偏低，使老年人在出现低血压应激条件下易发生晕厥。老年共病及药物滥用的存在，常常损害低血压应激的适应性反射调节能力。但出现一些急性疾病时可以诱发晕厥发生，如脓毒症、心力衰竭、出血和脱水等。老年人群自主神经功能不全可以继发于周围或中枢神经系统疾病，如糖尿病和维生素 B_{12} 缺乏、多系统萎缩、路易体痴呆和帕金森病等，造成 OH 发生。

高血压患者如果过度降压或使用多种抗高血压药物，容易发生 OH。有些药物，如利尿药、硝酸盐、抗精神病药、三环类抗抑郁药和左旋多巴，可以诱发 OH。而长时间卧床的老年患者全身肌肉萎缩和心血管系统功能失调，以及压力性尿钠偏高，反过来又会诱发血容量不足，可加重 OH 而出现晕厥和跌倒。

2. 反射性（神经介导性）**晕厥**　反射性晕厥是一组异质性疾病，包括血管迷走神经性晕厥、情境性晕厥和颈动脉窦综合征，在老年人晕厥病因中也很常见。反射性晕厥通常是正常状态下，控制循环系统的心血管反射对情绪等刺激因素出现间歇性的不恰当反应。其中，血管迷走神经性晕厥是反射性晕厥的最常见形式，由血管迷走神经反射介导。老年人最常见的诱因是长时间站立或坐着，以及使用血管扩张药物，典型的前驱功能（苍白、出汗、恶心和发热）不太突出。情境性晕厥通常发生在有触发 Valsalva 动作的疾病中，如排尿、排便、咳嗽和吞咽。颈动脉窦反射过敏的晕厥被称为颈动脉窦综合征（carotid sinus syndrome，CSS），它与潜在的颈动脉窦超敏反应有关。当颈动脉窦按摩导致心搏骤停时间超过 3s 或收缩压降低超过 50mmHg，可诊断为颈动脉窦超敏反应。颈动脉窦综合征通常发生在 50 岁以上的成年人中，男性占主导地位。通常没有可识别的触发因素，可能是突然转头和脖子上穿紧身衣服而诱发的。颈动脉窦综合征被认为是老年人晕厥和不明原因跌倒的重要原因，有报道多达 45% 的老年患者出现晕厥或不明原因跌倒，表现为颈动脉窦超敏反应。

3. 心源性晕厥　心源性晕厥约占老年人晕厥病例的 15%，是由心律失常或左心室血流受阻的结构性心脏病造成心输出量受损而引起的。心律失常（缓慢性或快速性心律失常）是心源性晕厥的最常见原因。钙化性退行性主动脉瓣狭窄是老年人最常见的瓣膜病变，也是晕厥最常见的结构性心血管疾病病因。一般来说，心源性晕厥与高死亡率有关。

随着一些诊断技术（如倾斜试验和颈动脉窦按摩）的使用，不明原因的晕厥所占比例有所下降，有报道老年患者的比例已从 1986 年的 40% 下降到 2006 年的 10%。对于经过广泛评估后病因仍未确定的老年晕厥患者，应该重点从心脏方面寻找病因。在一项使用植入式循环记录仪的研究中，有 59% 以前认为不明原因的晕厥实际上是心律失常所导致。

当然，应当注意老年患者可有多种潜在晕厥原因并存，65 岁或以上人群中存在多种潜在晕厥原因的比例可以达到 23.5%。而心房颤动或心力衰竭患者或使用心脏疾病药物治疗的患者，会比其他人更容易出现多种晕厥原因并存。存在多种晕厥病因的人群，意味着他们的生存率更低。

上述所有病理生理学过程可以共同作用，损害老年人血流动力学应激的心血管代偿，从而使晕厥的管理复杂化。

第二节　晕厥的检查及评估

晕厥事件发生后应尽早检查及评估，时间越长，诊断难度就越大。获得目击者的信息对于判断事件有很大帮助，应尽可能采集。

一、病史及相应检查

（一）病史

从现病史确定患者晕厥事件发生时的情况，包括患者当时的状态（如运动或情绪激动）、体位（如卧位或站位，站位还需了解站立持续时间）；询问事件发生前、后即刻的重要症状，包括是否有近乎意识丧失的感觉，以及是否有恶心、出汗、视物模糊或管状视野、嘴唇或指尖的麻木感、胸痛或心悸；明确恢复意识所用的时间。如果有目击者，应要求其描述事件过程，尤其是任何抽搐发作的存在和持续时间。询问有无任何部位的疼痛或创伤、起身站立时是否有眩晕或近乎晕厥症状、劳累时是否有心悸或胸痛症状。询问可能提示病因的相关症状，包括血性或柏油样便；呕吐、腹泻或尿量过多（脱水或电解质异常）；肺栓塞危险因素等。

既往史应询问以往是否有晕厥事件或抽搐样发作、是否有心血管系统疾病；询问用药史（尤其是抗高血压药、利尿药、血管扩张药和抗心律失常药）。

家族史应注意任何家庭成员是否有早发心脏病或猝死发生。

（二）体格检查

一般检查注意患者的精神状态，包括任何提示癫痫发作后状态的意识模糊或反应迟钝，以及任何受伤的迹象（如外伤、肿胀、触痛、舌头咬伤）。体格检查包括卧立位血压（典型直立性低血压表现为站立 3min，收缩压下降＞20mmHg 或舒张压下降≥10mmHg；心脏听诊注意杂音、心率和节律、心包摩擦音等提示器质性心脏病证据，心脏杂音随 Valsalva 动作、站立或下蹲时的变化；神经系统检查要注意局灶性功能缺损；肛门指诊要注意是否有隐血；对于不典型晕厥表现的老年人，必要时还需进行认知功能、视力、身体协调性、步速检查等。

（三）辅助检查

可以根据病史和体征选择相应的辅助检查，包括以下检查。

1. 心电图和动态心电图监测 应对所有晕厥患者进行常规心电图检查。异常心电图包括房室传导阻滞、预激综合征、室性心律失常、异常 Q 波等，可提示进一步的心血管系统检查内容。

动态心电图监测（无创和有创）包括 Holter 心电图、住院期间的连续心电监测、事件记录仪、体外或植入式心电记录仪，以及远程（家庭）监护系统。监测设备的选择需依据患者的发作频率，延长必要的监测时间可以提高诊断率。目前的指南推荐植入式循环记录仪（implantable loop recorder，ILR）用于明确心律失常导致的晕厥，金标准为症状与所记录的心律失常明确相关。ILR 可提高诊断阳性率、缩短确诊时间，对可疑心源性晕厥和不明原因晕厥具有成本效益。

2. 电生理检查 电生理检查的敏感性和特异性不高，尤其是近年来无创监测手段发展降低了电生理检查的重要性。电生理检查对于诊断间歇性心动过缓、束支传导阻滞及可疑心动过速患者的晕厥具有一定价值。

3. 超声心动图 超声心动图检查是发现包括瓣膜病等器质性心脏病的有效方法，还能发现提示肺栓塞存在的肺动脉高压和右心室扩大等表现。如果检查发现患者有中、重度器质性心脏病，应考虑心源性晕厥。

4. 倾斜试验 倾斜试验（tilt testing）有助于诊断反射性晕厥。倾斜试验阳性的患者，如果没有心肌缺血或器质性心脏病的证据，反射性晕厥的可能性较大。成年人的试验时间通常为 45min，所有年龄组基础试验敏感性为 67%～74%，而老年人基础倾斜试验敏感性相对较低（32%～36%）。倾斜试验的反应类型：①心脏抑制型，症状发作时心率突然减慢≥20%，但此前无血压下降；②血管抑制型，症状发作时血压降至 80/50mmHg 或动脉平均压下降 25% 以上，但心率减慢 <10%；③混合型，症状发作的同时出现收缩压降至 <80mmHg，并且心率较症状出现前减慢 ≥20%。老年人多为血管抑制型，阳性反应发生较迟，而年轻患者多为心脏抑制型或混合型，阳性反应发生较早。有左室流出道梗阻、严重二尖瓣狭窄、严重冠状动脉或脑血管疾病患者，禁止进行倾斜试验，衰弱老年人及帕金森病患者需慎重进行此试验。

5. 颈动脉窦按摩　颈动脉窦按摩（carotid sinus massage，CSM）是诊断颈动脉窦综合征晕厥的一种检查方法，根据按摩反应可分为心脏抑制型（如心搏骤停）和血管抑制型（收缩压下降）或混合型。室性停搏持续 ≥3s，收缩压下降 ≥50mmHg 为混合型。颈动脉窦按摩应避免用于既往 3 个月内发生过短暂性脑缺血或卒中的患者（除非颈动脉超声检查排除严重狭窄），或有颈动脉杂音者。

6. 运动试验　运动中或运动后即刻发生晕厥的患者，应进行运动试验。虽然运动试验对一般晕厥患者意义不大（仅有 1% 出现异常），但对运动性晕厥具有重要诊断价值。

7. 神经系统检查　晕厥发作间期脑电图（electroencephalogram，EEG）正常，但 EEG 正常不能排除癫痫，因此，并不推荐晕厥患者常规行 EEG 检查。CT、MRI、脑血管和颈动脉超声对典型晕厥的诊断价值有限。在晕厥发作可疑头部创伤时，头部影像学检查是必要的。如果晕厥导致受伤或反复发生（尤其是在短时间内），有必要行进一步详尽的检查。除非有临床发现（可疑的心脏病因或神经功能缺损），否则没必要进行心脏和脑部成像。怀疑心律失常、心肌炎或心肌缺血者，需要住院检查，其他患者可在门诊完成相应检查内容。

二、诊断与评估

根据患者或目击者描述的症状，首先要明确是否为晕厥，要确定晕厥的病因并同时评估晕厥给患者带来的风险（图 19-1）。风险的大小不仅与晕厥发生的机制有关，更取决于患者的潜在疾病状态。

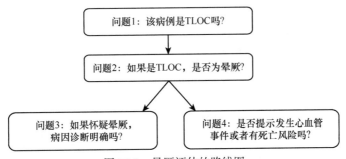

图 19-1　晕厥评估的路线图

根据目前指南要求，晕厥需要进行初始评估和必要时的进一步评估步骤。初步评估（图 19-2）首先要仔细记录患者的病史、体格检查（包括直立血压测量）和常规心电图检查。根据这些发现，可以进行其他检查，如动态心电图监测、CSM、倾斜试验、超声心动图和血液检查。初始评估的目的是区分晕厥和非晕厥，确定晕厥的原因，并对主要心血管事件或死亡风险进行分层。高心血管风险的预测因素，包括存在结构性心脏病或冠状动脉疾病（如心力衰竭、左室射血分数低和既往心肌梗死）、晕厥前心悸、劳累时或仰卧位晕厥，以及提示心律失常紊乱的心电图特征。初步评估可以确定 63% 晕厥患者某种或极有可能的病因。如果病因仍然不确定，则需要进一步评估过程（图 19-3）。随后的检查基于初始评估和疑似病因的结果：反射性晕厥或直立性低血压（orthostatic hypotension，OH）的倾斜试验；CSM 适用于不明原因跌倒的老年人；动态心电图监测或外部/植入式循环记录，以检测复发性不可预测晕厥的心律失常；超声心动图检查结构性心脏病和心脏功能，特别是在心电图或心血管检查有异常发现或怀疑情况下；神经系统评估自主神经衰竭，或难以与晕厥鉴别的神经系统疾病。

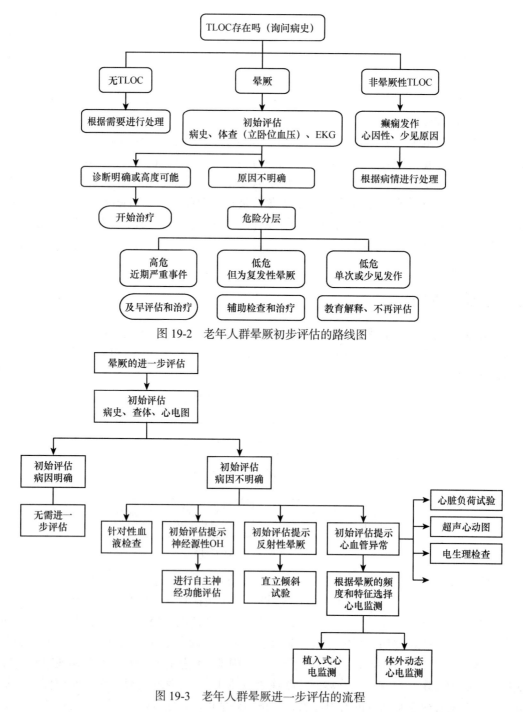

图 19-2 老年人群晕厥初步评估的路线图

图 19-3 老年人群晕厥进一步评估的流程

无论初始晕厥评估结果如何，都需对患者进行危险分层（表19-2）。高危患者应住院治疗以进一步检查评估。低危患者住院进行治疗将增加医疗费用，却不会改善死亡率、安全性和生活质量，因此推荐这类患者仅仅需要在门诊进行评估。

表19-2　晕厥的危险分层

分类	高危因素	低危因素
晕厥事件	新近出现的胸部不适、呼吸困难、腹痛、头痛	典型的反射性晕厥前驱症状
	站立时晕厥	不愉快视觉、声音、气味或疼痛刺激后
	用力或卧位时晕厥	长时间站立或拥挤、炎热环境
	突然出现心悸后晕厥	用餐或餐后、咳嗽、排便、排尿诱发
	年轻时不明原因猝死的家族史	卧位变立位
既往病史	严重的结构性心脏病或冠心病	无结构性心脏病
	EF低下、心肌梗死病史、心力衰竭	与目前晕厥特征相同的长期复发性晕厥史
体格检查	不能解释的收缩压（SBP）<90mmHg	正常
	持续心动过缓，低于40bpm	
	未诊断的收缩期杂音	
	直肠指检发现胃肠道出血	
心电图	急性缺血的改变	正常
	二度Ⅱ型以上房室传导阻滞（AVB），慢性心房颤动或持续性窦性心动过缓（心率<40次/分），窦性停搏>3s束支阻滞、室内阻滞	
	持续性或非持续性室性心动过速	
	起搏器植入或ICD植入	
	1型Brugada	
	LQT>460ms	

[注]ICD：植入型心律转复除颤器
LQT：长QT间期

老年人晕厥具有一定复杂性，往往晕厥、跌倒和头晕发作之间存在明显的重叠，非典型表现使诊断变得困难。晕厥事件往往诱发因素多。由于潜在的合并症、伴随的药物使用、认知和功能下降，以及社会心理支持下降，诊断往往变得复杂。常规方法往往不能解决老年患者晕厥的诊断问题，需要进行全面的老年学评估。作为一个多维度的跨学科过程，诊断的重点是确定虚弱老年人的病因、心理和生理功能能力，以便确定后续的综合治疗和长期随访计划。这种综合方法既是诊断过程，也是治疗过程，涉及多学科团队（医师、护士、物理治疗师、职业治疗师和社会工作者），其共同目标是改善老年人的照护结果和生活质量。当老年患者因晕厥、不明原因跌倒或头晕转诊时，应用全面的老年综合评估以获得全面的病史和体格检查，以及合并症、虚弱、认知和功能状态、心理和社会变量，以及药物使用情况。经过综合评估后，生成一个问题列表，其中包含已识别的晕厥事件及其原因或诱发因素的详细信息、患者是否处于心血管事件或死亡的高风险中，以及任何认知或功能障碍或心理社会问题。然后将多学科干预与患者或照护者的偏好相结合，以保护患者的机体功能，改善其社会心理支持和社区生活状况，维持患者生活的独立性。

三、鉴别诊断

晕厥是短暂意识丧失（TLOC）的一种形式，应该与引起TLOC的其他形式相鉴别，如创伤、癫痫、短暂性脑缺血发作和心因性假性晕厥等。可通过询问病史、发病时情况和相应辅助检查加以鉴别。

老年人晕厥和跌倒之间存在重叠,有些跌倒是由于晕厥。虽然获取准确的病史可以区分晕厥和单纯跌倒,但由于回忆的能力差和缺乏目击者,老年人的病史往往不准确。许多老年患者只回忆起跌倒,没有意识到自己是晕倒。即使是目击晕厥,患者遗忘症也很常见(高达 42%),包括认知正常的老年患者中也是如此。在一项研究中,21%的颈动脉窦综合征患者仅出现跌倒,27%的患者无法回忆起晕厥事件。此外,老年人经常报告跌倒的原因,如肌肉无力、关节炎、步态和平衡问题、视力障碍、功能下降、抑郁、认知障碍、多药和环境因素,可能会分散临床医师寻找晕厥的注意力。

第三节 晕厥的处理

晕厥治疗的基本原则是保证生活质量,防止躯体损伤和预防复发。要明确晕厥病因,选择合适方案进行病因治疗(图 19-4)。

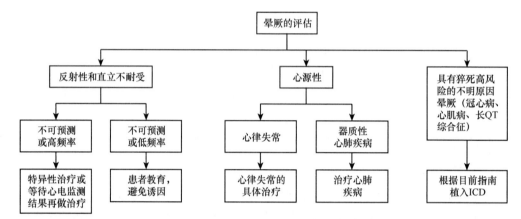

图 19-4 基于危险分层和发病机制的晕厥治疗流程

ICD. 植入型心律转复除颤器

一、晕厥发作时的治疗

发作时,将患者置于平卧位,监测生命体征,可根据情况采取相应的对症措施,如补液、血管活性药物、安装临时起搏器等,同时处理跌倒所致的继发伤害。

二、病因治疗

1. 反射性晕厥 要对患者及其家属和陪护人员进行健康教育,尽量避免可能导致患者晕厥的诱因,如低血容量状态等。加强物理治疗训练,如双腿(交叉)或上肢(双手紧握和上肢紧绷)肌肉等长收缩,可以减轻反射性晕厥发作时的血压下降,有可能使患者避免或延迟意识丧失,也可以预防晕厥复发。注意停止或减弱老年高血压患者的降压治疗,将目标收缩压定为 140mmHg,现有的药物治疗效果都不肯定且需注意药物的副作用,包括β受体拮抗药、钙离子拮抗药、丙吡胺、可乐定、5-羟色胺再摄取抑制药、M受体拮抗药等药物。对于药物治疗效果不满意而倾斜试验显示心率抑制型的患者,可以考虑安装永久起搏器。

2. 直立性低血压晕厥 首先调整可能影响血压的药物,再考虑非药物处理,如教育患者从床上坐起或从椅子站起时动作要慢，在站起之前进行足踝的背屈活动，穿弹力袜。另外，鼓励患者适当提高食盐摄入（6~9g/L），并每天饮水 2~2.5L 补充血管内容量，少食多餐，减少碳水化合物摄入，睡眠时选择高枕卧位。非药物治疗无效的患者可以考虑尝试使用药物治疗，包括小剂量的氟氢可的松（0.1~1.2mg/d）或选择性外周交感神经 α 受体激动药[米多君（2.5~10mg，每日 2~3 次）]。米多君效果尚不肯定，而且禁用于严重器质性心脏病、急性肾脏疾病、嗜铬细胞瘤、甲状腺功能亢进症，以及持续性卧位高血压或过高的卧位高血压患者。

3. 心源性晕厥 可根据不同的心律失常类型选择相应的治疗，包括药物治疗、安装起搏器、植入型心律转复除颤器（implantable cardioverter defibrillator，ICD）、射频消融等。对于缓慢性心律失常，首先需要停用引起心动过缓的药物，尽量避免起搏器的安装。有引起心动过缓的针对特殊疾病的药物，如 β 受体拮抗药（心脏病）或乙酰胆碱酯酶抑制药（痴呆患者）要考虑药物停用的时机、风险及获益。

起搏器治疗的适用情况如下：①病态窦房结综合征或房室传导阻滞引起的晕厥；②间歇性/阵发性二度或三度房室传导阻滞（包括心室传导缓慢的心房颤动），即使没有证据表明症状和心电图之间存在相关性；③存在束支传导阻滞伴电生理检查阳性或植入式循环记录仪发现房室传导阻滞。导管消融适用于室上性心动过速或室性心动过速引起的晕厥。快慢综合征患者可首先选择消融治疗快速性心律失常，再根据缓慢性心律失常的情况确定是否行起搏治疗。

ICD 适用于以下情况：①因室性心动过速引起的晕厥，且射血分数≤35%；②晕厥患者有心肌梗死病史，且在电生理检查中发现室性心动过速；③对于不明原因晕厥合并心功能不全的患者，经充分药物治疗仍有症状[纽约心功能分级（NYHA）分级Ⅱ~Ⅲ]、左室射血分数（LVEF）≤35%、预计生存期限≥1 年。对于器质性疾病引起的晕厥，治疗目标不仅是防止晕厥再发，而且要治疗基础疾病并减少心源性猝死风险。

思 考 题

1. 试述老年晕厥患者的常见病因可以分成几类？
2. 试述接诊一个老年晕厥患者需要考虑哪个关键问题？
3. 试述晕厥患者治疗的基本原则。

（林展翼）

第二十章 步态异常与跌倒

第一节 步态异常

一、概述

（一）定义

步态（gait）是指"人体相关肢体功能表征、神经肌肉调节系统、相关运动生理及心理学指标在行走时的整体外在表现，具体是指人体步行时的姿态，通过髋、膝、踝、足趾等关节的一系列连续运动，沿着一定方向移动身体的动态过程"。

步态异常（gait impairment）是指行走、站立的运动形式与姿态的异常。由于行走过程需要中枢及周围神经系统、肌肉骨骼肌系统、心血管系统、本体感觉和视觉系统等多个机体系统的复杂交互和协调，故步态异常的临床表现与发病因素多种多样。老年人随着增龄，生理功能下降及各种神经系统、肌肉骨骼疾病、药物、心理等多种因素的综合作用，步态经常出现各种复杂的问题。而步态异常和平衡失调又是跌倒的最大风险因素。

（二）流行病学资料

尽管步态异常在老年人中很常见，但国内外缺乏大样本临床及社区的流行病学数据。2006年，Verghese等以70～99岁的社区老年人为研究对象进行了为期5年的观察研究，结果显示，在该老年人群中步态异常的总患病率为35.0%。其中，神经性步态异常为15.7%，非神经性步态异常为20.8%，见表20-1。

表20-1 不同年龄段步态异常的发病率 （%）

步态状态	年龄（95%置信区间）				
	70～74（n=171）	75～79（n=141）	80～84（n=98）	≥85（n=58）	共计（N=468）
异常（n=168）	24.3（16.4～34.50）	40.1（29.0～52.4）	59.4（46.5～71.2）	45.9（26.5～66.7）	35.0（28.6～24.1）
神经性（n=87）	12.3（6.5～22.1）	9.8（4.6～19.7）	24.8（14.5～39.1）	28.6（12.7～52.5）	15.7（11.1～21.7）
非神经性（n=98）	12.3（7.1～20.3）	30.4（19.9～43.3）	34.6（23.3～47.9）	17.3（6.1～40.3）	20.8（16.0～26.7）

2013年，Mahlknecht等对意大利北部488位60～97岁社区老年人进行步态评估，研究显示，步态异常的老年人约占总人数的32.2%，且该比例随年龄增长而升高。在60～69岁的老年人群中，约有10.7%的步态异常发生率；在70～79岁的老年人群中，约有37.4%的步态异常发生率；而在80岁以上的老年群体中，这一数字达到61.7%。

（三）病因

老年人中75%的步态异常是多因素综合作用的结果。原因包括神经系统疾病（感觉或运动障碍）、骨科疾病（骨关节炎和骨骼畸形）和医疗状况（直立性低血压、心力衰竭、呼吸功能不全、周围动脉闭塞性疾病和肥胖）、认知视障障碍、对周围环境的判断能力减退，以及不良药物作用和精神疾病。简单归纳起来见表20-2。

表20-2　与步态异常相关的疾病

项目	相关疾病
肌肉骨骼疾病	骨关节炎、骨质疏松症、佩吉特（Paget）病、类风湿关节炎、骨折、足病
心血管疾病	立位、节律性晕厥、静脉淤滞、间歇性跛行、充血性心力衰竭
神经系统疾病	卒中、帕金森病、视觉障碍、椎管狭窄、周围神经病变、痴呆、代谢性脑病、正常压力性脑积水、眩晕

（四）预后与危害

老年人步态异常最直接、最严重的后果是发生跌倒和受伤，如步速减慢、步长及步幅缩短等，皆与跌倒的发生密切相关，而跌倒后往往会引起一系列严重的后果。有报道称，有 20%～30% 的跌倒会直接造成身体的损伤，如表皮擦伤、软组织损伤、骨折、关节脱臼，以及脑部损伤、髋部骨折等严重并发症，从而导致老年人的躯体活动能力和生命质量严重下降，给自身及其家庭带来了严重影响，也增加了社会的医疗服务和经济负担。跌倒后住院，1 年死亡率约为 50%，通常不是受伤的直接后果，而是来自与人身自由的丧失、长期卧床、身体状况不佳和健康状况普遍恶化相关的因素。

除生理影响外，步态不稳及有跌倒史的老年人因害怕摔倒而主动开始限制活动，导致肌肉张力和强度下降，进而加剧骨质疏松或关节炎等潜在疾病。随后形成恶性循环及越来越多的身体功能丧失。当个人拒绝日常活动和与他人相处时，社交、情感和认知功能也都可能降低。

二、步态异常的分类

表 20-3 显示了常见步态异常的现象学分类。在这里使用更分层的临床解剖学分类，并区分由肌肉骨骼（骨科）、神经肌肉（周围神经）、脊髓和大脑疾病引起的步态异常。

表20-3　步态异常的现象学分类

步态异常	特征
半痉挛步态	单侧伸展和环切
痉挛性步态	双侧伸展和内收，僵硬
共济失调步态	基础广泛，缺乏协调
感觉性共济失调步态	谨慎，没有视觉输入情况下会恶化
谨慎的步态	基础广泛，谨慎、缓慢、焦虑
冻结步态	冻结，如在转弯时
前冲步态	重心在身体前面，感到疲劳
不能站立	站立/平衡的主要损害
肌张力障碍步态	足、腿姿势异常
舞蹈步态	不规则的、舞蹈般的、基础广泛的
跨阈步态	足伸肌无力
蹒跚步态	宽基、摇摆、摆动腿下垂
镇痛步态	患侧站立期缩短
眩晕步态	不安全，容易倒向一边
精神性步态障碍	动作奇怪，很少摔倒

Nutt 等根据感觉运动功能的解剖学定位及与疾病有关的感觉运动神经系统的水平进行划分，将步态异常分为 3 类（表 20-4），该分类有助于判断产生相关步态异常的病因，但老年人认知功能障碍中晚期常涉及多种步态异常情况，因此，需要详细询问病史和结合其他临床表征。

表20-4　步态异常感觉运动神经水平分类

障碍层级	解剖学位置	功能障碍	举例
底层级	中枢神经系统外的运动神经、周围感觉神经和前庭神经系统	力量、空间定位障碍	运动神经病理（臀中肌步态和跨阈步态等）感觉神经病理（平衡障碍和共济失调）
中层级	皮质、小脑、脊髓和基底核	精准细微运动能力障碍、中枢系统选择性姿势/运动反应执行错误	脊髓病变性僵直帕金森步态小脑共济失调
高层级	皮质、前额叶和基底核	感知和处理感受神经信息、选择和修正运动计划能力障碍	额叶血管病；痉挛；起步困难；不同步态障碍类型（谨慎步态、帕金森步态和共济失调）

低感觉运动疾病　包括周围神经系统疾病和肌肉骨骼疾病。步态冲动通过中枢神经系统正常产生和传递，但由于周围结构受损而无法正确执行。损伤可能是由单一神经功能障碍引起的，如伴有足下垂的腓神经麻痹，或者是与糖尿病或维生素 B_{12} 缺乏有关的广泛性神经病变问题。独立于神经系统的疾病，如关节炎或肌病，也可能通过改变关节或肌肉的功能或结构而导致低感觉运动疾病。

由于大脑不再具有关于足正确位置的信息，缺乏感觉输入（如神经病变），往往会导致共济失调的步态，可以通过高跨步和拍打足来实现，以最大程度地增加传入冲动；另一方面，关节紊乱往往会导致身体试图将受影响关节上的力降至最低，因此，该侧的站姿阶段往往会缩短，受影响关节的运动范围可能受限。这些变化被称为止痛步态（疼痛步态）。

中感觉运动疾病　涉及小脑、中脑、脑干和脊髓的下中枢神经系统结构。基底神经节疾病（如卒中）、其他中脑结构（如帕金森病）或脊髓损伤可能会阻止正常产生的皮层步态脉冲正确传递到身体。偏瘫或截瘫的痉挛和总体运动障碍很容易引起注意。更多的动作来自髋关节，向外弧度较大；也可能是在对方面前交叉双腿和拖拉双足。另一方面，小脑疾病通常伴有共济失调、重心移位和不规则的踩踏。早期帕金森病的步态变化很容易被忽略，往往会出现一些轻微的运动迟缓，并且倾向于向侧面而不是向前或向后跌倒。

高感觉运动疾病　是大脑皮质的疾病，可阻止适当的步态冲动或高级信息处理的产生。它们包括额叶疾病、皮质卒中、痴呆和正常压力性脑积水。如果被其他刺激分心，这些患者可能无法正确启动或停止步态序列，或无法行走。步幅和速度通常会减慢，可能会出现共济失调、对跌倒的恐惧，以及不断抓住家具或选择其他支撑方式。

三、步态异常的评估

（一）步态异常的识别

首先需要在临床实践中识别步态异常的模式，见表 20-5。

表20-5 特定的步态异常和可能的原因

步态异常	识别特征	可能的原因
减痛步态	尽量减少放置在一边或另一边的重量（经典的"跛行"）	骨关节炎、类风湿关节炎、关节损伤
共济失调步态	宽基底，左右摇摆。患者看着足，如果闭上眼睛，则难以保持平衡	周围神经病变、后柱性疾病、脊柱病
小脑步态	宽基底与不规则的脚步。患者转向侧面、向前或向后。可能无法在无支持的情况下移动	酗酒、多发性硬化、小脑肿瘤、脑变性疾病
环形步态	患者左右摆动一条腿以离开地面。通常大部分动作来自臀部	偏瘫
慌张步态	足在离地间隙很小的情况下移动。通常具有加速度	帕金森病
剪刀步态	就像上面的环形步态一样，但两条腿都同样参与其中	上运动神经元疾病
老年步态	以弯曲的姿势迈着简短而缓慢的步子。转弯时步幅变短	没有特定的疾病，与年龄相关
跨阈步态	患者抬起一条腿，把它抬得很高。通常与足部下垂有关	周围神经病变、腓神经功能障碍、腰椎间盘疾病
蹒跚步态	在向前运动时，臀部很少有运动	骨关节炎、无菌性髋关节坏死、多发性肌炎、风湿性多肌痛

（二）步态异常筛查

正常的走路显得有节奏、流畅、毫不费力，双腿自由摆动，身体姿势直立。正常的行走伴随着头部、躯干和手臂的运动（与每条腿的运动方向相反）。

摆动阶段约占步态周期（图20-1）的40%，并细分为站姿和摆动阶段。站姿阶段约占步态周期的60%，并细分为初始接触（足跟撞击）、负载响应、中间站姿、最后站姿和前摆姿。在站立阶段的开始和结束时，双足都着地。这两个双支撑的40%，被细分为初始摆动（足趾离地）、中间摆动（胫骨垂直）和末端摆动（足跟触地结束）。

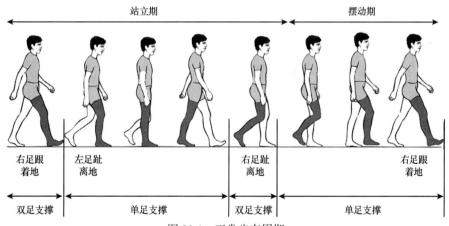

站立期　　　　　　　　　摆动期

右足跟着地　左足趾离地　　　右足趾离地　　　右足跟着地

双足支撑　单足支撑　双足支撑　单足支撑

图 20-1 正常步态周期

步态的重要测量指标（图20-2）包括步行速度、步频（每单位时间内的步数）、步行基底宽度（从两足跟的中点到中点测量）、步长（从足接触点到对侧足接触点测量）和跨步步幅（一个步态周期所覆盖的线性距离）。

临床需要检查的参数，包括步长、步宽、节奏、速度、姿势、手臂和腿的摆动，以及与地面接触的时间和类型。

根据步态异常的类型，在临床上还应重点检查下肢颜色、皮温，以及有无棘突压痛、静脉曲张、关节畸形、关节活动受限等，并进行详细的神经系统体检；还应检查血、尿、便常规及肝、肾功能，以及感染、免疫、代谢、肿瘤标志物等血清学指标；脑脊液检查包括脑脊液常规检查、生化检查、细胞学检查、病原学检查等，以及头部磁共振成像、脑电图、肌电图检查等。

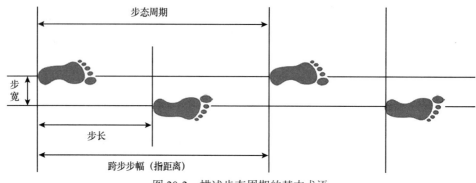

图 20-2　描述步态周期的基本术语

（三）步态异常评估

临床上，老年人的步态异常往往受到的重视程度不够，易被认为是生理性衰老的正常表现，其实异常的步态可能预测痴呆、残疾、死亡风险的增加。

步态的评估包括定性评估、半定量评估和定量步态测量。

定性评估主要是对步态的描述性评价，如症状学诊断。症状学上，步态可分为正常步态、偏瘫步态、截瘫步态、帕金森步态（小碎步、慌张步态、冻结步态等）、共济失调步态（感觉性共济失调步态、小脑性共济失调步态）、小心步态、肌张力障碍步态、舞蹈步态、跨阈步态、臀中肌步态、减痛步态、精神障碍性步态、卧床或轮椅等。

半定量评估包括量表的评估，临床针对老年人的平衡及步态功能应根据测试条件选用恰当的评估量表进行评估。较常用的有起立-行走计时测试（timed up and go test，TUGT），是 1991 年，Podsiadlo 和 Richardson 在 Mathias 测试方法的基础上进行了修改，通过计时使它能够定量评估老年人的活动能力和功能性步行能力，具有很广泛的临床应用价值，不仅常用于一般老年人，骨科及神经科的患者的平衡和步行能力也可用此评估量表进行粗略的评判。还有功能性伸展测试（functional reach test，FRT）、Berg 平衡量表、活动步态指数（dynamic gait index，DGI）和功能性步态评定（functional gait assessment，FGA）等。而耶鲁大学医学博士 Mary Tinetti 开发的 Tinetti 平衡和步态评估（Tinetti performance oriented mobility assessment，Tinetti POMA）量表是最常用的对步态和平衡功能进行的标准评估。

定量步态测量包括简易的人工测量和步态分析仪测量。前者仅需要无障碍物的步道和计时器，可定量测量步速，适合流行病学和多中心研究；后者需要步态分析设备，可客观、定量分析步态特征中时空相关的多个参数，采用主成分分析、因子分析等方法进一步提取步态特征指标（常用的有节律性、步幅、变异率等），并且可在正常速度、快速、任务负荷行走、串联步态等不同场景下进行步态评测。

四、步态异常的干预治疗

部分老年人的平衡及步态异常是因所罹患的各种慢性病所致，针对这些疾病治疗能在一定程度上改善平衡功能和步态，如继发于骨关节炎、直立性低血压、帕金森病等引起的平衡及步态异常可通过适当的药物治疗得以改善。手术对由颈椎病、腰椎管狭窄及髋、膝关节骨关节炎等引起的步态异常也有一定效果。

一旦医学或外科治疗达到最大化，重点应转移到步态的维持和改善躯体功能，使行走功能和平衡能力得到基本的改善。必要时，应通过适当的营养、锻炼和物理治疗来增强肌肉力量。针对不同步态进行适合的康复训练，如进行对抗阻力的力量训练，可帮助身体虚弱者和老年人恢复肌力，从而在一定程度上提高步行的速度及稳定性；感觉性平衡重复训练对前庭及本体性感觉障碍所致谨慎步态有特别的疗效。应使用视力矫正、助听器及配备适当的辅助设备，如手杖或助行器，医师或物理治疗师可以对其进行使用方法的培训。减少联合用药的数量和品种，或者停用具有引起步态异常副作用的药物等也有一定效果。如果步态异常是轻微的，常规锻炼计划，如步行、骑自行车或水上运动可能是有益的。由于跌倒是步态异常最重要的后果，因此，预防跌倒至关重要。

总之，老年人平衡及步态功能异常是多种因素综合影响的结果，因此也需采用多种治疗手段、内容和措施以恢复、保持或者改善平衡和行走功能。

第二节 跌 倒

一、跌倒的概念

跌倒（fall）是指突发、不自主的、非故意的体位改变，倒在地上或更低的平面上，是一种不能自我控制的意外事件。按照国际疾病分类（ICD-10）中对跌倒的分类，跌倒包括以下两类：①从一个平面至另一个（更低）平面的跌落；②同一平面的跌倒。

二、跌倒的流行病学

跌倒是全球非故意伤害相关死亡的第二大原因，也是重要的公共卫生问题。加拿大健康信息研究所（Canadian Institute for Health Information，CIHI）2000 年的数据显示，跌倒是加拿大急症受伤入院的主要原因。美国国家疾控中心报告，在美国每年约有 30% 的 65 岁及以上老年人发生跌倒，80 岁及以上的老年人跌倒率为 50%。随着我国社会步入"快速老龄化"阶段的高峰期，中国老年人口比例迅速上升，老年人的跌倒问题越来越引起全社会的关注。2015 年，中国死因监测数据集显示，我国 65 岁以上老年人因跌倒所致的死亡率为 58.03/10 万，在该年龄段所有伤害事件致死总数中占 34.8%。

三、跌倒的危害

跌倒和跌倒相关伤害是老年人常见且严重的问题。在世界范围内，跌倒都是老年人伤残、失能和死亡的重要原因，给自身、家庭，以及社会带来了巨大的负担。

（一）躯体器质性伤害

随着年龄的增长，跌倒死亡率呈急剧上升趋势，跌倒死亡是 65 岁以上老年人群因伤害致死的第一位死因。跌倒会造成 5%～15% 的脑部损伤、软组织损伤、骨折、脱臼、长期疼痛和生活质量下降等并发症。2004 年，CIHI 数据显示，跌倒是头部和脊髓损伤的第二大原因（分别占 35%和 37%），跌倒后住院的老年人中约有 40%存在髋部骨折，其中约 7%直接导致死亡。

（二）功能减退

老年人严重跌倒后常需要卧床或肢体制动，可加重肌肉萎缩、骨质疏松，甚至关节挛缩，严重影响老年人的活动能力，同时可出现多种继发损害，常见的有压疮、吸入性肺炎、尿路感染、血栓性静脉炎和栓塞、便秘等，严重的可导致死亡。

（三）心理障碍

跌倒给老年人带来极大的心理创伤，约有 50%跌倒者对再次跌倒产生惧怕心理，从而陷入"跌倒—恐惧—不敢活动—衰弱—跌倒"的恶性循环，甚至卧床不起，严重影响老年人的生活质量。

（四）经济影响

在致伤、致残、致死的基础上，跌倒会额外增加医疗卫生负担、延长患者入院时间、加重家庭和社会的经济负担。2015 年，美国老年人跌倒相关的医疗费用已超过 310 亿美元，预计到 2040 年，这一成本将增加到每年 2400 亿美元。在我国，预计跌倒直接导致的医疗费用超 50 亿元以上，社会代价为 160 亿～180 亿元。

四、引起跌倒的危险因素

跌倒原因众多而复杂，常是多种因素共同作用的结果。其危险因素大致可归纳为两个方面，即内在危险因素和外在危险因素。

（一）内在危险因素

内在危险因素主要体现老年人跌倒的易感性，主要包括以下几个方面。

1. 生理因素 随着年龄的增长，老年人维持肌肉骨骼运动系统的生理功能均有减退，如肌肉骨骼功能降低、步态与平衡功能下降、视听觉及前庭功能减退、触觉及本体感觉功能减退，以及中枢和周围神经系统的退变，都可能导致跌倒的危险性增加。

2. 心理因素 沮丧、抑郁、焦虑、情绪不佳及其导致的社会隔离均可增加跌倒的危险。对跌倒的恐惧会导致自我强加的活动限制，同时害怕跌倒或自尊心强，可能导致老年人拒绝寻求帮助，使得活动减少，促进进一步的功能衰退而增加跌倒的危险。

3. 病理因素 老年人跌倒可能受多种不同系统疾病的影响，包括心血管疾病（直立性低血压、外周血管疾病、血栓栓塞性疾病等）、神经系统疾病（脑卒中/短暂性脑缺血发作、认知障碍/痴呆、帕金森病等）、感觉异常（听觉障碍、视觉障碍、周围神经病变等）、肌肉骨骼疾病（骨质疏松、痛风、肌无力或肌肉萎缩等）、代谢性疾病（高血压、糖尿病、肝性脑病等）、泌尿系统疾病（尿频、尿急、尿失禁等）、精神心理疾病（焦虑、抑郁等）、足部问题（中度或严重的踇囊炎、足趾畸形、溃疡或指甲变形等）、睡眠障碍、贫血、感染等。与患一种慢性病的老年人相比，患有多种慢性病者发生跌倒的危险性更高。

4. 药物因素 药物因素也是导致老年人跌倒的重要原因。许多药物均可能增加跌倒风险，或增加跌倒发生后引起严重后果的风险，如抗焦虑/抑郁药、镇静/催眠药、抗高血压药、降血糖药、抗凝血药、化疗药、利尿药等。是否服药、药物的剂量，以及服用多种药物都可能引起跌倒。

（二）外在危险因素

外在危险因素主要体现老年人跌倒的机会性，主要包括以下几方面。

1. 环境因素　自然环境，如雨雪天气、光线不足、道路障碍、地面不平整等；家居环境，如缺少扶手、不良的卫浴设施、可能的障碍物（如绳索、地毯、宠物）等；辅助工具，如拐杖、眼镜等辅助工具使用不当、穿着不当（如不合脚、鞋底磨损、高跟鞋或穿着时没有系带或扣带的鞋类）等。

2. 社会因素　老年人所处的社会环境及拥有的社会资源也是跌倒的重要影响因素之一。教育和收入水平、卫生保健水平、生活水平、交通便利程度，以及老年人是否独居、与社会的交往和联系程度等都会影响其跌倒发生。

五、跌倒常用的评估工具

老年人跌倒风险的评估是进行跌倒干预的基础和前提。因跌倒而就医的老年人，或报告过去一年反复跌倒，或表现出步态和（或）平衡异常的老年人，均应接受多因素跌倒风险评估。该评估应由具有适当技能和经验的医疗保健专业人员进行，应该成为个性化、多因素干预的一部分。常用的跌倒风险评估工具如下。

（一）老年人 Morse 跌倒评估量表（MFS）

该量表由美国宾夕法尼亚大学 Janice Morse 教授等于 1989 年研制，主要用于老年人跌倒风险评估。其中包括对跌倒史、医学诊断、使用助行器具、接受药物治疗、步态和精神状态等 6 个方面内容的评估。得分越高，表明受试老年人发生跌倒的风险越高。该量表因耗时短、操作简单、能快速得出判断而广泛应用于临床，具有较好的信度、效度和敏感度，但它并不是专门针对老年患者设计的跌倒风险评估量表，因此，MFS 量表仍存在局限性。

（二）老年人跌倒风险评估工具（fall risk assessment tool，FRA）

该量表由 Cannar 等专家于 1996 年研制，需由专门受训人员来完成，既可用于社区老年人跌倒的风险筛查，也可用于医疗机构中老年人跌倒风险的评估。主要包含对运动、跌倒史、精神不稳定状态、自控能力、感觉障碍、睡眠状况、用药史和相关病史等 8 个方面共计 35 个条目的评估，分数越高，提示该老年人跌倒的可能性越大。

（三）其他

除此以外，Tinetti 步态和平衡测试（Tinetti gait and balance test）、Berg 平衡量表（Berg balance scale，BBS）、起立-行走计时测试（timed up and go test，TUGT）等也可用于评估老年人是否存在平衡与步态障碍，从而预测跌倒风险，可根据具体情况选择合适的量表进行评估。

六、跌倒的综合预防及干预措施

跌倒不是衰老的正常部分，跌倒是可以预防的。防止老年人跌倒应采取综合性预防及干预模式，减轻老年人跌倒恐惧的程度，增强老年人自身预防跌倒的能力，降低老年人跌倒风险及其所致伤害的严重程度，延长老年人的健康寿命。

（一）跌倒后的干预措施

1. 紧急措施　发生严重的跌倒事件时，及时评估、安全转移、及时治疗对于患者的预后至关重要，未对跌倒患者进行充分评估及伤势检查时，不应急于扶起或搬动，以免造成二次伤害。病情评估时应重点关注患者的生命体征变化、有无诱因、伴随症状及体征等情况，搬运时尽量保持平稳，紧急处理后及时送医，避免延误治疗时机。

2. 长期护理措施　大多数老年人跌倒后可能伴有不同程度的躯体损伤，尽管当时并未威胁生命，但其缓慢的恢复期往往导致长期卧床，进一步延缓恢复，形成恶性循环。老年人跌倒后的护理显得尤其重要，应加强营养，合理饮食，保持大便通畅；勤翻身拍背，勤擦洗，保持清洁卫生；做好心理疏导，消除负面情绪；加强功能锻炼及康复训练，避免感染、压疮、血栓及栓塞等并发症的发生。良好的跌倒后护理可延长老年人的预期寿命，促进老年的身心功能恢复。

（二）针对有跌倒风险的干预措施

1. 健康教育　有效的教育计划包括让老年人有机会获得预防跌倒的资源，并采取具体行动来维持或改善健康，或培养预防跌倒的技能，从而降低跌倒发生率。

2. 创造安全生活环境　环境危害是环境中增加个人跌倒风险的任何物体或环境，识别和减轻环境危害已成为许多成功的跌倒预防计划的推荐组成部分。AGS/BGS 指南指出，对于有跌倒史或其他跌倒风险因素的人，对家庭环境进行筛查并跟进任何需要的修改，是一种有效的、有针对性的干预措施，包括由受过培训的人员进行家庭风险评估、消除或改进已识别的危害、安装安全设备等。

3. 生活方式调整　生活方式的干预对于老年人跌倒的预防也至关重要。应指导老年人在日常生活中注意避免走过陡的楼梯或台阶，上下楼梯、如厕时尽可能使用扶手；转头、转身走路保持步态平稳，尽量慢走，避免携带过重物品；尽可能选择鞋跟低、表面接触面积大、防滑的鞋子，避免去人多、湿滑的地方；睡前避免饮水过多致夜间多次起夜，夜间床旁尽量放置小便器等。

4. 适当使用辅助器材　选择适当的辅助工具，对于存在神经肌肉功能减退导致的步态及平衡异常或者有慢性病的老年人，可经康复专业人员指导，选择适宜的辅助设备（拐杖、步行器等），可改善部分患者的移动能力。此外，床挡、髋关节保护、超低床对预防跌倒都有一定作用。辅助工具各有优缺，需要在专业人士指导下个体化地为老年人选择适宜的辅助设备。

5. 慢性病管理及合理用药　老年人大多罹患多种疾病，可能同时服用多种药物。药物的种类、剂量、不良反应、相互作用等均可能诱发跌倒。医务人员应加强宣教和用药指导，定期随访评估老年人的用药情况。

6. 营养方面　维生素 D 缺乏和不足在老年人中很常见，可能通过中枢神经系统介导的途径损害肌肉力量及神经肌肉功能。对于日常饮食存在维生素 D 摄入不足风险、吸收不良、平衡障碍、步速减慢等患者，可经验性地补充维生素 D。但研究发现，大剂量补充维生素 D 也可能增加跌倒风险。

7. 视听觉障碍的干预　视听觉障碍也是老年人跌倒的重要危险因素。衰老通常与视力变化、白内障发展、黄斑变性、青光眼和其他可能影响跌倒风险的状况有关，应在眼科医师的指导下佩戴合适的眼镜或行相应的治疗。此外，对于存在听力障碍的老年人可在专业人士的指导下佩戴合适的助听器等设备，提高生活质量，降低跌倒风险。

8. 心理疏导　老年人跌倒后大多会产生害怕跌倒、恐惧、沮丧、焦虑等情绪，且可使患者行动受限，影响步态和平衡能力进而增加跌倒的风险。指南建议应对有跌倒史的老年人进行相关的心理评估，通过心理疏导帮助老年人分析跌倒原因及可能存在的跌倒风险因素，学习相关预防措施，从而减轻或消除其负面情绪，减少跌倒事件的发生。

9. 运动训练　坚持参加规律的体育锻炼，以增强肌肉力量、协调性、平衡能力、步态稳定性和灵活性，从而减少跌倒的发生。研究发现，运动使老年人跌倒相关伤害的风险降低 12%。老年人可以根据自身情况和喜好选择适合的运动类型。

太极、瑜伽、拳击训练、健步走、八段锦和舞蹈等对改善老年人的平衡功能都有良好作用。随着科技进步，开发研究了虚拟与现实技术相结合的跑步机、以家庭为基础进行锻炼的高跌倒风险的老年人筛查工具系统（StoppFalls）系统，以及一些可穿戴的设备等，使老年人的平衡功能训练在传统模式的基础上更加丰富多样。

运动是提高老年人身体功能和生活质量的重要手段，在身体条件允许的情况下，应鼓励老年人多运动、多锻炼，循序渐进，持之以恒。

思　考　题

1. 步态异常如何评估？
2. 家庭中可以做哪些预防跌倒的适老化改造？

（乔成栋）

第二十一章　吞咽困难与误吸

第一节　吞咽困难与误吸的概述

一、吞咽困难的概念

吞咽困难（dysphagia），是指由于下颌、双唇、舌、软腭、咽喉、食管等器官的结构和（或）功能受损，不能安全顺利地将食物输送到胃内的过程。狭义的吞咽困难不包括认知及精神心理因素所致行为异常引起的摄食吞咽困难。

2013 年"中国吞咽障碍评估与治疗专家共识"首次发布，2017 年相关领域专家进行了修订并推出"中国吞咽障碍评估与治疗专家共识（2017 版）"，2019 年中国康复医学会与中国营养学会推出"吞咽障碍膳食营养管理中国专家共识"，2021 年欧洲卒中组织联合欧洲吞咽障碍学会编写了"欧洲卒中后吞咽困难诊断和治疗指南"，这些专家共识与指南为医护人员提供了临床工作规范。

二、吞咽困难与误吸的现状

吞咽困难是老龄人口中日益严重的健康问题，与年龄有关的吞咽生理变化和疾病是老年人吞咽困难的诱发因素。吞咽困难的发病率约为 7%，随着年龄增长而升高。老年人群吞咽困难的发病率为 30%～40%。在不同的老年群体中，吞咽困难普遍存在，社区居民为 11.4%～33.7%、老年护理机构为 29.4%～47%。吞咽困难在神经系统疾病的老年患者中患病率最高，且随年龄的增长和衰弱的发生增加。独立生活的 70～79 岁老年人吞咽困难患病率为 16%、≥80 岁者为 33%。老年住院患者吞咽困难的患病率更高，因急性疾病住院的体弱老年患者吞咽困难达 47%。

一项纳入 33 个研究的荟萃分析显示，51%～80% 的卒中、11%～81% 的帕金森病、27%～30% 的创伤性脑损伤及 91.7% 的社区获得性肺炎患者伴吞咽困难。卒中是导致吞咽困难最常见的疾病，即卒中后吞咽困难。

吞咽困难者的误吸是指食物、口腔分泌物及胃食管反流物在进食或非进食时进入声门以下呼吸道的现象。吞咽困难患者的误吸发生率为 43%～51%，其中 55%～59% 为隐性误吸，即由于咳嗽反射受损，固体或液体被吸入气道而没有咳嗽或呼吸急促，这些患者更有可能遭受严重后果，如吸入性肺炎与突发窒息死亡。反复误吸者在 1 年内死亡风险显著高于无误吸者。因此，探索干预措施以避免或减少吞咽困难与误吸是十分重要的临床研究课题。

三、吞咽困难与误吸的危害

吞咽困难一方面严重影响吞咽安全性，导致误吸和随之继发的肺炎风险增加，同时吞咽效率下降导致营养与水分摄入不足。除了上述的生理影响外，吞咽困难对个体的心理健康和生活独立能力产生重大影响，且延长患者住院时间、增加死亡风险。

吞咽困难的危害主要表现在以下几方面。

1. 误吸　是吞咽困难最常见，且需要即刻处理的并发症。食物残渣、口腔分泌物等误吸至气管和肺部，引起吸入性肺炎，严重者甚至导致窒息而危及生命。误吸分为显性误吸与隐性误吸，后者易被漏诊。

2. 肺部感染　带有病原菌的分泌物或食物进入气管和肺，导致肺部化学损伤的同时，细菌在肺内繁殖引发肺部感染。吞咽困难和误吸导致肺部感染的特点是反复发生，常为混合性病原菌感染。

3. 营养不良　由于吞咽效率下降、经口进食量减少，导致营养不良、脱水、电解质紊乱，增加患者的不良预后与病死率。

4. 心理与社会交往障碍　吞咽困难患者的日常生活方式发生剧烈改变，由于不能经口进食、佩戴鼻饲管、对误吸呛咳的恐惧等，患者的社会交往常受到严重影响，出现社会隔离，产生抑郁等心理障碍，且患者家属也会受到影响。

四、吞咽困难的分类和病因

依据病理生理的不同，吞咽困难分为口咽吞咽困难与食管吞咽困难。约 80% 的口咽吞咽困难由神经系统疾病引起，较少见者为头颈部区域肿瘤性病变；超过 85% 的食管吞咽困难由胃肠道疾病引起。

1. 口咽吞咽困难　①神经系统原因：中枢神经系统疾病包括卒中、脑创伤、神经退行性疾病（帕金森病、肌萎缩侧索硬化、多发性硬化）；外周神经损伤和神经肌肉接头功能受损；神经肌肉接头的原发性损伤，如重症肌无力、Lambert-Eaton 综合征；原发性肌肉损伤，如肌病、炎症后肌病等。②结构性原因：如插管或疾病造成的结构损伤、头颈部术后的变化、癌症术后的变化、治疗和放疗后的损伤。③其他：恐惧症；抗胆碱能药物、阿片类药物与三环类抗抑郁药加剧口干症状，从而导致食物团块形成和咽下困难；肌肉松弛药与抗焦虑药损害吞咽反射。

2. 食管吞咽困难　①结构障碍：如癌症、憩室、腐蚀性物质烧伤后的食管狭窄、食管环、食管网、炎症后狭窄、溃疡性狭窄。②功能障碍：如贲门失弛缓症、胃食管反流病、弥漫性食管痉挛等。③其他：如糖尿病、药物、邻近器官的外部压力（如左心房扩大、胸骨后甲状腺肿、纵隔肿瘤、髓内肿瘤、锁骨下动脉缺损、食管旁疝等）、既往的胸外科和心脏外科手术、异物、既往放疗。

第二节　吞咽困难与误吸的影响因素及发病机制

一、吞咽困难与误吸的影响因素及临床表现

（一）吞咽困难与误吸的影响因素

1. 卒中　双侧大脑半球发出皮质脑干束支配、控制吞咽肌的脑神经核团，因此皮质半球、皮质下控制回路或脑干的卒中病变可导致吞咽困难。误吸与咽部感觉异常有关，超过40%的卒中患者有隐性误吸，慢性的隐性误吸与感觉丧失或逐渐脱敏有关。

2. 年龄　老年人吞咽困难由神经源性和肌源性因素引起。在健康老年人中发现，吞咽

延迟由神经系统疾病及与衰老相关的神经退行性过程引起。肌肉质量和功能的丧失、组织弹性的降低、颈椎的变化、唾液分泌减少、牙齿状况受损、口腔和咽部敏感性降低、嗅觉和味觉功能降低，以及老化大脑的代偿能力降低，均增加吞咽困难的发生率。与年龄相关的吞咽困难增加也与合并症的发生增加有关。

3. 衰弱　在多项独立研究中，早期衰弱和日常生活活动能力下降与吞咽困难显著相关。

4. 抑郁　抑郁与吞咽困难显著相关；抑郁和焦虑与功能性胃肠道疾病相关，包括消化不良和喂养障碍；胃食管反流症状和食管吞咽困难症状也与抑郁和焦虑独立相关。

5. 性别　老年男性吞咽困难的患病率高于女性。相较于女性，男性包括舌肌在内的所有肌肉群都表现出与年龄相关的更为明显的力量下降，这可能是食物推进力受损的主要原因。

6. 其他　影响意识或吞咽的药物可能导致吞咽反应延迟。吞咽困难与口腔健康问题之间存在显著关联，包括牙齿缺失、口腔干燥及舌肌力量下降。另外，糖尿病、代谢综合征也与吞咽困难的发生相关。拔管后吞咽困难常见于重症监护病房患者，插管/机械通气的持续时间是最主要的影响因素。

（二）吞咽困难与误吸的临床表现

1. 直接症状　食物从口内流出、流涎、长时间将食物停留在口腔内不咽下、鼻腔反流、呛咳、窒息、食物卡在喉咙里、姿势变化等。

2. 间接症状　体重下降、反复发生支气管炎和（或）肺炎、用餐时间延长、进食习惯改变、咳嗽，以及声音、发音、言语和语言的变化等。

3. 并发症的临床表现　由于误吸出现刺激性呛咳、气急甚至哮喘、反复发作的肺炎、不明原因的发热。由于经口进食量减少引起营养不良、水和电解质紊乱，出现抑郁、社交隔离等精神心理症状。

二、吞咽困难的发病机制

吞咽困难是由上消化道的结构损伤和（或）神经肌肉系统的功能障碍引起的。

（一）吞咽与吞咽困难的神经调节机制

负责吞咽的最重要区域是前脑的前岛叶皮层和额顶盖，包括感觉运动皮层的下部和前运动皮层的一部分。起源于这些区域的皮质延髓束，投射到支配吞咽功能的脑干内的脑神经核团。延髓的孤束核区域，存在吞咽的"中枢模式发生器"（CPG）。中枢模式发生器由 4 个单元结构组成，呈左右对称性分布，它们接收上行和下行信息，并传递吞咽功能信号。孤束核接收来自疑核的信息，并发送传出纤维到最重要的肌肉以进行吞咽。此外，孤束核还接收来自口腔、咽部和喉部黏膜，以及大脑上部区域的敏感信号输入，并且可以根据食团的大小、质地和温度等特性调节吞咽。任何中断这些连接的病变都会导致吞咽困难的发生。构成吞咽中枢模式发生器神经元的神经递质中，主要是 N-甲基-D-天冬氨酸受体参与产生吞咽运动，并在孤束核中产生连续激活；抑制咽-食管运动的是胆碱能神经元和 γ-氨基丁酸。

外周吞咽过程细分为 3 相，即口相、咽相和食管相。口相是主动行为，咽相是条件反射，而食管相受躯体和自主神经系统的双重控制。口相主要是舌头运动，然后是嘴唇和脸颊肌肉、口轮匝肌和颊肌的收缩。咽相不仅涉及咽部和喉部肌肉，还涉及口腔中的肌肉，如舌肌和舌骨上肌。食管期由横纹肌和平滑肌收缩产生的蠕动波组成，逐渐传播到胃部。参与吞咽调节的肌肉众多且复杂，任何引起上述肌肉功能障碍的疾病均会增加吞咽困难的发生。

（二）卒中后吞咽困难发病机制

卒中导致脑干或双侧皮质脑干束受损时出现吞咽困难是必然的，但约40%的单侧大脑半球卒中患者也出现吞咽困难，最早研究经颅磁刺激的Hamdy等首先发现，参与吞咽功能的肌肉似乎在中央前皮质上是双侧的，且表现出半球间不对称性。这些发现显示皮质在调节脑干吞咽程序中起重要作用。他们将经颅磁刺激首次用于20例卒中后患者，显示单侧大脑半球卒中后吞咽困难与健侧半球咽部运动表现的幅度有关。Hamdy等推测，卒中后吞咽困难患者的吞咽功能恢复，可以通过健侧半球吞咽功能的代偿性重组来解释，而不是受损半球吞咽功能的恢复。在对28名单侧半球卒中患者进行3个月的随访后，证实了卒中后吞咽困难的恢复可能依赖于未受损的半球中皮质重组的代偿策略（神经重塑）。上述关于卒中后吞咽困难及其恢复机制的研究，为卒中后吞咽困难的康复奠定了理论基础，并有助于对吞咽运动皮层的神经可塑性及其功能的进一步研究。

（三）帕金森病相关吞咽困难发病机制

吞咽困难是帕金森病胃肠功能紊乱的主要表现之一，由此导致的吸入性肺炎与恶病质是帕金森病患者不良预后的重要原因。帕金森病相关吞咽困难的病理生理学机制尚不清楚。多巴胺和非多巴胺能机制可能参与帕金森病吞咽困难的发生。功能性磁共振成像显示，健康志愿者在吞咽过程中壳核和苍白球被激活，而帕金森病患者纹状体多巴胺缺乏可能损害延髓的吞咽网络。此外，通过调节多巴胺能通路，脑深部刺激似乎也会影响延髓吞咽网络。近年来，对帕金森病患者尸解研究显示，路易（Lewy）体病变在中枢神经系统内首先出现在脑干迷走神经背侧运动核及舌咽神经核团。随病程进展，病变呈上行性蔓延，依次累及中脑黑质、大脑皮质、灰质等部位。由Lewy体病理学引起的延髓吞咽中枢受损是导致帕金森病吞咽困难的原因。虽然脑干和吞咽中枢模式发生器在早期就受到神经退行性变的影响，但真正严重的吞咽困难在帕金森病晚期才明显，这可能与疾病早期皮层的代偿机制有关。

第三节　吞咽困难与误吸的评估及诊断

一、吞咽困难的评估流程

评估流程自筛查开始，筛查可初步判断患者是否存在吞咽困难风险，如果有或高度怀疑有风险，则应进一步进行临床评估与仪器检查（图21-1）。

二、吞咽困难的评估

（一）吞咽困难与误吸的筛查

筛查可以初步了解患者是否存在吞咽困难及其程度，目的在于找出吞咽困难的高危人群，决定是否需要做进一步检查。建议对老年病科住院患者常规进行吞咽困难筛查。

第一步：筛查
早期筛选出吞咽困难风险人群，用饮水试验作测试，
使用"进食评估问卷调查工具-10"（EAT-10）

第二步：全面的临床评估
详细的病史、主诉、临床观察与查体

第三步：吞咽困难风险评估
容积-黏度吞咽测试（V-VST）、直接摄食评估

第四步：仪器检测
视频透视吞咽研究（VFSS）、软式喉内镜吞咽功能检查（FEES）

图 21-1　吞咽困难评估流程

1. 饮水试验和改良饮水试验　饮水试验由日本学者洼田俊夫 1982 年设计提出，通过饮用 30ml 水来筛查患者有无吞咽困难及其程度。改良饮水试验采用 3ml 水进行筛查，可降低筛查带来的误吸风险。

2. 进食评估问卷调查工具-10（EAT-10）　EAT-10 有 10 项吞咽困难相关问题。每项评分分为 4 个等级，0 分无障碍，4 分严重障碍，总分≥3 分判为存在吞咽功能异常。EAT-10与饮水试验联合使用可提高筛查试验的敏感性和特异性。

3. 多伦多床旁吞咽筛查试验（TOR-BSST）　TOR-BSST 要求患者清醒、能在支撑下坐直，并能在执行简单指令的情况下进行舌的活动、咽部敏感度、发声困难检查，以及 30ml 吞水试验。

4. 吞咽功能性交流测试评分　由美国言语和听力协会编制，已得到国际认证并广泛应用，能敏感反映出经口进食和鼻饲管进食之间的变化。

5. 其他　包括反复唾液吞咽试验、染料试验、标准吞咽功能评价量表、Munich 吞咽障碍测试、Gugging 吞咽功能评估量表（Gugging swallowing screen，GUSS）。

（二）临床吞咽评估

包括全面的病史、口颜面功能和喉部功能评估。

1. 全面病史评估　包括患者与吞咽相关的病史、主诉及客观临床观察与查体（表 21-1）。

表21-1　吞咽困难患者全面病史评估内容

项目	内容	评估工具
吞咽相关病史	主诉、病史、服药史、疾病转归	门诊与住院资料
	精神状态，评估意识水平、是否可在清醒状态下进食	格拉斯哥昏迷量表（GCS）
	依从性，评估是否可在活动中维持足够的注意力，并配合治疗师	
	认知功能，评估判断力、定向感、记忆力、抽象思考和计算能力	蒙特利尔认知评估量表（MOCA）、简易智力状态检查量表（MMSE）
	沟通能力，评估沟通水平和所使用的沟通方式，包括听理解、口语表达、符号辨识和使用、非口语的表达	中国康复研究中心汉语失语症检查（CRRCAE）、西方失语检查量表（WAB）、汉语失语症检查表（ABC）、中国康复研究中心构音障碍评定表、Frenchay 构音障碍评定

项目	内容	评估工具
主客观评估	营养状况，评估体重变化、体重指数（BMI）、食物摄入量、营养方式	NRS2002
	口腔卫生，评估口腔内是否有痰液黏附、食物残留，是否有炎症、出血、溃疡、结痂；牙齿是否缺损，是否有牙垢、牙石、假牙，假牙佩戴情况及时间	口腔检查
	呼吸功能，评估呼吸方式、气道的通畅性；插管与否、气管套管种类、呼吸机的使用	临床观察与查体
	一般运动功能，评估头颈部关节活动度，以及与吞咽相关的姿势保持、平衡能力、上肢功能与耐力	临床观察与查体

2. 口颜面功能和喉部功能评估　口颜面功能评估包括下颌、唇、舌、软腭等与吞咽有关的解剖结构的检查，涉及组织结构的完整性、对称性、运动功能及感觉敏感度。吞咽相关反射功能检查包括吞咽反射、咽反射、咳嗽反射。喉功能评估包括音质与音量的变化、发音控制与范围、主动咳嗽与喉部清理、喉上抬能力。

（三）吞咽困难风险评估

1. 容积-黏度吞咽测试　容积-黏度吞咽测试（volume-viscosity swallow test，V-VST）主要用于吞咽困难安全性和有效性的风险评估，并帮助选择食物最合适的容积和稠度。首先要确认患者是否有适应证和禁忌证。

（1）适应证与禁忌证：注意力良好、合作、没有呼吸问题，并在体格检查中有喉上抬的患者，适合做V-VST。气管切开的患者，进行评估之前应备好吸痰器。禁忌证为患者有呼吸道问题、精神状况下降或不合作。

（2）测试方法：测试时选择的容积分为少量（5ml）、中量（10ml）、多量（20ml），黏度分为低黏度（水样）、中等黏度（浓糊状）、高黏度（布丁状），按照不同组合，完整测试共需9口进食，观察患者吞咽的情况。测试从5ml中等黏度的食团开始，以降低误吸风险，如果没有吞咽安全性受损迹象（咳嗽、血氧饱和度下降等）则继续测试；将容量增加到10ml和20ml，然后使用相同容量的低和高黏度食团以评估吞咽有效性，如果出现任何安全性受损的迹象，则使用较低体积、更安全黏度继续测试，并在出现新的安全性受损症状时终止测试。

（3）安全性和有效性指标

1）吞咽安全性受损的指标为：①咳嗽，吞咽相关的咳嗽提示部分食团已经进入呼吸道，可能发生了误吸；②音质变化，吞咽后声音变湿润或沙哑，提示可能发生了误吸或渗漏；③血氧饱和度下降，血氧饱和度较基础水平下降≥5%，提示发生了误吸。

2）吞咽有效性受损的指标为：①唇部闭合不完全，导致部分食团漏出；②口腔残留，提示舌的运送能力受损，导致吞咽效率低；③咽部残留，提示咽部食团清除能力受限；④分次吞咽，提示无法通过单次吞咽动作吞下食团。

2. 直接摄食评估　对有进食能力的患者，进行直接摄食评估。①一口量：患者一次安全吞咽的食物量；②吞咽时间：包括一次吞咽的时间与一次用餐的时间；③呼吸与吞咽的协调：如果患者在进食过程中呼吸急促，咀嚼时用口呼吸或吞咽时瞬间呼吸，均提示患者有误吸风险；④口服药物评估：患者可否安全吞服药物（药片、胶囊或药水），有无直接导致误吸或窒息的风险，以及有无引起或加重吞咽困难的药物。

（四）仪器检测

视频透视吞咽研究（videonuoroscopic swallowing study，VFSS）和软式喉内镜吞咽功能检查（flexible endoscopic examination of swallowing，FEES），能够直观、准确地评估吞咽情况，了解吞咽时气道保护功能的完整情况，是确定吞咽困难的金标准。

1. 视频透视吞咽研究 VFSS 是检查吞咽功能最常用的方法，在 X 线透视下，对口、咽、喉、食管的吞咽运动进行造影，通过录像动态记录，加以定性和定量分析。可对吞咽不同阶段的情况进行评估，对舌、软腭、咽部和喉部的解剖结构和食团的运送过程进行观察，借助软件可对吞咽整个过程进行时间学和运动学参数分析。尤其对于判断隐性误吸，VFSS 具有至关重要的作用。但无吞咽动作、不能经口进食以及无法转运到放射科的患者不适合此检查。

2. 软式喉内镜吞咽功能检查 FEES 是检查吞咽时气道保护性吞咽反射和食团运输功能的一种重要方法，通过软管喉镜，在监视器直视下观察患者基本自然状态下平静呼吸、用力呼吸、咳嗽、说话和食物吞咽过程中鼻、咽部、喉部各结构（如会厌、杓状软骨和声带等）功能状况；了解进食时色素食团残留的位置及量，判断是否存在渗漏或误吸。FEES 较 VFSS 能更好地反映咽喉部解剖结构及分泌物积聚情况，适用于各种吞咽困难患者。FEES 的优点是无 X 线辐射、可反复床旁进行，且可用于不能配合 VFSS 检查的患者。但 FEES 仅能通过食团吞咽后在咽部分布的间接信息来判断吞咽的效果，不能直接观察食团运送的全过程。

3. 测压检查 可作为临床决策的补充。①高分辨率咽腔测压：可动态连续地反映吞咽过程中咽腔压力的变化；②食管上括约肌测压：检测食管上括约肌功能；③咽自动阻抗测压：对食团流量和压力分布进行分析；④压力流量分析：可计算食团推进的时相、食团流压力、咽峰压、咽流量的时间间隔等变量，并推算吞咽风险指数（swallow risk index，SRI）。

4. 其他仪器评估方法

（1）320 层 CT：三维动态显示吞咽器官与食团的运动，并量化食团和误吸的量。

（2）超声检查：动态反映吞咽器官的活动，目前分辨率仍较差。

（3）24h 多通道食管阻抗-pH 测定：监测胃食管及咽喉是否有反流。

（4）表面肌电图：无创记录静息状态下和吞咽运动时肌肉活动的生物电信号，通过时域、频域分析评估浅表肌肉的功能。

三、吞咽困难的诊断

由于病因的多样性以及吞咽困难的早期症状往往是非特异性的，故其诊断较为复杂。吞咽困难的诊断涉及许多专业的知识，同时吞咽困难的评估与诊断是一体的，在进行全面的评估时往往已经可以明确诊断。

（一）病史

包括患者的一般情况，既往疾病（如神经系统疾病等）、手术史（如头颈部手术）、药物应用、社会心理因素等。

（二）主诉与客观检查

包括直接症状，如食物粘住咽喉或者胸部的感觉、难以启动吞咽、流口水、长时间将食物停留在口腔内难以咽下、鼻腔反流、呛咳等；间接症状如体重下降、用餐时间延长、进食习惯改变，以及发音、声音、言语和语言发生变化等。

（三）辅助检查

VFSS 是检查吞咽功能最常用的方法，是吞咽困难诊断的"金标准"。FEES 检查可以在吞咽动作之前和之后评估舌根、鼻、咽和喉部，同时可以诊断吞咽困难最危险的症状，即隐性误吸。测压法用于诊断咽部吞咽困难，高分辨率咽腔测压可评估咽期和食管上括约肌。食管胃十二指肠镜检查是食管吞咽困难诊断和治疗的主要手段。食管造影为食管吞咽困难的评估提供了一种无创的检查方法。

第四节 吞咽困难与误吸的防治策略及展望

吞咽困难的治疗主要是促进吞咽功能恢复、增加营养摄入、预防误吸及其并发症。吞咽困难的管理取决于吞咽问题的严重程度，并基于适应性、补偿性和康复措施。吞咽困难的管理涉及多个学科。意识清醒的吞咽困难患者应参与整个评估和治疗过程的决策。管理目标将根据情况而有所不同，但应包括实现安全吞咽、最大限度地提高营养和水合作用，以及对护理人员的教育。

一、营养管理

营养状况是临床结局的独立预后因素，与患者的生活质量、并发症发生率及死亡率密切相关。吞咽困难与营养不良互为因果，形成恶性循环。患者吞咽困难的诊断一经确立，即应及时并定期进行营养风险筛查，最常用的营养风险筛查工具是欧洲肠外肠内营养学会于 2002 年推出的营养风险筛查（nutritional risk screening 2002，NRS2002）。对存在营养风险的吞咽困难患者，应制订合理的计划并立即开始营养支持治疗，成立专业营养师参与的营养管理小组。对于吞咽困难患者的营养管理，包括营养的量、膳食的合理搭配、食物的性状、供给方式等。

病情稳定的吞咽困难患者，推荐总能量为 25～35kcal/(kg·d)。重症和病情不稳定患者，适当减少至标准热量的 80%。建议蛋白质供给量为 1～2g/(kg·d)，水摄入量为 30ml/(kg·d)。若无禁忌证优先推荐使用肠内营养，当每日经口能量摄入不足目标量的 60%时，应给予持续或间歇管饲喂养。管饲患者，建议使用专用肠内营养制剂以提高能量密度。胃食管反流严重者，可经鼻肠管喂食、经皮内镜胃造瘘术给予胃空肠喂养或全肠道外营养。替代的喂养方式可以减少误吸，但不能完全杜绝误吸的发生。对于肠内营养不能满足需求或有禁忌证者，可选择部分或全肠道外营养。

二、代偿性方法

代偿性方法旨在不改变受损吞咽生理功能的情况下帮助进食和饮水。补偿方法包括姿势和吞咽技术、改变饮食和增稠液体、改造进食环境等。

（一）姿势和吞咽技术

调整吞咽时头颈部的姿势，可使吞咽通道的走向、腔径大小和部分吞咽器官结构（舌、杓状软骨、喉）的位置改变和移动，减轻呛咳，避免误吸与食物残留。建议在吞咽造影检查时先观察有效的吞咽姿势，然后再选取有效的姿势进行训练。

（二）改变饮食和增稠液体

调节食物的性状可以使部分吞咽困难患者安全顺利地进食。通过评估选择食物质地，如软食、切碎的食物、浓流质或稀流质饮食。国际吞咽障碍者膳食标准行动委员会将食物的质量分为 8 个等级，可参照建议选择适合的食物。建议根据 V-VST 或 VFSS 的结果选择合适的一口量，通常推荐 5～20ml 为宜。根据吞咽造影检查结果，针对饮水呛咳的患者，使用增稠剂将液体增稠，可以减少误吸和呛咳。值得注意的是，液体增稠可能增加吞咽后食物残留的风险。

（三）调整饮食工具

根据评估结果，充分考虑安全和方便性，选择适合的饮食工具，如吸管、杯子、勺子等。

（四）改造进食环境

医护人员应学会行为干预治疗，包括增加照明、降低噪声、减少干扰、促进互动等，从而改善进食体验。

三、康复治疗

康复治疗旨在通过改善生理功能以提高吞咽的安全性和有效性，表 21-2 所列为指南和共识推荐的训练和治疗方法。

表21-2　吞咽困难患者常用康复治疗方法

项目	常用方法	内容
口腔感觉训练	冷刺激训练	冰棉棒刺激或冰水漱口
	嗅觉刺激	芳香味刺激物刺激嗅觉
	味觉刺激	将不同味道的食物放置于舌部相应的味蕾敏感区域
	振动刺激	改良的振动棒刷擦口腔内颊部、舌部或面部
	气脉冲感觉刺激	通过气流冲击刺激口咽腔黏膜，诱发吞咽反射
口腔运动训练	口腔器官运动操	唇、舌、上下颌的运动练习
	舌压抗阻反馈	如美国爱荷华口腔行为仪
	舌肌康复训练	使用训练器被动牵拉或舌运动时施加助力或阻力
气道保护法	Mendelsohn 吞咽法	被动抬升喉，改善吞咽协调
	声门上吞咽法	吞咽前及吞咽时关闭气道
	用力吞咽法	多次用力吞咽，清除残留食物
低频电刺激	神经肌肉电刺激	电刺激延缓肌肉萎缩、改善局部血流
	经皮神经电刺激	刺激体表感觉神经
	电针灸	低频脉冲电流刺激舌肌、软腭、咽肌
表面肌电生物反馈		通过电子仪器，提高吞咽肌群的力量与协调性

续表

项目	常用方法	内容
食管扩张术	球囊导管扩张术	经鼻球囊扩张、经口球囊扩张、主动球囊扩张、被动球囊扩张
	其他扩张术	内镜下直接扩张术、鼻咽橡胶梭子扩张术、记忆合金食管支架扩张术
针刺治疗	穴位针刺治疗、低频电刺激	经皮神经电刺激、神经肌肉电刺激、电针灸
通气吞咽说话	在气管切开患者的气管	改善吞咽、说话功能与咳嗽反射
瓣膜	套管口安放单向通气阀	

四、外科手术与药物治疗

对于代偿性方法及康复治疗无效的严重吞咽困难和误吸，可考虑外科手术治疗。改善误吸、重建气道的手术包括气管切开术+带气囊套管置入术、声带内移手术、喉关闭术、喉气管离断术；改善吞咽的手术包括环咽肌切断（除）术、喉悬吊术、鼻咽关闭术。胃和空肠造瘘适用于各种原因经口摄食障碍但胃肠功能正常、需要长期管饲的患者。

吞咽困难的药物治疗用于治疗胃食管反流，也用于治疗食管动力与张力障碍。近期神经刺激与肉毒杆菌毒素已开始用于治疗吞咽困难。

五、其他治疗与护理

不良的口腔卫生、不当的口腔护理增加误吸与吸入性肺炎的发生，对吞咽困难患者应进行积极的口腔保健。对于置管注食的患者，管的固定和确保喂养管位置正确可以减少误吸的发生。注食时抬高床头30°以上，通过回抽胃内容物确定胃残余量进而调整进食量，均是预防误吸的有效措施。

及时识别与控制吞咽困难者的误吸尤其是隐性误吸所致吸入性肺部感染，是改善预后的关键。治疗原则为畅通气道、纠正缺氧、合理应用抗生素。

吞咽困难患者可能伴发诸多心理问题，医护人员应主动与患者、家属沟通，充分评估其心理状态，进行心理疏导，分享同类患者成功康复的案例，使其保持积极乐观的心态，并鼓励家属多予以陪伴和支持，提高患者与家属的信心与治疗依从性，以获得更好的康复效果。

六、展望

吞咽困难的分子生物学机制尚未完全明确，尤其是高级中枢方面的神经机制仍不清楚。除背侧区吞咽中枢-孤束核及周围网状结构的研究外，位于吞咽中枢腹侧区的疑核及其周围网状结构是目前的研究热点。随着多种脑科学技术的发展，包括功能性磁共振、经颅电刺激、多通道细胞外记录、行为学、神经生物学、脑磁图等，未来研究将从不同层面对吞咽困难的生理学机制进行延伸和丰富。

对于吞咽困难，临床尚缺乏系统的治疗技术规范和评价标准，制订标准和系统的吞咽困难评价方法、流程，进而提高吞咽困难的早期筛查，是未来吞咽困难临床研究的重点。

目前，吞咽困难的临床研究多为单中心和小样本试验，同时缺乏远期的随访和追踪，开展大样本随机对照研究将为吞咽困难的及时筛查、早期诊断、制订切实有效的治疗方案提供高质量循证医学证据。

思 考 题

1. 试述吞咽困难和误吸的影响因素与危害。
2. 试述吞咽困难的评估流程和内容。
3. 吞咽困难和误吸的治疗包括哪些方面?

（朱刚艳）

第二十二章 营养不良

第一节 营养不良概述

营养不良（malnutrition）是指营养物质摄入不足、过量或比例异常，与机体的营养需求不协调，从而对机体形态学和功能及临床结局造成不良影响的综合征，包括营养不足和营养过剩。营养过剩（overnutrition）表现为超重，进而肥胖，与多种慢性病发病相关，在中老年期较多见；在高龄老年人和住院老年患者中，营养不良多属于营养不足（undernutrition），表现为能量-蛋白质缺乏（protein energy malnutition，PEM）或微营养素缺乏。营养不良涉及摄入失衡、利用障碍、消耗增加3个环节。本章老年人营养不良主要讨论的是营养不足。

营养不良是常见的老年综合征之一，与衰弱和功能减退、急性疾病恢复有密切关联；营养风险（nutrition risk）是指与营养因素相关的导致患者出现不利临床结局的风险。营养风险与营养不良风险的区别在于前者强调的是临床结局，只有改善临床结局才能使患者真正获益。老年人在疾病急性期、恢复期和生命终末期的营养干预原则不同，因此，积极筛查、评估、合理干预和有效管理十分必要。老年医学专科医师应该了解营养支持治疗的意义，掌握筛查—评估—诊断—干预流程。

一、流行病学及其危害

2010年，Kaiser等对12个国家住院、社区和机构的4507例平均年龄为82岁的老年人调查发现，22.8%伴有营养不良，46.2%存在营养不良风险。2012年，我国14个城市30家三甲医院的住院老年患者调查显示，营养不良占15.1%，营养不良风险者占50.1%。在北京市社区采用微型营养评定简表（MNA-SF）调查显示，941例平均年龄（76±7）岁（≥85岁占12.3%）的老年居民中，营养不良占3.6%，营养不良风险占43.3%。营养不良与不良临床结局密切相关，可使住院日延长、急性疾病后恢复期延长、术后并发症增加、再入院率增加，以及感染、压疮、跌倒、骨质疏松风险及死亡率增高。营养不良会导致肌少症，进而衰弱，使独立生活能力下降。

二、风险因素

（一）衰老

随着增龄，出现味觉及嗅觉功能障碍，控制食欲的激素、神经递质和饱腹中枢均发生变化，从而导致老年性厌食。

（二）非生理性原因

可以归纳为"Meals On Wheels"，见表22-1。

（三）急性疾病/住院相关因素

不能监控膳食摄入和记录体重、代谢需求增加、医源性禁食、营养支持不足均可导致营养不良。

表22-1 营养不良的非生理性原因

项目	解释
M——medication effects	药物性因素（二甲双胍、SSRI、NSAID、阿片类、左旋多巴等）
E——emotion，depression	情绪因素，如抑郁
A——alcoholism	嗜酒
L——late life paranoia	晚年偏执
S——swallowing disorder	吞咽功能障碍
O——oral factors such as dentition、ulcers	口腔问题，如牙齿问题、溃疡
N——no money	收入不足
W——wandering and other dementia behaviour	徘徊和其他痴呆相关行为
H——hyperthyroidism、Hypothyroidism、hyperparathyroidism、hypoadrenalism	甲状腺功能亢进或减退、甲状旁腺功能亢进、肾上腺功能减退
E——enteric problem（malabsorption）	肠道疾病（吸收障碍）
E——eating problems（inability to feed self）	进食问题（不能自主进食）
L——low salt，low cholesterol diet	低盐低脂饮食
S——social problem	社会问题（社会隔离、营养知识缺乏、照护不足等）

三、诊断标准

常用的营养状态评价指标包括人体形态测量学指标[如体重指数（body mass index，BMI）、小腿围、上臂围、三头肌皮褶厚度]、去脂体重（fat free mass，FFM），以及脂肪组织量（fat mass，FM）、体重下降程度、生化指标（如血清白蛋白、炎症因子等）。

2019 全球（营养）领导层倡议营养不良诊断标准共识（GLIM）中确定了与营养不良紧密相关的 3 个表现型指标，即非自主体重下降、低体重指数和肌肉质量减少，以及两个病因型指标（食物摄入或吸收减少和炎症/疾病负担）。营养不良的诊断需要在营养筛查[营养风险筛查 2002（NRS2002）、微型营养评定简表（MNA-SF）]阳性基础上，满足至少一个表现型和一个病因型指标。营养不良的中国《疾病分类与代码》编码为 E46.x00，重度蛋白质-能量营养不良的编码为 E43.x00。

第二节 营养筛查与评估

老年人的营养管理是一个连续的过程，需要多学科团队的共同协作。规范化的营养管理包括营养筛查与评估、营养干预、监测、院外随访等多个环节。

一、营养支持团队

营养支持团队（nutritional support team，NST）需要多学科人员构成，由老年医学专科医师牵头，建立包括临床专科护士、营养师、药师等在内的 NST。其中，老年医学专科专家发挥协助组建和管理的作用，营养（医）师、临床药师、物理康复师和护士作为团队的主要成员，外科、口腔科、神经科、心理医学科等临床专科医师为管理团队提供技术保障。研究证实，NST 的存在能提高营养支持的效价比，尤其在降低营养支持并发症、降低住院患者的医疗费用、减少住院时间等方面发挥重要作用。NST 的主要工作目标是为老年患者提供合理的营养支持，包括识别是否存在营养不良或营养风险；制订合理的营养支持方案；提供安全、合理、有效的营养支持；监测及评价营养支持的效果。

二、筛查对象

所有老年人（包括超重和肥胖者）、预期生存＞3 个月的老年住院患者，无论其病因如何，均应常规进行营养筛查，明确是否存在营养不良或营养不良风险。对于存在营养风险的老年人进行营养评估，包括程度、病因或诱因和可能的不良预后，对营养不良老年人进行个体化营养干预，有助于预防和避免不良预后。

三、筛查和评估方法

（一）营养筛查方法

营养筛查（nutritional screening）是用于发现患者是否存在营养不良或营养不良风险，以决定进一步进行全面营养评估的过程。

1. 快速简易筛查

（1）是否有非意愿性体重下降？与平时体重相比，6 个月内体重下降≥10% 或 3 个月内体重下降≥5%。

（2）与平时进食相比，经口摄食量是否减少？

询问以上两个问题，符合其中任意一条，就需要使用微型营养评定简表（mini-nutritional assessment short form，MNA-SF）进行营养不良筛查，或使用营养风险筛查 2002（nutrition risk screening 2002，NRS2002）量表进行营养风险筛查。

2. 营养筛查 微型营养评定（mini-nutritional assessment，MNA）是在 20 世纪 90 年代初由 Vellas 等创立和发展起来的，是主要用于老年人营养状况评定的工具。MNA 共包括 18 个条目，前 6 个条目[饮食改变、体重改变、应激、神经精神因素、运动能力及 BMI（若不能获得 BMI，可使用小腿围代替）]可作为营养不良筛查（MNA-SF）（表 22-2），这是目前指南推荐且使用最广泛的针对老年人营养不良的筛查工具。

表22-2 微型营养评定简表

筛查内容	分值
A 既往 3 个月内，是否因食欲减退、咀嚼或吞咽等消化问题导致食物摄入减少？ 0=严重的食欲减退；1=中等程度食欲减退；2=没有食欲减退	
B 最近 3 个月内体重是否减轻？ 0=体重减轻超过 3 kg；1=不知道；2=体重减轻 1～3kg；3=无体重下降	
C 活动情况如何？ 0=需长期卧床或坐轮椅；1=可以下床或离开轮椅，但不能外出；2=能独立外出	
D 在过去 3 个月内是否受过心理创伤或罹患急性疾病？ 0=是；2=否	
E 有无神经心理问题？ 0=严重痴呆或抑郁；1=轻度痴呆；2=无心理问题	
F1 BMI（kg/m^2）是多少？ 0=小于 19；1=19～21；2=21～23；3=大于或等于 23	

续表

筛查内容	分值
F2 小腿围 CC（cm）是多少？	
0=CC 小于 31cm；3=CC 大于或等于 31cm	
合计 筛查分值（14 分）	

说明：由于老年患者的特殊性，常存在不易测得 BMI 的情况，如卧床或昏迷患者，可用小腿围代替。①具体测量方法：卷起裤腿，露出左侧小腿，取仰卧位，左膝弯曲 90°，测量最宽的部位，记录值需精确至 0.1cm，重复测量 3 次，取平均值，误差应在 0.5cm 内。②结果判定：12～14 分为正常营养状况；8～11 分有营养不良的风险；0～7 分为营养不良

NRS2002 是由丹麦哥本哈根大学消化内科 Jens Kondrup 教授开发的营养筛查工具，是国际上第一个采用循证医学方法开发的营养筛查工具，2008 年被中华医学会肠外肠内营养指南推荐为住院患者营养风险筛查工具。NRS2002（表 22-3）包括 3 个部分，即营养状态评分、疾病状态评分及年龄评分。总分≥3 分提示有营养风险，有进一步制订营养支持计划或进行营养评定的指征。当营养状态评分单项≥3 分时，不仅可直接确认营养风险，同时可直接诊断营养不良，需进行营养支持。总分＜3 分，需要每周对患者进行评估；如果患者将进行大手术，则需要考虑预防性的营养干预计划。

表22-3 营养风险筛查2002

项目	筛查内容	分数
疾病状态	髋部骨折、慢性疾病有急性并发症者，如肝硬化、慢性阻塞性肺疾病、长期血液透析、糖尿病、一般恶性肿瘤	1
	腹部大手术、脑卒中、重症肺炎、血液恶性肿瘤	2
	颅脑损伤、骨髓移植、APACHE＞10 分的 ICU 患者	3
营养状态（单选）	正常营养状态	0
	3 个月内体重减轻＞5%或最近 1 个星期进食量（与需要量相比）减少 20%～50%	1
	2 个月内体重减轻＞5%或 BMI（18.5～20.5kg/m^2）或最近 1 个星期进食量（与需要量相比）减少 50%～75%	2
	1 个月内体重减轻＞5%（或 3 个月内减轻＞15%）或 BMI＜18.5kg/m^2（或血清白蛋白＜35g/L）或最近 1 个星期进食量（与需要量相比）减少 75%～100%	3
年龄	≥70 岁加算 1 分	1
总分		

APACHE. 急性生理学和慢性健康状况评价；ICU. 重症监护病房

结果判定及处理：得分≥3 分，表明患者有营养风险，需要制订营养支持计划；总分＜3 分，需要每周对患者进行评估。如果患者将进行大手术，则需要考虑预防性的营养干预计划以避免相关的危险状态

（二）营养评估

营养不良是属于老年患者综合问题中的重要指标，营养评估由团队成员共同分析、评价临床信息，除了评估营养不良相关指标外，还应包括老年人常见的躯体功能状态、精神心理状态、衰弱及肌少症评估、疼痛、共病、多重用药、社会支持、睡眠障碍、视力、听力、口腔、味觉等多重综合因素，以上均对营养不良产生影响。

通过营养筛查发现存在营养不良或营养不良风险的患者，需要进行全面综合的营养评估。包括：①膳食调查，了解患者饮食习惯、每日饮食摄入情况。②识别非生理性危险因素，评估疾病状态。③体格检查，除常规体格检查外，重点关注与营养缺乏相关体征。④人体测量和人体成分分析，既可评价营养状态，也能对干预效果进行监测，包括身高、

体重、BMI、上臂围、小腿围、皮褶厚度等；人体成分分析可采用生物电阻抗法、双能 X 射线吸收法或磁共振法，包括瘦组织、脂肪组织、身体水分及其分布等指标。⑤实验室指标，血清白蛋白（35~45g/L，$t_{1/2}$ 为 16~20d，<35g/L 为低于正常范围）、转铁蛋白（2.0~4.0g/L，$t_{1/2}$ 为 8~10d）、前白蛋白（250~400mg/L，$t_{1/2}$ 为 2~3d，<180mg/L 为低于正常范围）和视黄醇结合蛋白（26~76mg/L，$t_{1/2}$ 为 10~12h）。当患者处于感染和炎症期时，建议同时检测 C 反应蛋白（C-reactive protein，CRP）。⑥其他指标，如握力、躯体功能等，明确是否存在肌少症和衰弱。

住院患者经筛查和评估后确认无营养支持指征者，需定期（一般为 1 周）再评估。再评估内容与营养评估一致，随后可根据患者病情决定再评估时间。

第三节　营养干预与监测

一、营养干预总体原则和指征

（一）营养干预总体原则

1. 制订营养干预计划　基于营养筛查和评估的结果，结合患者的饮食摄入情况、体重或 BMI，由多学科团队确定患者的营养目标，并制订个体化营养干预计划。要考虑到老年患者的身心、社会、伦理情况。

2. 选择营养途径　能够经口进食者，尽可能鼓励按照推荐摄入量摄取足量的营养物质，不能获得足够能量或已诊断营养不良的老年人，考虑给予营养支持，首选肠内营养；不能耐受或较长期无法进行肠内营养时考虑肠外营养。

3. 开始营养支持的条件　在接受营养支持前，若存在低血容量、电解质紊乱及酸碱失衡等状况，需要进行纠正，确保血流动力学基本稳定。

4. 终末期患者的营养支持　对于疾病终末期、不可逆的昏迷、重度痴呆患者、有生前预嘱或拒绝心肺复苏（DNR）患者，与患者法定代理人充分沟通后，可考虑终止营养支持。

（二）营养干预指征

存在以下情况之一者应进行营养支持。

1. 预计 3~5d 不能经口进食或无法达到推荐目标量的 60% 以上。

2. 6 个月内体重丢失>10% 或 3 个月内下降≥5%。

3. BMI<20kg/m^2（<70 岁患者），或 BMI<22kg/m^2（≥70 岁老年患者）。

4. 已确定存在营养不良的指征或表现。

二、计算能量及营养素

（一）能量

推荐老年人能量维持为 20~30kcal/(kg·d)（1kcal=4.184kJ），应激状态可增加到 30~40kcal/(kg·d)，需要根据其营养状态、体力活动量、疾病状态及耐受性进行个体化调整。总能量的 20%~30% 来自脂肪（同时限制饱和脂肪和反式脂肪酸的摄入量），50%~65% 来自碳水化合物，15%~20% 来自蛋白质。

（二）营养素

1. 蛋白质 健康老年人推荐蛋白质摄入量为 1.2g/(kg·d)；患有慢性病、衰弱和进行透析的老年人，蛋白质摄入量为 1.5g/(kg·d)；有严重疾患、损伤或营养不良的老年人，则建议蛋白质摄入量最多可达 2.0g/(kg·d)。无证据表明，对轻至中度慢性肾脏病患者（肌酐清除率＞30ml/min），需要限制蛋白质摄入量；重度慢性肾脏病患者非替代治疗期，摄入蛋白质的目标量在 0.6～0.8g/(kg·d)。

2. 膳食纤维 肠内营养者的膳食纤维摄入量为 25～30g/d。

3. 微量营养素 老年人患有胃肠道疾病时，往往伴随营养素生物利用度降低，如萎缩性胃炎伴随着维生素 B_{12}、钙和铁的吸收障碍。在不明确是否有微量元素缺乏的情况下，应按照健康成年人标准补充，疾病应激或创伤时需增加供给量。

三、途径和方法

营养支持途径包括肠内营养（enteral nutrition，EN）、肠外营养（parenteral nutrition，PN），以及肠内联合肠外营养支持。需要根据年龄、营养风险、是否进食、原发病及同一疾病的不同病程、是否伴随其他心、肺、肾疾病情况，选择合适的营养支持途径、适宜的能量和营养物质，制订个体化营养支持方案。在营养支持过程中应密切监测，评价营养支持效果及重要脏器的功能状态，及时调整营养支持方案。

（一）肠内营养

肠内营养包括口服营养补充（oral nutritional supplements，ONS）和管饲（tube feeding，TF）。老年人首选的营养方式是 EN。

肠内营养制剂：①匀浆膳，适用于胃肠功能正常者；②标准整蛋白配方，适用于胃肠道耐受且无严重代谢异常者；③疾病特殊营养配方，如氨基酸和短肽类制剂适合消化吸收功能障碍者，高能量密度配方适合需要限制总入液量者，还有肝病特异型配方、肾病特异型配方、高蛋白质高能量密度及添加膳食纤维配方等特殊营养配方。

1. 肠内营养途径

（1）口服营养补充：ONS 是存在营养风险或营养不足，进食量不足目标需要量的 80% 的老年患者首选的营养干预方式，具有简单、方便、价格较低的特点，特别是能满足老年患者口服进食的心理愿望，但并不影响饮食摄入量。在多数情况下，建议 ONS 使用全营养制剂，包括 EN 制剂或特殊医学用途配方食品（FSMP）。ONS 既可以在饮食中代替部分食物，也可作为加餐以增加摄入，而每日提供的能量为 400～600kcal，餐间分次口服被认为是 ONS 标准的营养干预疗法。

蛋白质含量高的 ONS，可减少老年住院患者发生并发症、压疮的风险，并可促进肌少症的老年患者肌力和生活质量提高；对于髋骨折和骨科手术的老年患者，提供围手术期 ONS 可减少术后并发症发生。添加高 β-羟基 β-甲基丁酸盐（HMB）复合物的高蛋白型 ONS 有助于增加肌肉量，提高老年住院患者的生活质量。

（2）管饲

1）管饲适应证：有昏迷、吞咽障碍经口摄入不能或不足；经口摄入小于目标量的 60%。

2）管饲的选择：通常短期肠内营养可使用鼻胃管；当预计 EN 时间超过 4 周或需长期

置管进行营养支持，尤其需要入住长期照料机构，且预计寿命>3 个月的老年患者，推荐使用经皮内镜胃造口术（PEG）/空肠造口术（PEJ）。接受了腹部外科手术而需要进行肠内营养的老年患者，可在术中放置空肠造瘘管（jejunostomy tube）或鼻胃管。

3）注意事项：根据患者情况可选择分次注入（4~6 次/d，每次 250~400ml）、间歇重力滴注（每次输注 30~60min）和连续滴注，对于连续滴注的速度，建议从 10~20ml/h 开始，根据肠道耐受情况逐渐增加。管饲时抬高患者头部 30°~45°可以减少吸入性肺炎的发生率，输注结束后至少 30min 方可平卧。

2. 肠内营养并发症预防及处理

（1）堵管：管饲最常见的并发症是堵管，每次喂养前后用温开水或生理盐水 20~30ml 冲管。对持续输注者，则每隔 4h 用 30ml 温开水脉冲式冲管 1 次。饲管喂药避免与营养液同时输注，以防化学反应，沉积物阻塞管腔。营养液使用前要摇匀。一旦发现堵管，及时用 20ml 注射器抽温开水或 5%碳酸氢钠溶液反复低压冲洗管道。导管移位可能导致多种并发症，除固定牢靠，还应密切观察导管位置，如果高度怀疑导管移位，应行影像学检查以确诊；其他的方法包括导丝疏通、使用加温器、应用营养泵，避免捏、拧及钳夹导管等。

（2）腹泻：注意 EN 的温度、速度和浓度。营养液温度维持在 38~42℃为宜，必要时使用自动恒温增温仪。输注速度根据患者耐受情况逐渐增加，对速度敏感或病情较重者，建议使用输注泵。注意无菌操作，做到现配现用，营养液配制后如果暂时不用，可放冰箱冷藏保存，但冷藏时间大于 24h 后应弃去不再使用。因肠道菌群失调引起的腹泻，推荐用含膳食纤维或益生菌的肠内营养制剂。乳糖不耐受者推荐采用不含乳糖的配方。避免引起腹泻的药物。根据胃肠道功能选择合适的剂型和配方。

（3）误吸：卧床者管饲时取 30°~45°半卧位，并保持到管饲结束后 30min，预防误吸的发生。

（4）上消化道出血：每次管饲前应回抽内容物，检查胃内容物的颜色，判断有无消化道出血。回抽时用力不宜过大，且要用力均匀，出血量小可密切观察与消化道出血相关临床症状，继续予以管饲；出血量大者应停止管饲，按消化道出血常规处理。

（二）肠外营养

当患者肠道不耐受，或因各种原因不能进行 EN（如消化道大出血、严重消化吸收障碍、顽固性呕吐、严重应激状态等），或 EN 不能达到目标量的 60%时，可考虑 PN。

肠外营养包括全肠外营养（total parenteral nutrition，TPN）和补充性肠外营养（supplemental parenteral nutrition，SPN）。前者在胃肠道功能严重障碍，如严重腹腔感染、重症胰腺炎、肠梗阻、重度炎性肠病、高位肠瘘、短肠综合征、肠道缺血等疾病情况下是老年患者获得营养素和维持生命的唯一手段。后者是指 EN 提供的能量和蛋白质低于机体目标需要量的 60%时，由 PN 来补充的混合营养支持治疗方式。SPN 的优点就是在 EN 维护肠屏障功能的基础上，通过 PN 满足患者对能量和蛋白质的需求，促进机体蛋白质合成，快速纠正营养不足或维持营养状态，以期达到改善临床结局的目标。

多个临床试验及研究证实，经外周静脉肠外营养（PPN）治疗对于住院患者特别是围手术期患者是安全、有效的。PPN 的适应证包括：①短期内予以 PN 治疗；②能量和氮量不够的 SPN；③无法行中心静脉途径的 PN。一般认为经，PPN 肠外营养液最终渗透压不宜超过 900mOsm/L，同时氨基酸浓度不宜超过 3%，葡萄糖浓度不宜超过 10%，注意预防浅静脉炎的发生。高渗透压（＞900mOsm/L）或需要长期接受 PN（＞14d），建议通过中心静脉输注；经皮穿刺中心静脉置管适合危重症患者，锁骨下静脉途径是首选，但使用时间不建议超过 30d；经外周静脉穿刺的中心静脉导管（PICC）有低穿刺风险和较少感染并发症，应为老年患者 PN 输注的主要途径。

四、预防再喂养综合征

再喂养综合征（refeeding syndrome，RFS）系指机体经过长期饥饿或营养不良，提供营养（包括经口摄食、EN 或 PN）后，发生以低磷血症为特征的严重电解质代谢紊乱、葡萄糖耐受性下降和维生素缺乏，以及由此产生的一系列症状。通常在喂养开始 1 周内发生，主要症状为心律失常、心力衰竭、休克、呼吸困难；神经系统受累可出现瘫痪、震颤及幻觉等；胃肠道受累则表现为腹泻、便秘及肝功能异常。RFS 易发生于营养不良患者，尤其数月内体重下降＞10%，其他如长期饥饿或禁食（绝食）、长期嗜酒及消耗性疾病后亦是高危人群。对有风险的患者，给予 EN 期间应密切监测其代谢指标变化，营养补充应遵循先少后多、先慢后快、先盐后糖、多菜少饭、逐步过渡的原则，及时纠正机体水电解质紊乱和补充维生素 B，1 周后再逐渐达到目标量。

五、老年常见疾病的营养支持治疗

（一）心力衰竭

营养咨询干预可以改善老年人慢性心力衰竭患者的临床预后，营养支持治疗首选 EN，如伴有严重胃肠道功能障碍，可以选择 PN；应避免液体过量，高能量密度 EN 配方有助于液体管理。

（二）慢性阻塞性肺疾病

稳定期营养不良的慢性阻塞性肺疾病（COPD）患者可选择 ONS，建议采用较高脂肪比例的 EN 配方，蛋白质摄入 1.5g/(kg·d)；增加 ω-3 脂肪酸和膳食纤维摄入，有益于改善肺功能和结局；对于食欲缺乏者可使用促进食欲的药物帮助其更好地进食。急性期 COPD 患者营养支持首选 EN，存在禁忌者可予以 PN；如 EN 无法满足能量需求 60%，给予 SPN；PN 处方中建议脂肪占非蛋白能量的 35%～65%，氨基酸每日（1.3～1.5）g/kg 和足量微营养素。机械通气的 COPD 患者营养支持同一般原则，但应注意避免过度喂养和控制脂质输注速度。

（三）阿尔茨海默病

建议对存在营养不良的 AD 患者予以 ONS 治疗；仅建议在 AD 患者病情变化或紧急情况下短期应用管饲 EN。如果不能耐受喂养管或有 EN 禁忌时可给予 PN；一般不推荐在 AD 终末期应用人工营养支持，必要时结合患者及其家属的意愿决定。

（四）糖尿病

老年糖尿病患者接受营养支持治疗的适应证与非糖尿病患者一致，首选 EN；超重或肥胖患者不必严格限制能量摄入，应保持体重稳定。住院老年糖尿病患者营养支持中不应过度限制碳水化合物的摄入，选用低升糖指数（GI）碳水化合物也能够抑制餐后血糖的快速升高。肾脏功能正常的老年糖尿病患者的蛋白质摄入量建议为 1.0～1.5g/(kg·d)，如果已经发生肾功能不全，可以减少蛋白质摄入量至低于 0.8g/(kg·d)。老年糖尿病患者可使用糖尿病适用型 EN 配方。住院老年患者的血糖控制水平可适当放宽，避免低血糖发生；同时，也需要警惕高血糖导致的急性并发症的发生风险。

（五）围手术期

营养状况良好老年患者术前无须营养支持，重度营养不良老年患者术前给予营养支持10～14d，免疫增强型 EN 有益于减少术后并发症。有下列情况的老年患者在术后需要接受营养支持：术前因重度营养不良而接受营养支持的患者；严重营养不良由于各种原因术前未进行营养支持的患者；严重创伤应激、估计术后不能进食时间超过 7d 的患者；术后出现严重并发症需长时间禁食，或存在代谢明显增加的患者。老年围手术期营养支持首选ONS，其次为管饲 EN；管饲 EN 无法实施或 EN 无法提供充足的能量和蛋白质时应补充或选择 PN。ONS 应该在术后 24h 内开始，如果 ONS 无法进行，应给予管饲 EN。

（六）吞咽障碍

存在此情况的患者，应当基于吞咽功能分级和营养评估结果制订营养支持治疗方案。当患者存在营养风险或吞咽障碍发展达到或超过 5 级时，在采取食物性状改进和代偿性方法治疗后，仍然不能满足患者的足量营养摄入时，建议给予管饲 EN。

（七）压疮

对存在营养风险或营养不良高危罹患压疮的老年患者，营养支持治疗首选富含高蛋白的 ONS；富含精氨酸、维生素 C 和锌的特殊营养素可促进伤口愈合。

（八）衰弱综合征

增加能量和蛋白质摄入有助于改善衰弱老年人的营养状态，但不一定能改善功能状态和死亡率；富含必需氨基酸的营养补充，可能有助于改善腿部肌肉和活动能力。衰弱老年人应该进行联合营养和运动综合干预。

（九）肌少症

充足的蛋白质供给和合理的摄入模式，有助于减缓肌少症的发生。推荐老年人蛋白质供给量为 1.2～1.5g/(kg·d)；亮氨酸可增加骨骼肌蛋白质合成率，减少合成代谢抵抗，乳清蛋白富含亮氨酸比例应占 60% 或以上。存在营养不良或者营养不良风险的老年肌少症患者，首选 ONS；补充维生素 D 和 ω-3 脂肪酸可改善老年人的肌力下降，预防跌倒。

（十）终末期老年患者

终末期老年患者以舒适为目的而非延长生命，不建议进行营养评估和干预；支持患者饮水和进食但不强求；给予终末期患者和缓照护以减轻痛苦。

六、脱水患者的水化治疗

脱水（dehydration）是一种导致全身水分减少的复杂情况，主要包括失水性脱水和失盐性脱水两种类型。脱水与老年人不良健康结局和死亡的高风险密切相关，也是导致患病和死亡的主要原因。脱水的老年人应当进行充分的水化治疗。如果有导致脱水的潜在病因，如急性疾病或痴呆，则应优先考虑与补水相结合的干预计划。

（一）急性或突发性脱水

根据美国医学主任学会（American Medical Directors Association，AMDA）建议，每天给予1500ml液体的同时还要给予超过3d的液体处方，液体替代量的具体计算和实施方法见表22-4。通过3d补水治疗后，患者的体重应当大约与基线体重相同。

表22-4 液体替代量的计算和实施方案

项目	相关内容		
计算方法	不足液体量（ml）=[基线体重（kg）-目前体重（kg）]×1000ml/kg		
	每天摄入液体总量（ml）=当天不足液体量（ml）×补充液体量占不足液体量的比例（%）+当天需要维持液体量（ml）		
实施方案			
天数	1	2	3
每天补充液量占不足液体量的比例	50%	25%	25%
每天需要维持的液体量（ml）	1500	1500	1500

2022 ESPEN《老年患者临床营养和水化》指南还对治疗不同类型的脱水给出了不同的治疗建议

（二）低摄入性脱水

1. 识别 研究证实，血清或血浆渗透压＞300mOsm/kg表示存在低摄入性脱水，或可以通过皮肤饱满度、口腔干燥情况、体重变化、尿液颜色或比重等进行简单评估，但无法确切评估体液状态。

2. 预防 所有老年人都存在低摄入性脱水的风险，应当鼓励他们摄入足够量的液体以保证充分水化。对于住院老年人应常规行低摄入性脱水筛查，以避免其临床情况发生意外变化。摄入液体的种类有多种，根据老年人喜好、液体和营养成分进行选择。在适宜的环境温度和适度体力活动水平的条件下，建议老年女性每天至少应摄入1600ml液体，老年男性每天至少应摄入2000ml液体，或按照体重估测约为30ml/(kg·d)。在夏季高温或较大体力活动时，需要摄入更多液体。如果患者存在发热、腹泻、呕吐或严重出血，则需额外增加液体摄入量，而心力衰竭或肾衰竭者则需要限制液体的摄入量。

3. 纠正 ①脱水老年人一般状况较好时，鼓励选择喜欢的饮料来增加液体摄入量，既可以纠正液体不足也可以稀释升高的渗透压。定期再评估水化状态直至脱水得到纠正，定期监测并提供良好的饮水支持。②脱水老年人一般状况较差时，给予皮下或静脉补液，同时鼓励口服补液。皮下补液是经皮下套管注入晶体液进入上肢或下肢皮下组织，特别适用于老年患者或衰弱患者的治疗。③当脱水严重，需要大量补液，或需要通过静脉给药或营养支持时，静脉注射是首选补液方法，但应充分权衡利弊；脱水老年人不能饮水时，要考虑给予静脉补液。

（三）容量不足

轻度、中度或重度容量不足的老年人，应通过口服、鼻胃管、皮下或静脉注射的方式补充等渗液体，目的是纠正水和电解质的丢失。除了经口饮水外，其他以任何方式给予水分或电解质溶液均被称为人工水化（artificial hydration）。人工水化可以通过静脉内（外周静脉或中央静脉）、皮下（也被称为皮下输液）、直肠（直肠滴注法）或肠内途径实现，常用于预防或治疗与脱水相关的临床问题。

人工营养和水化（artificial nutrition and hydration，ANH）常用于病情严重的患者，以达到提高生存率和生活质量的目的，包括预防误吸和压疮、提高患者舒适度、改善与营养不良相关的症状（如饥饿）和脱水相关的症状（如口渴、谵妄）。在生命的终末期，ANH是很常见却又有争议的治疗措施。有证据表明，ANH并不能改善终末期疾病患者的舒适度和提高其生存质量，因此，是否使用ANH需综合考虑患者、家庭、社会、伦理及经济等诸多因素。

七、监测

营养干预方案强调个体化治疗，以获得最佳疗效，因此在营养支持过程中应随时监测，定期再评估，以监测是否达到治疗目标，以便调整治疗方案。监测指标：①临床症状和体征，包括生命体征、胃肠道耐受性等。②营养参数，包括能量是否达标及体重、BMI等的变化，以及生化指标，如前白蛋白、白蛋白等的变化。③实验室安全性指标，常规监测肝肾功能、电解质、血糖、血脂（尤其PN时）；心肺功能障碍者还需要严密监测液体平衡，防止加重心脏负荷；有神经系统疾病者，需要评估吞咽功能。④并发症监测，EN的常见并发症包括胃肠道并发症，如恶心、呕吐、腹胀、腹泻、便秘等；机械性并发症，如喂养管异位、堵塞、脱出等；感染性并发症，如误吸和吸入性肺炎、喂养管周围瘘或感染等；代谢性并发症，如电解质紊乱、血糖异常；精神心理并发症。PN的并发症包括机械性并发症，如气胸、血胸、血管损伤、胸导管损伤等；代谢性并发症，如糖脂代谢异常、电解质失衡等；导管相关性感染等为主的感染性并发症。

八、老年人营养管理流程

2022年ESPEN《老年患者临床营养和水化》指南推荐的老年人营养管理流程见图22-1。2015中华医学会老年医学分会《老年医学（病）科临床营养管理指导意见》管理流程见图22-2。

九、随访

院外营养干预期每2～4周随访1次。院外营养干预结束后，每3个月随访1次。

（一）院外营养干预期的管理

1. 患者自我营养管理 记录每天摄入食物的种类和量、烹调的方法、餐次、每天管饲或ONS的途径和摄入量；选择晨起排空大小便后进行体重监测，每周测1次。

2. 管饲注意事项 包括患者管饲及管饲后的体位、管饲管道的选择、妥善固定管道、保持管道通畅、保持造瘘口周围皮肤清洁干燥、营养液配制等。

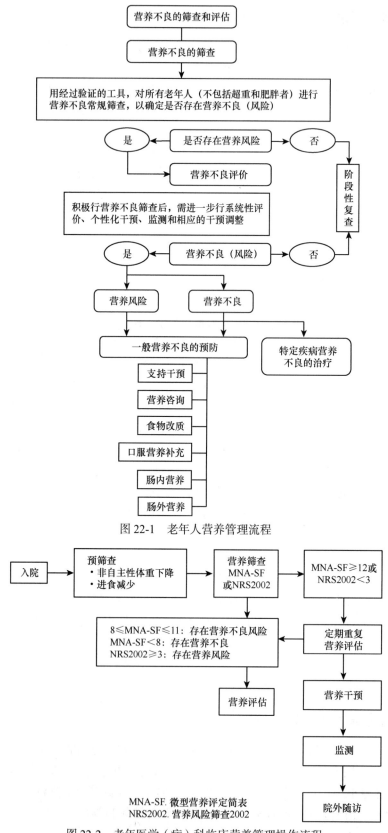

图 22-1　老年人营养管理流程

MNA-SF. 微型营养评定简表
NRS2002. 营养风险筛查2002

图 22-2　老年医学（病）科临床营养管理操作流程

（二）院外非营养干预期的管理

患者自我营养管理,包括记录每天摄入食物的种类和量,每天同一时间记录体重变化。

思 考 题

1. MNA-SF 量表中近 3 个月因食欲减退、消化不良、咀嚼吞咽困难严重引起进食减少,得分为多少分?

2. 老年患者的营养素中蛋白质的需求量是多少?

3. 在进行肠内营养时,床头抬高 15°～20°是否正确?

4. 针对老年糖尿病患者,首选的营养方式是什么? 建议摄入能量及应该注意什么?

5. 什么是再喂养综合征?

（周晓辉）

第二十三章　慢性疼痛

第一节　慢性疼痛与衰老

疼痛是一种实际或潜在组织损伤相关或相似的不愉快的感觉和情绪体验，是哺乳动物的一种基本防御反应，有利于生存。疼痛可分为两种主要类型，即急性疼痛和慢性疼痛。急性疼痛旨在防止机体再次受到伤害，而慢性疼痛则以一种病理性的、不完全的方式表现出来，给机体带来痛苦感受。

随着人口的老龄化，与慢性疼痛（持续或复发超过 3 个月的疼痛）相关疾病的患病率均有所增加。老年人慢性疼痛的原因主要是继发于另一种先前的疾病，包括癌症、神经性疼痛、肌肉骨骼变化、慢性创伤后或术后疼痛、慢性内脏疼痛、慢性头痛和口面部疼痛。根据 2019 年的一篇综述，老年人群中腰痛的患病率在 21%～75% 之间，这种疼痛状况导致了 60% 的功能障碍。另一项基于欧洲的调查研究表明，慢性疼痛的发病率随着年龄的增长而增加，估计 65 岁以上人群的患病率在 38%～60% 之间，患者通常主诉骨关节炎性背痛，尤其是下背部或颈部疼痛(约占所有慢性疼痛患者的 65%)、肌肉骨骼疼痛(约占 40%)、周围神经病性疼痛（通常由糖尿病或带状疱疹后神经痛引起，占 35%）和慢性关节痛（占 15%～25%）。无论哪种类型，在过去的几十年中，患有慢性疼痛的中年人和老年人的数量都有所增加。

与这种上升相关的一个因素是肥胖的流行，体重指数被认为是女性和男性轻度至重度疼痛增加的危险因素。另一项研究指出，年龄增加和至少存在一种共病是老年人慢性肌肉骨骼疼痛的预测因素。对高龄老年人（>75 岁）进行的一项纵向队列分析表明，外周动脉疾病、腰痛、高体重指数及女性与老年慢性疼痛的高风险相关。衰老也被视为慢性疼痛的一个危险因素，而疼痛是致残的主要原因或老年患者常见的其他疾病的后果。

尽管老年人中慢性疼痛的患病率很高，但关于该人群疼痛管理的具体指南尚未制定。对老年慢性疼痛的研究将有助于为该人群中疼痛控制铺平道路。恰当评估该人群的疼痛以及创新方法仍然是一个值得探讨的方向。这与改善疼痛诊疗和指导跨学科团队管理密切相关，最终旨在实现全球健康效益。

疼痛和衰老之间的相互关系仍然未知。老年人的疼痛体验是由衰老过程中生物、心理和社会因素的变化决定的。衰老与影响老年人的几种疼痛状况（如术后疼痛、癌性疼痛和腹膜炎）中的痛觉减退有关。疼痛具有警告功能，以避免有害刺激对组织的损害，老年人的这种功能可能会受到损害，他们的痛阈增加，对轻微疼痛的敏感性降低，导致损伤增加。在老年人中，髋关节或膝关节疼痛的持续症状影响是巨大的，通常表现为症状恶化和出现其他髋关节或膝关节症状。与年轻人相比，老年人对热诱发疼痛的敏感度较低，而对机械诱发疼痛的敏感度较高。一篇报道称，与年轻人相比，除直肠和食管扩张外，老年（>60 岁）个体对热、电和压力刺激反应的平均痛阈均显著增加。基于这些证据，疼痛感知受到衰老过程的高度影响，同时，也取决于老年人中其他常见疾病的存在。

慢性疼痛被认为是老年人跌倒的一个危险因素，可能是通过影响跌倒反射反应。一项纳入 300 多名住院老年人的横断面研究表明，肌肉骨骼疼痛的严重程度与简单足部反应时间的增加有关。另一项评估同一组个体的研究表明，疼痛可能通过改变认知路径对所有步态测量产生负面影响，主要是步态速度。此外，除了改善患有慢性疼痛的老年人的整体活动能力之外，疼痛控制还可以预防老年人的衰弱，有助于预防跌倒和相关后果。因此，慢性疼痛会加重老年人衰老相关的虚弱并发症。

与年轻人相比，老年人群在疼痛感知方面表现出更大的差异性，必须在疼痛管理策略中加以个体化治疗的考虑。导致老年人慢性疼痛和残疾的最常见疾病之一是骨关节炎，这可能与肥胖负担有关，加上衰老过程中结缔组织的退变，导致活动或休息时的疼痛变化。虚弱也与老年人的骨关节炎有关，可能是通过炎症通路的激活，骨关节炎相关疼痛是虚弱的加重因素。不幸的是，目前缓解疼痛的治疗方法常常伴随着一些副作用，这对于长期治疗来说是一个缺点。因此，除了患有骨关节炎的老年人的疼痛感觉之外，迫切需要能够控制炎症变化的更新的创新药物。一些与老年人骨关节炎相关疼痛的生物标志物也已经被发现，这可能是未来疼痛控制策略进步的原因。

老年人的慢性疼痛可能与疼痛缓解机制的缺陷有关，与身体残疾、睡眠障碍、抑郁和焦虑也有直接关系，影响患者的生活质量。以上均清晰地表明，老年人复杂的疼痛感知机制涉及无数相互影响的因素，包括情感维度的变化等，这些均增加了疼痛治疗的复杂性。

第二节　慢性疼痛的定义、机制、影响因素

一、定义

疼痛是一种与实际或潜在组织损伤相关的，或类似的不愉快的感觉和情感体验。

疼痛分为两种主要类型，即急性疼痛和慢性疼痛。急性疼痛是对有明确伤害性刺激的反应，旨在防止机体再次受到伤害；而慢性疼痛通常没有明显原因，常造成残疾、情绪障碍和社交减少等不良后果。国际疼痛研究协会（International Association for the Study of Pain，IASP）将持续或复发时间超过 3 个月的疼痛定义为慢性疼痛。

二、发病机制

慢性疼痛的病因多种多样，其发病机制相当复杂。生物—心理—社会模式认为，疼痛和其所致的残疾是生理、心理和社会因素之间的多维动态交互作用的结果，这些因素相互影响，导致了复杂的慢性疼痛综合征。

（一）慢性疼痛的生物医学机制

当发生炎症或损伤时，位于痛觉传递的初级神经纤维（Aβ、Aδ 和 C 纤维）上的伤害性感受器检测到周围刺激，如机械、热或化学刺激、免疫介质（缓激肽、细胞因子和组胺）、腺苷三磷酸、微生物及其毒素等，随后，刺激被转化为动作电位，并通过传导系统（脊髓）上传至大脑进行处理，形成痛感。慢性疼痛的生物学机制十分复杂，目前尚存不少争议，主要包括外周敏化、中枢敏化等。

1. 外周敏化　炎症或损伤导致巨噬细胞、肥大细胞、中性粒细胞和 T 细胞等释放细胞因子、生长因子、趋化因子和脂质介质等多种炎症介质，从而敏化和兴奋伤害性感受器，

降低相应的感觉神经元的放电阈值并产生异位放电，导致低强度的阈下刺激也可引发疼痛，这一现象称为外周敏化（peripheral sensitization）。

外周敏化反映了信号传导通道的阈值、动力学，以及膜兴奋性的改变；外周伤害性感受器传导通道的直接激活、自体敏化的产生，以及对刺激物如炎性介质的敏感化。如辣椒素受体 1（TRPV1）的自体敏化：钙离子内流后激活外周末梢神经胞质内的蛋白激酶 C，促使 TRPV1 磷酸化，降低对温度刺激的反应阈值。异体敏化，如前列腺素 E2、缓激肽、5-羟色胺，以及神经生长因子等有敏化作用的物质通过 G 蛋白偶联或酪氨酸激酶受体激活细胞内激酶磷酸化，从而增加电压门控钠通道的开放。

2. 中枢敏化　组织损伤后，除了外周伤害性感受器敏化外，也可导致中枢神经系统中疼痛相关神经元对正常或阈下刺激的反应性增强，尤其是脊髓背角神经元兴奋性增强，导致痛觉敏感，这种现象称为中枢敏化（central sensitization）。中枢敏化是炎性疼痛和神经病理性疼痛中痛觉过敏的主要病理基础，脊髓和脊髓上水平的去抑制是中枢敏化的重要机制之一。

中枢敏化的机制涉及突触后传递谷氨酸信号的 N-甲基-D-天冬氨酸（NMDA）受体。一般情况下 NMDA 受体通道通透性被阻断，但当刺激持续存在或强度增高时，NMDA 受体可被激活；并且，外周神经损伤能使免疫细胞产生 TNF 等细胞因子，增强脊髓神经元 NMDA 受体功能。NMDA 受体激活增加突触后膜钙离子内流，突触后膜进一步除极，突触后神经元持续兴奋，导致慢性疼痛发生。此外，磷酸化的 NMDA 受体激活下游转录因子，使突触后膜表达更多 NMDA 受体和 AMPA 受体，这种正反馈通路是可塑性长时程增强（LTP）形成的基础。而 LTP 是中枢神经系统疼痛记忆的基础，使中枢神经系统对疼痛刺激更敏感。

此外，小胶质细胞等神经免疫细胞及相关免疫分子与慢性疼痛的发生密切相关。ATP、细胞因子和谷氨酸产生的相关疼痛神经传递，可能受到作用于突触前和突触后神经元的 T 细胞、小胶质细胞和星形胶质细胞间交叉作用的影响。溶血磷脂酸（LPA）参与慢性疼痛的发生和维持。神经损伤通过 LPA 激活小胶质细胞，产生 IL-1β、脑源性神经营养因子（BDNF）、TNF。IL-1β 激活脊髓背角神经元并刺激 PLA2，导致前馈 LPA 产生。BDNF 触发 γ-氨基丁酸（GABA）受体功能从抑制型向兴奋型转变。TNF 激活邻近星形胶质细胞，继而释放 IL-1β、IL-18、ATP、谷氨酸和趋化因子，诱导初级传入的敏化和脊髓背角伤害感受器的兴奋。趋化因子及受体通过增强周围神经、背根神经节、脊髓和大脑的神经炎症，在慢性疼痛中发挥关键作用。在周围神经病变时，少突胶质细胞通过表达 IL-33 调节疼痛；反之，IL-33 激活小胶质细胞，释放促炎因子（如 TNF、IL-1β），引起痛觉过敏。

除了脊髓层面的去抑制机制，来自脊髓上结构的下行疼痛调节通路也会出现去抑制现象。脑干中参与疼痛调节的核团主要有中脑导水管周围灰质（PAG）、蓝斑、延髓头端腹内侧区（RVM）。其中，PAG 和 RVM 均直接接收来自脊髓背角上行的伤害性传入神经纤维信号，并参与疼痛的下行抑制和易化调节过程。当 PAG-RVM 参与的下行易化和下行抑制之间的平衡被打破，即下行易化功能增强，下行抑制功能减弱，是慢性神经病理性疼痛中枢敏化形成的机制之一。此外，蓝斑核是合成去甲肾上腺素的主要部位，蓝斑核-脊髓背角去甲肾上腺素能通路可减少脊髓疼痛的传递，是调控疼痛的重要通路。蓝斑核中的去甲肾上腺素能神经元对伤害性刺激的反应减弱，会导致内源性镇痛功能受损。

（二）慢性疼痛的心理学机制

早期研究发现，在没有明显身体损伤的情况下，情绪和认知对疼痛感的影响最大。

在疼痛过程中，中枢神经系统的不同区域[初级躯体感觉皮质（S1）、次级躯体感觉皮质（S2）、前扣带回皮质（ACC）、脑岛、前额叶皮质（PFC）、丘脑和小脑被激活，伤害性刺激分别通过脊髓臂旁束和脊髓网状束到达脊髓上区域，主要是杏仁核、伏隔核和PAG；ACC 和岛区参与疼痛的情感部分，而 S1 和 S2 是感觉区域，它们是决定疼痛持续时间和位置的关键。情绪和认知状态直接影响慢性疼痛，而疼痛增加也会对情绪和认知状态产生负面影响。情绪和认知状态对疼痛感知的调节不同，改变的情绪状态通过激活 ACC、PFC 和 PAG 中的回路来调节疼痛不适感，而认知状态（注意力）通过激活顶叶（SPL）至S1 和脑岛的通路来调节疼痛感知强度。

三、影响因素

感觉机制（神经可塑性缺陷或伤害感受通路受损）、社会因素（社会支持）、性别、认知状态、激素（雌激素）水平等都可影响老年人的疼痛感知。

（一）加重老年人慢性疼痛的因素

1. 感觉机制障碍　PAG 网络的年龄相关变化导致老年人疼痛控制回路的缺陷，加重慢性疼痛。在大鼠骨关节炎模型中，老年雌鼠表现出过度和持久的痛觉过敏反应。进一步研究发现，在 ACC 的参与下，老年雌鼠后期表现出增强的 PAG 连接激活。且老年雌鼠内源性疼痛抑制途径减少。另外，老年脊髓神经元可能更容易受到损伤，导致老年人疼痛传递改变。与年轻小鼠相比，从老年小鼠获得的背角神经元表现出更快的动作电位放电，GABA 能抑制信号增加，兴奋性输入减少。

2. 情绪　疼痛的严重程度与老年人的抑郁症密切相关。

（二）减轻老年人慢性疼痛的因素

1. 社会因素　来自家庭成员或照顾者的社会支持直接影响老年人的疼痛体验。与独自生活的人相比，照顾者的存在减少了疼痛的不愉快感。压力和孤独感可增加疼痛感，动物辅助治疗有效降低了患有慢性关节痛老年人的疼痛感知和疼痛相关失眠。

2. 环境因素　居住环境也影响老年人慢性疼痛，与居家护理相比，居住在疗养院的老年人感觉到更多疼痛。

3. 性别　老年人疼痛感知存在性别差异，与老年女性相比，老年男性对疼痛的耐受性更强。

4. 认知　与老年痴呆和慢性疼痛调节机制相关。研究发现，肌肉骨骼疼痛的中老年人，久坐行为与疼痛压力阈值之间存在正相关，而注意力分散时疼痛减轻。

5. 雌激素　在雌激素发挥作用的疼痛类型中，疼痛危象减少。在 35～55 岁的女性人群中，年龄增长与腹痛严重程度呈负相关，可能归因于雌激素水平下降。

第三节　慢性疼痛与老年人相关的疾病

老年人的疼痛主要与神经退行性变性疾病、肌肉骨骼疾病、外周血管疾病、关节炎和骨关节炎等有关，这些慢性病会产生神经性刺激，具有持续伤害性，是老年人慢性疼痛的主要原因。另外，心理因素也会加剧持续性疼痛。

一、神经退行性变性疾病——帕金森病

在帕金森病中，痛觉过敏先于运动症状的出现。一项临床前期研究表明，利舍平诱导中年大鼠帕金森病后，除了引起胺耗竭和 c-fos 基因激活外，还引发了机械和化学超敏反应。在对颈椎、第 2 掌骨或胫骨前肌双侧加压后，患有帕金森病的老年人表现出更广泛的压痛感，且女性的疼痛阈值低于男性。一项招募了 115 名帕金森病患者的横断面研究表明，大多数（＞80%）患者都有疼痛症状，几乎 60% 的病例有下背疼痛。老年人疼痛症状与帕金森病严重程度之间的联系可能依赖于棘上神经网络的结构和解剖变化，主要涉及皮质区域的相对变薄以及伏隔核和海马体之间的连接退化。

目前一个重要假说是，多巴胺能缺陷与快感缺乏和慢性疼痛有关。γ-氨基丁酸能（GABAergic）间接途径脊髓投射神经元的兴奋性，在神经病理性疼痛的保留性神经损伤（spared nerve injury，SNI）模型中增加。这些神经元的活动被突触后多巴胺 D2 受体的激活所消除。与健康对照组相比，慢性非神经性背痛（chronic non-neuropathic back pain，CNBP）患者的疼痛和多巴胺神经传递改变之间存在联系。CNBP 组大鼠腹侧纹状体 D2/D3 受体利用率降低。因此，多巴胺传递和多巴胺受体激活信号通路是帕金森病和老年人慢性疼痛关联中需要考虑的相关成分。

二、神经退行性变性疾病——痴呆

慢性疼痛在痴呆患者中也很常见，主要是阿尔茨海默病患者。一项历时 21 年的纵向研究（Einstein aging study）通过对 1000 多名 70 岁以上的社区居民进行评估发现，尽管疼痛强度和痴呆的潜伏期之间没有明显的相关性，疼痛干扰与阿尔茨海默病相关痴呆的风险升高有关。在患有痴呆的住院老年人中，疼痛诊断与抑郁之间存在正相关。社区居住的老年人表现出持续的疼痛，加剧了抑郁症状和日常活动能力受损，并伴随着记忆缺陷的加速。

慢性疼痛和痴呆之间相关的病理机制尚在研究中。例如，去甲肾上腺素能功能障碍和神经炎症是影响阿尔茨海默病患者大脑区域的常见中枢机制，这些区域与疼痛的情感成分和认知网络相关。已有证据表明，乙酰胆碱酯酶抑制药，如新斯的明和利斯的明，已用于治疗阿尔茨海默病患者的痴呆或帕金森病，同时显示出对慢性疼痛的有益作用，提示乙酰胆碱缺乏与认知障碍或持续性疼痛有关。

三、抑郁

慢性疼痛和抑郁在老年人中普遍存在，13% 的老年人同时患有抑郁症和慢性疼痛，并且它们之间存在双向关系，即抑郁和疼痛可能是彼此的危险因素。老年人的疼痛程度和抑郁之间有很强的相关性。一项调查研究根据对 82 名居住在社区的老年人进行评估，作者得出结论是抑郁症影响了疼痛程度与睡眠效率之间的关系。

四、灼口综合征

灼口综合征（burning mouth syndrome，BMS）是一种主要影响绝经后妇女的慢性口腔

疼痛疾病，除了其他并发症外，还与口干和唾液减少有关。最近的证据表明，神经炎症与BMS的病理生理有关。

五、病毒感染

疼痛是病毒感染的神经学表现之一。如基孔肯亚病毒感染与一系列感染后的长期并发症有关，如慢性关节疼痛，对老年人的影响更大。老化本身是公认的水痘-带状疱疹病毒重新激活的危险因素，导致老年人带状疱疹后神经病变（postherpetic neuropathy，PHN）高发。

六、老年性衰弱

慢性疼痛可在衰老过程中充当重要的压力源，恶化老年人的健康和功能能力。因此，目前已有学者提出假说，疼痛和衰弱之间可能存在联系，并相互影响。两者在衰老中都很常见，而且往往与认知障碍和情绪变化有关，如抑郁症。

衰弱指数（frailty index，FI）可能是评估疼痛-衰弱的最佳工具，监测衰弱状况和随时间推移而产生的疼痛。此外，FI还涉及一些与慢性疼痛密切相关的因素，如头痛。已有研究通过跟踪评估证实了慢性疼痛对衰弱发展的预测作用，明确了伴有疼痛比没有疼痛的老年患者更有可能发展为衰弱。

疼痛和衰弱之间的关系在一项队列研究中得到了证实，在该研究中，患有慢性广泛性疼痛（chronic widespread pain，CWP）的欧洲老年男性患者，在大约4年的随访后衰弱状况恶化。在其他慢性疼痛疾病中也发现了疼痛和衰弱之间的联系，如骨关节炎和慢性下背疼痛。老年人的恢复能力降低，会导致衰弱进展。此外，有研究表明，抑郁在衰弱和疼痛之间起到了中介作用，然而发生的机制仍不清楚。总之，慢性疼痛和衰弱可能是相关的，慢性疼痛可能是衰弱发生和（或）恶化的一个风险因素。

第四节　慢性疼痛的评估

成功治疗慢性非癌性疼痛的第一步是识别疼痛的存在，并结合病史和检查准确评估其严重程度和对功能的影响。一般来说，使用疼痛强度评估工具进行疼痛程度的自我报告是老年人疼痛的最佳评估指标。多种功能评估工具（如SF36、疼痛残疾指数）经过验证并适用于老年人，具体疼痛评估的关键组成部分包括：①直接询问是否存在疼痛，包括使用替代词汇来描述疼痛。②观察疼痛的迹象，尤其对存在认知/沟通障碍的患者。③疼痛的描述要包括感官维度：疼痛的性质（如尖锐、钝痛、灼痛等）、疼痛部位和放射（患者用手指自己或用疼痛图）及强度、采用标准化疼痛评估量表；情感维度：对疼痛的情绪反应（如恐惧、焦虑、抑郁）；影响：疼痛的致残作用（包括功能性活动，如日常生活活动）、参与（如工作、社交活动、人际关系）。④疼痛的测量，使用个人可接受的标准化量表。⑤疼痛原因，通过检查和调查以确定疼痛的原因。

评估认知障碍个体的疼痛具有一定的挑战性。疼痛可以通过多种方式表现出来，包括功能状态的变化、与他人的互动、面部表情、语言表达和身体运动。护理人员还可以提供与疼痛评估相关的其他信息。基于行为的疼痛评估量表可用于评估患有严重认知障碍的老年人，如 Abbey 疼痛量表（APS）、晚期痴呆疼痛和 Doloplus-2 量表均是较为推荐的量表。电子疼痛评估工具（ePAT 或 PainChek）采用自动面部分析技术来提高对这一人群疼痛的识别，并根据 APS 进行验证，是目前较为便捷和创新性的评方式。在评估疼痛管理的效果时，建议每次都应使用相同的量表。

第五节　慢性疼痛的用药管理

老年人的慢性疼痛管理可以通过多学科方法来完成，包括药物治疗、身体和心理康复，以及干预方法。关于药物的选择，使用具有不同作用机制的药物进行多模式治疗可能会产生协同效应，但也可能因此导致多药，必须谨慎使用。

一、药物治疗

（一）非甾体抗炎药

1. 作用机制　非甾体抗炎药（NSAID）是解热和抗炎药物，通过 COX 途径阻断花生四烯酸的代谢、抑制前列腺素的合成来实现的。较早的 NSAID（阿司匹林、布洛芬、萘普生）是 COX-1 和 COX-2 的非选择性抑制药。较新的非甾体抗炎药（罗非昔布、塞来昔布和伐地考昔）选择性抑制 COX-2，副作用较少，这些药物具有镇痛、抗炎和解热作用，但没有抗血小板活性，不影响出血时间，对胃肠系统没有毒性。非甾体抗炎药可有效治疗轻度至中度慢性疼痛。

2. 不良反应及注意事项　非甾体抗炎药可引起一系列胃肠道副作用，包括恶心、腹泻和黏膜损伤，可以同时使用 H2 拮抗药或质子泵抑制药（PPI）预防这些症状，或者使用特异性 COX-2 抑制药可以降低这些副作用的发生率。

非甾体抗炎药还与肾毒性有关，建议肌酐清除率低于 30ml/min 的患者避免使用 NSAID。非甾体抗炎药也与心血管风险有关，在开始使用非甾体抗炎药之前，必须考虑老年患者的心脏合并症。

（二）抗抑郁药

1. 作用机制　用于慢性疼痛的抗抑郁药包括三环类抗抑郁药（TCA）和血清素、去甲肾上腺素再摄取抑制药（SNRI），它们缓解疼痛是通过抑制血清素和去甲肾上腺素的再摄取，导致突触间隙中神经递质的数量增加。而选择性 5-羟色胺再摄取抑制药（SSRI）在治疗疼痛方面的疗效有限。

2. 不良反应及注意事项　TCA、SSRI 和 SNRI 都会增加老年人的副作用。TCA 具有高度抗胆碱能作用，可导致认知功能障碍、镇静和直立性低血压。SNRI 的心血管和抗胆碱能副作用比 TCA 少，但可能与老年人跌倒风险较高有关。

（三）抗惊厥药

1. 作用机制　目前，多种抗惊厥药用于治疗慢性疼痛。较早的抗惊厥药（卡马西平、苯妥英和丙戊酸）是钠通道阻滞药，通过增加膜稳定性来抑制神经过度兴奋。这些可用于神经性疼痛，包括三叉神经痛，其中卡马西平和奥卡西平仍然是一线药物。加巴喷丁是钙

离子通道 $\alpha_{2\delta}$ 亚单位阻滞药，还通过调节初级传入兴奋性起作用，比早期的抗惊厥药更有效、副作用更少，在治疗神经性疼痛方面越来越受欢迎。

2. 不良反应及注意事项 老年人应避免使用较早的抗惊厥药，如卡马西平，因为它们会增加低钠血症和抗利尿激素分泌失调综合征（SIADH）的风险。在需要一线治疗的情况下（即三叉神经痛），应使用最低有效剂量。当老年人开始使用加巴喷丁类药物时，应从低剂量开始，并仔细监测副作用。加巴喷丁最常见的副作用是头晕、嗜睡、疲劳和体重变化。

（四）其他镇痛药

1. 肌肉松弛药 65 岁及以上的成年人应谨慎使用肌肉松弛药。它们通常用于治疗急性腰痛，但会产生镇静、头晕、抗胆碱能作用和虚弱等副作用。

2. 低剂量纳曲酮 低剂量纳曲酮（LDN）已被证明可有效治疗慢性疼痛，如纤维肌痛和复杂的局部疼痛综合征。

3. 美金刚 美金刚是一种 NMDA 拮抗药，已被发现可有效治疗神经性疼痛。一般患者耐受性良好，但因为它会引起头晕，老年患者应谨慎使用。

（五）阿片类药物

在严格把控适应证和严密观察用药情况的前提下，阿片类药物作为多模式疼痛管理计划的一部分，可以提供有效的疼痛缓解。建议老年人缓慢且谨慎地进行剂量调整。

1. 曲马多 是一种弱阿片受体激动药以及单胺摄取抑制药。它降低了癫痫发作阈值，应谨慎用于有癫痫病史或服用其他 5-羟色胺能药物的患者。只要肾和肝功能正常，其药代动力学受年龄的影响很小。

2. 羟考酮口服液 对于吞咽困难或者首选小剂量的阿片类药物（即起始剂量小于 2.5mg）的患者来说，滴定口服羟考酮溶液这种配方更容易。

3. 丁丙诺啡透皮贴剂 与短效阿片类药物相比，长效阿片类药物的使用改善了功能状态和社会参与度。丁丙诺啡透皮贴剂起效缓慢，作用持续时间长（起效 12～24h，作用持续 3d）。

二、介入治疗

与药物干预相比，介入治疗技术为老年人提供了全身副作用更少的治疗。最常见的介入治疗包括硬膜外类固醇注射、腰椎小关节注射、经皮椎体成形、骶髂关节注射，以及髋关节和膝关节注射。这类操作风险低、副作用少，可以协助减少药物干预产生的全身副作用，以及对具有更高风险和更长恢复时间的大型手术的需求。

三、康复/物理治疗

在评估患有长期慢性疼痛状态的老年人时，应考虑自然衰老对多种生理系统的影响。在开始物理治疗计划之前需要进行完整的身体评估，以排除该人群的治疗禁忌证。康复的主要目标是改善损伤。以力量训练为重点的物理治疗计划在改善老年人群的整体活动能力、平衡和身体功能方面特别有效。当改善损伤不太可能实现时，康复应侧重于改善患者的残疾。

四、心理干预

慢性疼痛最好用生物—心理—社会模型来解释，其治疗必须包括针对抑郁、焦虑和应对能力差的干预措施。作为多学科疼痛管理方法的一部分，心理管理风险小，但获益潜力大。

五、多学科护理的协调

老年人复杂的医疗条件使他们面临多重用药和药物管理不善的高风险。对于初级保健医师、老年病学专家和疼痛专家来说，重要的是共同制订针对患者的健康计划，以最大限度地提高生活质量，同时最大限度地减少不良事件和副作用的风险。由于老年人通常不管理自己的药物，因此，医师还必须与患者的看护人或长期护理机构进行协调。

思 考 题

1. 加重和减轻老年人慢性疼痛的因素有哪些？
2. 如何对老年人慢性疼痛进行评估？
3. 老年人慢性疼痛的内科常用药物有哪些？

（张爱森 丁国宪）

第二十四章 睡眠障碍

第一节 概　述

一、睡眠的概述

睡眠是一种生理恢复机制，也是一种具有昼夜节律性的复杂生理现象。根据睡眠过程中的脑电图特征，可将睡眠分为两种相互交替的时相，分别是非快速眼动（non-rapid eye movement，NREM）睡眠和快速眼动（rapid eye movement，REM）睡眠，又被称为慢波睡眠和快波睡眠。

睡眠分为 4 期：①入睡期；②浅睡眠期；③中度睡眠期；④深度睡眠期。机体老化导致睡眠模式发生改变，随着年龄增长，人类每天睡眠时间呈递减趋势。

老年人睡眠特点：①睡眠时长缩短。与年轻人相比，老年人有更多的夜间唤醒和觉醒，夜间总睡眠时间减少。②睡眠结构改变。与年龄相关的脑萎缩和皮质变薄，导致浅睡眠比例增多，深睡眠比例减少。研究发现，60 岁以上老年人的深睡眠占睡眠总时间的 10% 以下，70～80 岁的老年人仅为 5%～7%，75 岁以上老年人的深睡眠期基本消失。③睡眠-觉醒节律改变。睡眠-觉醒节律随衰老前移，昼夜节律失调。昼夜节律的调节系统主要包括下丘脑视交叉上核和松果体，老年人松果体分泌松果体素出现昼夜节律和时相的改变，下丘脑视交叉上核发生退化性改变，导致睡眠-觉醒节律失调。④睡眠效率降低。老年人容易出现入睡困难以及夜间易醒等问题。同时，老年人呼吸系统生理性的退化常伴随肺功能的降低，这种衰退使老年睡眠过程中更容易出现缺氧现象，睡眠效率达不到 85%，从而导致睡眠质量低下，此外，这种情况对心脑血管系统的影响也更为严重。45 岁时睡眠效率下降至年轻的 86%，70 岁时睡眠效率下降至 70%。

二、睡眠障碍的概念和分类

睡眠障碍（sleep disorders）是指睡眠始发和（或）维持发生障碍，导致睡眠时间或质量不能满足个体生理需要，并影响日间功能的综合征。

常见的睡眠障碍类型包括：①入睡困难，一般指入睡需要的时间超过 30min；②夜间觉醒次数增加，是指睡眠浅，易醒，夜间觉醒次数≥3 次；③总睡眠时间缩短，是指睡眠总时间通常少于 5h；④早醒，是指早晨觉醒较以往提前 1h 以上，且醒后不能再入睡；⑤日间疲劳，是指睡眠质量下降，感到头晕、精神不振、嗜睡、乏力。

睡眠障碍不仅会导致老年人生活质量、认知功能下降，还可能会增加精神疾病的发病率，如抑郁、焦虑等。睡眠障碍还可能加重患有慢性病老年人对痛苦和疼痛的感知。作为潜在情绪或躯体疾病的早期症状之一，睡眠障碍患病率随年龄增长而增加，是增加总体死亡率的危险因素之一。

第二节 睡眠障碍的流行病学及影响因素

一、流行病学

据世界卫生组织调查，27%的人有睡眠问题。睡眠障碍是老年人常见的综合征。国外研究显示，在 60~90 岁老年人中，有 80%~90%存在睡眠障碍。我国社区约有 50%的老年人存在不同形式的睡眠困难，女性高于男性，随着年龄增长，发病率也呈逐年递增的趋势。

基于人群的数据表明，约 1/3 的成年人报告至少有一种夜间失眠症状（即难以入睡或维持睡眠，非恢复性睡眠）。睡眠维持困难在中老年人中更为常见，而睡眠启动困难在年轻人中更为常见。在各种睡眠维持问题的亚型中，半夜和清晨醒来同样普遍，而老年人中后者更常见。

二、影响因素

老年人出现睡眠障碍并非单一因素，一般是多种因素共存，包括环境、行为、医学和社会因素。如老年人易同时使用多种药物，会进一步增加老年人睡眠障碍的风险。

常见的睡眠障碍危险因素主要包括以下几个方面。

（一）生理性因素

老年人新陈代谢减慢，脑皮质功能减弱，松果体随年龄增长而萎缩，睡眠结构发生很多变化。相比年轻人，中老年人的睡眠障碍患病率更高，并随年龄增长而增加。

（二）心理性因素

心理因素是影响老年睡眠障碍的重要因素之一。老年人心理更脆弱且无助，往往会感觉寂寞和孤独，容易产生悲观、伤感等负性情绪，也容易发生抑郁和焦虑。

（三）不良的睡眠习惯

在老年人群中，白天小睡、提前上床、上床后看书、看电视、吃得多、缺乏运动和久坐等均可能导致失眠症。

（四）不良的睡眠环境

睡眠环境是影响人睡眠质量的重要因素之一，噪声、强光、温度不宜、床不舒适和缺乏阳光照射都可能会造成老年失眠症。

（五）躯体疾病因素

老年人常合并多种躯体疾病，引起如夜尿增多、慢性疼痛、咳嗽、咳痰、喘息、呼吸困难等症状，都会影响睡眠。阿尔茨海默病和帕金森病等神经系统疾病也会引起各种类型睡眠障碍。

（六）精神性疾病因素

焦虑、抑郁是引起老年人睡眠障碍的最常见原因，睡眠障碍的严重程度与抑郁、焦虑症状水平密切相关。除此之外，合并谵妄、躁狂症、精神分裂症等精神疾病也可能出现睡眠障碍，多表现为夜间症状加重。

（七）医源性因素

老年人多病共存，多药共用，药物不良反应率较高。很多药物可以引起睡眠障碍，如茶碱类、甲状腺激素、抗胆碱药、兴奋药、抗抑郁药、皮质类固醇药物、抗高血压药、阿片类、非甾体抗炎药等，都可影响睡眠。

第三节　睡眠障碍分型与临床表现

目前，国际上有 3 个主要的睡眠障碍分类系统。《睡眠障碍国际分类》（International Classification of Sleep Disorders，ICSD）是睡眠专科医师使用的主要分类方法，而美国精神病协会的《精神障碍诊断与统计手册》（Diagnostic and Statistical Manual of Mental Disorders，DSM）和世界卫生组织的《国际疾病分类》（International Classification of Diseases，ICD）也对睡眠疾病进行了分类。ICSD 第 3 版（ICSD-3）涵盖了近 100 种已经确定的睡眠-觉醒障碍，根据疾病的主要临床表现分为以下 7 类。

一、失眠症

失眠症（insomnia）是指尽管有适宜的睡眠机会和环境，依然对于睡眠时间和（或）睡眠质量感到不满足，并引起相关的日间功能损害的一种主观体验。失眠症既可独立存在，也可与精神障碍、躯体疾病或物质滥用并存。

全球睡眠调查（SLE-EP survey 2002）表明，45.4% 的中国人有失眠，失眠症是一种未被广泛认知的疾病。失眠症是老年人最常见的睡眠障碍类型，高达 60% 的老年人在生活中的某个时候经历过短暂的失眠。在约 40% 的病例中，失眠的患者会发展成一种更为慢性和持久的状态。老年人睡眠障碍常合并其他老年疾病和问题，存在躯体疾病的老年人也容易自诉失眠。长期睡眠障碍可导致抑郁、焦虑、激惹、情绪不稳定、烦躁不安、精神疲惫、社会功能下降等多种精神问题。睡眠障碍还是老年痴呆等疾病的危险因素。

ICSD-3 将失眠分为 3 类，即短期失眠、慢性失眠、其他失眠。慢性失眠是指失眠和日间功能受损每周至少出现 3 次，持续时间大于等于 3 个月；病程小于 3 个月则是短期失眠。失眠症主要表现为各种原因引起入睡困难、夜间睡眠浅、入睡后觉醒次数增加、早醒、睡眠维持困难及总睡眠时间缩短或质量差或晨醒后无恢复感等，从而引起人的疲劳感、全身不适、焦虑不安、日间思睡、记忆力障碍等症状。老年人失眠类型中，以中途觉醒最常见，每夜自觉有 3 次以上中途觉醒者占 24%。

二、睡眠呼吸障碍

睡眠呼吸障碍（sleep disordered breathing，SDB）以睡眠期间呼吸异常为特征，其中某些睡眠呼吸障碍患者在清醒期也存在呼吸异常。按照 ICSD-3 的标准，睡眠呼吸障碍分为 4 大类，即阻塞性睡眠呼吸暂停（obstructive sleep apnea，OSA）、中枢性睡眠呼吸暂停（centric sleep apnea）、睡眠低通气（sleep-related hypopnea）和睡眠相关低氧血症（sleep related hypoxemia），其中以 OSA 较为常见。多导睡眠监测（polysomnography，PSG）是确诊 SDB 的金标准，可以确定其类型及病情轻重。

OSA 是指在睡眠中由于上呼吸道反复发生完全阻塞（呼吸暂停）或部分阻塞（低通气）导致的睡眠呼吸疾病。OSA 以睡眠中间歇性缺氧和睡眠片段化为特征，可增加心脑血管疾病、代谢性疾病、认知损害，甚至死亡的发生风险。研究发现，OSA 的患病率可高达 9%～38%。肥胖是发生 OSA 的最重要危险因素，肥胖程度越重，发生 OSA 的风险越高。除此之外，年龄和男性也是重要的危险因素。

OSA 的常见症状包括声音较大或不均匀的鼾声、睡眠中可观察到的呼吸暂停、因憋气或窒息而醒来、日间嗜睡、注意力不集中等，其他症状还包括晨起口干、头痛、非恢复性睡眠、疲倦等，部分患者可能以入睡困难或睡眠维持困难为单一表现。此外，OSA 患者可能合并高血压、冠心病和心房颤动等心血管疾病，也可能合并肥胖和糖尿病等代谢性疾病，以及胃食管反流等其他疾病。

三、中枢性嗜睡

中枢性嗜睡包括发作性睡病、特发性嗜睡症、复发性嗜睡症、行为诱发的睡眠不足综合征、疾病状态相关性嗜睡症、药物相关性嗜睡症等多个睡眠障碍类型。其中，以发作性睡病较为常见。

发作性睡病（narcolepsy）是一种原因不明的慢性睡眠障碍，临床上以日间出现不可抗拒的短暂性睡眠发作、猝倒发作、睡眠瘫痪，以及睡眠幻觉四大主征为特点。多数患者 40 岁以后才首次就诊。嗜睡通常是发作性睡病的首发症状，对于出现睡眠过度和短暂肌无力的老年患者，应考虑发作性睡病的可能。

睡眠发作是指白天不可抗拒的睡意和睡眠发作，多在非睡眠环境和时间突发，如散步、进餐、看电视、驾驶、工作中突发睡意和睡眠发作；每次发作持续数秒至数小时不等，一般十几分钟，短暂地睡眠后可恢复精神。

猝倒发作是在强烈感情刺激下，躯体两侧肌张力突然丧失猝倒，但当时意识清醒、记忆保存、呼吸正常。可很快进入深睡眠期，醒后恢复完全。

睡眠瘫痪，亦称睡眠麻痹，是指在入睡或觉醒过程中出现的一种短暂性的全身无力状态。患者意识保存但不能活动、不能讲话，常常伴有恐惧害怕，甚至濒死感等内心体验，持续数秒至数分钟，症状发作往往自行终止或被轻轻触动所终止。

睡眠幻觉是指睡眠-觉醒转化时出现的生动的、多为不愉快的感觉性体验，可以是视、触、听和运动性幻觉，也可以是入睡前幻觉和醒后幻觉。

四、昼夜节律睡眠-觉醒障碍

昼夜节律睡眠-觉醒障碍（circadian rhythm sleep-wake disorders，CRSWD）是指睡眠-觉醒节律与常规不符而引起的睡眠紊乱。本病多见于成年人，儿童期或青少年期发病者少见。

CRSWD 主要表现为睡眠-觉醒节律紊乱、反常。有的睡眠时相延迟，如患者常在凌晨入睡，下午醒来；有的入睡时间变化不定，总睡眠时间也随着入睡时间的变化而长短不一；

有时可连续 2～3d 不入睡，有时整个睡眠时间提前，过于早睡和过于早醒。患者多伴有忧虑或恐惧心理，并引起精神活动效率下降，妨碍社会功能。

患者的睡眠-觉醒节律与环境和大多数人所要求的节律不一致，使患者在主要的睡眠时段内失眠，在应该清醒的时段出现嗜睡，因此，患者明显感到苦恼或社会功能受损。几乎每天发生，并至少持续 1 个月。排除躯体疾病或精神障碍（如抑郁症等）导致的继发性 CRSWD。

五、异态睡眠

异态睡眠（parasomnia）是指从入睡至觉醒这一过程中任意时段发生的非自主性躯体行为或体验，包括睡行症（sleep walking，SW）及快速眼动睡眠行为障碍（REM sleep behavior disorder，RBD），成人 RBD 常起病于中老年，可预测中枢神经系统突触核蛋白病变。

SW 又称为梦游症，是一种以在深睡眠期突然出现行走为主的一系列复杂动作行为为基本特征的睡眠障碍。大约 14% 的儿童有过至少一次睡行症发作，发病高峰年龄为 10 岁。

RBD 是睡眠过程中间断出现肌张力不消失的现象，并出现与梦境相关的复杂运动为特征的发作性疾病，可导致患者受伤和（或）睡眠障碍。

RBD 可发生于任何年龄的人群，多见于 60 岁以上男性，老年人患病率约为 0.5%。RBD 与调节睡眠-觉醒周期和运动功能的脑深部核团及脑干神经元变性有关，有 50%～60% 为特发性，其他与帕金森病、痴呆、多系统萎缩、缺血性脑血管病、多发性硬化、脑干肿瘤等神经系统疾病有关。特发性 RBD 可在发病后 10 年左右发展为神经退行性障碍，包括帕金森病、多系统萎缩、路易体痴呆等。PSG 结合同步视频记录可监测到 REM 睡眠期的异常行为。

RBD 主要表现为入睡 90min 后，发生肢体异常行为（爆发、粗暴、猛烈）伴梦语（与梦境有关），未完全觉醒，不能记忆；频繁发作影响睡眠行为，以防御性为主；有 1/3 发生自伤（33%）、伤人（64%），占睡眠损害的 1/3 左右，可伴有神经系统疾病和其他睡眠障碍。

六、睡眠相关运动障碍

睡眠相关运动障碍（sleep-related movement disorder）主要包括不宁腿综合征（restless legs syndrome，RLS），也称 Willis-Ekbom 病（Willis-Ekbom disease，WED）和周期性肢体运动障碍（periodic limb movement disorder，PLMD）。

RLS 是一种以强烈活动肢体欲望为特征的神经系统感觉运动障碍性疾病。RLS 患病率随年龄增长呈逐渐升高趋势，在老年人中的患病率为 10%～28%，其中女性多于男性，男女患者比例约 1∶2，亚洲国家患病率低于欧美国家，约 50% 以上患者有阳性家族史。

根据有无原发疾病分为原发性和继发性 RLS 两种类型。原发性 RLS 可能与遗传以及中枢机制有关；继发性 RLS 的原因多样，包括脊髓小脑性共济失调、腓骨肌萎缩症、帕金森病、缺铁性贫血、尿毒症、妊娠等。

RLS 主要表现为下肢的一种自发的、难以忍受的、痛苦的异常感觉，以腓肠肌最常见，大腿、足部或上肢偶尔也可以出现，通常为对称性。异常感觉多表现为下肢深部或骨头内撕裂、蠕动、刺痛、烧灼、瘙痒感。持续数秒或 1min，反复发生。强迫性动作临床表现为被迫踢腿、活动关节或者按摩腿部，并导致过度活动。休息时出现症状，活动可以部分或者完全缓解症状。一夜数次发生，具有典型的昼夜规律，多出现在晚上和上半夜，发作高峰在午夜与凌晨 3 点之间，80%以上的 RLS 患者存在周期性肢体运动。

PLMD 是指在睡眠时出现的周期性、反复发作的、高度刻板肢体运动所导致的睡眠障碍，且这些运动症状不是继发于其他疾病。由于这些活动通常出现在下肢，因此也被称为"周期性腿动"。周期性肢体运动障碍临床相对少见，确切发病率目前不清楚。

七、其他睡眠障碍

根据 ICSD-3，不属于以上分类的睡眠障碍，这类疾病或是与多个类别存在重叠，或是尚未收集到充足的资料将其确定为其他诊断。

第四节　发病机制及评估

一、发病机制

睡眠障碍是增龄相关性疾病，发病机制复杂且未完全明确。与睡眠相关的解剖部位相当广泛，至少包括额叶底部、眶部皮质、视交叉上核、中脑盖部巨细胞区、蓝斑、缝际核、延髓网状结构抑制区，以及上行网状系统等，涉及的神经递质包括乙酰胆碱、多巴胺、去甲肾上腺素、腺苷、γ-氨基丁酸、5-羟色胺，以及神经肽类等。

二、评估

睡眠障碍的临床评估包括病史采集、睡眠日记、量表评估、客观评估和主观评估等方法，对于每一例患者都应仔细记录病史；另外，还需进行体格检查及评估睡眠环境。

（一）睡眠日记

由患者本人或家人协助完成为期 2 周的睡眠日记。记录每日上床时间、估计睡眠潜伏期、记录夜间觉醒次数，以及每次觉醒的时间；记录从上床开始到起床之间的总卧床时间，根据早晨觉醒时间估计实际睡眠时间，计算睡眠效率；记录夜间异常症状（异常呼吸、行为和运动等）；记录日间精力与社会功能受影响程度的自我体验；记录午休情况、日间用药和饮料品种。

（二）量表测评

1. 睡眠质量评估　应用匹兹堡睡眠质量指数（Pittsburgh sleep quality index，PSQI）、失眠严重程度指数（insomnia severity index, ISI）、福特应激性失眠反应测验（Ford insomnia response to stress test，FIRST）、睡眠信念和态度问卷（dysfunctional beliefs and attitudes about sleep，DBAS）、清晨型与夜晚型睡眠问卷（morning and evening questionnaire，MEQ）、Epworth 嗜睡量表（Epworth sleepiness scale，ESS）、疲劳严重程度量表（fatigue severity scale，FSS）等进行评估。

PSQI 主要用于评价患者的睡眠质量。通过询问患者近 1 个月的睡眠情况，评价其睡眠质量，完成该量表需要 5～10min。量表总分为 0～21 分，得分越高表示睡眠障碍越严重。

分界值为 5 分，特异度为 86.5%，敏感度为 89.5%。

ISI 是由 7 个问题组成的自评量表，较多用于失眠筛查、评估失眠的治疗反应。每个问题有 0～4 共 5 个选项，总分 0～28 分。

FIRST 测评个体对环境的失眠反应性，可评估在 9 种常见的状态下出现失眠的可能性。总分为 16～80 分，得分越高，表示睡前激发程度越强烈。FIRST 总分≥18 可以预测新发的失眠病例。

DBAS 用于评估关于睡眠及失眠后果等错误观念或行为的程度。分数高提示患者存在相应的错误信念或行为，失眠慢性化风险较高。更需要进行认知行为的心理治疗。

MEQ 用于评估"清晨型"和"夜晚型"的昼夜节律类型，共有 19 个问题，要求受试者根据个人倾向或喜好选择相应回答。根据选项的相应分值计算总分，总分为 16～86 分；41 分以下代表夜晚型，59 分以上代表清晨型，42～58 分代表中间型。

ESS 是澳大利亚 Epworth 睡眠研究中心设计的用于主观评价白天过度嗜睡（EDS）的量表，目前在各个睡眠中心广泛应用。ESS 可评价日常活动中 8 项不同状态下患者的嗜睡情况，包括白天阅读、看电视、开会、连续乘车 1h、下午静卧休息、与人交谈、饭后静坐、开车遇堵车或等待红绿灯。每项得分为 0～3 分（0 分=从不、3 分=经常），总分 0～24 分；0～9 分为正常，10～15 分为可疑嗜睡，16～24 分为过度嗜睡。

2. 情绪评估 应用与失眠相关的情绪测评量表，如广泛焦虑量表（generalized anxiety disorder 7）、状态特质焦虑问卷（state-trait anxiety inventory）、Beck 抑郁量表等进行评估。

3. 认知功能评估 患者注意功能的评估，推荐使用视听整合持续测试系统（IVA-CPT）；记忆功能的评估，推荐使用韦氏记忆量表。

（三）客观评估

需要借助一些客观的仪器检查来排除一些器质性的问题，如用脑电图、头部 CT 等进行脑组织功能性及结构性的检查。

PSG 是在患者睡眠过程中监测其脑电图、心电图、肌电图、眼动图、口鼻通气量、血氧饱和度等生理信号，监测患者睡眠生理和睡眠行为的变化。可用于睡眠障碍的鉴别诊断、疗效评估或相关研究，但并非诊断睡眠障碍的必要手段。

体动仪（actigraph）是评估睡眠-觉醒节律、确定睡眠形式的有效方法。体动记录检查可通过数值和图表的形式反映醒-睡模式，估算睡眠潜伏时间、总睡眠时间、清醒次数、睡眠效率。神经功能影像学为失眠诊断和鉴别诊断开拓了新的领域，但目前仍处于临床研究阶段，尚无成熟经验与标准推广应用。失眠患者由于神经心理或认知行为方面的改变，对睡眠状况的评估易出现偏差，可能低估或高估实际睡眠时间，此时应选择客观方法进行判断。

（四）主观评估

建议按照以下过程收集病史，其中 1～7 为必要评估项目，8 为建议评估项目。

1. 通过系统回顾明确是否存在神经系统、心血管系统、呼吸系统、消化系统和内分泌系统等疾病，还要排查是否存在其他各种类型的躯体疾病，如皮肤瘙痒和慢性疼痛等，了解躯体状态。

2. 通过问诊明确患者是否存在心境障碍、焦虑障碍、记忆障碍，以及其他精神障碍。

3. 回顾药物或物质应用史，特别是抗抑郁药、中枢兴奋性药物、镇静药、镇痛药、茶碱类药、类固醇，以及酒精等精神活性物质滥用史。

4. 回顾过去 2～4 周内总体睡眠状况，包括入睡潜伏期(上床开始睡觉到入睡的时间)，睡眠中觉醒次数、持续时间和总睡眠时间。需要注意在询问上述参数时应取用平均估计值，不宜将单夜的睡眠状况和体验作为诊断依据。

5. 进行睡眠质量评估（PSQI 等量表工具）。

6. 通过问诊或借助于量表工具对日间功能进行评估，排除其他损害日间功能的疾病。

7. 针对日间嗜睡患者进行 ESS 评估，结合问诊筛查睡眠呼吸紊乱及其他睡眠障碍。

8. 如有可能，在首次系统评估前最好记录睡眠日记。

第五节　诊断及治疗

一、诊断

根据主诉出现睡眠障碍症状的老年患者，结合病史、查体及相关量表评定，可作出诊断。对于难以确诊的患者，可通过 PSG 明确诊断。

二、治疗

（一）一般治疗

1. 生活方式干预　非药物治疗与药物治疗相比更为安全，并且可以有效改善睡眠。因此，在国际、国内睡眠治疗过程中，老年人推荐非药物治疗为首选。

（1）认知行为治疗：认知行为治疗在老年人睡眠治疗中有重要地位，能明显减少药物治疗的概率以及药物剂量。认知行为治疗是一大类合并认知治疗和行为治疗的心理治疗方法，是在睡眠卫生习惯指导、睡眠刺激控制和（或）睡眠限制等行为治疗基础上，同时进行认知干预的治疗。

（2）睡眠限制治疗：通过限制患者在床上的时间来巩固实际睡眠时间。医师根据患者前 2 周睡眠日记，推荐患者待在床上的时间。限制患者睡眠前卧床时间，适当活动，至有足够睡意才上床入睡。指导睡眠改善，如患者上周记录每天花 8h 在床上，而实际睡眠时间只有 4h，睡眠率为 50%。本周在床上的时间应该被限制在 4～4.5h。如果再次评估本周每晚的睡眠效率达到 90% 以上，则下周可提早 15～30min 上床；如果睡眠效率在 80%～90% 间，则下周维持原来时间；如睡眠效率低于 80%，则下周上床时间要推迟 15～30min。如此调整直到适合的睡眠效率。

（3）睡眠卫生习惯指导和睡眠教育：教育睡眠卫生知识可以改善睡眠，是睡眠治疗基础，对程度较轻的失眠可收到良好的治疗效果。如按时起床，睡前 2h 避免剧烈运动，午睡时间小于 30min，享受充分光照，不要饿肚子上床，也不要吃得太饱，困倦时再上床等。

2. 病因治疗　积极探查是否有引起睡眠障碍的原发疾病，包括躯体和精神疾病等，若有应首先治疗原发疾病。一些患者的失眠可能是源于或伴发焦虑和抑郁等心理障碍，相应的心理辅导和心理治疗十分重要。

3. 预防　老年人失眠的预防主要从以下几个方面着手。

（1）提高心理素质：让失眠者知道失眠只是由于各种原因引起的普遍健康问题，减轻心理负担，让患有失眠的老年人更加了解失眠，减少对睡眠的不合理认知与恐惧焦虑心理，从根本上打破一个因为失眠而焦虑，越焦虑越失眠的恶性循环。

（2）改善睡眠环境：尽量让老年人在自己熟悉的环境中入睡，选择适合居住的条件：颜色方面可以选择蓝色、绿色等，有助于安定情绪；人在睡眠时，光亮会刺激神经，抑制松果体分泌褪黑素，故而光线易暗，同时保持温度、湿度适宜，环境安静。

（3）合理饮食：在睡觉前不要吃过于刺激性的食物，应该保持空腹或吃一点有助于睡眠的食物，如牛奶、蜂蜜等。

（4）规律生活：要坚持适量的身体锻炼，不要睡前剧烈运动，保持身体健康。

（二）药物治疗

应用促进睡眠药物，主要注意药物依赖和停药症状反弹，遵从个体化和按需用药的原则，以低剂量、间断、短期给药为主，长期用药者应注意逐渐停药。

1. 苯二氮䓬类 苯二氮䓬类药物对中枢神经系统有直接抑制作用，能减少睡眠潜伏期和夜间觉醒次数。如艾司唑仑、阿普唑仑、地西泮、劳拉西泮等。老年人应尽量选择半衰期中等的药物，如阿普唑仑、劳拉西泮等。半衰期较短的药物如三唑仑、奥沙西泮适用于入睡困难的患者，但该药物剂量范围较窄，易过量，只能短期应用。长期应用苯二氮䓬类药物易产生药物依赖性和日间遗留效应，导致日间睡眠增加，进一步破坏正常睡眠，可使老年人跌倒风险增加，对老年人不适宜。骤然停药后易出现戒断综合征，并影响老年人记忆力、注意力、言语等认知功能，因此不建议老年人长期应用。

2. 新型镇静催眠药 佐匹克隆、右佐匹克隆、唑吡坦、扎来普隆等，可缩短失眠者的入睡时间并加强深睡眠，无体内蓄积。此类药物半衰期相对较短，不良反应相对较少，但长期应用也会导致药物依赖以及焦虑、失眠等停药反应。临床上针对不同的失眠类型选择合适的药物。

3. 抗抑郁药 三环类、四环类及新一代抗抑郁药，如米氮平、阿米替林、曲唑酮等。此类药物用于失眠治疗，与苯二氮䓬类相比不易产生药物依赖，对认知功能的影响小，适合用于合并有抑郁焦虑或认知功能下降的老年人。

4. 抗精神病药 如氯丙嗪等，具有镇静作用，多用于老年精神障碍的失眠患者。使用时应注意小剂量起始，短时间应用，症状改善后逐渐减量至停药。

5. 褪黑素 松果体产生的激素，被认为是内源性睡眠的诱导剂。使用褪黑素或褪黑素受体激动药能缩短入睡时间，增加睡眠总时间，提高老年人的睡眠质量。褪黑素受体激动药瑞美替昂（ramelteon）已被 FDA 批准用于治疗睡眠障碍。

6. 其他安眠药物 如巴比妥类，其对肝脏毒性较大，易产生耐药性，停药后易出现戒断症状，药量增加易发生呼吸抑制，现已少应用。一项荟萃分析指出，FDA 于 2022 年 1 月批准的新型双重食欲素受体拮抗药（daridorexant）在治疗失眠症方面的整体获益还有待进一步研究考证。

（三）其他治疗

1. 中医治疗 中医治疗方法包括中药、针灸、按摩、理疗等，其对睡眠障碍也有一定疗效。

2. 支持治疗

（1）心理治疗：支持性心理治疗的内容包括关心和安慰睡眠障碍患者，讲解睡眠卫生知识，起到消除顾虑、安定情绪的作用。

（2）行为治疗：如渐进性放松训练，通过身心放松，促进自律精神活动朝着有利于睡眠的方向转化，并使警觉水平下降，从而诱导睡眠的发生。

（3）光照疗法：光线是昼夜节律的重要调节因素，适当地定时暴露于光线中，可改变昼夜节律周期，因此对睡眠-觉醒节律改变的老年失眠患者有效。

思 考 题

1. 试述老年人睡眠障碍的常见分型及临床表现。

2. 试述睡眠障碍的评估内容。

3. 如何通过行为习惯及药物改善老年失眠患者的预后？

（王越晖）

第二十五章 尿便障碍

第一节 尿 失 禁

一、定义及流行病学

（一）定义

老年尿失禁是一种多因素所致的以膀胱不能维持其控制排尿功能、尿液不自主流出为特征的老年综合征；其发病率随年龄增长而增加，可导致多种并发症，严重影响老年人的功能和身心状态。早期识别、及时而正确地评估和诊治对老年尿失禁综合管理十分重要。

（二）流行病学特点

尿失禁的患病率随着年龄的增长而增加。20～39岁的女性，有7%罹患此病；60～79岁的女性，患病率达23%。美国一项研究显示，男性尿失禁的患病年龄和患病率均低于女性，年龄≥80岁的男性和女性尿失禁罹患率分别为2.9%和4.4%。关绍晨等对北京2878例老年人进行问卷调研，尿失禁患病率为24.6%，男性、女性分别为18.5%和29.8%。相比于社区，住院和养老机构老年人的尿失禁发病率更高，且更易伴随衰弱、认知障碍、跌倒、谵妄、抑郁和多重用药等老年综合征。

二、分类、病因及临床表现

（一）分类

高龄、衰老、多病和多重用药均为老年尿失禁的危险因素。结合临床特点，目前尿失禁分为暂时性尿失禁和持续性尿失禁两类。

（二）病因及临床表现

1. 暂时性尿失禁 多见4种可逆性原因，分别是谵妄（D，delirium）、活动能力受限（R，restricted mobility）、感染（I，infection）和尿量过多及药物影响（P，polyuria，pharmaceuticals），简称为"DRIP"。这4种原因也是临床多见的老年问题，应该首先寻找此类可逆性原因。

2. 持续性尿失禁 如暂时性尿失禁原因明确且加以纠正后症状仍然持续，应考虑为下尿路病因所致的持续性尿失禁。常见下尿路病因多为膀胱过度活动症（overactive bladder，OAB）或逼尿肌过度活动（detrusor overactivity，DO）、压力性尿失禁（stress incontinence）、膀胱出口梗阻（bladder outlet obstruction）和逼尿肌活动低下（underactive detrusor）。

（1）膀胱过度活动症：最为常见，多表现为尿频、尿急、夜尿多并出现失禁，排尿后残余量不多。目前OAB病因尚不明确，可能与逼尿肌不稳定、膀胱感觉过敏、尿道及盆底肌功能异常、激素代谢失调及精神心理因素有关。

（2）压力性尿失禁：是尿失禁中另一种常见的病因。当腹压升高，如打喷嚏、咳嗽、大笑及其他体位改变时，出现尿液不自主自尿道外口漏出但不伴有膀胱收缩。主要由创伤性操作和尿道萎缩所致的盆底肌松弛和（或）固有括约肌缺失，如老龄、生育、盆腔脏器脱垂、肠功能紊乱、肥胖等因素所致。男性压力性尿失禁多见于前列腺术后。

（3）膀胱出口梗阻：多为老年男性尿失禁的病因，常见如良性前列腺增生症、前列腺癌和尿道狭窄等。女性较为少见。如果膀胱出口梗阻伴逼尿肌过度活动甚至失代偿，则会出现急迫性和充盈性尿失禁的可能。

（4）逼尿肌活动低下：在老年尿失禁中占比较少，为 5%～10%。原因多为支配膀胱的神经受损，如神经卡压、肿瘤侵犯、糖尿病神经并发症和帕金森病等，多导致尿潴留和充盈性尿失禁。

老年持续性尿失禁多为混合性因素所致，如老年女性多表现为尿频、尿急、夜尿增多和腹压增高后漏尿等压力性和急迫性尿失禁的症状，而老年男性则更多表现为尿频、尿急、夜尿增多且排尿困难和尿潴留等急迫性和充盈性尿失禁的症状。明确类型有助于下一步的综合管理。

三、评估、诊断和鉴别诊断

（一）病史

要重点了解尿失禁有无可逆性病因、是否为下尿路病因所致、有无全身性病史；此外，了解尿失禁对老年患者的日常生活活动能力和其他生活质量的影响也非常重要。

（二）量化评估

1.3 项尿失禁问题问卷　3 项尿失禁问题问卷（3 Incontinence Questions，3IQ）有助于临床医师鉴别急迫性尿失禁和压力性尿失禁。

2. 排尿记录表　记录 2～3d 排尿情况，包括排尿时间、排尿前感觉（有无尿急及尿失禁）、是否伴其他症状（如尿痛及下腹痛）、是否有诱发尿失禁因素（如活动、咳嗽和大笑）和每次尿量。

3. 国际尿失禁咨询委员会尿失禁问卷表简表（ICI-Q-SF）　该问卷通过患者对近 4 周来的主观回忆来记录漏尿次数、漏尿量、对生活影响程度、漏尿时间和可能诱因等项目，用于调查尿失禁的发生率和尿失禁对患者的影响程度。

（三）体格检查、实验室及影像学检查

1. 体格检查

（1）全身检查：重点关注有无步态异常及活动受限、有无认知障碍及身心改变、有无心脑肺腹及双下肢的异常病变。

（2）专科检查：主要是直肠指检和外生殖器检查等，用以判断有无前列腺、肛门括约肌、阴道病变及有无子宫下垂等。

（3）压力性检查：可使用站立位的膀胱充盈压力测试，有助于鉴别压力性尿失禁和逼尿肌过度活动所致的急迫性尿失禁。

2. 实验室和影像学检查

（1）基本项目：尿常规、尿培养、肾功能、血糖、电解质等。

（2）影像学项目：超声、膀胱镜、尿道镜和尿动力学检查，用以评价逼尿肌或括约肌功能，进而判断是急迫性还是压力性尿失禁。

（3）残余尿测定（postvoid residual volume，PVR）。

（四）鉴别诊断

泌尿系统器官或组织功能障碍是导致老年尿失禁的主要原因。然而，在合并老年共病的患者中，某些疾病或条件也可导致尿失禁。

1. 压迫膀胱颈和尿道因素，如便秘、粪便嵌塞、盆腔脏器脱垂等。

2. 膀胱壁和尿道黏膜刺激因素，如脱水、反复尿路感染、肾结石等。

3. 尿量增加性因素，如肺水肿、外周性水肿、血糖异常等。

4. 慢性咳嗽，如慢性阻塞性肺疾病、哮喘和慢性支气管炎等。

5. 意识减退、认知障碍和身心因素，如谵妄、痴呆、抑郁、焦虑等。

6. 泌尿系统神经损伤因素，如脊髓损伤、多发性硬化、帕金森病、脑卒中、椎管狭窄、糖尿病周围神经并发症等。

7. 躯体活动障碍，如衰弱、震颤、骨关节病/关节炎、脑卒中等。

8. 激素分泌减少，如泌尿生殖系统萎缩等。

（五）老年尿失禁的诊断

老年尿失禁的诊断流程见图 25-1。

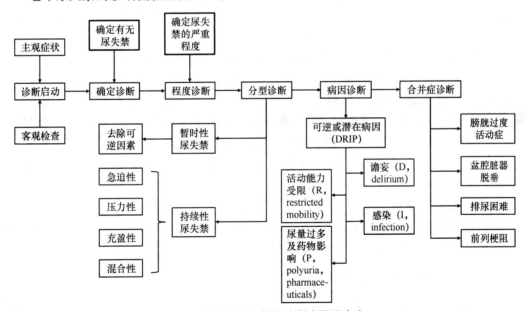

图 25-1　老年尿失禁的诊断步骤及内容

四、尿失禁的防治和管理

（一）治疗目标及原则

1. 治疗目标　最大程度缓解尿失禁症状，降低并发症，提高老年人日常生活能力和生活质量。

2. 治疗原则 去除可逆性或加重尿失禁的因素，控制潜在基础病因，对症处理尿失禁症状。

（二）膀胱过度活动症所致急迫性尿失禁的治疗

应首先针对可能的病因进行处置，但老年患者可能并无明显病因，可采取对症处理，首选非药物治疗。

1. 非药物治疗

（1）解除尿失禁暂时性因素：调整饮水时间和饮水量；提供坐便椅或者尿壶等应急排尿配置；调整影响膀胱功能的药物。

（2）膀胱行为治疗：参考 2019 版中国泌尿外科和男科疾病诊断治疗指南推荐，排除膀胱其他疾病并做好思想工作；指导患者白天每 1.5h 排尿 1 次，达到目的后再延长排尿间隔达 2h 排尿 1 次；每天摄入液体＜1500ml。其目的为减少排尿频率、改善尿急症状、延长排尿间隔、增加膀胱容量、减少尿失禁次数，恢复患者信心。

（3）生物反馈辅助的盆底肌训练和盆底肌电刺激：盆底肌肌电图生物反馈的盆底肌训练主要在女性膀胱过度活动症中有效，可显著减轻症状和提升生活质量，肌电图变化与症状明显相关。盆底肌电刺激常用于生物反馈辅助的盆底肌训练，帮助那些不能主动协调收缩盆底肌肉的患者意识到盆底肌收缩活动。

（4）经皮胫神经电刺激疗法：是无须内置电极的神经调节技术，通过置于踝部内踝头侧的针状电极刺激骶神经丛进行治疗。该治疗无侵袭性，可同时改善药物治疗无效的主客观症状。

2. 药物治疗 2019 版中国泌尿外科和男科疾病诊断治疗指南推荐如下。

（1）一线药物：M 受体拮抗药，作用机制为通过拮抗 M 受体，抑制逼尿肌收缩，改善膀胱感觉功能及储尿功能。其副作用主要是口干、便秘、眼干、视物模糊、尿潴留等，但因其对膀胱的高选择性，能最大限度地减少其副作用。注意闭角型青光眼的老年患者禁用M 受体拮抗药。目前常用的药物主要包括索利那新、托特罗定、丙哌维林、曲司氯铵等。

（2）其他药物：β_2 受体激动药、镇静类、抗焦虑类、钙通道阻断药、前列腺素合成抑制药等。

3. 其他治疗 当出现治疗无效、患者不能坚持或者要求更换方法、不可耐受副作用和尿流率明显下降或残余尿量明显增多时，需要采取其他方法，如 A 型肉毒毒素膀胱逼尿肌多点注射、膀胱灌注辣椒素、经皮电神经调节及磁刺激治疗、针灸和外科手术等治疗方式。

（三）压力性尿失禁的治疗

1. 女性压力性尿失禁治疗 2019 版中国泌尿外科和男科疾病诊断治疗指南推荐如下。

（1）非手术治疗：目前，指南高度推荐生活方式干预和盆底肌训练。生活方式干预包括饮食、肥胖、吸烟、体育运动等可能影响尿失禁的因素。盆底肌训练通过改善盆底功能，提高尿道稳定性，达到预防及治疗尿失禁的目的，方法简便有效，适用于各种类型的压力性尿失禁，也可结合生物反馈和电刺激治疗共同进行。其他如生物反馈、电刺激治疗和磁刺激治疗也在可选之列。

（2）药物治疗：5-羟色胺及去甲肾上腺素再摄取抑制药可改善压力性尿失禁症状，结合盆底肌训练效果更好，常用的药物有度洛西汀；对于绝经后患者阴道局部使用雌激素，配合盆底肌训练及选择性 α_1 肾上腺素受体激动药疗效更加明显，但剂量和时间尚待进一步研究；选择性 α_1 肾上腺素受体激动药可改善压力性尿失禁症状，副作用有血压升高、头痛、恶心、口干、便秘、心悸、肢端发冷甚至脑卒中风险，卧位血压过高患者不建议使用，患有急性肾脏疾病、嗜铬细胞瘤、严重器质性心脏病、甲状腺功能亢进者禁用。

（3）手术治疗：适应证包括非手术治疗疗效不佳或不能耐受、中重度压力性尿失禁影响生活质量、伴盆腔脏器脱垂需行盆底重建者。

2. 男性压力性尿失禁治疗 男性压力性尿失禁大多为前列腺术后，建议根据个体化特点选择保守和药物治疗。

（四）膀胱出口梗阻所致充盈性尿失禁治疗

老年男性膀胱出口梗阻多为良性前列腺增生（benign prostatic hyperplasia，BPH），其治疗包括药物治疗和外科治疗。

1. 药物治疗 主要包括 α 受体阻滞药和 5α-还原酶抑制药，适合轻中度 BPH 患者。

2. 外科治疗 目前经尿道前列腺电切术仍是治疗"金标准"。老年男性由于长期出口梗阻加之逼尿肌功能受损，解除梗阻后排尿功能恢复不如小于 70 岁者。对高龄伴随衰弱的患者，行耻骨上膀胱穿刺造瘘也是缓解症状和提高生活质量的有效方法。

（五）逼尿肌活动低下的治疗

其病因多为长期梗阻损害逼尿肌、糖尿病周围神经损伤和衰老所致逼尿肌老化，治疗方面要尽可能加以病因治疗，如不能祛除病因，可选择间歇性导尿和膀胱造瘘。

五、预后

老年尿失禁的疗效受多种因素影响，包括尿失禁类型、症状严重程度，以及潜在病因。如果可识别其诱因并加以控制，即可达到临床治愈。药物治疗通常可以改善症状，但不能达到完全临床治愈。外科手术干预仅适用于压力性尿失禁。此外，对于老年尿失禁，采取老年综合评估并用以指导行为干预，在患者或照顾者的长期配合下会取得更为理想的效果，进而提高患者生活质量，减轻护理负担。

第二节 尿 潴 留

一、定义、分类及流行病学

（一）定义及分类

1. 尿潴留定义 不能自然、充分排空膀胱内尿液的临床症状，残存在膀胱内尿液＞100ml，称之为尿潴留（urinary retention）。最常见于老年男性，多由良性前列腺增生所引起；其他如感染、代谢性疾病（如糖尿病）、神经系统疾病（如帕金森病）和某些药物也会引起。

2. 分类 根据病情缓急分为急性尿潴留和慢性尿潴留。

（1）急性尿潴留：起病急，不能排出膀胱内尿液，且多伴下腹痛和痛苦体验，需急诊处置。关于排尿后残余尿（PVR）的急性尿潴留定义尚无共识。

（2）慢性尿潴留：起病较为缓慢，病程较长，下腹部可扪及充盈膀胱。美国泌尿外科协会建议将慢性尿潴留定义为在两次不同场合测量的 PVR 体积大于 300ml，并持续至少 6 个月。

（二）流行病学特点

尿潴留主要影响男性，在一般男性人群中，其发病率估计为每 1000 人年 4.5～6.8 例。其患病率随着年龄的增长而增加，在 80 多岁的男性中达到每 1000 人年 300 例，良性前列腺增生是主要危险因素之一。良性前列腺增生为老年男性高发疾病，其治疗药物也是诱发尿潴留发作的高风险药物，且患有良性前列腺增生的老年男性更多合并如糖尿病、恶性肿瘤等慢性病，大大增加了尿潴留发作的风险。在一般女性人群中，尿潴留发生率较低，估计发病率为每 1000 名女性 0.07 例，多发生在产后手术或继发于膀胱炎和逼尿肌功能不足。

二、诱因评估及诊断

（一）引发尿潴留的疾病诱因

1. 良性前列腺增生。

2. 膀胱癌或结石。

3. 感染。

4. 继发于慢性病（如糖尿病、周围神经病变）的神经源性膀胱。

5. 脊髓压迫。

6. 创伤（膀胱、臀部、骨盆或尿道）。

7. 尿道狭窄。

（二）引发尿潴留的药物诱因

1. 抗胆碱能药。

2. 抗抑郁药。

3. 抗组胺药。

4. 抗帕金森病药。

5. 抗精神病药。

6. 肌肉松弛药。

7. 非甾体抗炎药。

8. 非处方感冒药。

9. 拟交感神经药。

（三）急性尿潴留的性别特异性诱因（表 25-1）

表25-1　急性尿潴留的性别特异性诱因

性别	诱因
女性	阻塞性因素，如膀胱膨出不伴子宫脱垂、肿瘤
	感染性因素
	手术因素

续表

性别	诱因
男性	阻塞性因素，如良性前列腺增生、尿道口狭窄、包茎、肿瘤
	感染性因素
	手术因素

（四）病史提取

1. 对于急性尿潴留患者 在病史提取中要注意疼痛的定位及有无放射性；药物清单及有无药物滥用史；有无尿频、尿急、夜尿、尿流率下降、排尿不完全或末梢滴漏等前列腺增生或发炎表现；有无排尿困难、尿急、分泌物、寒战、发热、腰痛和生殖器瘙痒等感染表现；老年患者伴认知障碍或不能言语者，要注意通过家属或陪护提取病史要点；充分考虑到有无神经系统尤其是马尾综合征等隐匿性强的可能病因。

2. 对于慢性尿潴留患者 在病史提取中要注意有无糖尿病等慢性神经损害因素进而导致膀胱功能障碍；有无由梗死和脱髓鞘等不可逆性因素造成的长期脊髓损伤可能；有无慢性感染或者狭窄所致逼尿肌功能障碍等因素。

（五）体格检查

体格检查应包括完整的腹部评估，即膀胱和腹部/盆腔器官的触诊和叩诊；评估侧面压痛；男性直肠指检以评估前列腺大小、有无结节、有无直肠肿块；对女性进行完整的盆腔检查；以及神经系统评估。

（六）实验室及影像学检查

1. 实验室检查 前列腺特异性抗原（PSA）、血糖、尿素氮、血清肌酐、电解质、尿液分析和尿液培养等。

2. 影像学检查 颅脑及脊髓 MRI、腹部和盆腔超声及 CT 扫描、泌尿系统超声及内镜、尿动力学研究（如尿流率、膀胱内压测量、肌电图、尿道压力曲线、排尿压力流研究）。

3. 排尿后残余尿（PVR）评估 简单、无创，可通过超声检查进行。目前，对于定义急性尿潴留的截止体积尚未达成共识。

三、尿潴留管理

（一）急性尿潴留

急性尿潴留的处置管理流程见图 25-2。

（二）慢性尿潴留

1. 对于非神经性慢性尿潴留患者，美国泌尿学协会建议先按风险再按症状对慢性尿潴留患者进行分类。

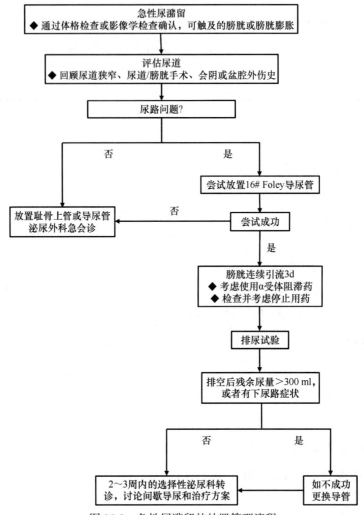

图 25-2　急性尿潴留的处置管理流程

2. 对于与潜在神经系统原因（神经源性膀胱）相关的尿潴留患者，因尿潴留而导致感染或肾脏疾病的风险显著增加，建议对这些患者进行老年综合评估，由老年科（老年神经亚专科）医师和泌尿科医师一起进行跨学科诊治和随访。

3. 虽然几乎所有治疗相关的前瞻性研究都将慢性尿潴留男性患者排除在外，但该类患者仍约占接受经尿道前列腺电切术者的 1/4。大多数研究表明，手术是避免永久性留置导尿和间歇性导尿的首选治疗方法；而年龄≥80 岁且潴留尿量＞1500ml、膀胱有不稳定表现以及最大逼尿肌压力＜28cmH$_2$O 的患者，治疗失败的风险较高；同时建议，由于 80 岁以下患者的逼尿肌功能可能会在术后恢复，所以即使术前尿动力学表现不理想，也可以进行前列腺切除术。

第三节　便　　秘

一、定义

便秘（constipation）是指排便次数减少、粪便干硬和（或）排便困难。排便次数减少是指每周排便次数少于 3 次。排便困难包括排便费力、排出困难、排便不尽感、排便费时及需手法辅助排便。慢性便秘的病程≥6 个月。

根据罗马Ⅳ标准，功能性便秘的定义如下。

1. 必须满足下述特征中的任意 2 项或以上。①1/4 以上的排便感到费力；②1/4 以上的排便为干粪球或硬粪；③1/4 以上的排便有不尽感；④1/4 以上的排便有肛门直肠梗阻/堵塞感；⑤1/4 以上的排便需要手法辅助；⑥每周自发排便少于 3 次。

2. 不用泻药时很少出现稀粪。

3. 不符合肠易激综合征诊断标准。

在诊断前症状出现至少 6 个月，且近 3 个月符合以上诊断标准。

慢性便秘是一种常见的老年综合征，增加老年人消化道肿瘤、认知功能障碍的发病风险，同时因为粪便嵌塞、肠梗阻等造成肛裂、心脑血管急性事件，甚至会诱发患者猝死。便秘严重影响老年群体的功能状态和生活质量。

二、流行病学特点及危险因素

（一）流行病学特点

多项以社区为基础的大规模流行病学调查研究结果显示，慢性便秘的患病率在 60 岁及以上老年人群中为 15%～20%，84 岁及以上老年人群可达 20.0%～37.3%，在接受长期照护的老年人中甚至高达 80%。说明便秘不但和年龄有关，而且其患病率随增龄而不断上升。国内学者在多中心调研后发现，5222 名参与者中，919 人被诊断为便秘，65 岁老年人便秘患病率为 17.60%，患病率随年龄增长而增加，而且女性显著高于男性。

（二）危险因素

引起便秘的危险因素有高龄、女性、睡眠缺乏、缺乏体力活动、低教育程度、低收入、多重用药、抑郁或虐待等。滥用泻药和保健品也会导致便秘。

三、病因和病理生理学机制

按照病因将便秘分为以下 3 类，即功能性便秘、器质性便秘和药物性便秘。

（一）功能性便秘

功能性便秘为老年人便秘最常见类型，与饮食因素、运动、生活习惯、排便习惯、情绪等密切相关。目前认为，功能性便秘的病理生理学机制可能与结肠传输和排便功能紊乱有关，可根据其不同机制分为慢传输型便秘（STC）、排便障碍型便秘、混合型便秘、正常传输型便秘（NTC）。

1. 慢传输型便秘 以结肠传输时间延长为特点，可能由于平滑肌和神经功能障碍或继发于排便运动失调。老年人多发，表现为排便次数减少、粪便干硬和排便费力。

2. 排便障碍型便秘 也称出口梗阻型便秘。患者在排便过程中腹肌、直肠、肛门括约肌和盆底肌肉不能有效协调运动，从而导致直肠排空障碍。主要表现为排便不尽感和肛门直肠堵塞感，老年人也多见此类型。

3. 混合型便秘 患者同时具备上述双重特点。

4. 正常传输型便秘 发病与精神心理异常等有关，多见于肠易激综合征（IBS）的患者，即表现为腹痛伴随排便习惯改变，多数老年患者存在内脏高敏感性，多在排便后腹痛缓解。老年人少见此类型。

（二）器质性便秘

器质性便秘见表 25-2。

表25-2 导致老年人慢性便秘的常见器质性疾病

分类	疾病
肠道疾病	肿瘤、憩室病、痔、肛裂、炎症性肠病、腹壁疝、肠扭转、肠结核、直肠脱垂、直肠膨出、腹腔肿瘤或其他外压性疾病所致肠梗阻、既往有炎症性/创伤性/放射性或手术所致的肠道狭窄、盆腔或肛周手术史等
神经系统疾病	脑血管疾病、多发性硬化、帕金森病、创伤或肿瘤所致脊髓损伤、自主神经病变、认知障碍、痴呆等
肌肉疾病	淀粉样变性、硬皮病、系统性硬化症等
电解质紊乱	高钙血症、低钾血症、高镁血症等
内分泌与代谢疾病	糖尿病、甲状腺功能减退症、甲状旁腺功能亢进症等
心脏疾病	充血性心力衰竭等

（三）药物性便秘

老年人由于存在共病及多重用药，药物引起的便秘更常见。钙拮抗药等抗高血压药、利尿药、单胺氧化酶抑制药、抗抑郁药、抗癫痫药、抗精神病药、解痉药、阿片类镇痛药、拟交感神经药、含铝或钙的抗酸药、钙剂、铁剂、止泻药等均可能引起便秘。

四、临床表现

便秘是一个包括多种临床表征在内的老年综合征，主要表现为排便不畅、排便次数减少、排便困难。老年人群中，便秘与粪便嵌塞及大便失禁密切相关。粪便嵌塞可导致粪性溃疡、消化道出血、不全性肠梗阻和贫血等。部分患者还伴有失眠、烦躁、多梦、抑郁、焦虑等情绪改变。老年患者如过度用力排便可能会导致心绞痛、急性心肌梗死、心律失常、急性脑血管疾病，甚至猝死。

五、综合评估

（一）危险因素评估

1. 液体摄入情况 总量控制在 1500～2000ml 为宜。

2. 饮食情况 老年人膳食纤维摄入较少。

3. 活动量 注意衰弱及久病卧床老年住院患者为高危群体。

4. 环境因素 场所、排便地点、陪护人群和辅助设施。

5. 精神心理因素 注意相关测评，如焦虑和抑郁自评量表等。

6. 社会支持 物质、经济方面的客观支持和子女关怀等主观方面支持。此外患者自身对支持的利用度也是需要考虑的因素。

（二）临床评估

排除便秘的继发性病因是重点。

1. 病史 结合起病情况、持续时间、有无"报警症状"考虑是否进行进一步实验室、影像学和结肠镜检查或其他侵入性检查。

2. 体格检查 包括直肠指检，触诊时注意有无包块并对包块进行评估；观察有无肛裂、肛门括约肌紧张度、男性有无前列腺肥大、有无痔；尝试排便时检查，女性患者必要时可行阴道双合诊。

3. 实验室检查 包括血常规、肝肾功、电解质、肿瘤标志物、甲状腺功能检查和粪便隐血试验。

4. 影像学等特殊检查 如结肠镜、结肠传输试验、测压法、球囊逼出试验、排粪造影等。

5. 老年综合评估 要关注老年人共病、多重用药、衰弱、营养、认知、心理和全身情况，必要时逐一采取筛查和评估排除。

六、治疗

（一）治疗目的

治疗目的是缓解症状，恢复正常肠道动力和排便生理功能，提升患者的日常生活能力和生活质量。

（二）治疗方案

便秘治疗强调个体化方案。对器质性疾病所致便秘应对因治疗，药物引起者应调整用药。功能性便秘首选改善生活方式来解决便秘，无效才考虑药物治疗。

1. 改善生活习惯 增加膳食纤维摄入，特别是对咀嚼功能差的老年人。每日饮水1500～2000ml，规律进行适度运动，作息和排便。

2. 药物治疗（表25-3）

（1）容积性通便药：主要为植物纤维成分，起效慢，轻度便秘患者可长期使用。用药过程中注意适量补充水分，防止机械性肠梗阻。粪便嵌塞和疑似肠梗阻的患者慎用。此外，该类药物会影响地高辛、华法林和某些抗生素的吸收。

（2）渗透性泻药：如聚乙二醇电解质散、乳果糖等，可在肠内形成高渗状态，吸收水分，刺激肠道蠕动，用于轻、中度便秘患者，特别是合并慢性心肾功能不全者可长期应用。但要注意可能导致的电解质紊乱、硫酸镁过量后的高镁血症等。

（3）刺激性泻药：目前应用最多，是多数通便中成药或通便茶的主要成分，作用强而迅速，能作用于肠神经系统，增强肠道动力和刺激肠道分泌而引起排便。但要注意长期应用可致结肠黑变病，还可引起肠道平滑肌萎缩和不可逆的肠神经损害，可形成药物依赖，故需短期、间断使用。

（4）润滑性泻药：主要是一些灌肠剂和栓剂，如液体石蜡、甘油灌肠剂、开塞露和多库酯钠等，可软化粪便，刺激直肠产生便意，适用于粪便干、硬，以及粪便嵌塞、排出比较困难的患者临时使用。但要注意液体石蜡会干扰脂溶性维生素的吸收，对于吞咽障碍老人可能还有误吸和吸入性肺炎的危险。

（5）胃肠促动药：作用于肠神经系统，促进胃肠平滑肌蠕动，增加胃肠道动力，对便秘合并消化不良者尤其适用。常见不良反应有腹泻、腹痛、恶心和头痛等。

（6）微生态制剂：可在一定程度上改善便秘。

（7）中医药治疗便秘：其优势是采取辨证论治，兼顾整体，在老年群体中的效果良好。

表25-3　便秘治疗药物的循证医学评价

分类	药物	证据水平	推荐级别
渗透性泻药	乳果糖	Ⅰ级	A级
	聚乙二醇	Ⅰ级	A级
容积性泻药	欧车前	Ⅱ级	B级
	麦麸	Ⅲ级	C级
	甲基纤维素	Ⅲ级	C级
	聚卡波非钙	Ⅲ级	C级
刺激性泻药	比沙可啶	Ⅱ级	B级
	番泻叶	Ⅲ级	C级
软化剂	磺基丁二酸钠二辛酯	Ⅲ级	C级
胃肠促动药	普芦卡必利	Ⅰ级	A级
促分泌药	鲁比前列酮	Ⅰ级	A级
	利那洛肽	Ⅱ级	B级

3. 焦虑抑郁治疗　对焦虑、抑郁等精神心理障碍患者，可行抗焦虑抑郁等针对性治疗；严重者应转至精神心理专科治疗。

4. 便秘、药物治疗注意问题　对于老年便秘患者，药物治疗时应注意以下问题。

（1）以生活方式调整为基础。

（2）梯度用药：依次为容积性泻药或渗透性泻药、促分泌药、刺激性泻药，在此基础上，可视病情需要联合用药：慢传输型患者可加用胃肠促动药，出口梗阻型便秘以及粪便干结、粪便嵌塞者加用或首用灌肠剂等。

（3）安全用药：对轻度和中度慢性便秘患者，尤其是合并有高血压、心肾功能不全及衰弱的老年患者，应慎用含镁、磷酸、钠、钾等的渗透性泻盐，宜选用温和、安全的乳果糖等泻药，一种药物疗效不佳时，可联合应用通便药。

（4）注意识别粪便嵌塞所致的假性腹泻：常发生于粪便嵌塞的老年虚弱患者，粪块长久嵌塞在直肠壶腹部，导致直肠壶腹部扩张、直肠括约肌松弛，粪块上部稀便自粪块周围间断或持续下泻。

5. 其他

（1）生物反馈治疗：能改善慢性便秘的症状。

（2）粪块梗阻：便秘是老年人出现粪块梗阻的一项重要因素，尤其是对感觉反馈下降、活动受限或需要长期医疗护理的老年人群，直肠指检有助于确诊。当梗阻在直肠近端和乙状结肠时可行腹部X线平片或CT扫描。粪块梗阻的治疗包括去除梗阻、结肠疏散，随后注意肠道的健康维持；少数情况下，使用结肠镜。如果出现腹部压痛和部分出血，但并无典型腹部阳性体征时也要高度怀疑肠穿孔或肠缺血坏死，急需剖腹探查。

（3）手术治疗：部分患者，如先天性巨结肠、结肠冗长需要外科手术治疗。

第四节 大便失禁

一、定义

大便失禁，亦称肛门失禁，是指粪便及气体失去正常控制，不自主地流出肛门外，是排便功能紊乱的一种症状。

二、病因与常见类型

排便是个复杂过程，因此失禁的原因很多。既有器质性，也有功能性；既有局部病变引起，也有全身因素。主要病因包括以下类型。

（一）肌源性大便失禁

肌源性大便失禁是指肛门内外括约肌和肛提肌等肌肉松弛、张力降低、缺失或大面积瘢痕形成造成的排便失禁。主要病因见于老年人肌肉萎缩或肌肉发育不良、盆部肌肉松弛伴张力降低、手术切断或切除括约肌、泻药等药物副作用、大面积瘢痕、溃疡性结肠炎、克罗恩病和肛管直肠癌等。

（二）神经源性大便失禁

由于神经功能障碍或损伤引起的排便失禁，主要见于脑卒中、痴呆、休克、惊吓、脊髓和脊神经压迫损伤等。

（三）功能性大便失禁

功能性大便失禁是指无神经源性损害和结构异常，临床上出现持续至少1个月的、反复发作的排便失控。以老年人和儿童多见，90%以上的患者有便秘史或粪便嵌塞史。

三、流行病学资料

大便失禁患病率随着年龄和住院率的增加而增加。50岁以上的人群中，发病率估计为每10年7%，年龄与大便失禁独立相关。住院患者中，大便失禁的发生率上升到16%，重症患者中估计高达33%。

四、临床表现

大便失禁会出现不自主的粪便泄漏，可伴有腹胀或腹痛。依其病因和程度不同，临床表现各有不同。患者常伴有会阴部、骶尾部皮肤炎症及压力性溃疡、肛周皮肤瘙痒、疼痛等，也可因为节食而出现消瘦、体重下降。严重患者体检可见腹部包块、肛门张开呈圆形、肛周有粪便污染、皮肤红肿、溃烂、湿疹、瘢痕、缺损、畸形等。

五、评估与诊断

详细了解患者排便信息、是否伴有尿失禁、既往排便习惯和病史。体格检查时要注意患者的精神状态、营养状况、腹部是否触及包块（粪块）、神经系统体征等，可采用粪便细菌学、肛门指诊、结肠镜、X 线检查、生化检查等助诊。老年人大便失禁需要与急性细菌性痢疾（简称菌痢）及急性肠炎等腹泻相鉴别。

在对老年患者进行大便失禁评估时，除询问病史、进行体格检查和评估活动能力、认知功能、步态、营养等常规的老年综合评估外，尚需进行失禁相关皮炎的评估。

六、治疗和预防

（一）治疗

1. 非手术治疗 调整饮食和生活习惯，建立正常排便规律，提肛训练、生物反馈治疗等方法可提升肛门直肠括约肌功能以改善大便失禁；粪便嵌塞需定期灌肠、适当增加纤维素饮食，加强锻炼，必要时加入缓泻药。严重大便失禁患者，可先用药物诱发便秘，再采用导泻药物、洗肠等方法使其形成规律性排便。

2. 手术治疗 包括原发病治疗和大便失禁治疗，有括约肌成形术和肛门修补术等。手术治疗仅适用于一小部分的老年失禁患者，而且在采用手术治疗前一定要进行充分的评估。

（二）预防

1. 老年人应以清淡和富含纤维素饮食为主。

2. 每天定时排便。

3. 积极体育锻炼。

4. 加强肛门功能锻炼。

5. 积极治疗长期增加腹压的疾病。

6. 当老年患者发生便秘时，应在医师的指导下用药，以免损害结肠功能。

大便失禁的系统管理见图 25-3。

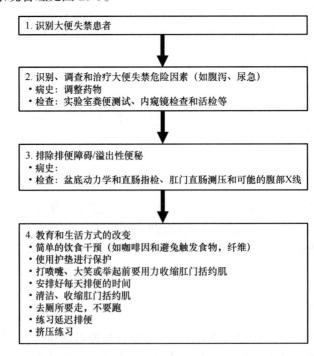

1. 识别大便失禁患者

2. 识别、调查和治疗大便失禁危险因素（如腹泻、尿急）
· 病史：调整药物
· 检查：实验室粪便测试、内窥镜检查和活检等

3. 排除排便障碍/溢出性便秘
· 病史：
· 检查：盆底动力学和直肠指检、肛门直肠测压和可能的腹部X线

4. 教育和生活方式的改变
· 简单的饮食干预（如咖啡因和避免触发食物，纤维）
· 使用护垫进行保护
· 打喷嚏、大笑或举起前要用力收缩肛门括约肌
· 安排好每天排便的时间
· 清洁、收缩肛门括约肌
· 去厕所要走，不要跑
· 练习延迟排便
· 挤压练习

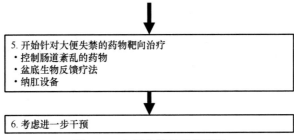

图 25-3　大便失禁的系统管理

思　考　题

1. 试述尿失禁的病因分类。

2. 试述尿潴留的疾病和药物诱因。

3. 试述便秘的综合治疗。

（毛拥军）

第二十六章 多重用药

第一节 多重用药的相关概念和流行病学资料

一、多重用药的相关概念

（一）多重用药

多重用药（polypharmacy）现象在共病的老年人群中普遍存在，是常见的老年综合征之一。但目前多重用药尚无统一公认的定义，欧洲主要根据使用药物的数量，而美国则主要考虑药物是否超出了临床实际需求。迄今为止的大多数文献都是基于患者使用的药物数量来定义多重用药。世界卫生组织将多重用药定义为同时使用多种药物，通常指常规使用5种或5种以上的药物，包括非处方药、处方药、中草药及保健品。但多重用药的数字定义并不能反映治疗的临床适合性和合理性，因此，多重用药的重点将从药物的数量转移到药物的适当性。多重用药分为恰当的多重用药和不恰当的多重用药。

（二）不恰当的多重用药处方

不恰当的多重用药（inappropriate polypharmacy）处方包括以下方面：①没有循证适应证，适应证已经结束，或剂量过高；②发生不良事件的风险超过获益的处方，特别是有更安全或更有效的替代方案时；③具有不良的药物-药物相互作用和药物-疾病相互作用；④重复应用同类药物；⑤不能达到预期治疗目的的药物；⑥遗漏对患者有益的药物；⑦不能按预计方案服用的药物。

（三）恰当的多重用药处方

恰当的多重用药（appropriate polypharmacy）处方是指所有药物都是为了达到与患者或其照护者讨论商定的治疗目标而开出的；治疗目标有机会在当前或未来实现；药物经过优化以最大限度地降低不良反应的风险；患者能够按照预期服用所有药物；恰当的多重用药可以改善老年人的临床结果。

（四）潜在不恰当用药

潜在不恰当用药（potentially inappropriate medication，PIM）是指使用药物的潜在不良风险可能超过预期获益。

（五）处方级联

处方级联（prescription cascade），又称处方瀑布，是指药物不良反应被医师误认为是新出现的医学状况，因而开具新的药物，用于治疗不良反应，以致药物越用越多，如同瀑布一样。

二、多重用药的流行病学资料

多重用药在老年人群中常见，不恰当的多重用药比例也很高。研究显示，在美国，有29%的中老年患者存在多重用药（≥5种处方药），其中75～85岁老年患者中多重用药率男性高达37.1%，女性为36.0%。并且多重用药率呈上升趋势，2005～2006年美国多重用药率为30.6%，2010～2011年多重用药率则增长至35.8%；2010～2011年约15.1%的美国老年人存在主要药物间相互作用的潜在风险，较2005～2006年的8.4%明显增加。在欧洲，26.3%～39.9%的65岁以上老年人长期使用5种以上药物，50%的80岁老年人用药超过6种，46%的患者至少有一种潜在的临床显著的药物相互作用，超过40%的老年患者存在治疗不足。在日本，≥75岁的门诊患者中有43.1%经历过多重用药（≥5种药物），其中26.7%的患者至少有一种潜在不恰当的药物。

在我国，沈杰等对426例老年住院患者的用药潜在风险进行评估，结果显示，老年住院患者平均用药8种，最高达23种，13.6%的老年住院患者存在潜在不适当用药。2012～2014年对北京5530名80岁以上老年人的横断面调查显示，平均服用7种药物，多重用药率高达64.8%，在多重用药的人群中，不恰当和潜在不恰当的处方比例达到48.9%。

不恰当的多重用药会导致医疗费用增加。2001年，美国老年人潜在不恰当用药（PIM）费用达14.1亿美元；2009年，北爱尔兰70岁以上老年人PIM费用为610万欧元；2009年，德国老年人PIM费用达3.878亿欧元；2013年，加拿大老年人PIM费用则为4.19亿美元。

第二节　多重用药的临床后果及评估审查

一、多重用药的临床后果

多重用药虽然在缓解症状，降低死亡率等方面发挥着积极作用，但老年人多重用药也可导致一系列后果。①同时使用多种药物会增加药物相互作用和重复药物的发生率，使药物不良反应和事件的风险增加，尤其在生理功能减退的共病老年人；②多重用药会影响用药依从性；③多重用药可增加医疗费用；④多重用药与衰弱、跌倒、认知障碍、谵妄、再入院、身体功能和营养状况的改变有关，影响老年人的生活质量。

二、多重用药的评估审查

多重用药增加了潜在不恰当用药的风险，识别和管理不适当的多重用药可以改善老年人的临床结局。目前，并没有公认的管理老年人多重用药的方案和流程。建议在药物总数超过5种的情况下，就要进行老年人多重用药处方的评估筛查。尽量避免多名医师为患者开处方，每名医师在给老年人开处方前要确定患者的用药状态。

（一）多重用药处方审查

药物审查是对患者药物的结构化评估，可以优化老年患者的药物治疗，避免不适当的多重用药。医师应定期审查老年人的处方。多重用药处方审查时应该考虑多种疾病、药物的安全性、有效性和可接受性、患者的健康状况、社会环境和愿望。为了更好地管理多重用药，欧盟激励老年人多药使用和依从性的创新管理（SIMPATHY）联盟提出可以分 7 个步骤对患者的多重用药进行整体审查。我国老年医学工作者在此基础上进一步改进了多重用药处方审查，如下。

1. 全面综合评估，确定治疗与预防目标，以管理现有的健康问题和预防未来可能出现的健康问题。应优先考虑对患者健康、生活有重大影响的问题，制订个体化用药方案。

2. 确定基础治疗药物，这些药物未经专家建议不应停用，主要包括具有基本替代功能的药物（如左甲状腺素）和防止症状与功能快速下降的一些药物（如治疗帕金森病的药物）。

3. 应检查患者是否接受了不必要的药物治疗，如某些疗效不明确的药物、无明确适应证的药物、超常规维持剂量的药物，以及虽然符合用药适应证但是患者受益有限的药物。

4. 检查治疗目标是否实现，是否需要加强控制某些症状、改善临床指标和防止疾病进展或恶化的药物。

5. 检查患者是否有药物不良反应或潜在药物不良反应风险，主要通过检查药物-疾病的相互作用、药物-药物的相互作用、密切关注药品监管机构发布的药品安全警示信息进而识别老年患者药物治疗的安全风险。并注意识别用于治疗的其他药物引起的不良反应的药物。

6. 重视患者药物治疗的成本效益，以药物有效性为根本，兼顾安全性和依从性，摒弃昂贵而非必需的药物等。

7. 尊重患者意愿，识别患者治疗依从性不佳的风险因素，如药物剂型、给药方式、患者能否按计划使用等。

8. 增强与患者及照护人员的沟通，明确治疗目标和重点，确保药物治疗符合患者个体化要求，及时调整用药，保证药物疗效，避免药物之间不良的相互作用。

9. 评估患者的预期寿命，如果预期寿命不足以从预防用药等干预措施中获益，应避免不必要的干预治疗。

10. 全面评估脏器功能，评估用药剂量、种类是否合适。可定期多学科会诊，根据患者病情，及时进行处方调整。

（二）老年人多重用药评估的关键问题

Bushardt 和 Jones 在一篇专家意见文章中，概述了患者在初级保健系统就诊时需要询问的 9 个关键问题，来评估患者的多重用药，帮助患者避免药物相关问题。问题如下。

1. 每种药物都是必要的吗？

2. 这种药对老年人是禁忌的吗？

3. 是否有重复用药？

4. 患者是否服用最低有效剂量？

5. 该药物是否用于治疗其他药物的副作用？

6. 药物治疗方案可以简化吗？

7. 是否存在潜在的药物相互作用？

8. 患者是否能坚持？

9. 患者是否正在服用非处方药、中草药或其他人的药物？

（三）多重用药评价工具

目前，尚无特定的老年人多重用药评估量表或评价工具，现多采用基于客观判断的Beers 和 STOPP/START 标准和较少使用的主观判断的药物适宜性指数、POM 等方法。其中，对于潜在不恰当用药筛查工具是 Beers 标准、老年人潜在不恰当处方筛选工具（screening tool of older people's potentially inappropriate prescribing，STOPP）和药物适宜性指数等，筛查潜在使用不足、遗漏有益处方的主要是老年人处方遗漏筛查工具（screening tool to alert doctors to right treatment，START）及临床指南。

1. Beers 标准 是由美国老年医学会和临床药学等专家于1991年回顾相关文献后达成共识制定的老年 PIM 列表，包括一批老年患者易发生不良事件、增加住院时程和致死率的药物。该标准后来进行了多次修订更新，目前 Beers 标准列出的不恰当用药分为 5 大类：①老年患者应避免使用的潜在不恰当药物；②在某种疾病状态下应避免使用的药物，用药后会加重病情；③老年人应慎用的药物；④因显著的药物相互作用，老年患者应避免的联合用药；⑤根据肾功能应避免或减量使用的药物。该标准列出了每种潜在不合理用药的证据级别，为临床应用提供了更加可靠的循证医学证据。Beers 标准使用简单，医师或药师可滤去标准上列出的避免使用药物，具有方便决策、节省时间等优点。但 Beers 标准也存在无法覆盖用药不足、过量和重复用药等其他不合理用药问题等缺点。

参照 Beers 标准，基于国情我国在 2017 年也推出了《中国老年人潜在不适当用药判断标准（2017 年版）》，用于我国老年人 PIM 评估和干预。该标准包括《中国老年人潜在不适当用药判断标准》和《中国老年人疾病状态下潜在不适当用药判断标准》两部分内容。

2. STOPP/START 标准 该标准 2008 年由爱尔兰老年医学专家和临床药师等建立，2014 年更新，由 STOPP 和 START 两部分组成。STOPP 标准是一个按系统分类，提出特定药物在具体疾病和生理状态下使用会发生潜在问题的评价工具，可警示患者用药不合理点；STOPP 标准在一定程度上弥补了 Beers 标准不足。而 START 标准旨在提醒医师开始正确使用有临床指征的潜在有益的药物，包含 34 条可能被忽略的需考虑应用的药物治疗。STOPP/START 标准的优势是筛查不合理用药时，比 Beers 灵敏度高、可信、高效，所列药品名单详尽，可助患者决策；缺点是标准条目较多，可能造成临床应用的局限，部分标准按生理系统划分，未注明具体药物名称，容易造成跨地区使用的困难。

3. 药物适宜性指数 Hanlon 等开发了药物适宜性指数（MAI），这是一种系统的、隐式的老年人处方评估工具。MAI 由 10 个问题组成（表 26-1），用于评估治疗的适应证、疗效、药物剂量、方向、相互作用、成本、重复和持续时间。对于每个问题采用 3 分制，1 分代表适当的药物使用；2 分表示药物使用欠适当；3 分表示使用不当。研究显示，MAI 能积极预测药物不良反应的风险，得分每增加 1 分风险就会增加 13%。MAI 总分较高为停药或换药提供了依据。虽然 MAI 在处方评估上更全面，但 MAI 不像 Beers 标准或 STOPP 标准那样具有药物特异性，它需要医师的临床判断。

为了评估药物的适宜性，请回答以下问题并圈出适用的分数。

4. 老年人多重用药的处方优化方法 老年人多重用药的处方优化方法（The Prescribing Optimization Method，POM）是一个用于临床判断和药物优化的小型筛选工具，可以减少老年人的不适当处方。POM 主要基于 6 个问题：①是否存在治疗不足和是否需要增加有适应证的药物；②患者用药依从性如何；③哪种药物可以停止或者不适合患者；④有无药物副作用；⑤有无预期会发生的、临床相关的药物相互作用；⑥是否应调整药物的剂量、用药频率和（或）给药形式。

表26-1 药物适宜性指数

问题	相应分值		
	1	2	3
1. 该药物是否有适应证?	有适应证		无适应证
2. 药物对疾病有效吗?	有效		无效
3. 剂量正确吗?	正确		不正确
4. 方向正确吗?	正确		不正确
5. 方向切实可行吗?	实用		不实用
6. 临床上是否存在显著的药物-药物相互作用?	显著		不显著
7. 临床上是否存在显著的药物-疾病相互作用?	显著		不显著
8. 是否与其他药物存在不必要的重复?	必要		不必要
9. 治疗时间是否可以接受?	接受		不接受
10. 与其他同等效用的药物相比，该药物是最便宜的吗?	便宜		不便宜

（四）药物管理监测

老年患者药物管理的循证指南提出，通过使用药物管理监测表（表26-2）来实现减少不适当处方、减少多药治疗、避免不良事件和维持功能。使用药物的老年人都需要进行常规药物评估，特别是在初次就诊时、病情发生变化时，每年1次。

表26-2 药物管理监测表

请填写：Y=是/符合标准，N=否/不符合标准，J=合理变化						
（例如，患者未纳入监测；请注意为什么患者没纳入）						
	Time1	Time2	Time3	Time4	Time5	Time6
1. 减少不适当处方						
对药物的审查显示与Beers清单没有冲突						
选择的药物与临床实践指南相一致						
使用通用的和（或）最便宜的适当药物						
患者自我报告或病史/身体检查结果没有不依从现象						
药物列表完整并更新						
2. 减少多重用药						
处方药和非处方药的数量没有增加						
药物处方一天不超过2次						
达到5种或更少药物的目标						
处方的药物与确定的诊断匹配						
无重复用药						
患者咨询非处方药的安全性						
3. 避免不良事件						
药物剂量符合老年人的年龄/肾脏状况						

续表

	Time1	Time2	Time3	Time4	Time5	Time6

请填写：Y=是/符合标准，N=否/不符合标准，J=合理变化

（例如，患者未纳入监测；请注意为什么患者没纳入）

患者能够安全地自我用药或采取措施来弥补确定的缺陷

患者未报告药物不良反应或副作用

药物清单不包括治疗副作用或不良反应的药物

无因药物不良反应而住院或急诊就诊

4. 维持功能状态

患者的工具性日常生活活动评分保持稳定

患者的日常生活活动评分保持稳定

意见

Time1

Time2

Time3

Time4

Time5

Time6

第三节 多重用药的干预措施

通过多重用药评估对老年人用药进行及时核查重整、停止不恰当或不必要的药物，并开始使用有明确适应证但被遗漏的对患者有益的药物，有助于提高老年人用药安全性和治疗效果。当前尚无成熟的多重用药管理措施。为了临床医师减少老年人群中不恰当的多重用药的决策需要，澳大利亚学者提出了一个包括 10 个步骤的概念性框架和包括 5 个步骤的精简处方方案。

（一）减少不恰当用药的概念性框架

该框架包括对药物相关风险、预期寿命、护理目标、诊断验证、可能的获益时间、单个药物的获益-风险阈值及其相对效用的个体化评估，具体如下。

1. 确定目前药物的使用情况 应尽可能准确地确定患者目前正在服用的所有药物（包括处方药、非处方药、草药和其他非处方补充药物），要避免过度依赖提供的药物清单，应要求患者（或护理人员）携带所有当前使用的药物进行审查。此外还需从家庭、护理人员和开处方的初级保健医师那里寻求关于依从性、副作用、购买药物时自费费用和管理负担的附带信息。

2. 识别药物不良反应的高风险或经历药物不良反应的患者 多个因素可以独立预测老年患者药物不良反应的风险（表 26-3）。识别所有相关的风险因素，在适当的情况下应用风险预测工具，计算个体药物不良反应的风险。8 种或更多药物的处方是最具预测性的风险因素之一，并且是识别高风险患者的一个容易确定的起点。

表26-3 预测药物不良反应高风险的患者特征

药物的数量

　　≥8 种药物=高风险

　　5~7 种药物=中风险

既往药物不良反应病史

≥4 种共病

肝病

心力衰竭

肾脏疾病

接受高危药物

　　抗凝血药

　　胰岛素或口服降血糖药

　　精神药物

　　镇静药/催眠药

　　心血管药物（特别是地高辛、硝酸盐和血管扩张药）

　　非甾体抗炎药

认知障碍

独居

不依从史

已知的心理障碍或药物滥用

3. 估计高风险患者的预期寿命 随着年龄的增长，多系统慢性病和失能与个别疾病结合在一起，降低了预期寿命。因此，在某些个体中，改善疾病治疗的潜在益处可能永远不会在患者剩余寿命期间实现。评估预期寿命的床边预测工具可能是通用的（结合年龄、各种共病和功能状态的整体评估）或疾病特异的（单一的慢性病对生存率产生主要影响）。

4. 根据估计的预期寿命制定总体护理目标 确定总体护理目标时需考虑患者预期寿命、功能丧失程度、生活质量和患者/照顾者的优先事项。护理目标主要针对延长生存期、预防重大疾病事件、改善或维持功能，或缓解症状。对于预期寿命较长（如 15 年）且无明显功能障碍的患者，重点可能是预防疾病进展，并尽可能长时间维持患者的良好功能状态；对于那些功能严重受限、生活质量差和预期寿命不足 12 个月的患者，重点可能是症状缓解和最低程度的干预性治疗。

5. 确认当前正在进行治疗的适应证 在确定总体护理目标后，需要核实和评估可能需要药物干预的疾病或病症，确定与这些情况相关的药物是否具有并将继续具有益处。每个患者的医疗状况应与正在服用的药物相匹配，以确定药物是否过度使用（无适应证）、使用不足（有明确适应证，但未提供合适的药物）和误用（有明确适应证，但更改给药计划或当前给药方式，或使用不同药物，可能更有效、毒性更小）。

使用疾病特异性药物没能改变病程或改善症状有两种可能，即诊断错误或治疗无效。如果最初诊断的特异性适应证不再存在，或药物有很少或没有治疗效果，目前的处方药物可以停止使用。

6. 确定疾病特异性药物获益的时间 这与疾病的一级或二级预防有关，而不是缓解症状或控制当前活动性疾病。在估计预期寿命、验证疾病诊断和确定危险因素后，应审查改善疾病的治疗，只选择那些能在预期寿命内实现益处的治疗。用于预防未来不良事件的药物应根据临床试验的相关数据（如时间-事件曲线）从开始受益的时间进行评估。寿命少于受益时间将不建议开始或继续治疗。例如，预期寿命小于 12 个月，通常需要更长时间来预防疾病事件的药物可能是不合适的，如双膦酸盐治疗（预防骨质疏松性骨折）或他汀类药物（预防心血管事件）。

7. 确定可能支持治疗终止的疾病特异性利-弊阈值 最近的研究质疑了老年人群中疾病特异性始动治疗标准和用于确定疾病控制的疾病特异性生理阈值的益处和安全性，这些阈值反过来又影响了个体药物的剂量滴定。例如，考虑到老年人群血压与死亡率之间的 U 形曲线关系，以低舒张压为代价实现"最佳"收缩压控制（140mmHg）将会使患者处于危险之中。同样，积极的糖尿病治疗可能会增加致命性低血糖的概率，从而抵消心血管风险的降低。

8. 回顾老年患者个别药物的相对效用 药物的效用是对可能的临床益处、潜在危害、给药负担和药物效应持续监测的综合衡量。特定药物的效用跨越两极，一个极端是高效用的药物在几乎所有符合条件的患者中都具有已证实的相当大的益处，并且几乎没有潜在的危害；另一个极端是低效用的药物，其适应证值得怀疑，对大多数患者的危害风险高，因此，在几乎所有情况下都应予以制止。这种两极的概念体现在使用 STOPP/START 筛选工具选择适当药物，该工具定义了在大多数情况下应给药或停止使用特定药物的临床情况。这两极之间是益处与危害、给药负担或相对效用之间的平衡，药物的选择取决于对患者特征和治疗指征以及步骤 5～7 中定义的目标的权衡。根据效用降低的程度将药物分为：A 类，即绝对有效且毒性最小；B 类，即相当有效，但对毒性有一定疑问；C 类，即有效性和毒性都存在疑问；D 类，即大多数情况下，有效性极小和并潜在相当大的毒性。此种分类系统涉及一定程度的主观判断，可能导致临床医师之间的药物分类存在很大差异。但与更严格的药物安全标准相比，这种方法更灵活，更能满足个别患者的需求。开处方的临床医师根据所有可用信息选择或停止药物，可以根据上述药物的相对效用对药物进行排序。

9. 确定可能停止使用或减少剂量的药物 患者目前正在接受的药物应与护理目标、治疗目标和临床效用标准相协调。有几个问题有助于确定可以减少药物剂量或停用药物（表 26-4）。

表26-4 用于确定药物可能停用或减少剂量的问题

治疗目标和护理目标是否可以通过使用一种特定的药物来实现？
是否有持续的指征表明有效性证据的特定药物继续使用合理？
是否存在非药物疗法可以替代≥1 种药物？
是否有一种不符合 A 类标准的药作为临床常用药物（即药物的受益风险比较低）？
药物是否由于副作用或无效、成本负担或不便或给药计划的复杂，始终与不依从性相关？
是否还有另一种药物在同样的适应证上可能优于上述药物？
在药物治疗中是否存在重复（即同类药≥2 药物）？
是否正在使用其中一种药物不合适的复方制剂？
所使用的药物是否具有中长期成瘾或累积的风险？
特定药物的有效剂量是否较低，特别是在存在更保守的治疗目标的情况下？
是否开了≥1 种药物来对抗另一种药物的副作用或不良反应？如果是这样的话，引起药物不良反应的药物是否可以撤回或用另一种不太麻烦的药物替代？
一种药物能否在没有重大风险的情况下撤回或减少剂量？

一旦一种药物被选择停药，一个停药时间表将随之出台，同时密切监测患者是否有不良反应。在许多情况下，适应证不确定的药物可以安全地停用，在停用心血管或神经系统药物时应谨慎。

10. 实施和监测修改后的治疗计划，并持续重新评估药物效用和患者依从性 制订并实施精简药物处方的方案，并密切监测疾病或症状的复发或恶化情况。实施策略最大限度地提高患者对有明确指征药物的依从性。药物最少化计划可能需要修订，因为患者的情况、护理目标，以及治疗适应证会随着时间的推移而改变。

（二）精简处方的方法步骤

1. 确定患者目前正在服用的所有药物以及每种药物的原因 要求患者（和护理人员）携带所有药物（处方药、补充和替代药物，以及非处方药）和药物输送辅助工具进行咨询或家访；并询问患者（以非判断的方式）是否有任何常规处方药物未被服用，如果是，为什么不服用（如太贵、不良反应）。

2. 考虑患者药物引起伤害的总体风险，确定所需精简处方的干预强度 可根据以下内容确定和评估风险。

（1）药物因素：药物数量（最重要的独立预测因子）、使用"高风险"药物、过去或当前有毒性反应。

（2）患者因素：年龄>80岁、认知障碍、多种共病、药物滥用、多个处方医师、过去或现在的依从性差。

3. 评估每种药物停用的适当性 如无有效指征、处方级联的一部分、药物的实际或潜在危害明显大于潜在益处、疾病和（或）症状控制药物无效或症状已完全缓解；在患者的剩余寿命内，预防性药物不太可能给患者带来重大益处；药物造成了不可接受的治疗负担。识别方法如下。

（1）确定存在以下情况但仍在处方的药物：①有疑问的诊断，即未确诊的诊断，高度不典型的表现；②已确诊但无有效证据（如尽管随机试验显示无任何益处，但仍使用伊伐布雷定治疗稳定型心绞痛）；③持续使用一段时间后（如服用超过5年的双膦酸盐）或一定年龄以后（如70岁以上患者进行激素治疗），无额外获益。

（2）确定治疗其他药物的不良反应的药物（如补充钾以抵消为治疗钙通道阻滞药引起的继发性踝关节肿胀而应用的利尿药的影响）。

（3）重新考虑最初有问题的药物和耐受性更好的替代药物的适应证。

（4）确定老年患者应避免的药物。

（5）确定特定患者的禁忌药物（如哮喘患者应用β受体阻滞药）。

（6）识别引起众所周知的不良反应的药物（如钙通道阻滞药引起的便秘，α受体阻滞药引起的体位症状）。

（7）询问患者，"自从你开始服用这种药物以来，感觉有什么不同，以至于你想继续服用"，如果没有或可能没有反应，考虑停药。

（8）询问，"是否还有令你烦恼的症状（如咳嗽、头痛、消化不良等）？""你是否认为仍需要药物？"

（9）如果目标情况是自限性、轻度、间歇性或有可接受的非药物干预（如改变饮食、饮酒），则考虑停止使用药物。

（10）使用风险预测工具或询问"意外"问题来估计患者的预期寿命。

（11）确定患者的期望和偏好，目前的生活质量是否比延长生命或预防未来的疾病事件更重要？

（12）识别出不太可能在患者的剩余寿命中带来益处（也可能造成伤害）的药物。

（13）询问患者，"除了副作用外，您对药物还有其他顾虑吗？"

（14）确定负担特别重的药物[如吞咽大药片困难、自费费用、监测需求（如华法林钠）]。

4. 优先考虑停用的药物 停药顺序应取决于3个实用原则的综合考虑：①危害最大和益处最小的药物；②最容易停药，即停药反应或疾病反弹的可能性最低；③患者最愿意首先停用的药物，建议将药物从高危害/低效益到低危害/高效益排序，并按顺序停用前者（图26-1）。

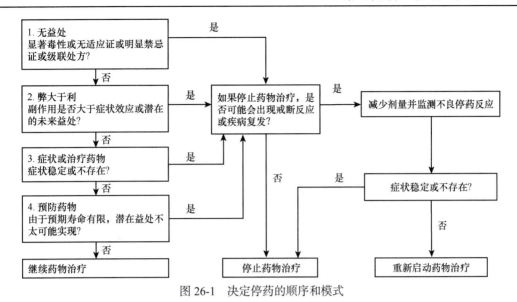

图 26-1　决定停药的顺序和模式

5. 实施和监测停药方案　解释并就药物管理计划和患者达成一致，一次停用一种药物，以便危害（戒断反应或疾病复发）和益处（药物不良反应的解决）可以归因于特定的药物，并纠正（如有必要）；帮患者戒除更有可能导致不良戒断反应的药物，指导患者（或护理者）在发生这些反应时寻找和报告什么，如果发生这些情况，他们可以自行采取什么行动；向所有医疗专业人员和参与患者护理的其他相关方（护理人员、家庭）传达计划和意外事件；充分记录取消处方的原因和结果。

（三）更改筛查工具列表中药物的流程

Beers 标准和 STOPP 标准列出了需要谨慎使用的药物，以避免药物不良反应；START 标准列出了有适应证需要开始使用的药物，是为了避免对老年人的治疗不足。但筛查出在列表中的药物后具体该如何处置，流程见图 26-2、图 26-3、图 26-4。

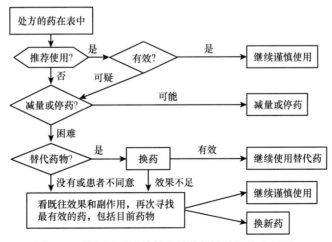

图 26-2　使用"需谨慎处方的药物清单"的流程图 1
如果目标是预防，则根据预期效果的强度和重要性进行判断

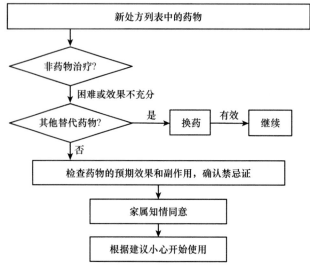

图 26-3 使用"需谨慎处方的药物清单"的流程图 2

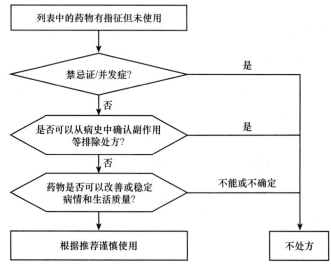

图 26-4 使用"考虑开始使用的药物清单"的流程图

第四节 展　望

目前，针对特定疾病的临床实践指南很少有为患有多种疾病（共病）、身体虚弱或处于生命终末期的老年人提供专门的用药建议。传统的以疾病为导向的指南或共识往往使医师对有上述情况的老年人提供临床医疗决策时，治疗方案出现复杂化趋势，可能会促进患有共病的老年人多重用药处方的发生，进而增加药物不良事件的风险。因此，随着我国老年人口的快速增长，开展常见老年共病患者的临床研究，制订针对多种疾病患者的临床综合治疗指南或共识将十分必要。

应用医疗大数据管理老年人的多重用药，建立计算机处方支持系统，收集、储存、提供药物相关信息或交互作用来减少或预防不恰当用药发生，利用自动审核软件对药物的适应证、禁忌证、用法用量、药物-药物相互作用、药物-疾病相互作用、肝肾损害时药物使用剂量以及药物不良反应进行风险评分，及时反馈给处方者相关的信息，改善处方质量，有助于多重用药的管理。

思 考 题

1. 在多重用药管理时如何应用老年综合评估?
2. 如何避免多重用药?
3. 什么情况下需要进行药物审核?
4. 试述需要精简处方的情况。

（冯景辉 吴秀萍）

第四部分 常见老年疾病诊疗

第二十七章 心血管疾病

第一节 心血管系统的衰老性改变

随着年龄的增长，老年人循环系统的心脏、血管发生一系列形态学和生理功能的退行性改变。尽管这些退行性变化与人体对心脏、血管的生理需求是相适应的，但它在老年心血管及相关疾病的发生与发展中发挥着重要作用。因此，了解和掌握老年循环系统心脏、血管老化性改变，对鉴别老年人心血管老化性改变与疾病、老年人心血管疾病特点与诊疗，具有重要的指导价值。

一、老年人循环系统形态学变化

（一）心脏形态解剖学变化

1. 心腔 心脏的几何形态随着增龄而变化，老年人心底与心尖的距离缩短，左、右心室容积在收缩期和舒张期均有轻度缩小，伴但左心房扩大20%，此外，20%的老年人卵圆孔仍处于一种潜在开放状态，血栓易穿过该孔发生栓塞从而引起梗死。

2. 心内膜与心瓣膜 心内膜与心瓣膜长期处于血流冲击下，因此，在增龄过程中胶原纤维和弹性纤维随之增生，不仅可以导致心内膜增厚、心室舒张功能受限，而且可导致瓣膜增厚、瓣叶钙化及瓣环扩大钙化等，从而发生轻度的瓣膜反流。这种增龄性瓣膜反流量少，一般不产生明显的血流动力学改变。

3. 心肌组织 随着增龄，心脏呈现肥大性改变、重量增加，而这一现象主要是由于心肌细胞的体积增加，并不是心肌细胞数目增多。心肌细胞老化的典型表现是脂褐素在细胞核两极沉积，从而使衰老的心肌颜色变深呈现棕色。而老年人心肌间质容易发生结缔组织增生、脂肪浸润及淀粉样变等改变。

4. 心脏传导系统 心脏传导系统随增龄而表现为细胞成分减少、纤维组织增多、脂肪浸润。窦房结的老化导致激动的形成和传导受阻，是老年人产生病态窦房结综合征的重要原因。房室结的老化和房室瓣环钙化导致房室传导阻滞。室内传导系统与心脏纤维支架间的纤维化、钙化及退行性变引起心脏传导障碍，称为原发性传导束退化症。

5. 心外膜与心包 心包的弹性纤维随增龄而增生，使心包增厚与变硬，导致左心室舒张期顺应性降低。心外膜下脂肪随增龄而增多，从而进一步增加了心脏负担。

（二）血管形态学变化

1. 动脉 随着年龄的增长，主动脉胶原纤维增生和弹性纤维减少、断裂或变性，主动脉壁僵硬度增加；主动脉扩张性减退、脉搏波传递速度增快、容积增大、管壁增厚，以及长度延长、屈曲和下垂及主动脉根部右移。外周动脉随增龄而平滑肌减少，胶原纤维增生、弹性纤维减少，钙盐沉着及内膜增厚。在人的动脉内皮中，平滑肌细胞促炎症表型变化促进了机体老化，而该血管炎症机制又与血管内皮凋亡、免疫系统血管间质重构及代谢改变等相互关联，这一系列复杂的生物学现象称之为"血管老化"。

2. 静脉　静脉管壁胶原纤维增生、弹性降低；管腔扩大、内膜增厚，静脉瓣萎缩或者增厚。因此，老年人容易发生静脉曲张。一般浅层静脉可有轻度硬化，极少有脂质沉积或钙化，深层静脉则不发生硬化。

3. 毛细血管　毛细血管内皮细胞减少、基底膜增厚、弹性降低、脆性增加，单位面积内有功能的毛细血管数目减少。

二、老年人循环系统生理学特点

（一）心脏生理学变化

1. 窦房结功能减退　老年人窦房结自律性降低，表现在最大心率和固有心率（交感和副交感神经封闭后的心率）随增龄而降低，窦房结恢复时间随增龄而延长。窦房结自律性降低，削弱了对心脏其他节律点的控制，因而容易发生心律失常。窦房结的老化也可使冲动在窦房结内传导速度延缓，出现房性心律失常，而老年人窦房结对迷走神经和交感神经敏感性降低，可使得老年人活动时心率增加显著低于年轻人，且心率恢复时间延长。此外，心脏其他传导组织的老化可使冲动传导速度减慢，表现为 P-R 间期和 QRS 时间随增龄而轻度延长。

2. 收缩功能减弱　老年人由于心肌 ATP 酶活性降低、心肌线粒体老化，使收缩蛋白合成减少以及心脏收缩和舒张时由肌质网释放和摄取钙离子的速度缓慢，引起心室收缩力随增龄而降低（每年降低 1%），表现在左室射血期缩短，射血前期延长。

3. 舒张功能受损　老年人心肌肥厚、心肌间质纤维化、淀粉样变、脂肪浸润及心包增厚等变化，使心肌紧张度增加、顺应性降低，心室舒张不充分，导致舒张早期被动充盈速率减慢，老年人较中年人降低 50%。左心房代偿性收缩是老年人左心房轻度增大的原因。

4. 泵血功能下降　老化对收缩和舒张功能的影响，最终表现为泵血功能减退。由于每搏输出量和心率降低，静息心输出量（＝每搏输出量×心率）也随增龄而下降（每年降低 1%），老年人最大心输出量仅为 17～20L/min。心输出量减少直接影响冠脉血流量，老年人冠脉最大流量较中青年人低 35%。由于老年人心搏量、心输出量、心脏指数及射血分数等降低，对外界适应能力减弱，在各种应激时容易发生心力衰竭和心肌缺血。

5. 血压的变化　老年人表现为收缩压升高和脉压增大。老年人运动时收缩压显著升高，且恢复时间延长，而舒张压无差异。老年人由于主动脉弓和颈动脉易发生动脉粥样硬化，其压力感受器的敏感性降低，对突然体位变化，就失去立即的、精确的调节，使老年人容易发生直立性低血压，导致意识障碍或晕倒。

（二）老年人血管生理学变化

1. 大动脉弹性储备作用减弱　主动脉和大动脉老化，导致其弹性减退、伸展性降低，因而老年人大动脉弹性储备作用降低。故老年人常表现为单纯收缩期高血压或以收缩压升高为主的高血压病。

2. 血流重新分布　由于老年人外周动脉弹性减弱，引起各器官局部血流阻力增加，通过血流重新分布，以适应这种高阻力状态。各器官血流减少，但其减少程度不一，一般心脑血流减少相对较轻，而肝肾血流减少显著。

3. 静脉压降低　老年人因静脉壁张力、弹性减退和静脉血管床扩大，静脉压随增龄而降低。

4. 毛细血管代谢率下降　随着年龄增长，毛细血管基膜增厚，外膜纤维化，孔径缩小，从而导致毛细血管代谢率下降。在肺循环中，肺血管的老化导致肺血氧合作用障碍；而由于毛细血管老化和功能性毛细血管数目减少，老年人容易出现肌肉疲劳。

（三）老年人心脏生理指数的改变

1. 心输出量随年龄增长而递减，如 30 岁的心输出量为 100%，每年约按 1% 下降。
2. 冠状动脉流量与增龄呈负相关，如 60 岁时冠状动脉流量约相当于 30 岁青年人的 65%。
3. 心肌的收缩与舒张恢复时限均延长。
4. 外周阻力随增龄而增加。
5. 心肌细胞对氧气的利用率逐年下降。
6. 静息时左心室功效逐年下降。
7. 心脏储备力逐年下降。
8. 心脏对颈动脉压的敏感度随增龄而增加。

（四）老化人心脏心电图的改变

由于上述老年人心肌细胞的自律性、传导性等电生理特性的改变，正常老年人心电图也逐渐发生了一些不显著的、非特异性的变化。其主要变化有以下几点。

1. P 波振幅降低，肢体导联 P 波甚至看不出，胸导联 P 波可见切迹，其中 V 导联多呈左心房负荷型，与心房内传导阻滞有关。

2. P-R 间期轻度延长，由于房室交界处心肌传导系统的退行性变，可出现轻度房室传导阻滞，造成 P-R 间期轻度延长。

3. QRS 电轴左偏（左心室增厚所致），QRS 波群振幅降低、时间延长（变宽），可有切迹，与胸壁厚度增加和心室内传导功能下降等因素有关。

4. Q-T 间期延长，但不超过青年人正常值上限。有报道老年人的 Q-T 间期随着增龄而延长。

5. 老年人 T 波低平，T 波在 II、III 导联几乎均直立，III 导联呈多形性（直立、平坦、双向、倒置）。

三、心血管系统老化及相关疾病的研究进展

当前的研究发现，心血管系统老化的可能机制包括：①能量代谢失调，生理条件下，心脏主要依赖于脂肪酸氧化分解获取能量，同时也通过丙酮酸和乳酸等碳水化合物的分解代谢获取少部分能量。在心血管衰老过程中，脂肪酸和碳水化合物的能量供给比例可发生动态调整，包括氧化脂肪酸的能力下降和对葡萄糖代谢的依赖性增强。②蛋白质稳态失衡，心血管衰老往往伴随蛋白质合成、修饰和降解等稳态失衡。③线粒体功能障碍，在心血管衰老过程中，线粒体发生功能障碍，包括活性氧积累导致膜脂质过氧化、线粒体 DNA 突

变增多、线粒体动态改变、线粒体未折叠蛋白反应（UPRmt）激活等，靶向功能障碍的线粒体可有效干预心血管衰老相关疾病。④端粒损耗和基因组不稳定性，严重的端粒缩短可诱导持续的 DNA 损伤反应和基因组不稳定性，促进细胞衰老。⑤表观遗传学改变，心血管老化伴随多种表观遗传修饰改变，包括 DNA 甲基化、组蛋白标记改变、组蛋白去乙酰化酶（HDAC）表达失衡、染色质重塑改变、非编码 RNA 及 mRNA 修饰改变等。⑥细胞衰老，衰老的心肌细胞往往表现出体积增大、端粒缩短、线粒体功能障碍和收缩力降低等特征，且这些功能异常的衰老细胞随着年龄增长而不断积累，干扰细胞间通信，导致组织功能受损，促进慢性炎症，最终导致心肌细胞死亡和损失。

心血管老化基础研究的进步为临床干预提供了理论基础和潜在干预靶标。当前，众多化合物被认为具有延缓心血管老化潜力，包括雷帕霉素类似物、阿卡波糖、阿司匹林、二甲双胍、血管紧张素转化酶、醛固酮受体类似物、他汀类药物、前列腺素、Sirtuin 活化剂和 NAD$^+$前体等。而生活方式的改变，包括高强度有氧间歇训练、平衡和力量训练、健康饮食，也是改善机体功能、延缓衰老的有效方式之一。然而，由于心血管系统结构及功能的复杂性，基础研究及转化研究仍面临很多挑战，心血管老化机制的深入解析、系统性分子靶标的鉴定与评估、相关信息库和资源库建立、药物安全性等问题都亟待解决。

思 考 题

1. 心脏老化性形态及功能学改变有哪些？
2. 动脉、静脉血管老化导致的临床表现有哪些？
3. 常见的延缓心血管老化的手段包括哪些？

（侯莉明 王晓明）

第二节 老年人高血压

高血压是导致全球范围疾病负担的首要原因，也是国内外心血管领域研究的热点。《柳叶刀》杂志（*The Lancet*）最新数据显示，在过去 30 年里，30～79 岁的成年人中患有高血压的人数从 6.5 亿增加到 12.8 亿；我国高血压患者总数将近 3 亿，居世界之首，且仍在持续增加。我国已进入老龄化社会，60 岁以上老年人达 2.64 亿，老年人群高血压的患病率高达 50%～60%，而年龄≥80 岁的高龄人群中，高血压的患病率接近 90%，是罹患脑卒中、心肌梗死乃至造成心血管疾病死亡的首要危险因素。近年来，大量的研究证实，尽早积极控制老年人高血压水平，有利于降低心脑血管疾病的发病率、致残率与死亡率，大大提高老年人高血压患者的生活质量、维护身体的正常功能与健康水平，减轻国家和家庭的经济负担。因此，及时了解高血压最新研究进展、掌握老年人高血压的临床特点、更新高血压的管理观念与策略，对保护老年人高血压患者的健康水平意义重大，老年人高血压的防控仍然任重而道远。

一、老年人高血压的定义

老年人高血压是指年龄≥65 岁，持续或者 3 次以上非同日坐位收缩压≥140mmHg（1mmHg=0.133kPa）和（或）舒张压≥90mmHg，可诊断为老年高血压。曾明确诊断高血压且正在接受抗高血压药物治疗的老年人，虽然血压＜140/90mmHg，也应诊断为老年高血压。而老年人单纯收缩期高血压（ISH）则是指收缩压≥140mmHg，舒张压＜90mmHg。

二、老年人高血压的病因及发病机制

（一）老年高血压的病因

高血压根据病因可以分为原发性高血压（essential hypertension）即高血压病和继发性高血压病（secondary hypertension）即症状性高血压病两大类。原发性高血压又称为特发性高血压，是高血压最常见的形式，绝大多数病因不明。目前认为，原发性高血压是在一定遗传背景下由多种后天环境因素作用使正常血压机制调节失代偿所致。占高血压的 90%以上；而继发性高血压病指的是某些确定的疾病和原因引起的血压升高，如内分泌疾病、肾实质及肾血管病变、大血管病变、药源性因素等，占高血压的量不到 10%。

（二）老年高血压的机制

1. 动脉粥样硬化，外周血管阻力升高 老年人动脉壁特别是主动脉壁发生许多病理改变，包括内膜和中层变厚及胶原蛋白、弹性蛋白、脂质和钙盐增加；中层弹性纤维丧失；内膜表层不规则，内膜下间隙细胞浸润。这些病变可导致大动脉僵硬、弹性降低、舒张期顺应性下降。

2. 交感神经系统的反应性变化 随着年龄增加，交感神经系统反应性的变化，包括心脏 β_1 受体、胆碱能受体、血管的 β_1 受体，以及 β_2 受体。

3. 肾脏排钠能力减退 在增龄过程中，肾皮质变薄，有效肾单位减少，肾小球滤过率降低，肾曲小管的浓缩功能减退，肾脏排钠能力反而减退，致钠、水潴留。

4. 受体功能亢进 老年人体内去甲肾上腺素灭活、清除能力减弱，致其血浆浓度升高。另一方面，血管平滑肌细胞上的 β 受体数目及敏感性下降，交感神经系统的 α 受体数目相对增多，造成 α 受体功能亢进，血管收缩性增加。

5. 胰岛素抵抗 老年人高血压患者，特别是肥胖的患者，明显伴有胰岛素抵抗。老年人高血压和正常高血压者脂肪细胞内钙水平增高。钙通道阻滞药尼群地平可使细胞内钙水平和胰岛素反应性正常化。因此，在老年人中，胰岛素反应性和代谢的改变与高血压有一定关联性。

6. 血小板释放功能增强 血小板释放功能随着年龄的增长而增强，而血流速度减慢、纤维蛋白原的立体构型改变，均可使血液的黏滞度增加，进一步增强血管的阻力。动脉内皮细胞的变性、坏死，影响前列环素的合成，可能是血压升高的一个原因。

7. 压力感受器功能减退与失衡 随着年龄的增长，位于主动脉弓与颈动脉窦的压力感受器的敏感性减退，影响对体循环血压波动的缓冲能力，而位于肺循环的低压压力感受器功能正常，提示两种压力感受器之间的功能失衡是使血压升高的较重要的因素。

三、老年人高血压的临床特点

（一）收缩压增高，脉压增大

在老年患者中，50%以上是单纯收缩期高血压，这是主动脉弹性减退、舒张期主动脉回缩力减小，以及主动脉瓣膜反流而表现为舒张压低所致。但也有部分患者舒张压升高（但升高幅度低于收缩压升高幅度），进而表现为脉压增大，脉压大与患者总死亡率和心血管事件呈显著正相关。

（二）异常血压波动，昼夜节律异常

增龄过程中，老年人的压力感受器敏感性减弱、反应变慢，从而导致血压调节能力下降，血压变异性增大。且老年人的血压更易受体位改变、进餐、情绪、季节或温度等影响，引起异常血压波动。最常见为直立性低血压（orthostatic hypotension，OH）、餐后低血压。老年人血压昼夜节律异常的发生率高，可表现为夜间血压下降幅度大于20%（超杓型），或夜间血压高于白天血压（反杓型），导致心、脑、肾等靶器官损害的危险增加。

（三）晨峰高血压现象

老年人晨峰高血压是指血压从深夜的低谷水平逐渐上升，在凌晨清醒后的一段时间内迅速达到较高水平。这可能与晨时交感活性增加、儿茶酚胺类缩血管物质水平升高、肾素-血管紧张素-醛固酮系统（renin angiotensin aldosterone system，RAAS）激活，且糖皮质激素分泌增加有关，导致了清晨高血压风险的增加。

（四）白大衣性高血压、假性高血压增多

老年患者在医疗环境中情绪紧张，交感神经活性增强，容易出现白大衣性高血压。由于老年患者血管钙化多，因此，假性高血压也不少见。

（五）症状少，合并症多

高龄患者多合并有衰弱，致残致死率高。老年人反应能力减退，对持续高血压有较长时间的适应，在靶器官明显损害之前，有50%的老年患者无症状，往往在健康查体或者因其他疾病就诊而发现。且老年人高血压患者常伴有多种危险因素和相关疾病，合并糖尿病、高脂血症、冠心病、肾功能不全和脑血管病等。我国60岁以上的社区老年人约有10%患有衰弱，85岁以上的老年人约25%合并有衰弱。衰弱已经被证实与不良心血管事件、不良预后相关。

四、老年人高血压的评估与诊断

老年人高血压的诊断性评估包括确定血压水平、了解心血管疾病危险因素、明确引起血压升高的可逆和（或）可治疗的因素，如有无继发性高血压；评估靶器官损害和相关临床情况，判断可能影响预后的合并疾病。通过上述评估，有助于指导老年人高血压患者的治疗。

（一）血压测量

常用血压监测有3种方式，包括人工诊室血压、动态血压及家庭自测血压，此外，新型诊室血压测量方法——自动化诊室血压（automated office blood pressure，AOBP）应予以重视。由于老年人可能具有血压波动大、夜间高血压、清晨高血压和OH等特点，应鼓励老年人高血压患者开展家庭自测血压和动态血压监测，定期（如每年）进行双上肢及四

肢血压和不同体位（立位、卧位）血压测量。特别注意临睡前、清晨时间段和服药前的血压监测（表 27-1）。

表27-1　血压监测的类型与临床意义

监测方式	仪器及方法	临床意义
动态血压（ABPM）	动态血压监测仪间断测量血压达 24h	应用于高血压诊断、检测及治疗，鉴别夜间高血压、隐蔽性高血压，有助于预测靶器官损害及心血管事件风险
家庭自测血压（HBPM）	电子血压计自主或者由家庭成员协助完成	发现白大衣高血压、隐蔽性高血压。日常监测易操作，评价血压的波动性
自动化诊室血压（AOBP）	独立空间接受自动化电子血压测量仪自动测量	降低白大衣效应，可弥补诊室血压测量不足，提高诊断准确率
人工诊室血压（MOBP）	诊室使用水银血压计、上臂电子血压计，按照统一规范进行测量	是临床诊断及分级的标准方法及主要依据。存在白大衣效应、不易发现隐蔽性高血压

注意事项：鼓励老年人高血压患者开展家庭自测血压和动态血压监测，定期进行双上肢及四肢血压和不同体位（立位、卧位）血压测量。注意临睡前、清晨时间段和服药前的血压监测

（二）病史、体格检查和实验室检查

1. 病史　①病程：患高血压时间、血压水平及治疗情况；②既往史：有无冠心病、心力衰竭、脑血管病、肾脏疾病、外周血管疾病、糖尿病、血脂异常、高尿酸血症、睡眠呼吸暂停综合征、甲状腺功能异常等疾病及治疗情况；③家族史：有无心脑血管疾病病史及肾脏疾病、糖尿病和血脂异常家族史；④有无提示继发性高血压的临床表现；⑤药物不良反应；⑥生活方式及饮食习惯、吸烟、饮酒及体重变化；⑦家庭情况、生活环境及有无精神心理疾病。

2. 体格检查　①体重指数、腰围、臀围及特殊面容；②甲状腺；③听诊颈动脉、胸主动脉、腹部动脉和股动脉有无杂音；④心肺查体；⑤四肢血压、动脉搏动；⑥眼底镜检查、视网膜检查。

3. 辅助检查　实验室检查：血常规、尿常规、空腹血糖、血脂、血尿酸、肝肾功能及电解质、餐后 2h 血糖、糖化血红蛋白、尿微量白蛋白测定、24h 尿白蛋白定量；其他：心电图、24h 动态血压监测、超声心动图、颈动脉超声、胸部 X 线片、脉搏波传导速度、踝-臂血压指数等，并对老年人进行衰弱评估。

（三）老年人高血压心血管危险水平分层

初诊老年人高血压必须进行其他心血管危险因素、亚临床靶器官损害和临床疾病等危险分层评估后尽快开始正规降压治疗；急性靶器官损害的类型是首选治疗方案的主要决定因素。

1. 危险因素　包括血压水平、吸烟或被动吸烟，血脂异常（总胆固醇≥5.2mmol/L 或低密度脂蛋白胆固醇≥3.4mmol/L，或高密度脂蛋白胆固醇＜1.0mmol/L）、糖耐量受损（餐后 2h 血糖为 7.8～11.0mmol/L）和（或）空腹血糖异常（6.1～6.9mmol/L）、腹型肥胖（腰围：男性≥90cm，女性≥85cm）或肥胖（体重指数≥28kg/m²）、早发心血管疾病家族史（一级亲属发病年龄＜50 岁）、高同型半胱氨酸血症（≥15μmol/L）等。其中，高血压是目前最重要的心血管疾病危险因素；而高钠、低钾膳食、超重和肥胖、饮酒、精神紧张，以及

缺乏体力活动等又是高血压发病的重要危险因素。还需强调，老年本身就是心血管疾病和高血压的危险因素。

2. 靶器官损害 高血压患者中检出无症状性亚临床靶器官损害（target organ damage，TOD）包括左心室肥大（心电图：Sokolow-Lyon 电压>3.8mV 或 Cornell 乘积>244mV·ms，心脏超声室间隔或左心室后壁厚度≥11mm 或左心室质量指数男性≥115，女性≥95g/m²）、颈动脉内膜中层厚度增厚（≥0.9mm）或斑块、颈动脉-股动脉脉搏波传导速度≥12m/s、踝-臂血压指数<0.9、估算的肾小球滤过率（eGFR）降低[30~59ml/(min·1.73m²)]或血清肌酐轻度升高[男性 115~133μmol/L，女性 107~124μmol/L]、微量白蛋白尿（30~300mg/24h 或白蛋白/肌酐 30~300mg/g）。

3. 相关临床疾病 包括心脏疾病（心肌梗死、心绞痛、冠状动脉血运重建、充血性心力衰竭）、脑血管病（缺血性脑卒中、脑出血、短暂性脑缺血发作）、糖尿病、肾脏疾病（糖尿病肾病、肾功能受损），以及外周血管疾病。

4. 心血管危险水平分层 对老年人高血压患者进行评估整体危险度，有助于确定降压治疗时机、优化治疗方案，以及心血管疾病风险综合管理。因老年人本身即是一种危险因素，故老年人高血压患者至少属于心血管病的中危人群（表 27-2）。

表27-2 高血压患者心血管病危险分层

其他危险因素和病史	血压（mmHg）		
	1 级高血压 （SBP140~159 或 DBP90~99）	2 级高血压 （SBP160~179 或 DBP100~109）	3 级高血压 （SBP≥180 或 DBP≥110）
1~2 个其他危险因素	中危	中危	很高危
≥3 个其他危险因素，或靶器官损害	高危	高危	很高危
临床并发症或合并糖尿病	很高危	很高危	很高危

SBP. 收缩压；DBP. 舒张压

五、老年人高血压的治疗及管理

（一）治疗目的

高血压治疗的主要目的是通过降压控制危险因素及逆转靶器官损害，最大限度地降低心血管疾病并发症的发生和死亡的总危险。

（二）治疗时机与目标

1. 高血压治疗启动时机 推荐 65~79 岁的患者，血压≥150/90mmHg 开始药物治疗；或≥140/90mmHg 并且合并有心血管疾病高危因素患者，应立即开始药物治疗。≥80 岁，收缩压≥150mmHg 开始药物治疗。≥80 岁的衰弱患者，血压≥160/90mmHg，应考虑启动抗高血压药治疗。

2. 高血压治疗目标值 最新的研究证实，强化降压对于老年人高血压患者具有良好的收益。2015 年收缩压干预试验（SPRINT）研究结果显示，强化降压（SBP<120mmHg）较标准降压（SBP<140mmHg）可显著降低主要终点事件风险 25%，且全因死亡风险也降低了 27%。SPRINT 亚组研究显示，对于≥80 岁的高血压患者来说，如果将收缩压控制在

120mmHg 以下，仍可以降低心脏病发作、脑卒中、死亡和轻度认知障碍的风险，但会增加肾功能下降的风险。2021 年《柳叶刀》发表的降压治疗协作组（BPLTTC）荟萃分析，纳入全球 51 项随机化对照试验，包括 358 707 例受试者，探讨不同年龄组高血压患者积极降压的获益情况。以受试者基线年龄进行重新分组，分为＜55 岁、55～64 岁、65～74 岁、75～84 岁、≥85 岁共 5 个组别。同时，以 10mmHg 为级差将收缩压分为＜120mmHg、120～129mmHg、130～139mmHg、140～149mmHg、150～159mmHg、160～169mmHg，以及≥170mmHg，共 7 组；将舒张压分为＜70mmHg、70～79mmHg、80～89mmHg、90～99mmHg、100～109mmHg，以及≥110mmHg，共 6 组。结果显示，不论基础血压水平、不同年龄，严格降压就可以进一步降低心血管疾病事件。2021 年 NEJM 报道了中国老年人高血压患者降压靶目标的干预策略研究（STEP 研究），4243 名患者被随机分组至强化降压组（收缩压靶目标为 110～130mmHg），4268 名患者至标准降压组（130～150mmHg）。结果显示，与标准降压组相比，强化降压可使主要心血管复合结局风险降低 26%，急性冠脉综合征风险降低 33%，脑卒中风险降低 33%，急性非代偿性心力衰竭风险降低 73%。与标准降压组相比，强化降压不增加患者严重不良事件风险、肾脏损伤风险。上述研究提示，对于老年人高血压患者同样应该更为积极地控制血压，年龄大不应该成为不降压、缓降压、少降压的理由。

正是基于此，建议 65～79 岁的患者，收缩压应先降至＜140/90mmHg；80 岁以上的患者，收缩压可先降至＜150/90mmHg，如能耐受，收缩压可进一步降至＜130/80mmHg。80 岁以上合并衰弱的高血压患者，应制订个体化降压目标值，但收缩压应尽量不低于130mmHg。在治疗高血压的同时，对可逆性危险因素应同时进行干预（如吸烟、高脂血症、糖尿病等），逆转靶器官损害并适当处理患者同时存在的各种临床情况。

（三）治疗原则

老年人降压治疗应遵循小剂量、长效、联合、适度、个体化原则。强调收缩压达标，同时避免过度降低血压。

1. 个体化小剂量原则 老年人由于肝肾功能减退，自身调节功能低下，对药物敏感性改变，在使用抗高血压药时，应采用最小的有效剂量开始，以获得可能的疗效而使不良反应减到最小，如有效可以逐步增加剂量以获得最佳疗效。

2. 使用长效药物 为了有效防止靶器官损害，防止从夜间较低到清晨血压突然增高而导致猝死、脑卒中和心脏病发作。最好使用每日一次的长效抗高血压药，使降压谷峰比值＞50%，同时也增加老年患者的依从性。

3. 联合用药原则 老年人的联合用药应强调低剂量联合，既可以增加疗效又可以减少不良反应。联合治疗具有安全有效抗高血压、更好保护靶器官、提高依从性的优点。

4. 适度及个体化用药 老年患者降压速度不宜过快，以 2～3 个月内达标为宜，且老年人常多病共存，因此，应根据患者个体情况制订合理有效的降压治疗策略。

（四）治疗方法

1. 非药物治疗 非药物治疗是降压的基本措施，包括纠正不良生活方式，如健康饮食、规律运动、戒烟限酒、保持体重、改善睡眠等。

2. 药物治疗 常用抗高血压药包括血管紧张素转化酶抑制药（ACEI）、血管紧张素受体阻断药（ARB）、钙通道阻滞药（CCB）、利尿药、β受体阻断药及新型药物血管紧张素受体脑啡肽酶抑制药（ARNI），以及由上述药物组成的固定配比单片复方制剂（FDC）。

（1）利尿药：利尿药是临床上应用最早的抗高血压药。利尿药应作为老年人高血压联合用药时的基本药物，可用于治疗老年单纯收缩期高血压，尤其适用于合并心力衰竭、水肿的老年人高血压患者。但使用期间，需监测电解质情况。由于该药物对血糖、血脂及血尿酸的影响较大，对合并糖尿病、高脂血症及高尿酸血症的患者不推荐使用。

（2）钙通道阻滞药：CCB用于老年人降压治疗耐受性好，尤其适用于血管弹性差、左心室舒张功能降低、合并其他心血管异常的老年患者。对增龄相关的心脏传导系统的退行性病变，加重心脏传导阻滞的药物（如维拉帕米、地尔硫䓬）需谨慎使用。老年患者发生直立性低血压的风险明显高于年轻患者，需避免使用快速降压的二氢吡啶类药物，警惕降压过快、过低。硝苯地平、维拉帕米、地尔硫䓬禁用于左心室收缩功能不全的老年人高血压病患者。存在心脏房室传导功能障碍或者病态窦房结综合征的老年人高血压患者，应慎用维拉帕米、地尔硫䓬。目前，推荐长效二氢吡啶类（CCB）作为老年人高血压患者降压治疗的基本药物，其降压效果更为平稳、安全。它与其他4类基本抗高血压药均可联合使用。

（3）ACEI与ARB类药物：ACEI对于高肾素活性的高血压患者，具有良好的降压疗效及确切的肾脏保护作用，适用于伴有冠状动脉疾病、心肌梗死、心绞痛、左心功能不全、糖尿病、慢性肾脏病或蛋白尿的老年人高血压患者。ACEI对糖脂代谢无不利影响，副作用较少，其主要不良反应包括咳嗽、皮疹，少部分患者可出现味觉异常、肾功能恶化。偶见血管神经性水肿，重者可危及患者生命。ARB类药物的降压及肾脏保护作用与ACEI相似，咳嗽等副作用较少，血管神经性水肿罕见，尤其适用于不能耐受ACEI出现咳嗽等副作用的患者。ACEI为老年人高血压患者合并糖尿病、心力衰竭、慢性肾脏病时的首选药物。老年患者常存在动脉粥样硬化性肾血管病或其他肾脏病变，需要使用ACEI或ARB。治疗的老年患者，应除外双侧重度肾动脉狭窄的存在。在用药过程中，需要密切监测血钾及血清肌酐水平的变化。

（4）β受体阻滞药：β受体阻滞药推荐作为高血压病合并冠心病、慢性心力衰竭老年患者辅助用药；禁用于病态窦房结综合征、二度及二度以上房室传导阻滞、支气管哮喘的患者，长期大量使用可引起糖脂代谢紊乱。老年人常存在心动过缓、窦房结功能异常，应根据适应证决定是否使用β受体阻滞药及用量。

（5）α受体阻滞药：这种药物的主要特点为具有非常明显的镇静功能，能够诱发患者出现抑郁症或者加重本来已经有的抑郁症，并且服用过程中易发生直立性低血压。对于老年人高血压患者在进行具体的治疗过程中，需要慎重选择这种药物进行治疗。

（6）联合降压治疗：协同增效、减少不良反应是抗高血压药联合治疗的目标。联合抗高血压药可通过多种不同机制降压，降压效果好、不良反应少，更有利于靶器官保护，同时具有提高患者用药依从性和成本/效益比的优点。通常，老年人高血压患者常需服用两种以上的抗高血压药才能使血压达标。新的指南推荐联合药物治疗首选FDC起始，优选ACEI或ARB联合小剂量CCB或噻嗪类利尿药。

3. 随访及血压管理　老年人高血压患者治疗需要随访与管理，建议启动新药或者调药治疗后，每月随访评价依从性及治疗反应，根据血压水平及时调整治疗方案，直到降压达标。随访内容包括血压值达标情况、是否发生过直立性低血压、是否有药物不良反应、治疗的依从性及生活方式改变情况、是否需要调整抗高血压药剂量；实验室检查包括电解质、肾功能情况及其他靶器官损伤情况等；社区支持及远程管理具有重要价值。

六、总结

总之，随着老龄化浪潮到来，我国老年人高血压患病率呈上升趋势，截至 2020 年，我国老年人高血压患病率约 58.9%，但我国高血压的知晓率、治疗率及控制率仍处于较低水平，防治工作任重道远，亟待加强。近年来，随着老年人高血压治疗相关重要研究的颁布，从 SPRINT 研究、权威的 BPLTTC 荟萃分析到 STEP 研究重磅解读，为我国的老年人高血压提供了更多的循证医学证据，对提高我国老年人高血压诊疗水平及临床实践有着极其重要的促进作用。

思 考 题

1. 试述老年人高血压常见的临床特点及在其诊疗中的作用。
2. 试述老年人高血压危险因素分层。
3. 试述强化降压在老年人高血压管理中的价值。

（侯莉明　王晓明）

第三节　老年人心房颤动

心房颤动（atrial fibrillation，AF）是一种以快速、无序心房电活动为特征的室上性快速性心律失常。它几乎见于所有的器质性心脏病，偶见于非器质性心脏病。心房颤动（简称房颤）发病率高、持续时间长、可引起严重的并发症，致死、致残率高。人口老龄化使房颤的发病率逐年递增，65 岁及以上房颤人群称为老年房颤。

一、概述

（一）房颤的分类

1. 根据房颤的病因　分为瓣膜性房颤（特指机械瓣置换术后及中、重度二尖瓣狭窄者合并的房颤，vavular atrial fibrillation，VAF）和非瓣膜性房颤（non-vavular atrial fibrillation，NVAF）。

2. 根据房颤发作时心室率的快慢　分为慢心室率房颤（<60 次/min）与快心室率房颤（>100 次/min）。

3. 根据房颤的临床发作特点　分为首诊房颤、阵发性房颤、持续性房颤（长期持续性房颤）、永久性房颤（表 27-3）。

表27-3　心房颤动的分类

分类	定义
首诊房颤	首次明确诊断，难以确定发作时间、持续时间和既往发作史者
阵发性房颤	持续时间<7d，常<48h，多为自限性，但反复发作
持续性房颤	持续时间>7d，常不能自行复律，常需药物复律或电复律
长期持续性房颤	持续时间≥1 年，难以转复窦律，用射频消融仍可转复
永久性房颤	复律失败，不能维持窦律或没有复律适应证的房颤

（二）流行病学特征

房颤的患病率及发病率均随年龄增长而逐步增加，各年龄段男性均高于女性。据估计，全球成年人房颤患病率为 2%～4%。2020 年黄从新等调查发现，我国成年人标准化房颤患病率为 1.6%，男性（1.7%）高于女性（1.4%），城市（1.6%）与农村（1.7%）无显著差异，但地域差异显著：中部最高（2.5%），次为西部（1.5%），东部最低（1.1%）。18～29 岁的成年人的 AF 患病率为 0.4%，80 岁及以上的成年人患病率为 5.9%，据此推算，中国现有房颤患者逾 2000 万。

二、老年房颤的筛查

房颤筛查利于老年房颤的早期发现、早期诊断、早期规范治疗，特别对于无症状性房颤患者，筛查显得尤为重要。

（一）筛查类型及策略

筛查可分为系统性筛查、机会性筛查、主动性筛查。系统性筛查是指对＞65 岁的所有老年人或某一特定亚组进行筛查；机会性筛查是在普通人群中进行随机性筛查；主动性筛查包括系统性筛查和机会性筛查，指在有房颤危险因素、症状或体征的人群中筛查房颤。

常见的房颤筛查策略包括对＞65 岁老年人或具有脑卒中高风险的个体进行机会性或系统性筛查，采用间断单点或重复 30s 心电图记录持续 2 周。

欧美多个专业学会[欧洲心律协会（EHRA）、美国心律协会（HRS）、亚太心律学会（APHRS）、拉美心脏起搏与电生理协会（SOLAECE）]推荐的筛查工具主要分为 4 大类，即血压测量、脉搏触诊、12 导联心电图和智能手机应用。目前，我国的专家共识推荐的筛查工具包括心电图、动态心电图、可植入电子设备、心脏电生理检查等。

（二）筛查对象

主要包括高龄、心力衰竭（简称心衰）、肥胖、高血压、糖尿病、阻塞性睡眠呼吸暂停或结构性心脏病、接受过心脏手术、隐源性卒中/短暂性脑缺血发作（TIA）、遗传性心律失常患者和特殊职业人群（职业运动员）等。

三、老年房颤的临床评估

（一）症状学评估

1. 有症状 快心室率房颤最常见的症状是心悸，如果合并冠心病，患者可出现心绞痛、眩晕、晕厥，严重可出现心力衰竭及休克；如果合并风湿性心脏病二尖瓣狭窄者，常诱发急性肺水肿；伴有肺动脉高压者，可发生咯血。

2. 无症状 某些慢速型及中速型房颤，患者可以无任何症状，尤其在老年人多见，常在体检或做心电图时发现。

3. 不典型症状 见于慢速型或中速型房颤患者，无心悸感，可有乏力、疲劳、心前区不适或微痛感，需进一步做相关检查方可诊断。

（二）典型的体征

1. 房颤的三大体征 即心尖部第一心音强弱不等、心律绝对不齐、脉搏短绌。

2. 栓塞征 房颤患者可发生脑、肺及四肢血管栓塞征。

（三）实验室检查

初始评估时应重点关注血常规、血清电解质、肝肾功能、甲状腺功能等。肝肾功能是评估房颤患者抗凝治疗中出血风险以及合理用药的重要依据。老年人不明原因的快心室率房颤，应注意排除甲状腺功能亢进（简称甲亢）。脑利尿钠肽（brain natriuretic peptide，BNP）可以作为预测房颤进展程度和心功能状况的重要指标。

（四）影像学检查

1. 经胸超声心动图（transthoracic echocardiography，TTE） 帮助评估结构性心脏病，测量左心房大小或体积，评估心功能、左心耳血栓风险，以及筛选有进一步行经食管超声心动图检查适应证的患者。

2. 经食管超声心动图检查（transesophageal echocardiography，TEE） 监测左心房血栓的敏感性和特异性较高，对于 CHA_2DS_2-VASc 评分≥2 分者，如抗凝治疗不足 3 周且需要进行复律（早期复律）时，以及房颤导管消融术前均须行 TEE 以排除心腔内血栓。

3. 心腔内超声心动图（intracardiac echocardiography，ICE） 用于指导房间隔穿刺、评估导管位置、探测心脏形态学改变，以及识别某些并发症等。特殊人群，如食管癌术后或其他不适合 TEE 而又必须排除心房及心耳血栓者，可直接行心腔内超声心动图检查。

4. 胸部 X 线片 用于评估心影大小和形态、心功能及肺部疾病等，有助于发现可能与房颤相关的器质性心、肺疾病。

5. 计算机体层扫描（computed tomography，CT） 可观察整体心脏结构的相关性，明确心房及心耳的大小、形态，以及与肺静脉的解剖关系等，对指导房颤的消融治疗有重要意义。对于存在脑缺血或脑卒中征象的房颤患者，建议行头部 CT 或 MRI 检查。对于 TEE 有困难者，CT 也可作为检测心房内血栓的方法之一。

6. 心脏磁共振成像（cardiac magnetic resonance imaging，CMRI） 可详细评估左心房的形态和功能、评估左心房壁消融损伤程度。延迟增强 MRI 可用于评估房颤患者心房组织纤维化程度，预测房颤消融成功率。

（五）诊断与监测

1. 心电图 特征为 P 波消失，代之以 f 波，R-R 间期绝对不规则。房颤发作时 QRS 波宽大畸形提示伴室性期前收缩、室内差异性传导或旁路前传（预激综合征合并房颤）。

2. 动态心电图 有助于发现短阵房颤及无症状性房颤，并对房颤的负荷进行评估。对于 TIA 或缺血性脑卒中患者，应至少 72h 连续的动态心电图检测。

3. 心脏起搏器、植入型心律转复除颤器 具有心房感知功能的起搏器或植入型心律转复除颤器（implantable cardioverter defibrillator，ICD）能检出患者房颤负荷和无症状性房颤等。年龄＞75 岁或有高卒中风险的患者，也可行长程心电监测以明确房颤的检出。

4. 心脏电生理检查 有助于判断房颤是由房室结折返性心动过速、旁路相关的房室折返或者由房性期前收缩诱发；预激综合征并房颤患者应行心脏电生理检查，并行旁路消融治疗。快心室率房颤合并宽 QRS 波时极易被误诊为室性心动过速，行心脏电生理检查有助于鉴别。

5. 其他检查 阻塞性睡眠呼吸暂停（obstructive sleep apnea，OSA）是房颤的一个高危因素，对于有相应症状的患者可行睡眠呼吸监测。

（六）房颤栓塞风险和出血风险的评估

1. 栓塞风险评估 房颤患者脑卒中风险显著增加，目前临床上常使用 CHA_2DS_2-VASc 评分对患者血栓栓塞的风险进行评估（表 27-4）。该评分仅用于非瓣膜性房颤，积分越高，发生血栓栓塞的风险越高。

表27-4 CHA_2DS_2-VASc评分

字母代号	危险因素	分值
C	充血性心力衰竭	1
H	高血压	1
A	年龄≥75 岁	2
D	糖尿病	1
S	卒中	2
V	血管疾病	1
A	年龄 65～74 岁	1
Sc	性别（女性）	1
最大积分		9

2. 出血风险评估 口服抗凝血药（oral anticoagulant，OAC）是一把双刃剑，有效预防血栓的同时也显著增加出血的风险。目前，尚无针对中国房颤患者的出血风险评分工具，结合我国的老年房颤诊疗现状，推荐采用 HAS-BLED 评分（表 27-5）。该评分 0～2 分属于出血风险低危人群，3 分以上则为出血风险高危人群。评分高不是抗凝治疗的禁忌证，而是提醒临床医师尽量控制出血危险因素，加强对出血并发症的预防和观察。

表27-5 HAS-BLED评分

字母代号	危险因素	分值
H	未控制的高血压	1
A	肝或肾功能异常	1 或 2
S	卒中	1
B	出血	1
L	INR 值不稳定	1
E	高龄	1
D	药物或过量饮酒（各1分）	1 或 2
最大积分		9

INR. 国际标准化比值

（七）老年患者的综合评估

老年综合评估是指导治疗和预后判断的重要指标，主要包括失能评估（ADL 量表）、衰弱筛查（FRAIL）量表、步态异常与跌倒风险评估（TUGT）、认知功能评估（Mini-Cog）量表，以及肾功能（eGFR、CKD-EPI 公式）、营养状态、共病及多重用药评估（详见第五章老年综合评估）。

四、房颤的治疗

抗凝治疗是房颤治疗的基石，对于年龄稍轻、无器质性心脏病或有轻度器质性心脏病改变的老年房颤，以控制节律为主；对高龄、有器质性心脏病、基础病因未解除、心脏结构改变明显、持续时间较久的老年房颤患者，应着力于控制心室率。

（一）预防血栓栓塞

1. 维生素 K 拮抗药（vitamin K antagonist，VKA） 如华法林适用于所有房颤患者，由于其与多种食物、药物之间的相互作用以及其代谢的基因多态性，导致其抗凝效果难以预测，且需频繁监测凝血指标，从而降低了使用依从性，但目前华法林仍为抗凝治疗的主要手段。

目前，常用国际标准化比值（international normalized rate，INR）的范围来表示抗凝强度。应用华法林过程中，应定期监测 INR，据此调整剂量，使其尽量维持在目标范围内。建议非高龄老年患者 INR 值为 2.0～3.0；≥75 岁或出血高危老年患者，INR 靶标为 1.6～2.5；>80 岁老年人最好不超过 1.8。

华法林起始剂量为 2.0～3.0mg/d，2～4d 起效，多数患者在 5～7d 达治疗高峰。因此，在用药首周第 3～7 天时严格检测 INR，每 1～2d 检测 1 次，达到目标后每周 1～2 次；抗凝强度稳定后（连续 3 次 INR 均在监测窗内），每月复查 1～2 次。

2. 新型口服抗凝血药（new-oral-anticoagulant，NOAC） 包括直接凝血酶抑制药（如达比加群酯）及直接 Xa 因子抑制药（如利伐沙班、阿哌沙班与艾多沙班等）。NOAC 的优点为：①起效很快，半衰期（$t_{1/2}$）短；达到峰值时间基本在 4h 以内；②与其他药物相互作用少，效应剂量变化小，不需实验室监测；③具有较低的颅内出血率，可减少发生颅内出血的风险。老年房颤患者 NOAC 应用剂量建议见表 27-6。

表27-6 新型口服抗凝血药（NOAC）剂量推荐表

	达比加群酯	利伐沙班	阿哌沙班	艾多沙班
标准剂量	150mg，bid	20mg，qd	5mg，bid	60mg，qd
低剂量	110mg，bid	15mg，qd	2.5mg，bid	30mg，qd/15mg，qd[a]
减量的标准	年龄≥80 岁；合用维拉帕米；消化道出血风险高	CCR 15～49ml/min	满足以下 3 项中的至少 2 项：体重≤60kg 年龄≥80 岁 血清肌酐≥133μmol/L 或满足单一条件：CCR 15～29ml/min	满足以下任一标准：体重≤60kg CCR 15～49ml/min 合用维拉帕米、奎尼丁或决奈达隆

bid. 每日 2 次；qd. 每日一次；CCRl. 肌酐清除率；a 仅用于年龄≥80 岁，无法使用口服抗凝标准剂量抗凝的非瓣膜病性心房颤动患者

（1）NOAC 使用要点：①老年 NVAF 的抗凝治疗均优先推荐 NOAC，尤其推荐每日一次服药的沙班类药物。②NOAC 半衰期（$t_{1/2}$）较短，停用后 12～24h 抗凝作用即可消失，治疗前需评估老年患者认知功能以免漏服。如发现药物漏服，6h 以内（2 次/日的药物）或12h 以内（1 次/日的药物）可补服 1 次，超出时限者不再补服。③如不慎超量服用，需严

密观察出血反应。误服双倍剂量者,如服用 1 次/日的药物,可在 24h 后继续服用原剂量;服用 2 次/日的药物则需要停用 1 次,24h 后恢复原剂量。④使用 NOAC 者不需常规监测凝血指标,但在下述情况应及时检测,包括发生严重出血或血栓栓塞事件、需进行手术操作、发现肝肾功能异常、出现可疑药物相互作用或过量用药。服用达比加群者,可测定蝰蛇毒凝血时间(ECT)和稀释凝血酶时间(dTT);若无上述条件,则测定活化部分凝血活酶时间(APTT)或蝮蛇抗栓酶直接凝血酶时间(TT)。服用利伐沙班者,可测定凝血酶原时间(PT),上述指标高于正常上限 2 倍以上者出血风险增加。⑤老年人群应用抗凝血药要高度关注肝、肾功能,肝功能 B 级、C 级的患者,慎用或禁用 NOAC。若肌酐清除率(creatinine clearance rate,CCR)<30ml/min,抗凝血药应减量;若 CCR<15ml/min,则不建议使用 NOAC 抗凝。应用 NOAC 治疗时,肾功能正常者每年 1 次、肾功能减退者每 3~6 个月 1 次进行血常规和肝肾功能检查,据此调整剂量,必要时应停用 NOAC 或换为华法林(表 27-7、表 27-8 及图 27-1)。

表27-7　NOAC与肝功能剂量调整关系

Child-Pugh 分级	达比加群	艾多沙班	阿哌沙班	利伐沙班
A 级(5~6 分)	无须减量	无须减量	无须减量	无须减量
B 级(7~9 分)	慎用	慎用	慎用	禁忌
C 级(≥10 分)	禁忌	禁忌	禁忌	禁忌

表27-8　NOAC与肾功能状态的剂量调整关系

NOAC	CCR(ml/min)				
	>95	50~95	30~49	15~29	<15/透析
利伐沙班	20mg, qd		15mg, qd	15mg, qd(慎用)	FDA 减少剂量、EMA 禁用、中国禁用
艾多沙班	60mg qd(FDA 禁用,中国/EMA 谨慎评估后使用)	60mg qd	30mg qd	30mg qd(慎用)	禁用
达比加群	150mg, bid		150mg, bid;或 110mg, bid(高出血风险减少剂量)	FDA 减少剂量、EMA禁用、中国禁用	禁用
阿哌沙班	5mg bid		减量		禁用

qd. 每天一次;bid. 每天两次;FDA. 美国食品药品监督管理局;EMA. 欧洲药品管理局

(2)NOAC 与其他抗凝血药间的相互转换:临床上经常会遇到不同的抗凝血药之间相互转换的现象,具体转换流程见图 27-1。

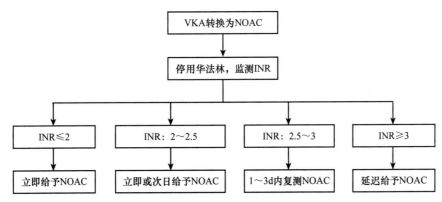

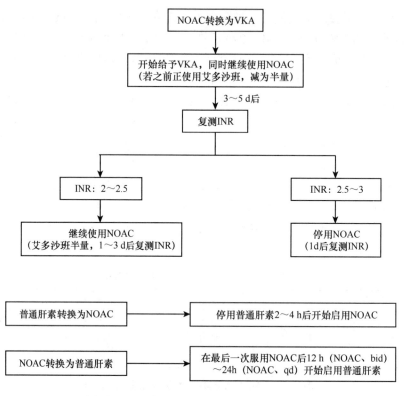

VKA. 维生素拮抗药; NOAC. 新型口服抗凝血药; INR. 国际标准化比值;
bid. 每天2次; qd. 每天1次

图 27-1　NOAC 与其他抗凝血药转换流程

（3）房颤的抗凝治疗流程见图 27-2。

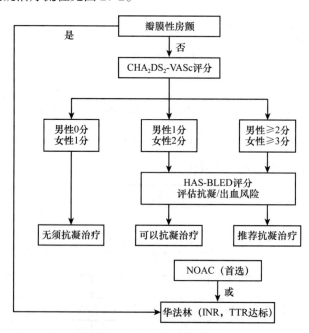

NOAC. 新型口服抗凝血药; INR. 国际标准化比值;
TTR. 治疗目标范围内的时间百分比

图 27-2　房颤的抗凝治疗流程

（4）口服抗凝血药相关出血：在应用 OAC 的抗凝过程中，一旦遇到出血，应立即监测患者的血流动力学状态，判断患者出血的严重程度，根据不同出血风险进行分类处理，流程详见图 27-3。

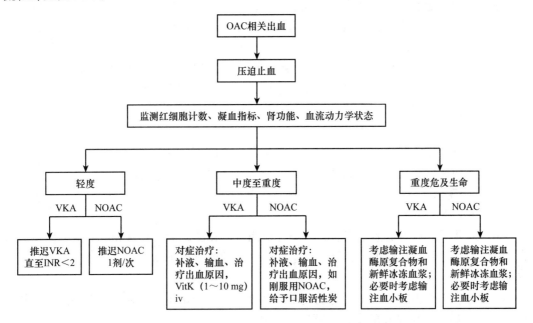

OAC. 口服抗凝血药；NOAC. 新型口服抗凝血药；VKA. 维生素K拮抗药；INR. 国际标准化比值；
VitK. 维生素K；iv. 静脉注射

图 27-3　心房颤动抗凝治疗出血处理流程

3. 左心耳封堵术　对于卒中高风险、出血高风险，以及无法耐受 OAC 或依从性差的非瓣膜性房颤患者，推荐行左心耳封堵术（left atrial appendage closure，LAAC）治疗，可规避 OAC 的各种出血风险（如胃肠道出血）及降低老年人在服用抗凝血药情况下跌倒引起颅内出血的风险。

（1）适应证：适用于 CHA_2DS_2-VASc 评分≥2 分，同时具有以下情况之一的 NVAF 患者。①不适合长期规范抗凝治疗；②在长期规范抗凝治疗的基础上仍发生卒中或栓塞；③HAS-BLED 评分≥3 分；④需要合并应用抗血小板药物治疗；⑤不愿意长期抗凝治疗。

（2）禁忌证：①左心房内径>65mm；②TEE 发现 LAA 内血栓或重度自发显影；③严重的二尖瓣瓣膜疾病或中大量心包积液；④低危卒中风险（CHA_2DS_2-VASc 评分≤1 分）；⑤凝血功能障碍；⑥近期活动性出血患者；⑦AF 合并其他需要继续华法林抗凝的疾病；⑧需要接受外科开胸手术者。

（3）围手术期的抗血栓方案：LAAC 术前，须行 TEE 检查排除左心房及 LAA 血栓。对于长期口服华法林的患者，术前应调整华法林剂量直至 INR<2.0。术中抗凝治疗使用普通肝素，维持术中活化凝血时间（ACT）大于 250s。存在普通肝素使用禁忌时，可选择使用比伐芦定。LAAC 术后最佳抗血栓方案尚不明确，建议根据患者意愿、评估出血风险及卒中风险选择抗凝治疗方案。

4. 外科干预左心耳　常用的干预措施包括左心耳直接切除、左心耳切割缝合器切除、左心耳开口线性缝闭和心耳夹闭 4 种方法。

（二）房颤的节律控制

房颤的节律控制包括心脏药物复律与电复律、导管消融等，可以改善症状及预后。对于血流动力学稳定者，可以药物复律或电复律；血流动力学不稳定的房颤患者，首选同步直流电复律。复律前应充分评估血栓栓塞风险，如风险高者复律前应规范抗凝治疗：①房颤持续时间<48h 的患者，不需要常规 TEE 检查，预先应用肝素或低分子肝素或 NOAC 后可直接复律，复律后仍需要 4 周的抗凝治疗。②当房颤的持续时间不明或≥48h，建议患者在心脏复律前进行有效抗凝治疗至少 3 周；复律前行 TEE 排除左心房血栓；复律后继续抗凝治疗至少 4 周（前 3、后 4）。若因合并其他临床疾病或心脏基础疾病，房颤有复发风险，需要长期进行抗凝治疗。

对血流动力学不稳定需紧急复律的房颤患者，不应因启动抗凝治疗而延误复律时间。如无禁忌，应尽早在应用肝素或低分子肝素或 NOAC 的同时进行复律治疗。

1. 药物复律　目前，用于复律的抗心律失常药物（anti-arrhythmic drugs，AAD）主要是Ⅰc类和Ⅲ类。

（1）对于无器质性心脏病患者，可静脉应用普罗帕酮、伊布利特和尼非卡兰复律。多非利特也可用于新发房颤的复律治疗。上述药物无效或出现不良反应时，可选择静脉应用胺碘酮。

（2）轻度心衰患者（NYHA 心功能Ⅰ或Ⅱ级），包括缺血性心脏病患者，但要除外伴有低血压或 Q-T 间期延长的患者，可选用尼非卡兰。

（3）伴有中度器质性心脏病患者，可以选择静脉伊布利特。

（4）伴有严重器质性心脏病、心衰，以及缺血性心脏病患者，应选择静脉胺碘酮（具体剂量及注意事项见详见表27-9）。

表27-9　用于复律的抗心律失常药物

药物	给药途径	起始剂量	后续剂量	禁忌证/注意事项
胺碘酮	口服	600～800mg/d，分次服用，总负荷为10g	200mg，QD	静脉用药期间注意低血压、肝损害、心动过缓、静脉炎等不良反应；长期应用时注意甲状腺功能、肺毒性、肝损害等不良反应；甲亢患者仅在无其他选择时才考虑使用
	静脉	5～7mg/kg，1～2h以上	50mg/h，24h 最大剂量不超过1g	
普罗帕酮	口服	450～600mg		可能发生低血压、心房扑动伴1:1传导、轻度 QRS 时限延长；避免用于缺血性心脏病和（或）明显结构性心脏病合并心衰者；避免用于房扑的复律
	静脉	1.5～2.0mg/kg，10min以上		
伊布利特	静脉	1.0mg，10min 以上或0.01mg/kg（体重<60kg）	10min 内 1mg（首次给药10～20min后）	可能发生 Q-T 间期延长、多形性室性心动过速/尖端扭转型室性心动过速；避免用于 Q-T 间期延长、低血钾、严重左心室肥大或射血分数降低者；给药后4h进行心电图监测
尼非卡兰	静脉	0.3mg/kg，5min	0.4mg/(kg·h)，最大不超过0.8mg/(kg·h)	不得与胺碘酮同时输注；如果患者短时间内（药物半衰期以内）应用过其他静脉抗心律失常药物（Ⅰ类或Ⅲ类）无效换用尼非卡兰时，负荷量和维持剂量酌减；Q-T间期延长>60ms 应立即减量或停药；血钾浓度建议控制在 4.0mmol/L 以上

2. 电复律 伴有严重血流动力学障碍及预激综合征旁路前传伴快速心室率的房颤，首选电复律（图 27-4）。预先使用某些 AAD（如胺碘酮、伊布利特和普罗帕酮等）可提高转复窦律的成功率并预防房颤复发。

（1）适应证：①血流动力学不稳定的房颤；②预激综合征旁路前传伴快速心室率的房颤；③有症状的持续性或长期持续性房颤。

（2）禁忌证：洋地黄中毒、低钾血症或其他电解质紊乱、急性感染或炎症性疾病、未满意控制的甲状腺功能亢进等情况时，电击可能导致恶性心律失常及全身病情恶化；超声或其他影像检查证实心腔内血栓形成者。

（3）并发症：血栓栓塞、镇静相关并发症、室性心动过速（简称室速）或心室颤动（简称室颤）、缓慢性心律失常，偶有皮肤灼伤或过敏、肌肉酸痛等。对已有左心功能严重损害的患者，有诱发肺水肿的风险。

（4）方法：术前持续监测血压和血氧后给予基础麻醉。采用体外同步直流电复律的方式复律，能量选择在 150~200J 左右；疑有房室传导阻滞或窦房结功能低下者，电复律前给予预防性心室临时起搏。如复律不成功，可增加复律电量、改变电极板位置（前-后电极放置优于前-侧放置）、对前胸电极板施加一定压力等措施重复进行。

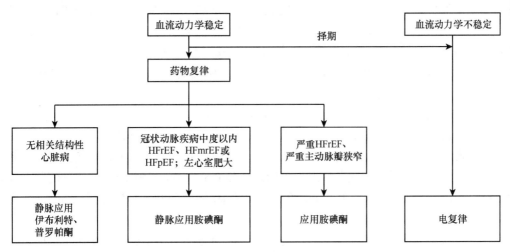

HFrEF. 射血分数降低的心力衰竭；HFmrEF. 射血分数轻度降低的心力衰竭；HFpEF. 射血分数保留的心力衰竭

图 27-4 近期发作的心房颤动节律控制治疗

3. 导管消融 以射频能和冷冻能为主，老年患者由于左心房明显扩大和心肌纤维化明显，可致成功率降低，同时心肌穿孔和血栓栓塞并发症明显升高，故在老年患者中应用导管消融需评价风险及获益。影响患者适应证选择和导管消融结果的因素包括年龄、左心房大小、房颤类型、房颤持续时间、有无二尖瓣反流及其程度、有无基础心血管疾病及其严重程度、术者经验等。

（1）适应证：①症状明显，药物治疗无效的阵发性房颤；②症状明显、无明显器质性心脏病，药物治疗无效的（长期）持续性房颤；③无症状性房颤，发生心源性卒中、TIA 或者隐源性卒中，考虑卒中可能与房颤有关；④房颤合并心衰。

（2）禁忌证：①绝对禁忌证，即左心房血栓。②相对禁忌证，包括心房直径＞50mm、出血性疾病活动期、穿刺部位或全身感染、脏器功能衰竭、慢性消耗性疾病晚期。

（3）并发症：①心脏压塞和（或）穿孔；②栓塞并发症；③肺静脉狭窄；④左心房-食管瘘；⑤膈神经损伤；⑥食管周围迷走神经损伤；⑦急性冠状动脉闭塞；⑧血管并发症；⑨急性肺水肿。

（4）术后管理：建议术后常规进行以下检查，如 12 导联心电图、动态心电图、超声心动图、胸部 X 线片。术后 3～5h 如无出血，应恢复 OAC，按术前方案规范抗凝治疗不少于 8 周；如空白期内无房颤及心房扑动发生，对于卒中风险分层的中、低风险患者，可停用抗凝血药。

（5）成功及复发的判定标准：国内建议，①成功。消融 3 个月后，不使用 AAD 而无房颤、心房扑动或者房性心动过速发作；如术后使用 AAD，判断时间应是停用 AAD 5 个半衰期或停用胺碘酮 3 个月。②有效。消融 3 个月后，使用术前无效的 AAD 而无房颤、心房扑动或房性心动过速发作，或消融术后房颤负荷明显降低。③空白期发作。指术后 3 个月内发生持续时间≥30s 的房颤、心房扑动或房性心动过速。

（三）房颤的心室率控制

心室率的控制是房颤管理的重要环节，包括紧急和长期的心室率控制。对于需要紧急控制心室率的房颤患者，首要目标是稳定血流动力学和改善症状，同时进一步评估心室率增快的病因，根据患者 LVEF 及血流动力学状况选择合适的药物。而长期心室率控制的手段则包括口服药物治疗及房室结消融结合永久性心脏起搏器的植入。

1. 长期心室率控制的目标　目前，房颤推荐宽松心室率控制（静息心率＜110 次/分）和严格心室率控制（静息心率＜80 次/分）。

2. 药物治疗　药物治疗包括 β 受体阻滞药、洋地黄类、钙通道阻滞药；其他 AAD，如胺碘酮、决奈达隆、索他洛尔等，也具有一定的控制心室率的作用。

（1）慢心室率房颤（心室率＜60 次/分）：房颤合并慢心室率患者有症状时，非紧急情况可口服缓释茶碱治疗；紧急情况下可给阿托品 0.5～1.0mg 静脉注射，或异丙肾上腺素（急性冠状动脉综合征患者禁用）1mg 溶于 5%葡萄糖溶液 500ml 缓慢静滴，同时准备安装临时起搏器。

（2）快心室率房颤（心室率＞100 次/分）：除血流动力学不稳定的快速房颤应尽快行电转复外，其他类型房颤的控制心室率药物治疗如下。

1）心室率控制：常用的心室率控制药物有 β 受体阻滞药、非二氢吡啶类钙离子拮抗药（NDHP-CCB）、洋地黄类药物及胺碘酮等。β 受体阻滞药是无禁忌证患者的首选药物；NDHB-CCB 是慢性阻塞性肺疾病、哮喘患者的首选；洋地黄类适用于心力衰竭或低血压的患者；胺碘酮可用于合并左心功能不全患者的心室率控制，长期维持仅用于其他药物禁忌或治疗无效时。静脉给药用于急性期心室率控制，给药后多需口服药物长期维持。

2）急性期心室率控制的建议：①目标心室率＜110 次/分，达标后症状控制不满意者，将心室率目标下调至 80～100 次/分。②无预激综合征的房颤患者，无应用 β 受体阻滞药或 NDHP-CCB 禁忌时，可给静脉注射艾司洛尔或地尔硫草控制心室率；房颤伴心力衰竭或左心室功能下降的患者，可静脉注射毛花苷 C 或胺碘酮控制心室率；失代偿性心力衰竭患者，慎用 β 受体阻滞药；有心力衰竭的房颤患者，不主张应用 NDHP-CCB。③预激综合征合并房颤患者，心室率控制可选普罗帕酮；β 受体阻滞药、洋地黄、非二氢吡啶类钙离子拮抗药可加重快心室率反应，甚或诱发室颤，不建议使用。

3）长期心室率控制的建议：①β 受体阻滞药是无用药禁忌的老年房颤患者的首选。②合并心力衰竭的患者，可服用地高辛及 β 受体阻滞药。③心室率控制不满意的患者，可用地高辛与 β 受体阻滞药/NDHP-CCB 联合治疗；用药剂量根据室率逐渐调整，联合药物治疗期间建议监测室率、血压及心功能变化。④地高辛不单独用于非心力衰竭阵发性房颤患者的心室率控制。⑤胺碘酮仅用于其他药物无效或有禁忌时。

（四）房颤的外科治疗

外科术式从左心房隔离术、走廊手术、心房横断术及迷宫Ⅰ、Ⅱ、Ⅲ、Ⅳ型手术；隔绝传导的方式从传统的"切和缝"发展到冷冻、射频等能量消融；手术切口由正中开胸切口演变为微创切口，从需要体外循环发展到在非体外循环心脏搏动下进行。对于房颤患者合并需要手术治疗的瓣膜病、冠心病、先天性心脏病等疾病时，建议在行瓣膜手术、冠状动脉旁路移植术、先天性心脏病矫治术等手术的同时对房颤行手术治疗。

五、近期房颤领域的研究进展

（一）基础研究进展

1. OPN 水平与心房纤维化程度呈正相关 我国学者发现骨桥蛋白（osteopontin，OPN）在房颤患者的循环中高表达，而且房颤患者循环 OPN 与低电压区（LVAS，心房纤维化的标志）呈正相关。OPN 可通过激活 Akt/GSK-3β/β-catenin 蛋白通路和抑制自噬诱导心房纤维化。

2. PLK2/ERK1/2/OPN 轴或可成为新靶点 研究表明，PLK2/ERK1/2/OPN 轴在心房纤维化中起到了重要作用，提示干预该轴或可成为抑制心房纤维化的创新靶点。已知临床药物美沙拉嗪可抑制 ERK1/2，进而抑制心脏 OPN 的过表达并逆转 PLK2 敲除小鼠的病理性表型，有望在未来应用于防治心房纤维化。

（二）临床研究进展

1. 节律早控制早获益 对于近期新诊断房颤的患者，与控制心室率相比，尽早控制节律可进一步显著降低卒中和心衰相关的住院风险。

2. 警惕亚临床心房颤动 亚临床心房颤动（subclinical AF，SCAF）是指仅通过连续、长期心脏监测发现的短暂、无症状房颤发作，可由起搏器或植入式心脏复律除颤器（ICD）精确捕获。基于 ASSERT 研究的数据统计分析发现，SCAF 发作时间增长可以增加约 5 倍的心衰住院率，提示 SCAF 与患者不良临床预后相关。

3. 介入治疗人群选择 CABANA 研究的年龄亚组分析发现，年轻患者通过消融治疗（相比药物治疗）能获得最好的相对和绝对临床获益，因此老年房颤的介入治疗需慎重评估。

4. 导管消融策略 除了比较成熟的射频消融、冷冻消融，近年来逐渐发展了脉冲消融、激光球囊消融和微波消融等新的消融能源，这些策略在一定程度上可以消融房颤的基质，但其有效性、安全性、并发症及远期预后等尚需临床进一步验证。

5. 预防血栓栓塞的进展

（1）NOAC：现有研究证据认为，亚洲人应用华法林预防缺血性脑卒中的有效性较低，脑出血的风险较高，NOAC 是亚洲老年房颤患者抗凝治疗的首选方案。

（2）LAAC：德国一项系统回顾性研究发现，在不增加缺血性脑卒中同时，LAAC 可较 NOAC 更有效降低高危房颤患者大出血事件。LAAC 的应用可以减少脑卒中，可作为华法林的替代方案用于 NVAF 患者的脑卒中预防。

思 考 题

1. 老年房颤的栓塞风险和出血风险评估有哪些方法？
2. 简述老年房颤患者 NOAC 的临床使用要点。
3. 简述老年房颤患者长期心室率控制的目标与方法。

（曾志羽）

第四节　老年冠状动脉性心脏病

一、流行病学

心血管疾病是人类死亡的首要原因，随着我国经济水平的发展及人民生活水平的提高，尤其是人口老龄化及城镇化进程的加速，我国心血管疾病的总发病率和死亡率呈显著上升趋势，推算心血管疾病现患人数为 3.3 亿，其中冠状动脉性心脏病（冠心病）1 139 万。冠心病是威胁老年人生命和健康的主要疾病，患病率随增龄而增加，主要包括急性冠脉综合征（acute coronary syndrome，ACS）和慢性冠状动脉综合征（chronic coronary syndrome，CCS）。根据《2021 中国卫生健康统计年鉴》，我国城市居民冠心病死亡率为 126.91/10 万，急性心肌梗死（acute myocardial infarction，AMI）的死亡率为 60.29/10 万；农村居民冠心病死亡率为 135.88/10 万，AMI 死亡率为 78.65/10 万，冠心病死亡率随增龄而增加。

二、老年冠心病的特点

（一）年龄相关冠状动脉结构和功能改变

冠状动脉粥样硬化的发生、发展是多种因素作用的结果，年龄是冠状动脉粥样硬化最重要的危险因素之一。随着年龄增长，冠状动脉内皮细胞功能障碍、血管平滑肌细胞产生的细胞外基质增多，内膜纤维增生性肥厚，局部纤维成分、多种细胞、坏死组织和脂类物质构成动脉粥样硬化斑块，还可伴有钙盐沉积，形成坚硬的钙化病变。斑块向管腔内突出而形成管腔狭窄、斑块破裂、血小板聚集形成血栓，可引起缺血或心血管事件。老年人是动脉粥样硬化性心血管疾病（arteriosclerotic cardiovascular disease，ASCVD）的主要患病人群。

（二）药代动力学和药效动力学发生改变

老年患者随着增龄器官功能衰退，药物吸收、分布、代谢和排泄均出现相应变化；肝肾功能减退导致药物经肝代谢能力下降、肾排泄减少，从而使药物 $t_{1/2}$ 延长，发生药物蓄积；血浆蛋白水平明显降低，药物的蛋白结合率下降，游离药物浓度增加，也易导致药物蓄积。

（三）症状不典型、临床表现复杂，容易误诊、漏诊

老年冠心病患者的临床表现常不典型，可表现为呼吸困难、头晕、疲劳、活动受限、恶心、呕吐、出汗等症状；甚至表现为下颌、颈部、牙、耳及上腹部不适；症状常与体力活动、情绪紧张相关，含服硝酸甘油可缓解，容易误诊、漏诊。

（四）多重用药，易发生药物不良反应

老年患者常存在多重用药现象，药物与药物相互作用，同时由于年龄相关的药代动力学和药效动力学发生改变，出现各器官、系统功能下降和心理问题，用药的不安全因素较多，容易引发药物不良反应和药源性疾病。

（五）多病共存，治疗矛盾

老年患者常合并多种疾病，可能存在治疗矛盾。由于缺乏老年患者大规模临床研究证据，诊疗规范或指南不一定适用于老年患者，治疗方案需要权衡获益和风险，以患者为中心实施个体化的治疗策略。

三、老年急性冠脉综合征的诊治

（一）定义

ACS 是指由于冠状动脉斑块破裂（或侵蚀）致血栓形成和急性狭窄或闭塞而产生的临床综合征，包括不稳定型心绞痛（unstable angina，UA）、非 ST 段抬高心肌梗死（non-ST-segment elevation myocardial infarction，NSTEMI）和 ST 段抬高心肌梗死（ST-segment elevation myocardial infarction，STEMI）。ACS 是老年人的常见病，是致死、致残的重要原因，STEMI 患者中≥65 岁患者占 43.5%，NSTEMI 中≥65 岁患者占 53.1%。

（二）诊断

1. 临床表现 老年 ACS 患者，首发症状常不典型，常见为气短、呼吸困难，甚至出现晕厥、急性意识障碍等症状。常合并高血压、血脂异常、糖尿病等多种危险因素，冠状动脉病变常呈多支、弥漫、钙化、慢性完全闭塞（chronic coronary total occlusions，CTO）病变等，更常见 NSTEMI 和 UA。

2. 诊断方法

（1）心电图：心电图 ST-T 改变是确定 ACS 诊断及分类、判断预后的主要依据。部分老年患者存在多支冠脉病变、左束支阻滞、室内传导阻滞时可掩盖 ST-T 的变化。此外，老年患者膳食状况较差，或受到医源性治疗的影响（利尿药、钙剂等），合并慢性代谢性疾病等情况，电解质紊乱尤其是血钾和血钙水平异常，常导致心电图 ST-T 异常表现，需要注意鉴别。

（2）心肌损伤标志物：高敏肌钙蛋白（high-sensitivity cardiac troponin，hs-cTn）在 ACS 的诊断过程中具有决定性的作用，是区分 UA 和 AMI 的关键证据（表 27-10）。在 AMI 患者中，hs-cTn 常在症状发作 1h 内迅速升高，由于 hs-cTn 检测在心肌损伤方面具有更高的灵敏度和诊断准确性，指南建议使用 0h/1h 流程（最佳选择）或 0h/2h 流程（次优选择）。除诊断作用外，建议连续检测 hs-cTn 以评估预后。需注意除心肌梗死（myocardial infarction，

MI）外，其他导致心肌细胞损伤的疾病也会导致 hs-cTn 升高。常见的非 ACS 引起心肌损伤原因分为心源性和非心源性，心源性常见于快速性心律失常（如心房扑动、心房颤动、阵发性室上性心动过速等）、心力衰竭和部分心肌病等，非心源性多见于脱水、休克、重症感染、严重肾功能不全等情况。

表27-10　hs-cTn的临床意义

项目	临床意义
hs-cTn 测定法与标准心肌肌钙蛋白测定法相比较	· 对 AMI 有更高的阴性预测价值
	· 减少"肌钙蛋白盲区"间隔，早期诊断 AMI
	· 1 型 MI 的检出率相对增加 4%、绝对增加 20%，相应的 UA 的诊断率下降
	· 2 型 MI 检出率增加 2 倍
hs-cTn 水平是心肌细胞损伤的定量标志物（水平越高，MI 可能性越大）	· 升高超过 5 倍正常上限，1 型 AMI 的阳性预测价值>90%
	· 升高超过 3 倍正常上限，AMI 的阳性预测价值仅有 50%～60%
心肌肌钙蛋白动态变化	· 可区分 AMI 与慢性心肌细胞损伤（变化越明显，AMI 可能性越高）

hs-cTn. 高敏肌钙蛋白；AMI. 急性心肌梗死；MI. 心肌梗死；UA. 不稳定型心绞痛

3. 诊断标准　通过患者的临床症状和重要体征、心电图、即刻肌钙蛋白水平、肌钙蛋白在第 1、2 或 3 小时的变化，对 ACS 患者进行诊断（图 27-5）。

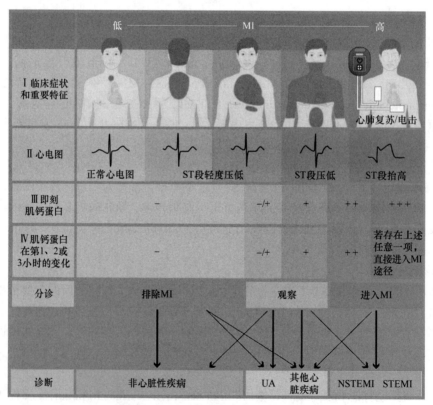

图 27-5　ACS 的诊断方案和分诊方法

MI. 心肌梗死；UA. 不稳定型心绞痛；NSTEMI. 非 ST 抬高心肌梗死；STEMI. ST 段抬高心肌梗死

AMI 诊断标准：心肌损伤标志物超过参考值上限的第 99 百分位值并有动态变化，同时伴有以下至少一项心肌缺血的证据。①心肌缺血症状；②心电图提示新发的缺血性改变；

③心电图提示病理性 Q 波形成；④缺血所致的存活心肌丢失或新发节段性室壁运动异常；⑤造影或尸检发现冠状动脉内血栓。心肌梗死共分为 5 型：1 型 MI 是由动脉粥样硬化斑块破裂、溃疡、糜烂或夹层引起冠状动脉腔内血栓形成，导致心肌血流减少和（或）远端栓塞后发生心肌坏死；2 型 MI 是指继发于心肌氧供需失衡（包括低血压、高血压、心律失常、贫血、低氧、冠状动脉痉挛、自发性冠状动脉夹层、冠状动脉栓塞和冠状动脉微血管功能障碍等）导致缺血的心肌坏死；3 型是指心脏性猝死；4 型是指与经皮冠状动脉介入治疗（percutaneous coronary intervention，PCI）相关 MI；5 型是指与冠状动脉旁路移植术（coronary artery bypass grafting，CABG）相关 MI。

4. 病情评估和危险分层 对于 STEMI 和非 ST 段抬高的 ACS（non-ST-segment elevation acute coronary syndrome，NSTE-ACS）患者的病情评估和危险分层是治疗策略选择的前提。Killip 心功能分级是 AMI 患者早期危险分层的基础，可评价心功能和循环功能状态，进行风险评估并指导救治。

（三）治疗措施

1. 药物治疗 ACS 患者随年龄增加死亡率增高，药物治疗首先需缓解症状并避免急性并发症，药物治疗很难完全缓解症状，需要根据老年患者的整体临床状况来决定进一步的治疗策略。

2. 血运重建 急诊 PCI 是 STEMI 再灌注治疗的首选方式。对于老年 STEMI 患者，急诊 PCI 风险虽高，但可显著降低病死率，具备条件应首选急诊 PCI 治疗。对于老年 NSTE-ACS 患者，包括 80 岁以上患者，PCI 血运重建可使患者获益。根据国内外指南推荐，结合临床实际情况（包括合并疾病、身体情况、认知状态、预期寿命、患者/属的意愿、预期目标及经济状况等），按照危险分层选择急诊（<2h）、早期（<24h）或择期 PCI（表 27-11）；如果病变不适宜 PCI，应考虑 CABG 治疗。老年患者的冠状动脉病变常为多支、弥漫、钙化、迂曲等，且存在心功能差、合并症多、就诊延误、术中心力衰竭发生率高等情况，导致血运重建治疗风险高、出血和感染等并发症发生率高，需医患双方加强沟通、慎重考虑。老年患者介入术前充分评估获益与风险，慎重选择治疗策略，高度个体化治疗；药物疗效不佳、血流动力学不稳定者应尽快血运重建治疗，做好患者相关危险因素的综合管理。老年 ACS 伴多支冠状动脉病变患者，急诊 PCI 原则上只开通梗死相关动脉（infarction related artery，IRA），其他非 IRA 待评估后决定择期 PCI 或 CABG。对老年 NSTE-ACS 低危患者，应根据 Syntax 积分和临床实际情况再选择低风险血运重建策略（PCI 或 CABG）。研究显示，老年患者行 PCI 和 CABG 治疗结果相似，尽管 CABG 可完成完全血运重建，但 PCI 更适合于围手术期高风险患者。

表27-11 NSTE-ACS危险分层标准及治疗推荐

危险分层	表现	建议
极高危	存在至少下列一项表现：①血流动力学不稳定；②心源性休克；③复发性或药物治疗难以缓解的持续性胸痛；④危及生命的心律失常；⑤心肌梗死机械并发症；⑥与 NSTE-ACS 相关的急性心力衰竭；⑦≥6 个导联 ST 段压低≥1mm 合并 aVR 和（或）V₁导联 ST 段抬高	急诊（<2h）介入治疗
高危	（1）诊断 NSTEMI；（2）动态或新发连续的 ST-T 改变；（3）心脏骤停后复苏成功、无 ST 段抬高或心源性休克；（4）GRACE 评分>140 分	早期（<24h）介入治疗
低危	无上述风险表现且无再发症状的患者	择期介入治疗

NSTE-ACS. 非 ST 段抬高急性冠脉综合征；NSTEMI. 非 ST 段抬高心肌梗死

3. 溶栓治疗 主要风险是出血并发症，尤其是颅内出血（发生率 0.9%～1.0%），且随年龄增加而增高。预测危险因素包括高龄、女性、低体重、脑血管疾病史，以及入院时血压升高。高龄老年冠心病诊治中国专家共识不建议给予≥80 岁的患者溶栓治疗。在 CAMI 注册研究真实世界中，≥75 岁是预测院内溶栓出血风险的独立因素。对于无严重出血禁忌证的高龄老年 STEMI 患者，即使无急诊 PCI 条件时，溶栓治疗仍应慎重。

4. 并发症防治

（1）急性肾损伤：改善全球肾脏病预后组织（KDIGO）指南定义为 48h 内血清肌酐升高≥0.3mg/dl（26.5μmol/L），或 7d 内血清肌酐升高至基线值的 1.5 倍及以上，或尿量＜0.5ml/(kg·h)持续 6h。老年患者随增龄肾小球滤过率降低，合并慢性肾脏病较常见，需要有效保护，防止进一步损伤；另外，ACS 患者因为多种原因出现肾功能不同程度的下降，引起急性肾损伤的危险因素包括年龄、糖尿病、肌酐水平、左室射血分数（left ventricular ejection fraction，LVEF）、心电图缺血表现。老年患者应常规评估肾小球滤过率，并行慢性肾脏病分期，以利采取保护措施，推荐在心功能允许下术前、术中和术后充分水化以迅速排出对比剂和合理控制对比剂剂量，有助于预防对比剂所致急性肾损伤，临床上应根据患者心功能状态采取个体化的水化方案。对高危患者或慢性肾脏病 3 期以上的高龄患者，视病情可考虑在 PCI 术后 24h 内进行血液滤过。

（2）心力衰竭和心源性休克：心力衰竭是一种由于心脏结构和（或）功能异常引起的症状和（或）体征，并至少伴有利尿钠肽水平升高、肺循环或体循环淤血的临床综合征。心源性休克是指心脏泵血功能衰竭致心输出量下降，引起的组织（终末器官）灌注不足。高龄老年 ACS 患者并发心力衰竭的发生率高、预后差，需及时诊断和救治。CAMI 研究显示，AMI 的患者有 26%发生了急性心力衰竭，其中，≤75 岁患者急性心力衰竭发生率为 22.3%，＞75 岁高达 42.6%。心力衰竭可出现在 ACS 的急性期，提示心肌缺血范围大，冠状动脉病变严重，急诊再灌注治疗是有效的治疗措施。合并容量超负荷时可给予利尿药治疗肺循环淤血，使用硝酸酯类药物改善心绞痛、高血压或心衰症状，用药过程中需监测血压及容量状态。对于严重肺水肿或心源性休克的患者，除药物治疗外，可考虑采用机械通气、主动脉内球囊反搏、左心室辅助装置或体外膜肺氧合技术等治疗。抗心力衰竭药物有降压作用，切忌降压过快、过低，影响心脑肾重要脏器的灌注。

（3）心律失常：恶性心律失常在短时间内引起血流动力学障碍，可威胁患者生命，多见于室性心动过速、室颤等。常见于 ACS 急性期，若 24h 内反复发作恶性心律失常≥3 次，定义为电交感风暴，除因心肌缺血外，还与过度紧张及交感神经系统过度激活有关。老年 ACS 并发恶性心律失常患者，除血流动力学暂时稳定者可予抗心律失常药物外，应立即给予电复律治疗，并在药物治疗的基础上，尽快行急诊 PCI 缓解心肌缺血。药物治疗可联合 β 受体阻滞药和胺碘酮，同时积极纠正电解质紊乱，排除临床易于引起室性心律失常的医源性因素。对于 ACS 4 周后仍有恶性室性心动过速、心室颤动及猝死风险的患者，需评估是否有植入心律转复除颤器指征，以预防猝死。

四、老年慢性冠状动脉综合征的诊治

（一）定义

CCS 是指稳定型心绞痛和缺血性心肌病相关的临床综合征，常见于老年人群。常见的临床情况包括：①冠状动脉疾病患者心肌缺血症状稳定；②ACS或冠状动脉血运重建后1年内症状稳定或无症状；③诊断冠心病或血运重建后1年以上；④血管痉挛或微血管病变导致的心绞痛；⑤体检或筛查发现无心肌缺血症状的冠心病。

（二）诊断

1. 症状　与心肌缺血相关的典型心绞痛症状表现为胸部不适感，通常位于胸骨后，常表现为压迫、憋闷、紧缩或胸口沉重感，甚至窒息、烧灼感；可伴有呼吸困难，也可伴有非特异性症状，如乏力、虚弱感、头晕、恶心、晕厥、急性意识障碍或濒死感。与劳累或情绪激动相关是心绞痛的重要特征。心绞痛常于休息或含服硝酸甘油1～5min缓解。老年冠心病患者心绞痛症状常不典型，如何识别不典型心绞痛症状更为重要（表27-12）。

表27-12　胸痛的传统临床分类

临床分类	临床特征
典型心绞痛（明确）	同时符合下列3项特征：胸骨后不适感，其性质和持续时间具有明显特征；劳累或情绪应激可诱发；休息和（或）含服硝酸甘油几分钟内可缓解
非典型心绞痛（可能）	符合上述特征中的2项
非心绞痛性质的胸痛	仅符合上述特征中的1项，或都不符合

加拿大心血管疾病学会将稳定型心绞痛分为4级。I级：日常活动不引起心绞痛发作，重体力活动引起发作；II级：日常活动轻度受限，快走、饭后、冷风、情绪激动时更明显，步行超过200米或登一层楼以上受限；III级：日常活动明显受限，平地步行200米以内或登一层楼即可引起心绞痛发作；IV级：轻微活动或休息时即可发生心绞痛。I、II级心绞痛需评价缺血的范围、严重程度，决定是否行冠状动脉造影。III级劳力性心绞痛患者的生活质量会受到严重影响，常意味着至少一根主要血管存在70%以上的严重狭窄。IV级处于不稳定状态，如不及时治疗可能会发生急性心血管事件，甚至猝死。III、IV级心绞痛有高血压、心肌梗死病史、糖尿病、休息时心电图 ST 段下移为高危组，应高度关注，行冠状动脉造影决定进一步治疗，不要延误治疗时机。

2. 验前概率（pre-test probability，PTP）　了解病史后，可通过胸痛性质、性别、年龄3个因素，综合推断 CCS 的 PTP，即罹患 CCS 的临床可能性（表27-13）。研究表明，PTP<15%的患者预后良好（心血管死亡或心肌梗死的年风险<1%）。因此，对于 PTP<15%的患者，推迟常规检查相对安全，而 PTP<5%的患者发病率很低，只有在有充足理由的情况下才应进行诊断检查。对于 PTP>15%的患者，应考虑进行非侵入性检查。老年男性患者无论是否存在典型症状，PTP 均>15%，应行非侵入性检查明确诊断。>70岁的患者，无论男女，典型心绞痛和非典型心绞痛的 PTP 均>15%，应进一步检查明确诊断。

3. 诊断流程

（1）评估症状体征，进行相应的检查，不稳定心肌缺血按照 ACS 指南处理。

（2）评估患者合并疾病和生活质量，如果考虑血运重建无价值，选择药物治疗。

（3）完善静息心电图、血生化、胸部 X 线片和静息超声心动图检查，对于 LVEF<50%的患者按照心衰原则处理。

（4）评估 PTP 及冠心病的可能性，是否存在其他原因所致的胸痛，选择适当的治疗及检查措施。

表27-13　慢性冠状动脉综合征验前概率

年龄	典型心绞痛		非典型心绞痛		非心绞痛		呼吸困难 [a]	
	男性	女性	男性	女性	男性	女性	男性	女性
30～39	3%	5%	4%	3%	1%	1%	0%	3%
40～49	22%	10%	10%	6%	3%	2%	12%	3%
50～59	32%	13%	17%	6%	11%	3%	20%	9%
60～69	44%	16%	26%	11%	22%	6%	27%	14%
≥70	52%	27%	34%	19%	24%	10%	32%	12%

　　a. 除了经典的 Diamond 和 Forrester 方法，新验前概率也包括仅有呼吸困难症状或以呼吸困难为主要表现的患者。暗灰色区域表示需行非侵入性检查（验前概率＞15%）；浅灰色阴影区域表示验前概率介于 5%～15%，需进行总体临床评估后，进行相应诊断检查

　　（5）根据冠心病的临床可能性、患者的特征和意愿、检查可行性，选择相关的影像学或功能学检查。

　　（6）评估不良事件风险，指导后续治疗。

　　4. 诊断方法

　　（1）负荷试验：包括运动心电图和负荷超声心动图、心肌核素等。我国指南推荐疑诊稳定性冠心病的患者首先行运动负荷心电图以明确诊断。欧洲 CCS 指南推荐负荷试验可作为不能进行影像学检查时冠心病诊断的替代选择。负荷试验可用于评估患者运动耐量、症状、心律失常等临床信息，亦可提供预后信息，负荷试验阴性提示 1 年预后良好。检查过程中应密切监测患者的症状、体征及心电图变化，高龄人群因为肌肉力量不足等问题，会增加运动负荷试验检查的难度。

　　（2）冠状动脉 CT：CCS 指南建议对于通过临床评估不能排除阻塞性冠心病诊断的患者，使用无创功能性影像学检查或冠状动脉 CT 作为诊断冠心病的初步检查。老年人心律失常发生率增加，特别是高龄老年人，常合并房颤或频发期前收缩，而影响检查的图像质量，建议服用 β 受体阻滞药稳定心率。老年人的呼吸和屏气能力较弱，检查前应进行呼吸训练。另外需考虑增龄相关的肾功能减退，老年人需尽量减少使用对比剂，做好水化，避免发生对比剂肾病。

　　（3）冠状动脉造影：优先考虑行冠状动脉造影检查的情况包括临床评估冠心病可能性大、标准药物治疗心肌缺血症状反复发作，以及低水平运动诱发典型心绞痛、临床评估提示心血管风险高、心肌缺血相关的左心室功能障碍。老年人冠状动脉造影风险有所增加，高龄老年人冠状动脉造影适应证的掌握应更为严格，老年人常合并肾功能减退，注意预防对比剂肾病。

（三）治疗措施

　　1. 药物治疗　药物治疗是 CCS 治疗的主要措施，缓解缺血症状和改善远期预后是主要原则。最佳治疗定义为症状控制满意并具有最大依从性和最小的不良事件发生率（见后述）。

　　2. 血运重建　对强化药物治疗后仍有缺血症状或存在较大范围心肌缺血证据的稳定性冠心病患者，如预判选择 PCI、CABG 治疗的潜在获益大于风险，可根据病变特点选择相应的治疗策略。指南强调应以存在心肌缺血的客观证据作为血运重建的指征，注重功能学检测。对于无心绞痛症状、无心肌缺血证据的患者，建议以下情况优先选择血运重建：病变狭窄直径＞90%；主要血管的血流储备分数（fractional flow reserve，FFR）≤0.8 或瞬

时无波形比（instantaneous wave-free ratio，iwFR）≤0.89；冠心病所致的 LVEF≤35%。对于有心绞痛症状、有心肌缺血证据的多支病变的血管，FFR≤0.8 或 iwFR≤0.89 的病变，应优先选择血运重建。对于无心绞痛症状，但缺血面积大于左心室面积 10% 的患者优先选择血运重建。

对于高龄 CCS 患者，在充分药物治疗基础上，如无严重缺血的证据，不建议积极行 PCI 治疗；心绞痛反复发作或发生 ACS，PCI 治疗能够带来生活质量和生存率的获益，在个体化评估的前提下应持积极态度；老年冠心病患者常多支血管病变共存，常以解决罪犯血管为原则，冠状动脉的 FFR、血管内超声、光学相干断层成像（optical coherence tomography，OCT）等腔内影像检查有助于确定治疗策略。

五、老年冠心病二级预防

（一）改善生活方式

保持健康生活方式可降低心血管事件和死亡风险，指南推荐在药物治疗的同时需改善生活方式，同样适用于老年冠心病患者。具体建议如下。

1. 戒烟　使用药物和行为策略帮助患者戒烟，避免被动吸烟。

2. 健康饮食　合理调整饮食结构，多吃蔬菜、水果和全谷物，适当补充优质蛋白质，限制饱和脂肪酸摄入量＜10% 总摄入量，食盐摄入量减少到＜5g/d，限制乙醇摄入每周＜100g 或 15g/d。

3. 体力活动　根据身体情况进行适当体育锻炼或体力活动，每天进行 30~60min 中等强度体力活动，即使不规律运动也有益。

4. 控制体重　适当控制体重，达到并维持健康体重（体重指数＜25kg/m^2），或采用推荐的能量摄入方案并增加体力活动，以减轻体重。

5. 其他　充足睡眠，保持健康心理状态，积极参与社交活动。

（二）控制危险因素

1. 血脂管理　高胆固醇血症是 ASCVD 的重要危险因素，在各年龄段随着胆固醇水平的增加心血管病患病率和死亡率增加。2019 年欧洲血脂异常管理指南指出，临床或影像学明确诊断的 ASCVD 患者属于极高危人群，推荐极高危患者的二级预防，低密度脂蛋白胆固醇（low-density lipoprotein cholesterol，LDL-C）降幅≥50%，目标值＜1.4mmol/L（55mg/dl），已接受最大耐受剂量他汀治疗的 ASCVD 患者，若 2 年内再发心血管事件，推荐 LDL-C 目标值＜1.0mmol/L（40mg/dl）。《老年人血脂异常管理的中国专家共识》将超极高危组定义为 ASCVD 并存以下情况之一：①复发 ASCVD 事件；②冠状动脉多支血管病变；③近期 ACS（12 个月内）；④LDL-C≥4.9mmol/L；⑤糖尿病。极高危组包括以下情况：①未合并上述情况的 ASCVD 患者；②糖尿病合并高血压；③糖尿病合并靶器官损害（微量白蛋白尿、视网膜病变、肾病）或合并至少 3 项其他危险因素；④糖尿病加 1 项其他危险因素且 LDL-C≥3.4mmol/L；⑤外周动脉粥样硬化性疾病（狭窄＞50%）。超极高危患者 LDL-C 目标值＜1.4mmol/L（55mg/dl）或较基线降幅超过 50%，非高密度脂蛋白胆固醇（high-density lipoprotein cholesterol，HDL-C）目标值＜2.2mmol/L（85mg/dl）；极高危组 LDL-C 目标值为＜1.8mmol/L（70mg/dl）或较基线降幅超过 50%，非 HDL-C 目标值<2.6mmol/L（100mg/dl）。

2. 血压管理　高血压是老年人常见的心血管危险因素，荟萃分析表明，收缩压每降低10mmHg，冠心病风险降低17%。合并高血压的老年冠心病患者，建议采取个体化、分级达标的治疗策略。对于年龄<80岁且一般状况好、能耐受降压的老年患者，血压控制目标为<140/90mmHg；如能耐受可降至130/80mmHg，舒张压低于60mmHg时应在密切监测下逐步达到收缩压目标。对于≥80岁的高龄老年人，建议将血压控制在150/90mmHg以内；如能耐受降压治疗，可降至<140/90mmHg，甚至更低。降压药物更多降低收缩压，对舒张压的降幅小，老年患者降压治疗应强调收缩压达标，在患者能耐受的前提下逐步降压达标，小剂量起始，避免过快、过度降低血压。

3. 血糖管理　老年冠心病患者应常规进行糖尿病筛查、监测血糖，合并糖尿病、血糖升高者应控制好血糖。对糖尿病病程较短、预期寿命较长、自理能力好的老年患者，糖化血红蛋白目标值≤7%；对于年龄较大、病情较重、糖尿病病程较长、合并症较多、有低血糖风险的患者，可以酌情放宽血糖控制目标，糖化血红蛋白目标可控制在<7.5%，避免低血糖。对慢性疾病终末期患者，糖化血红蛋白可进一步放宽。近年研究证实，钠-葡萄糖协同转运蛋白2（sodium-glucose co-transporter-2，SGLT-2）抑制药和胰高血糖素样肽-1（glucagon-like peptide-1，GLP-1）受体激动药不仅具有降糖作用，还能显著降低心血管及肾脏事件。对于合并糖尿病的老年冠心病患者，如无禁忌证，建议优先使用具有心血管保护证据的SGLT-2抑制药或GLP-1受体激动药。

（三）药物治疗

老年冠心病患者的药物治疗更为重要，缓解缺血症状和改善远期预后是主要原则。改善预后的药物包括抗血小板药物、他汀类调脂药、β受体阻滞药、血管紧张素转化酶抑制药（angiotensin converting enzyme inhibitor，ACEI）或血管紧张素Ⅱ受体拮抗药（angiotensin receptor blocker，ARB），缓解心绞痛症状的药物包括硝酸酯类药物、钙离子拮抗剂（calcium channel blocker，CCB）。在制订治疗方案时，须对患者进行全面评估，包括一般身体状况（心率、血压和左心室功能）、合并疾病、远期耐受性和依从性及预期寿命等。对于健康状况良好的老年冠心病患者应积极给予二级预防药物治疗，对于身体情况较差、合并疾病多、预期寿命短的老年冠心病患者需谨慎用药，个体化治疗是管理老年冠心病患者的重要原则。

1. 抗血小板药物　阿司匹林是冠心病患者二级预防的基本药物，P2Y12受体拮抗药（氯吡格雷、替格瑞洛和普拉格雷）需根据临床情况决定是否联合应用于冠心病患者。

（1）老年CCS患者：指南尚无CCS患者根据年龄不同给予不同的抗血小板治疗的建议，老年患者出血风险增加，抗血小板治疗需个体化，建议选择低剂量阿司匹林（75～100mg/d），可适当减量使用，不能耐受阿司匹林的患者可使用氯吡格雷75mg/d替代。

（2）老年ACS患者：如无禁忌证，阿司匹林联合P2Y12受体拮抗药的双联抗血小板治疗（dual antiplatelet therapy，DAPT）已成为临床标准治疗；对于急诊PCI的ACS老年患者需使用负荷剂量，应警惕出血风险，出血高危患者抗血小板药物负荷剂量可酌减；血小板糖蛋白Ⅱb/Ⅲa受体拮抗药仅用于ACS老年患者PCI高血栓负荷时的补充治疗。

（3）DAPT治疗

1）阿司匹林联合氯吡格雷：较单独使用阿司匹林显著减少AMI患者的不良心血管事

件，且大出血事件发生率无明显增加。对于75岁以上接受DAPT的患者，如出血风险较高推荐应用此方案，但氯吡格雷受基因多态性（主要是*CYP2C19*基因型）及药物相互作用的影响，抗血小板疗效的个体差异较大，部分患者表现出低反应或无反应；对高血栓风险或反复发作血栓事件的患者，可考虑行基因多态性检测。

2）阿司匹林联合替格瑞洛：替格瑞洛与氯吡格雷相比，无须代谢活化，起效迅速，抗血小板聚集作用更强，研究显示替格瑞洛降低主要缺血事件，但主要出血事件增加。对于ACS患者，如无禁忌证，优先推荐给予替格瑞洛180mg负荷剂量，进而使用替格瑞洛维持治疗。鉴于高龄老年患者的出血风险较高，应用时需评估出血风险，谨慎并减量使用；替格瑞洛增加呼吸困难和心动过缓的风险，用时应监测症状和心率变化；禁用于活动性出血、既往颅内出血患者。

3）阿司匹林联合普拉格雷：普拉格雷较氯吡格雷抗血小板作用更强和起效时间更短，75岁以上老年患者出血风险明显升高，≥75岁、体重＜60kg、既往有卒中/一过性脑缺血发作病史的患者应慎用。如联合使用，需减少普拉格雷剂量。

（4）DAPT疗程：CCS患者置入药物洗脱支架（drug-eluting stent，DES）后需DAPT 6个月，存在严重出血风险的老年患者可缩短至3个月，缺血高危患者可考虑延长DAPT时间；在接受单纯药物治疗的ACS患者中，DAPT至少12个月，高出血风险患者至少1个月。老年ACS患者PCI术后需DAPT 6～12个月，高出血风险患者需3～6个月；对于PCI后耐受DAPT且低出血风险的患者可考虑12个月的DAPT治疗，高缺血风险患者可延长DAPT治疗时间。2017年，欧洲冠心病双联抗血小板治疗指南提出，DAPT疗程风险评估系统（表27-14），PRECISE-DAPT评分和DAPT评分可用于制订老年人个体化随访和给药方案。老年冠心病DAPT疗程应根据临床缺血症状和出血风险综合考虑，避免过度使用抗血栓药而诱发出血事件。

表27-14 用于DAPT疗程风险评估系统

项目	PRECISE-DAPT评分		DAPT评分	
使用时间	放置冠状动脉支架时		术后12个月且无不良事件发生时	
DAPT疗程	短期DAPT（3～6个月）比标准/长期DAPT（12-24个月）		标准DAPT（12个月）比长期DAPT（30个月）	
分数计算	血红蛋白（g/dl）≥12 11.5 11 10.5 ≤10		年龄（岁）	
			≥75	−2分
	白蛋白（×10⁹/L）≤5 8 10 12 14 16 18 ≥20		65至不足75	−1分
			＜65	0分
	年龄（岁）≤50 60 70 80 ≥90		吸烟	+1分
			糖尿病	+1分
	肌酐清除率（ml/min）≥100 80 60 40 20 0		就诊时心肌梗死	+1分
			PCI史或心肌梗死史	+1分
	出血史 否——————是		紫杉醇洗脱支架	+1分
			冠状动脉支架直径＜3mm	+1分
	分数 0 2 4 6 8 10 12 14 16 18 20 22 24 26 28 30		CHF或LVEF＜30%	+2分
			静脉桥支架	+2分
分数范围	0～100分		−2～10分	
建议决策	分数≥25分→短期DAPT		分数≥2分→长期DAPT	
	分数＜25分→标准/长期DAPT		分数＜2分→标准DAPT	

DAPT. 双联抗血小板治疗；PRECISE-DAPT. 接受冠状动脉支架置入术及后续双联抗血小板治疗患者的出血并发症预测；PCI. 经皮冠状动脉介入治疗；CHF. 充血性心力衰竭；LVEF. 左室射血分数

2. 抗凝血药

（1）肝素、低分子肝素：老年 ACS 患者 PCI 时多负荷使用肝素，非手术 ACS 患者多使用低分子肝素。应充分评估患者的年龄、体重、肾功能等调整低分子肝素剂量。

（2）口服抗凝血药：老年冠心病患者合并房颤、肺栓塞、静脉血栓等疾病时，需联合抗凝治疗。2020 年欧洲指南建议，对于 ACS 行 PCI 的房颤患者，在短期（1 周）三联抗血栓治疗（新型口服抗凝血药+DAPT）后，选择双联抗血栓治疗（新型口服抗凝血药+一种抗血小板药物）12 个月，推荐 12 个月后停止抗血小板治疗；若存在高出血风险，可考虑缩短双联抗栓治疗疗程至 6 个月；不推荐替格瑞洛/普拉格雷用于三联抗栓治疗。老年人出血风险增加，应密切监测出血风险，对于高出血风险的老年患者可缩短双联抗栓时间或减少抗栓药物剂量。对于预期寿命短、进展性恶性肿瘤、依从性差、精神状态差、终末期肾病、高龄、既往大出血/出血性卒中、长期滥用乙醇、贫血、双联抗栓治疗发生临床显著出血的患者，不推荐口服抗凝血药和抗血小板药物联合治疗。

3. 调脂药物 他汀类药物用于老年人群一级和二级预防的临床证据显示，可延缓老年人 ASCVD 的发生、发展，并降低发生心血管事件及死亡的风险。他汀类药物用于 ASCVD 二级预防，LDL-C 每降低 1.0mmol/L（40mg/dl），主要血管事件的相对风险降低 21%，各年龄组（包括＞75 岁患者）均可获益。因此，对老年冠心病患者应积极使用他汀类药物。推荐老年患者使用他汀类药物由小或中等剂量开始，逐步滴定到实现 LDL-C 达标；如果使用可耐受剂量的他汀类药物治疗未达标，推荐联合依折麦布和（或）PCSK9 抑制剂治疗。ASCVD 老年患者使用他汀类药物同年轻患者，避免盲目应用大剂量，有明显肾功能损伤和（或）潜在药物相关时，他汀类药物从小剂量开始。极高危老年患者可使用中等剂量他汀类药物，使血脂尽快达标。对于 ASCVD 或极高危老年患者，若经他汀类药物治疗后甘油三酯＞2.3mmol/L 时，可联用贝特类药物或鱼油制剂[优先推荐高纯度二十碳五烯酸（EPA）]。尽管老年人服用他汀类药物安全性及耐受性好，仍应监测他汀类药物的不良反应和关注药物相互作用，及时识别肌肉损害、肝肾功能异常、新发糖尿病等相关不良反应并及时处理。此外，应坚持长期用药，无特殊原因不应停药。老年患者血脂管理需结合个体特点并根据 ASCVD 危险分层综合评估，对于 75 岁以上人群需权衡获益风险比，结合患者合并疾病、肝肾功能、预期寿命、经济状况等因素决定是否给予调脂治疗药物，并制订个体化治疗方案。

4. β 受体阻滞药 通过降低心肌耗氧量而减少心绞痛发作和提高运动耐量，显著降低 MI 患者的死亡和再发心肌梗死风险；如无禁忌证，应作为初始治疗药物。推荐使用选择性 $β_1$ 受体阻滞药，使静息心率控制在 55～60 次/分。老年患者需注意以下特点：①常合并心动过缓、低血压、心力衰竭、支气管哮喘或慢性阻塞性肺疾病等情况，应谨慎评估后再加用 β 受体阻滞药；②对药物敏感性增强，应从小剂量开始，逐渐调整至目标剂量，长期应用。

5. ACEI/ARB 冠心病，尤其合并高血压、LVEF≤40%、糖尿病或慢性肾脏病的患者，如无禁忌证，应考虑使用 ACEI，不能耐受 ACEI 的患者可换用 ARB 治疗，以降低主要终点事件（心血管死亡、心肌梗死、卒中等）风险。老年患者从小剂量开始，逐渐递增到目标剂量，强调长期应用。ACEI/ARB 禁用于低血压、高血钾、严重肾功能不全、双侧肾动脉严重狭窄、孤立肾伴单侧肾动脉狭窄，以及过敏的患者。

6. CCB 分为二氢吡啶类 CCB 和非二氢吡啶类 CCB。CCB 主要用于冠心病心绞痛控制不佳以及血压、心率不达标的患者。对于自发或变异型心绞痛，伴心率偏快，且无心功能不全、休克、房室传导阻滞，可给予非二氢吡啶类CCB（维拉帕米、地尔硫䓬）降低心率、缓解冠脉痉挛；心力衰竭患者应避免使用非二氢吡啶类CCB。二氢吡啶类CCB因有反射性心动过速的副作用，STEMI患者不推荐使用。对于高血压难以控制或心力衰竭伴反复的心绞痛，可加用长效二氢吡啶类CCB，如贝尼地平、氨氯地平或非洛地平等。

7. 硝酸酯类 通过改善心肌供血、降低心脏负荷而改善心绞痛症状。硝酸甘油含服用于缓解心绞痛发作症状；长期服用硝酸酯类药物应注意保持足够的无药间期（8～10h），以减少耐药。老年患者机体调节和代偿功能减退，个别患者对硝酸酯类药物高度敏感，小剂量即可引起直立性低血压、晕厥和心动过速，应当引起重视。

8. 伊伐布雷定 减慢窦性心率，对心肌收缩、房室传导、支气管平滑肌无影响，可用于β受体阻滞药标准治疗心率控制不佳，或存在β受体阻滞药禁忌，或不能耐受β受体阻滞药窦性心律的患者。

9. 尼可地尔 是烟酰胺硝酸酯衍生物，通过扩张冠状动脉及微血管改善心肌缺血，可以作为二线治疗药物。部分患者可能发生口腔、肠道和黏膜溃疡。

10. 雷诺嗪 是选择性晚钠电流抑制剂，可改善心绞痛症状，为二线治疗药物。不良反应包括头晕、恶心、便秘、肾衰竭、QTc间期延长等。使用期间注意监测肾功能及QTc间期。

11. 曲美他嗪 抑制游离脂肪酸代谢，使游离脂肪酸代谢减少，促进心肌代谢及心肌能量的产生，为二线治疗药物。可引起或加重帕金森症状，如震颤、肌强直、行走障碍和不宁腿综合征，禁用于帕金森病或运动障碍、严重肾功能损害患者。

六、老年冠心病患者的综合管理

（一）评估获益和风险，制订个体化治疗方案

老年患者常多病共存，存在治疗矛盾，强调积极和保守治疗之间的平衡。二级预防需结合老年综合评估的结果，筛查潜在不当用药，评估获益和风险，制订个体化治疗方案。对于患有多种慢性病、存在多种老年问题或老年综合征（如虚弱、肌少症、认知障碍、营养不良、跌倒、尿失禁等）及伴有不同程度的功能损害的老年患者，通过老年综合评估，多层面、多学科评价其躯体健康、功能状态、心理健康和社会环境状况，制订有效的预防、保健、治疗、康复和护理计划，加强心脏科、老年医学科、临床药师、营养师和康复医师等多学科团队协作模式，以促进老年患者各种功能状态的改善，提高生命质量和健康期望寿命。

（二）出血风险评估及防治策略

1. 出血风险评估 高出血风险因素包括高龄、女性、肾功能不全、慢性心力衰竭、血小板减少、贫血、低体重指数、合用口服抗凝血药等。学术研究联合会高出血风险工作组（the Academic Research Consortium for High Bleeding Risk，ARC-HBR）提出了判断PCI后高出血风险的14条主要标准和6条次要标准（表27-15），其中符合1条主要标准或至少2条次要标准者定义为高出血风险。高龄既是高缺血也是高出血风险因素，老年人常存在多病共存、多重用药现象，在制订抗栓治疗方案前，应充分权衡缺血和出血风险，以利于

正确选择治疗策略，使患者获益。

表27-15 ARC-HBR定义的PCI高出血风险标准

主要标准	次要标准
预期长期使用口服抗凝药	年龄≥75岁
严重或终末期慢性肾脏病（eGFR<30ml/min）	中度慢性肾脏病（eGFR 30~59ml/min）
血红蛋白<110g/L	男性血红蛋白110~129g/L，女性110~119g/L
6个月内发生过需要住院或输血治疗的自发性出血，或任意时间的复发出血	过去12个月内需要住院或输血的自发性出血，但未达到主要标准
中重度基线血小板减少（血小板计数<100×10⁹/L）	长期使用非甾体抗炎药或类固醇激素
慢性出血倾向	任何时间发生的缺血性脑卒中，未达到主要标准
肝硬化伴门静脉高压	
12个月内诊断和（或）需要治疗的恶性肿瘤（除外非黑色素瘤皮肤癌）	
既往自发性颅内出血（任何时间）	
既往12个月内的创伤性颅内出血	
存在脑血管畸形	
既往6个月内的中度或重度缺血性脑卒中	
接受DAPT期间不能延期的大手术	
PCI术前30d内进行过大手术或遭受大的创伤	

ARC-HBR. 学术研究联合会高出血风险工作组；eGFR. 估算的肾小球滤过率；DAPT. 双联抗血小板治疗；PCI. 经皮冠状动脉介入治疗

2. 出血的预防

（1）优化PCI操作技术：研究显示，对行PCI的老年患者，经桡动脉较股动脉入路能降低穿刺点并发症和BARC3级以上严重出血事件率。建议优先选择桡动脉入路进行冠状动脉造影和PCI。若经股动脉入路，应使用血管封堵装置。近年来，广泛应用的DES支架降低了PCI术后长期不良事件发生率，无论DAPT疗程如何，DES在接受PCI的冠心病患者中的应用均优于金属裸支架（bare metal stent，BMS）。

（2）预防消化道出血：服用抗血栓药物发生消化道损伤和出血的危险因素包括老年（>65岁）、既往有消化道疾病（尤其是消化道溃疡或出血病史）、胃食管反流病、幽门螺杆菌（Helicobacter pylori，Hp）感染、服用类固醇皮质激素和非甾体抗炎药（nonsteroidal anti-inflammatory drug，NSAID）、联用其他抗血栓药、烟酒过量、药物滥用及情绪应激等。对于发生上消化道高风险出血的患者，需常规使用质子泵抑制药（proton pump inhibitor，PPI）或H2受体拮抗药。

（3）优化抗血栓药物剂量、种类和疗程：因抗血栓药物过量、给药种类过多与出血风险增加直接相关，老年冠心病患者需持续评估缺血症状和出血危险，个体化选择抗血栓药物种类、使用最小有效剂量、采用可能的最短疗程，降低出血风险。

3. 出血的处理

（1）老年冠心病患者一旦发生出血，应根据出血部位及出血量制订治疗策略。对于大出血，应依据不同出血部位和原因确定是否暂停或减少抗血栓药物、止血药物治疗，以及如何采取压迫、介入封堵、手术修补、内镜止血等措施。对于急性失血使血流动力学不稳定或血红蛋白<80g/L的患者，应输血并采取必要的止血措施；对于血流动力学稳定、已

有效止血、血红蛋白>80g/L 的患者，虽不推荐输血，但应先行配血准备。

（2）对于抗血栓治疗中发生出血的患者，应权衡患者的出血和缺血风险，评估抗血栓药物的类型、剂量和持续时间，调整抗血栓治疗方案，包括缩短双联抗血栓治疗时长或使用单一抗血小板或抗凝治疗。对于使用 DAPT、血栓形成风险高或极高的患者发生出血时，如非大出血或影响血流动力学的出血，建议继续使用低剂量的阿司匹林维持抗血小板治疗，待出血稳定后再重新加用 P2Y12 受体拮抗药。行 PCI 及接受 DAPT 的患者，如果术后 3 个月内发生出血，建议出血停止后重新评估出血及血栓风险再决定是否、如何重启 DAPT；如果术后 3 个月以上发生出血，建议降低抗血栓强度，给予一种抗血小板药物。所有发生出血的患者均应排查纠正诱发出血的原因，给予 PPI 治疗，必要时根除 Hp。更多建议参见《口服抗栓药物相关消化道损伤防治专家共识》。

（三）评估是否存在潜在不合理用药

1. 合理用药　老年冠心病患者，常存在多重用药现象，易引发药物不良反应和药源性疾病，需严格管理老年人的治疗药物。老年患者用药应遵循个体化、优先治疗、用药简单、适当减量和合理联合等原则，可通过综合评估、精简处方，达到合理化使用药物。包括：①通过评估，结合预后及期望寿命，找出最优先治疗的疾病，根据临床实践指南合理用药；②根据年龄、肝肾功能、体重等合理选择药物种类和剂量，低剂量滴定，逐步调整剂量，避免药物过度使用或剂量不足导致的治疗效果不佳等情况；③合理配伍，避免药物的相互作用等，密切关注老年患者用药的不良反应；④加强患者教育，强调停药的危害性，对于耐受性差、疗效不确定的药物一律不用，增强患者服药依从性。

2. 精准医疗的应用　个体遗传特性影响某些药物的反应性，以基因为导向的精准医疗，对疾病易感性评估及临床个体化、合理化用药具有指导意义。已有研究证实，*CYP2C19* 基因多态性与氯吡格雷反应性相关，*CYP2C9* 和 *VKORC1* 基因多态性与华法林出血不良反应相关，*SLCO1B1* 基因多态性与他汀类药物诱导肌病不良反应相关，有选择地进行基因多态性监测，有助于精准评估个体情况，合理选择药物。

思 考 题

1. 简述慢性冠状动脉综合征的定义。
2. 简述老年急性冠脉综合征患者的临床特点。
3. 老年冠心病患者血脂控制目标及调脂治疗药物如何选择？
4. 简述老年冠心病二级预防的主要原则和治疗药物。
5. 如何进行老年冠心病患者出血风险评估？

（杜佳丽　刘梅林）

第五节　老年射血分数保留的心力衰竭

一、概述

心力衰竭（heart failure，HF，简称心衰）是由心脏结构和（或）功能异常引起症状和

（或）体征，并至少伴有利钠肽水平升高、肺循环淤血或体循环淤血客观证据之一的临床综合征。根据左室射血分数（left ventricular ejection fraction，LVEF）水平，HF 分为射血分数降低的心衰（HFrEF，LVEF≤40%）、射血分数保留的心衰（HFpEF，LVEF≥50%）、射血分数轻度降低的心衰（HFmrEF，LVEF 41%~49%）和射血分数改善的心衰（HFimpEF，基线 LVEF≤40%，第二次测量 LVEF 较基线提高≥10%，且 LVEF＞40%）。2021 年美国心力衰竭学会（HFSA）、欧洲心脏病学会心力衰竭协会（HFA/ESC）和日本心力衰竭学会（JHFS）对 HF 进行了统一定义和分类，并获得加拿大、印度、澳大利亚和新西兰，以及中国等国家心力衰竭学会或协会的认可。

HFpEF 于 1982 年首次命名，2007 年，HFA/ESC 发表共识建议 HFpEF 替代射血分数正常的心衰。HFpEF 的病因和发病机制尚未完全清楚，诊断存在挑战，治疗缺乏有效手段。

老年 HFpEF 常多病共存，常见非心血管共病有肥胖、糖尿病、慢性肾脏病、慢性阻塞性肺疾病、卒中等，常见心血管共病有高血压、心房颤动、冠心病等；常合并营养不良、衰弱、肌少症、智力障碍和精神心理障碍等一种或多种老年综合征。HFpEF 也被认为是一种特殊的老年综合征。

二、病因和病理机制

迄今，HFpEF 病因仍未完全阐明。与 HFrEF 不同，老年 HFpEF 患者以女性多见，多合并高血压、心脏瓣膜病和心房颤动等。共病在 HFpEF 的病理生理学中起着关键作用。

HFpEF 发病机制尚未明确，可能的重要机制包括全身性低级别炎症、心肌微血管密度下降和心肌纤维化等。既往认为"左心室舒张功能失调"是 HFpEF 的主要发病机制；目前认为，肥胖、糖尿病、代谢综合征、慢性阻塞性肺疾病、睡眠呼吸障碍、肾功能障碍和贫血等共病引起全身内皮细胞的炎症，导致心、肺、肾和肌肉等多器官功能障碍的多种心血管和非心血管机制是 HFpEF 的主要发病机制。在心脏主要表现为冠脉微循环内皮细胞的炎症和损伤，一方面导致一氧化氮-环磷酸鸟苷-环磷酸鸟苷依赖性蛋白激酶 G（NO-cGMP-PKG）信号通道的下调，引起向心性的心肌重构、心肌细胞硬化，另一方面引起弥漫性心肌纤维化而导致心脏舒张功能障碍。

大多数 HFpEF 与常见危险因素和共病有关，在临床实践中应考虑包括引起心肌异常和心脏负荷异常的可能病因，有的是少见病或罕见病，见表27-16。

表27-16　HFpEF的病因

病因		相关因素
心肌异常		
缺血性		心肌梗死/心肌瘢痕、心肌顿抑、冠状动脉疾病、心肌微血管或内皮功能障碍
心脏毒性	物质滥用	酒精、可卡因、合成代谢类固醇
	重金属中毒	铁、铅、镉、钴、铜（肝豆状核变性）
	药物	氯喹、麦角胺、抗肿瘤药（如蒽环类药物）、免疫调节药物（干扰素单抗，如曲妥珠单抗、西妥昔单抗）
	放射线	平均心脏辐射剂量＞3Gy
免疫及炎症介导	感染性疾病相关	嗜心肌性病毒、人类免疫缺陷病毒、肝炎、蠕虫、寄生虫[如美洲锥虫病（Chagas 病）]
	非感染性疾病相关	巨细胞心肌炎、自身免疫[如类风湿性关节炎、结缔组织疾病（如硬皮病、雷诺病、系统性红斑狼疮、皮炎/多发性肌炎，以及超敏性和嗜酸细胞性心肌炎）]

续表

病因		相关因素
浸润性病变	恶性肿瘤相关	肿瘤浸润或转移
	非恶性肿瘤相关	淀粉样变性、结节病、原发性和继发性血红蛋白沉积症、贮积性疾病（如 Fabry 病、Danon 病、Pompe 病、PRKAG2 缺乏症、Chagas 病）
代谢性疾病	激素相关	甲状腺疾病、甲状旁腺疾病、肢端肥大症、生长激素缺乏症、库欣病、皮质醇增多症、艾迪生（Addison）病、嗜铬细胞瘤、妊娠及围生期相关疾病
	营养相关	维生素 B_1、L-肉毒碱、硒、铁（功能性）等缺乏和复杂性营养不良（如艾滋病、感染、神经性厌食）
遗传性疾病	多种形式	肥厚型心肌病、限制型心肌病、肥厚型非致密性心肌病、早期肌营养不良症（如 Duchenne/Becker 病）
心内膜心肌病		嗜酸性粒细胞增多综合征、心内膜心肌纤维化、心内膜弹力纤维增生症、类癌、心内膜钙化（如 Paget 病）
心脏负荷异常		
高血压		原发性或继发性
瓣膜和结构缺损	获得性	心脏瓣膜疾病
	先天性	间隔缺损
心包和心内膜病变	心包病变	缩窄性心包炎和心包积液
	心内膜心肌病变	嗜酸性粒细胞增多综合征、心内膜心肌纤维化、心内膜弹力纤维增生症、类癌、心内膜钙化（如 Paget 病）
高输出状态		重度贫血、败血症、甲状腺功能亢进症、动静脉瘘和妊娠
容量负荷过重		肾衰竭和体液潴留
心律失常		房性/室性心律失常，起搏、传导障碍

三、临床特点

HFpEF 病因复杂，发病率、死亡率逐渐增加，在 HF 中占比大于 50%，5 年死亡率高于 60%，急性失代偿 HFpEF 半年再入院率高于 50%。老年 HFpEF 女性多见，共病、失能或残疾多见。老年 HFpEF 具体有以下临床特点。

1. 症状不典型 典型的呼吸困难不常见，而咳嗽、食欲减退、腹部不适、恶心、腹泻、疲倦、注意力不集中、反应迟钝等非特异性症状常见。

2. 体征特异性不强 第三心音（S3）、肺部啰音、颈静脉怒张等体征不典型，老年人外周水肿需与下肢静脉瓣功能不全、服用钙通道阻滞药等其他原因相鉴别。

3. 常伴营养不良、肌少症、衰弱、跌倒、二便失禁、认知功能障碍、睡眠障碍、焦虑、抑郁和多重用药等一种或多种老年综合征。

4. 多病共存，常合并高血压、冠心病、心律失常、糖尿病、卒中、慢性阻塞性肺疾病、睡眠呼吸暂停、慢性肾脏病、肿瘤、贫血和周围血管疾病等多种慢性病。

四、老年 HFpEF 的评估和诊断

老年 HFpEF 诊断更具有挑战性。超声心动图检查参数对左心室舒张功能障碍诊断的预测能力有限，有的静息状态下左室充盈压在正常范围内，需要进行运动负荷试验证明左室充盈压升高。有创血流动力学运动试验是病因不明的劳力性呼吸困难患者诊断 HFpEF 的金标准，但其风险较大、成本较高并且需要专业培训和设备。超声心动图运动负荷检查对 HFpEF 的诊断具有较高的敏感性和特异性，在一定程度上可以替代有创血流动力学运

动负荷检查。20%～30%的 HFpEF 患者脑利尿钠肽（BNP）或 N-末端脑利尿钠肽前体（NT-proBNP）水平低于诊断阈值，增加 HFpEF 诊断的难度。

因此，HFpEF 诊断要依据心衰症状和（或）体征及脑利尿钠肽、心电图、超声心动图等辅助检查综合分析，应遵循以下步骤以避免 HFpEF 的误诊、漏诊和过度诊断：①对病因、病史、症状、体征和客观检查进行全面分析，对呼吸困难、不明原因疲乏无力、运动耐力下降的老年患者要考虑有无 HF 的可能，明确有无引起 HF 的高危因素，判断有无器质性心脏病的基础，寻找体液潴留的重要依据（肺循环淤血表现为不同程度呼吸困难、双肺底湿啰音，体循环淤血表现为颈静脉怒张、肝大、水肿和肝颈静脉回流征阳性）；②排除慢性阻塞性肺疾病、贫血、慢性肾病等非心血管疾病；③排除未纠正的原发性左心瓣膜病（主动脉瓣狭窄、主动脉瓣关闭不全、二尖瓣狭窄和二尖瓣关闭不全）、原发性肺动脉高压、心律失常性右心室发育不良、先天性心脏病、三尖瓣病变、右心室梗死、心包疾病、特异性心肌病（心肌淀粉样变或限制型心肌病）等。

欧洲心脏病学会（ESC）、美国心脏协会（AHA）/美国心脏病学会（ACC）和美国心衰学会（HFSA）等学术组织分别提出 HFpEF 诊断标准，各自的标准在诊断 HFpEF 的敏感性和特异性方面差异较大。

1. 2016 年，ESC 急性、慢性心力衰竭诊断和治疗指南提出的 HFpEF 诊断标准。①存在心衰症状或体征；②LVEF≥50%，BNP>35pg/ml 和（或）NT-proBNP>125pg/ml；③符合下列 1 项心脏结构或功能异常的标准，即左心房容积指数（LAVI）>34ml/m^2 或左心室质量指数（LVMI）>115g/m^2（男）、>95g/m^2（女）及二尖瓣血液频谱舒张早期峰值速度/组织多普勒二尖瓣瓣环舒张早期峰值速度（E/e'）≥13；④如果尚不能确诊，需要进一步进行运动负荷试验或有创血流动力学检查证明左室充盈压升高[左心室舒张末压（LVEDP）≥16mmHg，休息状态下肺毛细血管楔压（PCWP）≥15mmHg 而运动状态下 PCWP≥25mmHg]；⑤排除明显的瓣膜病、心包疾病、先天性心脏病、高输出型心衰、肥厚型心肌病等。

2. 2019 年，ESC 心力衰竭协会的 HFpEF 诊断专家共识提出 HFA-PEFF 的诊断流程（图 27-6），进一步规范和提高 HFpEF 的诊断水平。HFA-PEFF 将 HFpEF 的诊断分为 4 个步骤。

P（步骤一）：初始评估 HFpEF 的可能性。对患者的症状和（或）体征、共存疾病/危险因素（年龄≥70 岁、肥胖、高血压、糖尿病、心房颤动）、主要的辅助检查（包括心电图、超声心动图和脑利尿钠肽等）进行综合评估，判断 HFpEF 的可能性。

E（步骤二）：对超声心动图参数和脑利尿钠肽水平进行评分。对 P 步骤怀疑 HFpEF 的患者，进一步进行全面、详尽的超声心动图（包括结构和功能变化）、脑利尿钠肽水平的综合评估和评分，每个方面包括主要标准和次要标准（表 27-17）。

E 步骤评分系统包括心脏结构、功能和脑利尿钠肽 3 个指标。每个指标的主要标准得 2 分（同一指标最多得 2 分），次要标准得 1 分（同一指标最多得 1 分）；同一指标，主要标准和次要标准不叠加计算分数，不同指标得分可以相加。总评分≥5 分明确诊断 HFpEF，≤1 分不诊断 HFpEF，2～4 分，需要进一步评估（进入步骤三）。

F1（步骤三）：进一步功能检测。步骤二评分为 2～4 分需进一步进行超声心动图运动负荷试验或有创血流动力学检查。超声心动图运动负荷试验峰值 VO$_2$<14ml/(min·kg)，或右心导管 PCMP>15mmHg（静息）及>25mmHg（运动）可诊断为 HFpEF。

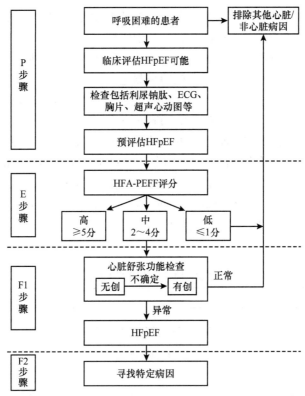

图 27-6 HFA-PEFF 诊断 HFpEF 的流程

表27-17 基于超声心动图和脑利尿钠肽的评分

标准	结构	功能	生物标志物 （窦性心律）	生物标志物 （心房颤动）
主要标准	LAVI＞34ml/m²，或 LVMI≥149/122(g·m²)（男/女）和左心室相对厚度＞0.42	室间隔 e'＜7cm/s 或侧壁 e'＜10cm/s 或平均 E/e'≥15 或三尖瓣反流速度 ＞2.8m/s （肺动脉收缩压＞ 35mmHg）	NT-proBNP≥220pg/ml 或 BNP＞80pg/ml	NT-proBNP＞660pg/ml 或 BNP＞240pg/ml
次要标准	LAVI＞29/34(ml/m²)或 LVMI 115/95(g·m²)（男/女）或左心室相对厚度＞0.42 或左心室壁厚度≥12mm	平均 E/e'9～14 或 GLS＜16%	NT-proBNP 为 125～220pg/ml 或 BNP 为 35～80pg/ml	NT-proBNP 为 365～660pg/ml 或 BNP 为 105～240pg/ml

LAVI. 左心房容积指数；LVMI. 左心室质量指数；BNP. 脑利尿钠肽；NT-proBNP. N-末端脑利尿钠肽前体；GLS. 整体纵向应变；左心室相对厚度为 2 倍后壁厚度除以左心室舒张末期内径

F2（步骤四）：确定 HFpEF 病因（表 27-16）。检查手段包括心血管核磁检查、心脏或非心脏活检、CT/PET、基因检测、特异性的实验室检查。

HFA-PEFF 评分的局限性：第一，评分系统是专家共识，没有经过验证；第二，把合并高血压、肥胖和糖尿病患者的参数作为评分结果，而上述共病与 HFpEF 有类似的心脏结构和功能变化，要区分它们之间导致的心脏重塑差异难度较大；第三，共识在诊断 HFpEF 时，把运动负荷无创等同于有创左心室运动负荷检查。HFA-PEFF 评分要广泛应用于临床难度较大，因为有些复杂检查仅在部分医院能开展，尽管有创血流动力学检查是诊断

HFpEF 的金标准，但指南并不推荐常规使用，特别是全球范围内开展有创检查单位不多，而且有发生潜在并发症的风险，目前一般只用于研究。在缺乏能改变 HFpEF 预后方法和手段的情况下，现行指南并没有要求每个患者进行金标准检测以明确诊断，而强调应用无创超声心动图运动负荷试验或心肺运动试验来测定。

值得提出的是，如果 LVEF≤40%的患者，经治疗后 LVEF≥50%，应考虑 HFimpEF 而非 HFpEF，对 HFimpEF 患者应继续按 HFrEF 方案治疗。

3. H2FPEF 评分。H2FPEF 评分是 2018 年 Circulation 提出的一种便捷的 HFpEF 诊断工具（表 27-18），特别适合于没有条件进行更为精细的超声心动图检查、运动负荷试验或有创血流动力学检查的医院。评分：0~1 分，可排除 HFpEF；6~9 分，可确诊 HFpEF；2~5 分，需进一步进行运动负荷试验或有创血流动力学检测。最近荷兰学者提出 H2FPEF 为 2~5 分时结合脑利尿钠肽水平，如 BNP>100pg/ml 或 NT-proBNP>300pg/ml 并排除肺部疾病，可以诊断 HFpEF。

表27-18　H2FPEF评分

评分指标		界限值	评分
指标（英文）	指标（中文）		
H2（Heavy，Hypertension）	肥胖	BMI>30kg/m^2	2
	高血压	≥2 种抗高血压药	1
F（Atrial Fibrillation）	心房颤动	持续性或阵发性	3
P（Pulmonary Hypertension）	肺动脉高压	多普勒超声心动图估测肺动脉收缩压>35mmHg	1
E（Elderly）	年龄	>60 岁	1
F（Filling Pressure）	左室充盈压	多普勒超声心动图 E/e'>9	1
总分			（0~9）

BMI. 体重指数

对于 HFA-PEFF 或 H2FPEF 评分不能确诊 HFpEF 的患者，或者无条件进行运动负荷试验或有创血流动力学检查的患者，可进行 6min 步行试验（6MWT），如步行距离小于 300m 可以诊断为 HFpEF，但须排除非心脏病，如慢性阻塞性肺疾病、周围血管疾病等。

综上所述，临床诊断老年 HFpEF 要根据具体临床表现和可利用条件而进行，切忌根据单一指标进行诊断，强调必须综合临床症状、体征、相关检查，特别是超声心动图和脑利尿钠肽水平，排除相关疾病，必要时进行运动负荷试验或有创血流动力学测定以明确或排除诊断，见图 27-7。

五、老年 HFpEF 的治疗

HFpEF 患者多病共存和危险因素与其发病率和死亡率的增加相关，全面识别和治疗共病和（或）危险因素是治疗 HFpEF 的主要措施。由于 HFpEF 发病机制复杂，HFpEF 治疗相关的循证证据有限，HFpEF 的治疗应遵循个体化和综合性管理原则。

（一）药物治疗

1. 血管紧张素受体阻滞药（ARB）　CHARM-Preserved 研究结果显示，坎地沙坦并不能明显降低 HFpEF 患者心血管死亡或心衰住院的主要终点，但坎地沙坦组心衰住院率少于对照组。因此，2022年美国心衰指南推荐 ARB 可用于 HFpEF 患者，以减少心衰住院风险（2b 推荐）。

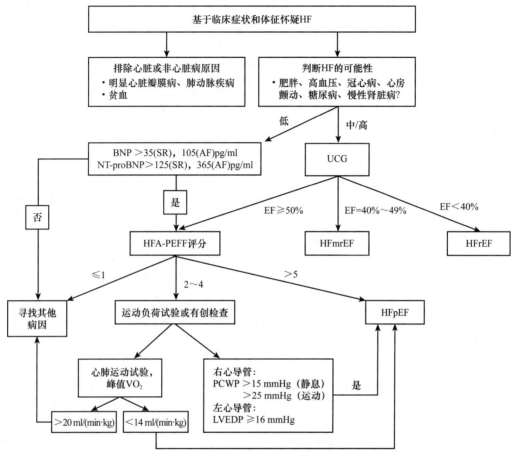

HF. 心力衰竭；BNP. 脑利尿钠肽；AF. 房颤；NT-proBNP. N-末端脑利尿钠肽前体；UCG. 超声心动图；HFmrEF. 射血分数轻度降低的心力衰竭；HFrEF. 射血分数降低的心力衰竭；HFpEF. 射血分数保留的心力衰竭；VO_2. 摄氧量；PCWP. 肺毛细血管楔压；LVEDP. 左心室舒张末期压力

图 27-7　HFpEF 诊断流程

2. β 受体阻滞药　β 受体阻滞药对 HFpEF 患者并不改善预后。虽然 SENIOR 临床试验证明奈必洛尔显著降低全因死亡率或心血管住院的联合主要终点，但该试验仅包括15%的 LVEF＞50%的患者。针对一氧化氮-环磷酸鸟苷-环磷酸鸟苷依赖性蛋白激酶 G（NO-cGMP-PKG）途径的药物临床试验也未能证明 β 受体阻滞药提高 HFpEF 患者的运动能力和（或）生活质量。β 受体阻滞药在 HFpEF 患者中的疗效需要进一步大规模的临床试验的证实。

3. 醛固酮受体拮抗药（螺内酯）　TOPCAT 随机双盲试验结果显示，螺内酯干预对 HFpEF 患者一级终点无影响，但事后分析显示，随机接受螺内酯治疗的美洲患者心血管死亡和心衰住院的主要终点降低17%，特别是对 LVEF＜55%的患者预后有显著改善。说明螺内酯可能对 HFpEF 治疗有效，但应注意其适应证并加强血清钾等电解质的监测。2022年美国心衰指南推荐醛固酮受体拮抗药用于 HFpEF 患者的治疗，特别是 LVEF＜55%的患者（2b 推荐）。

4. 沙库巴曲缬沙坦 沙库巴曲在人体内通过抑制脑啡肽酶上调脑利尿钠肽水平从而发挥血管扩张及利尿的作用，同时导致 NO-cGMP-PKG 轴激活而减轻心肌硬化，而缬沙坦抑制血管紧张素Ⅱ 1 型受体,两者结合对治疗 HFpEF 可能具有很好的前景。PARAGON-HF 研究结果显示，接受沙库巴曲缬沙坦治疗的 HFpEF 患者，没有降低心血管死亡和心衰住院的一级终点，而亚组分析结果表明，女性和 LVEF 为 45%～57% 的患者接受沙库巴曲缬沙坦治疗后一级终点明显下降，LVEF＞57% 的患者与对照组比较则无差异。最近 PARAGON-HF 和 PARADIGM-HF 的 Meta 分析结果显示,沙库巴曲缬沙坦降低 EF≤55% 的患者心衰住院率。沙库巴曲缬沙坦可能对 LVEF 为 50%～55% 的 HFpEF 患者有降低心衰住院的益处。2022 年，美国心衰指南推荐沙库巴曲缬沙坦用于治疗 HFpEF（2b 推荐）。

5. 钠-葡萄糖协同转运蛋白 2 抑制剂（SGLT2 inhibitor） SGLT2 inhibitor 对 HFpEF 患者的治疗获益是 HFpEF 药物治疗的最大进展。EMPEROR-Preserved 试验表明，对纽约心功能分级Ⅱ～Ⅳ级且 LVEF＞40%、NT-proBNP 升高的患者，无论是否合并糖尿病，恩格列净将心血管死亡或心衰住院的复合终点事件风险降低了 21%，但全因死亡率无明显变化；此外与安慰剂相比，恩格列净显著减少心衰住院总人数，肾功能的下降速度也较慢，并且在 52 周时提高患者的生活质量。DELIVER 试验再次证实，在有心衰症状和体征、NT-proBNP 升高、有结构性心脏病证据且 LVEF＞40% 的患者中，达格列净降低了 18% 的心血管死亡或心衰恶化的复合终点事件，但同样未显著降低心血管死亡。2022 AHA/ACC/HFSA 心衰管理指南对 SGLT2 inhibitor 用于 HFpEF 患者的治疗作出了优先于其他各类药物的推荐（2a 推荐）。

6. 利尿药 利尿药是管理 HFpEF 容量超负荷的基石药物，可用于缓解因水钠潴留引起的心衰症状。首选袢类利尿药，应遵循合理使用的原则，并强调全程管理。

7. 危险因素和（或）共病的管理 HFpEF 常与肥胖、糖尿病、慢性肾脏病、缺铁、高血压、心房颤动和冠心病等一种或多种危险因素或疾病共存，治疗共病和处理危险因素对于 HFpEF 的防治和管理具有重要意义，见表 27-19。

表27-19　HFpEF共病/危险因素的治疗

共病/危险因素	治疗方法
高血压	ACEI/ARBs、CCBs、利尿药、β受体阻滞药、MRAs、限盐
糖尿病	二甲双胍、肠促胰岛素、SGLT2i、饮食、运动
慢性肾脏病	ACEI/ARBs、SGLT2i、限盐
肥胖	热卡限制、运动
冠心病	抗血小板药、他汀类药物、血运重建
房颤	抗凝治疗、β受体阻滞药、洋地黄类、导管消融?
肺动脉高压	利尿药、鸟苷酸环化酶激动药、无机硝酸盐、5 型磷酸二酯抑制药、前列腺素衍生物
缺铁	补铁

　　ACEI. 血管紧张素转换酶抑制剂；ARBs. 血管紧张素Ⅱ受体拮抗剂；CCBs. 钙通道阻滞剂；MRAs. 盐皮质激素受体拮抗剂；SGLT2i. 钠-葡萄糖协同转运蛋白 2 抑制剂

（二）器械治疗

1. 导管消融治疗房颤 心房颤动（AF）是 HFpEF 患者常见共病，HFpEF 合并房颤的患者症状更严重，生活质量更差，发病率和死亡率更高。TOPCAT 试验事后分析发现，房颤与 HFpEF 患者心血管事件风险增加独立相关。CABANA 试验是迄今为止规模最大的比较房颤导管消融和药物治疗的随机对照研究，结果显示两者在主要终点事件方面没有显著差异。因此，需要更大规模的前瞻性试验来验证 HFpEF 合并房颤消融的疗效和安全性。

2. 冠状动脉血运重建 HFpEF 患者常伴有冠状动脉疾病。HFpEF 在无心外膜冠状动脉狭窄的情况下也可能发生心内膜下缺血，原因是冠状动脉微血管功能障碍和血流动力学失衡导致心内膜下灌注减少。当使用抗心绞痛药物治疗后心绞痛仍持续时，建议进行心肌血运重建。应仔细评估患者的临床症状和体征、冠状动脉解剖、血运重建预期、是否存在瓣膜病及共病等，综合分析后选择经皮冠状动脉介入治疗（PCI）或冠状动脉旁路移植术（CABG）治疗。

3. 心衰远程监测 传统的日常体重监测对心衰患者容量评估不够精细、准确，存在局限性。国际上开发一些远程监测设备以早期发现或预测心衰失代偿的发生，指导早期干预以避免心衰住院。该领域最重要的进展是植入式肺动脉压力监测系统（CardioMEMS），使用 CardioMEMS 连续监测肺动脉压指导心衰的管理，已显示出是一种有效的防治措施。CHAMPION 临床试验结果显示，CardioMEMS 监测 NYHA Ⅲ 级心衰患者，能够减少心衰相关的住院；HFpEF 亚组分析结果显示，心衰住院减少 46%，生活质量提高。GUIDE-HF 临床试验入选有症状心衰（NYHA Ⅱ-Ⅳ级）患者 1022 例进行研究，结果显示 CardioMEMS 指导的心衰管理未降低全因死亡率和总心衰事件等主要终点，上述结果可能受到新型冠状病毒疾病（COVID-19）大流行的影响（COVID-19 流行前的分析结果表明，与对照组相比，干预组的主要终点风险显著降低；COVID-19 流行后，心衰入院患者明显减少）。因此，血流动力学引导的心衰管理对预后影响，需要进一步大规模的临床试验来验证。通过远程监测患者容量状态来指导 HF 患者的利尿剂将变得越来越重要。如果有条件，HFpEF 患者可考虑植入肺动脉压远程监测系统指导容量管理。

4. 心房分流装置（ASD） HFpEF 产生活动性呼吸困难的主要原因是左室充盈压升高，因此，应用器械的方法降低左室充盈压力可能改善症状。降低心衰患者左房压升高的研究（REDUCE LAP-HF Ⅰ）旨在评估有症状的 HFpEF 患者植入房间隔分流装置的性能和安全性，结果表明，左房分流可能与 HFpEF 死亡率的降低有关。但 REDUCE LAP-HF Ⅱ 研究共纳入 626 例有症状的 HFpEF 患者（LVEF≥40%），结果显示干预没有任何显著的治疗效果。

（三）生活方式的干预

合理膳食、适当运动、戒烟限酒、心态平衡，以及充分睡眠对 HFpEF 患者十分重要，应加强 HFpEF 患者教育。证据表明，减轻体重、限盐等合理饮食及适当体育活动等健康生活方式对心衰有有益影响。汇总分析女性健康计划（WHI）、动脉粥样硬化多民族研究（MSA）和心血管健康研究（CHS）3 个队列的 51 000 参与者的研究结果表明，HFpEF 发生的风险随着体重指数（BMI）增加和体育活动减少而增加，同时呈"剂量-效应"关系。研究表明，稳定的 HFpEF 老年肥胖患者，通过热卡限制（CR）或运动训练（ET）能显著提高患者运动能力，两者有协同作用。

（四）老年综合征的处理

老年 HFpEF 患者常合并营养不良、衰弱、肌少症、跌倒、谵妄、智力障碍、睡眠障碍、焦虑、抑郁等精神心理障碍和多重用药等老年综合征，对于有共病、多种老年综合征和功能障碍的 HFpEF 患者，要进行老年综合评估，并给予相应的干预，做到把老年医学的理念和核心技术融入 HFpEF 的防治和全程管理。

思 考 题

1. 试述老年 HFpEF 的特点。
2. 试述 HAF-PEFF 诊断 HFpEF 的流程。
3. 如何根据 H2FPEF 评分诊断 HFpEF？

（杨　明　洪华山）

第六节　老年性心脏瓣膜病

随着全球人口老龄化进程加速，老年性心脏瓣膜病发病率迅速上升，已经成为继高血压和冠心病之后威胁老年人健康的第三大心血管疾病。老年性心脏瓣膜病是由多种病因导致的单个或多个瓣膜的结构或功能异常，其中退行性改变是主要原因。

老年退行性心脏瓣膜病（senile degenerated heart valvular disease，SDHVD）是指心脏瓣膜随着增龄出现结缔组织退行性改变及纤维化，使心脏瓣膜增厚、硬化、变形并逐渐出现瓣膜钙化，继而导致瓣膜狭窄和（或）关闭不全，病变主要累及主动脉瓣及二尖瓣。最常见且具有临床意义的是钙化性主动脉瓣狭窄和二尖瓣病变，因此，SDHVD 又被称为老年钙化性心脏瓣膜病。

SDHVD 随着年龄增加，发病率逐年上升，欧美国家的流行病学调查显示，在 65 岁以上的老年人群中发病率约为 9.9%，75 岁以上的人群中发病率高达 13.2%。我国的流行病学数据显示，SDHVD 在 60～69 岁、70～79 岁、80 岁以上年龄组分别为 7.7%、16.1%、25.7%。

SDHVD 主要累及主动脉瓣，其次是二尖瓣。主动脉瓣狭窄（aortic stenosis，AS）在老年人群中的发生率为 2%～9%，是最常见的老年性心脏瓣膜病，90% 以上是由于主动脉瓣钙化所致，另有少部分患者为风湿性心瓣膜病所致。主动脉瓣关闭不全（aortic insufficiency）患者在疾病发生后较长时间内无明显临床症状，一旦出现临床症状，年病死率超过 10%。二尖瓣狭窄（mitral stenosis，MS）大多由风湿性心脏病所致，在发展中国家，MS 发病年龄多见于 40～50 岁，但亦有研究报道 65 岁以上老年人占发患者数的 1/3。二尖瓣关闭不全（mitral insufficiency）的总患病率为 1.0%～2.5%，严重 MR 伴低射血分数患者预后较差。慢性 MR 通常无明显症状，但严重反流尤其伴连枷状瓣叶者年病死率可达 7%。

一、病因及危险因素

SDHVD 的病因尚未完全阐明，目前认为最常见的病因是增龄和钙盐代谢异常所致瓣膜退行性钙化病变。心肌梗死、心肌病，以及房颤等导致瓣环扩大和心室重构可导致继发性心脏瓣膜病。瓣膜退行性病变的病理生理改变主要包括炎症性增生、脂质聚集、血管紧张素转化酶异常激活、巨噬细胞和 T 淋巴细胞浸润，以及钙磷代谢紊乱等，最终表现为瓣膜钙化。主动脉瓣钙化的危险因素与冠心病相似，并与冠状动脉的钙化程度有较高的相关性。目前认为，SDHVD 危险因素主要包括增龄、性别、吸烟、高血压、糖尿病、遗传因素及钙盐代谢异常等，这些危险因素有如下特点。

1. 瓣膜钙化发生率和严重程度随增龄而增加，高龄患者中多瓣膜受累情况多见。

2. 主动脉瓣钙化多见于男性，二尖瓣钙化多见于女性。

3. 吸烟可使 SDHVD 发生的危险性增加 35%。

4. 高血压患者 SDHVD 的危险性增加 20%，可能与高血压病导致瓣环结构损伤引起组织变性，加速钙化进程有关。

5. 钙化性 AS 具有家族聚集性发病的特点。

6. 骨质脱钙异位沉积在瓣膜或瓣环上可能是导致本病发生的原因之一。

二、病理及病理生理学

心脏瓣膜分为 3 层结构，即纤维层、松质层和室肌层。纤维层靠近流出道，主要由胶原蛋白组成，使瓣膜具有结构强度；室肌层靠近心室肌侧，包含大量弹性蛋白，富有弹性；松质层是中心层，主要为多糖构成的疏松结缔组织。心脏瓣膜细胞由瓣膜内皮细胞（valve endothelial cell，VEC）、瓣膜间质细胞（valvular interstitial cells，VIC）和细胞外基质（extracellular matrix，ECM）组成。VEC 排列在与血液接触的瓣膜表面，而 VIC 则存在于瓣膜的三层结构中，是形成瓣膜结构的骨架，参与瓣膜钙化全过程。ECM 包括胶原蛋白、弹性蛋白和蛋白多糖等多种成分。VIC 祖细胞是心脏瓣膜干细胞，来源于骨髓细胞，在瓣膜发生病变时，VIC 可以分化成另一种形式或另一种细胞类型，这些 VIC 子群与细胞外基质相互作用，是瓣膜钙化和纤维化发病机制的关键。

（一）主动脉瓣钙化病变

常见于瓣膜主动脉侧内膜下，半月瓣的小结增大、变硬，其中以无冠瓣最为明显。钙化通常由主动脉面基底部开始，沿主动脉瓣环沉积，逐渐向瓣膜游离缘扩展。钙质沉积于瓣膜基底可使瓣尖及瓣叶活动受限，引起主动脉瓣口狭窄，当主动脉瓣口面积减少至正常 1/3 前，血流动力学改变不明显；当主动脉瓣口面积≤1.0cm^2 时，左心室和主动脉之间收缩期的压力阶差明显，致使左心室壁向心性肥厚，左心室游离壁和室间隔厚度增加，顺应性下降，使左心室舒张末压进行性升高，该压力通过二尖瓣口传导至左心房，使左心房后负荷增加；长此以往，导致肺静脉压、肺毛细血管楔压和肺动脉压等相继增加，临床上出现左心衰竭及肺水肿的症状。

发生 AR 时，舒张期主动脉内血流反流入左心室，使左心室舒张末容积和压力显著增加，导致心肌收缩力减弱，心输出量减少，最后可发展成左心功能不全。左心室心肌肥厚使心肌耗氧量增加，同时 AR 可致舒张压降低而使冠状动脉灌流减少，引起心肌缺血，诱发心绞痛，也加剧心功能恶化。

（二）二尖瓣环钙化病变

主要累及二尖瓣环、二尖瓣后叶心室面及与其相应的左心室心内膜间，可沿瓣环形成"C"形钙化环。严重者可累及左心房、左心室和二尖瓣孔周围，形成僵硬的支架结构，限制后瓣活动。瓣环钙化常重于瓣叶钙化，各瓣叶可同时受累，钙化不会造成瓣缘的粘连及融合，所以瓣口一般不会发生狭窄，但二尖瓣环钙化可以导致 MR。二尖瓣环钙化扩展到左心房时，可与心脏传导系统退行性改变并存，并影响房室结、希氏束水平的传导，因此，可以产生房内、房间传导阻滞及病态窦房结综合征、房室传导阻滞。

MR 时左心室舒张期容量负荷增加，早期可无临床症状。随着病程的进展，左心房接受左心室大量反流血液，持续严重的过度容量负荷终致左心房压和左心室舒张末压明显上升，内径扩大。当发生失代偿时，每搏输出量和射血分数下降，肺静脉和肺毛细血管楔压增高，继而发生肺淤血、左心衰竭；晚期出现肺动脉高压，导致右心室肥大、右心衰竭，终致全心衰竭。

三、临床表现

SDHVD 自然病史常缓慢进展历经多年，早期瓣膜功能基本正常，无明显临床症状，此过程可以长达几十年并伴随终身。随着病程进展，患者瓣膜损害逐渐加重，导致瓣膜关闭不全和（或）狭窄，血流动力学紊乱，临床上出现相应的症状和体征，如心悸、胸闷、气促及心脏瓣膜听诊区闻及杂音等。AS 是常见的老年性心脏瓣膜病变之一，心绞痛、晕厥和呼吸困难是其典型的三大症状，其中又以心绞痛最为常见。房颤是二尖瓣病变常见的并发症，可伴有逐步加重的充血性心力衰竭。患者常常合并高血压、冠心病和肺心病等基础疾病。SDHVD 分期见表 27-20。

表27-20　SDHVD分期

分期	定义	描述
A 期	危险期	具有发生心脏瓣膜疾病的危险因素
B 期	进展期	具有进展性心脏瓣膜疾病（无症状轻、中度病变）
C 期	无症状重度病变期	无症状重度病变
C1 期		左右心功能可以代偿
C2 期		左右心功能失代偿
D 期	有症状重度病变期	出现心脏瓣膜疾病导致的相关症状

（一）主动脉瓣狭窄/关闭不全

AS 患者最常见的临床症状包括心绞痛、晕厥和呼吸困难，部分患者可发生猝死。值得注意的是，老年人即使出现临床症状也常被忽略，有些被误诊为冠心病、心绞痛或短暂性脑缺血发作。

劳力性呼吸困难为 AS 常见的首发症状，见于 95%有症状的患者。随病情发展，可出现阵发性夜间呼吸困难、端坐呼吸，甚至心源性哮喘。

约 2/3 的 AS 患者出现心绞痛症状，部分患者可能因合并冠心病所致，但在严重 AS 患者中，约 40%心绞痛者无明显冠状动脉狭窄。该类患者心绞痛发生机制为：心肌的耗氧量增加，导致冠状动脉灌注相对不足，从而引起心内膜下心肌缺血。若 AS 伴心绞痛患者未给予特殊处理，患者平均生存时间约为 5 年。

晕厥见于 15%～30%有症状的 AS 患者，部分仅表现为黑蒙，可为首发症状。晕厥多与劳累有关，多发生于运动时，少数在休息时发生。机制可能为：①运动时，外周血管扩张而心输出量不能相应增加，同时心肌缺血加重，心肌收缩力减弱引起心输出量进一步减少；②休息时晕厥多由于心律失常（房颤、房室传导阻滞或室颤等）导致心输出量骤减所致。发生晕厥的患者若未行瓣膜置换术，平均生存时间约为 3 年。

AS 典型杂音为主动脉瓣听诊区可闻及响亮而粗糙的收缩中、晚期射流性杂音，呈递增-递减型，向颈部传导，以胸骨右缘第二肋间最为明显，第二心音（S2）逆分裂。特征性体征表现为细迟脉，颈动脉搏动细小、微弱并延迟。由于老年患者血管床发生增龄性变化，血管弹性降低，且心室收缩功能减弱，以上体征在有些老年患者中并不典型。

AR 患者在疾病开始后较长时间内无明显临床症状，随病情进展，可逐渐出现劳力性呼吸困难和运动耐量下降；随着左心室收缩功能下降，可出现端坐呼吸和夜间阵发性呼吸困难。部分 AR 患者可以表现为心绞痛，但较少见。AR 主要体征为舒张期杂音和脉压增大（部分体征见表 27-21）。

表27-21　AR的部分体征

名称	体征
Austin Flint 杂音	低调的舒张中/晚期杂音
Becker 征	视网膜动脉搏动增强
Corrigan 征	水冲脉，动脉搏动骤起骤降
Duroziez 征	股动脉收缩期和舒张期双重杂音
de Musset 征	每次心搏时点头
Gerhardt 征	脾脏搏动
Hill 征	腘动脉收缩压-肱动脉收缩压≥20mmHg
Lincoln 征	腘窝搏动
Mayne 征	抬举上肢血压下降＞15mmHg
Müller 征	悬雍垂搏动
Quincke 征	甲床下毛细血管床搏动
Rosenbach 征	肝脏搏动
Sherman 征	足背动脉搏动增强

（二）二尖瓣狭窄/关闭不全

绝大多数二尖瓣钙化患者早期无明显临床症状，严重时可以出现明显疲劳、乏力伴活动耐力下降，出现充血性心力衰竭，导致劳力性或夜间阵发性呼吸困难。当瓣环钙化累及二尖瓣后叶时，可出现 MR。MS 患者心尖区可闻及舒张中、晚期隆隆样杂音，呈递增型，常伴有震颤。MR 的典型杂音为心尖区全收缩期吹风样杂音，杂音强度≥3/6 级，可伴有收缩期震颤。二尖瓣脱垂患者可表现为心悸、非典型性胸痛、呼吸困难、易疲劳或惊恐发作，也被称为"二尖瓣脱垂综合征"。

四、辅助检查

（一）超声心动图

SDHVD 常用检查手段为超声心动图，此方法具有较高的组织分辨率，可将心脏瓣膜、心室壁及心腔结构充分显示，同时可观察心脏血流方向和速度。与 MRI 以及 CT 对比而言，超声心动图主要优势为操作简单，具有较强的重复性，能够对患者进行动态观察，可对病变瓣膜位置血流动力学情况进行正确评估，还可在不同方位对瓣膜形态和功能进行观察，对病变程度予以评估。经食管超声心动图具有诊断主动脉瓣周钙化敏感性高的特点，但常规经胸超声心动图操作简单方便，病人易于接受。

1. 主动脉瓣 主动脉瓣钙化可呈斑点、结节及斑片状，单叶或二叶以上的瓣叶可同时受累，无冠瓣受累率最高，其次为右冠瓣及左冠瓣。受累瓣膜活动受钙化物机械作用，开放幅度减少引起瓣口狭窄，影响闭合运动引起关闭不全。

AS 程度的分级标准：主动脉瓣口面积<1.0cm^2，峰值流速≥4.0m/s 或主动脉瓣平均跨瓣压差≥40mmHg（1mmHg=0.133kPa），上述 3 个标准中的任何一个均提示重度 AS（具体分级标准见表 27-22）。理想情况下，应严格符合范围内的所有标准。在诊断标准不一致的情况下，应在做出最终诊断之前将这些标准与其他影像结果和临床数据进行综合判断。

表27-22 AS程度的分级标准

项目	轻度狭窄	中度狭窄	重度狭窄
峰值流速（m/s）	2.6～2.9	3.0～4.0	≥4.0
平均跨瓣压差（mmHg）	<20	20～40	≥40
主动脉瓣口面积（cm^2）	>1.5	1.0～1.5	<1.0
主动脉瓣口面积指数（cm^2/m^2）	>0.85	0.60～0.85	<0.6
速度比值	>0.50	0.25～0.50	<0.25

AR 主要由主动脉瓣膜本身病变和主动脉根部疾病所致。其反流程度可选择相关参数进行测量评估，包括反流束宽度/左室流出道宽度、缩流颈宽度、降主动脉内舒张期逆流、反流频谱的密度、反流束压力减半时间、血流汇聚现象、心输出量等。AR 的评估需结合多种方法。

2. 二尖瓣 二尖瓣钙化以瓣环为主，瓣叶改变较少。超声表现为左心室后壁内膜前方与二尖瓣交界处前方有局限性增厚，呈斑点或斑块样反射增强，且与左心房及左心室不相连；局灶性钙化多见于瓣环内侧二尖瓣交界处前方附着的中央处。钙化也可侵入前叶的基底部，使瓣膜僵硬、缩小，造成瓣膜活动受限。收缩期瓣环不能相应缩小，加之钙化物的机械牵张而影响二尖瓣正常闭合，产生反流。

MS 超声心动图表现：M 型超声显示二尖瓣前叶呈"城垛样"改变（EF 斜率降低及 A 峰消失），后叶与前叶呈同向运动，瓣叶回声增强。二维超声可以观察瓣叶活动度、瓣叶厚度、瓣叶是否有钙化，以及是否合并其他瓣叶病变，从而有利于干预方式的选择。MS 典型者为舒张期前叶呈圆拱状，前后瓣的尖部不能分离，开放活动受限，瓣口面积明显缩小。存在 MS 时，左心室的充盈受阻，压力阶差持续存在于整个心室舒张期，因而也可以通过测量跨瓣压差来判断二尖瓣的狭窄程度，分为轻、中、重度（表 27-23）。

表27-23 MS程度的分级标准

项目	轻度狭窄	中度狭窄	重度狭窄
二尖瓣口面积（cm^2）	1.5～2.0	1.0～1.5	<1.0
平均跨瓣压差（mmHg）*	<5	5～10	>10
肺动脉收缩压（mmHg）	<30	30～50	>50

* 适用于窦性心律且心率 60～80 次/分的患者

超声心动图对 MR 的评估包括反流病因的判断、反流机制的推测、瓣膜病变的性质、病变部位和程度的描述，以及反流对于房室腔重构及心功能的影响。超声心动图可以显示二尖瓣装置的形态特征，如瓣叶或瓣叶下结构的增厚、缩短、钙化及是否有瓣叶冗长脱垂、连枷样瓣叶及瓣环扩大，以及是否有赘生物、左心室扩大和室壁矛盾运动等，有助于明确病因。脉冲多普勒超声可于收缩期在左心房内探及高速射流，从而确诊二尖瓣反流。彩色多普勒血流成像诊断 MR 的敏感性可达 100%，并可对二尖瓣反流进行半定量及定量判断。

（二）心电图

SDHVD 患者心电图无特异性改变，可以是正常心电图，也可以出现 P-R 间期延长、左心室肥大、ST-T 改变；心律失常可以表现为心房颤动、房室传导阻滞或束支传导阻滞及病态窦房结综合征等。

（三）心脏 CT 检查

心脏 CT 具有良好的空间分辨率，易于评估瓣膜形态，对主动脉瓣和主动脉钙化有较高的敏感性和特异性，对于患者术前的评估尤为重要。相比介入冠状动脉造影和超声造影，CT 具有高阴性预测价值，更适用于严重病变的排除诊断。

（四）心脏磁共振成像

心脏磁共振（cardiac magnetic resonance，CMR）成像已经成为评价心脏结构和功能的经典影像学方法，不需要放射线暴露，且图像信噪比高，能提供比经食管超声更高的空间分辨率。CMR 成像技术不仅可以应用于心脏瓣膜疾病的形态学诊断，而且在对心脏功能的定量分析方面也取得了一定进展。CMR 可以评估瓣膜结构和功能、心室大小，以及心肌质量等，特别是在心脏瓣膜疾病的诊断和定量评价以及心脏瓣膜术后的随访中具有重要作用。

（五）正电子发射体层成像

正电子发射体层成像（positron emission tomography，PET）是一种能反应特定生物过程活动的成像技术，使用 PET 跟示剂 ^{18}F-氟代脱氧葡萄糖对于早期钙化性瓣膜疾病进展有很好的预测作用，并且在钙化性主动脉狭窄中，^{18}F-氟代脱氧葡萄糖可作为钙化活性的标志，对于钙化性心脏瓣膜病的早期诊断具有重要意义。但其价格昂贵，限制了临床上的广泛使用。

五、诊断评估

SDHVD 主要累及主动脉瓣及二尖瓣，早期瓣膜病变较轻，对血流动力学影响较小，患者无症状的亚临床期可长达几十年，甚至可终生处于亚临床状态，一旦出现症状，进入临床期，提示预后较差。出现临床症状是 SDHVD 自然病史的一个转折点。因此，早期发现、早期诊断、早期治疗、预防瓣膜病变进展，是改善 SDHVD 患者预后、提高生存率及生活质量的重要手段。

仔细询问病史、心脏听诊是发现 SDHVD 的重要手段。SDHVD 患者早期虽无明显症状，但心脏杂音往往先于症状出现，部分患者合并有心律失常、乏力、活动耐量下降、胸闷、气短、劳力性呼吸困难、心绞痛、头痛、头晕及晕厥等症状，由于这些症状特异性较低，加之心脏瓣膜疾病的老年患者常合并其他基础疾病，往往容易被合并疾病所掩盖而被误诊或漏诊。超声心动图是诊断心脏瓣膜疾病敏感、价廉、简易的无创方法，也是病变程度分型的主要依据，对于出现心脏杂音，或疑诊 SDHVD 的患者应积极进行超声心动图评估，明确诊断并不困难。

六、治疗措施

（一）药物治疗

目前，对于 SDHVD 尚缺乏有效的药物治疗方案，针对病程的不同阶段，合并不同的疾病状态，应采取个体化治疗方法。积极控制合并存在的高血压、糖尿病、高胆固醇血症及肥胖等危险因素，并预防心力衰竭、心律失常、感染性心内膜炎、栓塞和晕厥等各种并发症。由于 SDHVD 与动脉粥样硬化的病理生理过程及危险因素相似，对动脉粥样硬化有益的药物原则上适用于老年性心脏瓣膜病。

（二）介入治疗及进展

药物治疗虽然可以缓解退行性心脏瓣膜病的部分临床症状，但根本治疗还需依靠手术。微创介入治疗相比传统外科手术，具有无须开胸、手术创伤小、时间短、术后恢复快及住院时间短等优势，极大地降低了手术风险，还可以达到相似甚至优于外科手术的效果，为患有严重心脏瓣膜疾病但无法接受外科手术的老年患者带来治疗的希望。

1. 经导管主动脉瓣置换术（transcatheter aortic valve replacement，TAVR） TAVR 自 2002 年首次应用于临床，历经数个重要的临床研究，其手术适应证已经从最初的外科手术禁忌或高危[美国胸外科医师协会（Society of Thoracic Surgeons，STS）评分>8%]的 AS 患者，扩展到外科手术的中危（STS 评分 4%～8%）患者。2019 年，PARTNER 3 研究和 EVOLUT 研究进一步探索 TAVR 在外科手术低危（STS 评分<4%）患者中的应用。

2020 年美国 ACC/AHA 心脏瓣膜病管理指南对 TAVR 的适应证做出更新：①重度 AS 患者早期接受 TAVR 治疗，要综合考虑症状、左心室收缩功能障碍、疾病进展速度和实验室检查指标等。②年龄是选择 TAVR 的主要参考因素，对于 STS≥8 分、预期寿命>1 年的症状性重度 AS 患者，无须考虑年龄，首选 TAVR；对于 STS<8 分的患者，年龄是其选择治疗方式时的重要参考因素，小于 65 岁首选外科主动脉瓣膜置换术（surgical aortic valve replacement，SAVR），大于 80 岁首选 TAVR，而 65～80 岁的患者根据个体情况经多学科组成的心脏团队讨论后由医患共同决定。

目前，TAVR 主要有两种手术方式，一种为经股动脉插管的逆行法，经股动脉穿刺后输送导管达到主动脉根部，再跨过主动脉瓣进入左心室。该路径安全有效，患者无须常规入住重症监护病房，在无并发症的情况下，术后 48 h 内可以出院，已成为不能接受外科手术的 AS 患者最有效的治疗方法。目前接受 TAVR 的患者中，92%以上采取了经股动脉入径。另一种为经心尖途径法，部分患者因血管严重钙化或迂曲导致输送导管无法通过而不能实施股动脉入路的手术，心尖途径法可以通过微创技术的小切口穿刺心尖部，便于经皮瓣膜输送导管系统的通过。

新型人工介入心脏瓣膜的研发，极大地促进了 TAVR 手术的发展。中国已经上市应用的 TAVR 瓣膜包括 Venus-A 瓣膜及二代可回收的 Venus-A Plus 瓣膜、J-valve 瓣膜、VitaFlow 瓣膜及二代可回收的 VitaFlow Liberty 瓣膜、Taurous One 瓣膜，以及二代可回收的 Taurous

Elite 瓣膜和美国 SAPIEN 3 瓣膜和 Evolut Pro 瓣膜。二代可回收瓣膜可以做到重新定位释放，有些瓣膜特殊结构可以有效防止瓣周漏。复旦大学附属中山医院葛均波院士完成 FIM 研究的 Hanchor Valve 瓣膜是一种经股入路、带有锚定结构、可治疗重度 AR 和重度 AS 双适应证的球扩式 TAVR 产品，推动了 TAVR 的发展。

TAVR 手术因其受益对象主要是老年患者，本身处于缺血及出血事件的双重矛盾之中，对抗血栓治疗提出了特定的挑战。抗血栓治疗是人工瓣膜置换术后管理重要的方面，既往多个指南建议，出血风险低的患者，TAVR 术后可采用维生素 K 拮抗药（vitamin K antagonist，VKA）抗凝治疗 3 个月（Ⅱb），也可双联抗血小板治疗（dual antiplatelet therapy，DAPT）3~6 个月，然后终身服用阿司匹林（Ⅱb）；2022 版《经导管主动脉瓣植入术后抗血栓治疗中国专家共识》推荐，TAVR 术后可单药抗血小板治疗（single antiplatelet therapy，SAPT），如阿司匹林 75~100mg，每日 1 次；合并房颤的 AS 患者，基于 CHA_2DS_2-VASc 评分采用 VKA 或新型口服抗凝血药。该共识强调：①TAVR 患者术后都需要缺血及出血风险评估；②强调无口服抗凝血药适应证患者行 SAPT 治疗；③强调有其他抗血栓适应证患者的策略选择；④强调术后瓣膜血栓形成时抗血栓策略的转变；⑤强调有出血并发症时抗血栓策略的转变。

2. 二尖瓣介入治疗　严重的原发性 MR 推荐治疗方法是外科手术。欧洲心脏病学会指南推荐，继发性 MR 患者经过常规的最优化心衰治疗，仍然有持续症状者，推荐选用外科手术（Ⅱa）或者导管介入治疗（Ⅱb）。

MR 高龄患者居多，并且合并左心功能不全，其手术的风险较高，有严重 MR 症状的患者大约 50% 不能耐受开胸手术。近年来，越来越多新型经导管治疗 MR 装置出现，并且逐步发展完善，促进了经导管治疗二尖瓣介入治疗的进展。

经导管治疗 MR 装置可以分为以下 4 类，即瓣叶成形装置、直接/间接瓣环成形装置、人工腱索置入装置和经导管二尖瓣置换装置。

（1）瓣叶成形装置：主要有美国雅培公司的 MitraClip 装置、加拿大爱德华兹公司的 PASCAL 装置和我国自主研发二尖瓣修复器械 ValveClamp 系统。工作原理基于传统外科手术的"缘对缘"技术，在 TEE 和 X 线的引导下，通过导管置入夹闭器，将二尖瓣前叶中点和后叶中点夹合，形成双孔流出道从而纠正反流。手术具有很高的安全性及有效性，且并发症的发生率较低。

（2）直接/间接瓣环成形装置：直接瓣环成形装置目前主要有加拿大爱德华兹公司 Cardioband 装置和美国 MVRx 公司的 Arto 装置。Cardioband 装置在 TEE 和 X 线的引导下通过许多小锚定点将人工瓣环带固定在后瓣环上，再调整人工瓣环带减小二尖瓣环的直径，增强瓣叶的接合度从而纠正 MR。Arto 装置主要由两个锚定器以及一条长度可调节的线组成，两个锚定器通过静脉入路分别锚定在静脉窦以及房间隔上。通过调整锚定器之间线的长度，缩小二尖瓣环的前后径，从而减少反流。

美国 Cardiac Dimensions 公司的 Carillon 装置是第一个获得 CE 认证的间接瓣环成形术装置，在 X 线的引导下，经颈内静脉到达右心房，进入冠状窦后展开，通过调整置入的装置长度缩短二尖瓣环的直径，从而减少 MR。最近发表的 REDUCE FMR 研究结果显示，与单纯药物治疗相比，介入组的 MR 容积以及左心室容积均有统计学意义的减少。

（3）人工腱索置入装置：美国 NeoChord 装置是用于治疗由二尖瓣脱垂/连枷导致的原发性 MR 装置。NeoChord 在 TEE 的引导下经心尖入路进入左心室，一端连接二尖瓣，另一端连接左心室心肌，形成人工腱索固定于心室壁，从而改善 MR 程度。加拿大 Harpoon Medical 公司的 TSD-5 装置原理同 NeoChord 装置相似，在左胸壁上做一小切口，在 TEE 或者 X 线的引导下，从切口进入，穿过心尖到达左心室，植入人工腱索，调整腱索长度后固定于心室壁。相较于外科手术，TSD-5 装置具有创伤性小、手术并发症少等优点。

MitraStitch 是由国内自主研发的装置，通过在左胸壁上做一小切口，在 TEE 的引导下经心尖植入人工腱索。该装置结合人工腱索植入与缘对缘技术，对治疗原发性 MR 以及继发性 MR 均有效。

（4）经导管二尖瓣置换装置：二尖瓣疾病具有复杂性以及异质性，由于二尖瓣解剖学变化各异，加上患者自身情况差异，上述的经导管二尖瓣修复装置并不能完全适应各种情况。近年来，经导管二尖瓣置换术（transcatheter mitral valve replacement，TMVR）的发展为解决 MR 提供了新的治疗思路。TMVR 可能比经导管二尖瓣修复具有若干理论优势，TMVR 能够可预见的降低 MR，并且与外科手术技术相比，TMVR 侵入性较低。TMVR 瓣膜包括一个自膨式框架以及 3 叶瓣异种生物瓣膜，瓣膜通常为牛或猪的心包。最近的一项研究表明，TMVR 可以用于有外科手术禁忌或者外科手术风险高的患者。TMVR 瓣膜置入成功率高，并且术后的血流动力学结果较好，但围手术期的并发症以及全因死亡率也较高。同时，TMVR 面临着许多挑战：①二尖瓣解剖结构复杂，给 TMVR 输送系统带来了很大的困难。②TMVR 的输送途径主要有两种，一是股静脉入路穿过房间隔到达左心房，二是经心尖到达左心室。经股静脉途径侵入性最小，但该途径操作空间小、角度要求高，具有很大的难度。目前主要使用的方式是经心尖途径，该方式距离短，人工瓣膜能够精准定位、锚定和置入，但是经心尖途径可能会带来创伤、出血或心肌损伤等一系列不良反应。③人工二尖瓣置入后，由于心室收缩产生的高压梯度，可能会导致瓣周漏，即使轻度的瓣周漏也会产生严重的后果。④经导管二尖瓣置换术后，发生急性左心室流出道梗阻的概率为 8.2%，如伴有二尖瓣环钙化，梗阻发生的概率为 9.2%。由于 TMVR 临床试验的数量还比较有限，其安全性和有效性还需要进一步临床试验评估。

（三）外科手术治疗

一旦 SDHVD 进展到严重程度，患者出现临床症状，有症状则提示预后较差，因此有手术条件者应尽早手术，外科手术治疗成为治疗的主要方法，可以改善症状、延长寿命和提高存活率。总体来看，老年患者行外科手术治疗的长期预后较好，年龄不应该成为外科手术治疗的绝对禁忌。但有研究显示，65 岁以上老年人 SAVR 围手术期死亡率为 8.8%，且随着年龄增长而增加。

外科瓣膜手术包括瓣膜交界分离术、瓣膜修补术和瓣膜置换术，但对于老年人钙化性心瓣膜病，由于瓣膜增厚钙化、僵硬或细菌性赘生物，需要切除瓣膜，置换人工瓣。

手术与否应取决于患者的意愿、经济状况和预期寿命等因素。对于合并进展期肿瘤和卒中导致严重后遗症或痴呆的患者，不适宜行心脏外科手术。年龄和左心室功能不全是术后死亡率和心力衰竭的最重要预测因子，合并其他疾病也影响手术治疗效果。因此，做出外科手术治疗的决策，需要从每个患者的实际情况出发，严格掌握适应证、充分评估手术风险及做好术前准备，加强围手术期的管理，以最大程度改善患者的临床症状及降低术后并发症和死亡率。

七、展望

随着人口老龄化进程的加快,SDHVD 患病率亦随之升高,但老年患者常合并多种疾病,导致临床情况更为复杂,且目前无明确治疗有效药物,一旦进入临床症状期则提示预后较差。目前,外科手术是主要的治疗手段,但对于一些高龄、多种合并症或曾经有过开胸手术史的患者,开胸手术的死亡率会增加。近年来,心脏瓣膜疾病的介入治疗是结构性心脏病治疗领域取得的重大进展之一,相对传统手术治疗,它具有无须开胸、创伤小和恢复快等优点,已成为心血管疾疾病介入治疗领域的新热点。随着医疗器械的持续创新和治疗经验的积累,经导管微创介入治疗技术将会逐渐成熟,势必成为老年性瓣膜病治疗的重要措施。

思 考 题

1. 试述老年退行性心脏瓣膜病发展至心力衰竭的病理生理过程。
2. 试述主动脉瓣狭窄患者晕厥症状的发生机制。
3. TAVR 手术的适应证有哪些?并试述 TAVR 术式的优势与不足。

(吕安康　李兴升)

第七节　老年人缓慢性心律失常

一、概述

(一)定义

心律失常(arrhythmia)是心脏电活动的起源和(或)传导障碍,导致心脏搏动的频率和(或)节律的异常。老年人心律失常高发,且随着年龄增长,心律失常发病率和病死率呈显著增加。缓慢性心律失常是临床常见心律失常类型,在老年人中发病率更高,尤其阻滞性心律失常,如窦房阻滞、室内阻滞、房室阻滞等。临床症状主要取决于心动过缓的程度,轻者起始隐匿,无症状或仅有轻度不适;严重者可出现血流动力学障碍,表现为低血压、心绞痛,更有甚者可诱发急性心力衰竭、猝死等。此外,还有相当比例老年人存在潜在性或隐匿性缓慢性心律失常,给临床治疗带来一定的顾虑与困难。

(二)流行病学

1. 窦房结功能障碍　老年人群患病率最高,病态窦房结综合征是由于窦房结病变导致功能减退,并诱发多种心律失常的临床综合征。衰老状态下,窦房结体积和窦房结细胞的容积显著缩小,同时位于窦房结中央区 P 细胞数量也明显减少,心肌细胞及间质纤维化明显增加。此外,窦房结离子通道蛋白表达的改变和心房重构也与窦房结功能障碍有关。病态窦房结综合征通常是指缓慢性心律失常,如不恰当的窦性心动过缓和窦性停搏;如果合并心房颤动、心房扑动或其他快速性心律失常,则称为快慢综合征;伴房室传导异常时,称为双结病变。病态窦房结综合征患者一般无症状,因此很难精确评估其发病率。

2. 房室传导阻滞　常见房室传导阻滞,包括影响窦房结、房室结及希氏-浦肯野系统。衰老与房室传导延迟以及对异丙肾上腺素不敏感有关。随着增龄,长 P-R 间期及高房室传导阻滞的发生率随之增加。细胞凋亡也在房室传导阻滞的发展中起到了重要的作用。在孤立的房室传导阻滞中，房室结和希氏-浦肯野系统内及其周围可见微细的胶原纤维增加，这些胶原成分导致细胞间电活动的传导速度减慢。

冠心病、瓣膜病、浸润性疾病（淀粉样变、血红蛋白沉积症）、炎症性疾病（心包炎、心肌炎、风湿性心脏病、胶原血管疾病）等导致的继发性房室传导阻滞，在中老年人群中更为常见。目前，没有大型研究报道房室传导阻滞在人群中的总患病率及发病率，房室传导阻滞在 70 岁以上的老年人中更为常见，特别是结构性心脏病的患者。一度房室传导阻滞可见于健康成年人，但其患病风险可能与心房颤动风险有关；在 20 岁左右的健康人群中，0.5%～2%的成年人 P-R 间期＞0.2s；而在老年人群中，这一比例可升至 5%。人群中二度房室传导阻滞的发病率为 2%～9%，其中 0.9%～2%的患者因房室传导阻滞出现黑矇或者晕厥等症状需住院治疗；二度房室传导阻滞的发病率随年龄增加而升高，年龄每增加 5 岁，其发病风险增加 1.34 倍；一项来自芬兰的研究发现，二度房室传导阻滞发病风险与性别有关，男性风险为女性的 2 倍。三度房室传导阻滞的发病率相对较低，为 0.02%～0.04%，其在健康人群或者无症状人群中的发病率更低，为 0.001%；三度房室传导阻滞的发病风险与年龄有关，在 70 岁以上的老年人中发病率最高；糖尿病或者高血压等疾病可增加三度房室传导阻滞的发病风险，在糖尿病患者中，其发病率为 1.1%，而在高血压患者中，其发病率为 0.6%。

二、病因及病理机制

（一）常见病因

随着年龄增长，老年人窦房结起搏细胞逐渐减少，心肌细胞及间质纤维化增高，伴有钠、钾、钙离子通道表达和功能异常，以及缝隙连接蛋白表达及分布异常、心脏电重构等一系列心脏结构及电生理活动出现改变，因此，老年人容易出现缓慢性心律失常。

1. 增龄　增龄性老化，心脏结构和功能明显退化，窦房结起搏细胞逐渐减少，心肌细胞及间质纤维化增高等均会导致老年人缓慢性心律失常的发生。

2. 心肌缺血/梗死　急性心肌缺血/梗死，尤其是右冠状动脉闭塞引起的急性下壁心肌梗死，导致窦房结动脉闭塞，从而引起窦房结功能障碍，出现缓慢性心律失常。

3. 神经源性/反射性　自主神经介导的综合征，如神经源性晕厥、颈动脉窦高敏综合征、血管迷走神经反射性晕厥，以及情境性晕厥（如咳嗽、排尿、排便、呕吐时发生的晕厥）。

4. 内分泌代谢紊乱　甲状腺功能减退、高钾血症、低钾血症等内环境紊乱亦是发生缓慢性心律失常的常见病因。

5. 心肌疾病/感染性疾病　心肌炎、扩张型心肌病，以及任何累及心肌的感染或炎症都有可能引起房室传导阻滞等缓慢性心律失常。最常见的是病毒性心肌炎、细菌性心内膜炎。此外，锥虫病、棘球蚴病、梅毒感染等也会导致缓慢性心律失常的发生。

6. 中毒　某些抗心律失常处方药，如 β 受体阻滞药、钙通道拮抗药、地高辛等药物过量也是老年人缓慢性心律失常发生的原因之一。

（二）病理机制

随着年龄的增长，机体老化，其生物化学以及细胞生物学的变化是老年人缓慢性心律失常的生理基础，并导致病理生理学状况改变。

1. 传导组织 传导系统纤维组织增生、脂肪组织浸润和肌性成分减少易导致传导障碍。而心肌纤维化导致窦房结内的起搏细胞数量减少，局部心肌电传导速度减慢，传导异质性增加，为心律失常的发生与维持提供了必要的基质。有研究认为，增龄性改变可诱导丝裂原活化蛋白激酶4的失活，进而增加心肌细胞对血管紧张素Ⅱ诱导的转化生长因子β₁信号的敏感性，促进心肌纤维化形成。

2. 离子通道重构 心肌增龄导致离子通道重构是老年人心律失常发生的另一重要机制。钠电流的减少会使动作电位幅度降低、时限延长、心房内传导速度减慢，最终导致心律失常的发生。

3. 心脏电重构 衰老心肌细胞 Jun 激酶（JNK）活化水平及缝隙连接蛋白43（Cx43）的磷酸化水平增高，心房内动作电位传导速度减慢，最终导致心脏传导系统受损，从而增加心律失常的发生风险。另外，microRNA 表达增龄性改变与心脏电重构诱导心律失常之间的联系是目前研究的热点，具体机制仍需要进一步探究。

三、临床特点

根据病变发生部位，分为窦房结功能障碍、房室传导阻滞和室内传导阻滞，其各自的临床特点如下所述。

（一）窦房结功能障碍

1. 窦性心动过缓 绝大部分的窦性心动过缓无临床症状。其诊断依据：①窦性 P 波；②P 波频率≤60 次/分，<45 次/分为严重窦性心动过缓；③P-R 间期>120ms；④常伴有窦性心律不齐。窦性心动过缓应与 2∶1 窦房传导阻滞、未下传的房性期前收缩二联律和房性逸搏相鉴别。老年人的窦性心动过缓如果对阿托品反应较差，可排除迷走神经张力的作用，窦房结起搏细胞自身病变可能性大。有晕厥症状的窦性心动过缓患者，应接受 24h 动态心电图等无创检查，以期了解患者症状发作是否与严重的窦性心动过缓有关。既往文献报道，28%的窦性心动过缓患者有头晕、晕厥和快慢综合征发作。

2. 病态窦房结综合征 病态窦房结综合征患者的症状呈间歇性、多变性、难以与心电图改变相联系等特点。病态窦房结综合征的症候群除与节律紊乱的类型和严重程度有关外，还与其他器官功能状态有关，如脑、心和肾。其常见症状有晕厥（50%）、头晕（7%～27%）和心悸（5%～30%）。该类患者的晕厥、心悸等症状可存在数月至数年。病态窦房结综合征患者的心电图可表现为严重的窦性心动过缓、窦性停搏、窦房传导阻滞，以及慢快综合征等。

（二）房室传导阻滞

1. 一度房室传导阻滞 一度房室传导阻滞约 90%发生于房室结，其余阻滞发生在希氏束及束支部位。常规心电图难以判别阻滞部位。其心电图诊断依据：①P-R 间期>200ms，房室呈 1∶1 下传；②P-R 间期虽未达到 200ms，但超过相应心率的正常上限值，或与过去的心电图相比心率相同或增快，P-R 间期延长大于 40ms。先天性一度房室传导阻滞主要见于心内膜垫缺损、动脉导管未闭、房间隔缺损等先天性心脏病；后天获得性主要见于冠心病、心肌疾病、心脏外科手术等。

2. 二度Ⅰ型房室传导阻滞　二度Ⅰ型房室传导阻滞又称文氏型房室传导阻滞,其心电图诊断依据:①P-R间期逐渐延长,直至P波不能下传,心室漏搏后,P-R间期缩短,然后逐渐延长,开始下一个文氏周期;②典型文氏周期中P-R间期虽逐渐延长,但延长增量逐渐减少,P-R间期逐渐缩短直至QRS波脱落,脱落形成的长间歇小于任何连续两个短R-R间期之和;③二度Ⅰ型房室传导阻滞按一定的房室传导比例下传,常见者为4:3或5:4下传,即4个P波有3个下传至心室或5个P波有4个下传至心室。

3. 二度Ⅱ型房室传导阻滞　二度Ⅱ型房室传导阻滞的产生机制在于房室传导系统绝对不应期延长,从而引起窦性冲动传导受阻,产生间歇性漏搏,其下传的P-R间期常恒定,且多正常;当房室传导系统相对不应期轻度延长时,则下传的P-R间期亦延长,但固定不变,并无逐渐延长的表现。其心电图的特点:①P-R间期恒定不变,可正常或延长,传导过程中突然出现心室漏搏;②下传的QRS波群可正常或呈宽大畸形;③阻滞程度轻重不一,可因不同的房室传导比例,如3:2、4:3等;④R-R间期固定不变,然后脱落,长R-R间期等于短R-R间期的两倍。

4. 三度房室传导阻滞　三度房室传导阻滞时心房冲动全部未能下传至心室,由于无P波下传心室,心房和心室各自受自身节律控制。其心电图特点:①心房与心室各自激动,呈完全性房室分离,P-R间期不固定;②心房律快于心室律;③心室律缓慢,QRS波形可正常,可宽大畸形。

(三)室内传导阻滞

1. 右束支传导阻滞　完全性右束支传导阻滞不影响心电图对急性前壁、前间壁心肌梗死的诊断,主要影响急性后壁心肌梗死的诊断,对急性下壁心肌梗死图形影响轻微。其心电图特点:①QRS时限≥120ms为完全性右束支传导阻滞,QRS时限<120ms为不完全右束支传导阻滞;②右胸导联QRS呈Rs、rSr、rsR或M性,ST段压低,T波倒置;③指向左侧的导联,如V_5、V_6、I、aVL导联,S波增宽并大于40ms,SI段抬高,T波直立。

2. 左束支传导阻滞　单纯左束支传导阻滞时电轴可以正常或左偏,右偏少见。其心电图特点:①QRS时限≥120ms;②V_1～V_2导联QRS波呈rR或QS形,V_5～V_6导联QRS波呈平顶、宽钝、切迹R波;③V_5、V_6导联生理性q波消失;④V_1～V_3导联ST段提高0.1～0.3mV,V_4～V_6、I、aVL导联压低0.1～0.2mV;⑤V_1～V_6、I、aVL导联T波双向或倒置;⑥室壁激动时间≥50ms;⑦Q-T间期正常或延长;⑧常伴心电轴偏移。

四、评估与诊断

老年人缓慢性心律失常的诊断,应注意原发疾病和合并疾病,包括常规检验、相应的影像和超声检查。对心律失常病史,应了解心律失常初发或复发、既往用药史、此次发病治疗史等,评估病因、诱因,以及心律失常对患者的影响。完整的病史及全面的心血管疾病风险评估有助于了解缓慢性心律失常的病因和诱因。体格检查除了了解缓慢性心律失常的表现,还应关注潜在的器质性心脏病和全身性疾病的体征。

有相当一部分患者可无临床症状,无症状患者常在体检、心电图检查时发现缓慢性心律失常。某些症状如先兆晕厥、晕厥等能高度提示缓慢性心律失常,但另一些症状如乏力、头晕、虚弱等与缓慢性心律失常的联系较差。以下提到的几种检查有助于明确诊断。

（一）心电检查

静息心电图是对可疑缓慢性心律失常患者进行初步评估的重要检查手段。所有患者均应进行静息 12 导联心电图检查，明确心搏频率、节律和传导情况，有助于筛查器质性心脏病或系统性疾病。24h 动态心电图（24 hours ambulatory electrocardiogram）可了解最快和最慢心率、窦性停搏、窦房传导阻滞、房室传导阻滞等缓慢性心律失常，有助于明确诊断。对间歇性发生的缓慢性心律失常，有时需要反复多次行 Holter 检查以明确诊断。

（二）心脏影像学检查

对记录到或怀疑心动过缓或传导异常的患者，应进行心脏影像学检查，以评估心脏的结构和功能，识别潜在的器质性心脏病。新发左束支传导阻滞、二度Ⅱ型房室传导阻滞、高度房室传导阻滞或三度房室传导阻滞伴或不伴明确器质性心脏病或冠心病者，应行经胸超声心动图检查；其他类型心动过缓或传导异常者，若怀疑存在器质性心脏病，应进行经胸超声心动图检查。某些心动过缓或束支传导阻滞患者，若怀疑存在器质性心脏病，常规检查未能明确时，应进行更高级别的心脏影像学检查（如经食管超声心动图、心脏 CT、心脏磁共振或核素成像）。无症状窦性心动过缓或一度房室传导阻滞，且无器质性心脏病临床证据者，因检查的诊断率低，心脏影像学检查不作为常规推荐。

（三）阿托品试验

对怀疑病态窦房结综合征者可行阿托品试验。方法是静脉注射阿托品 1.5～2mg，注射后 1、2、3、5、10、15 和 20min 分别描记心电图连续观察。如果窦性心律不能增加到 90 次/分和（或）出现窦房传导阻滞、交界区心律、室上性心动过速为阳性；如果窦性心律增快＞90 次/分为阴性，多为迷走神经功能亢进。青光眼或明显前列腺增生患者慎用。

（四）心内电生理检查

心内电生理检查（electrophysiologic study，EPS）是导管介入的侵入性检查，可对窦房结功能及房室传导功能进行评估，通常不作为首选方案。对于高度怀疑症状与心动过缓相关的患者，当非侵入性检查不能明确时，可考虑进行 EPS。

（五）运动试验

包括踏车运动试验或平板运动试验。如果运动后心率不能明显增加，提示窦房结功能不良；如果同时有伴随症状，是植入永久心脏起搏器的适应证。

（六）植入型心电监测仪

植入型心电监测仪（insertable cardiac monitor，ICM）是一种能够长时间持续监测患者心电信号的可程控器械，植入于患者的胸前皮下，可自动及手动记录患者的心律失常事件，并可以无线程控及读取数据。ICM 克服了体外心电监测仪监测时间相对较短、间断监测，以及对于偶发、短时间的心律失常的诊断能力有限的局限性，能够提供更长程的持续心脏节律监测，适用于症状发作不频繁或不可预测性的疑似心动过缓或传导异常患者，便于明确心动过缓与临床症状的关系。因此，对于怀疑心动过缓相关症状的患者，若发作不频繁（症状发作间隔＞30d），常规的非侵入性检查未能明确时，应使用 ICM 进行长程心脏节律监测。另外，ICM 不仅能够提高诊断率，而且有助于患者及时治疗，从而降低整体医疗成本，对于诊断未明且疑似心动过缓或传导阻滞患者，应尽早植入 ICM。当事件发生后患者激活其记录，则仪器能记录激活前及激活后一段时间内的心电图。其优点是能获得持续高质量的心电图记录及事件记录，因此，能有效判断症状与心电图之间的相关性。缺点是为有创性的检查手段，一次投入的费用较昂贵。对于不明原因的晕厥，怀疑与心律失常有关，但无足够临床证据的患者可进行植入性循环心电监测仪检查。

（七）睡眠呼吸监测

有记录或怀疑睡眠期间发生心动过缓或传导异常的患者，推荐进行睡眠呼吸监测，以验证是否与临床症状相关。存在睡眠相关的心动过缓或传导异常，同时合并阻塞性睡眠呼吸暂停的患者，建议接受睡眠呼吸暂停的相应治疗（如持续气道正压通气和减轻体重）。

五、治疗与管理

老年人缓慢性心律失常患者的评估关键，在于判断患者血流动力学是否稳定，如果不稳定需立即展开急救治疗。就诊时生命体征有助于判断血流动力学是否稳定，之后医师仍需要反复评估、测量患者生命体征以助于判断治疗效果。全面详细的病史可为缓慢性心律失常诊断提供线索，12 导联心电图可发现持续存在的缓慢心律失常，还可以发现其他心电图异常，如急性心肌梗死、高钾血症及洋地黄中毒等典型的心电图改变，从而有助于医师作出病因诊断。有时需要反复心电图检查以便发现异常。部分缓慢性心律失常是间断发作或进展的，需持续心电监护来进一步观察病情以明确诊断。

（一）治疗原则

1. 病因治疗 治疗原发疾病、去除诱因是抗心律失常的基础之一。尤其对于老年人多种疾病、多重用药，这是不可忽视的、最基本最重要的环节。

2. 抗心律失常 必须根据患者心律失常的类型以及由此引发的症状、血流动力学改变的轻重缓急程度，参考个体情况，采取适当的治疗措施。

（1）药物治疗：抗心律失常药物是治疗多数心律失常的常用方法。药物选择和应用必须根据心律失常类型、是否有器质性心脏病、是否有症状及症状轻重、血流动力学是否稳定等因素权衡利弊后选择药物。老年人用抗心律失常药物应谨慎，注意肝肾功及药物反应，警惕药物中毒和药物致心律失常作用。

（2）非药物治疗：不同类型心律失常的治疗措施和实施时间选择不同，临时心脏起搏器或永久心脏起搏器的应用必须根据老年患者个体情况选择。

（二）老年人缓慢性心律失常的急诊处理

1. 药物 药物可以用于不同病因引起的心动过缓的急救。数项观察性研究结果证实，血流动力学不稳定的窦性心动过缓和房室传导阻滞患者能够获益于阿托品治疗。阿托品仍然是治疗缓慢性心律失常的一线药物，能显著提升心率及改善传导阻滞。需要注意的是阿托品对二度 II 型房室传导阻滞或三度房室传导阻滞可能无效。如果阿托品无效，可考虑应用异丙肾上腺素静脉滴注或静脉泵入治疗，但需警惕出现室性心动过速和心室颤动的风险。急性心肌梗死引起缓慢性心律失常患者应用异丙肾上腺素可能加重缺血，因此是应用的禁忌。对于症状性或不合并冠状动脉缺血的血流动力学不稳定患者，异丙肾上腺素、多巴胺、多巴酚丁胺或肾上腺素可被考虑用于增加心率和改善症状。

对于因服用过量钙通道阻滞药而伴有症状或血流动力学损害的心动过缓患者，静脉注射钙剂可以增加心率并改善症状；对于因服用过量 β 受体阻滞药或钙通道阻滞药而伴有症状或血流动力学受损的心动过缓患者，应使用胰高血糖素增加心率和改善症状；对于因地高辛毒性而伴有症状或血流动力学损害的心动过缓患者，应使用地高辛 Fab 抗体片段增加心率和改善症状。

若房室传导阻滞病因排除急性冠状动脉缺血，可考虑使用 β 受体激动药，如异丙肾上腺素、多巴胺、肾上腺素等提高心室率；对于急性冠状动脉缺血引起的房室传导阻滞，可考虑静脉使用氨茶碱提高心室率。

2. 临时心脏起搏器治疗　临时起搏用于药物难治性、血流动力学不稳定性心动过缓的急性治疗，如持续有症状性的心脏停搏、致死性室性心律失常由可逆病因引起，则可避免未来永久起搏器的植入。

药物难治性、持续血流动力学不稳定的窦性心动过缓患者，植入永久起搏器或心动过缓纠正前，应选择临时起搏导线经静脉起搏以增加心率和改善症状；某些特殊情况下，可选用永久起搏导线作为临时起搏。有严重症状或血流动力学不稳定的窦性心动过缓患者，临时经静脉起搏导线、永久起搏器植入或心动过缓纠正前，可考虑选择临时经皮起搏以增加心率和改善症状。

存在心动过缓相关症状或血流动力学不稳定的二度或三度房室传导阻滞患者，应予临时经静脉起搏。若临时经静脉起搏时间较长，应选择外接永久电极导线。

（三）老年人缓慢性心律失常的基本治疗

1. 病因治疗　应该尽可能的明确病因和去除病因，如急性心肌梗死进行冠状动脉血运重建，改善冠状动脉供血；心肌炎则可用能量合剂、大剂量维生素、丙种球蛋白等。外科术后损伤所致，可用激素治疗减轻充血、水肿。

2. 药物治疗　药物治疗主要包括阿托品和异丙肾上腺素。药物治疗只能用于紧急情况或临时挽救生命。长期治疗尚无可靠药物，有报道有些中药可能有一定效果。

3. 起搏治疗　强调心动过缓相关症状是起搏器植入的前提。有起搏治疗适应证，而未予以起搏治疗的传导阻滞患者，一年死亡率可达 50%～60%。老年人缓慢性心律失常临床上十分常见，严重者可引起严重血流动力学障碍。正确识别及处理，可提高生活质量及预防猝死。心动过缓药物治疗只能用于紧急情况或临时挽救生命，药物长期治疗效果不明确，有起搏治疗适应证患者应安置心脏起搏器。

六、心脏起搏器治疗的最新进展

心脏起搏的发展经历了近百年的历程，在缓慢性心律失常的治疗中发挥着重要的作用。我国植入心脏起搏器的数量不仅逐年增加，类型也发生了显著的变化，双腔起搏、频率适应性起搏等技术的应用比例明显提高。

无导线起搏器近几年成为全球关注的热点。既往有研究纳入了 725 例患者以评价 MicraTM 经导管无导线起搏系统的安全性及有效性，6 个月的随访显示 MicraTM 起搏系统的有效性和安全性分别为 96.0% 和 98.3%。另一项研究入选了 526 例患者评价 Nanostim 经导管无导线起搏系统的安全性及有效性，6 个月随访植入成功率 95.8%，有效性和安全性分别为 90.0% 和 93.3%。这两项临床研究结果都证实了无导线起搏系统在人体使用是安全有效的，为无导线起搏系统的临床应用提供了重要依据。

近年来，国内的起搏技术也得到了飞速发展，相继开展了远程监测技术、无导线起搏，尤其是希氏-浦肯野系统（希浦系统）起搏，包括了希氏束起搏和左束支起搏，在国内得到了广泛应用，并且在国际上处于领先地位。

研究证实，由频率适应性起搏器起搏右心室所引起的心室不同步可能抵消起搏器带来的潜在获益。究竟植入何种起搏系统对于窦性心动过缓效果最好，目前证据表明，有症状的窦性心动过缓人群中，基于心房的起搏方式优于单腔心室起搏，如房室传导系统完整且无传导异常证据，应植入单腔心房起搏器或双腔起搏器；对于已植入双腔起搏器、但房室传导完整的患者，应尽可能优化起搏策略以减少右心室起搏比例；对于预期寿命较短或起搏比例不高的窦性心动过缓患者，单腔右心室起搏具有更优的经济-效益比。

房室传导阻滞患者，推荐双腔起搏优于单腔起搏。若预期心室起搏比例较低，而多植入一根心房导线带来的并发症可能大于获益，推荐行单腔心室起搏；若植入单腔起搏器的窦性心律患者出现起搏器综合征，则推荐升级为双腔起搏器；若明确房室传导阻滞部位在房室结，可考虑希氏束起搏。近年左束支起搏从概念的形成到临床实践已取得长足进展，对房室传导阻滞患者可考虑行左束支起搏，以尽可能维持左心室同步性。对于左室射血分数（left ventricular ejection fraction，LVEF）为 36%～50% 的房室传导阻滞患者，并且预期心室起搏比例≥40%，应选择生理性心室起搏方式，包括心脏再同步治疗（cardiac resynchronization therapy，CRT）、希浦系统起搏。

针对不同类型的缓慢性心律失常，最新的相关诊疗指南给出了建议，见表 27-24。

表27-24　心脏起搏器治疗的适应证（基于2021ESC指南推荐）

病因	推荐等级	适应证
窦房结功能障碍	Ⅰ 类	a. 记录到有症状的窦房结功能障碍，包括经常出现有症状的窦性停搏
		b. 由于某些疾病使用某类药物，而这些药物有引起窦性心动过缓并产生症状者
	Ⅱa 类	a. 运动时有变时性功能不全者
		b. 不明原因晕厥，经电生理检查发现窦房结功能不全
		c. 心率<40 次/分，与症状很可能相关，但无客观记录证据
	Ⅱb 类	清醒状态下心率经常<40 次/分，伴有轻微症状
房室传导阻滞	Ⅰ 类	a. 无论是否有症状，阵发性或永久性三度 AVB、二度Ⅱ型 AVB 患者
		b. 症状房颤者，长间歇≥5.0s
		c. 清醒时无症状窦性心律者，窦性停搏≥3.0s，或逸搏<40 次/分
		d. 症状性二度 AVB，不论类型和阻滞部位
		e. 运动时出现的二度或三度 AVB，无心肌缺血
		f. 外科术后、射频消融术后三度房室传导阻滞
	Ⅱa 类	a. 持续性三度 AVB，逸搏心律>40 次/分，无心脏扩大和症状
		b. 症状性一度或二度 AVB，起搏器综合征样症状或血流动力学异常
		c. 无症状，窄 QRS 波的二度Ⅱ型 AVB
双束支、三束支阻滞	Ⅰ 类	a. 二度或间歇三度房室传导阻滞
		b. 二度Ⅱ型房室传导阻滞
		c. 交替性束支阻滞

AVB. 房室传导阻滞

思 考 题

1. 老年常见缓慢性心律失常的类型包括哪些?
2. 老年缓慢性心律失常的常见病因有什么?
3. 简述老年缓慢性心律失常的治疗原则。

（吴锦晖）

第二十八章 呼吸系统疾病

第一节 呼吸系统的衰老性改变

呼吸系统是人体与外界空气进行气体交换的一系列器官的总称，包括鼻、咽、喉、气管、支气管及由大量的肺泡、血管、淋巴管、神经构成的肺，以及胸膜等组织。临床上常将鼻、咽、喉称为上呼吸道，气管以下的气体通道（包括肺内各级支气管）部分称为下呼吸道。呼吸系统主要有呼吸、防御、代谢、神经和内分泌等功能。随着年龄的增长，呼吸系统结构与功能会逐渐发生衰老的变化。本节就呼吸系统的结构与功能的衰老变化作一概述。

一、鼻

鼻是呼吸系统的门户，其重要的功能就是呼吸和过滤。随着年龄的增长，鼻黏膜固有层内腺体萎缩，腺泡分泌功能减弱，分泌物减少。这些衰老变化使老年人抵御细菌的功能变弱，还会出现嗅觉下降、呼吸不畅、分泌物不足、干痒等症状。

二、喉

喉是呼吸与发声的重要器官。随着年龄增长，老年人因增龄出现喉软骨的钙化或骨化、甲状软骨骨化；杓状软骨的胶原纤维退变；喉肌和喉部的弹性组织发生萎缩性变化；声带萎缩，声带的弹性纤维和肌纤维减少，胶原纤维增生；喉黏膜变薄，上皮常有角化不全或过度角化。这些变化使老年人发声响亮度减弱。其中，甲状软骨骨化，使老年人喉部防御性反射也变迟钝。

三、胸廓及呼吸肌

胸廓的增龄性变化有：①随年龄增长，胸廓出现僵化，胸壁顺应性进行性降低，导致胸壁运动受限；②胸廓前后径增加、左右径缩小，胸廓中上部增宽、下部变窄，由扁圆形变成桶状形，称为桶状胸，这是胸廓衰老的特征表现。呼吸肌主要是指膈肌和肋间肌，而腹肌、胸肌、背部肌及颈部肌又能辅助呼吸运动。随着年龄的增长，胸肌减少，肋间肌和辅助呼吸肌均萎缩，膈肌收缩力降低。胸廓及呼吸肌的衰老性改变均影响老年人的呼吸运动。

四、气管、支气管和小气道

随着年龄的增长，气管、支气管和小气道（2mm 直径以下的细支气管）出现退行性变化。老年人气管弹性组织减少，胶原纤维增多，小气道管腔变窄，或伴有小气道萎陷或闭合，气流阻力增大，引起肺内含气量增多。气管、支气管和小气道黏膜上皮发生萎缩，纤毛逐渐脱落、倒伏与粘连，纤毛的运动能力、排除异物以及防御能力减弱。小气道杯状细胞增多，分泌亢进以致黏液在呼吸道内滞留。支气管淋巴细胞分泌免疫球蛋白的功能以及巨噬细胞吞噬能力均降低，使得呼吸系统的防御功能渐渐降低，细菌容易在呼吸道内停留并繁殖，使老年人易患支气管炎。

五、肺

伴随年龄增长，肺组织发生结构和功能变化，出现生理性肺衰老，通常伴有肺功能的下降和多种慢性呼吸系统疾病的易感性增加。肺衰老的典型特征是肺泡腔增大，肺泡壁变薄，呼吸膜内的基膜增厚，形成"老年肺"。老年肺的主要表现：①组织色泽灰暗；②摸肺呈棉花样感；③实质减少、体积变小、重量减轻、质地松软、含气量增加；④呼吸性细支气管和肺泡管扩大；⑤肺泡壁变薄甚至断裂，致使肺泡壁中的毛细血管数量减少；⑥肺泡壁弹性纤维变性，数量减少或消失，胶原蛋白的交联增加，变异的弹性蛋白量增加，肺硬度增加；⑦肺泡壁断裂而形成肺泡相互融合，肺泡数量减少，肺泡腔扩大，残气量增加。

气道上皮细胞是肺与外界接触的第一道屏障，气道上皮细胞随着年龄的增长凋亡增加。老年肺中气道上皮细胞数量减少，上皮层变薄，进而导致气道上皮细胞的物理屏障功能减弱。而衰老的气道上皮细胞会出现黏液产量减少和组成成分变化，不利于清除肺内病原体，进而增加下呼吸道对多种病原刺激的敏感性。

肺内还含有大量的免疫细胞，免疫细胞包括固有免疫细胞（肺泡巨噬细胞、嗜中性粒细胞、自然杀伤细胞等）和适应性免疫细胞（T 细胞、B 细胞等）。免疫细胞也会发生衰老即免疫衰老，导致肺内免疫应答失稳态，机体更容易受到感染进而诱导呼吸系统疾病的发生，也会导致多种慢性呼吸系统疾病的发生和发展。肺泡巨噬细胞是肺的第一个免疫防御系统，它清除肺中的空气和微生物颗粒，随着年龄的增加，巨噬细胞对病原体的清除能力延缓。自然杀伤细胞的衰老不仅损害病毒、细菌等微生物免疫应答，还会导致肺癌的发生。T 细胞可分为 Th1、Th2 细胞，随着年龄的增长，两者分泌的细胞因子，如 IL-2、IFN-γ、IL-5 和 IL-6 等增多，能促进炎症的发生。当 B 细胞衰老时，可影响抗体的产生和特异性结合过程，造成免疫效价下降。

在衰老进程中，伴随呼吸系统结构的衰老变化，肺功能也出现衰老表现。虽然随着年龄增长肺泡与肺泡管数量并无显著变化，但是由于肺泡和肺泡管的扩张以及肺弹性下降，造成解剖无效腔增加，用力肺活量（FVC）、第一秒用力呼气量等下降，使老年人肺通气功能降低。并且随着年龄的增长，气体的弥散能力下降，气体分子通过肺泡-肺毛细血管壁（即呼吸膜）量减少，出现肺换气的效能降低，动脉血 PaO_2 下降。

总之，随着年龄的增长，呼吸系统结构与功能会逐渐发生衰老的变化，从而使老年人更容易发生呼吸系统疾病，并且病情通常比年轻患者更严重。

思 考 题

1. 在呼吸系统的衰老性改变中，肺有哪些变化？
2. 肺的衰老性改变，会影响肺功能吗？

（陈　琼）

第二节　老年慢性咳嗽的诊治思路

一、慢性咳嗽的定义

咳嗽是机体的防御性神经反射，有利于清除呼吸道分泌物和有害因子。成年人咳嗽按时间分为急性咳嗽（<3 周）、亚急性咳嗽（3～8 周）和慢性咳嗽（>8 周）。按性质又可分为干性咳嗽（简称干咳）与湿性咳嗽（简称湿咳），湿咳建议以痰量>10ml/d 作为标准。而慢性咳嗽以咳嗽为唯一或者主要症状，通常病程>8 周，且胸部 X 线片无明显异常。

二、慢性咳嗽的流行病学

一项系统综述显示全球成年人慢性咳嗽患病率为 9.6%，欧美国家的患病率高于亚洲。综合国内各地的研究报道，慢性咳嗽在成年人中的患病率为 2.0%～28.3%，老年人群的咳嗽患病率尚未知晓。大气污染、季节因素、饮食因素、职业因素、高龄、女性、吸烟、变应原、肥胖，以及合并哮喘、慢性阻塞性肺疾病、胃食管反流病（gastroesophageal reflux disease，GERD）、支气管扩张症等均是慢性咳嗽的危险因素。

三、慢性咳嗽对患者的影响

频繁剧烈的咳嗽，特别是慢性咳嗽，对患者的工作、生活造成严重影响。慢性咳嗽可引起多个系统的并发症。高达 50% 的女性慢性咳嗽患者因为咳嗽诱发尿失禁，严重影响患者的生活质量。咳嗽对患者的影响可以通过经过验证的健康相关生活质量（HRQoL）工具，如莱斯特咳嗽问卷（LCQ）或咳嗽特异性生活质量问卷（CQLQ）进行正式评估和量化。

咳嗽造成的频繁就医、各项检查、镇咳与抗菌药物的大量使用，对患者及社会造成了沉重的经济负担。在美国和英国，每年因为咳嗽导致的年均经济损失就高达 90 亿美元及 9.79 亿英镑；而我国，2016 年镇咳药销售额高达 516 亿元。然而，目前尚未见单纯针对慢性咳嗽经济负担和长期预后方面的报道，可能是因为慢性咳嗽缺乏统一的国际疾病分类（ICD）编码，仅被认为是其他呼吸系统疾病的临床表现或伴随症状。

四、慢性咳嗽的发病机制

咳嗽是由第 10 对脑神经传入刺激引起的迷走神经反射，其感受区主要位于喉部和传导气道。非自主咳嗽反射由完整的咳嗽反射弧参与完成。此外，分布于上气道、咽喉、食管、外耳道的迷走神经或其分支受到刺激亦可能导致咳嗽的发生。咳嗽高敏感性是慢性咳嗽重要的临床与病理生理学特征，其机制与瞬时受体电位（transient receptor potential，TRP）通道，如辣椒素受体 1（transient receptor potential vanilloid 1，TRPV1）及瞬时受体电位锚蛋白 1（transient receptor potential ankyrin 1，TRPA1）激活，以及气道炎症、神经通路及咳嗽中枢的易化有关。而中枢咳嗽敏感性增高是慢性咳嗽，特别是难治性慢性咳嗽与咳嗽高敏综合征的重要机制。

五、慢性咳嗽的病因

慢性咳嗽的常见病因包括上气道咳嗽综合征（upper airway cough syndrome，UACS）/

鼻后滴流综合征（postnasal drip syndrome，PNDS）、咳嗽变异性哮喘（cough variant asthma，CVA）、嗜酸性粒细胞性支气管炎（eosinophilic bronchitis，EB）、胃食管反流性咳嗽（gastroesophageal reflux reflux cough，GERC）和变应性咳嗽（atopic cough，AC）等。

（一）UACS/PNDS

由于鼻部疾病引起分泌物倒流至鼻后和咽喉等部位，直接或间接刺激咳嗽感受器，导致以咳嗽为主要表现的临床综合征称 PNDS。目前无法明确上呼吸道相关的咳嗽是由鼻后滴流直接刺激或是炎症刺激上呼吸道咳嗽感受器所致，2006 年美国咳嗽指南建议用 UACS 替代 PNDS。

UACS/PNDS 是引起慢性咳嗽最常见病因之一，其基础疾病以鼻炎、鼻窦炎为主。此外，UACS/PNDS 可能还与咽喉部的疾病，如慢性咽喉炎、慢性扁桃体炎等引起的喉部高敏感性有关。

（二）CVA

CVA 以咳嗽为唯一或主要症状，无喘息、气急等典型哮喘的症状和体征。其约占慢性咳嗽原因的 1/3。有些哮喘患者肺功能已有明显下降，但咳嗽仍为唯一症状或主要症状；也有患者虽有一过性喘息症状，但持续性咳嗽仍是其主要症状，这两种情况又称之为咳嗽优势型哮喘（cough predominate asthma，CPA）。目前《咳嗽的诊断与治疗指南（2021）》建议将 CVA、CPA 统称为咳嗽型哮喘。

（三）EB

EB 占慢性咳嗽病因的 13%～22%。EB 以气道嗜酸性粒细胞浸润为特征，痰嗜酸性粒细胞增高，但气道炎症范围较局限，平滑肌内肥大细胞浸润密度低于哮喘患者，其炎症程度、氧化应激水平，均不同程度低于 CVA 患者。约 1/3 患者合并变应性鼻炎。

（四）GERC

因胃酸和其他胃内容物反流进入食管，导致以咳嗽为突出表现的临床综合征，属于 GERD 的一种特殊类型。发病机制涉及微量误吸、食管-支气管反射、食管运动功能失调、自主神经功能失调与气道神经源性炎症等。除胃酸反流以外，部分患者还与弱酸或弱碱等异常非酸反流（如胆汁反流）有关。

（五）AC

患者痰嗜酸性粒细胞正常，无气道高反应性，糖皮质激素及抗组胺药物治疗有效，将此类咳嗽定义为 AC。日本曾报道了真菌（担子菌）作为变应原引起的真菌性咳嗽（fungal associated cough），抗真菌治疗有效。

（六）其他慢性咳嗽病因

其他次常见的慢性咳嗽病因包括慢性支气管炎、支气管扩张症、气管-支气管结核、血管紧张素转化酶抑制药（angiotensin converting enzyme inhibitor，ACEI）和其他药物诱发的咳嗽、支气管肺癌、心因性咳嗽/躯体性咳嗽综合征，以及其他少见和罕见慢性咳嗽的病因。表 28-1 列举了一些国内外文献报道的慢性咳嗽少见和罕见病因。

表28-1 慢性咳嗽少见病因

疾病	病因
咽喉疾病	声门下多形性腺瘤、声门下黏膜相关组织淋巴瘤、喉癌、会厌发育不全、舌根异位涎腺、扁桃体肥大、悬雍垂过长、阻塞性睡眠呼吸暂停
气管疾病	气管支气管软化症、骨化性支气管病、复发性软骨炎、巨大气管支气管征、气管狭窄、支气管内错构瘤、气管憩室、支气管异物、气管腺样囊腺癌、气管支气管淀粉样变、支气管结石
肺部疾病	肺泡微结石症、肺间质纤维化、肺泡蛋白沉积症、淋巴管肌瘤病、肺朗格汉斯细胞组织细胞增生症
纵隔疾病	胸腺瘤、食管囊肿、食管肿瘤、霍奇金淋巴瘤、纵隔脂肪过多症
心血管疾病	心律失常、左心功能不全、心脏副神经节瘤、心包囊肿、肝海绵状血管瘤、创伤后假性主动脉瘤
其他	颈椎病、迷走神经球瘤、乳糜泻、舌下异位甲状腺、外耳道耵聍、胸膜子宫内膜异位症、溃疡性结肠炎、巨细胞动脉炎

六、慢性咳嗽的诊断与评估

（一）慢性咳嗽的病因诊断遵循的原则

慢性咳嗽的病因诊断应遵循以下几条原则。

1. 重视病史 耳鼻咽喉和消化系统疾病病史、职业和环境因素暴露史、吸烟史、用药史。

2. 检查选择 建议将呼出气一氧化氮检测（FeNO 检测）作为气道炎症检查的初筛手段。肺通气功能检查、支气管激发试验和诱导痰细胞学检查作为慢性咳嗽的一线检查；食管反流监测、支气管镜、鼻咽镜等检查，建议列为二线检查。

3. 优先考虑常见病 慢性咳嗽患者应首先考虑 UACS、CVA、EB、GERC、AC 等常见病因的可能。

（二）老年慢性咳嗽的病因诊断流程

老年慢性咳嗽的病因诊断流程见图 28-1。

（三）病史采集和实验室检查

1. 询问病史 咳嗽的持续时间、时相、性质、音色，以及诱发或加重因素、体位影响、伴随症状等，了解痰液的量、颜色及性状等和有无吸烟史、职业或环境暴露史、服用 ACEI 类药物史等。

2. 体格检查 包括体型、鼻、咽、喉、气管、肺部等。除听诊肺部时注意双肺呼吸音，还需注意上气道各部位是否存在异常体征。肥胖体型者应注意阻塞性睡眠呼吸暂停（obstructive sleep apnea，OSA）或胃食管反流合并慢性咳嗽的可能。

3. 诊断检查 主要包括影像学检查、诱导痰细胞学检查、肺通气功能和气道反应性检查、FeNO 检测、食管反流监测、变应原检测等。

（1）影像学检查：慢性咳嗽患者胸部 X 线片为常规检查。不建议将胸部 CT 检查作为初诊首选检查，但对于既往检查仍无法明确病因，或针对常见病因治疗无效，以及怀疑支气管扩张、肺癌及异物等少见病因的慢性咳嗽患者，应行此检查。高分辨率 CT 则有助于诊断一些少见的慢性咳嗽病因，如支气管结石、复发性多软骨炎、支气管异物、早期间质性肺疾病等。怀疑鼻窦炎时，首选鼻窦 CT 检查。避免短期内反复行影像学检查。

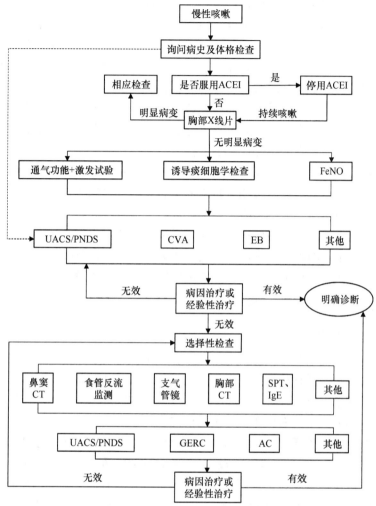

ACEI.血管紧张素转化酶抑制剂；FeNO.呼出气一氧化氮检测；UACS/PNDS.上气道咳嗽综合征/鼻后滴流综合征；CVA.咳嗽变异性哮喘，EB.嗜酸性粒细胞性支气管炎；SPT.皮肤点刺测试；GERC.胃食管反流性咳嗽；AC.变应性咳嗽

图 28-1 老年慢性咳嗽病因诊断流程

（2）肺功能检查：肺通气功能检查及支气管激发试验对慢性咳嗽的病因诊断具有重要价值，有条件者应作为慢性咳嗽诊治的首选检测项目。支气管激发试验阳性是诊断 CVA 的重要标准，基层医院则可监测呼气峰流量（peak expiratory flow，PEF）变异率，PEF 平均昼夜变异率＞10%则支持 CVA 的诊断。

（3）诱导痰细胞学检查：诱导痰细胞学检查无创且具安全性，有助于慢性咳嗽的病因诊断与指导患者激素治疗，推荐作为一线检查。痰嗜酸性粒细胞增高亦可用于辅助 CVA 的诊断。建议采用高渗盐水进行超声雾化诱导痰细胞学检查，但避免在 48 h 内反复使用。对于能自发咳痰的患者，自发痰细胞学检查具有与诱导痰细胞学检查类似的诊断价值。

（4）FeNO 检测：FeNO 水平增高提示 EB，可作为初筛手段，用于预测慢性咳嗽患者对激素治疗的反应。ATS 推荐 FeNO 水平为 25～50ppb 时提示 EB，＞50ppb 时存在 EB 可能性大。国内研究显示，FeNO≥32ppb 提示 EB 或激素敏感性咳嗽的可能性大。需注意，FeNO 的敏感度不高。

（5）变应原皮试和血清 IgE 检查：用于检测患者是否存在特应质和确定变应原类型，有助于变应性疾病（如变应性鼻炎和 AC）的诊断。60%～70%的 CVA 和 30%的 EB 患者存在特应质。

（6）食管反流监测：这是目前判断患者是否存在胃食管反流最常用和最有效的方法。通过酸暴露时间（acid exposure time，AET）和 SAP≥95%判断食管是否存在病理性酸暴露以及酸暴露与咳嗽症状的相关性。症状指数>75%或 DeMeester 积分升高（≥14.7 分）可辅助判断是否存在胃食管反流。但需注意的是，AET≤6%亦不能排除 GERC，尤其 AET 在 4%～6%者，可借助食管测压等检查手段，辅助 GERC 诊断。

（7）支气管镜检查：对于常规检查未能明确的病因或针对常见病因治疗无效的不明原因慢性咳嗽患者，支气管镜检查可用于排除此类患者因气道病变，如支气管肺癌、异物、结核、复发性多软骨炎等引起的咳嗽，但不推荐将此检查作为初诊患者的常规检查。

（8）其他检查：外周血嗜酸性粒细胞增高提示变应性疾病，也有助于判断是否存在嗜酸性粒细胞气道炎症。唾液胃蛋白酶检测已用于诊断 GERD，但最佳样本类型、取样时间和诊断阈值等有待进一步研究。另外，鼻咽镜可用于发现一些隐匿性的上气道病变，咽喉反流监测有助于反流性咽喉炎、GERD 的诊断。

（四）咳嗽的评估

咳嗽的评估主要包括视觉模拟评分法（visual analogue scale，VAS）、生活质量测评、咳嗽频率监测及咳嗽敏感性检测等，有助于病情评估及疗效观察。

1. VAS 患者根据感受在标记 0～10cm 或者 0～100mm 的直线上标记，表示咳嗽严重程度，评分等级划分更细，有助于治疗前后的纵向比较。

2. 简易咳嗽程度评分表（cough evaluation test，CET） 包括对患者日间咳嗽程度、夜间咳嗽对睡眠的影响、咳嗽的剧烈程度、咳嗽对日常生活及心理的影响 5 个条目，具有很好的重测信度与反应效度，推荐用于咳嗽严重程度及对其健康影响的简易评估。

3. 咳嗽生活质量测评 针对咳嗽的专用量表主要包括咳嗽特异性生活质量问卷（cough-specific quality of life questionnaire，CQLQ）、莱斯特咳嗽问卷（Leicester cough questionnaire，LCQ）和慢性咳嗽影响问卷（chronic cough impact questionnaire，CCIQ），各问卷均表现出良好的信度、效度及反应度，推荐采用中文版 LCQ 对咳嗽相关生活质量进行评估。

4. 咳嗽频率监测 对患者一定时间内发生的咳嗽频次、强度及其特征所进行的客观记录和分析，是客观评估咳嗽病情及疗效观察的理想方法。受患者的主观耐受性的影响，咳嗽频率不一定与患者自我感知的咳嗽严重程度成正比。国内尚无此类仪器，临床应用受限。

5. 咳嗽敏感性检查 咳嗽敏感性增高是慢性咳嗽的重要特征。该检查可用于疗效判断和咳嗽机制的研究，安全性、耐受性和可重复性好，可作为定量评估咳嗽的客观指标。通过雾化方式使受试者吸入定量的刺激物气溶胶，刺激相应的咳嗽感受器而诱发咳嗽，并以激发咳嗽≥5 次的刺激物浓度（C_5）作为咳嗽敏感性的指标。常用辣椒素（TRPV1 激动剂）、柠檬酸、异硫氰酸烯丙酯（TRPA1 激动剂）等激发物用于咳嗽激发试验。

（五）常见慢性咳嗽的病因诊断

慢性咳嗽的诊断应首先考虑 CVA、UACS、EB、AC 和 GERC 等常见病因，上述疾病占慢性咳嗽病因的 70%～95%。多数慢性咳嗽与感染无关，因此，应避免滥用抗菌药物治疗。

1. UACS/PNDS

（1）临床表现

1）症状：除咳嗽、咳痰外，可表现鼻塞、鼻腔分泌物增加、频繁清嗓、咽后黏液附着及鼻后滴流感。变应性鼻炎还表现为鼻痒、喷嚏、水样涕及眼痒等。鼻-鼻窦炎常有鼻塞和脓涕等症状，也可伴有面部疼痛/肿胀感和嗅觉异常等。

2）体征：变应性鼻炎的鼻黏膜主要表现为苍白或水肿，鼻道及鼻腔底可见清涕或黏涕。非变应性鼻炎的鼻黏膜多表现为肥厚或充血样改变，部分患者口咽部黏膜可呈鹅卵石样改变或咽后壁附有黏脓性分泌物。

3）辅助检查：慢性鼻窦炎的影像学检查征象为鼻窦黏膜增厚、鼻窦内液平面等。慢性鼻窦炎涉及多种类型，如病毒性、细菌性、真菌性和变应性鼻窦炎，部分合并鼻息肉。怀疑鼻窦炎时，首选 CT 检查，必要时行鼻内镜、变应原和免疫学检查等。

（2）诊断：UACS/PNDS 涉及鼻、鼻窦、咽、喉等多种基础疾病，必须综合病史、体征、相关检查及治疗反应综合判断。UACS/PNDS 诊断建议参考以下标准。

1）慢性咳嗽，以白天或体位转变后咳嗽为主，入睡后较少。

2）有鼻部和（或）咽喉疾病的临床表现和病史。

3）辅助检查支持鼻部和（或）咽喉疾病的诊断。

4）针对基础疾病病因治疗后咳嗽缓解。

2. CVA

（1）临床表现：主要表现为刺激性干咳，通常咳嗽比较剧烈，夜间及凌晨咳嗽为其重要特征，感冒、冷空气、灰尘及油烟等容易诱发或加重咳嗽。

（2）诊断：根据慢性咳嗽病史、支气管激发试验和抗哮喘治疗有效综合分析作出诊断。支气管扩张药治疗有效是 CVA 的一个重要临床特征。PEF 平均变异率异常可作为 CVA 参考标准。诱导痰嗜酸性粒细胞增高和 FeNO 增高有助于 CVA 的诊断。单纯依靠病史进行 CVA 的诊断需要谨慎，防止过度诊断。

符合以下全部标准可确诊 CVA：①慢性咳嗽，常伴有明显的夜间刺激性咳嗽；②支气管激发试验阳性，或 PEF 平均昼夜变异率＞10%，或支气管扩张试验阳性；③抗哮喘治疗有效。

3. EB

（1）临床表现：慢性刺激性咳嗽常是唯一的临床症状，多为白天咳嗽，干咳或咳少许白色黏液痰，少数伴有夜间咳嗽。患者对油烟、灰尘、异味或冷空气比较敏感，常为咳嗽的诱发因素。患者无喘息、呼吸困难等气流受限相关症状。肺通气功能和 PEF 变异率正常，无气道高反应。

（2）诊断：EB 的诊断必须结合病史，诱导痰（或支气管灌洗液）嗜酸性粒细胞计数、气道反应性测定和激素治疗有效等综合判断。痰嗜酸性粒细胞增高是必要诊断依据。同时要考虑职业因素，既往有接触面粉、异氰酸和氯氨等引起 EB 的报道。FeNO 检测诊断 EB 的敏感性较低。确诊 EB 需符合以下全部标准：①慢性咳嗽，表现为刺激性干咳或伴少量黏痰；②肺通气功能正常，无气道高反应性，PEF 变异率正常；③痰细胞学检查嗜酸性粒细胞比例≥2.5%；④排除其他嗜酸性粒细胞增多性疾病；⑤口服或吸入糖皮质激素有效。

4. GERC

（1）临床表现：40%～68% 的 GERC 患者可伴反酸、胸骨后灼烧感及嗳气等典型反流症状，但也有不少患者以咳嗽为唯一症状。咳嗽大多发生在日间、直立位，以及体位变换时，干咳或咳少量白色黏痰。进食酸性、油腻食物容易诱发或加重咳嗽。

（2）诊断标准

1）慢性咳嗽，以白天咳嗽常见，少数患者可有夜间咳嗽。

2）食管反流监测 AET＞6% 和 SAP≥95%。

3）抗反流治疗后咳嗽明显减轻或消失。

食管反流监测是诊断 GERC 最重要和最有效的方法，对于 AET 介于 4%～6%，可结合其他检查或进行经验性治疗进行判断。DeMeester 积分、咽喉反流积分也有一定的诊断价值。而无条件时，如患者：①具有明显的进食相关性咳嗽，如餐后咳嗽、进食咳嗽等；②伴有典型的胸骨后灼烧感、反酸等反流症状或胃食管反流病问卷（gastroesophageal reflux disease questionnaire，GerdQ）≥8 分；③排除 CVA、UACS、EB 等常见病因，或按这些疾病治疗效果不佳时，应考虑 GERC 的可能，建议进行诊断性治疗。抗反流治疗后咳嗽消失或显著缓解，可以临床诊断 GERC。另外，Hull 气道反流问卷（Hull airway reflux questionnaire，HARQ）、GerdQ 问卷（HARQ≥24 分、GerdQ≥8.0 分）也有助于 GERC 的诊断。

5. AC AC 是慢性咳嗽的常见原因。如果慢性咳嗽患者支气管激发试验阴性，痰嗜酸性粒细胞不高，应考虑 AC 的可能。其发病机制有待进一步明确。

（1）临床表现：刺激性干咳，多为阵发性，白天或夜间均可咳嗽，油烟、灰尘、冷空气、讲话等容易诱发咳嗽，常伴有咽喉发痒。通气功能正常，无气道高反应性，诱导痰细胞学检查嗜酸性粒细胞比例正常。

（2）诊断：符合下述标准 1）、2）、3）、5）及 4）中的一条可确诊 AC。

1）慢性咳嗽，多为刺激性干咳。

2）肺通气功能正常，支气管激发试验阴性。

3）诱导痰嗜酸性粒细胞不增高。

4）具有下列指征之一。①有变应性疾病史或变应原接触史；②变应原皮试阳性；③血清总 IgE 或特异性 IgE 增高。

5）糖皮质激素或抗组胺药治疗有效。

（六）其他慢性咳嗽病因的诊断

1. 慢性支气管炎（chronic bronchitis） 咳嗽、咳痰连续 2 年以上，每年累积或持续至少 3 个月，并排除其他引起慢性咳嗽的病因。咳嗽、咳痰一般晨间明显，咳白色泡沫痰或黏液痰，加重期亦有夜间咳嗽。常与吸烟和环境暴露相关。

2. 支气管扩张症（bronchiectasis） 由于慢性炎症引起气道壁破坏，导致不可逆性支气管扩张和管腔变形。典型临床表现为慢性咳嗽、大量咳脓痰及间断性咯血，常合并慢性鼻窦炎。有典型病史者诊断并不困难，无典型病史的轻度支气管扩张症则容易误诊。胸部 X 线片改变（如卷发样征）对诊断有提示作用，最佳诊断方法为胸部高分辨率 CT。

3. 气管-支气管结核（bronchial tuberculosis） 气管-支气管结核多数合并肺结核，也有不少患者仅表现为单纯性支气管结核。其主要症状为慢性咳嗽，可伴有低热、盗汗、消瘦等结核中毒症状，部分患者咳嗽是其唯一的临床表现，体格检查可闻及局限性吸气期干啰音，胸部 X 线片无明显异常改变，临床上容易误诊及漏诊。

4. ACEI 等药物诱发的咳嗽 咳嗽是 ACEI 类抗高血压药的常见不良反应，发生率 5%～25%，在慢性咳嗽中的比例为 1.7%～12.0%。吸烟史、ACEI 引起咳嗽的既往史、遗传背景等是 ACEI 引起咳嗽的独立危险因素。

5. 支气管肺癌（bronchogenic carcinoma） 咳嗽常为中心型肺癌的早期症状和常见症状，发生率为 25%～86%。早期胸部 X 线片检查常无异常，故容易漏诊、误诊。对于有长期吸烟史出现刺激性干咳、痰中带血、胸痛及消瘦等症状或原有咳嗽性质发生改变的患者，应高度怀疑肺癌的可能，进一步行影像学检查和支气管镜检查。

6. 心因性咳嗽/躯体性咳嗽综合征 心因性咳嗽的发病机制可能不是单一的心理因素，而与中枢调节紊乱、焦虑或抑郁等精神因素有关。2015 年 ACCP 咳嗽指南建议，用躯体性咳嗽综合征一词代替心因性咳嗽，其典型表现为日间咳嗽，常伴随焦虑症状，专注于某一事物及夜间休息时咳嗽消失。

目前心因性咳嗽缺乏特异性诊断标准，只有排除了慢性咳嗽的常见病因和少见病因后才能考虑此诊断。

（七）不明原因慢性咳嗽、难治性慢性咳嗽、慢性咳嗽高敏综合征

多数慢性咳嗽患者可获得明确的病因诊断。然而，一部分患者在进行了全面检查之后，病因仍无法明确，称为不明原因慢性咳嗽，既往又称为特发性咳嗽。患者必须经过系统的慢性咳嗽病因检查，排除已知的病因，针对病因治疗无效的情况下，方可考虑不明原因慢性咳嗽。临床上还有一些患者，针对病因进行治疗，咳嗽症状无明显缓解，称之为难治性慢性咳嗽。根据新近发表的《中国难治性慢性咳嗽的诊断与治疗专家共识》，难治性慢性咳嗽亦包括了不明原因慢性咳嗽。由于慢性患者普遍存在咳嗽高敏感性，近年来提出一个新的诊断名词"咳嗽高敏综合征"，用于描述此类慢性咳嗽患者。

七、慢性咳嗽的治疗

慢性咳嗽的治疗应遵循以下原则。①诊断和治疗应同步或顺序进行。如检查条件不具备时，可以根据临床特征进行诊断性治疗，治疗无效时再选择有关检查。如有典型的鼻炎、鼻窦炎症状或鼻后滴流症状、体征，可先按 UACS 进行治疗。如有典型胃食管反流相关症状或进食后咳嗽，则先按 GERC 进行治疗。②明确病因是前提。患者治疗部分有效但未完全缓解，应评估影响疗效的因素和是否存在其他慢性咳嗽的复合病因，如 UACS 合并 GERC、CVA 或 EB 及 GERC 合并 EB 或 CVA 等。③治疗无效时应评估是否诊断错误、治疗强度和时间是否足够、有无影响疗效的因素，如职业或环境暴露因素。

（一）经验性治疗

对基层医院或经济条件有限的患者，难以明确诊断时，经验性治疗可以作为一种替代措施。经验性治疗可以作为一种替代措施。

慢性咳嗽的经验性治疗是指病因诊断不确定的情况下，根据病情和可能的诊断给予相

应的治疗措施，通过治疗反应来确立或排除诊断。经验性治疗应遵循以下几条原则。

1. 首先对常见病因进行治疗，慢性咳嗽的常见病因为 CVA、UACS/PNDS、EB、AC 和 GERC。对于无明显临床特征提示潜在病因者，建议采用以常见病因为导向的阶梯性、序贯性治疗策略。

2. 根据病史推测病因并进行相应的治疗。了解患者的咳嗽时相及伴随症状，对慢性咳嗽病因诊断有一定的参考价值。

3. 建议根据临床特征进行经验性治疗，有利于提高治疗的成功率。建议将美敏伪麻溶液、复方甲氧那明用于 UACS/PNDS、AC 和 PIC 等经验治疗。怀疑激素敏感性咳嗽者，建议口服小剂量激素治疗 5～7d 或吸入性糖皮质激素（ICS）治疗 4 周，症状缓解后采用吸入 ICS 维持治疗 8 周以上。

4. 咳嗽伴咳脓痰或流脓鼻涕慢性咳嗽患者，建议使用抗菌药物治疗。多数慢性咳嗽病因与感染无关，经验治疗时应避免滥用抗菌药物。

5. 经验治疗有一定的盲目性，应注意排除气管恶性肿瘤、结核和其他肺部疾病。针对潜在病因进行经验性治疗 4 周无效者，建议及时到有条件的医院进行相关检查明确病因。

（二）对症治疗

轻度咳嗽无须进行镇咳治疗。镇咳药物只能起到短暂缓解症状的作用。但严重的咳嗽，如剧烈干咳或频繁咳嗽影响休息和睡眠时，则可适当给予镇咳治疗。痰多患者宜用祛痰药物治疗。

（三）中医中药治疗

中医学认为，咳嗽既是肺系疾病中的一个症状，又是独立的一种疾病。慢性咳嗽属于中医学"久咳""顽咳"的范畴。中医的优势，首先是以三因制宜为特征，体现高度个体化、精准化的辨证论治；其次是通过多环节、多靶点的复方发挥效应；最后是遵循"急则治其标，缓则治其本"的原则，是一种标本兼治的综合管理模式。用于治疗咳嗽的中药组方和成药品种繁多。咳嗽证候类型包括风寒袭肺证、风热犯肺证、风邪伏肺证、胃气上逆证、湿热郁肺证、肺脾阳虚证、肺阴亏虚证等；其中慢性咳嗽常见证候类型为风邪伏肺证、湿热郁肺证、肺脾阳虚证、寒饮伏肺证等。下面介绍几种临床常见的慢性咳嗽证型及方药。

【风邪伏肺证】 症见咳嗽阵作，咳伴咽痒，干咳或少痰，咳痰不畅，常因冷热空气、异味、说笑诱发，身无明显寒热。外感常诱发咳嗽加重或复发。舌淡红、苔薄白，脉弦或滑。

治法：疏风宣肺，止咳化痰。

方药举例：麻黄、紫苏叶、地龙、枇杷叶、紫苏子、蝉蜕、前胡、牛蒡子、五味子。或止嗽散（《医学心悟》）加减：紫菀、百部、桔梗、白前、荆芥、陈皮、炙甘草。

【肺脾阳虚证】 症见咳嗽、咽痒，遇冷加重，痰涎清稀色白或呈泡沫，背寒如掌大，可伴有胸闷、胃寒、便溏、畏风、自汗，舌体胖大，舌质淡、苔白润，脉沉滑。

治法：疏风宣肺，温阳健脾。

方药举例：小青龙汤（《伤寒论》）合苓桂术甘汤（《金匮要略》）加减，麻黄、芍药、细辛、干姜、桂枝、五味子、半夏、甘草、茯苓、白术。

（四）常见病因的治疗

1. UACS/PNDS 依据导致 UACS/PNDS 的基础疾病而定。

1）病因治疗

①非变应性鼻炎以及普通感冒：推荐首选口服第一代抗组胺药和减充血剂治疗。大多数患者在初始治疗后数天至 2 周内起效。

②变应性鼻炎：避免或减少接触变应原。推荐首选鼻腔吸入糖皮质激素，包括糠酸莫米松、丙酸氟地卡松和布地奈德鼻喷剂等；口服第二代抗组胺药，包括氯雷他定、西替利嗪。白三烯受体拮抗药治疗变应性鼻炎有效。症状较重、常规药物治疗效果不佳时，特异性变应原免疫治疗可能有效，但起效时间较长。

③慢性鼻窦炎：A. 慢性鼻窦炎患者鼻窦分泌物细菌培养以金黄色葡萄球菌或表皮葡萄球菌、肺炎球菌为主，多数为定植菌。细菌性鼻窦炎多为混合感染，抗感染尤为重要。建议抗菌谱应覆盖革兰氏阳性菌、阴性菌及厌氧菌，急性发作者应用≥2 周，慢性者酌情延长使用时间。常用药物为阿莫西林/克拉维酸、头孢类或喹诺酮类。B. 长期低剂量大环内酯类药物作用有限，不建议作为常规治疗。C. 联合鼻腔吸入糖皮质激素，疗程 3 个月以上。推荐吸入糖皮质激素治疗伴有鼻息肉的慢性鼻窦炎。合并鼻息肉患者，口服激素序贯局部鼻吸入激素的治疗效果优于单用鼻吸入激素治疗。D. 内科治疗效果不佳时，建议咨询耳鼻咽喉科医师，必要时可经鼻内镜手术治疗。

2）对症治疗

①鼻用减充血剂可减轻鼻黏膜充血水肿，但不宜长期应用，需要警惕其导致药物性鼻炎的不良反应。鼻用减充血剂疗程一般<1 周。建议联合应用第一代口服抗组胺药和鼻用减充血剂，疗程 2～3 周。

②黏液溶解剂（羧甲司坦/厄多司坦）治疗慢性鼻窦炎可能使患者获益。

③生理盐水鼻腔冲洗对慢性鼻窦炎治疗有效。

2. CVA

1）推荐吸入 ICS 联合支气管扩张药，如长效 β_2 受体激动药（long acting beta-agonists，LABA）或单用 ICS 治疗。治疗时间 8 周以上，部分患者可能需要长期治疗或者按需间歇治疗，建议参考哮喘治疗模式，根据患者治疗反应，调整治疗方案。

2）如果患者症状或气道炎症较重，或对 ICS 治疗反应不佳时，可以短期口服糖皮质激素治疗（10～20mg/d，3～5d）或使用超微颗粒的吸入制剂。不推荐长期口服糖皮质激素治疗 CVA。

3）少数 ICS 治疗无效的患者，白三烯受体拮抗药治疗 CVA 有效，能够减轻患者咳嗽症状、改善生活质量并减缓气道炎症。

4）中医认为 CVA 与风邪犯肺、肺气失宣有关，治疗宜疏风宣肺、止咳利咽，采用苏黄止咳胶囊治疗有一定效果。

如果 ICS 治疗 4 周以上无效，需重新进行评估，高度注意是否存在诊断错误，支气管激发试验假阳性或合并其他疾病，或存在一些影响疗效的因素。

3. EB EB 对糖皮质激素反应良好。建议首选 ICS 治疗，持续应用 8 周以上。初始治疗可联合口服泼尼松 10～20mg/d，持续 3～5d。若无效，应注意是否存在嗜酸性粒细胞增高有关的全身性疾病，如嗜酸性粒细胞增高综合征、嗜酸性肉芽肿性多血管炎等。

4. GERC

1）调整生活方式：对怀疑为 GERC 的患者，控制饮食、减重、抬高床头及避免睡前进食等有利于缓解症状。

2）抑酸药物：PPI 和钾离子竞争性酸阻断剂作为 GERC 的首选治疗方法。PPI 效果最佳，无 PPI 时也可选用 H2 受体拮抗药。

3）促胃动力药：建议可在抑酸基础上联用促胃动力药。抗反流治疗疗程至少 8 周，逐步减量。

存在异常反流客观证据的慢性咳嗽患者，经标准抗反流药物治疗效果欠佳或无效时，考虑治疗药物的剂量及疗程是否足够，同时应考虑是否存在非酸反流、非反流或其他复合病因引起的慢性咳嗽。抑酸治疗无效，建议行食管反流监测，以明确原因。加巴喷丁与巴氯芬对抑酸治疗无效的难治性 GERC 具有类似的治疗效果。存在明确反流证据，单倍剂量 PPI 治疗无效时，可加大 PPI 治疗剂量；使用某种 PPI 治疗无效时，可换用其他的 PPI。谨慎选择抗反流手术，在符合以下手术指征的情况下，可考虑进行手术治疗：①GERC 诊断明确，抗反流治疗有效，但患者长期用药依从性差，有手术意愿；②抗反流药物治疗无效，但是通过多种客观检查手段确定存在反流，或存在解剖学异常，且症状与反流有关。

5. AC　吸入 ICS 和（或）口服抗组胺药物治疗 4 周以上，初期可短期口服小剂量糖皮质激素（3～5d）。

八、展望

咳嗽作为临床常见问题，国内研究亦有 20 余年，在其诊断、治疗和发病机制方面取得了系列成果，然而也面临着新的挑战。尽管慢性咳嗽常见病因的诊治逐步攻克，但难治性慢性咳嗽、相关基础疾病的慢性咳嗽依然需要广大临床医师及临床研究者的重点关注，国内研究慢性咳嗽的单位尚不多，亟待更多的同道参与到慢性咳嗽的研究行列中来。另外，一些慢性咳嗽的诊治及机制仍有待于进一步研究，如咳嗽型哮喘的发病机制与治疗、空气污染与慢性咳嗽的关系、慢性咳嗽高敏感性与难治性慢性咳嗽的机制与治疗等。我们尚缺乏全国性慢性咳嗽流行病学调查数据，包括慢性咳嗽的患病率与危险因素，有必要进行慢性咳嗽流行病学调查及登记研究，为慢性咳嗽的防控提供依据。

展望未来，任重道远，期待全国同道共同努力，针对上述咳嗽的临床诊治问题进行研究，不断将中国慢性咳嗽的诊治水平与研究水平推向新的台阶。

思　考　题

1. 简述老年慢性咳嗽临床特点。
2. 试述难治性慢性咳嗽的研究进展。
3. 试述中医在老年慢性咳嗽治疗中的探索价值。

（叶旭军）

第三节　老年肺结节的诊断及鉴别诊断

肺癌是我国最常见的恶性肿瘤之一，其发病率及死亡率持续居高不下。绝大多数临床诊断的肺癌病例已处于晚期，失去手术治疗机会，预后极差，因此，肺癌的早筛查及早治疗对患者的预后有着极高的意义，是改善肺癌生存，降低肺癌死亡率的关键。我国目前是全球老年人人口数量最多的国家，且人口老龄化的规模不断扩大，老年人是肺癌的高发人群，肺癌死亡率又有随年龄增长不断增高的趋势。因此，对于老年人肺癌的筛查更需要加以重视。目前，对肺结节的准确定位、诊断及良恶性判断成为老年人肺癌早期筛查的热点问题。

一、肺结节的定义和分类

（一）肺结节的定义

肺结节为影像学提示直径≤3cm 的局灶性、类圆形、密度增高的实性或亚实性肺部阴影，可为孤立性或多发性，不伴肺不张、肺门淋巴结肿大和胸腔积液。

（二）肺结节的分类

1. 按数量分类 孤立性肺结节为边界清楚、密度增高、直径≤3cm 且周围被含气肺组织包绕的单个软组织影；多发性肺结节为 2 个及以上的病灶，分为原发性和继发性两种情况。一般认为，>10 个的弥漫性肺结节多为恶性肿瘤转移或良性病变（感染或非感染因素导致的炎症性疾病）所致。

2. 按病灶大小分类 直径≤3cm 者均为肺结节，直径为 5～10mm 者为小结节，直径<5mm 者为微小结节。

3. 按密度分类 可分为实性肺结节和亚实性肺结节，后者又包含纯磨玻璃结节和部分实性结节。①实性肺结节（solid nodule）：肺内圆形或类圆形密度增高影，病变密度足以掩盖其中走行的血管和支气管影。②亚实性肺结节（subsolid nodule）：所有含磨玻璃密度的肺结节均称为亚实性肺结节，其中磨玻璃病变指 CT 显示边界清楚或不清楚的肺内密度增高影，但病变密度不足以掩盖其中走行的血管和支气管影。亚实性肺结节中包括纯磨玻璃结节（pure ground-glass nodule，pGGN）、磨玻璃密度和实性密度均有的混杂性结节（mixed ground-glass nodule，mGGN），后者也称部分实性结节（tubercle）。如果磨玻璃病灶内不含有实性成分，称为 pGGN；如含有实性成分，则称为 mGGN。部分实性结节的恶性程度最高，其次为纯磨玻璃结节和实性结节。

此外，还有一种特殊类型薄壁囊腔型囊性肺腺癌需要与肺大疱相鉴别，其 CT 征象不典型，多数病变仅表现为孤立的薄壁空腔，与肺大疱、肺囊肿等空腔病变相似，恶性检出率（获得病理证实）正呈逐年升高趋势。

二、肺结节的筛查和评估

（一）筛查人群

我国推荐肺癌高危人群应每年进行低剂量 CT 筛查，以早期诊断肺癌。我国目前肺癌高危人群定义为年龄≥40 岁且具有以下任一危险因素者：①吸烟≥20 包/年（或 400 支/年），或曾经吸烟≥20 包/年（或 400 支/年），戒烟时间<15 年；②有环境或高危职业暴露史（如石棉、铍、铀、氡等接触者）；③合并慢性阻塞性肺疾病、弥漫性肺纤维化或既

往有肺结核病史者；④既往罹患恶性肿瘤或有肺癌家族史者。因此，对于有以上任一项危险因素的年龄≥60 岁的老年人，均推荐每年进行低剂量 CT 筛查。

（二）评估手段

包括临床信息、影像学检查、功能显像、肿瘤标志物、非手术和手术活检。

1. 临床信息　采集筛查人群相关信息，如年龄、职业、吸烟史、慢性肺部疾病史、个人和家族肿瘤史、治疗经过及转归，建立随访档案，全程管理患者。

2. 影像学检查　虽然 X 线能够提高肺癌的检出率，但大多数＜1cm 的结节在胸部 X 线片上不显示，故不推荐胸部 X 线片用于肺结节的常规评估。与胸部 X 线相比，胸部 CT 扫描可提供更多关于肺结节位置、大小、形态、密度、边缘及内部特征等信息。推荐胸部低剂量 CT（LD-CT）行高危人群筛查。扫描范围为肺尖至肋膈角尖端水平。患者仰卧，双手上举，采取吸气末单次屏气扫描。采用纵隔窗（窗宽 350～380Hu、窗位 25～40Hu）及肺窗（窗宽 1500～1600Hu、窗位–650～–600Hu）分别进行阅片。CT 为显示亚实性结节的首选方法，推荐采用胸部 LD-CT 扫描，并在此基础上强调薄层高分辨率 CT、靶扫描或靶重建。当病灶与肺血管关系密切或怀疑存在淋巴结转移时，则可行胸部 CT 增强扫描。随访观察时 CT 扫描参数应与前期条件保持一致。

3. 功能显像　正电子发射计算机体层显像仪（PET/CT）检查在肺癌的诊断、分期、治疗评价中均有较高的敏感性和特异性。对于筛查中发现的可疑肺结节，可行 PET/CT 检查。对于实性成分＞8mm 的肺结节，PET/CT 有助于鉴别良性或恶性；PET/CT 对 pGGN 及实性成分≤8mm 肺结节的鉴别诊断无明显优势，阳性率较低，需要密切随访以免漏诊。不建议应用 PET/CT 作为常规肺癌初筛手段。

4. 肿瘤标志物　目前，尚无特异性生物学标志物应用于肺结节的良恶性鉴别，但有条件者可酌情进行如下检查，为肺结节诊断和鉴别诊断提供参考依据。①胃泌素释放肽前体（pro gastrin releasing peptide，Pro-GRP）：可作为小细胞肺癌的诊断和鉴别诊断的首选标志物；②神经元特异性烯醇化酶（neurone specific enolase，NSE）：用于小细胞肺癌的诊断和治疗反应监测；③癌胚抗原（carcinoembryonic antigen，CEA）：目前血清中 CEA 的检查主要用于判断肺腺癌复发、预后，以及肺癌治疗过程中的疗效观察；④细胞角蛋白 19 片段（cytokeratin 19 fragment）：细胞角蛋白 19（CYK-19）片段，即 CYFRA21-1 对肺鳞癌的诊断有一定参考意义；⑤鳞状细胞癌抗原（squarmous cell carcinoma antigen，SCCA）：对肺鳞癌疗效监测和预后判断有一定价值。如果在随访阶段发现上述肿瘤标志物有进行性增高，需要警惕早期肺癌。

5. 非手术活检

（1）气管镜检查：包括气管镜直视下刷检、活检或支气管肺泡灌洗获取细胞学和组织学诊断。支气管内超声引导下肺活检术（EBUS-TBLB）可提高肺结节活检的阳性率。一项随机对照研究结果显示，EBUS-TBLB 对≤20mm 的恶性肺外周病变的诊断敏感度为 71%，而常规支气管镜 TBLB 仅为 23%。虚拟导航支气管镜（virtual bronchoscopic navigation，VBN）和电磁导航支气管镜（electromagnetic navigation bronchoscopy，ENB）使传统支气管镜无法检测到的周围肺组织病变的检测成为现实。ENB 技术能够准确定位肺结节位置，提高诊断率。ENB 下肺结节消融治疗具有创伤小、定位准确的优点，避免气胸、出血、感染、经针道转移等不良情况发生的可能性，在未来可能成为有效的治疗手段。EBUS 和 VBN

或 ENB 联合应用可提高对周围型肺部病变的诊断率，且安全性高，在肺结节鉴别诊断和早期肺癌诊断方面有一定的应用前景。一项系统回顾分析结果显示，使用 EBUS、ENB、VBN 等支气管镜检查技术对于周围型肺部病变的总体诊断率为 70%，其中≤20mm 病灶的诊断率为 61%，>20mm 病灶的诊断率为 82%。最近我国一项单中心研究结果显示，EBUS 联合 ENB 对肺结节的诊断率达到 82.5%。

（2）经胸壁针吸活检术（transthoracic needle biopsy，TTNB）：可在 CT 或超声引导下进行，对周围型肺癌诊断的敏感度和特异度均较高。病变靠近胸壁者可在超声引导下进行活检，对于不紧贴胸壁的病变，可在透视或 CT 引导下穿刺活检。老年人呼吸系统生理功能的下降以及老年人听力下降，穿刺中不易配合，尤其是俯卧位呼吸不畅，均可导致老年人肺穿刺活检难度系数加大，气胸、咯血等并发症发生率增高。行 TTNB 之前须充分考虑患者穿刺的必要性和风险。穿刺针的长度选择需根据患者的实际病灶情况进行计算，在术前需根据病灶位置和是否存在肺气肿等信息进行判断，最终根据具体情况选择长度适合的穿刺针。决定穿刺体位的原则是患者舒适及方便穿刺，以人体自然卧位仰卧为最佳。上叶后段、下叶背段和内后基底段病灶，一般应在俯卧位穿刺，俯卧位患者可能由于心情紧张，口鼻贴近头托而呼吸不畅，老年人、慢性阻塞性肺疾病和肥胖者更不易配合检查体位，导致穿刺难度加大。对于肺气肿肺功能测定 FEV1/FVC 占预计值的 70%左右者，术前吸氧30min 或带氧气袋术中持续吸氧，可以减少气胸发生率。

6. 手术活检 如果患者有恶性肿瘤病史、年龄较大，并有长期吸烟史，且存在无法通过以上非手术手段取得病理诊断的高危肺结节，可行胸腔镜下病灶切除，明确病理诊断。建议术前充分评估老年患者的身体状况，尤其是心肺功能。

三、肺结节的影像学诊断和临床恶性概率的评估

（一）肺结节的影像学诊断和鉴别诊断

肺结节的大小、形态、边缘、瘤-肺界面、内部结构及随访动态变化，可协助初步判断肺结节的良恶性；功能显像也可进一步协助区分肺结节的良恶性。

1. 外观评估 ①结节大小：随着肺结节体积增大，其恶性概率也随之增加。但肺结节大小的变化对 GGN 的定性诊断价值有限，还需密切结合形态及密度的改变。②结节形态：大多数恶性肺结节的形态为圆形或类圆形，与恶性实性结节相比，恶性亚实性结节出现不规则形态的比例较高。③结节边缘：恶性肺结节多呈分叶状，或有毛刺征（或称棘状突起），胸膜凹陷征及血管集束征常提示恶性的可能；良性肺结节多数无分叶，边缘可有尖角或纤维条索等，周围出现纤维条索、胸膜增厚等征象则常提示结节为良性。④结节-肺界面：恶性肺结节边缘多清楚但不光整，结节-肺界面毛糙甚至有毛刺；炎症肺结节边缘多模糊，而良性非炎症肺结节边缘多清楚整齐甚至光整。需要注意的是，GGN 病变的浸润性与实性结节相比相对较低，病灶周围毛刺征的出现概率也相对较低。

尽管"分叶、毛刺、胸膜凹陷征"是恶性病变的特点，但由于小结节中的早期肺癌很少见到这些特点，所以同时需要内部特征协助鉴别诊断。

2. 内部特征 ①密度：密度均匀的 pGGN，尤其是<5mm 的 pGGN 常提示不典型腺瘤样增生（atypical adenomatous hyperplasia，AAH）；但也有微浸润腺癌（microinvasive adenocarcinoma，MIA）或浸润性腺癌（invasive adenocarcinoma，IA）表现为 pGGN。密

度不均匀的 mGGN，实性成分超过 50% 常提示恶性可能性大；持续存在的 GGN 大多数为恶性，或有向恶性发展的倾向；GGN 的平均 CT 值对鉴别诊断具有重要参考价值，密度高则恶性概率大，密度低则恶性概率低，当然也需要结合结节大小及其形态变化综合判断。②气管改变：支气管被包埋且伴局部管壁增厚，或包埋的支气管管腔不规则，则恶性可能性大。③血管改变：病灶内有血管穿行及血管变形，提示恶性可能。为了更加准确评估结节病灶内及周边与血管的关系，可通过 CT 增强扫描，将≤1mm 层厚的 CT 扫描图像经图像后处理技术进行分析、重建，结节血管征的出现有助于结节的定性。

3. 功能显像 对于胸部 LD-CT 提示直径≤8mm 的纯磨玻璃结节，不推荐应用 PET/CT 扫描；对于＞8mm 的肺结节可进行 PET/CT 扫描，评估恶性的可能性。

4. 定期随访 定期随访比较肺结节的外部结构和内部特征，对肺结节的良恶性鉴别诊断具有重要意义，随访时要注意和保证每次检查的扫描方案、扫描参数、图像显示、重建方法和测量方法一致。随访中肺结节有如下变化者，多考虑为良性：①短期内病灶外部特征变化明显，无分叶或出现极深度分叶，边缘变光整或变模糊；②密度均匀或变淡；③在密度没有增加的情况下病灶缩小或消失；④病灶迅速变大，倍增时间＜15d；⑤实性结节病灶 2 年以上仍然稳定，但这一特征并不适用于 GGN，因原位腺癌（adenocarcinoma in situ，AIS）和 MIA 阶段的 GGN 可以长期稳定。所以这里定义的长期指需要超过 2 年或更长时间，但究竟稳定时间多长提示良性，还需要更加深入地研究。

肺结节在随访中有以下变化时，多考虑为恶性：①直径增大，倍增时间符合肿瘤生长规律；②病灶稳定或增大，并出现实性成分；③病灶缩小，但出现实性成分或其中实性成分增加；④血管生成符合恶性肺结节规律；⑤出现分叶、毛刺和或胸膜凹陷征。

（二）临床恶性概率的评估

长期吸烟、肺结核病史、Hp 感染可能是导致老年人群肺部结节发生的高危因素。在活检之前根据临床信息和影像学特征评估肺结节恶性的概率，有助于选择合适的后续检查方法和随访模式。恶性肿瘤的独立危险因素包括高龄、现在或曾吸烟、戒烟时间短、发现肺结节 5 年前有胸外肿瘤史、结节直径大、毛刺状边缘和位于上叶、血清癌胚抗原水平高、无钙化、毛刺征和支气管征、光滑或分叶状边缘、形状不规则和实性成分。年龄是恶性肿瘤的独立危险因素，老年人肺结节恶性概率可参考表 28-2。

表28-2 老年人肺结节临床恶性概率评估

评估标准	低、中风险	高风险
临床特征	无吸烟史	吸烟或二手烟 400 支/年
	无恶性肿瘤病史	有恶性肿瘤病史
CT 随访	趋向消散	持续增大
	持续缩小	纯磨玻璃结节出现实性成分
	≥2 年稳定	实性成分逐渐增大

四、孤立性实性肺结节的评估与处理原则

（一）对直径＞8mm 的肺结节的评估和处理原则

对于单个不明原因结节直径＞8mm 者，建议临床医师首先进行临床恶性概率评估，评

估和处理参见图 28-2。

1. 对于评估临床恶性概率为非常低者，建议 CT 随访，有条件者可考虑 PET/CT，以便更好地描述结节的特征。

2. 对于评估临床恶性概率为非常低、中等者，建议行功能成像 PET/CT 检查评估结节。①PET/CT 检查显示结为负的或者轻度摄取，建议继续 CT 随访或者根据情况行非手术活检，非手术活检取得明确病理后行 SBRT 或消融；②PET/CT 检查显示结节为中度或者强烈摄取，建议行非手术活检和（或）直接手术切除，非手术活检取得明确病理后行 SBRT 或消融。

3. 对于评估临床恶性概率为高者，建议直接行 PET/CT 检查。因其可同时进行术前的预分期，对于无转移可手术切除者，直接手术切除；对于有转移或者淋巴结评估为 N2/N3 者，根据肺癌诊治指南及 MDT 讨论制订治疗方案。需注意的是，选择非手术活检应基于：①结节大小、位置和相关气道的关系；②患者发生并发症的风险；③可行的技术、技术者的熟练程度。

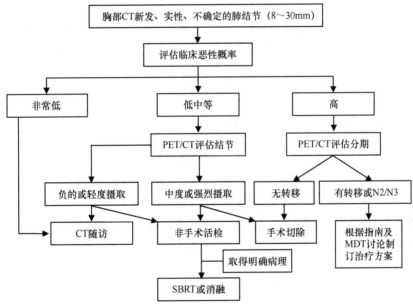

图 28-2　直径＞8mm 的孤立性实性肺结节的临床管理流程

（二）对直径≤8mm 的肺结节的评估和处理原则

对于直径≤8mm 的实性结节的评估和处理，注意以下事项，具体可参考流程图 28-3。

1. 单个实性结节直径≤8mm 且无肺癌危险因素者，建议根据结节大小选择 CT 随访的频率与持续时间。①结节直径≤4mm 者，不需要进行随访，但应告知患者不随访的潜在好处和危害；②结节直径为 4～6mm 者，应在 12 个月重新评估，如无变化，其后转为常规年度随访；③结节直径为 6～8mm 者，应在 6～12 个月之间随访，如未发生变化，则在 18～24 个月之间再次随访，其后转为常规年度检查。CT 检测实性结节＞8mm 时，建议使用低剂量 CT 平扫技术。

2. 存在一项或更多肺癌危险因素的直径≤8mm 的单个实性结节者，建议根据结节的大小选择 CT 随访的频率和持续时间。①结节直径≤4mm 者，应在 12 个月重新评估，如果没有变化，则转为常规年度检查；②结节直径为 4～6mm 者，应在 6～12 个月之间随访，如果没有变化，则在 18～24 个月之间再次随访，其后转为常规年度随访；③结节直径为 6～8mm 者，应在最初的 3～6 个月之间随访，随后在 9～12 个月随访，如果没有变化，在 24 个月内再次随访，其后转为常规年度检查。CT 检测实性结节≤8mm 时，建议使用低剂量 CT 平扫技术。

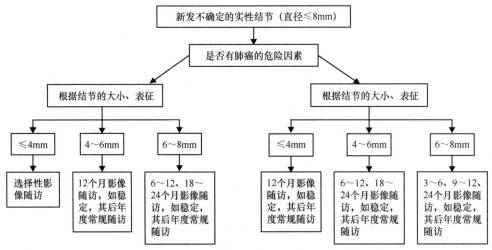

图 28-3　直径≤8mm 的孤立性实性肺结节的临床管理流程

五、孤立性亚实性肺结节评估与处理原则

孤立性亚实性肺结节的随诊方案和注意事项参照流程图 28-4 进行管理，注意以下事项。

1. 随访中直径＞8mm 的纯磨玻璃结节，建议非手术活检和（或）手术切除。

2. 随访中直径＞8mm 部分实性结节，建议非手术活检和（或）手术切除。

3. 部分实性结节的 CT 随访检查应对结节处采用病灶薄层平扫技术，如果混杂性结节增大或实性成分增多，通常提示为恶性，需考虑切除，而不是非手术活检。

4. 随访中具有特别可疑形态、连续生长或实性成分＞8mm 的部分实性结节，建议非手术活检和（或）手术切除，也可以采用 PET-CT 明确诊断后治疗。

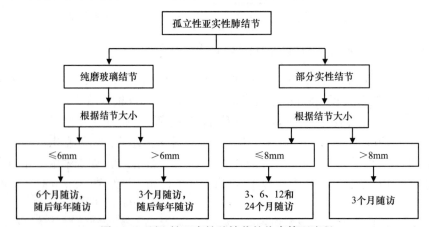

图 28-4　孤立性亚实性肺结节的临床管理流程

5. 应考虑疾病的社会学因素，若患者伴有紧张、抑郁或焦虑等心境障碍，可严重影响患者的生活质量，故建议对此类患者提高 1 个处理等级。

六、多发性肺结节诊断评估与处理原则

多发性肺结节较为常见，占比可达 50%，分为原发和继发两种类型，处理方法差异较大。在相关研究中发现，多发性肺结节的鉴别诊断比单发性肺结节的鉴别诊断更具多样性，临床判断和背景也很重要。CT 扫描结果的鉴别诊断取决于次级肺小叶结节的分布。如果 CT 显示结节主要分布在继发肺小叶（小叶中心），过敏性肺炎、细菌和真菌感染，以及某些间质性肺病，如呼吸性细支气管炎，则应予以考虑。如果患者有淋巴管周围型分布的结节伴对称性肺门淋巴结病和高钙血症，结节病的鉴别诊断会升高。有时，成簇的结节结合在一起，称为树芽结节。这些表现为扩张的小叶中心细支气管，其管腔受到液体、黏液、脓液和支气管周围炎症的影响。这种模式常见于许多感染，如肺结核、非典型分枝杆菌、真菌和细菌，以及吸入性肺炎。多发性肺结节评估处理时应注意以下几方面。

1. 评估中发现有 1 个占主导地位的结节和（或）多个小结节者，建议单独评估每个结节。

2. 除非有组织病理学证实转移，否则不可否定根治性治疗。

3. 对于多发性 pGGN，至少 1 个病变直径＞5mm，但＜10mm，又没有特别突出的病灶，推荐首次检查后 3 个月再行 CT 随访；如无变化，其后至少 3 年内每年 1 次 CT 随访，其后也应长期随访，但间隔期可以适当放宽。如果发现病灶变化，应调整随访周期；如果结节增多、增大、增浓，应缩短随访周期，或通过评估病灶部位、大小和肺功能情况，选择性局部切除变化明显的病灶；如果结节减少、变淡或吸收，则延长随访周期或终止随访。

4. 尽管 PET/CT 较难鉴别直径≤8mm 结节的性质，但是 PET/CT 扫描仍有助于诊断转移性肺癌，指导进一步评估。

5. 对有 1 个以上肺结节的肺癌患者进行分类和采取最佳治疗存在困难时，建议多学科讨论。

6. 可考虑新技术，如 EBUS、VBN 和 ENB，可在一次检查操作中对多个较小的周边病灶进行活检和组织病理学评估。

7. 一般认为＞10 个弥漫性结节，很可能伴有症状，可由胸外恶性肿瘤转移或活动性感染导致，原发性肺癌的可能性相对较小。但单一主要结节伴有一个或多个小结节的现象越来越普遍，需要进行仔细鉴别诊断。

七、人工智能和云端共享在肺结节诊治中的作用

人工智能（AI）基于强大的学习能力在肺结节筛查中已展露出其独到的优势，能够有效检测肺 CT 影像中包含微小结节、磨玻璃等各类结节，提高 MDT 效率，降低漏诊的发生。肺结节中的三维纹理特征、临床信息及 CT 图像数据计入支持向量机模型进行肺癌预测，可提高放射科医师诊断的敏感度与特异度。AI 在辅助医师进行肺结节识别方面，具有较大优势，在肺结节随访中判断良恶性具有重要价值。AI 对亚实性结节检测的假阴性率较高，仍需要人工阅片确认以减少漏诊。除了用于肺结节检测，AI 还可用于计算肺结节的体积并估计肺结节体积的倍增时间，基于 AI 的肺结节体积测量具有高度的可重复性。虽然 AI 技术在肺结节良恶性鉴别中可为临床诊断提供辅助参考，但其准确性还无法取代人工。

融合多模态信息的肺癌诊断技术能够得到更加精确的肺癌诊断效果。AI 依托深度学习与记忆可准确提取肺结节中有重要影响的微特征，具有无创、可捕捉肿瘤异质性和可重复性等优势，有望分级和预判 GGN 早期肺腺癌浸润亚型，为临床决策提供参考，但需要设计多中心、高质量数据集、前瞻性随机对照试验以进一步验证。AI 在肺结节多次随访数据中可协助评估肺结节体积、形态变化，为肺结节随访提供结节倍增时间变化、形态学改变等参考依据，进而制订个体化随访间期。此外，基于 AI 的三维重建技术对于提高手术的安全性和准确性具有重要的意义。

影像数据的云端共享，可以极大地推动学科间交流，更好地实现远程会诊。相信随着科技的发展，AI 及云端共享技术必将会为肺结节诊治做出大的贡献。

八、总结与展望

老年人肺结节的诊断是临床医师经常面临的问题。推荐将胸部 LD-CT 扫描作为老年人肺癌筛查的首选方式，但 LD-CT 在结节性质判断方面将产生许多不确定性，在这样的情况下，将薄层高分辨率 CT、靶扫描或靶重建、增强 CT、PET/CT 等多种影像学检查手段相结合，避免不必要的有创检查，减轻老年人的痛苦和损伤的同时，可以为临床诊断提供更翔实的信息，能够在很大程度上提高恶性结节的诊断率。近年来，EBUS 和 VBN 或 ENB 等活检术极大地提高了肺结节的诊断准确性。但是，如何选择最优化的肺结节检查及诊断方案，实现精准的个体化规范诊疗，仍然是临床工作中的一大难点，期待未来能够开展多学科研究，以提高老年人肺结节的诊断水平，改善患者的临床结局。

思 考 题

1. 试述肺结节的分类（按照数量、大小及密度）。

2. 老年男性，66 岁，吸烟史 40 年，20 支/日，体检胸部 LD-CT 扫描发现右上肺 11mm 纯磨玻璃结节，如何进行评估和随访？

3. 老年人肺部多发结节可见于哪些情况？

（陈　琼　王丽静）

第四节　老年肺炎

一、老年肺炎的概述和流行病学

肺炎（pneumonia）是一种异质的、复杂的疾病。早在 19 世纪，肺炎被 William Osler 称为"老年人的朋友"。尽管在诊断、治疗和预防方面取得了长足进步，但肺炎仍然是全球疾病和死亡的重要原因。目前普遍将老年肺炎定义为≥65 岁人群发生的肺炎。老年肺炎在临床特征、病原菌、药物代谢动力学/药效学（pharmacokinetics/pharmacodynamics，PK/PD）、临床结局等方面与年轻患者不同，其短期和长期死亡率高于年轻患者和患有其他疾病的同龄患者，是重要的公共卫生问题，构成重大的疾病负担。

老年肺炎的发病率因不同地域、不同研究，有所变异。循证医学证据表明，随着年龄增长，老年肺炎的发病率和病死率递增。在美国，社区获得性肺炎（community-acquired pneumonia，CAP）是第二常见的住院原因，也是最常见的感染性疾病死因。一项美国大型前瞻性研究中，成年人 CAP 年住院率为万分之 24.8，其中 65～79 岁、≥80 岁患者的住院率分别是 18～40 岁组的 9 倍和 25 倍。一项英国研究发现，CAP 的中位年龄为 76 岁，85～89 岁年龄组发病率较 65～69 岁组增加 1 倍。Kaplan 等学者将 158 960 名 ≥65 岁的 CAP 住院患者与 794 333 名因其他疾病住院的年龄匹配的对照患者进行了比较，老年肺炎住院死亡率为 11%，出院第二年的死亡率增至 33.6%。因此，对老年患者而言，肺炎被喻为死亡的开始。高龄人群的肺炎死亡率高于其他年龄组。Luna 等研究者观察到，高龄（≥80 岁）是肺炎死亡的独立危险因素，其中，≥2 种共病的高龄患者死亡率高于 ≤1 种疾病的高龄患者；即使 ≤1 种疾病的高龄患者，死亡率仍高于多种共病的年轻患者。

二、老年肺炎的分类

参照 2019 年美国感染病学会（Infectious Diseases Society of America，IDSA）和美国胸科学会（American Thoracic Society，ATS）肺炎的分类标准，老年肺炎常根据发生的场所分类。该分类为治疗提供的信息包括可能的致病菌种类、可能的感染原因、可能有效的抗菌药物种类等，根据患者的健康状况，还可以推测可能发生的并发症。

（一）社区获得性肺炎

CAP 是指在医院外获得的肺实质急性感染。医疗保健相关肺炎（health care-associated pneumonia，HCAP）指的是在医疗保健机构以及近期住院后发生的肺炎。相比于医疗机构的接触史，患者本身的特点（高龄、基础疾病等）是更重要的肺炎独立预后因素。目前，HCAP 这个术语已不再使用，归类为 HCAP 的患者应接受与 CAP 患者类似的治疗。

（二）医院内肺炎

医院内肺炎是指在医院发生的急性肺实质感染，包括医院获得性肺炎（hospital-acquired pneumonia，HAP）和呼吸机相关肺炎（ventilator-associated pneumonia，VAP）。HAP 是指患者住院期间没有接受有创机械通气、未处于病原感染的潜伏期，而于入院 ≥48h 后新发生的肺炎。VAP 是指在气管插管 ≥48h 之后发生的肺炎。进一步分为早发 HAP/VAP（≤4d）和迟发 HAP/VAP（≥5d）。

对肺炎的致病病原体分类也是一种常见的肺炎分类方式，包括细菌性肺炎、病毒性肺炎、不典型病原体肺炎、真菌性肺炎、寄生虫性肺炎等。还可以根据发病机制（吸入性肺炎、阻塞性肺炎和化学性肺炎等）、宿主疾病和状态（免疫低下宿主肺炎、卒中相关肺炎、术后肺炎、糖尿病合并肺炎、尿毒症肺炎和免疫检查点抑制剂相关肺炎等）、病变范围（大叶性肺炎、小叶性肺炎和间质性肺炎等）、病变性质（化脓性肺炎、坏死性肺炎和干酪性肺炎等）、病程（急性、亚急性和慢性肺炎），以及治疗效果（非消退性肺炎）等进行肺炎的分类。

吸入性肺炎为老年肺炎的常见类型。荟萃分析结果提示，吞咽困难使吸入性肺炎增加 9.4 倍，当合并脑血管病时，发生率升至 12.9 倍。吸入综合征（aspiration syndromes）可累及气道或肺实质，导致急性肺损伤等多种临床表现。

三、老年肺炎的易感因素

年龄≥65岁是肺炎发病率增加的独立预测因素,老年人的疾病和功能状态可能导致肺防御功能受损和肺炎风险增加。

(一)衰老

老年患者呼吸系统的结构和功能变化导致宿主防御能力降低,包括黏液纤毛清除功能受损、呼吸肌衰弱、胸壁活动度和肺顺应性下降等。这些因素导致肺活量减少、残气量增加、咳嗽无力、清除分泌物的能力降低、呼吸肌做功增加。老年肺炎,特别是合并心肺潜在疾病的患者,肺功能更容易受损,并可能导致呼吸衰竭。

随年龄增长而发生的免疫系统变化尚不明确。证据表明,老化肺部的慢性低级别炎症(炎症衰老)增加病原体对宿主细胞的黏附,诱导 Toll 样受体(Toll-like receptor,TLR)耐受,削弱效应细胞对病原体清除,并减弱肺部对肺炎链球菌的先天免疫反应。此外,适应性免疫系统的多重变化与衰老相关,免疫衰老的状态致使机体对多种微生物的反应效率降低。对炎症老化和(或)免疫衰老导致的免疫力受损的调节,未来可能降低老年肺炎的风险。

(二)慢性肺疾病和(或)其他损害气道清除的疾病

与老年肺炎发病率增加相关的慢性肺疾病包括慢性阻塞性肺疾病、支气管扩张、哮喘;由于狭窄、肿瘤或异物引起的支气管阻塞、心力衰竭;既往反复发生的肺部感染等(表 28-3)。

表28-3 合并症对肺炎的影响

合并症	对肺炎临床转归的影响
慢性阻塞性肺疾病	咳嗽功能受损和黏液纤毛清除障碍
神经系统疾病	误吸、分泌物清除障碍及咳嗽功能受损
心力衰竭	肺水肿、淋巴引流受损
慢性肾病	补体不足、巨噬细胞和中性粒细胞功能受损、体液免疫降低
恶性肿瘤	免疫功能受损、呼吸道定植菌改变、放化疗的影响
糖尿病	中性粒细胞功能和细胞介导免疫功能受损
人类免疫缺陷病毒	细胞介导免疫和体液免疫均受损
酒精滥用	误吸、营养不良、中性粒细胞功能受损

(三)胃内容物吸入和(或)上呼吸道分泌物微吸入

研究提示,任何意识水平的改变(如脑卒中、帕金森病、癫痫发作、严重痴呆、麻醉、药物或酒精中毒等)、吞咽障碍(食管病变、运动协调问题和营养不良等)、鼻饲管置入、睡眠时未卸下假牙等均增加吸入性肺炎的风险。此外,呼吸道微生物群生态失调,需氧革兰氏阴性杆菌在口咽黏膜的定植随着年龄的增长而增加,在危重住院患者中尤为常见。

(四)免疫功能低下

如糖尿病、恶性肿瘤、使用免疫抑制药物等。

（五）代谢紊乱

如营养不良、尿毒症、酸中毒等。

（六）病毒性呼吸道感染

病毒性呼吸道感染可导致原发性病毒性肺炎，也易患继发性细菌性肺炎，尤其是流感病毒感染。

（七）生活方式和环境暴露

吸烟、酗酒、阿片类药物使用等是肺炎可干预的行为危险因素。拥挤的生活条件、居住在低收入环境中，以及接触环境毒素（如溶剂、油漆或汽油）是肺炎风险增加的环境因素。

（八）呼吸道器械

如气管插管或支气管镜检查等。

（九）药物使用

使用抗酸药的患者发生肺炎的风险增加。吸入性皮质类固醇与复发性肺炎有关。关于血管紧张素Ⅱ受体阻滞药和血管紧张素转化酶抑制药对肺炎发生的保护作用尚存争议。

四、老年肺炎的病原学

肺炎可由细菌、病毒、非典型病原体、真菌或寄生虫等引起，其中以细菌最为常见。尽管诊断技术不断进步，老年肺炎的微生物学诊断仍具有挑战性。研究提示，95%的门诊肺炎患者和50%的住院病例，病原体不明。通常分离出的病原体并不一定是引起感染的责任病原体。咳嗽反射功能障碍和精神状态改变会妨碍老年患者痰液的获得。此外，老年患者往往在诊断之前已接受抗菌药物治疗，尤其是居住在养老护理机构的患者，既往的抗菌药物治疗可能会影响微生物学鉴定的结果。

肺部感染病原体因罹患地点不同而存在差异，宿主因素、疾病的严重程度和地域因素，对病原体的分布及抗菌药物的耐药率也有影响。肺炎链球菌是迄今为止 CAP 患者最常见的分离细菌，≥65 岁患者肺炎链球菌性肺炎发病率是年轻成人的 5 倍，占老年 CAP 的 20%～85%。随着肺炎链球菌疫苗的广泛使用，肺炎链球菌性肺炎的总体发病率呈下降趋势，肺炎链球菌的耐药率因地区和特定风险因素而异。流感嗜血杆菌是第二常见的 CAP 分离病原体（2.9%～29.4%），紧随其后的是呼吸道病毒，特别是流感病毒、冠状病毒和鼻病毒。近年来，细菌和病毒共同感染的检出率有所增加，合并细菌感染，使 2.5%的老年流感患者病情复杂化。非典型病原体约占所有 CAP 病例的 15%。军团菌在 1.0%～17.5% 的老年病例中检出，尤其是重症 CAP 病例。其他非典型微生物（包括肺炎支原体和衣原体属）在≥65 岁患者中检出频率相对年轻患者比较低。

金黄色葡萄球菌在 1%～25.5%的 CAP 病例中被检出。来自美国的多中心的 AWARE 监测研究表明，在≥65 岁患者中，52.6%的金黄色葡萄球菌为耐甲氧西林金黄色葡萄球菌（methicillin resistant *Staphylococcus aureus*，MRSA）。MRSA 感染的危险因素包括近期使用抗生素（过去 3 个月内接受静脉注射抗生素）、近期流感样疾病、脓胸、坏死性/空洞性肺炎和使用免疫抑制药（表28-4）。

肠杆菌科细菌导致 CAP 的预测因素包括年龄≥65 岁、心力衰竭和脑血管病。铜绿假单胞菌常见于已知定植或先前感染假单胞菌属、近期住院或使用抗生素、潜在结构性肺病和免疫抑制患者。最近，CAP 核心微生物以外的病原体被定义为 "PES" 病原体，包括铜绿假单胞菌（Pseudomonas aeruginosa）、超广谱 β-内酰胺酶（extended-spectrum β-lactamase，ESBL）的肠杆菌科（Enterobacteriaceae）和 MRSA，约占住院 CAP 的 6%。当患者至少有 2 个危险因素时，"PES" 病原体的检出率可超过 25%，因此，需要针对这些病原体进行经验性治疗。

HAP 病原微生物的确切比例取决于研究人群。早发性 HAP 在病因学方面更类似于 CAP，而迟发性 HAP 更可能包含多重耐药菌（multiple drug resistant organism，MDRO）。有学者把老年肺炎分为两种类型，一种类型内感染因素驱动，如 CAP；另一种是口咽清除受损驱动的宿主相关类型，包括 HAP、VAP、卒中相关肺炎和术后肺炎等。如留置鼻胃管或气管插管，可通过递送生物膜衍生的微生物群来增加宿主肺炎的易感性。真菌是导致老年 HAP 重要的条件致病菌。老年 VAP 的病原菌仍以革兰氏阴性菌为主，其次为革兰氏阳性菌和真菌，相关菌株耐药性逐渐增高。吸入性肺炎与多种病原体（需氧/厌氧微生物）有关，研究提示肠道细菌致病的倾向更大。

我国肺炎病原谱的构成与欧美国家有明显差别，二级医院、三级医院病原学构成各有不同。新近，一项荟萃分析纳入 17 项回顾性研究总结了中国老年肺炎患者病原菌分布情况，革兰氏阳性球菌的总患病率为 25%，革兰氏阴性杆菌为 56%，真菌感染率为 11%。最常见的革兰氏阳性球菌是金黄色葡萄球菌（8%）、溶血性链球菌（7%）和肺炎链球菌（5%）。铜绿假单胞菌（18%）和肺炎克雷伯菌（14%）是最常见的革兰氏阴性杆菌。此外，白念珠菌的致病率为 6%。总体上，与年轻患者相比，老年肺炎患者具有更多的 MDRO 危险因素，尤其是多病共存、居住养老院并接受过多个疗程抗菌药物治疗的患者。

表28-4　MRSA和铜绿假单胞菌引起CAP的危险因素

危险因素	耐甲氧西林金黄色葡萄球菌（MRSA）	铜绿假单胞菌
强危险因素，通常需要考虑经验性治疗	已知 MRSA 定植	已知铜绿假单胞菌定植
	既往 MRSA 感染	既往铜绿假单胞菌感染
	高质量的痰革兰氏染色检测出成簇的革兰氏阳性球菌	高质量的痰革兰氏染色检测出革兰氏阴性杆菌
		最近 3 个月内住院治疗且接受抗菌药物治疗
其他危险因素，结合当地流行率、疾病的严重程度和临床综合评估，予以经验性治疗	最近住院或使用抗菌药物，特别是在过去 3 个月内使用过静脉抗菌药物	最近住院或长期居住养老机构
	近期流感样症状	近期使用过任何种类的抗菌药物
	坏死性或空洞性肺炎	频繁慢性阻塞性肺疾病加重需要使用糖皮质激素和/或抗菌药物
	脓胸	结构性肺病（如支气管扩张、囊性纤维化）
	免疫抑制药	免疫抑制药
	MRSA 定植危险因素，如终末期肾病、拥挤生活条件、注射吸毒等	

五、老年肺炎的临床表现和诊断

肺炎的临床表现差异很大，从以发热、咳嗽、咳痰和呼吸急促为特征到以呼吸窘迫和休克为特征不等。临床表现与症状的严重程度与致病病原体、宿主局部和全身免疫反应的强度直接相关。

（一）肺部症状和体征

咳嗽伴或不伴咳痰、呼吸困难和胸膜炎性胸痛是肺炎最常见的症状。体格检查可发现呼吸急促、呼吸做功增加和异常的呼吸音，如哮鸣音、湿啰音等。

（二）全身症状和体征

多数患者出现发热，其他全身症状包括寒战、疲劳、厌食、全身不适等；心动过速、白细胞增多伴核左移或白细胞减少也是全身炎症反应的表现。炎症标志物，如红细胞沉降率、C反应蛋白（C-reactive protein，CRP）和降钙素原（procaicltonin，PCT）可能升高。军团菌引起的 CAP 经常伴有低钠血症或乳酸脱氢酶升高，而支原体引起的肺炎与脑炎、急性精神障碍或卒中等肺外表现有关。重症肺炎患者可能以低血压、器官功能障碍（如肝肾功能障碍）和（或）血小板减少症为最初表现。

（三）老年肺炎的症状、体征可能不典型

研究表明，25%～55%的老年肺炎病例可能不发热，类似比例的老年患者出现精神状态改变。随着患者年龄的增长，没有典型症状更为常见，尤其是功能降低的患者。居住养老院的患者中，根据症状和体格检查诊断肺炎的敏感性（47%～69%）和特异性（58%～75%）较低。此外，由于存在老年综合症，这些因素为老年肺炎的诊断带来挑战，导致老年肺炎诊治的延误。

老年患者出现以下非典型体征和症状之一时，应高度怀疑肺炎的诊断：无法解释的精神状态改变（意识模糊、嗜睡、谵妄、定向障碍等）、一般健康状况恶化、衰弱、跌倒、功能衰退、食欲缺乏，以及潜在疾病的失代偿，如充血性心力衰竭、慢性肺部疾病和糖尿病控制不佳等。患有痴呆的老年人中，尿失禁有时可能是肺炎引起虚弱的早期表现。一项养老院老年肺炎的研究中，血氧饱和度＜94%对肺炎的诊断的敏感性为 80%，特异性为91%。另一临床研究提示，呼吸频率＞25 次/分和血氧饱和度＜90%对老年肺炎的诊断具有较高的敏感性。

（四）老年肺炎诊断的注意事项

老年肺炎的诊断必须以"指南"为基础，同时注意其临床特殊性。在老年患者中，由于与年龄相关的非典型症状，诊断更为复杂。在≥65 岁的人群中，高质量的胸部 X 线通常难以进行和解读，胸部 CT 被证明是诊断老年肺炎更充分的工具。慢性阻塞性肺疾病和肺大疱的患者常无肺炎的典型表现。合并肺间质纤维化、急性呼吸窘迫综合征或充血性心力衰竭时，肺炎难以与基础疾病相鉴别。痰液检查在老年肺炎诊断中的作用存在争议，痰涂片和培养均易受定植菌污染，特异性较差。

诊断肺炎需鉴别的呼吸系统疾病包括慢性阻塞性肺疾病的急性发作、急性支气管炎和哮喘发作等。类似肺炎症状或同时合并肺炎的、伴有肺浸润的非感染性疾病包括充血性心力衰竭伴肺水肿、肺栓塞、肺出血、肺不张、药物反应、肺癌、胶原血管疾病、血管炎和间质性肺病等。发热综合征和（或）败血症也可能是肺炎患者的主要症状，这些综合征的

其他常见原因包括尿路感染、腹腔感染和感染性心内膜炎等。因此，随着患者病程的进展，应密切观察，不断完善诊断。

六、老年肺炎严重程度评估

肺炎病情严重程度评估，对于选择适当的治疗场所、经验性抗感染药物、辅助支持治疗和判断预后均有重要意义，但目前尚无统一的评估标准，尤其是老年患者。目前的肺炎严重程度评分系统各具特点，可作为辅助评价工具，为临床诊治提供帮助；但仍应结合患者个体情况，动态观察病情变化，作出临床决策（图 28-5）。

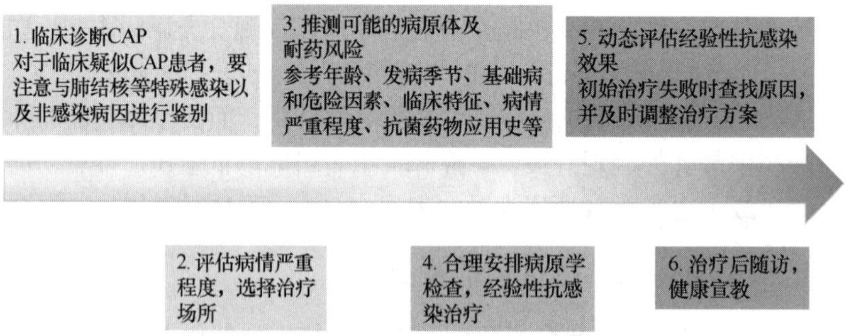

图 28-5　社区获得性肺炎（CAP）诊治思路

CURB-65（C. 意识障碍；U. 尿素氮；R. 呼吸频率；B. 血压；65. 年龄）和肺炎严重指数（pneumonia severity index，PSI）评分作为免疫功能正常肺炎患者的预后模型被开发的，是研究最广泛的 CAP 严重程度评估系统。与 CURB-65 相比，PSI 将更大比例的患者确定为低风险，并且在预测死亡率方面具有更高的辨别力。CURB-65 评分相对简单，是合理的替代方案。序贯器官衰竭评分（sequential organ failure assessment，SOFA）及急性生理学和慢性健康状况评价（acute physiology and chronic health evaluation，APACHE）Ⅱ评分系统预测死亡的效力相当，病死率随着分值的升高而升高，常用于 HAP/VAP、重症肺炎病情严重程度评估。尽管对于成年患者，CURB-65 和 PSI 评分被证明在增加门诊治疗低风险患者的比例方面具有有效性和安全性，但对老年吸入性肺炎，预测价值有限。前瞻性的研究表明，这些预后工具对老年患者的病情评估是不完善的，它们未能考虑到合并症（如慢性阻塞性肺疾病和免疫抑制等）和社会因素（如安全可靠地服用口服药物的能力、门诊支持资源的可获得性等），对复杂的老年肺炎严重程度评估效果不佳。

老年肺炎的住院死亡率和长期负面临床结果不仅取决于急性疾病的严重程度，还取决于患者的基础状态，如衰弱综合征、功能独立性丧失、中重度认知障碍，以及低体重指数等。衰弱指数（frailty index，FI）可作为生物学年龄的替代指标，相关老年医学研究提示，基于 FI 评估老年肺炎患者疾病严重程度，为广泛使用的 CURB-65 和 PSI 评分提供了附加的预测价值。在 COVID-19 流行的背景之下，英国国家卫生与临床优化研究所发布了 COVID-19 管理快速指南，建议使用临床衰弱评估指导≥65 岁老年患者的危险分层和监护升级的临床决策。

老年综合评估（comprehensive geriatric assessment，CGA）是指从躯体、精神、社会心理、自理能力等多个维度测量老年人整体功能水平的一种的健康测量方法。近期研究提示，在老年肺炎患者中，CGA 显著改善了由临床严重程度指标（SOFA 和 PSI 评分）获得的预后分层,为老年肺炎患者的预后分层和临床管理提供了重要信息。因此,包括衰弱、功能状态、认知和营养的系统评估成为老年肺炎临床评估的重要组成部分,以识别早期损伤并建立支持措施。

七、老年肺炎抗感染治疗

(一)老年患者抗菌药物治疗的注意事项

老年人抗生素治疗尤其具有挑战性,包括由于抗菌药物在老年人体内的药代动力学改变,尤其是清除减少,血药浓度增高,血浆 $t_{1/2}$ 延长;以及老年人常合并慢性疾病,多重用药;老年患者的致病菌病原谱改变,耐药比例高,且应用抗菌药物疗程延长,易引起药物不良反应。因此,必须根据老年人特点合理应用抗菌药物,进行个体化治疗。

1. 警惕老年肺炎患者临床症状、体征不典型易导致的误诊和漏诊,一旦确定肺炎临床诊断并安排合理病原学检查及标本采样后,根据患者年龄、基础疾病、临床特点、实验室及影像学检查、疾病严重程度、肝肾功能、既往用药和药物敏感性情况分析最有可能的病原并评估耐药风险,选择恰当的抗感染药物和给药方案,尽早实施初始经验性抗感染治疗,以改善疗效,降低病死率,缩短住院时间。需要注意的是,正确诊断是前提,不能为了追求"早"而忽略必要的鉴别诊断。

2. 参考国内外感染性疾病诊治指南和抗菌药物指导原则,结合当地病原体流行病学和耐药监测资料,选择敏感性高、组织浓度高的低毒性药物。结合老年人的病理生理特点、老年患者 PK/PD 特点,选择合适的给药剂量和用药方式、适当疗程和策略,优化抗菌药物治疗。

3. 尽量明确病原菌及其对药物的敏感性,实施目标性治疗。对于 MDRO 尤其是非发酵菌感染推荐联合治疗,足量的药物和充分的疗程,药物的选择应结合药敏结果和患者病情进行决策。

4. 综合评估,密切关注老年患者各个脏器功能指标变化,尽量做到个体化给药。老年感染患者抗菌药物剂量一般应为成年人剂量的 2/3~3/4,肾功能减退患者还应酌情调整用药,并尽可能做血药浓度监测,使得治疗在安全、有效的条件下进行。

5. 综合治疗,在治疗感染性疾病的同时应积极治疗基础疾病,尽可能去除高危因素,给予最佳支持治疗和良好护理;实施药学监测,如发生不良事件,应立即采取相应措施。

(二)老年 CAP 的抗感染治疗

老年 CAP 患者病原体谱与成年人 CAP 不同,肺炎链球菌和流感病毒性肺炎的发病率较高,非典型病原体的发病率较低。在遵循老年肺炎抗菌治疗原则的基础上,需结合患者所在地区、个体情况进行选择。

1. 老年 CAP 经验性抗感染治疗 对于门诊轻症 CAP 患者,尽量使用生物利用度好的口服抗感染药物治疗。推荐①青霉素类/酶抑制剂复合物;②二代、三代头孢菌素;③呼吸喹诺酮类;④青霉素类/酶抑制剂复合物及二代、三代头孢菌素联合多西环素、米诺环素或大环内酯类。年龄是耐药肺炎链球菌感染的危险因素,老年患者不宜单用多西环素、米诺环素或大环内酯类药物。

对于需要住院的老年 CAP 患者,尤其有基础病患者(如充血性心力衰竭、心脑血管疾病、慢性呼吸系统疾病、肾衰竭、糖尿病等）需要考虑肠杆菌科感染的可能，并需要评估产 ESBL 的风险，高风险患者经验性治疗可选择头孢霉素类、哌拉西林他唑巴坦、头孢哌酮/舒巴坦或厄他培南。

对于有误吸风险的 CAP 患者应优先选择氨苄西林舒巴坦、阿莫西林克拉维酸、莫西沙星、碳青霉烯类等兼有抗厌氧菌活性的药物。

在流感流行季节，对怀疑流感病毒感染的 CAP 患者，推荐常规进行流感病毒抗原或核酸检测，并应积极应用神经氨酸酶抑制剂抗病毒治疗，不必等待流感病原检查结果，即使发病时间≥48h 也推荐应用。流感流行季节需注意流感继发细菌感染的可能，其中肺炎链球菌、金黄色葡萄球菌及流感嗜血杆菌较为常见。

抗感染治疗一般可于热退 2～3d 且主要呼吸道症状明显改善后停药，但疗程应视病情严重程度、缓解速度、并发症，以及不同病原体而异，不以肺部阴影吸收程度作为停用抗菌药物的指征。通常轻、中度 CAP 患者疗程 5～7d，重症以及伴有肺外并发症患者可适当延长抗感染疗程。非典型病原体治疗反应较慢者，疗程延长至 10～14d。金黄色葡萄球菌、铜绿假单胞菌、克雷伯菌属或厌氧菌等容易导致肺组织坏死，抗菌药物疗程可延长至 14～21d。

2. 老年 CAP 目标性抗感染治疗 一旦获得 CAP 病原学结果，就可以参考体外药敏试验结果进行目标性治疗。

（三）老年 HAP 的抗感染治疗

正确评估 MDRO 感染的危险因素，呼吸道存在 MRSA 定植或住在 MRSA 分离率高的医疗单元内的患者，指南建议经验性覆盖 MRSA。对于具有 MDR 铜绿假单胞菌和其他 MDR 革兰氏阴性杆菌感染的危险因素或死亡风险较高的 HAP/VAP 患者，建议联合使用两种不同类别的抗菌药物。HAP/VAP 常出现广泛耐药（extensive drug resistant，XDR）或全耐药（pan-drug resistant，PDR）病原菌感染，应以早期、足量、联合为原则使用抗菌药物，并应根据具体的最低抑菌浓度（minimum inhibitory concentration，MIC）值及 PK/PD 特点和器官（特别是肾脏和肝脏）功能障碍程度，推算出不同患者的具体给药剂量、给药方式及给药次数等，以优化抗菌治疗效能。多黏菌素和替加环素一般仅用于具有 XDR 革兰氏阴性菌感染风险的患者（图 28-6）。

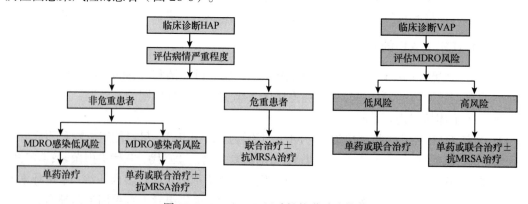

图 28-6 HAP/VAP 经验性抗菌治疗推荐

HAP. 医院获得性肺炎；MDRO. 多重耐药菌；MRSA. 耐甲氧西林金黄色葡萄球菌；VAP. 呼吸机相关性肺炎

经验性治疗 48～72h 应进行疗效评估。疗效判断需结合患者的临床症状和体征、影像学改变、感染标志物（如 PCT）等实验室检查综合判断。如获得明确的病原学结果后，应尽早转为目标治疗或降阶梯治疗（由联合治疗转为单药治疗，或由广谱抗菌药物转为窄谱抗菌药物）。如治疗无效且病原学不明，需进一步进行病原学检查，并重新评估病原学，调整治疗药物。对于初始抗感染治疗无效、病情危重、XDR 或 PDR 菌感染、肺脓肿或坏死性肺炎者，应酌情延长疗程。

免疫功能低下老年患者的潜在病原体谱显著扩大，包括侵袭性真菌感染、少见的病毒感染（如巨细胞病毒）和寄生虫感染（如弓形虫病）。因为感染的症状和体征在这类患者非特异性，微生物学检查通常需要侵入性，诊断具有挑战性。在获得特定的微生物学诊断之前，需要经验性治疗。

目前，吸入性抗菌药物治疗的有效性和安全性还有待进一步观察，吸入性抗菌药物的最佳方案尚无定论。在同时符合以下情况时，可尝试在全身抗菌治疗的基础上联合吸入性抗菌药物治疗：①HAP/VAP 是由 MDR 肺炎克雷伯菌、铜绿假单胞菌、鲍曼不动杆菌等所致；②单纯全身用药肺炎部位药物分布不足，疗效不佳；③选择的拟吸入的抗菌药物对致病菌敏感。可用于吸入的抗菌药物主要为氨基糖苷类（包括妥布霉素和阿米卡星）和多黏菌素。

目前，针对高优先级微生物如耐多药铜绿假单胞菌和耐碳青霉烯类肠杆菌科的新抗菌药物数量有限，包括普拉佐米星、伊拉瓦环素、亚胺培兰/西司他丁+瑞来巴坦、舒巴坦/二氮杂双环辛烷和头孢地尔等。覆盖"典型"细菌病原体（肺炎链球菌、流感嗜血杆菌、甲氧西林敏感的金黄色葡萄球菌）和"非典型"病原体（肺炎支原体、嗜肺军团菌、肺炎衣原体）的肺炎治疗新药有来法莫林、奥玛环素、德拉沙星、索利霉素和奈诺沙星等。在这些新药的研究中老年患者代表性不足，有学者开发了 NIPS 模型（N. 机制新颖；I. 避免相互作用和不耐受；P. 良好的药代学/药效学特征；S. 给药简单）来评估和预测新型抗菌药物在老年患者的潜力、优势和劣势。噬菌体疗法、抗体和抗炎肽、肺微生物组干预等新的方法有望成为抗菌药物的潜在的替代疗法。

八、老年肺炎的综合支持治疗

老年肺炎除经验性和目标性抗感染治疗外，气道分泌物引流、合理氧疗、适时呼吸支持治疗、液体管理、血糖控制、营养支持、脏器功能维护等综合治疗措施也同等重要，尤其对重症感染患者。

（一）呼吸支持技术

1. 引流气道分泌物　及时有效引流气道分泌物，维持呼吸道通畅，尤其是合并肺脓肿、脓胸或呼吸道廓清能力差的重症患者。卧床患者应定时翻身拍背，积极体位引流，防止误吸并进行积极的呼吸功能锻炼；对于呼吸道廓清能力差、不能充分排痰的患者，可选用排痰机震动排痰、直接经口鼻或经人工气道给予刺激咳嗽及吸痰，必要时经支气管镜气道管理。

2. 合理氧疗　对低氧血症及重症肺炎患者应及时进行氧疗，保持动脉血氧饱和度＞90%。氧疗的方式包括传统氧疗（经鼻导管和面罩吸氧）和经鼻高流量氧疗（high-flow nasal oxygen therapy，HFNO）。

3. 机械通气 对于呼吸频率异常、自主呼吸减弱或消失、呼吸节律严重异常伴有意识障碍、动用辅助呼吸肌或胸腹矛盾运动的肺炎患者，在应用 HFNO 后仍不能纠正低氧血症时，应及时考虑机械通气。

4. 体外膜肺氧合 如果充分给予常规机械通气仍不能有效改善病情、纠正低氧血症时，经综合评估，可考虑使用体外膜肺氧合（extracorporeal membrane oxygenation，ECMO）。

（二）器官功能支持治疗

1. 血流动力学监测及液体管理 应适时动态评估血流动力学状态，及时进行液体复苏，必要时给予血管活性药物以维持平均动脉压＞65mmHg；在液体复苏阶段，当需要输注大量晶体液时，可酌情输注白蛋白。

2. 控制血糖 参照规范的血糖管理方案。

3. 预防应激性溃疡 如果患者存在应激性溃疡和消化道出血的危险因素，则需要使用胃黏膜保护药和抑酸药，首选质子泵抑制药，也可选用 H2 受体拮抗药。

4. 连续性肾脏替代治疗 肺炎患者合并感染性休克、急性肾功能障碍时考虑进行连续性肾脏替代治疗（continuous renal replacement therapy，CRRT），有助于清除机体代谢产物、液体容量管理、纠正水电解质酸碱平衡紊乱、营养支持和清除部分炎症介质。

5. 营养支持 肺炎合并脓毒症或感染性休克的患者，应尽早启动肠内营养；如果肠内营养支持 7～10d，摄入的能量与蛋白仍不足目标的 60%，应给予肠外营养补充。

（三）其他干预

1. 糖皮质激素 肺炎患者糖皮质激素的使用时机、种类、剂量及疗程目前尚未达成共识。目前对液体复苏和血管升压药治疗无效的感染性休克或呼吸衰竭，给予辅助性糖皮质激素。

2. 免疫治疗 由于缺乏临床循证医学证据，肺炎患者的免疫治疗尚有争议。重症肺炎在抗感染治疗的基础上，酌情应用免疫球蛋白和免疫调节药。

3. 积极治疗基础疾病 老年患者常多病共存，需积极治疗；同时及时纠正水电解质、酸碱失衡、低蛋白及高血糖等罹患感染的危险因素。

4. 预防并发症 积极预防和处理误吸、静脉血栓形成、假膜性小肠结肠炎、药物不良事件和药物-药物相互作用等。

5. 早期康复 早期评估，制订康复处方，适时采用呼吸训练、体位引流、手法技术或机械装置等气道廓清技术，鼓励患者主动活动，减少镇静药使用。

6. 临终肺炎和姑息医疗 在老年人中，肺炎通常是不同合并症的终末事件，如糖尿病、慢性阻塞性肺疾病、心力衰竭、恶性肿瘤和痴呆。必须区分没有终末期疾病的老年人肺炎与临终肺炎，抗菌药物对后者的预期寿命影响很小，只有当抗菌药物作为提供减轻痛苦的最佳支持方法时才予以应用。对于患有急性疾病（如肺炎）的老年患者，建议在入院时综合考虑患者和家属的意愿（生前遗嘱）、功能和认知状态，以及合并症的严重程度，确定治疗的积极程度（积极治疗或支持性治疗/姑息治疗或不插管/不复苏）。

九、老年肺炎的预防

预防成年人 CAP 的 3 个支柱是戒烟、所有患者接种流感疫苗、高危患者接种肺炎链球菌疫苗。目前，有两种肺炎链球菌疫苗可供成年人使用，即 23 价肺炎球菌多糖疫苗（PPSV）和 13 价蛋白-多糖结合疫苗（PCV13）。根据 CDC 指南（www.cdc.org），PPSV 建议用于所有≥65 岁老年人以及≥2 岁且具有肺炎链球菌感染高风险的人。大型随机对照研究目前正在评估 PCV13 在老年人中的疗效。

吞咽困难和误吸是肺炎的重要危险因素。建议 HAP/VAP 患者：①预防误吸，采用半卧位、合理喂食、吞咽功能训练。②减少上呼吸道和（或）消化道病原菌定植，加强口腔护理，选择性口咽部去污染，应用益生菌调节微生物群等。③对于器官移植、粒细胞减少症等严重免疫功能抑制患者，应进行保护性隔离；对有 MDRO 感染或定植者，应采取接触隔离措施。

思 考 题

1. 试述老年肺炎患者的临床表现。
2. 老年肺炎患者经初始治疗无效或疗效不明显时如何处理？
3. 试述老年肺炎优化抗感染治疗的策略。

（许　伟　吴剑卿）

第五节　老年肺栓塞

一、概述

肺栓塞（pulmonary embolism，PE）是由各种类型栓子阻塞肺动脉系统引起的一类临床综合征。肺栓塞的栓子主要来源于全身的静脉系统，并经静脉系统回流到右心，肺血栓栓塞症（pulmonary thromboembolism，PTE）是最常见的肺栓塞临床类型，血栓通常阻塞肺动脉或其分支，导致肺循环、右心系统和呼吸功能障碍。下肢深静脉血栓（deep vein thrombosis，DVT）是 PTE 血栓的主要来源，有 40%～50%的 DVT 可并发 PTE。当肺动脉出现栓塞后，由于肺组织具有多重供氧，一般不会完全缺氧坏死，但在合并严重的心肺疾病等情况下多重供氧系统会受到影响而出现肺梗死；若血栓栓塞肺动脉后，持续血栓形成、机化、肺血管重构导致血管狭窄或闭塞，最终形成慢性血栓栓塞性肺动脉高压（chronic thromboembolic pulmonary hypertension，CTEPH）。

近年来随着影像学技术的发展，提高了肺栓塞的确诊率；流行病学调查数据提示，肺栓塞年均发病率为 1‰。肺栓塞是致死和致残率都很高的疾病，研究报道，住院期间肺栓塞 7d 内病死率为 1.9%～2.9%，30d 全因病死率为 3.9%～6.8%。约 20%受治疗的肺栓塞患者在 90d 内死亡，且研究发现，肺栓塞 1 年病死率也显著高于 DVT，但是长期死亡率肺栓塞与 DVT 之间没有显著差异。肺栓塞患者 5 年复发率约为 22%，肺栓塞患者复发肺栓塞风险约为 DVT 患者 3 倍，部分肺血栓栓塞症最终发展成为 CTEPH。

因为肺栓塞的高致死率和致残率，应加强预防肺栓塞的发生，尤其是易发人群。肺栓塞易发人群主要包括：①老年人群。肺栓塞的发病与年龄密切相关。研究发现，肺栓塞主要发生在 50～80 岁人群中，且随年龄增加发病率和致死率均升高。②手术及创伤者，如胸腹部等大手术、冠状动脉旁路移植术、髋关节置换术患者。③慢性心肺疾病者，如风湿性心脏病、心肌炎，以及慢性阻塞性肺疾病等心肺疾病是肺栓塞发生的关键性危险因素；合并心房颤动和慢性心力衰竭等情况患者，肺栓塞患病风险显著增加。④凝血功能异常者。如果凝血机制发生异常，包括先天性凝血酶原异常以及后天恶性肿瘤等疾病导致的凝血功能异常者，肺栓塞患病风险均显著增高。⑤其他高危人群。长期制动如久坐及长途乘车，或者需要长期卧床者；此外，妊娠、长期口服避孕药、过度肥胖者也是肺栓塞易患人群。

二、肺栓塞病因及栓子类型

（一）肺栓塞病因

肺栓塞病因与其栓子来源直接相关，主要来源于下肢深静脉血栓、肾静脉血栓、盆腔静脉血栓及慢性充血性心力衰竭、心房纤颤、亚急性细菌性心内膜炎、内膜下心肌梗死形成的附壁血栓等的脱落；其次是肺癌、胰腺癌、消化及泌尿生殖系统的肿瘤细胞形成的栓子；其他，如脂肪、羊水、菌栓、异物、骨及组织碎片、虫卵等均可作为栓子引起肺栓塞甚至肺梗死。据国内外统计，栓子中有80%左右为血栓栓子，而肺梗死栓子的来源中，静脉血栓来源同样占80%以上。

（二）栓子类型

1. 肺血栓栓塞　肺血栓栓塞是肺栓塞中最常见类型。肺栓塞的血栓主要附着在肺动脉内膜，大多数肺血栓在2周左右自溶。未溶解的血栓被纤维素、内皮细胞覆盖，同时肺动脉壁肌层水肿，动脉内膜表面出现中性粒细胞浸润，动脉弹性纤维破坏，为肺动脉压力增高提供病理基础。肺动脉血管内长期的肺血栓形成会导致肺动脉血栓慢性化，动脉内膜出现局灶性纤维素样坏死或玻璃样变。由于肺组织有多重供氧，PTE一般不易发生梗死，但合并严重的心肺疾病时，多重供氧系统会受到影响而导致肺组织缺血梗死。因此，PTE病变严重程度与肺血栓栓子大小无显著相关性。

2. 脂肪栓塞　脂肪栓塞最常见的原因是股骨或骨盆等骨骺骨折，其他原因包括胰腺炎、整形外科手术、骨髓移植和抽脂等。目前，脂肪栓塞的病理机制主要有机械学说和化学学说两种。机械学说认为，损伤后的骨髓或软组织局部的游离脂肪滴，由破裂的静脉进入血液循环，机械栓塞小血管和毛细血管，造成脂肪栓塞；化学学说认为，创伤后机体应激反应通过交感神经的神经体液效应造成一系列病理改变，导致呼吸困难综合征、低氧血症等。

3. 羊水栓塞　羊水进入母体血液循环后，通过阻塞肺小血管，引起过敏反应和凝血机制异常而导致机体发生一系列病理生理变化。

4. 空气栓塞　大量空气栓子快速进入全身静脉循环后在右心室对右心室施加了巨大的压力，这导致肺动脉压力显著上升、右心室流出阻塞，并进一步影响肺静脉回流到左心，导致左心室前负荷降低、心输出量减少，甚至全身心血管衰竭。

5. 其他栓塞　其他栓子包括癌栓、细菌栓、寄生虫等，也可以导致肺栓塞。

（三）肺栓塞的病理生理机制

1. 血流动力学改变及血管内皮功能影响　发生肺栓塞时，肺动脉压力上升，右心室负荷增加，心输出量下降。由于肺血管床有强大的储备能力，无心肺基础疾病的患者肺血管截段面积堵塞 30%～50%时才出现肺动脉压升高；当阻塞 50%以上时，肺动脉压力骤然升高，右心室后负荷明显升高；而血管阻塞 85%以上可发生猝死。合并心肺基础疾病的患者，肺动脉压力变化则更明显。

肺血管阻力上升除了血管机械性因素参与外，神经体液因素也发挥十分重要的作用。肺栓塞发生后，肺血管内皮受损，释放出大量收缩性物质，如内皮素、血管紧张素等。此外，血栓形成时新鲜血栓含有大量的血小板及凝血酶，栓子在肺血管移动时血小板活化脱颗粒，释放出大量血管活性物质，如腺苷二磷酸、组织胺、5-羟色胺、多种前列腺素等，这些物质均可导致广泛的肺小动脉收缩，同时反射性引起交感神经释放儿茶酚胺，引起的收缩效应在肺血管处形成循环。

同时，研究发现，血栓使肺动脉血流中断造成缺氧及血小板黏附、聚集，使血管内皮分泌过量的血浆内皮素；血浆内皮素具有使堵塞部位血管痉挛的作用，阻碍栓子向下一级血管移动，导致肺动脉压力上升。大面积肺栓塞时，右心室压力增高以及血管活性物质释放导致冠状动脉痉挛诱发冠状动脉灌流不足，因此，一些肺栓塞患者心电图可出现 V_1～V_4 导联及 Ⅱ、Ⅲ、AVF 导联 T 波倒置等心肌缺血的表现。

2. 呼吸系统病理生理改变 肺栓塞可导致肺通气/灌注比例严重失调。大面积肺栓塞可引起反射性肺血管痉挛，同时体内释放的 5-羟色胺、组胺、血小板激活因子伴随着交感神经兴奋等各种刺激因素引起气管痉挛，气道阻力增加，导致通气不良。此外，5-羟色胺、组胺、血栓素 A2 等化学介质还可使血管通透性增加，当肺毛细血管血流严重减少或终止24h 后，肺泡表面活性物质减少，导致肺泡塌陷，同时肺泡上皮通透性增加，伴随大量的炎症介质释放，导致局部弥漫性肺水肿，甚至肺出血。另一方面，肺泡细胞功能下降又引起表面活性物质合成减少及丢失，引起肺的顺应性下降，肺通气-弥散功能进一步下降。综上所述，大面积肺栓塞改变了肺的通气/灌注的分布，增加了肺血管阻力，导致右心衰竭、低氧血症及低碳酸中毒等，最终导致机体内一系列病理生理改变。

（四）临床危险因素

肺栓塞临床危险因素主要包括导致血液黏滞度增高、血液高凝状态、血管内皮损伤的因素，即"Virchow 三要素"。随着临床对肺栓塞疾病的逐步重视，以往一些不典型的发病危险因素也越来越受到重视。肺栓塞的危险因素根据临床可干预性大致分为原发性（遗传性）危险因素和继发性（获得性）危险因素两大类（表 28-5）。此外，肺栓塞患者在肿瘤、心脏病、感染等病因基础上，如存在下列因素，则更具危险性。

三、临床分类和危险分层

（一）临床分类

肺栓塞根据阻塞部位可分为单发性和多发性肺栓塞；根据病程经过可分为急性、亚急性、慢性和复发性肺栓塞；根据栓子大小可分为大块栓塞、中等度栓塞和小栓塞；根据栓塞范围可分为广泛性和非广泛性肺栓塞；根据临床表现轻重程度可分为重型和轻型肺栓塞。一般非广泛性肺栓塞中的单发性和多发性肺栓塞及肺梗死属于轻型，而广泛性、复发性、弥漫性（呼吸窘迫综合征）肺栓塞均属重型。PTE 是临床上最常见且研究最多的肺栓塞类型，目前针对 PTE 分类通常将栓塞范围与临床经过结合起来分为 5 类。

表28-5 常见危险因素

遗传性危险因素	获得性危险因素		
	血液高凝状态	血管内皮损伤	静脉血流淤滞
抗凝血酶缺乏	高龄	手术（多见于全髋关节或膝关节置换）	瘫痪
蛋白 S 缺乏	恶性肿瘤	创伤/骨折（多见髋部骨折和脊髓损伤）	长途航空或乘车旅行
蛋白 C 缺乏	抗磷脂抗体综合征	高同型半胱氨酸血症	急性内科疾病住院
V因子 Leiden 突变(活性蛋白 C 抵抗)	口服避孕药	肿瘤静脉内化疗	居家养老护理
凝血酶原 20210A 基因变异（罕见）	妊娠/产褥期	吸烟	
XII因子缺乏	静脉血栓个人史/家族史	中心静脉置管或起搏器	
纤溶酶原缺乏	肥胖		
纤溶酶原不良血症	炎症性肠病		
血栓调节蛋白异常	肝素诱导血小板减少症		
纤溶酶原激活物抑制因子过量	肾病综合征		
非"O"血型	真性红细胞增多症		
	原发性血小板增多症		
	巨球蛋白血症		
	植入人工假体		

1. 大块性 PTE（massive pulmonary thromboembolism） 由于大块血栓或栓子完全或不完全栓塞单侧或双侧肺动脉主干，临床表现危重，若不及时进行有效治疗往往在数小时内死亡。

2. 亚大块性 PTE（submassive pulmonary thromboembolism） 系肺动脉分支以下的血管被栓子阻塞，可呈单发性或多发性。由于栓塞范围比较小，故症状较轻，但其临床表现与原有心肺功能有关。

3. 反复性 PTE（recurrent pulmonary thromboembolism） 这一型呈反复发作性，既往发作可不甚明显，当急性发作时可呈严重肺动脉高压、进行性心脏扩大和右心衰竭而导致死亡。

4. 肺梗死（pulmonary infarction，PI） 由于肺栓塞后血流减少致肺组织发生坏死称为肺梗死。肺栓塞的患者有 10%～15%发生肺梗死。由于肺组织有 3 条获得氧气供应的途径，即肺动脉循环、支气管动脉循环和呼吸道。肺栓塞时需同时损伤到通向所涉及区域的支气管动脉血流和呼吸道，才会发生肺梗死。有基础心肺疾病者，较易发生肺梗死。国内首都医院对 90 例肺栓塞患者的尸检中，合并肺梗死者达 34 例，占 38%。肺梗死常累及壁胸膜和叶间胸膜，有 30%～40%伴有浆液性、浆液血性或出血性胸膜渗液。

5. 弥漫性肺微血栓栓塞（disseminated pulmonary microthromboembolism，DPM） 常继发于外伤、灼伤、内毒素休克、败血症、病毒性肺炎和急性胰腺炎等疾病。其特点是肺毛细血管和肺小动脉内广泛微血栓形成，实验检查呈 DIC 的改变。病理检查除微血栓外，可见毛细血管和小动脉内皮细胞损伤，血管通透性增加和肺水肿改变。由创伤性休克所致成年人呼吸窘迫综合征均有肺内微血栓形成，因此，有人认为肺内微血栓形成是 ARDS 的主要因素。

（二）危险分层

2014 年，欧洲心脏协会/欧洲呼吸协会通过颁布肺栓塞管理指南提出 PESI 评分，对急性肺血栓栓塞症进行危险分层，然而该评分较为复杂，临床应用受限，故 2018 年国内《肺血栓栓塞症诊治与预防指南》并未对 PESI 评分进行特殊推荐。在 2018 年《指南》中强调了简化危险分层的策略，采用早期死亡风险对 PTE 进行危险分级（表 28-6）。根据临床表现，初步分为临床高危 PTE 和临床非高危 PTE。同时，是否出现右心功能不全或心肌损害同样是指南中强调的 PTE 危险分层的重要因素。

表28-6 急性肺血栓栓塞症的危险分层

早期死亡风险		休克或低血压	右心功能不全表现	心肌损害标志物
高危		+	+	+/–
中危	中高危	–	2 项指标均有异常	
	中低危	–	任何 1 项指标异常	
低危		–	2 项指标均无异常	

高危 PTE 患者是指动脉收缩压＜90mmHg，或较平时血压下降≥40mmHg，持续时间＞1min，排除其他导致血压降低的原因；而中、低危 PTE 患者则无显著的血压降低

四、临床特征和诊断

（一）临床特征

老年肺栓塞的临床表现复杂多样，缺乏特异性，除原发病的表现外多数合并其他症状，可以从无症状到血流动力学不稳，甚至发生猝死。

1. 症状 不明原因的呼吸困难及气促，活动后尤其加重，常伴口唇发绀，是 PTE 最多见的症状；胸痛，包括胸膜炎性胸痛或心绞痛样疼痛；晕厥，为 PTE 的唯一或首发症状；烦躁不安、惊恐，甚至濒死感；咯血，常为小量，少数患者也可大量咯血；咳嗽、心悸等。

2. 体征

（1）呼吸系统体征：呼吸急促最常见。另有发绀，肺部哮鸣音和（或）细湿啰音，或胸腔积液的相应体征。

（2）循环系统体征：包括心动过速、血压变化（严重时可出现血压下降甚至休克）、颈静脉充盈或搏动、肺动脉瓣区第二音亢进（P2＞A2）或分裂、三尖瓣区收缩期杂音。

（3）其他：可伴发热，多为低热，少数患者可有中度（38℃）以上的发热。

3. DVT 的症状与体征 主要表现为患肢肿胀、周径增粗、疼痛或压痛、皮肤色素沉着，行走后患肢肿胀或疼痛加重。

（二）肺栓塞的临床诊断

临床上考虑患者存在肺栓塞可能性，结合患者的临床表现、血清学和影像学检查，确诊肺栓塞并不困难，具体诊断流程见图 28-7。老年肺栓塞患者临床上并无特异性症状，轻症患者可无明显症状，而重症患者可出现休克、猝死等，因此，肺栓塞患者容易被漏诊和误诊。本节结合老年患者最常见的栓子类型肺血栓栓塞对老年肺栓塞的诊断进行小结。

1. 疑似 PTE 相关检查 ①血浆 D-二聚体：血栓形成时因血栓纤维蛋白溶解导致 D-二聚体浓度升高，临床上通常采用酶联免疫吸附分析、化学发光法等检测 D-二聚体，D-二聚体结果具有高敏感度特点，因此，阴性结果在低、中度临床可能性患者中能有效排除急性 PTE。②动脉血气分析：急性 PTE 常表现为低氧血症、低碳酸中毒和肺泡-动脉血氧

分压差增大。但部分急性 PTE 患者上述血气分析结果可正常。③心电图：急性 PTE 患者心电图无特异性，较常见的心电图变化是 $V_1 \sim V_4$ 的 T 波改变和 ST 段异常；部分患者出现 $S_I Q_{III} T_{III}$ 心电图表现（即 I 导 S 波加深，III 导联出现 Q/q 波及 T 波倒置），其他心电图变化不典型。④胸部 X 线片：胸部 X 线片对肺栓塞诊断敏感度不高，缺乏特异性，因此，诊断肺栓塞通常需要胸部肺血管成像检查。⑤超声心动图：肺血栓栓塞症在超声心动图中常表现为右心系统改变（如右心房、右心室增大）、肺动脉压增高等，超声心动图可作为危险分层的重要工具。少数患者可通过超声心动图发现右心系统血栓，同时结合患者临床表现可确诊肺血栓栓塞症。此外，一些血清学指标，如血浆肌钙蛋白 T 和肌钙蛋白 I、脑利尿钠肽（BNP）和 N-末端脑利尿钠肽前体（NT-proBNP）能够评估心肌损伤和心脏功能，是急性 PTE 患者预后评价的重要指标。

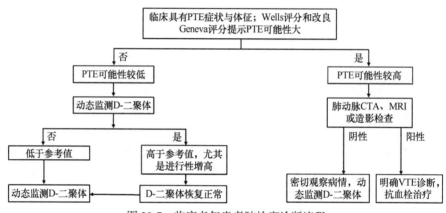

图 28-7　临床老年患者肺栓塞诊断流程

2. 确诊 PTE 相关检查　①肺动脉造影：选择性肺动脉造影是 PTE 诊断的"金标准"，PTE 直接征象表现为肺血管内对比剂充盈缺损，伴或不伴轨道征的血流阻断，而肺动脉对比剂滞留、局部低灌注，以及静脉回流延迟等也是 PTE 的重要提示影像。②CT 肺动脉造影（CTPA）和磁共振肺动脉成像（MRPA）：CTPA 可直观地显示肺动脉内血栓形态、发生部位及血管堵塞程度，其敏感性和特异性均较高，且无创、便捷，目前已成为确诊 PTE 的首选检查。MRPA 也可以显示肺动脉血管内的血栓以及低灌注区域，但对肺段以下水平的 PTE 诊断价值有限。MRPA 不使用碘对比剂，对于肾功能异常、碘对比剂过敏及妊娠期患者可以考虑替代 CTPA 检查。③肺通气/灌注（V/Q）显像：是 PTE 重要的诊断方法之一。典型征象是呈肺段分布的肺灌注缺损，并与通气显像不匹配。V/Q 显像阴性排除价值较高，故临床上优先应用于可能性较低的 PTE 患者。对肾功能异常、碘对比剂过敏及妊娠期患者是重要的替代检查手段。

3. 针对 PTE 病因相关的检查　结合患者的病史以及常见的危险因素可以初步检测获得性危险因素导致的 PTE。对于疑似遗传缺陷患者，应先做病史和家族史的初筛，如血栓初发年龄、血栓部位、药物、妊娠相关 PTE 等，可检测抗凝蛋白、易栓症相关基因和抗心磷脂抗体等。

五、肺栓塞的治疗

老年肺栓塞的治疗与预防是基于危险分层的综合管理策略，需要重点关注老年患者的出血风险、用药安全、危险因素的纠正及原发病的治疗等，具体治疗措施主要包括一般支持治疗、抗凝治疗、溶栓治疗、介入治疗或手术治疗。

（一）一般支持治疗

对高度疑诊或确诊急性 PTE 的患者，需严密监测呼吸、血压、心率等情况，在充分抗凝治疗下尽早下床活动。存在低氧血症或呼吸衰竭的患者，积极给予经鼻/面罩吸氧、无创机械通气或经气管插管行机械通气，力争保持血氧饱和度在95%以上。对于合并休克或低血压的急性 PTE 患者，必须进行血流动力学监测及循环支持治疗。

（二）抗凝治疗

1. 胃肠外抗凝药　药物主要包括普通肝素（UFH）、低分子肝素（LMWH）、磺达肝癸钠、阿加曲班及比伐卢定。在初始抗凝治疗中，LMWH、磺达肝癸钠抗凝的效果优于 UFH，发生大出血、肝素诱导的血小板减少症（HIT）的风险较低。UFH 具有半衰期短、可迅速被鱼精蛋白中和的优点，推荐用于拟进行直接再灌注、严重肾功能不全（肌酐清除率＜30ml/min）或重度肥胖患者，具体应用方法见表28-7。

表28-7　常见LMWH和磺达肝癸钠的使用

药品	使用方法（皮下注射）	注意事项
依诺肝素	100U/kg，1次/12小时或1.0mg/kg，1次/12小时	单日总量不超过180mg
那曲肝素	86U/kg，1次/12小时或0.1ml/10kg，1次/12小时	单日总量不超过17 100U
达肝素	100U/kg，1次/12小时或200U/kg，1次/日	单日剂量不超过18 000U
磺达肝癸钠	5.0mg（体重＜50kg），1次/日；7.5mg（体重 50～100kg），1次/日；10.0mg（体重＞100kg），1次/日	

2. 口服抗凝血药　主要包括华法林和新型口服抗凝血药（NOAC）。年龄大于 75 岁或（和）出血高危患者，华法林剂量应从 2.5～3.0mg 起始，使 INR 达到目标值 2.0～3.0。因华法林起效缓慢，最好与胃肠外抗凝血药重叠治疗，待 INR 达标后停用胃肠外抗凝血药。大多数中、低危肺栓塞患者可以考虑 NOAC 作为替代治疗，NOAC 主要包括直接 Xa 因子抑制药（利伐沙班、阿哌沙班和依度沙班等）与直接 Ⅱa 因子抑制药（达比加群酯），具体使用方法见表28-8。

表28-8　直接口服抗凝血药的特点及其在肺血栓栓塞症中的用法

药物	用法用量	肾脏清除
达比加群酯	胃肠外抗凝治疗至少 5d，达比加群酯150mg，2次/日	++++
利伐沙班	15mg，2次/日×3周，后20mg，1次/日	++
阿哌沙班	10mg，2次/日×7d，后改为5mg，2次/日	+
依度沙班	胃肠外抗凝治疗至少 5d，60mg，1次/日	++

抗凝治疗的标准疗程为至少 3 个月。治疗 3 个月后，对于部分无确切危险因素、出血风险低的患者，推荐延长抗凝疗程；而出血风险高患者，可动态评估血栓复发与出血风险以决定是否继续抗凝治疗。急性期患者经过一段时间治疗后，如果出现新的血栓栓塞证据，称之为复发。抗凝过程中血栓复发的原因主要分为两类：①患者内在因素，如合并恶性肿瘤、抗磷脂综合征、遗传性易栓症等；②治疗相关因素，如擅自减药或停药、抗凝血药剂

量不足、药物相互作用。口服抗凝血药治疗过程中出现血栓复发，建议暂时转换为低分子肝素治疗；接受长期低分子肝素抗凝治疗过程中，出现血栓复发，建议增加 1/4～1/3 低分子肝素剂量。

（三）溶栓治疗

1. 溶栓治疗的选择策略　溶栓治疗是快速恢复肺组织灌注、减少肺动脉阻力、降低肺动脉压的重要措施，可显著改善右心功能，减少严重患者病死率及复发率。是否选择溶栓治疗是基于急性期患者的危险分层决定的。急性高危患者，如无溶栓禁忌，推荐溶栓治疗；急性中危患者，建议先给予抗凝治疗，并密切观察病情变化，一旦出现心肺功能恶化、心脏生物学标志物升高、低血压，甚至休克等临床恶化，且无溶栓禁忌，建议给予溶栓治疗；急性非高危患者，不推荐常规溶栓治疗。对于溶栓的时间窗并不严格，一般定义为 14d 内。对于急性高危患者，如果存在溶栓禁忌证，如条件允许，建议介入或手术治疗。

2. 溶栓治疗药物的使用　常用的溶栓药物有尿激酶、链激酶和重组组织型纤溶酶原激活药（recombinant tissue plasminogen activator，rt-PA，阿替普酶）。rt-PA 对血栓有更快的溶解作用，低剂量（50mg）与 FDA 推荐剂量（100mg）相比疗效相似，安全性更高。溶栓治疗后，应每 2～4h 测定活化部分凝血活酶时间（APTT），当其水平＜正常值 2 倍，应重新开启规范的抗凝治疗。考虑溶栓相关出血风险，可先应用普通肝素抗凝，然后再切换低分子肝素、利伐沙班等抗凝治疗。

（四）介入治疗

急性高危或伴临床恶化的中危患者，若有肺动脉主干或主要分支血栓，并存在高出血风险或溶栓禁忌，或经溶栓或积极的内科治疗无效，可行经皮导管介入治疗，同时辅以肺动脉内溶栓治疗。对于系统性溶栓出血风险高的肺栓塞患者，如果有导管直接溶栓的设备和人员，导管直接溶栓优于系统性溶栓。低危患者不建议导管介入治疗。

对于有抗凝禁忌的急性期患者，为防止下肢深静脉大块血栓再次脱落，可考虑放置可回收下腔静脉滤器，2 周内取出，不建议永久应用下腔静脉滤器。

（五）手术治疗

对于顽固性低氧、循环不稳定的高危患者，内科或介入治疗效果不佳，准备手术之前，可尝试用体外膜肺氧合（ECMO）以加强生命支持。但 ECMO 治疗效果仍有待进一步研究探讨。急性高危患者，若有肺动脉主干或主要分支血栓且存在溶栓禁忌、溶栓治疗或介入治疗失败、其他内科治疗无效等情况，在具备外科专业技术和条件的情况下，可考虑行肺动脉血栓切除术。

（六）临床特殊情况合并肺血栓栓塞症的处理

临床特殊情况合并肺血栓栓塞症的老年患者治疗相对复杂，2018 版指南针对常见的特殊情况下肺血栓栓塞症处理进行了论述，其中恶性肿瘤合并肺血栓栓塞症、肺血栓栓塞症合并活动性出血、围手术期肺血栓栓塞症、肺血栓栓塞症合并右心血栓、血小板减少合并肺血栓栓塞症等情况与老年患者病程密切相关。在治疗过程中要权衡出血和血栓平衡收益、加强多学科团队的综合管理。

肿瘤患者合并肺血栓栓塞症的治疗过程显著延长，因为肿瘤患者肺血栓栓塞症的复发率高于一般情况，同时抗凝治疗过程中的出血风险较高，因此，此类患者治疗更为复杂。在抗凝药物选择方面，目前的指南基于现有循证考虑低分子肝素可作为恶性肿瘤合并肺血栓栓塞症患者的首选抗凝治疗方案，而后期非 VKA 的口服抗凝血药与低分子肝素比较需要更多的循证医学证据。

此外，肺血栓栓塞症患者合并活动性出血情况并不少见。由于抗凝药物、围手术期、血小板降低等因素单独或合并存在，针对肺血栓栓塞症患者出现活动性出血的治疗方案取决于降低血栓栓塞风险和预防大出血之间的平衡所带来的获益，因此，多学科联合治疗、患者的综合管理具有重要意义。对于围手术期高血栓风险和低血栓风险的患者，桥接抗凝治疗策略相对明确，但仍有循证证据提示低血栓风险患者，如不接受桥接抗凝治疗会导致血栓事件发生率显著增加。特殊情况合并肺血栓栓塞症的老年患者治疗相较于一般患者更为复杂，在治疗过程中权衡出血和血栓平衡收益、加强多学科团队的综合管理，同时富有经验的临床医师及团队策略制定是老年肺血栓栓塞症患者救治成功的重要因素。

亚段肺栓塞是老年肺栓塞患者一种常见的临床类型。当肺亚段出现单个孤立的或多个栓子，且肺段或更近端的肺血管未出现栓塞这种情况称为亚段肺栓塞，亚段肺栓塞通常不合并下肢深静脉血栓形成。亚段肺栓塞治疗策略存在争议，部分学者认为，低危亚段肺栓塞患者只需要临床监测，不需要积极的抗凝治疗。近来，在一项前瞻性队列研究中亚段肺栓塞患者未接受抗凝治疗的情况下，在 90d 的随访周期内患者复发静脉血栓的风险显著增加。目前，伦敦大学医院开展的一项队列研究，比较亚段肺栓塞患者在接受安慰剂或抗凝治疗条件下的临床获益，未来将有更多的研究明确该类患者是否适合抗凝治疗。

（七）慢性血栓栓塞性肺动脉高压

对于确诊慢性血栓栓塞性肺动脉高压（CTEPH）患者若无抗凝禁忌，推荐终生抗凝治疗。推荐进行手术评估，如能手术，首选肺动脉内膜切除术（pulmonary endarterectomy，PEA）。无法行 PEA 或术后存在残余肺动脉高压，建议应用靶向药物治疗或（和）介入治疗。

针对高危和部分中危肺栓塞的患者，国内外研究均提示多学科肺栓塞救治团队（PERT）可进一步提高肺栓塞的救治水平。多项研究显示，建立 PERT 机制以后急性肺栓塞的诊疗模式、救治质量和临床结局均得到了不同程度的改善。

（八）治疗期限的抉择

急性肺血栓栓塞患者至少接受 3 个月的抗凝治疗。随后根据继续抗凝所降低的静脉血栓栓塞风险是否超过了增加的出血风险来决策患者是否在治疗 3 个月后进行长期抗凝治疗，另一方面，患者意愿是长期抗凝治疗的关键因素之一。从既往的临床证据中发现，短程抗凝治疗的患者停药后 1 年内静脉血栓栓塞复发和致命性 PTE 复发的风险达到 10% 和 0.4%，10 年风险则达到 36% 和 1.5%。同样，华法林在停药后血栓栓塞复发风险也显著增加。荟萃分析揭示，延长非 VKA 口服抗凝血药（NOAC）的治疗会显著增加老年患者的大出血事件，并增加死亡率。因此，疗程抉择问题主要是需要更多循证证据检验 NOAC 在治疗静脉血栓栓塞症的有效性和安全性效益。

（九）预防

早期活动是预防肺栓塞的基础措施，其他预防策略的选择需要考虑肺血栓栓塞症风险、出血风险及手术类型等因素。建议采用个体化方案进行肺血栓栓塞症风险分级。如不存在高出血风险，肺血栓栓塞症风险为低度，建议临床观察以及机械预防；肺血栓栓塞症风险为中度，建议应用药物预防或机械预防；肺血栓栓塞症风险为高度，推荐应用药物预防或药物联合机械预防。如存在较高大出血风险，推荐应用机械预防。出血可能会导致严重后果的外科手术，建议应用机械预防；多数肺血栓栓塞症高风险患者，药物或机械预防7～14d；对于合并恶性肿瘤的外科手术和骨科大手术患者，建议延长预防时间。活动期恶性肿瘤患者，如无其他肺血栓栓塞症风险，单纯接受化疗或留置中心静脉导管。

六、小结

中国逐步步入老年化社会，心血管疾病困扰越来越多的老年人群健康。静脉血栓栓塞性疾病在临床中可带来较为严重的致死和致残结局，因此，对于静脉血栓栓塞性疾病的研究具有重要的临床意义和社会价值。肺栓塞是老年患者常见的疾病，而其最严重的后果是导致患者死亡。尽管目前已有多种临床措施诊断和治疗肺栓塞，但部分患者仍可能出现病程慢性化，长期危害患者健康。早期发现肺栓塞，并进行积极和有效的抗凝治疗是肺栓塞治疗的基本临床策略。未来，仍需要通过更多的循证阐明特殊类型肺栓塞的治疗方案以及NOAC等药物在治疗肺栓塞中的应用。

思 考 题

1. 老年肺血栓栓塞患者如何选择合适的抗凝药物和治疗疗程？
2. 试述亚段肺栓塞的抗凝治疗选择。
3. 试述特殊情况下老年肺栓塞患者的临床处理。

（邰 攀 宋双双 熊 玮）

第六节 老年慢性阻塞性肺疾病

慢性阻塞性肺疾病（chronic obstructive pulmonary disease，COPD）是全球发病率和死亡率最高的疾病之一，2020年居全球死亡原因第3位，造成严重经济和社会负担。2018年的一项研究显示，我国20岁及以上成年人COPD患病率为8.6%，40岁以上人群患病率高达13.7%，60岁以上人群患病率已超过27.0%；年龄越高COPD患病率越高，估算我国COPD患者数近1亿，提示我国COPD的发病态势会随着人口的老龄化越来越严重。

一、慢性阻塞性肺疾病的概念

COPD是一种常见的、可预防可治疗的疾病，其特点是由于气道和（或）肺泡异常所导致的持续呼吸道症状和气流受限，通常是因为大量接触有害颗粒或气体所导致。最常见的呼吸道症状包括呼吸困难、咳嗽和（或）咳痰。

引起COPD的危险因素，源于个体易感因素和环境因素共同作用。个体因素，如病毒和细菌感染是慢性阻塞性肺疾病发病和急性加重的常见原因，还有遗传易感性、年龄增加、肺生长发育不良、支气管哮喘和气道高反应性、低体重指数等。其中，遗传易感性是首要因素，目前已发现 82 个与 COPD 有关的基因位点。环境因素，如吸烟是 COPD 最重要的环境致病因素；柴草、煤炭等燃料产生的烟雾是不吸烟女性发病的重要原因；空气污染物中的颗粒物质和有害气体物质，使 COPD 的患病危险度明显增加；职业性粉尘也可导致 COPD 的发生。

COPD 可能会出现间歇性呼吸系统症状加剧，称为急性加重。在大多数患者中，COPD 往往合并其他有明显临床症状的慢性疾病，这会增加 COPD 的发病率和病死率。

二、慢性阻塞性肺疾病的发病机制

目前，COPD 的发病机制仍未完全阐明，各项研究均强调炎症反应是疾病进展的核心机制，认为巨噬细胞、中性粒细胞，以及 $CD8^+$ T 细胞产生的各种炎症介质对于气道结构改变及肺实质有着不可逆性损伤作用。Th1、Th17 和 ILC3 等淋巴细胞的致炎作用也起到的一定的作用，有研究证实了气道的氧化应激、蛋白酶和抗蛋白酶失衡对 COPD 的早期影响，补充阐述了自主神经系统功能紊乱、自身免疫调控机制、遗传危险因素，以及肺发育相关因素也可能在 COPD 的发生、发展中起到重要作用。

三、慢性阻塞性肺疾病的病理学表现及病理生理改变

COPD 的特征性病理学改变存在于气道、肺实质、肺血管内，以及在此基础上出现的相应的特征性病理生理学改变。数年的分析研究得出，不可逆性气流受限是早期就已存在的最为核心的病理生理学改变，阻塞性支气管炎造成气道阻力增加，肺气肿导致肺内弥散面积下降加重，使气体陷闭和交换异常，进而导致劳力性呼吸困难与活动耐力下降；同时，慢性缺氧所致的肺小动脉缺氧性收缩、肺血管内皮功能障碍，以及平滑肌肥大、增殖等共同参与缺血性肺动脉高压的发生、发展，合并肺源性心脏病时，可见多发性肺细小动脉原位血栓形成。在 COPD 的进展过程中，可伴有黏液高分泌、气道上皮纤毛功能障碍，以及全身不良反应，但并非所有的 COPD 患者都存在黏液高分泌，黏液高分泌也不一定都伴随气流受限。

四、慢性阻塞性肺疾病的诊断临床表现

（一）主要临床表现

COPD 的主要症状是慢性咳嗽、咳痰和呼吸困难。早期 COPD 患者可以没有明显的症状，随病情进展日益显著；咳嗽、咳痰症状通常在疾病早期出现，而后期则以呼吸困难为主要表现。

（二）症状特征

1. 慢性咳嗽　咳嗽症状出现缓慢，迁延多年，以晨起和夜间阵咳为主。

2. 咳痰　多为咳嗽伴随症状，痰液常为白色黏液浆液性，常于早晨起床时剧烈阵咳，咳出较多黏液浆液样痰后症状缓解；急性加重时痰液可变为黏液脓性而不易咳出。

3. 气短或呼吸困难　早期仅在劳力时出现，之后逐渐加重，以致日常活动甚至休息时

也感到呼吸困难；活动后呼吸困难是 COPD 的"标志性症状"。

4. 胸闷和喘息 部分患者有明显的胸闷和喘息，此非 COPD 特异性症状，常见于重症或急性加重患者。

（三）并发症的表现

1. 右心功能不全 当 COPD 并发慢性肺源性心脏病失代偿时，可出现食欲缺乏、腹胀、下肢（或全身）水肿等体循环淤血相关的症状。

2. 呼吸衰竭 患者可有明显发绀和严重呼吸困难；当二氧化碳严重潴留，呼吸性酸中毒失代偿时，患者可出现行为怪异、谵妄、嗜睡，甚至昏迷等肺性脑病的症状。

3. 自发性气胸 多表现为突然加重的呼吸困难、胸闷和（或）胸痛，可伴有发绀等症状。

（四）典型体征

典型体征可见桶状胸、语颤减弱、肺部过清音、呼吸音减弱等。

五、慢性阻塞性肺疾病的诊断与鉴别诊断

（一）COPD 诊断

任何有呼吸困难、慢性咳嗽或咳痰、反复发作下呼吸道感染病史和（或）既往暴露于疾病危险因素，都应考虑 COPD。

1. 肺功能检查 是 COPD 诊断的"金标准"。除了常规的肺通气功能检测外，还包括容量和弥散功能测定等。诊断标准为使用支气管扩张药后的 FEV1/FVC＜70%。确诊 COPD 患者可以根据气流受限严重程度进行分级，分级指标为使用支气管扩张药后 FEV1 值，FEV1≥80%预测值为轻度，50%预测值≤FEV1 值＜80%预测值为中度，30%预测值≤FEV1 值＜50%预测值为重度，FEV1 值＜30%预测值为极重度。

2. 其他检查

（1）胸部影像学检查：包括胸部 X 线检查和 CT 检查。利用高分辨率 CT 计算肺气肿指数、气道壁厚度、功能性小气道病变等指标，有助于 COPD 的早期诊断。

（2）脉搏血氧饱和度监测和动脉血气分析：当患者有呼吸衰竭或右心衰竭时，应监测脉搏血氧饱和度。如果血氧饱和度＜92%，应该进行动脉血气分析检查。

（3）心电图和超声心动图检查：对晚期 COPD 以及 COPD 急性加重的鉴别诊断、并发症诊断有实用价值。

（二）COPD 的鉴别诊断

COPD 应与哮喘、支气管扩张症、充血性心力衰竭、肺结核与弥漫性泛细支气管炎等相鉴别。

六、慢性阻塞性肺疾病的综合评估

COPD 综合评估的目的是确定气流受限水平、疾病对于患者健康状况的影响程度，以及未来事件（如急性加重、住院或死亡）发生的风险，以指导治疗。为了实现这些目标，

COPD 的评估应包括以下内容。

（一）根据气流受限严重程度进行的分级（表 28-9）

表28-9　COPD根据气流受限严重程度分级

分级	气流受限程度
轻度	FEV1≥80%预测值
中度	50%预测值≤FEV1 值<80%预测值
重度	30%预测值≤FEV1 值<50%预测值
极重度	FEV1 值<30%预测值

（二）患者症状的性质和严重程度评估

目前包括改良版英国医学研究委员会呼吸问卷（mMRC）分级（表 28-10）及 COPD 患者自我评估测试（CAT）问卷（表 28-11）。

表28-10　改良的MRC呼吸困难量表（mMRC分级）

mMRC 分级	呼吸困难症状
0 级	仅在费力运动时出现呼吸困难
1 级	平地快步行走或爬小坡时出现气促
2 级	由于气促，平地行走时比同龄人慢或者需要停下来休息
3 级	在平地行走 100m 左右或数分钟后需停下来喘气
4 级	因严重呼吸困难以至于不能离开家，或在穿衣服、脱衣服时出现呼吸困难

表28-11　COPD患者生活质量评估问卷（CAT）

当前身体情况	评分						当前身体情况
我从不咳嗽	□0	□1	□2	□3	□4	□5	我总是咳嗽
我肺里一点痰都没有	□0	□1	□2	□3	□4	□5	我肺里都是痰
我一点也没有胸闷的感觉	□0	□1	□2	□3	□4	□5	我有很严重的胸闷感觉
当我爬山或爬一层楼梯时，我没有感觉喘不上气来	□0	□1	□2	□3	□4	□5	当我爬山或爬一层楼梯时，我感觉喘不上气来
我在家里任何活动都不受影响	□0	□1	□2	□3	□4	□5	我在家里活动都受限
尽管我有肺部疾病，但是我还是有信心外出	□0	□1	□2	□3	□4	□5	因为我有肺部疾病，我完全没有信心外出活动
我睡得很好	□0	□1	□2	□3	□4	□5	因为肺部疾病，我睡得不好
我精力旺盛	□0	□1	□2	□3	□4	□5	我一点精力都没有

根据上述的 mMRC 分级和 CAT 问卷的评估结果，同时依据急性加重发作史，可以把患者分为 A、B、C 和 D 的其中一类（图 28-8），采取不同的应对策略。ABCD 分组用来评估症状和急性加重风险的程度，肺功能分级用来评估气流受限程度。分开独立评估肺功能分级和症状及急性加重风险更能突显各自作用，从而使治疗方案的推荐更加准确。

（三）COPD 合并症的评估

包括心血管疾病、骨骼肌功能障碍、代谢综合征、骨质疏松、抑郁、焦虑和肺癌。当这些合并症出现时，应积极面对并恰当治疗，因为这些疾病可能会影响死亡率和住院率。

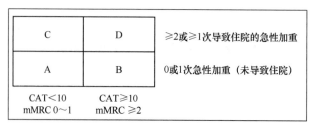

图 28-8　COPD 患者 ABCD 评估工具

七、慢性阻塞性肺疾病的预防与维持治疗

稳定期慢性阻塞性肺疾病的治疗目标为减少当前症状（缓解症状、提高运动耐力、改善健康状况）和降低未来风险（预防疾病进展、预防和治疗急性加重、降低死亡率）。主要措施如下。

（一）健康教育

通过医务人员教育和患者自我教育，可以提高患者和有关人员对 COPD 的认识及自身处理疾病的能力，从而更好地配合管理，加强疾病预防，减少急性加重，提高生活质量，维持病情稳定。

（二）控烟

戒烟是关键。药物治疗和尼古丁替代疗法能有效地提高长期戒烟率。由医疗保健机构提供的立法戒烟和戒烟咨询可提高戒烟率。目前，尚不确定电子烟作为戒烟辅助手段的有效性和安全性。

（三）接种疫苗

COVID-19 疫苗在治疗新型冠状病毒（SARS-CoV-2）感染上非常有效。COPD 患者应根据各自国家推荐来接种 COVID-19 疫苗。接种流感疫苗可降低下呼吸道感染发生率；接种肺炎疫苗可降低下呼吸道感染发生率。未在青春期接种 Tdap（dTaP/dTPa）疫苗的 COPD 患者，应接种该疫苗来预防百日咳、破伤风和白喉的发生；对于年龄≥50 岁的 COPD 患者，应接种带状疱疹疫苗以预防带状疱疹的发生。

（四）稳定期药物治疗

药物治疗可以缓解 COPD 症状，降低急性加重的频率和严重程度，改善患者健康状况和运动耐力。每一种药物治疗方案应该个体化，应基于以下情况来考虑：患者症状的严重程度、急性加重风险、副作用、合并症、药物可用性和成本，以及患者对治疗的反应、个人意愿和使用不同给药装置的能力。吸入装置使用技术需要定期评估。稳定期药物治疗包括支气管扩张药、吸入糖皮质激素、联合使用吸入糖皮质激素/支气管扩张药治疗、口服糖皮质激素、磷酸二酯酶 4 抑制药、甲基黄嘌呤类药物，以及其他药物治疗，如疫苗、α_1 抗胰蛋白酶增加疗法、抗生素、黏液溶解剂等。

（五）稳定期非药物治疗

肺康复治疗可以改善患者症状、生活质量和日常活动中的生理和情感参与。静息状态下为重度慢性低氧血症的患者，长期氧疗可以改善生存。静息状态下或运动诱发的中度氧饱和度下降的 COPD 稳定期患者，不应常规进行长期氧疗，但也要考虑到患者个体需求。重度慢性高碳酸血症和有急性呼吸衰竭入院史的患者，长期无创通气可能降低死亡率并预防再入院。最佳药物治疗效果仍不佳的部分晚期肺气肿患者，外科或支气管镜介入治疗可能有益。姑息治疗方法对于控制晚期 COPD 患者的症状是有效的。

八、慢性阻塞性肺疾病急性加重的管理

COPD 急性加重，是指呼吸道症状的急性恶化，需要额外的治疗。若症状不是 COPD 所特有，应考虑相关的鉴别诊断，如肺炎、气胸、胸腔积液、肺栓塞、心源性肺水肿、心律失常等。COPD 急性加重可以由多种因素促成，最常见诱因是呼吸道感染。

（一）急性加重的分类

轻度，仅使用短效支气管扩张药（SABD）治疗；中度，用 SABD 加抗生素和（或）口服皮质类固醇治疗；重度，患者需要住院或急诊就诊，也可能与急性呼吸衰竭有关。

（二）COPD 急性加重的治疗

COPD 急性加重的治疗目的是尽可能减少本次急性加重的负面影响，避免后续不良事件的发生。短效吸入 β_2 受体激动药，含或不含短效抗胆碱能药物，推荐治疗急性加重的首选药为支气管扩张药。全身激素使用可以改善肺功能（FEV1）、氧合、缩短恢复时间和住院时间，治疗维持时间不应超过 5～7d。抗生素（有指征使用时）可缩短恢复时间，减少早期复发风险，降低治疗失败率，缩短住院时间，治疗持续时间应为 5～7d。由于使用后副作用增加，不建议使用甲基黄嘌呤类药物。对于急性呼吸衰竭的 COPD 患者，若无绝对禁忌证，应首选无创机械通气，因为该通气方式可改善气体交换、减少呼吸功，降低插管需求，减少住院时间，改善生存率。出院前应尽快开始使用长效支气管扩张药作为维持治疗。急性加重后，应采取适当措施预防急性加重再发生。

九、慢性阻塞性肺疾病与合并症

COPD 常与其他疾病共存（合并症），这些合并症会对 COPD 程产生极大影响。一般来说，合并症的存在不应改变 COPD 治疗；无论是否存在 COPD，合并症的治疗应按常规进行。常见合并症如下。①心血管疾病：是 COPD 常见且重要的合并症。②肺癌：常见于 COPD 患者，是导致死亡的主要原因。针对普通人群建议，对于因吸烟导致的 COPD 患者，建议每年进行低剂量 CT 扫描（LDCT）筛查；对于非吸烟导致的 COPD 患者，不建议每年进行 LDCT，因为目前尚无足够证据来判定利弊。③骨质疏松和抑郁/焦虑：是 COPD 常见且重要的合并症，常被漏诊，往往与健康状态不佳和预后不良密切相关。④胃食管反流病（GERD）：会导致急性加重风险增加和预后不良。

当慢性阻塞性肺疾病是患者多重病症之一时，应尽可能简化治疗、减少用药；当 COPD 纳入多种疾病治疗计划时，应确保多重用药的简洁性。

十、慢性阻塞性肺疾病与 COVID-19

对于 COPD 患者，担心自身感染 COVID-19 及 COVID-19 流行对健康相关的基本社会

和（或）社会服务功能影响，都会给他们的病情带来额外压力。COVID-19 流行会使面对面咨询就诊减少、肺功能检测困难、传统肺康复和家庭护理计划受限，这使得常规 COPD 的诊断和治疗更加困难；患者同时还会面临药物短缺的窘境。

COPD 患者出现新发或加重的呼吸系统症状、发热和（或）其他症状时，即使这些症状很轻微，也可能与 COVID-19 相关，所以 COPD 患者都应接受 SARS-CoV-2 感染检测。COPD 患者应继续遵嘱口服或吸入 COPD 药物，因为尚无证据表明在 COVID-19 流行期间需改变 COPD 药物的使用。

十一、老年慢性阻塞性肺疾病的诊治特点

（一）老年 COPD 患者的特点

由于老年人身体功能随年龄的增长而退化，对诸多疾病和意外伤害的易感性增高，对外环境的适应能力差，因此，老年 COPD 发病率高且预后较差。另外，老年人的反应性和敏感性降低，患病后临床表现不典型、隐匿或缺如，不能真实反映病情而耽误疾病治疗。老年 COPD 患者引发呼吸衰竭、肺性脑病等并发症机会更高，给患者健康及正常生活带来诸多困扰。

随着年龄增长，COPD 患病率更高的原因主要有以下 3 个方面：①老年人常罹患多种疾病，免疫功能降低、抵抗力差，对应激抵御能力减弱；②老年人正确认知功能减退，对疾病接受能力较慢，往往早期不重视导致后期发展；③BMI 随着年龄增长呈降低趋势，过低的 BMI 可直接导致免疫力下降，进而增加患病可能性。

（二）老年 COPD 患者的早期筛查

老年 COPD 患者早期临床症状轻微，多为慢性咳嗽、咳痰等，也可无任何不适症状，多数患者未能发现和及时就诊。肺功能检查是诊断 COPD 的金标准，目前我国 COPD 早期筛查主要依赖于肺功能检查。由于肺功能设备价格昂贵、操作技术要求高，肺功能检查在我国大部分基层地区普及程度低，导致 COPD 漏诊率高，许多患者一旦出现症状往往进展到疾病中晚期，患者就诊时 FEV1 占预计值的百分比多数已低于 60%，错过了最佳治疗时期。流行病学调查研究显示，中度及以上 COPD 患者中不足 1%知晓自己患有 COPD，仅 5.9%曾接受过肺功能检查，只有 11.7%接受过相关治疗。

早期 COPD 患者如果接受规范治疗，能够延缓肺功能下降，提高生存质量，早期诊断、早期治疗可给患者带来更大获益。有研究证明，早期患者规范吸入噻托溴铵能够提高 FEV1 及用力肺活量（FVC），降低 FEV1 下降速率，延缓疾病进展。筛查早期 COPD 患者，进行早期干预，治疗关口前移，将有利于改善治疗效果，降低 COPD 发病率、致残率。

对老年 COPD 患者进行早期筛查的方法如下。

1. 早期筛查问卷

（1）基于症状的 COPD 筛查问卷（COQ）：用于筛查吸烟人群中的 COPD 患者，包括年龄、吸烟史、体重指数（BMI）、天气对咳嗽的影响、非感冒引起的咳痰、清晨有无咳痰、是否经常喘息和过敏史 8 个条目，并对各条目进行权重赋分，1～10 分不等，总计 38 分。国际初级气道保健组织和国际呼吸初级保健组织联合推荐，将积分 17 分作为筛查工具截断点，≥17 分即为 COPD 高危人群。

（2）COPD 自我筛查问卷（COPD-SQ）：是我国学者以 2002 年 COPD 流调资料为基础，研制的适用于中国人群的筛查问卷，包括年龄、吸烟量、BMI、咳嗽、气促、环境、家族史 7 个方面，最佳节点为≥16 分，该问卷平均耗时（3.14±0.68）min，可接受性强，效度高，筛查效果好。

（3）COPD 筛查问卷（COPD-PS）：主要用于初级保健机构对 COPD 患者的筛查，包括呼吸困难、排痰性咳嗽、活动受限、吸烟史和年龄 5 个条目。该问卷适用人群不局限吸烟人群及呼吸道疾病人群，应用范围较广。

（4）COPD 风险 7 项评分量表：涉及性别、年龄、吸烟量、呼吸困难、咳嗽、咳痰、肺功能检查 7 个方面，该量表去除了地区差异较大的 BMI 分级标准，适用范围广，变异度小，但目前在国内应用相对较少。

2. 早期肺功能相关检查

（1）呼气峰流速仪：呼气峰流速指使用峰流速仪用力呼气的最高流量，能有效反映气道的气流受限情况，与 FEV1 显著相关。

（2）COPD-6 肺功能检测仪：COPD-6 是一种用于检测 FEV1 和 FEV6 的简便肺功能仪，目前国内应用较少，能否用于我国老年 COPD 早期筛查还需要研究和评价。

（三）老年 COPD 患者的肺康复治疗

目前，针对老年 COPD 患者主要采用药物治疗，但由于病程和疗程长，单纯药物治疗效果并不十分理想。近年来，针对老年 COPD 患者除采用常规药物外，肺康复治疗是一种重要的手段，可使 COPD 进行性发展得以避免。采用肺康复运动对于 COPD 稳定期患者的治疗目标主要在于肺功能提高、呼吸系统症状改善及生活质量提高。

运动治疗是肺康复治疗的核心，其中涉及内容主要包括运动的方式、强度、频率及持续时间。肺康复治疗 COPD 稳定期患者可增强其运动耐力，减轻呼吸困难，减少患者由于呼吸系统疾病的入院频率，提高患者生活质量，具有良好的社会经济效益也。运动强度直接关系到肺康复治疗的效果，训练初始以患者能耐受为度，再逐渐增加锻炼强度和时间，通常情况下运动强度介于最大耐受值的 60%～80% 及最大氧耗量的 50%。呼吸肌循环不仅可增加吸气肌肌力和耐力，同时还可减轻患者被动性和主动性呼吸困难。

肺康复锻炼包括以下方式。

1. 呼吸操运动　包括卧式、立式、坐式呼吸操及上肢肌力、下肢肌力训练，以及胸部、下蹲训练。

2. 呼吸肌训练　①腹式呼吸。一手自然放置胸前，另一手轻放于上腹部，吸气时膨隆腹部，手随之自然浮起，呼气时回缩腹部，吸呼时间为 2s：4s；②缩唇呼吸。先用鼻吸气，后鼓腮缩唇呈吹口哨状缓缓将气呼出，吸呼时间为 2s：4s；③指导患者进行咳嗽咳痰训练和拍背练习。

3. 胸腔松动锻炼　取坐位，吸气同时，指导缓慢向左或向右转腰，而患者于呼气时身体缓慢转正，共重复 5 次。

4. 肢体训练　指导患者练习上肢绕圈，每次绕 30 圈，时间为 5min，每日锻炼 30min。

此外，还有研究者发现，在肺康复锻炼间同时进行抗阻训练，对老年 COPD 稳定期患者运动耐力、生存质量、呼吸功能和肺功能的改善效果更佳。渐进性抗阻训练主要是依据患者活动受限情况进行训练强度和次数实时调整的一种针对性训练，该训练方法是能够帮助患者建立个体化训练模式的一种康复手段。此外,渐进性抗阻训练还能够明显改善患者肌肉功能情况及呼吸困难症状,从而促进患者康复,提高患者运动耐力和健康管理水平,提高患者生存质量。

在肺康复锻炼基础上结合渐进式抗阻训练,需要由专业人员指导患者进行训练,例如,以伸膝、屈膝、坐位扩胸、坐位上举及坐位前推等动作抗阻训练四肢,完成 6~8 次,每次完成 3s 以上,且根据患者身体情况考虑抗阻训练强度,训练次数和强度逐渐调整;使用功率自行车进行耐力训练,且按照递增运动试验测定患者最大运动强度,隔日 1 次,每周 3 次。

另外,也有研究者主张老年 COPD 患者在肺康复锻炼的同时可以加以适当的有氧运动锻炼,发现可有效改善老年 COPD 患者的血气指标,更利于提高患者运动耐力,促进病情恢复。原因在于在有氧运动过程中,由于肌肉组织的收缩功能需要大量的能量和氧气,氧气需求量提高,心脏的收缩次数、呼吸次数及肺部收张程度均有所提高,运动时间越长,肌肉收缩时间越长,心肺需要给肌肉组织供应足够的氧气并运走存在于肌肉组织中的废物,而这种持续性需求,可逐渐提高心肺耐力。在肺康复锻炼和有氧运动联合应用下,患者的肺部肌肉得到有效调节,扩大支气管内径,提高支气管内压,防止支气管过早闭塞,从而提高患者呼吸肌的耐力与肌力,促进肺功能恢复。但是,由于老年 COPD 患者身体功能多有不同程度的下降,在运动前需要对患者状态进行评估,依据患者的实际情况合理选择训练强度,同时参考患者的运动情况,相应调整患者的运动强度。

有氧运动可以采用慢跑的方式进行运动,给予患者相对适宜的有氧运动心率值=[(170–年龄)×0.9],以对运动强度进行确定;刚开始每次运动最好不要超过 10~15min,中间可以有一个慢走的过程;慢跑时间可以在 1 个月内逐步提升到 20min,平均 1 周锻炼 3 次。也可以根据自身情况,采用快走、太极拳等方式进行有氧运动锻炼。

(四)老年 COPD 患者的健康教育

对于老年 COPD 患者来说,药物维持治疗固然重要,但健康的生活方式及相关知识宣教也是预防及治疗的重要手段之一。有研究发现,通过健康教育干预对 COPD 患者进行治疗后,其肺功能及炎症因子指标水平明显优于对照组。缺乏对肺功能异常症状相关知识的了解,可造成自我保健意识低下,直接导致发病率增高。在常规治疗同时进行针对性的健康指导,提高老年人群对疾病的认知度,帮助其改善生活方式及养成健康饮食习惯是治疗老年 COPD 的关键。

近年有研究者提出了治疗性健康教育(therapeutic patient education,TPE)的理念,有效的 TPE 可以改善患者的药物依从性,促进患者接纳健康的生活方式,延缓疾病的进展。TPE 是指通过医务人员组织的健康教育活动帮助慢性病患者获得并掌握长期处理疾病的能力,理解疾病的治疗措施,通过自我管理保持健康行为和生活方式,进而改善患者身体和社会心理的健康状态。TPE 是帮助慢性病患者实现有效自我管理的一种非药物治疗部分,方案是以患者为中心进行培训教育,使患者具备自我管理和适应治疗的技能。老年 COPD 患者一般学习能力弱、主动性差,利用传统的健康教育方式和新型的电子平台管理老年患者效果欠佳。针对这部分患者的特点进行 TPE,在提高疾病治疗效果和患者生活质量方面可起到很好的推动作用。

第一，TPE干预能增强老年COPD患者依从性。调查显示，只有大约50%的患者能够遵从医师的医嘱用药，且多数患者一旦病情控制症状缓解后便自行停药。目前，COPD的用药核心仍然是长期吸入支气管扩张药和糖皮质激素。但老年COPD患者吸入药物仍存在许多问题，包括患者不及时复诊、遗忘配药、配药不便、觉得吸入剂没明显效果、吸入制剂费用昂贵等原因，导致了患者用药依从性差。TPE具有个体化特点，对教育对象因病而异、因人而异、因治疗手段而异，并设定目标、持续性教育支持和评估，对患者进行知识培训、用药指导、随访检查及健康管理。如针对依从性差及吸入剂疗效不佳的原因，反复纠正指导正确使用吸入装置，提高患者用药的有效性，激发患者内在的动机行为改变，不仅提高了患者的自我保健意识，还能够增强其参与疾病自我管理的积极性，主动采纳健康行为。

第二，TPE干预能提高老年COPD患者疾病认知度，针对自身疾病特点，选择性地了解相关知识，从而积极进行自我管理的行为改变。主要体现在以下几个方面：①通过了解疾病演变及预后、疾病的并发症、肺功能的重要性、氧疗的重要性，定期随访肺功能，积极进行家庭氧疗，纠正缺氧。针对咳嗽、咳痰明显的患者，鼓励并指导患者进行有效的咳嗽、排痰，维持呼吸道通畅，改善通气功能。②老年COPD患者对呼吸机的接受程度低，原因包括心理因素、人机不协调、舒适度的降低、经济压力大等。很多合并呼吸衰竭的老年患者需要使用无创呼吸机治疗，但患者常常拒绝该治疗而错失治疗时机。通过TPE向需要使用呼吸机的老年COPD患者一对一反复指导使用无创呼吸机的方法，使患者从心理上认知并接受，进行有效的治疗。③呼吸困难是老年COPD患者主要的临床症状之一，很多患者由于气喘症状严重，不敢进行呼吸功能锻炼，针对老年COPD患者肺功能更差的情况，需要实施个性化的肺康复计划，循序渐进地进行呼吸功能锻炼，鼓励患者根据自身情况进行散步、打太极拳等有氧运动，提高患者整体功能，改善预后。④吸烟是COPD的最主要病因，消除这种因素对预防和控制COPD是最重要的措施。通过治疗性教育及一对一指导，使吸烟的这部分老年患者对吸烟加重肺损伤有一定认识，了解吸烟对病情的疗效和预后产生的不良影响，了解戒烟的重要性，激发老年COPD患者戒烟的愿望而主动戒烟，并通过医师戒烟指导提高戒烟的成功率。

第三，TPE干预能改善老年COPD患者心理状况。干预过程中对心理状态不佳的老年COPD患者定期给予心理护理，寻求家庭与社会的支持，必要时指导患者进行药物治疗。在干预过程中，患者之间相互交流，分享心得、互相监督，提高了自我重视，不仅增强了战胜疾病的信心，也改善了焦虑、抑郁等不良情绪。

另外，在对老年COPD患者实施健康教育时应注意以下几点：①相应疾病知识水平的测试。教育前通过问卷形式了解患者对疾病的认识程度和疾病相关的错误概念，有利于制订更有针对性的教育课程。②配合老年人认知。老年患者认知能力有限，注意使用通俗的教育方式，注意与患者建立良好的医患关系，注意安抚患者，强调疾病的慢性病程及良性性质，使他们有信心和耐心应对自己的疾病。③信息要细致、具体。在教患者除药物治疗以外的其他治疗选择时，应当列举实例，具体操作演示，方便患者运用。④采取共同决策。前期健康教育培训都安排讨论时间，可以是患者之间、医患之间进行。讨论涉及培训内容，如采取这些行为和生活方式有哪些困难，共同决策如何把正确的行为生活方式融入日常生活中。

思 考 题

1. 简述慢性阻塞性肺疾病的肺功能检查诊断标准及分级标准。

2. 简述老年慢性阻塞性肺疾病早期筛查的方法有哪些?

3. 试述肺康复锻炼和健康教育对老年慢性阻塞性肺疾病患者疾病控制的重要性。

（刘　欣　张　蔷）

第二十九章 消化系统疾病

第一节 消化系统的衰老性改变

消化系统从结构到功能随增龄发生了一系列的衰老（aging）与退化（degeneration），这些变化本身不是疾病，但使老年人对消化系统疾病的易感性增加，直接或间接地参与了老年人的诸多消化系统疾病的发生发展，同时也对老年人营养物质的摄取、消化、吸收及利用造成一定影响。本节就消化系统衰老与老年人消化系统疾病的关系做一概述。

一、口腔

口腔是食物进行消化的第一站。其衰老的主要表现有：①牙齿松动和脱落；②颞下颌关节磨损，咀嚼肌萎缩，咬合力下降；③唾液腺萎缩、纤维化，唾液和唾液淀粉酶分泌减少；④老年人味觉和嗅觉钝化，味蕾更新缓慢，舌肌萎缩，舌上举力降低。这些改变明显影响老年人食欲及对食物的摄取、咀嚼、粉碎、湿润和软化。

二、口咽

随着年龄增长，口咽部发生了一系列与吞咽功能相关的动力异常，如老年人激发吞咽反射的容量阈值增高、自发吞咽次数减少、吞咽时咽部收缩幅度降低等，这是老年人易发生咽部食物滞留、吞咽障碍甚至误吸的重要原因。

三、食管

食管的主要功能是输送食物，因此有关食管动力增龄变化的研究较多，主要包括：①食管上括约肌的收缩压力下降，松弛延缓；②食管收缩幅度下降，出现多相替补收缩波，导致无效蠕动多；③食管壁扩张的顺应性降低；④食管下括约肌张力下降，松弛不完全。有学者对86例80岁以上无症状的老年人做食管放射成像检查发现，食管功能异常者约40%。老年人的这些食管动力障碍称为"老年性食管"（presbyesophagus），是老年人发生胃食管反流病（GERD）、食管-胃反流、吞咽困难、误吸等疾病的重要原因之一。在临床上不少老年人会出现胸痛、进食停滞感等吞咽困难表现，少数高龄患者还可发生食管内固体食物嵌塞等情况，也与老年人食管动力障碍有关。

四、胃

胃有暂时储存和消化食物的功能，其增龄变化有：①泌酸功能。约90%的老年人具有良好的胃液酸化能力，有关研究表明，这是退化-代偿所致；少数老年人存在低胃酸症主要是由严重的萎缩性胃炎（A型胃炎）或严重的Hp感染导致胃底腺萎缩所致。②分泌胃蛋白酶原功能。胃蛋白酶原由主细胞分泌，对健康人胃底腺主细胞超微结构研究发现，80岁以上者主细胞分泌颗粒面积分数（58.32%）低于中青年组（66.20%），提示80岁以上老年人主细胞分泌胃蛋白酶能力减退，可能是老年人功能性消化不良高发的原因之一。③黏膜防御-修复能力。胃黏膜的防御修复因素包括黏液-碳酸氢盐屏障、胃黏膜屏障（上皮细胞紧密连接及上皮细胞再生）、胃黏膜下血流及前列腺素等相关细胞因子。众多人体及动物实验研究均提示，老年人胃黏膜的防御-修复机制是退化的，可能是老年人慢性糜烂性胃炎、胃溃疡、应激性溃疡和 NSAID 溃疡高发的重要原因之一。④运动功能。老年人胃排空延迟，尤其是液体食物和含脂类食物胃排空延迟更明显。通过胃电图以及 ^{13}C-乙酸呼气试验发现，老年人餐后胃收缩力降低，胃电波幅降低。放射性核素技术测定胃排空，老年男性和青年男性胃半排空时间（$t_{1/2}$）分别为（195 ± 75）min 和（53 ± 23）min。研究发现，老年大鼠胃肠肌间神经丛神经元数目下降，ICC（即 Cajal 间质细胞，为胃肠运动的起搏细胞）数量和体积均随增龄减少。显然胃排空延迟是老年人易发功能性消化不良、胃轻瘫等的重要原因之一，而胃肠促动药是治疗这些疾病的基本药物。

五、小肠

小肠是营养物质消化吸收的主要场所，增龄变化有：①吸收功能。随年龄增长，小肠表面积逐渐减少（平均减少 10%/年）。但因小肠长度达 3～5m，黏膜面积大，储备功能强大，很少发生吸收不良。老年人小肠对钙的吸收随增龄而逐渐减少，原因是老年人血清1,25 二羟基维生素 D 含量及小肠黏膜上皮细胞胞质中的受体密度随增龄下降，故补充活性维生素 D、增加食源性钙或补充钙剂，对防治老年人骨质疏松是必需的。②运动功能。小肠运动主要包括节段性收缩和蠕动，目前对小肠动力是否随年龄增长而降低尚有争议，一些研究表明小肠运动不存在显著的增龄变化。老年人小肠收缩频率、移行复合运动（MMC）和集簇收缩降低，但整体运动功能储备良好。

六、结肠

结肠的主要功能是吸收水分、形成粪便。老年人结肠发生了以下变化：①水分的吸收能力下降。②上皮细胞复制活性明显增加，凋亡减少。对 Fisher344 大鼠的研究指出，22月龄老年大鼠较 4 月龄大鼠上皮细胞复制活性增加 50%～80%，凋亡相关的 caspase8 和 9的活性水平降低 50%～75%。这使得上皮细胞易发生继发性基因突变，对致癌物的敏感性增加，也许是老年人结肠肿瘤高发的重要原因之一。③运动功能。一项 Fisher344 大鼠的研究指出，肠内神经元数量随增龄减少，其中 27 月龄老年大鼠远端结肠神经丛密度减少约 32%，伴随着神经节萎缩，神经元数目减少、体积缩小，同时交感神经传入纤维和内脏神经纤维的神经元轴突出现明显肿胀和萎缩。肠神经丛中异常神经节比例升高，正常神经节比例下降，导致神经递质释放减少，对信号反应性减弱，导致结肠传输时间延长，同时发现结肠肠壁胶原增加、张力减退，因此老年人易患便秘及憩室病。结肠动力障碍是导致老年人慢传输型便秘（STC）的重要原因。

七、直肠和肛管

直肠的主要功能是储存粪便及排便。其增龄变化主要表现在动力学方面，直肠壁弹性下降，产生便意的压力阈值升高，腔内最大静息压与最大排挤压均降低，粪块通过时间延长。肛管外括约肌（EAS）为随意肌，受脊神经支配，而肛管内括约肌（IAS）则受 ENS支配。肛管最大收缩压降低、对直肠容量扩张的敏感性降低。这些变化可能是老年人排便困难、便秘或大便失禁的重要原因。

八、肝脏

肝脏衰老的主要表现为：①由于肝内脂褐素沉积及重量体积下降，出现"褐色萎缩"。Calloway 等报道，肝脏重量在 30～40 岁平均 1926g，60～70 岁下降最明显，70 岁以上老年人与青年人相比重量平均下降约 25%，肝脏体积缩小 20%～40%。②肝血流量随增龄而明显减少，25 岁以后肝血流量每年递减 0.5%～1.5%，65 岁时约为青年人的 40%～50%，90 岁时约为青年人的 30%。③老年人"肝药酶"（细胞色素 P450）的活性，随增龄而降低，且不易受药物诱导而增加活性。④组织学。老年人肝细胞排列疏松紊乱，细胞体积增大变圆，数目减少，边界模糊甚至消失，实质/间质比降低。⑤超微结构。老年人肝细胞内线粒体体积增大、数量及面积分数减少，内质网面积减少，脂褐素沉积增加；肝窦内皮细胞增厚，筛孔减少。显然，老年人肝脏的质与量都发生了不利改变，但肝脏储备功能巨大，完全能满足健康老年人日常生活需要。然而，衰老的肝脏对应激（如创伤、休克等）和外来被代谢物质（如毒物、药物及某些食物）的超量耐受能力降低，尤其是高龄老年人在遭受急性创伤、休克、罹患危重症时，易合并肝功能受损甚至肝功能衰竭；老年人药物性肝病发生率亦明显增高，故应重视老年人肝脏的保护。

九、胰腺

胰腺随增龄变化明显，包括：①体积缩小、重量下降。健康人胰腺在 40 岁后体积逐渐缩小，重量开始下降，80 岁时可减至 40g 左右。②形态学方面，老年人胰腺腺泡萎缩减少，50 岁后可减少至 60%；腺细胞空泡化，酶原颗粒减少，同时伴有胰管扩张及腺泡间结缔组织增生纤维化。对老年大鼠的胰腺组织学观察发现，胰腺小叶间结缔组织增生、脂肪化，腺细胞减少、空泡化明显，胞核固缩，线粒体肿胀，粗面内质网扩张，出现脂滴，溶酶体增多，腺泡细胞内粗面内质网排列松散，细胞顶部酶原颗粒减少；胰腺细胞再生能力也随增龄下降。③胰腺外分泌功能。老年人胰酶分泌量及活性随增龄呈直线下降，老年胰腺对营养物质刺激的反应性降低。有学者曾对 914 例社区健康老人（无糖尿病和胰腺疾病）采用粪弹性蛋白酶测定，调查其外分泌功能情况，结果 11.5% 的调查对象存在胰腺外分泌功能不全（EPI），5.1% 的调查对象存在严重胰腺外分泌功能不全（SEPI）。为老年消化不良患者补充消化酶制剂提供了理论依据。尽管如此，在临床上，即使是高龄健康老年人，脂肪泻并不多见，提示老年胰腺仍有良好的代偿能力，但对脂类食物的超量耐受能力显然是降低的，是老年人宜低脂饮食的另一个原因。

机体在生长发育成熟后（25～30 岁）开始走向衰退，但各器官老化的年龄顺序有所不同，在消化系统中，口腔、咽喉是 40 岁，胰腺是 50 岁，胃、食管、肠道是 55 岁，而肝脏储备功能则在 70 岁才出现明显衰退。

消化系统随增龄发生了一系列变化，尤以高龄老年人明显，这些变化属于生理性的，但是他使消化系统的储备功能显著降低，对疾病的易感性增高，对应激和疾病耐受性降低。这些变化也对营养物质的摄取、消化及吸收有一定影响，但由于健康老年人消化系统有强大的储备能力，完全能够代偿，只要摄取充足，一般不会造成主要营养素缺乏。当老年人患有全身性疾病（如糖尿病、心力衰竭、呼吸衰竭、感染等）或消化系统本身的疾病时，则较青年人更易出现消化功能紊乱及营养不良。消化系统的衰老是诸多老年人消化系统疾病发生、发展和高发的基础，深入研究并揭示消化系统各器官老化的特点、规律及其内在机制，对进一步阐明老年人消化系统疾病的发病机制、提高其诊治水平具有重要意义。

思 考 题

1. 随增龄，消化道动力发生了哪些改变？有何临床意义？
2. 如何正确认识老年人的胃酸和酸相关性疾病？
3. 胰腺衰老有何特点？有何临床意义？

（郑松柏）

第二节 老年胃食管反流病

一、概述

胃食管反流病（gastroesophageal reflux disease，GERD）是指胃、十二指肠内容物反流到食管引起反酸、烧心等症状，可导致反流性食管炎以及口咽、喉、气道等食管以外的组织损害。从广义上讲，凡能引起胃食管反流的情况，如神经系统退行性和自身免疫性累及食管平滑肌的疾病、食管-胃术后，以及任何原因引起的呕吐，或长期放置胃管、空肠营养管等，均可导致胃食管反流，引起继发性反流性食管炎。GERD 是临床上常见的一种慢性疾病。美国的一项调查显示，普通人群中每日有烧心症状约 7%。我国 1997 年对北京、上海地区 5000 名 18～70 岁的人群进行分层随机抽样调查结果显示，8.7% 的反流症状评分超过 6 分（烧心、反胃、反酸发作频率和程度总计 18 分），并通过抽样经胃镜和 24h 食管 pH 检查预测，GERD 患病率为 5.77%，反流性食管炎患病率为 1.99%。GERD 患者中有 48%～79% 的患者表现为反流性食管炎，随着年龄增长，其发病率随之增高。美国调查显示，老年人的 GERD 在初级保健门诊就诊高达 20%，护理院老年人中 GERD 发病率约为 23%。GERD 严重影响了患者的生活质量，少部分患者出现窒息、吸入性肺炎，甚至威胁生命。GERD 如不能得到及时的诊治也可导致食管狭窄、慢性贫血、巴雷特食管（Barrett esophagus），甚至食管腺癌等并发症。

二、胃食管反流病的发病机制和病理生理

众所周知，GERD 是一种与酸相关的疾病，但对 GERD 患者的基础胃酸分泌量（BAO）和刺激后最大胃酸分泌量（MAO）的测定，并没有显示酸分泌增加。GERD 与酸相关（酸的错位），是由于食管对胃、十二指肠内容物反流的防御机制下降，引起攻击因子酸以及胃蛋白酶、胆盐、胰酶等对食管黏膜及食管以外组织器官的攻击作用。GERD 的病理生理机制主要是由于抗反流防御机制下降和反流物对食管黏膜攻击作用增强的结果。

（一）抗反流机制减弱

包括胃食管交界抗反流能力减弱、食管对反流物的廓清能力及组织对反流物攻击作用的抵抗力降低等。

1. 食管胃连接部抗反流屏障减弱　食管胃连接部（esophagogastric junction，EGJ）相

当于阀门，能有效地阻止胃内容物的反流，如 EGJ 的阀门功能失调，将导致胃食管反流的发生。EGJ 的组织结构包括食管下括约肌（lower esophageal sphincter，LES）、膈脚、膈食管韧带、His 角等在功能上起抗反流的屏障作用，其中以 LES 和膈脚尤为重要。正常时 LES 和膈脚在食管胃连接部形成一高压带，能有效地防止胃内容物反流。生理状态下，LES 长 3~4cm，一部分 LES 位于胸腔，一部分位于腹腔。膈脚在 LES 水平环绕 LES。在静息状态下，LES 的张力和长度（特别是腹段长度）起主要的抗反流屏障作用。在静息时 LES 为高压区，其压力维持在 10~30mmHg，吞咽时 LES 松弛，使食团通过进入胃内。在腹内压升高（如咳嗽、打喷嚏、弯腰等）和深吸气时，膈脚收缩叠加在 LES 上，使 EGJ 区域的压力增高数倍，起到加强抗反流的作用。研究显示，GERD 患者和健康人在深吸气时，膈脚的收缩使 EGJ 的压力增加 2~3 倍。部分 GERD 患者 LESP 降低，膈脚作用减弱，腹内压急剧上升时，超过 EGJ 区域压力，容易发生反流。研究显示，与普通成年人比较，老年人 LES，特别是腹内段的长度与食管酸暴露呈负相关，随着年龄增长 LES 压力和 LES 腹内的长度明显降低。

2. 一过性食管下括约肌松弛　近年来研究表明，GERD 患者反流易发生于一过性食管下括约肌松弛（transient lower esophageal sphincter relaxation，TLESR）时。TLESR 是指与吞咽无关的一过性 LES 松弛，其持续时间达 10s 以上，伴食管基础压稍有上升，但缺乏食管体部蠕动收缩。虽然 TLESR 也常发生于健康人，且与胃扩张、进食有关，但 GERD 患者 TLESR 发生频率较健康人高。有关发生 TLESR 的神经传导通路研究已显示，通过胃底、咽或喉部的感受器接受刺激经迷走神经传入纤维，将刺激传递到脑干的孤束核和迷走神经运动背核，然后通过迷走神经的传出纤维，促发 TLESR。老年人因胃肠动力功能下降，经常处于饱胀、无饥饿感等状态，容易诱发 TLESR。

3. 食管裂孔疝　食管裂孔疝和胃食管反流的关系令人注目。不少大的食管裂孔疝常伴有中至重度的反流性食管炎，但为数不少食管裂孔疝并不合并反流性食管炎。食管裂孔疝合并胃食管反流的机制与膈脚对 EGJ 的张力低下、抗反流屏障作用减弱或消失有关，同时也与频繁出现的 TLESR 有关，膈脚不再对 LES 区域高压带有作用；食管裂孔疝可影响 LES 关闭或增加胃底的感觉刺激以至触发 TLESR。引起食管裂孔疝的原因可以是先天性的，但更多的是随着年龄的增加（超过 50 岁者），膈食管韧带萎缩、松弛，食管裂孔疝发病率明显增高（达 60%），导致食管酸暴露的时间明显延长。长期腹腔内压增高也可诱发食管裂孔疝，如妊娠、肥胖、慢性便秘及剧烈咳嗽等。腹内压急剧增高是否发生反流不但与 EGJ 区域功能完整有关，还与食管裂孔疝的存在与否有密切的关系。研究发现，食管裂孔疝的大小与腹内压增高所导致的胃食管反流呈高度正相关。

归纳起来，引起 EGJ 抗反流屏障功能降低有 3 种机制：①LES 压力低下或膈脚功能障碍，无解剖结构异常；②一过性食管下括约肌松弛（TLESR）不伴有解剖结构的异常；③食管胃连接部的组织结构异常以及食管裂孔疝。

4. 食管酸清除能力降低

（1）食管的排空能力下降：生理状态下，吞咽后食管体部出现原发性蠕动，由近端食管向远端推进。遇有反流时食管扩张，通过神经反射出现继发性蠕动，达到容量清除作用。GERD 患者食管体部的这种清除功能常减弱，导致食管黏膜酸暴露时间延长。食管体部蠕动清除功能通常以食管远端收缩积分（distal contractile integral，DCI）表示，即 DCI≥450mmHg·s·m 提示食管蠕动收缩功能正常，DCI<450mmHg·s·m 为无效蠕动收缩。随

着增龄，老年人食管体部蠕动收缩能力明显低。

（2）唾液分泌能力下降：唾液能有效地中和胃酸，到达食管化学清除作用。各种原因导致的唾液分泌减少，都可导致食管酸暴露时间延长。随着增龄口腔唾液分泌减少以及药物等因素，大大减弱了老年人食管化学清除能力，导致食管酸暴露时间明显延长，食管炎的发病率增高。

5. 食管壁抵抗力下降　在临床上，反流性食管炎仅仅发生在部分有反流症状的患者。有的反流症状虽然突出，却不一定有明显的食管组织损害，提示组织损害是攻击因子和组织抵抗力消长作用的结果。食管组织抵抗力在防止反流性食管炎中具有重要的位置，它包括上皮前、上皮和上皮后3部分的屏障作用。上皮前的屏障作用主要是指附着的黏液，对胃蛋白酶起屏障作用，黏液表面还有碳酸氢根离子，能中和一部分反流的氢离子。上皮层屏障，在结构上有紧密排列的多层鳞状上皮细胞，不具渗透和吸收作用，使反流物难以通过。从生理方面来讲，上皮细胞内含有负离子的蛋白和碳酸氢根离子，能中和进入到上皮细胞内的氢离子，因而能减轻氢离子对黏膜的损害作用。而上皮后屏障主要是黏膜下的毛细血管提供碳酸氢根离子，一方面中和氢离子，同时移走产生的二氧化碳和多余的氢离子。因此，上皮后丰富的血液供应对上皮免受损害和及时修复十分重要。随着增龄，机体功能衰老，老年人食管壁抵御反流物的能力降低。

6. 近端胃扩张及胃的排空功能延缓　在 GERD 患者中，约 1/2 的胃排空延缓。研究已显示，近端胃扩张可通过迷走神经反射途径引起 LES 松弛。因而，餐后较长时间的近端胃扩张，容易诱发 LES 松弛，特别是 TLESR；近端胃扩张还可使 LES 腹段变短，降低 LES 的屏障作用。在老年人群中，消化不良、便秘十分常见，进一步延缓胃排空，加重胃食管反流。

（二）反流物的攻击作用

在上述防御机制下降的基础上，反流物刺激食管黏膜，损伤食管黏膜。受损的程度与反流物的质和量有关，也与黏膜接触的时间、体位有关。其中损害食管黏膜最强的是胃酸和胃蛋白酶。pH<3 时，黏膜上皮蛋白变性，同时胃蛋白酶呈活化状态消化上皮蛋白。有胃大部切除史、食管小肠吻合术后或有过多十二指肠胃反流存在时，胆盐、胰酶能增加食管黏膜的通透性，加重胃酸、胃蛋白酶对食管黏膜的损害作用。研究表明，当胃液的 pH 为酸性时，氢离子是主要的攻击因子，非结合胆盐不溶解，胰酶未被活化，而当胃内 pH 为碱性时，非结合胆盐和胰酶则成为主要的攻击因子。夜间的容量清除和化学清除显著下降，反流物接触食管黏膜的时间延长，易并发较重的反流。

（三）诱发因素

日常生活方式等对 GERD 诱发因素也不容忽视，通常包括诱发胃食管反流的食物，如高脂餐等其他诱发反流的食物（浓茶、咖啡、酒精、酸性食物、碳酸饮料和辛辣食物）、过饱进餐、进餐与就寝时间间隔不超 2h、某些药物（钙离子拮抗药等）、超重，尤其是腹型肥胖。

三、临床表现

临床上，GERD 的表现不一，包括反流症状及反流物引起的食管和食管外的刺激症状和有关并发症。

（一）食管反流症状

典型的反流症状包括反酸、反食、嗳气。嗳气频繁时可伴有反食、反酸。有时反流物味苦，为胆汁，也有的反流物为无味的液体。饱餐后容易出现上述反流症状，在 LES 低下的患者，体位也是发生反流和反胃的诱因。

（二）食管刺激症状

食管刺激症状包括烧心、胸痛、吞咽疼痛等。反流物刺激食管黏膜上皮内的神经末梢，常引起烧心、胸骨后痛；严重时食管黏膜损伤，可引起吞咽疼痛。少数患者有吞咽时发噎感，这可能由于食管体部蠕动收缩波幅低下或体部无蠕动收缩，不一定存在食管炎性狭窄。

（三）食管外症状

食管外的症状分为已明确相关或可能相关的症状。已明确与 GER 相关的症状，包括慢性咳嗽、反流性喉炎、反流性哮喘、反流性牙齿损伤；有可能与 GER 相关的症状，包括咽炎、鼻窦炎、特发性肺纤维化、反复发作的中耳炎等。如喉炎，为晨起咽部异物感，晨起咽痛，声音沙哑；临床上遇有少数患者仅表现为恶心、咽部异物感，各项检查无异常发现。食管反流监测提示反流阳性，抗反流治疗后，症状缓解。支气管炎或哮喘者表现为咳嗽、气喘；有的表现为肺炎；也有在熟睡时，反流物吸入气道，引起呛咳、气喘，甚至窒息感。还有唾液分泌过多，这是由于酸反流至食管，反射性地引起唾液分泌过多。此外，还有表现为口腔溃疡、副鼻窦炎等。

2006 年 Montreal 全球共识意见，依据临床表现，将胃食管反流病分为食管症状群和食管外症状群。对于食管症状群，再根据内镜下有无食管黏膜损伤分为内镜阴性反流病（endoscopy negative reflux disease，ENRD）或非糜烂性反流病（nonerosive reflux disease，NERD）和反流性食管炎（reflux esophagitis，RE）；食管外症状群分为明确反流相关的症状和可能与反流相关的症状。

（四）并发症

严重反流或反复发作的食管炎可发展成食管狭窄，患者吞咽发噎、困难，尤其进干食时。出现食管狭窄后，反酸、反胃、烧心等反流症状减轻或不明显。严重的反流性食管炎常在反胃时有咖啡样物或血性物，有的患者则仅表现为慢性贫血，严重者并发食管穿孔。少数可发展至 Barrett 食管，为长期慢性胃食管反流的严重并发症。食管黏膜组织活检是确诊 Barrett 食管的金标准。Barrett 食管按其病理分型可分为重度不典型增生和轻度不典型增生，一旦 Barrett 食管诊断成立，应 2~3 年随访一次，对于轻度不典型增生推荐 6~12 个月随访一次，而对重度不典型增生，应考虑内镜下治疗。

（五）老年 GERD 症状特点

老年人 GERD 症状也同样表现为食管及食管外的反流症状，但老年人往往缺乏典型反酸、烧心、反食等症状，常表现为吞咽困难、胸痛；食管外表现为咳嗽、哮喘、声嘶、夜间胸痛突出等症状，呕吐在老年患者中亦非少见。一项回顾性研究显示，近 30% 的老年患者内镜提示为反流性食管炎,但无明显烧心和反流症状。老年 GERD 特点为症状轻或不典型,但黏膜组织损伤严重。老年人发生胃食管反流并发症的比率明显升高,尤其是食管狭窄,这与随着增龄抗反流屏障功能降低密切相关。

四、GERD 的检查方法

(一)钡剂检查

食管钡剂检查对于内镜检查受限的老年患者非常适用,钡剂有助于除外食管占位性病变。反流性食管炎患者的食管钡剂可显示下段食管黏膜皱襞增粗、不光滑,可见浅龛影或伴有狭窄等,食管蠕动可减弱。食管裂孔疝表现为贲门增宽,胃黏膜疝入食管内,尤其在头低位时,钡剂可向食管反流。卧位时如吞咽小剂量的硫酸钡,则显示多数 GERD 患者的食管体部和 LES 排钡延缓。

(二)内镜检查

可显示不同程度的反流性食管炎及胃食管反流所致的并发症。对 X 线检查发现有食管溃疡或狭窄的患者,内镜检查结合病理活检有利于明确病变性质。反流性食管炎内镜下分类,通常按洛杉矶分级诊断标准,分为 LA-A 至 LA-D 级(表 29-1)。

表29-1 洛杉矶分级

分级	内镜下表现
A 级	食管黏膜有一个或几个<5mm 的黏膜损伤
B 级	至少 1 处>5mm 黏膜损伤且不融合
C 级	至少 1 处有 2 条黏膜损伤互相融合
D 级	融合成全周的黏膜损伤

(三)食管 pH-阻抗反流监测

食管 pH 监测能记录昼夜食管 pH 变化,食管内阻抗监测有助于监测反流物的性质,如液体反流或气体反流,但不能区分酸反流或碱反流,因此,在临床上通常将食管 pH 和阻抗同步监测。根据食管测压,对 LES 进行定位,将 pH 电极置于近侧 LES 以上 5 cm 处。食管 pH<4 被定义为食管酸反流。根据里昂共识,食管反流监测标准分为 4 种情况:①明确诊断,24h 食管酸暴露时间百分比(acid exposure time,AET)大于 6%(AET>6%);②诊断不充分,AET 为 4%~6%或阻抗监测反流事件 40~80 次;③辅助性诊断,pH 监测反流-症状相关性分析或阻抗反流事件大于 80 次;④排除性诊断,AET<4%或阻抗反流事件<40 次。另外,食管 pH 监测常用的观察参数除了 pH<4 的百分比,还包括 pH<4 的次数、pH<4 持续 5min 以上的次数、pH<4 的最长持续时间等。近年来随着对食管阻抗研究的不断深入,平均夜间基线阻抗(mean nocturnal baseline impedance,MNBI)测定、反流后吞咽诱发蠕动波(postreflux swallow-induced peristaltic wave,PSPW)等,这些参数能帮助确定在生理活动状态下有无过多的反流,并有助于阐明胸痛和反流的关系。食管反流检查前 2~3d 需停用抑酸药、胃肠促动药。对服用质子泵抑制药(PPI)者,停药时间需 1 周。在检查过程中,须避免因电极发生移位,而出现假阳性或假阴性。

（四）食管压力检测

目前，高分辨率食管测压基本上取代了传统的水灌注测压。在临床检测过程中具有用时短、同步监测食管上括约肌、食管体部和食管胃连接部的动力功能。根据高分辨率食管测压结果，分析食管抗反流功能包括以下步骤：第一步评价 EGJ 功能是否完整，包括 EGJ 压力及形态结果（有无食管裂孔疝或裂孔功能障碍）；第二步评估食管体部廓清功能，食管收缩功能是否正常（正常、片段收缩、无效食管动力、失蠕动）；第三步评估食管体部潜在储备功能，对于 GERD 患者，特别是拟行抗反流手术的患者，通过反复多次快速吞咽（multiple rapid swallows，MRS）、大量快速吞咽（rapid drink challenge，RDC），以及固体食物吞咽等评估食管体部的潜在功能，有助于术前充分了解抗反流手术利弊。

（五）试验性诊断

应用质子泵抑制药单剂量或双倍剂量（每日 1 次或每日 2 次）治疗 1~2 周，观察反酸、胃灼热（又称烧心）等症状有否减轻，其敏感性和特异性分别为71%和44%。对于老年患者应慎用该方法。

五、诊断

由于 GERD 的临床表现不一，症状表现不典型，不易被识别，诊断有一定的难度。有的患者反流症状典型，但 X 线、内镜检查无异常发现；有的患者临床表现酷似心绞痛，或以哮喘、咽喉炎为主要表现，可能在相当长的时间内不容易被识别，因而得不到及时的诊断和有效的治疗。因此很有必要提出 GERD 的诊断标准。

1. 符合下列条件之一，临床上可考虑为 GERD。①有典型的反流症状：如反食、反酸、嗳气和胃灼热，无继发因素；②试验性诊断：对有典型反流症状，或怀疑症状和反流相关者，且无继发因素，应用质子泵抑制药抗反流治疗 1~2 周后（单剂量的 PPI，每日 2 次），胃灼热、胸痛等症状消失或减轻支持 GERD 的诊断。

2. 符合下列条件之一，可确诊 GERD。①有典型的反流症状，加上内镜下至少显示反流性食管炎累及远端的食管，缺乏食管炎其他病因的证据；②有典型的反流症状，虽内镜检查无反流性食管炎，但有过多胃食管反流的客观证据至少 1 项；③无明显反流症状，内镜下又无食管炎，宜至少具备一项胃食管反流的客观检查阳性结果。

3. 胃食管反流病问卷评分（GERD-Q），包括食管症状、上消化道症状，以及对日常生活的影响等进行评分，大于 8 分可考虑胃食管反流诊断。

4. 可观反流检查。根据里昂共识反流监测标准，24 h 食管酸暴露时间百分比大于 6%（24hAET＞6%）见反流监测诊断标准。

六、鉴别诊断

虽然 GERD 的症状有其特点，但从临床表现上应与其他病因的食管炎、消化性溃疡、各种原因的消化不良、胆道疾病，以及食管动力疾病等相鉴别。如遇以胸痛为主的情况时，应与心源性、非心源性胸痛的各种疾病进行鉴别；如怀疑心绞痛，则应做心电图和运动试验，必要时进行心肌核素灌注显像。在除外心源性胸痛后，再进行有关食管性胸痛的检查。对消化系统疾病，必要时应做上胃肠道钡剂检查、内镜检查和腹部 B 型超声检查。对有吞咽疼痛、同时内镜显示有食管炎的患者，应与感染性食管炎、药物性食管炎相鉴别。反流性食管炎以远段食管为主，感染性食管炎常在食管的中段、近段；病变弥漫，确诊需病原学证实，包括涂片、培养，患者常有使用抗生素或化疗的病史，如合并霉菌性食管炎，内镜下食管黏膜常有弥散腐乳样的细颗粒。药物性食管炎者常在近段食管尤其在主动脉弓水平有单个溃疡，患者常有服四环素、氯化钾或奎尼丁病史。有胃食管反流者还应注意有无继发的病因，如肌肉神经系统以及自身免疫病。

七、GERD 的治疗

老年 GERD 治疗总的原则是缓解症状、治愈食管炎、防治并发症，以期达到长期症状缓解。但由于老年人年龄跨度大且具有较强的异质性，因此，在治疗时应考虑不同功能状态下的老年人。对于功能状态较好的老年人，治疗方案与成年人无异。而对于衰弱的老年人应首选非药物治疗，其次考虑药物治疗，但要注意抑酸药以及抑酸药与其他药物之间的相互作用。

（一）一般治疗

在治疗中应改变不良的生活习惯，防止加重反流，避免刺激物；应停用或慎用某些药物，如硝酸甘油、钙离子拮抗药、茶碱等，这些药物对食管和胃的动力有抑制作用，因而有利于反流。告诫肥胖患者控制体重。由于部分 GERD 患者的发病主要在餐后，尤其是进餐量大和高脂食物后，应强调节制饮食尤其是高脂食物。抬高床头约 10～20cm，避免餐后立即卧床和睡前进食水（至少睡前 3h），乳糖不耐受的患者应减少或避免进食奶制品和豆制品。见表 29-2。

表29-2 GERD患者需改变的生活方式

措施	诱发反流机制
抬高床头 10～20cm	减少胃食管反流
避免餐后立即卧床和睡前进食水	餐后 TLESR 增多，卧位反流增加
戒烟和戒酒	使 LESP 下降
减少进食量（7～8 分饱）	饱餐后易出现 TLESR
减少脂肪、巧克力或咖啡摄取	胃排空减慢，易出现 TLESR
避免用抑制食管和胃动力药	LESP 下降，胃排空减慢，易出现 TLESR
避免穿紧身衣服	以免增加腹压诱发反流
治疗咳嗽和便秘	减少因腹压增加诱发反流

（二）药物治疗

根据病情选用直接减轻反流物刺激作用的药物，如抗酸药、抑酸药、胆汁吸附药，以及黏膜保护药等。其中，抗酸药直接中和胃酸，抑酸药抑制胃酸分泌，如 H_2 受体拮抗药或质子泵抑制药（PPI）。

1. 胃黏膜保护药 常用的有铝碳酸镁（达喜）、硫糖铝、铋剂，通过增强内源性作用，增强黏膜的抵抗力，更有利于修复病变的黏膜。铝碳酸镁只作用于病灶部位，不吸收入血，可持续阻止胆酸和胃蛋白酶对胃的损伤，迅速中和胃酸，并可增强胃黏膜保护因子的作用。

但改善症状和治愈食管炎的疗效明显低于抑酸药。该类药物很少单独用于治疗 GERD。另外，需要注意药物的副作用，如便秘、腹泻、钠负荷过高，以及可能导致其他药物吸收障碍。

2. 胃肠促动药　增强胃肠动力，增强抗反流作用，减轻 GERD，尤其是增快胃排空。但对于老年人和有心脏疾病的患者，特别是长 QT 综合征的患者应慎用。

3. 抑酸药　严重的反流性食管炎如不及时治愈，可能会引起食管黏膜和食管壁纤维化，进一步减弱食管动力功能，从而加重反流。目前临床上，应用抑酸药仍是治疗 GERD 的重要手段，可选用 H_2 受体拮抗药 H_2RA 和质子泵抑制药（PPI）。

（1）H_2RA，如法莫替丁、雷尼替丁、西咪替丁等的抑酸作用明显低于质子泵抑制药。但考虑到 PPI 副作用或药物之间的相互影响，可考虑选择 H_2RA。老年人对 H_2RA 耐受性好，因此易被普遍接受。副作用包括可能诱发谵妄、认知障碍、白细胞减少等。因此，建议老年人应用 H_2RA 应按需给药，而不推荐长期服用。

（2）质子泵抑制药（PPI）无论针对成年患者还是老年患者，是公认的首选治疗 GERD 的抑酸药。PPI 能有效缓解老年 GERD 患者食管外症状，治愈反流性食管炎，其疗效明显高于 H_2RA。一项随机对照研究显示，两组年龄大于 65 岁老年患者，随机分为 PPI 和 H_2RA 治疗组，疗程 8 周，PPI 组反流性食管炎治愈率（70%）明显高于 H_2RA 组（29%）。

虽然不同种类的 PPI 具有不同的药效动力学和药代动力学，但在临床疗效方面无明显差别。在药代动力学方面，老年人和成年人无明显差别。与成年患者相比，老年人反流性食管炎比例高、程度重，停药后易复发。因此，对于治疗老年 GERD 存在争论，老年患者是否应给予较成年患者更高剂量的 PPI？是否需要高剂量维持治疗？一项研究在老年人反流性食管炎初始治疗 2 个月后，随机将患者分为低剂量 PPI 治疗组和安慰剂对照组，6 个月复查结果显示，低剂量 PPI 组食管黏膜愈合率达 80%，安慰剂组仅为 30%。

老年人应用 PPI 的几点注意事项：①因 PPI 几乎不与其他药物产生药物间的相互作用，因此，对于老年人无须调整药物剂量；②PPI 是肝代谢的药物，即便有慢性肝肾疾病的患者也无须减量，而对于严重肝病的患者需酌情减量；③多数 PPI 是通过细胞 P450 酶代谢，因此，对于应用抗凝血药如氯吡格雷和华法林的患者，可选择非细胞 P450 酶代谢的药物，如雷贝拉唑；④对于吞咽障碍的老年人，可选择易溶于水或果汁的 PPI，如兰索拉唑和奥美拉唑，易于口服和管饲；⑤对于不能停药的老年患者，建议低剂量维持用药。

PPI 的副作用：影响钙吸收导致骨质疏松和骨折、增加医院内和社区获得性肺炎风险、艰难梭菌感染增加、缺血性心脏病患病风险增加、维生素和微量元素缺乏、认知障碍患病风险增加等，但相对于胃食管反流病本身给老年人所带来风险而言，副作用的风险非常低。2019 年，美国胃肠病协会不推荐对于长期服用 PPI 的老年人额外补充钙、维生素 D，以及微量元素。

（3）以伏诺拉生为代表的钾离子竞争性酸抑制药（P-CAB），具有较强的抑制胃酸的作用，且药物吸收不受进餐影响，但在老年患者中应用是否安全、是否与其他药物间存在相互作用尚不清楚。

（三）非药物治疗

内镜下和腹腔镜下微创术是常用的非药物治疗的手段，但对于老年人应进行全面老年综合评估，甄别利弊。研究表明，经审慎筛选后，适宜非药物治疗老年人的疗效与成年患者相似。非药物治疗指征：对 PPI 治疗无效；食管胃连接部抗反流屏障功能障碍或解剖结构异常；老年综合评估能够耐受内镜或腹腔镜下治疗。

1. 内镜下治疗 其原理是通过内镜治疗增加食管胃连接部抗反流屏障的能力，包括内镜下缝合、射频和注射/植入及胃底折叠术。近 20 年来，内镜下胃底折叠术（transoral incisional fundoplication，TIF）治疗 GERD，越来越受到青睐。Mate 分析显示，随机对照研究 TIF 对 GERD 的疗效，其中老年患者（65～80 岁）纳入的比例仅为 10%，结果显示多数患者疗效满意，可停用 PPI，疗效维持可达 6 年。内镜下治疗是否适用于治疗老年人，应该进行全面综合评估利弊。目前推荐对于无共存疾病、食管裂孔疝小于 3 cm 和反流性食管炎的程度低（洛杉矶分级为 A 或 B）的老年患者可以考虑。

2. 腹腔镜微创治疗 须严格掌握手术适应证。GERD 的手术治疗包括：①需长期药物维持治疗，经济负担重者；②由于 GERD 引起反复发作的肺炎、哮喘等食管外病变，且药物治疗无效者；③严重并发症（如穿孔、出血、狭窄、Barrett 食管），经内科治疗无效者；④手术效果与患者的情况、术式和术者的经验有关。是否适用于治疗老年人，应该进行全面综合评估利弊。另外，值得注意的是，如果对 PPI 治疗无效的患者，在选择是否手术治疗方面需要谨慎，需排除精神心理因素所致的功能性胃灼热或功能性胸痛。

3. 膈肌生物反馈训练 近 10 年来，生物反馈治疗胃肠道疾病已取得了蓬勃的发展。生物反馈训练可以应用于受自主神经支配的脏器。新近的研究表明，膈脚在抗胃食管反流方面起到外括约肌的作用，膈脚是随意肌，可以通过训练得到加强。在深吸气和增加腹压时膈脚的张力增加，尤其是腹式深吸气膈脚的张力明显升高。膈肌参与吸气活动，尤其是在腹式深吸气时，由于膈肌和腹肌收缩，加强了对 LES 区域的抗反流作用。北京协和医院应用膈肌生物反馈训练的方法，采用开放式的研究观察了膈肌生物反馈训练对 14 例 GERD 患者的治疗作用。研究结果表明，膈肌生物反馈训练后能明显增加静息时膈脚张力，减少 GERD 患者对抑酸药的依赖性。

（四）并发症的治疗

反流性食管炎伴有严重的食管狭窄、吞咽困难者，可考虑内镜扩张治疗。但在扩张后，仍需要进行抗反流治疗。Barrett 食管与食管腺癌密切相关，是食管腺癌的癌前病变。内科保守治疗 Barrett 食管上皮能否由化生的柱状上皮逆转为鳞状上皮，目前还有争议。Barrett's 食管外科治疗争论的焦点是有无手术的必要及手术的效果如何。但病理证实，有恶变存在时需手术治疗。新近采用内镜下 Barrett 食管黏膜切除术，包括激光、射频消融等治疗，近期疗效和安全性比较满意，远期疗效有待进一步观察。

（五）药物治疗的策略

1. 初始或活动期的治疗方案 在一般治疗同时应用抑酸药治疗，包括升级治疗（step-up）和降级治疗（step-down）。升级治疗是指短期应用（1～4 周）H_2 受体拮抗药和胃肠促动药治疗效果不理想，改为标准剂量 PPI 或联合胃肠促动药，症状控制后，维持治疗 8～12 周。如果标准剂量 PPI 治疗无效，应进行进一步检查，如胃酸测定、幽门螺杆菌检测及评估是否为巴雷特食管。如果胃镜检查仍为 RE，胃内 pH<4，可将 PPI 加量，并进行 24h 食管 pH 监测评价治疗效果。降级治疗是指开始就用 PPI 和（或）联合胃肠促动药，症状控制后，继续维持治疗，或逐渐改用 H_2 受体拮抗药和胃肠促动药维持治疗。比

较推崇的治疗方案为降级治疗，研究显示降级治疗不但能减少患者的医疗费用，而且不影响患者的生活质量。

2. 夜间胃酸突破的治疗对策 夜间胃酸突破（night acid breakthrough，NAB）是指夜间（晚 22:00 至次日晨 6:00）胃内 pH<4 的时间超过 1h，NAB 可见于正常人群及酸相关性疾病患者。NAB 可使 GERD 患者的治疗更加复杂。近 20 年来，GERD 药物治疗已有了很大的进展，特别是 PPI 的应用，使 GERD 疗效有明显提高。但仍有些 GERD 患者用 PPI 治疗后，反流症状控制不满意，或食管黏膜炎症难以愈合。目前，认为对大剂量抗反流治疗不佳，且病情较顽固的原因，在一定程度上与 NAB 有关，NAB 的发生机制仍在探索中。可以试用如下的方法：①服用奥美拉唑（20mg，每日 1 次），出现 NAB 可考虑增加 PPI 剂量，临睡前增加 1 次，或改用 CYP2C19 影响小的 PPI，如雷贝拉唑或埃索美拉唑；②在每日 1 次服用 PPI 的同时，临睡前加用 H_2 受体拮抗药；③伴有 Hp 感染的 GERD，根除 Hp 后的利弊尚无定论，但如无明显的胃病根除 Hp 的指征，又有明显的 ANB 时，可暂缓根除 Hp。

3. 维持治疗的方式 GERD 是易反复发作的慢性病，研究显示只有长期治疗才有可能预防并发症的出现和复发。维持治疗方式可以分为连续治疗、间断治疗和按需治疗（on demand）。GERD 在维持治疗过程中，根据个人的病情变化采用按需服药的方案；按需治疗是指症状复发时需用抑酸药，按需治疗可间断服药，出现症状时服药，以缓解反流症状为原则。按需治疗所用费用低、疗效与长期连续维持治疗相当。

综上所述，随着增龄，老年人胃肠动力功能下降极易发生 GERD。老年 GERD 症状不典型或症状轻，但食管炎症程度重和并发症发生率高，需警惕报警症状。胃镜检查是首选诊断手段。抑酸药是首选治疗方案，推荐低剂量维持治疗。老年人选择微创治疗，应进行全面老年综合评估及食管动力功能评估，充分评估利弊，严格把握适应证。

思 考 题

1. 与成年人比较，老年胃食管反流病有何特点？
2. 老年胃食管反流病患者接受食管动力评估的意义有哪些？
3. 老年 GERD 生活方式调整注意哪些方面？
4. 老年 GERD 如何选择抑酸药，需要注意哪些方面？

（孙晓红）

第三节 老年功能性消化不良

功能性消化不良（functional dyspepsia，FD）是源于上腹部、持续存在或反复发生的一组症候群，包括上腹部疼痛或烧灼感、餐后饱胀感或早饱、纳差、嗳气、恶心和呕吐等症状，但经常规的生化、影像学和内镜等检查，无明确的消化系统器质性疾病，亦无代谢性疾病或其他全身性疾病可解释。根据罗马Ⅳ标准，功能性消化不良分为餐后不适综合征（postprandial discomfort syndrome，PDS）和上腹痛综合征（epigastric pain syndrome，EPS）两种类型，两者的表现可重叠。

一、流行病学

消化不良在临床上非常常见，一项包含 103 篇文献、312 415 名调查对象的全球未经检查的消化不良系统性回顾和 Meta 分析显示，消化不良总的患病率为 20.8%。国内相关调查显示，老年人消化不良总患病率为 24.5%～36.2%。老年 FD 约占消化不良的 36%。

二、病因及发病机制

FD 的病因及发病机制可能与下列多种因素相关。

（一）胃动力障碍

胃运动功能障碍是 FD 的发病基础，主要包括胃排空延迟和胃容受性受损。Cajal 间质细胞（ICC）是胃肠的起搏细胞，有研究发现，老年胃 ICC 的密度仅为年轻人的 1/4；老年胃生理性的 3cpm 波显著减少、胃电峰值频率波幅降低，紊乱节律增加。胃排空试验研究显示，与中、青年人比较，老年人胃排空延迟，尤其是对液体食物和脂类食物，补充胰酶可加速排空，但仍慢于中、青年患者。胃排空延迟的发生率为 10%～40%，与餐后饱胀感关系密切。约 50% 的患者存在胃容受性受损，其可导致胃内食物分布异常，食物重新分布至远端胃，这可能与早饱、腹胀等症状相关。

（二）内脏高敏感

内脏高敏感主要包括机械及化学刺激的高敏感，表现为 FD 患者胃肠道感觉容量降低，且发生消化不良症状的严重程度高于健康对照者。有 37.4% 的 FD 患者存在胃对机械刺激的高敏感，可引起腹痛、腹胀和嗳气等症状。亦有研究发现，FD 患者对胃内酸度（化学刺激）也表现高敏感，通过胃肠内酸灌注可诱发腹胀、恶心等症状。

（三）胃酸分泌异常

常表现为基础胃酸分泌在正常范围，刺激可增加酸的分泌，引起上腹部疼痛、进食后减轻等酷似消化性溃疡的症状，且抑酸药具有良好的疗效。有关研究表明，老年人仍有良好的泌酸功能，胃泌酸能力并没有减退，甚至呈代偿性增加，抑酸治疗也有良好效果。

（四）幽门螺杆菌感染

Hp 感染可诱发胃肠动力障碍、增加内脏敏感性等，进而引起 FD 的发生。老年人是 Hp 感染的高发人群。亚太地区幽门螺杆菌感染共识指南及国内有关共识将 Hp 感染列为 FD 的致病因素，但《幽门螺杆菌胃炎京都全球共识》将根除 Hp 后症状缓解且不复发者列为 Hp 相关消化不良，根除 Hp 后症状缓解不明显或缓解后又复发者列入 FD。

（五）消化酶和消化液分泌减少

老年人唾液腺萎缩，唾液和唾液淀粉酶分泌减少；老年人胃底腺分泌胃蛋白酶原的主细胞减少、主细胞分泌胃蛋白酶原的能力降低；老年人胰腺萎缩明显，伴有明显的纤维化和脂肪化，胰酶分泌功能减退，胰腺外分泌功能不全的发生率高达 20%。此外，老年人肝脏体积、血流量减低，伴有间质增生，有效肝细胞减少，胆汁分泌减少。这些因素不利于营养素尤其是宏量营养素（碳水化合物、脂肪和蛋白质）的消化，是老年人 FD 高发的重要原因。

（六）精神心理因素

相关研究表明，FD 与精神心理因素相关，FD 患者的焦虑、抑郁积分高于正常人。老年人因罹患多种慢性病，加之特殊社会家庭等因素，心理障碍发生率增加，消化不良症状亦加重心理负担，两者相互影响。

（七）其他因素

饮食结构、生活方式、遗传及基因多态性等因素亦与 FD 发病相关。

三、临床表现

（一）主要症状

1. 餐后饱胀、早饱 为 FD 最常见症状。餐后饱胀即进食后食物长时间留于胃内的不适感；早饱即少量进食后就感到胃胀不适。

2. 中上腹痛、烧灼感 多与进食关系不明显，也可进食后缓解，主要位于胸骨剑突下至肚脐之间，两侧锁骨中线以内，无放射痛，排便、排气后不能缓解，烧灼感需要与胃灼热鉴别，胃灼热是胃食管反流病（gastroesophageal reflux disease，GERD）的典型症状，常表现为胸骨后烧灼样疼痛。

（二）其他胃肠道症状

主要包括上腹胀气、嗳气、恶心和呕吐等，反复发生或持续存在。

（三）胃肠外症状

包括焦虑、抑郁、睡眠障碍等精神症状及乏力、头痛、关节痛、肌痛、心悸、气促等躯体化症状。

（四）体征

FD 患者常无明显阳性体征，部分患者可有中上腹轻压痛。

四、辅助检查

（一）上消化道内镜检查

内镜检查常列为初诊患者的首选，主要用于排除上消化道器质性病变，如食管炎、食管癌、胃溃疡、胃炎、胃癌、十二指肠溃疡等。

（二）Hp 检测

现症感染推荐采用 ^{13}C 或 ^{14}C-尿素呼气试验（^{13}C-UBT 或 ^{14}C-UBT）、幽门螺杆菌粪便抗原检测（HpSA）和胃窦黏膜活检、快速尿素酶试验（RUT）。无 Hp 感染或 Hp 根除判断，宜采用 ^{13}C-UBT 或 ^{14}C-UBT 或 HpSA。

（三）影像学检查

包括肝、胆、胰的超声、CT、MR 等，根据病情依次选用，主要目的是排除肝、胆、胰器质性疾病所致消化不良。

（四）实验室检查

包括血常规、血生化、甲状腺功能、肿瘤标志物等常用实验室指标，主要目的是筛查全身性疾病所致消化不良。

（五）大肠镜检查

多种下消化道疾病可伴有上消化道症状，需要鉴别时，可做大肠镜检查。

（六）其他检查

可选择胃电图、胃排空、胃容纳功能等检查，评估胃肠道动力，协助诊断，但由于目前尚无公认统一的判断标准、理想的仪器设备，常规开展这些检查的医疗机构并不多。

五、诊断及鉴别诊断

（一）诊断标准

老年 FD 诊断遵循罗马Ⅳ标准，见表 29-3。

表29-3　功能性消化不良的罗马Ⅳ诊断标准

诊断标准	具体内容
功能性消化不良的诊断标准	必须包括
	（1）以下 1 项或多项：①餐后饱胀；②早饱感；③上腹痛；④上腹烧灼感
	（2）无可以解释上述症状的结构性疾病的证据（包括胃镜检查）
餐后不适综合征（PDS）的诊断标准	（1）必须包括以下 1 项或 2 项
	①发生在进平常餐量后的餐后饱胀，每周发作数次
	②早饱感使其不能完成平常餐量的进食，每周发作数次
	诊断前症状出现至少 6 个月，近 3 个月症状符合以上标准
	（2）支持诊断的条件有
	①上腹胀或餐后恶心或过度嗳气
	②可同时存在上腹痛综合征
上腹痛综合征（EPS）的诊断标准	（1）必须包括以下所有项
	①至少中等程度的上腹部疼痛或烧灼感，每周至少 1 次
	②疼痛为间断性
	③不放射或不在腹部其他区域/胸部出现
	④排便或排气后不缓解
	⑤不符合胆囊或 Oddi 括约肌功能障碍的诊断标准
	诊断前症状出现至少 6 个月，近 3 个月症状符合以上标准
	（2）支持诊断的条件有
	①疼痛可为烧灼样，但不向胸骨后传导
	②疼痛常因进食诱发或缓解，但也可发生在空腹状态
	③可同时存在餐后不适综合征

（二）鉴别诊断

老年 FD 主要与器质性消化不良（organic dyspepsia，OD）相鉴别。OD 是指有明确器质性或代谢性疾病引起的消化不良症状，这些疾病主要包括食管炎、食管癌、慢性活动性胃炎、消化性溃疡、胃癌、慢性胆囊炎、胆石症、肝胆恶性肿瘤、胰腺癌、大肠癌、糖尿病、慢性肾脏病、风湿系统疾病、神经精神类疾病等。此外，FD 多与 GERD、IBS、胃轻瘫等引起的消化不良症状相重叠，需要积极鉴别。在老年人中，还需与慢性心功能不全、帕金森病、脑供血不足等导致的消化不良症状等慢性病以及老年病常用药物所致的胃肠道反应相鉴别。因此，老年人消化不良的鉴别诊断尤其重要，对初诊的患者或经短期（2 周左右）经验性治疗效果不明显的患者，尤其是存在报警征象（warning symptoms）（如消瘦、贫血、黑便、吞咽困难等）的患者，应积极给予前述检查，予以鉴别。

六、治疗

老年 FD 治疗的目的为缓解症状、提高生活质量、消除诱因、预防复发。

（一）一般治疗

对于老年 FD 患者，首先是建立良好的医患关系，有效沟通；认真倾听患者的主诉，耐心分析、解释患者的症状和已有检查结果，使患者客观了解自己的病情、树立信心；根据患者的症状特点，指导患者改善生活方式、调整饮食结构。以 PDS 为主者，建议少食多餐、软食，减少油腻食物，餐后适当活动；以 EPS 为主者，则应减少甜食、辛辣等刺激性食物的摄入，适当增加蛋白质的脂类食物的摄入。规律的生活、充足的睡眠、适当的运动和良好的人际关系对缓解 FD 症状也很重要。

（二）药物治疗

1. 胃肠促动药　这类药物可改善胃排空延迟及容受性舒张功能下降，可明显缓解进食相关症状，主要用于存在 PDS 症状患者。包括下面几类。

（1）多巴胺 D_2 受体拮抗药：①甲氧氯普胺（metoclopramide）：又名胃复安，为多巴胺 D_2 受体拮抗药和 5-HT_4 受体激动药，可增加胃动力，具有较强的中枢镇吐作用，由于老年血脑屏障通透性增加，甲氧氯普胺易透过血脑屏障导致锥体外系症状，因此，不宜在老年患者中应用。②多潘立酮（domperidone）：为选择性外周多巴胺 D_2 受体拮抗药，增加胃肠动力，促进胃排空，是 FD 的常用药物。由于其罕见却致命的不良反应（如猝死、严重心律失常等），近几年应用已明显减少，尤其是老年人和儿童，应严格控制剂量，老年人应用剂量不宜超过 30mg/d。③伊托必利（itopride）：为多巴胺 D_2 受体拮抗药和乙酰胆碱酯酶抑制药，显著增加神经肌接头乙酰胆碱浓度，促进平滑肌收缩，可加速胃排空，减少十二指肠胃反流。该药较少进入脑内，主要通过黄素单加氧酶代谢（不通过细胞色素 P450 代谢），因此其安全性和与其他药物的相互作用较少，临床应用得到罗马Ⅳ的推荐，尤其适合老年 FD 患者应用，一般用量为 50mg，每日 2～3 次。

（2）5-HT_4 受体激动药：莫沙必利（mosapride）为强效选择性 5-HT_4 受体激动药，通过兴奋消化道内胆碱能中间神经元及肌间神经丛的 5-HT_4 受体，释放乙酰胆碱促进胃肠运动，是治疗消化不良的常用药物。该药的总体安全性良好，但应避免与延长 Q-T 间期的药物联用，以免诱发严重心律失常。推荐剂量为每日 3 次，每次 5mg。

2. 抑酸药 包括质子泵抑制药（PPI）、H_2 受体拮抗药（H_2RA），用于 FD 中 EPS 的治疗。治疗 FD-EPS 的抑酸要求为 24h 内胃内 pH＞3 的时间≥12h。因此，标准剂量的 PPI 或常规剂量的 H_2RA 即可，如奥美拉唑 20mg，每日 1 次或法莫替丁 20mg，每日 2 次。老年人常因心脑血管疾病需服用抗血小板药物氯吡格雷，该药需在肝内经 CYP2C19 代谢产生活性成分，大多数 PPI 也需经 CYP2C19 代谢，二者同时服用会发生竞争抑制，影响氯吡格雷的抗血小板活性。因此，临床上一般推荐，正在服用氯吡格雷的患者，消化不良需要 PPI 时，优先选用对 CYP2C19 依赖性较低的泮托拉唑及雷贝拉唑。

FD 应用胃肠促动药和抑酸药是 FD 的一线治疗，疗程一般 4～6 周；PDS 与 EPS 同时存在时，也可联合应用胃肠促动药和抑酸药。

3. 根除 Hp 国内外大量研究表明，根除 Hp 可改善 FD 患者的症状。根据《幽门螺杆菌感染的处理——Maastricht Ⅵ/佛罗伦萨共识报告》等共识，将根除 Hp 列为 FD 的一线治疗。Hp 根除方案，目前仍推荐 PPI+铋剂+2 种抗菌药物的四联方案，有关临床对照研究表明，老年人对四联方案有良好的耐受性。新近推出的、有关共识提到的"强力抑酸（大剂量 PPI 或竞争性钾离子酸阻滞药）+大剂量阿莫西林（3g/d）"对老年患者的疗效和安全性仍有待观察。

4. 补充消化酶制剂 老年人消化酶和消化液生理性分泌减少，补充消化酶制剂可作为老年人消化不良治疗的基本用药，尤其是 PDS 患者，优先应用工艺先进的新型的消化酶制剂，老年 FD 患者一般只需用常规剂量，可长期按需服用。

5. 其他药物 抗酸药及胃黏膜保护药，常见药物有氢氧化铝、铝碳酸镁、铋剂等，这些药物可诱发加重便秘，老年便秘患者慎用。

（三）精神心理治疗

约 1/5 的老年 FD 患者存在精神心理问题，这些患者常辗转不同的医院求治，但仍不满意、不放心，常伴有焦虑、抑郁、睡眠障碍及躯体化症状。对经有关检查明确排除 OD 的 FD 患者，应耐心细致地向患者分析病情，给予其心理支持、暗示和必要的承诺或采用认知行为疗法进行心理治疗。必要时可应用抗焦虑药或抗抑郁的药物。在临床上，消化科医师应用较多的是氟哌噻吨/美利曲辛（黛力新）和舒必利，黛力新主要治疗轻到中度的焦虑、抑郁，推荐用量为每日 1 粒；大剂量舒必利主要用来治疗精神分裂症，小剂量（100mg/d）可以用来缓解抑郁症状。黛力新和舒必利不仅有抗焦虑、抑郁作用，还可以可提高内脏感觉阈值，降低内脏敏感性。小剂量的黛力新和舒必利对老年人安全性良好，但仍应防范头晕、跌倒等问题。对焦虑、抑郁症状严重，经前述治疗无效的老年 FD 患者，应及时转诊给精神心理专科医师治疗。

（四）中医药治疗

我国传统中医药对 FD 有一定疗效，其中针灸对上腹痛、反酸、嗳气等消化不良症状具有一定缓解作用。

老年消化不良的处理流程见图 29-1。

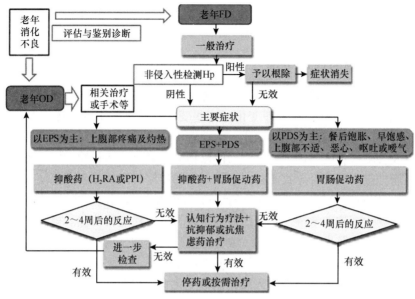

图 29-1 老年人消化不良处理流程

FD. 功能性消化不良；OD. 器质性消化不良；EPS. 上腹痛综合征；PDS. 餐后不适综合征；PPI. 质子泵抑制剂；
H₂RA. H₂受体拮抗药

思 考 题

1. 老年功能性消化不良有哪些特点？
2. 老年功能性消化不良诊治中应注意哪些问题？

（郑松柏）

第四节 老年便秘与慢性腹泻

一、老年便秘

（一）老年便秘的概念

老年便秘是一种常见的老年综合征，表现为排便次数减少、粪便干结和（或）排便困难。具体诊断标准包括诊断前症状出现至少 6 个月，其中至少近 3 个月有症状，且至少 1/4 的排便情况符合下列 2 项或 2 项以上：排便费力感、干球粪或硬粪、排便不尽感、肛门直肠梗阻感和（或）堵塞感，甚至需手法辅助排便，且每周排便少于 3 次。

（二）老年便秘的流行病学

临床上老年便秘十分常见。老年便秘患病率的研究较多，但结果差异较大，而中国老年便秘的多中心流行病学调查较少。总体上，老年便秘患病率随增龄而增加，研究表明患病率在 60 岁及以上老年人群中为 15%～20%，84 岁及以上可达 20.0%～37.3%。在接受长期照护的老年人中，患病率甚至高达 80%。近期在中国 4 个城市（天津、厦门、沧州和哈尔滨）进行的一项横断面研究中，共招募 5222 例（年龄≥65 岁）老年人，研究表明，便秘患病率为 17.60%。除年龄之外，老年便秘的患病率还受性别、职业、教育、饮食习惯、体育锻炼和其他相关疾病等因素的影响。

（三）老年便秘的病理生理

老年人结直肠感觉运动障碍和盆底功能障碍是发生慢性便秘的主要机制。老年人的结直肠及括约肌会出现多种病理生理变化，这些变化涉及结肠中的受体以及直肠的解剖变化，导致感觉、运动和储存功能的变化。如随着年龄增加，结肠和直肠的僵硬度增加、感觉减少，以及会阴松弛度增加，这可能与便秘相关；老年人结肠的高振幅传播收缩数量减少，引起结肠推进力下降，导致便秘；老年人结肠传输时间减慢会引起便秘；结肠神经和（或）Cajal 间质细胞（ICC）丧失导致的结肠运动功能障碍引起结肠慢传输型便秘。排便需要增加直肠压力，这通常继发于腹压增加，并与肛门松弛相协调。排便障碍由腹盆腔失调引起，这会导致直肠推进力降低和（或）排便阻力增加，从而引起便秘。另外，老年人过度用力排便会削弱盆底肌功能，增加会阴部过度下降、直肠套叠和会阴部神经病变的风险，这又会增加便秘的风险；老年人肠道菌群变化也会引起便秘等。

（四）老年便秘的特征

大多数老年便秘为功能性便秘，主要包括慢传输型便秘、排便障碍型便秘、混合型便秘及正常传输型便秘等。慢传输型便秘特点是结肠传输时间延长，主要表现为排便次数减少、粪便干硬、排便费力；排便障碍型便秘主要表现为排便费力、排便不尽感、排便时肛门直肠堵塞感、排便费时，甚至需要手法辅助排便等。老年人器质性便秘的常见原因有肠道疾病、神经系统疾病、肌肉疾病等。药物性便秘也是老年人常见便秘类型，常用可引起或加重便秘的药物有阿片类镇痛药、三环类抗抑郁药、抗胆碱能药物、抗帕金森病药、神经节阻滞药、非甾体抗炎药、含碳酸钙或氢氧化铝的抗酸药、铋剂、铁剂、钙离子通道阻滞药、利尿药及某些抗菌药物等。另外，研究表明，老年女性、社会经济地位较低、活动量较少、营养不良和抑郁等与老年便秘密切相关。

（五）老年便秘的评估

老年便秘的评估主要有危险因素评估和临床评估等。

1. 危险因素评估

（1）液体摄入：老年人液体摄入减少，肠道内水分减少，可造成粪便干结及粪便量减少而发生便秘。可以通过老人口渴、尿量、皮肤弹性及口唇黏膜干燥程度帮助判断液体摄入是否充足。

（2）饮食情况：老年人由于口腔健康下降、饮食过于精细、纤维素摄入不足，对肠壁的刺激减少，进而影响结肠传输时间、肠蠕动频率，以及粪便量。

（3）活动量：坐轮椅、卧病在床、躯体活动障碍的老年人，由于长期缺乏运动，肠道蠕动功能减退，粪便在肠道内滞留时间过长，过多的水分被吸收，导致粪便干结，诱发和加重便秘。运动减少导致腹肌萎缩、肌力降低、屏气乏力，也不利于排便。

（4）环境因素：不适宜的排便环境，如缺乏私密性、不能独立如厕、需要他人协助排便、厕所设施不便利等，均可引起老年人便意抑制，诱发或加重便秘。

（5）精神心理因素：老年人常同时面临多病、丧偶或独居等问题，焦虑、抑郁等心理因素，以及不良生活事件对老年人的生活质量造成了较大的负面影响。精神心理因素影响胃肠道的感觉、运动和分泌功能，通过对副交感神经的抑制，钝化排便反射，诱发或加重便秘。

（6）社会支持：包括物质上、经济上的直接援助；稳定的婚姻、子女的关怀及患者受尊重、被支持、被理解的情感上的满意程度。老年慢性便秘与社会支持关系密切，增加社会支持可以降低老年便秘的发病。

2. 临床评估

（1）便秘症状及粪便性状：包括排便次数、排便习惯及排便困难的程度等，是否伴随腹胀、腹痛、腹部不适，以及胸闷、胸痛、气急、头晕等症状。粪便性状可采用"Bristol粪便形态分型"进行评估。

（2）报警征象：包括便血或粪隐血试验、贫血、食欲减退、体重下降、消瘦、腹痛、腹部包块、排便习惯改变等。

（3）便秘相关器质性疾病：主要通过仔细询问病史、体检和必要的辅助检查，对前述可能引起便秘的器质性疾病予以甄别。

（4）共病与全身状况：老年人常有多种疾病共存，需要评估其他疾病及全身状况对便秘的影响。

（5）用药情况：老年人常伴有多重用药，部分药物会引起或加重便秘。

（6）体格检查：包括全身检查、腹部检查和肛门直肠检查，注意有无腹部压痛、腹部包块等。

（7）筛选检查：血常规、粪常规和隐血试验应作为老年便秘患者的常规检查和定期随访的指标之一。对严重慢性便秘或有报警症状的老年患者应进一步行大肠镜、血生化、甲状腺功能等检测，以及相关影像学检查，明确便秘是否为器质性疾病所致。疑为功能性便秘患者可行肠道动力和肛门直肠功能检测，包括结肠传输试验、肛门直肠测压、球囊逼出试验等，还可行肛门直肠（或盆底肌）表面肌电测量等。对老年患者尤其是对高龄患者，或者有重要脏器疾病、活动不便的老年患者，应充分考虑和评估患者对筛选检查的接受程度和可行性，避免过度检查。

（8）便秘严重程度评估：可根据便秘症状轻重以及对生活影响的程度分为轻度、中度、重度。轻度：症状较轻，不影响日常生活，可通过整体调整、短时间用药等恢复正常排便；重度：便秘症状重且持续，严重影响工作、生活，需要药物治疗，不能停药或药物治疗无效；中度：介于轻度和重度之间。难治性便秘又称慢性顽固性便秘，属于重度便秘，指经药物及各种非手术治疗难以奏效、可能需要手术治疗的患者，常见于出口梗阻型便秘、结肠无力、重度 IBS 等患者。

（六）老年便秘的治疗

老年便秘的治疗方式主要包括生活方式调整、药物治疗、中医药治疗、精神心理治疗、认知功能训练、生物反馈治疗、手术治疗等。老年便秘根据慢性功能性便秘及器质性便秘等不同类型开展治疗。根据老年患者的便秘类型、严重程度，以及全身状况进行分级处理，既可有效合理治疗，又可减少不必要的检查、节约医疗费用。

1. 生活方式调整　包括摄入足够膳食纤维、摄入足够水分、合理运动，以及建立正确的排便习惯等。

2. 药物治疗 包括容积性泻药、渗透性泻药、刺激性泻药、润滑性泻药、胃肠促动药、促分泌药、微生态制剂等。药物治疗以生活方式调整为基础、梯度用药，药物疗效不佳时联合应用通便药、识别粪便嵌塞所致的假性腹泻等。

3. 中医药治疗 根据辨证施治原则给予中医药治疗，包括汤剂、针灸、推拿等。

4. 精神心理治疗 加强心理疏导及治疗，缓解便秘。

5. 认知功能训练 改善认知功能，提高了日常生活能力，有利于便秘治疗。

6. 生物反馈治疗 通过反复训练患者排便时腹肌、盆底肌和肛门括约肌适时地舒张和收缩，消除两者在排便过程中的矛盾运动，促进排便。

7. 手术治疗 手术治疗主要用于经规范的非手术治疗无效的顽固性重度便秘患者。

另外，还可通过灌肠和手工嵌塞解除的方法缓解便秘。操作前可给予镇静或镇痛，经肛门灌注利多卡因胶浆以减轻不适。各种肌肉骨骼问题使老年人无法蹲下排便，从而引起便秘，借助深蹲辅助平台可以部分解决老年人下肢困难的问题，以此改善便秘。

（七）老年便秘与肌少症、衰弱

肌少症已被认为是便秘的共存状态，研究表明，肌少症与社区居住老年人的便秘有关。肌少症导致的肌肉无力可能导致盆底功能障碍和（或）腹压下降，引起排便困难和排便不完全，导致便秘的严重程度可能会增加。老年人因为肌少症，去洗手间所需的肌肉力量下降可能会减少排便频率引起便秘。常见的神经病变可能是便秘和肌少症的基础。

在社区居住的老年人中，衰弱与便秘密切相关，并且便秘的严重程度与衰弱严重程度的增加相关，这可能和两者有部分类似病理生理变化相关，如活动减少、肌肉力量减少，以及体重减轻等。

二、老年慢性腹泻

（一）腹泻的概念

腹泻并没有一个标准的定义，世界卫生组织（WHO）有关腹泻的定义为排便次数明显超过平日习惯的频率，一般大于每天 3 次，粪质稀薄，水分增加，为水样便或糊状便，每日排便量超过 250g，或含未消化食物或脓血、黏液。WHO 估计，全世界每年发生腹泻病例达 30 亿～50 亿例次，慢性腹泻在不同年龄段的人群中都十分常见，具有广泛的诊断疾病谱，包括消化系统结构异常、吸收障碍、中毒、感染和功能性疾病。其中老年人合并的基础疾病多、多重用药，是腹泻的高危人群。

（二）老年腹泻的病因

老年慢性腹泻常见的病因包括渗透性腹泻、分泌性腹泻、炎症性腹泻、脂肪泻，以及功能性腹泻和 IBS-D。

1. 渗透性腹泻 难以吸收的物质所引起的水样腹泻被定义为渗透性腹泻。过量地摄入肠道难以吸收的物质成分，如乳果糖、山梨醇、聚乙二醇等，可以导致任何年龄段人群的腹泻。其中有些成分更容易被老年人摄入，如用来预防骨质疏松的钙、镁和容易吞咽的水剂或乳剂，其中就含有很多作为药物添加剂的甜味剂，即山梨醇，如果长期服用或每次服用足够的量，也能导致腹泻。

饮食结构和膳食成分也是引起渗透性腹泻最常见的原因之一，其中最常见于乳糖不耐受与乳糖酶缺乏患者。老年患者随着年龄增长，乳糖酶活性下降，即使摄入先前相等量的乳糖就会出现相对过剩，从而造成发酵产气增多，甚至出现渗透性腹泻。肠内喂养是低吸收物质进入消化道的另一种途径，如高渗、高浓度或含有乳糖、低纤维的肠内营养制剂或肠内营养喂养速度过快等，可引起肠内营养相关性腹泻。

2. 分泌性腹泻　相对而言在老年人中不常见。对于老年人来说，药物因素是引起分泌性腹泻很重要的原因之一。随着患者年龄增加，基础共病增多，合并用药增多，因此很有必要回顾老年患者的药物清单，评估每个患者是否暴露于诱发腹泻的潜在药物中。药物诱发的显微镜下结肠炎被认为与各种药物和免疫异常有关，好发于 70～80 岁的老年人群；若有怀疑，则很有必要行全结肠镜检查并多点黏膜活检。

3. 炎症性腹泻　尽管中青年人是 IBD，包括 UC 和 CD 的好发人群，但也有流行病学资料显示老年人有可能是 IBD 初次发病的第二个高峰。相较年轻起病的患者，老年患者 IBD 相对病情重，治疗预后欠佳。因此，不管患者是否高龄，当出现血便或者黏液脓血便的症状时都应该考虑接受肠镜评估。肠道恶性肿瘤、放射性结肠炎也是老年人群慢性腹泻常见的原因之一。

外源性感染也会导致炎症性腹泻，但多为急性病程，发病与年轻人类似，但更容易出现肠源性脓毒血症、水电解质严重紊乱，甚至诱发其他疾病，如心脑血管意外。需要值得注意的是，艰难梭菌感染多发生在医疗照护机构，是老年患者的一个重要的感染原因，其死亡风险比年轻患者高。

4. 脂肪泻　胰腺外分泌功能不全是引起脂肪泻的原因之一，老年人群胰腺萎缩或纤维化，导致胰腺外分泌功能减退，当大量进食后出现消化酶分泌相对不足，从而出现脂肪泻。因此，胰腺的影像学检查，或胰酶替代疗法可能是诊断评估的一部分。小肠细菌过度生长（SIBO）在老年人中十分常见，这与药物如 PPI 的广泛应用、结构异常（如空肠憩室病或既往胃部手术），或消化道运动障碍有关。另外，相对比较少见的有慢性肠系膜缺血、自身免疫性小肠炎、药物诱导的小肠炎。对于考虑小肠炎的患者，小肠黏膜活检十分重要，当无法接受小肠镜检查时，也可考虑胃十二指肠镜检查时在十二指肠或空肠起始部多点活检。

5. IBS-D 或者功能性腹泻　老年患者的慢性腹泻符合罗马 IV 标准。但是，IBS-D 或者功能性腹泻大多年轻时起病，单纯的老年新发病例较少。

（三）老年腹泻的评估

完整全面的病史和体检检查、实验室检查均十分重要，包括直肠指检、血常规、CRP、生化、粪便隐血、粪便钙卫蛋白等。通过这些检查手段来鉴别老年慢性腹泻的 5 种病因，即大便失禁、医源性腹泻、慢性感染、IBS-D，或其他。

首先需要鉴别的是大便失禁。大便失禁是老年人普遍存在的问题。大多数老年患者或者照护人员认为大便失禁是严重腹泻的表现，从而用"腹泻"这个词来描述大便失禁。事实上，大便失禁通常与直肠括约肌神经肌肉控制及身体功能失调有关。因此，当老年患者主诉腹泻时需要理解患者理解的含义，需特别询问排便的情况。直肠指检是评估大便失禁、肛门括约肌松弛度最直接的办法。直肠指检还能发现嵌顿的粪块，从而检查是否存在粪便嵌塞相关的溢出性失禁。如果考虑大便失禁，评估肛门直肠动力学和肛门直肠压力测量可能是有帮助的，生物反馈训练是治疗该问题的关键。

药物、手术、放疗等均可以导致医源性腹泻。老年患者需要药物治疗的基础共病多，全面仔细地回顾患者服用的药物清单非常必要。很多药物具有导致腹泻的副作用，停用药物后腹泻是否终止是检验药物因素引起腹泻最有效的办法。若无法停用，减量时可加用非特异性的止泻药物，如蒙脱石散等药物对症处理。

老年人更有可能接受手术治疗。消化系统手术，包括肠切除术和胆囊切除术、胰腺部分切除术等与患者的医源性腹泻相关。水电解质重吸收功能减弱、胆汁酸循环、SIBO 和运动改变是引起手术相关腹泻常见的机制。确定术后腹泻的原因有助于腹泻的治疗。阿片类止泻药通过减少肠道蠕动从而增加水电解质吸收。胆汁酸结合剂减少结肠内胆汁酸浓度，对部分回肠切除患者有一定的疗效。抗生素可能抑制 SIBO。

细菌或病毒感染常常引起数日或 2 周内的急性腹泻，但部分致病菌如艰难梭菌感染可导致慢性腹泻（详见"艰难梭菌感染性腹泻"部分）。

IBS-D 或者功能性腹泻，老年人少见，即使符合诊断标准，也需谨慎诊断，应先进行全面的评估排除器质性疾病后才能疑诊。IBS-D 或者功能性腹泻的病因主要包括 3 个方面。即食物不耐受、SIBO、胆汁酸吸收障碍。患者通过记录食物症状日记鉴别不耐受食物，越来越多的研究显示，接受低 FODMAP 饮食 4～6 周对 IBS-D 患者有效，谷氨酰胺强化的低 FODMAP 饮食对老年患者的 IBS-D 效果更佳。

其他疾病引起的慢性腹泻：通过检查排除以上 4 种原因引起的腹泻之后，为明确诊断，需要进一步有针对性的检查，如抗组织转谷氨酰胺酶抗体 IgA 和总 IgA 水平、脂肪定性定量；CT、MR、肠镜、黏膜活检病理、胃镜下十二指肠活检等。

（四）老年腹泻的治疗

老年慢性腹泻的治疗目标包括缓解症状，恢复正常排便次数、大便性状，纠正其他伴随症状。强调个体化的综合治疗。

根据病因选择不同的治疗方法，也可临时选用止泻药以缓解腹泻症状。规范性治疗包括协助患者进行生活方式、情绪及饮食的调整，以及在循证医学指导下进行联合治疗、综合治疗、坚持个体化治疗等。治疗药物包括解痉镇痛药，腹泻严重者可视病因给予止泻药、调节肠道微生态药物、肠黏膜保护药、适量短期使用抗菌药物、抗抑郁与抗焦虑药物合理使用、中医中药等。对处于生命终末期的老年人，还可应用阿片类药物控制腹泻，通常选用不能通过血脑屏障的长效药物洛哌丁胺。此外，腹泻患者容易出现肛周皮肤红肿、破损、溃烂，需指导照护人员注意保护肛周皮肤，避免长时间被粪便浸润。

（五）老年腹泻常见的疾病

1. 艰难梭菌感染性腹泻 抗生素相关性腹泻是指应用抗菌药物后继发的腹泻，发病率为 5%～30%。其中，老年人抗生素相关性腹泻最常见的是艰难梭菌（*Clostridium difficile*，CD）感染，根据感染的严重程度可以引起艰难梭菌相关性腹泻、艰难梭菌肠炎甚至假膜性小肠结肠炎。全球 70%～80%的艰难梭菌感染（CDI）发生于 65 岁及以上的老年人。艰难梭菌广泛存在于自然环境中，如土壤中，在老年福利院、医院环境中也十分多见，如医患的衣物、便盆、听诊器、医务人员手、厕所等，通过粪口途径传播。CDI 继发于系统性广谱抗生素的应用引起的肠道菌群功能失调。CDI 的临床表现轻重不一，可引起轻度腹泻，也可引起危及生命的疾病如假膜性结肠炎和中毒性巨结肠。

CDI 的高危因素有药物因素（全身广谱抗生素、PPI、H₂RA）、既往感染史、年龄、基础疾病严重程度、住院时间、肠道疾病史等。CDI 的诊断首先具有抗生素全身应用的依据：CDI 可发病于抗生素治疗期间，也可在抗生素停用后 5～10d 内出现症状；其主要症状为腹泻，粪便可为水样、黏液样、蛋清样、血性，伴随有腹痛、脱水，严重时出现中毒性巨结肠甚至穿孔等急腹症情况，同时大多伴有全身性表现，如乏力、发热、腹部压痛。实验室检测可显示白细胞升高、低蛋白血症，粪便检测存在红细胞、白细胞、脓细胞等。粪便 CD 培养无法鉴别带菌者，也无法区分产毒与不产毒菌，因此可检测 CD 的 A、B 毒素来鉴别是否致病。腹部平片下表现为肠管扩张、结肠袋消失/增厚、肠腔积液等，CT 主要表现为肠壁增厚水肿、皱襞增粗、肠系膜浑浊渗出等。肠镜下的表现也是多种多样，可以完全正常，也可表现为黏膜红斑、水肿、脆性增加，严重时出现溃疡、假膜斑块。

CDI 的治疗原则是纠正水、电解质、酸碱失衡，停用可疑抗生素或换用窄谱抗生素，针对 CDI 特别治疗，从而达到控制症状、防止复发的治疗目的。CDI 的治疗方案取决于其疾病严重程度以及是否为复发性发作。基础治疗手段包括感染控制措施：接触隔离，用水或肥皂洗手，尽量避免使用抑制肠道蠕动的药物，避免使用止泻药物及对症支持治疗。药物治疗主要有甲硝唑、万古霉素、非达霉素等。口服甲硝唑或者万古霉素具有很好的疗效和耐受性，但在严重的 CDI 或者有并发症的患者中，治疗失败率高。口服万古霉素几乎不吸收，因此，全身不良影响很小。此外，口服万古霉素和非达霉素不需要调整剂量，适用于老年人或肝肾功能不全患者。静脉注射和口服甲硝唑同样在老年人不需要调整剂量，但副作用大，可引起腹泻、恶心、胃肠道不适和味觉障碍。甲硝唑严重不良反应还包括癫痫、脑病和周围神经病变。甲硝唑的药物相互作用多，如增加了华法林的出血风险。替加环素、利福昔明也应用于部分患者中，但无明确的推荐。对于部分难治或者反复复发的 CDI 患者，可考虑粪菌移植。CDI 预防措施：易感患者尽量避免用易发生 AAD 的抗生素；有患病背景的患者出现腹泻，及时确诊；严格控制院内感染，包括医疗用具消毒、洗手，以及患者及房间、用具的隔离。

2. 肠内营养相关性腹泻 肠内营养（EN）是临床营养支持的重要方式之一，也是改善和维持进食障碍、吞咽功能丧失老年人营养最符合生理、最经济的措施。但是肠内营养不耐受及并发症的发生往往导致肠内喂养中断，给肠内营养带来巨大的挑战。其中腹泻是肠内营养治疗的常见并发症之一。肠内营养相关性腹泻是指应用肠内营养 2d 后，患者出现不同程度的腹泻，经调节营养液温度及输注速度、降低营养液浓度、减少输注量并应用止泻药物后症状缓解。

（1）肠内营养相关性腹泻的因素

1）喂养技术：肠内营养日剂量与腹泻发生的风险呈正相关性。肠内营养的剂量越大，输注速度过快，腹泻的发生率越高；输注速度过快、管饲温度过低刺激肠道蠕动加快，食糜停留在肠道时间过短，不能够充分吸收而导致腹泻。

2）营养液相关：配方浓度太高，渗透压过高，引起渗透性腹泻。部分营养液含有较多乳糖、脂肪或者膳食纤维不足，部分老年患者易出现腹泻。

3）疾病相关：高热、脱水状态下，消化液分泌减少，交感神经兴奋性增加，由于感染、白细胞升高及胃肠功能抑制，此时不能耐受肠内营养，易出现腹泻。部分老年患者因存在胰腺疾病、胃大部切除术后、胆道梗阻、回肠切除术后，炎症性肠病等，肠内营养后出现脂肪吸收不良引起的腹泻；长期禁食后肠胃道黏膜层绒毛高度及细胞增殖均下降，造成吸收不良性腹泻。

4）药物治疗相关：广泛应用抗生素，且多为联合应用，造成肠内菌群失调，从而出现腹泻；部分药物添加剂，如山梨醇和直接引起腹泻的药物使用引起腹泻。

（2）肠内营养相关性腹泻控制措施：肠内营养液的数量由少到多，速度由慢到快。早期使用时速度从第一次 20ml/h 起，如果患者肠道能耐受，每天递增 20ml/h，可逐渐加量至 40ml/h、60ml/h，至 80ml/h 或更高；在后期使用时，滴速的控制仍是非常关键。因此，建议营养泵匀速滴注，不建议使用推注的方式。用持续加温器，保证营养液的恒定温度。

对于禁食时间较长的患者，开始肠内营养实施的前一天选择输注温开水、0.9%生理盐水、5%葡萄糖，以及葡萄糖氯化钠等非肠内营养制剂，使肠道适应。早期使用短肽或预消化的营养制剂，用水稀释配方，浓度由低到高，容量从少到多，灌注速度由低到高，有利于减少肠内营养期间腹泻的发生。

严格执行无菌操作，每 24h 更换泵管或重力滴注管，喂养前后用无菌生理盐水或灭菌水冲洗管道。

推荐使用含纤维素的肠内营养剂，对于乳糖不耐受的患者，应给予无乳糖配方。当患者存在低蛋白血症时，营养物配方的渗透压可能与腹泻的发生有关，可改用渗透压较低的配方，或进行稀释；加用胰酶等促消化药，以帮助脂肪吸收，避免使用脂肪含量过高的肠内营养制剂。

当发生腹泻时，及早查找原因，及早治疗，加强皮肤护理。出现严重腹泻时暂停肠内营养，待控制好后再使用，在可能的情况下，尽量停用抗生素，粪便培养阴性者可用止泻药；如是霉菌感染，应继续使用肠内营养+益生菌，使用含益生元的肠内营养制剂。当肠壁有严重水肿，必要时肠外营养代替肠内营养，静脉适当补充白蛋白。早期以疾病治疗为主，待病情稳定后逐渐过渡到肠内营养低蛋白血症的人，对短肽制剂有较好的耐受性。

思 考 题

1. 老年便秘的评估内容有哪些？
2. 老年慢性腹泻的治疗目标及治疗措施是什么？
3. 引起肠内营养相关性腹泻的因素有哪些？

（陈新宇）

第五节　老年消化道出血

一、概念

消化道出血（gastrointestinal bleeding）是消化系统的急危重症之一，在老年人中并不少见，是老年人住院治疗最常见的指征之一。老年人由于衰老及其他病理因素的作用，消化道黏膜的血液供应减少、细胞代谢水平降低，黏膜细胞产生的防御因子如前列腺素、黏液等减少，从而使消化道黏膜的总体防御功能降低；在出现消化道黏膜损伤、出血后，老年人的修复能力更差，黏膜糜烂、溃疡的愈合缓慢。老年消化道出血常合并多种慢性病，伴随着身体各器官功能减退，相似的出血量在老年人群病程往往相对延长，疾病的严重程度可能增加，老年消化道出血更易导致全身多器官功能损害。因此，老年消化道出血的发病率和死亡率均较成年人升高，且容易被其他病症所掩盖，故临床中需要提高警惕。

二、病因

老年人的胃肠道生理和病理生理状况会发生改变，伴随有其他严重疾病（如高血压、糖尿病、冠心病、脑血管病等）概率显著增加，共病、多重用药多见，常服用阿司匹林和或非甾体抗炎药（non-steroidal anti-inflammatory drugs，NSAID）或者抗凝血药。同时，老年人幽门螺杆菌感染率高、消化道肿瘤高发、衰老等是消化道出血的易感因素，65 岁以上的患者消化道出血风险显著增加。因此，老年消化道出血病因不同于一般人群。

（一）上消化道出血

上消化道出血（upper gastrointestinal bleeding，UGIB）是指屈氏韧带以上的食管、胃、十二指肠、胆道等部位的出血。60 岁以上的患者占所有急性上消化道出血病例的 35%～45%。国内外研究资料表明，消化性溃疡是老年上消化道出血最常见的病因，主要与幽门螺杆菌感染和服用抗血小板药、抗凝血药或 NSAID 有关。流行病学研究表明，Hp 感染率随着年龄的增长而升高，是老年消化性溃疡的主要病因之一。患者长期服用 NSAID、抗血小板药、抗凝血药，其中 NSAID 会抑制前列腺素的生成，损伤胃黏膜，导致溃疡。抗血小板药及抗凝血药影响血小板功能、干扰凝血，导致已经存在的溃疡容易发生急性出血。

胃癌导致的消化道出血也是老年人上消化道出血的常见病因，男性大于女性。流行病学显示，约 60% 的胃癌患者大于 65 岁，大约 1/3 的患者大于 75 岁。除此之外，食管胃底静脉曲张破裂出血也是老年肝硬化患者上消化道出血的常见病因。

（二）下消化道出血

屈氏韧带以下的空肠、回肠、结直肠等部位出血为下消化道出血（lower gastrointestinal bleeding，LGIB）。西方国家报道，老年人下消化道出血最常见的病因是憩室出血（17%～56%）、肠血管病变（3%～30%）、肠息肉（2%～30%）。在我国相关研究中，老年人 LGIB 前 5 种病因依次为肠道肿瘤、结肠息肉、肛周疾病（包括内痔、肛裂和肛管炎等）、憩室病、缺血性结肠炎。肠道肿瘤是下消化道出血常见的病因，以结肠癌最常见。结肠癌导致少量慢性出血，多伴有腹痛、粪便改变、消瘦和贫血等症状。缺血性结肠炎是引起老年人下消化道出血的特有原因，患者常有高血压、糖尿病、高脂血症、冠心病等基础疾病，动脉粥样硬化和腹内压升高（长期便秘等）是其发病的主要原因，以急性腹痛和血便为主要症状。服用 NSAID 是憩室出血的常见诱因。

对于小肠出血的老年人，血管病变是首位病因，其次为小肠溃疡、小肠肿瘤等。另外，老年患者常合并多种慢性病，其疾病自然病程、病理改变和治疗处置包括药物的应用，均可能成为小肠出血的危险因素。阿司匹林应用增加了阿司匹林相关小肠出血的风险。

三、流行病学

大于 60 岁的老年患者，上消化道出血发病率可达 400～500/10 万人年，在高龄老年人群（>80～85 岁）中则可达到 1000/10 万人年。研究显示，70 岁以上老年人群中上消化道出血的发病率较 30 岁以下成年人高 20～30 倍。在美国，高达 70%的上消化道出血发生于年龄大于 60 岁的人群中。在英国，约 27%的上消化道出血发生在 80 岁以上的人群中。下消化道出血的发病率低于上消化道出血，一般占所有消化道出血病因的 20%～30%。老年人下消化道出血的发病率显著高于一般人群，70～80 岁人群中下消化道出血的发病率较 30 岁以下成年人高 30～50 倍，主要与引起下消化道出血的肠道血管病变、结肠憩室、缺血性结肠炎、肿瘤等疾病的发病率显著高于年轻人群有关。老年人群下消化道出血的发病率呈上升趋势。

四、临床表现

消化道出血的临床表现取决于出血量、出血速度、出血部位和性质，与患者的年龄及循环功能的代偿能力有关。常见上消化道出血的临床表现为呕血、黑便，若出血部位在幽门附近、出血速度快、量大者常有呕血；短期出血量大，血液未经胃酸充分混合即呕出，则表现为鲜红或有血块。黑便呈柏油样，黏稠而发亮，多见于上消化道出血，但高位小肠出血乃至右半结肠出血，当患者存在便秘等因素导致血液在肠腔内停留时间较长，也可表现为柏油样便。下消化道出血常见的临床表现为便血，粪便多呈暗红色，甚至鲜血。但急性上消化道大量出血超过 1000ml，血液在胃肠道停留时间短，也可能发生便血。除此之外，老年消化道出血的临床表现还有以下特点。

（一）临床表现不典型

老年消化道出血常常仅有腹痛、消化不良及胃灼热感等不适。老年人对疼痛的敏感性降低，部分老年患者因为关节痛等其他原因同时服用镇痛药，故导致无痛性溃疡（silent ulcer）的比率显著高于一般人群，症状隐匿。普通人群中，约 15%～25%的消化性溃疡患者可无上腹疼痛，而这一比率在老年人中可高达 50%。当老年患者由于应激出现胃黏膜糜烂等病变时，消化道症状往往被引起应激的严重疾病所掩盖。

在老年人下消化道出血的病因构成中，血管发育不良及结肠憩室最为常见，这些病因引起的出血常常在发病前多无症状。此外，老年人胃肠道蠕动减弱，黑便常延迟出现，尤其是存在便秘的老年人，当发生消化道出血时，可能仅表现为头晕、心慌、突发晕厥等，数天后才出现黑便等临床表现，因此，临床上容易造成漏诊、误诊，应格外注意。此外，老年患者中消化道出血仅表现为缺铁性贫血者也不在少数，对这些患者应及时筛查，找出病因。

总之，对消化道出血的识别要提高警惕，对存在消化道出血风险的老年患者，如服用 NSAID、阿司匹林等药物及存在其他器官严重疾病、应激等状况者应密切观察，及时发现消化道出血。

（二）多伴有多器官疾病

老年人共病状态常见，通常患有严重的、慢性多器官疾病，如心、肾、肺功能不全和脑血管病、重症感染等。这些疾病的发生率在老年患者中显著增加，可通过应激反应、增加胃酸分泌、降低胃肠道黏膜防御功能、改变凝血功能和（或）治疗合并症所服用药物的不良反应等机制单独或联合作用，引起消化道黏膜糜烂、溃疡，从而导致出血。

（三）常有 NSAID 或阿司匹林、抗血小板药、抗凝血药服用史

老年人合并基础疾病多，心脑血管疾病的比例呈逐年上升趋势，常服用 NSAID、阿司匹林、抗血小板药、抗凝血药。研究显示，60 岁以上老年患者，应用抗凝血药的消化道出血风险明显增加，约 5%。流行病学调查显示，在服用 NSAID 和阿司匹林的人群中，15%～30%会发生消化性溃疡。服用 NSAID 和阿司匹林使溃疡出血、穿孔等并发症发生的危险性增加 4～6 倍。研究显示，65 岁老年人服用阿司匹林 3 个月以上，消化道出血发生率达20.3%。NSAID 不仅可以引发上消化道出血，也是下消化道出血的危险因素。NSAID 可增加肠道憩室出血的风险。NSAID 相关结肠病已引起研究者们的关注，可表现为结肠炎、结肠溃疡、结肠出血、慢性失血引起的缺铁性贫血、肠穿孔和肠狭窄。这在一定程度上可解释老年人群中下消化道出血发病率的上升趋势。

（四）预后不佳

老年患者发生消化道出血，再出血率高、住院率高、病死率高。出血往往继发于或伴有心脑血管意外、心肌梗死、呼吸衰竭、肾功能不全、肝硬化等严重疾病，机体代偿功能差，对损伤组织的修复能力差，易诱发脑、心、肾、肝脏等重要器官功能不全，反过来又将影响消化道出血的治疗。其次，老年患者中血管发育不良、憩室等疾病的发病率增加，这些疾病治疗效果差，可导致反复的消化道出血。此外，高龄患者内镜及手术治疗消化道出血的风险高，增加了治疗难度。老年人由于各器官功能减退、多种慢性疾病共存，老年人消化道出血可能病程更长。上述原因均可导致老年患者消化道出血诊治难度大、预后差。

五、诊断

（一）确定有无消化道出血

老年消化道出血的诊断程序与一般人群相似。根据呕血、黑便、血便和失血性周围循环衰竭等临床表现；呕吐物或便隐血试验呈强阳性；血红蛋白浓度、红细胞计数及血细胞比容下降的实验室证据，可诊断消化道出血。值得关注的是，老年人发生消化道出血前的消化道症状可能并不典型，因此对存在消化道出血风险的老年患者，如服用 NSAID、阿司匹林等药物、存在其他器官严重疾病者应密切观察，警惕消化道出血的发生。此外，老年患者中消化道出血可能仅仅表现为缺铁性贫血，因此对有贫血表现的老年患者应及时筛查病因。同时，应与咯血及口、鼻、咽喉部出血相鉴别，也应排除食物及药物引起的粪便变黑，如动物血、铁剂或铋剂等药物。

（二）出血程度评估及周围循环状态的判断

病情严重程度与失血量呈正相关，每日消化道出血＞5ml，粪便隐血试验阳性；每日出血量＞50ml，可出现黑便；胃内积血量＞250ml 可引起呕血。在一般人群中，一次出血量＜400ml，因轻度血容量减少可由组织液及脾脏贮血所补充，多不引起全身症状；出血量＞400ml，可出现头晕、心悸、乏力等症状；短时间内出血量＞1000ml，可有休克表现。但在老年患者中，机体代偿功能差，对损伤组织的修复能力差，故上述症状可能更早发生。老年患者的出血量超过 2000ml，将导致器官损伤；出血量在 1000ml 以上、2000ml 以内者，约 20%的患者会出现器官损伤；出血量低于 500ml 者，发生器官损伤的风险为 5%。同时，

可通过观察其循环状态判断出血程度。当收缩压<90mmHg、心率>120次/分，伴有面色苍白、四肢湿冷、烦躁不安、意识不清，则表明有严重大出血及休克。

（三）判断出血是否停止

下列情况提示可能存在消化道活动出血：①反复呕血，或黑便（血便）次数增多，肠鸣音活跃；②周围循环状态经充分补液及输血后未见明显改善，或虽暂时好转而又恶化；③血红蛋白浓度、红细胞计数与血细胞比容继续下降；④补液与尿量足够的情况下，血尿素氮持续或再次升高。

（四）判断出血的部位及病因

1. 病史与体格检查　病史和体格检查对于确立正确的诊断思路尤为重要，因此在诊断老年患者的消化道出血时，应仔细询问有无服用抗血小板药、抗凝血药或NSAID，既往有无憩室、痔、息肉或肠道血管发育不良病史。同时，老年患者对疾病耐受力不同，常出现症状不典型，故仔细的体格检查尤为重要。

2. 消化内镜　胃镜和结肠镜是诊断上消化出血和下消化道出血病因、部位和出血情况的首选方法，不仅能直视病变、取活检，而且对于出血病灶可进行及时、准确地止血治疗。在出血后24~48h内进行内镜检查，称急诊胃镜和结肠镜检查，是消化道出血的首选诊断方法，其诊断正确率高达80%~94%，常可发现隐匿的血管病变或愈合较快的急性糜烂性出血性胃炎。但老年患者一般情况差、病情进展快、血流动力学不稳定，合并基础疾病多，常不能耐受急诊胃镜、肠镜检查，或因患者和家属拒绝而放弃检查。

内镜检查总体上在老年患者中具有相对较高的安全性，但与年轻患者中的内镜并发症发生率（0.05%~0.13%）相比，老年患者的并发症发生率有显著上升（0.24%~5%），急诊内镜、治疗内镜的并发症发生率更高，包括局部出血、穿孔、心肌梗死、窒息和吸入性肺炎等。并发症的发生除与患者的病情相关外，还与操作医师的技术熟练程度、操作过程中监护的严密程度、内镜检查中镇静/麻醉药物的应用等因素有关。国外研究指出，出血12h内给予老年患者胃镜下治疗能够降低再出血的发生风险和死亡率。在行急诊胃镜和结肠镜检查前，需先纠正休克、补充血容量，改善贫血及使用PPI（上消化道出血）、止血药物。在体循环相对稳定时，及时进行内镜检查有利于明确诊断、及时治疗、减少输血量、缩短住院时间、降低死亡率。老年患者中内镜检查/治疗的风险增加，要审慎平衡内镜检查/治疗的获益和风险。

十二指肠降段以远小肠病变所致的消化道出血，因胃肠镜难以到达，以往曾是内镜诊断的"盲区"。胶囊内镜具有无创、直视、可完成全小肠检查等特点，且胶囊内镜在出血活动期或静止期均可进行，逐渐成为小肠出血的一线检查手段，对小肠病变诊断阳性率在60%~70%。小肠镜是发现、诊断小肠疾病的有效手段，可以取到病理组织进一步明确小肠病变性质。但与胶囊内镜相比，小肠镜操作难度大，风险相对高，患者需要麻醉，影响了在老年患者中的临床应用。

3. 影像学　X线钡剂造影有助于发现肠道憩室及较大的隆起或凹陷样肿瘤，但在急性消化道出血期间不宜选择该项检查，除其敏感性低，更重要的是可能影响之后的内镜、血管造影检查及手术治疗。腹部CT对于有腹部包块、肠梗阻征象的患者有一定的诊断价值。当内镜未能发现病灶、估计有消化道动脉性出血时，可行选择性血管造影，若见对比剂外溢，则是消化道出血最可靠的征象，可立即予以经导管栓塞止血。也可选择红细胞标记核素扫描，其优势在于在核素的半衰期内，可以对间歇性出血的患者进行连续扫描。超声、CT 及 MRI 有助于了解肝胆胰病变，是诊断胆道出血的常用方法。

六、治疗

老年人消化道出血的治疗原则：①保证循环血量，稳定生命体征；②判断出血量及出血大致部位；③急诊内镜检查，明确诊断以及出血病灶位置；④评估患者全身状况，分析再出血以及死亡风险。对于老年消化道出血患者需要评估全身情况，关注共病、老年综合征，选择适当的治疗方法，对改善预后至关重要。有文献报道，早期容量复苏能减少死亡率，早期充分扩容，保证器官灌注以及心电监护，必要时机械辅助通气是降低老年消化道出血患者死亡率的关键。

1. 一般治疗 去枕平卧、禁食、吸氧，监测血压、脉搏、呼吸，注意观察意识变化，监测血红蛋白、红细胞、血细胞比容、粪便隐血指标。老年患者常合并吞咽功能障碍，呕血发生时要注意防范误吸。迅速有效补充血容量，改善微循环。大量出血后患者血容量不足，可引起心脑肾等重要器官灌注不足，导致其功能障碍，甚至引起死亡。因此，发生消化道出血时，应立即开放静脉通路，根据出血量情况，积极补液、输血治疗。

2. 药物治疗 对于初发消化道出血的患者，应以药物干预为主，为之后可能进行的内镜检查和治疗、手术治疗争取足够的时间。药物治疗止血率达 70% 以上，药物治疗包括口服凝血酶等止血药；静脉应用垂体后叶素、巴曲酶等止血药；其他还包括生长抑素，质子泵抑制药（PPI）、H_2 受体拮抗药等胃酸分泌抑制药物。研究表明，应用 PPI 能有效减少老年人上消化道出血胃镜治疗后再出血率。

老年上消化道出血伴有 Hp 感染的患者，采用抗 Hp 治疗后，其溃疡愈合率＞95%，可有效减少再出血率。对于 NSAID 或抗血小板类药物引起的老年上消化道出血患者，应停用相关药物，PPI 疗程 6~8 周；在出血症状停止，粪便隐血转阴 1~2 周后，可根据临床需要，多学科会诊后，酌情考虑恢复应用 NSAID 或抗血小板类药物，定期复查粪便隐血，必要时内镜检查。有消化道出血高危因素无法纠正的患者，还应继续口服 PPI，定期复查粪便隐血。值得注意的是，老年人长期口服 PPI 容易导致并发症，如艰难梭菌感染导致的腹泻、维生素 B_{12} 缺乏及骨质疏松、髋关节骨折风险增加。另外，老年人合并心脏病等基础疾病的概率相对较高，尽量避免使用垂体后叶素类的药物，或同时联合应用扩张心肌血管的药物。

3. 内镜治疗 在确保血容量的基础上，出血 12h 内给予患者内镜下检查和治疗，能够降低再出血的发生风险以及病死率。内镜治疗的方法主要通过止血夹夹闭出血点，局部注射血管收缩药物以及热凝固治疗。内镜下治疗再出血率在 5%~10%，说明内镜下止血治疗对老年消化道出血安全有效。患者即使内镜治疗失败，但明确病灶可为下一步治疗指明方向。对于老年患者来说，最好的治疗方法是内镜下治疗联合药物治疗，药物与内镜联合止血成功率为 93%~95%。

4. 介入和手术治疗 若老年患者接受药物治疗或内镜治疗干预后仍然无法止血，综合评估后如果条件允许，可以考虑介入和手术治疗。通过选择性血管造影能够帮助我们明确患者无法确定的出血病灶。需要注意的是，术前需要全面评估患者身体情况，对于伴有全身多器官功能疾病的老年患者，介入及手术治疗应慎用。否则可能引发多器官功能衰竭或脓毒血症，增加死亡风险。

七、预防

如何预防老年消化道出血至关重要。在使用 NSAID 之前根治幽门螺杆菌可获益，既往有消化性溃疡患者应强制根治。用昔布类药物替代非选择性 NSAID 也能降低消化道出血风险。PPI 有助于预防 NSAID 或小剂量阿司匹林诱发的溃疡，尤其是既往有上消化道出血病史的老年人，如需要服用抗血小板药，建议同时口服质子泵抑制药。没有证据支持标准剂量的 H_2 受体拮抗药可以预防 NSAID 相关溃疡导致的上消化道出血。此外，同时使用前列腺素 E 类似物米索前列醇可降低 NSAID 相关胃或十二指肠溃疡的风险。米索前列醇的耐受性低于 PPI，主要与腹泻和腹部不适等不良反应有关。

对正在使用 NSAID 或阿司匹林的患者进行监测有一定难度，因为许多发生消化道出血的老年患者直至不良事件发生前都无明显症状。如果患者发生不明原因的缺铁性贫血、消化不良，应考虑 NSAID 导致的胃肠道出血，此类患者宜行上消化道内镜检查。

八、总结

老年消化道出血病因多样，临床表现不典型，诊断较为困难，需合理运用内镜及影像学检查明确诊断。除了及早明确出血病灶和原因外，积极控制出血、保证重要器官灌注、有效改善机体全身状况、积极防控合并症的发生是降低老年消化道出血病死率的关键。上消化道出血需采用抑酸治疗，必要时联合内镜治疗。对小肠出血，如果是肿瘤或血管畸形引起，或持续或反复发生的结肠憩室出血，则需考虑手术治疗。对于不能明确出血病灶且活动性出血持续的患者，在生命体征相对平稳情况下，应考虑是否有介入治疗的可能性。总之，由于老年患者的消化道出血治疗效果差、再出血率和死亡率高，需要更积极治疗、加强监护，积极处理相关并发症。

思 考 题

1. 老年急性上消化道出血患者，内镜检查的时机如何选择？

2. 对于冠心病、冠脉支架植入术后 2 个月的老年患者，在服用阿司匹林、氯吡格雷后出现消化道出血时，应如何处理？

3. 老年消化道出血的特点有哪些？

（王晶桐）

第三十章　神经系统疾病

第一节　神经系统的衰老性改变

神经系统的衰老性改变是生命个体老化过程中的一种具体表现，指在增龄过程中，神经系统的结构、化学物质及相关功能变化的累加，是整个变化过程累积的总和。相关因素包括遗传、表观遗传、性别、种族、创伤、营养、疾病、应激与炎症、环境、社会因素、社会经济状态等。本节就神经系统衰老做一概述。

一、脑

脑是中枢神经系统的高级部分，主要功能是产生意识、学习记忆及主宰感觉运动等。脑的衰老表现为：①脑实质的老化，主要表现为脑萎缩，尤以额叶及颞叶明显，表现为脑沟、脑裂增宽，脑回缩窄，脑室扩大；②生理性改变表现为脑神经细胞数量减少，突起明显减少，神经细胞内脂褐素沉积增加，Marinesco 小体随年龄增加而增加，轴索营养不良，大脑皮质神经胶质细胞增多，出现淀粉样小体等改变；③病理性改变多见于某些疾病，如神经纤维缠结多见于阿尔茨海默病，Lewy 小体为路易体痴呆的典型病理表现，皮克（Pick）小体多见于 Pick 病；④神经递质的生化改变，随着年龄增长，神经递质系统内酶的活性出现不平衡，导致不同递质系统间的协调活动随之出现不平衡，如正常人大脑中锥体外系运动功能的调节取决于多巴胺、乙酰胆碱和 γ-氨基丁酸的平衡，随着年龄增长，基底神经节内上述 3 个递质系统间的协调活动逐渐失衡，使运动能力减退；⑤脑血管的老化表现为脑动脉硬化。

二、脊髓

脊髓是中枢神经系统的低级部分，其功能基本且重要，是高级中枢功能的基础。脊髓的衰老性改变表现为：①形态学改变以后索较为明显，薄束核、楔束核、脊髓后根和后根神经节变性与之并行；②脊髓运动神经元细胞数量进行性减少、树突减少和突触变性；③淀粉样小体和细胞内脂褐素沉积也随年龄而增加。

三、周围神经

周围神经主要实现中枢神经系统与身体各系统器官和组织的功能联系。周围神经的衰老性改变表现为：①有髓及无髓神经纤维数量减少，轴索肿胀或萎缩，节段性脱髓鞘；②神经纤维再生和髓鞘化；③神经营养血管狭窄，神经鞘内膜肥厚，结缔组织增生，胶原纤维增加并侵入神经束内。

神经系统出现衰老性改变后，会相应的出现神经功能减退，包括语言障碍与记忆力减退、运动功能减退、感觉迟钝、腱反射减弱甚至消失、自主神经障碍等。脑老化可能是神经系统退行性变的最初级阶段，与疾病发生有着相同的基础。研究脑老化在健康状况下是如何维持"自稳"或机体在老化过程中的自我补偿机制，有助于从根本上预防和治疗神经系统退行性疾病的发生。脑健康的六大支柱包括健康的饮食和营养、控制血管危险因素、充足的睡眠和放松、心理锻炼、社会交往及体育活动。应从这 6 个方面积极应对，维护脑健康状态，主动预防脑老化及脑老化相关疾病。

思 考 题

1. 随增龄，脑发生了哪些改变？有何临床意义？
2. 如何延缓脑老化？

（王玉晔　彭丹涛）

第二节　老年脑血管病

一、概述

脑血管病（cerebrovascular disease）是一组由脑血管病变或血流障碍所引起的脑功能障碍疾病的总称，是严重危害国民健康的重大慢性非传染性疾病。随着社会经济的发展及国民生活方式的变化，人口老龄化和城市化进程加速，脑血管病危险因素流行趋势明显，导致脑血管病发病率和发病人数持续增加。据统计，我国 40～74 岁居民首次卒中总体标准化发病率平均每年增长 8.3%。我国 40 岁及以上卒中现患人数预计达 1318 万。2019 年，全球疾病负担研究数据显示，我国卒中的发病率约为 201/10 万人，仍处于上升阶段，总体卒中终生发病风险为 39.9%，位居全球首位。我国卒中的致死率和致残率仍处于较高水平是我国成年人致残、致死的首位病因，具有发病率高、致残率高、死亡率高和复发率高的特点，根据第六次人口普查数据估算，2018 年我国约有 194 万人死于卒中。并且，除了急性脑血管病，在老年人群中，无症状脑梗死或脑小血管病等慢性脑血管病可能较急性脑血管病更为常见。老年人群中无症状脑梗死的患病率可高达 28%，且随年龄等增长而增加。因此，脑血管病在老年人群中问题日渐严峻，危害性日益突出，卒中疾病负担已呈快速增长态势，为卒中防治带来巨大的压力和挑战。

二、脑血管病的分类

2015 年，中华医学会神经病学分会脑血管病学组重新组织了脑血管病分类的修订工作，并在 2015 年于中华神经科杂志发布了最新版《中国脑血管疾病分类 2015》，见表 30-1。

表30-1　2015年脑血管病分类（简表）

一、缺血性脑血管病	四、高血压脑病
1. 短暂性脑缺血发作	五、颅内动脉瘤
2. 脑梗死（急性缺血性脑卒中）	六、颅内血管畸形
3. 脑动脉盗血综合征	七、脑血管炎
4. 慢性脑缺血	八、其他脑血管疾病
二、出血性脑血管病	九、颅内静脉系统血栓形成
1. 蛛网膜下腔出血	十、无急性局灶性神经功能缺损症状的脑血管病
2. 脑出血	十一、脑卒中后遗症
3. 其他颅内出血	十二、血管性认知障碍
三、头颈部动脉粥样硬化、狭窄或闭塞（未导致脑梗死）	十三、脑卒中后情感障碍

三、脑血管病危险因素

脑血管病危险因素分为可干预性因素和不可干预性因素两大类。早期筛查和识别脑血管病的危险因素，积极进行早期干预和管理，是减少脑血管病发生和死亡的重要手段。

（一）年龄

脑血管病的发生风险随着年龄的增长而逐渐增加。年龄的增长可导致如动脉粥样硬化、高血压等心血管系统疾病风险累积效应以及脑卒中危险因素的增加，从而增加脑卒中的发生风险。

（二）性别

缺血性脑卒中和出血性脑卒中的患病率、发病率和死亡率男性多高于女性。

（三）种族

现有的流行病学研究支持脑卒中存在种族差异。与高加索人群相比，我国缺血性脑卒中和脑出血的发病率稍高。

（四）遗传因素

脑血管病的遗传背景较为复杂，包括了单基因遗传病和多基因遗传病。

（五）高血压

高血压是脑卒中最重要的可干预性危险因素。高血压与脑卒中之间存在强烈的、连续的、一致的和独立的相关性。血压越高，脑卒中的发生风险越高。并且，任何形式的血压升高，均可增加卒中的发生风险。

（六）糖尿病

糖尿病是脑卒中独立的危险因素，糖尿病可使脑卒中的风险增加 1 倍以上，而 20% 的糖尿病患者最终将死于脑卒中。

（七）血脂异常

与缺血性脑卒中发生率之间存在着明显的相关性。

（八）吸烟

可以影响全身血管和血液系统，如加速血管硬化、升高血浆纤维蛋白原水平、促使血小板聚集、降低高密度脂蛋白水平等。主动吸烟与被动吸烟均是脑卒中重要的危险因素。吸烟与缺血性脑卒中的发生存在着明确的剂量效应。

（九）心脏病

各种心脏疾病患者脑卒中的发病风险均明显升高，如心房颤动是心源性栓塞最常见的原因。一项荟萃分析显示，心房颤动患者缺血性脑卒中的发生风险为每年 3%，除心房颤动外，其他心脏疾病，如急性心肌梗死、瓣膜性心脏病、感染性心内膜炎、心肌病、卵圆孔未闭等也可增加卒中的发生风险。

（十）无症状颈动脉狭窄

无症状颈动脉狭窄是缺血性脑卒中的重要危险因素之一，是明确的卒中独立危险因素。

（十一）其他

如饮食和营养、高同型半胱氨酸血症、缺乏运动与锻炼、超重与肥胖、饮酒过量、低通气睡眠呼吸暂停综合征、偏头痛、口服避孕药、绝经后雌激素替代治疗、药物滥用、高凝状态、纤维蛋白原升高等也与脑卒中的发生关系密切。老年人群往往多病共存，在血管动脉粥样硬化的基础上，有可能同时存在多个脑血管病危险因素，因此，更易发生脑血管病。

四、短暂性脑缺血发作

短暂性脑缺血发作（transient ischemic attack，TIA）是指由于脑或视网膜局灶性缺血所导致的短暂性脑功能缺失或视网膜功能障碍，症状一般持续 10～15min，多在 1h 内恢复，最长不超过 24h，不遗留神经功能缺损的症状和体征，且影像学检查无责任病灶的证据。从本质上来说，TIA 和脑梗死是缺血性脑卒中这一动态过程的不同阶段。荟萃分析指出，TIA 患者发病后第 2 天、7 天、30 天和 90 天内脑卒中发生风险分别为 3.5%、5.2%、8.0% 和 9.2%，对 TIA 患者进行早期干预和治疗，能够显著降低脑卒中复发风险，也是减轻脑卒中疾病负担的最佳方法。

（一）病因与发病机制

TIA 的病因和发病机制主要包括栓塞（微栓子）机制和血流动力学机制，另外还有血管痉挛、机械压迫、血液学异常等。

（二）临床表现

TIA 多发生于老年人，男性多于女性。患者多伴有高血压、糖尿病和心脏病等脑血管疾病危险因素。通常急性起病，出现局灶性脑或视网膜功能缺损，症状迅速达峰，可持续数秒或数分钟，一般不超过 1h。发作后症状完全恢复，不遗留神经功能缺损。TIA 可反复发作，每次发作的临床表现基本相似。依据受累血管分布，可分为颈内动脉系统 TIA 和椎基底动脉系统 TIA。

1. 颈内动脉系统 TIA 颈内动脉系统 TIA 表现为颈内动脉系统供血区中枢神经系统功能缺损的症状。颈内动脉主干 TIA 表现为眼动脉交叉瘫，即病变侧单眼一过性黑矇或失明，对侧偏瘫及感觉障碍。颈内动脉外壁上的交感神经节后纤维受累可引起同侧霍纳（Horner）征，对侧偏瘫及感觉障碍（Horner 交叉瘫）。眼动脉受累可出现病变侧单眼一过性黑矇或失明；大脑前动脉受累可出现人格和情感障碍，对侧下肢单瘫等；大脑中动脉受累可出现病变对侧肢体单瘫、偏瘫和面瘫，病变对侧偏身或单肢感觉障碍，优势半球受累可出现失语和失用，非优势半球受累时可出现体象障碍，大脑中-后动脉皮层支分水岭区缺血，颞-枕交界区受累时可出现病变对侧同向性偏盲。

2. 椎基底动脉系统 TIA 椎基底动脉系统又称为后循环，主要供应大脑半球后 2/5 部分、丘脑、小脑和脑干的血液。因此，椎基底动脉系统 TIA 常见的临床表现为眩晕、眼球运动障碍和复视、视力障碍和视野缺损、吞咽障碍和构音障碍、共济失调和平衡障碍等。交叉性感觉障碍（病变侧面部及对侧偏身感觉障碍）和脑神经交叉瘫（病变侧脑神经麻痹及对侧肢体瘫痪）是椎-基底动脉系统 TIA 的特征性症状。此外，椎基底动脉系统 TIA 还可以表现出几种特殊的临床综合征：①跌倒发作（drop attack）为脑干网状结构缺血导致，表现为突然出现的双下肢无力，患者因此跌倒，但可随即自行站起，整个过程中患者无意识障碍。②短暂性全面性遗忘（transient global amnesia，TGA）表现为突然出现的一过性记忆丧失，可伴有时间、空间定向障碍，但患者自知力存在，语言和计算等高级皮层功能通常保留，症状持续数分钟或数小时，预后通常较好，患者对发作期间事件的记忆完全或部分丧失。

（三）辅助检查

1. 实验室检查 对于疑似 TIA 的患者应进行常规实验室检查，以便于查找病因。

2. 血管检查 CT 血管成像（CTA）、磁共振血管成像（MRA）、血管超声、全脑血管造影（DSA）可发现重要的颅内外血管病变，MRI 的弥散加权成像（diffusion weighted imaging，DWI）有助于发现新发梗死灶。其中 DSA 是颈动脉内膜切除术（CEA）和颈动脉支架置入术（CAS）术前评估的金标准。

3. 侧支循环代偿及脑血流储备评估 应用 DSA、脑灌注成像和（或）经颅多普勒超声（transcranial Doppler，TCD）检查等评估侧支循环代偿及脑血流储备，对于鉴别血流动力学型 TIA 及指导治疗非常必要。TCD 是一种非介入性超声检测技术，可监测微栓子、检查颅内血流，能够发现狭窄或闭塞的颅内大血管，并判断侧支循环代偿情况。

4. 易损斑块的检查 易损斑块是动脉栓子的重要来源。颈部血管超声、血管内超声、高分辨 MRI 及 TCD 微栓子监测有助于对动脉粥样硬化的易损斑块进行评价。

5. 心脏评估 疑为心源性栓塞，或 45 岁以下颈部和脑血管检查及血液学筛选未能明确病因者，推荐进行 24h 动态心电图、经胸超声心动图（transthoracic echocardiography，TTE）和（或）经食管超声心动图（transesophageal echocardiography，TEE）检查，可能发现心脏附壁血栓、房间隔的异常（房室壁瘤、卵圆孔未闭、房间隔缺损）、二尖瓣赘生物，以及主动脉弓粥样硬化等多栓子来源。

（四）诊断

中老年人突然出现局灶性的脑或视网膜功能缺损，且临床症状符合颈内动脉系统或椎基底动脉系统极其重要分支缺血后的表现，可反复发作，每次发作持续时间为数分钟到数小时不等，症状和体征在 24h 内完全消失，应高度怀疑 TIA。如果影像学检查未发现责任病灶，在排除其他疾病后，可诊断为 TIA。

由于 TIA 患者早期发生卒中的风险很高，诊断 TIA 后，还应尽早对患者进行危险分层和全面评估，判断导致 TIA 的病因和可能的发病机制。常用的 TIA 危险分层为 ABCD 评分系统（ABCD、ABCD 2、ABCD 3 和 ABCD 3-I），能很好地预测短期卒中风险。其中，常用的 ABCD2 评分系统见表 30-2。新发 TIA 按急症处理，如果患者在症状发作 72h 内，并存在以下情况之一者，建议入院治疗：①ABCD2 评分≥3 分；②ABCD2 评分 0～2 分，但不能保证 2d 之内能在门诊完成系统检查的患者；③ABCD2 评分 0～2 分，并有其他证据提示症状由局部缺血造成。

表30-2　ABCD2评分系统

	危险因素	ABCD2 分值
A：年龄	≥60 岁	1
B：血压	收缩压＞140mmHg 或舒张压＞90mmHg	1
C：临床症状	单侧无力	2
	有言语障碍而无肢体无力	1
D：症状持续时间	≥60 分钟	2
	10～59 分钟	1
E：糖尿病	有	1

ABCD2 评分的结果按总分分为低危、中危和高危，分值分别为 0～3 分、4～5 分及 6～7 分

（五）鉴别诊断

1. 部分性癫痫　常表现为皮层刺激性症状，发作一般为局部肢体抽动或麻木针刺感，持续时间往往更短，脑电图可发现癫痫样放电，颅脑影像学检查可能发现脑部局灶性病变。

2. 梅尼埃病　表现为发作性的眩晕、恶心和呕吐，常伴有一侧耳鸣，持续时间更长，往往超过 24h，除眼球震颤外，无其他中神经系统定位体征。

3. 良性阵发性位置性眩晕　头位变化引起的突发性眩晕，发作更为频繁，每次发作持续时间短暂，多小于 1min。Dix-Hallpike 位置试验有助于诊断，针对耳石的手法复位效果较好。

4. 其他　TIA 还需与偏头痛、晕厥及阿-斯综合征等心脏疾病进行鉴别。

（六）治疗

TIA 多有反复发作的病史，并且是卒中的高危因素，应尽早对患者进行系统评估和干预，以减少复发及卒中的发生。

1. 病因治疗　对于 TIA 患者要积极筛查病因及危险因素，启动二级预防，建立健康的生活方式、合理运动、避免吸烟酗酒等。

2. 药物治疗

（1）抗血小板聚集药：对于没有绝对禁忌证的非心源性 TIA 患者，应尽早应用血小板聚集药，不推荐常规使用抗凝血药治疗。阿司匹林（50～325mg，每日 1 次）或氯吡格雷（75mg，每日 1 次）单药治疗，均可作为首选的抗血小板药治疗方法。不推荐一般 TIA 患者常规应用双重抗血小板治疗。对于发病 24h 内，且 ABCD2 评分≥4 分的非心源性高危 TIA 患者，可启动阿司匹林联合氯吡格雷双抗治疗，持续 21d；此后阿司匹林或氯吡格雷均可作为长期二级预防的一线用药。最新 POINT 研究结果进一步证明，阿司匹林联合氯吡格雷治疗 90d，可以降低非心源性高危 TIA 患者 90d 时联合心血管事件的发生风险，但同时也增加了出血事件的发生率。因此，非心源性高危 TIA，急性期阿司匹林联合氯吡格雷治疗以 21d 为宜。发病 30d 内伴有症状性颅内动脉严重狭窄（狭窄率 70%～99%）的 TIA 患者，应尽早给予阿司匹林联合氯吡格雷治疗 90d。此后阿司匹林或氯吡格雷均可作为长期二级预防的一线用药。对于阿司匹林或氯吡格雷不耐受，或不具备条件的患者，可考虑

西洛他唑或阿司匹林联合双嘧达莫长效复方单片制剂。伴有主动脉弓动脉粥样硬化斑块证据的 TIA 患者，推荐抗血小板药及他汀类药物治疗。口服抗凝血药与阿司匹林联合氯吡格雷药物治疗效果的比较尚无肯定结论。

（2）抗凝血药：对于伴有心房颤动（包括阵发性）、风湿性二尖瓣病变及人工机械瓣膜等的 TIA 患者，如果没有禁忌证，推荐使用华法林口服抗凝治疗。非瓣膜性心房颤动患者也可选用新型抗凝血药，新型口服抗凝血药可作为华法林的替代药物，新型口服抗凝血药包括达比加群、利伐沙班、阿哌沙班以及依度沙班，选择何种药物应考虑个体化因素。抗凝治疗应根据缺血的严重程度和出血转化的风险，选择抗凝时机，给予抗凝治疗预防脑卒中复发，对于出血风险高的患者，应适当延迟抗凝启动时间。存在抗凝药物禁忌或拒绝接受抗凝药物治疗的患者，推荐应用阿司匹林单药治疗，也可以选择阿司匹林联合氯吡格雷抗血小板治疗。

（3）其他：可应用中医中药，也可选用改善循环药物。钙离子拮抗药可阻止细胞内钙超载，防止血管痉挛，增加血流量，改善微循环。

3. 手术和介入治疗 对有颈内动脉系统或椎基底动脉系统严重狭窄的 TIA 患者，在标准内科药物治疗无效的情况下，可选择血管内介入治疗作为内科药物治疗的辅助技术手段，但对于患者的选择应严格且慎重。手术包括颈内动脉颅外段颈动脉内膜切除术（CEA）/颈动脉支架置入术（CAS）、椎基底动脉系统支架植入术等。

（七）预后

TIA 患者发生卒中的风险增高，尽早启动 TIA 的评估与二级预防，可将 TIA 患者的卒中风险大大降低。

五、脑梗死

缺血性脑卒中（ischemic stroke），又称脑梗死（cerebral infarction），是卒中最常见的亚型，占卒中的 69.6%～70.8%，脑梗死是指脑部血液供应障碍，缺血、缺氧所导致的局限性脑组织的缺血性坏死或软化。

脑梗死的分型方法有很多，有依据临床表现、病因、影像学表现进行分型等方法。目前，国内外较为公认和实用的主要是牛津郡社区卒中计划（Oxfordshire community stroke project，OCSP）分型和 TOAST（trial of org 10172 in acute stroke treatment）分型。OCSP 分型将脑梗死分为 4 型，即完全前循环型、部分前循环梗死、后循环梗死和腔隙性梗死。TOAST 分型将脑梗死分为 5 型，即大动脉粥样硬化型、心源性栓塞型、小动脉闭塞型、其他明确病因型和不明原因型。明确脑梗死的病因有助于判断预后、指导治疗及选择个体化的二级预防措施。

（一）病因与发病机制

1. 动脉粥样硬化 大动脉粥样硬化型脑梗死是脑梗死中最常见的类型，也是老年患者发生脑梗死的最常见病因。在颈内动脉系统和椎基底动脉系统动脉粥样硬化引起的血管壁病变的基础上，可发生局部血管壁血栓形成、栓子脱落堵塞远端血管、载体动脉病变堵塞穿支动脉或动脉远端低灌注等变化，导致相应供血区域脑组织血液供应中断，引起局部脑组织发生缺血、缺氧性坏死，最终出现神经系统功能缺损的症状和体征。

2. 心源性脑栓塞 比较常见的脑栓塞类型包括心源性脑栓塞和动脉粥样硬化引起的动脉到动脉栓塞。心房颤动是心源性脑栓塞中最常见的原因，即使是阵发性房颤也可增加脑栓塞的风险。此外，心房扑动、心脏瓣膜病、人工心脏瓣膜、感染性心内膜炎和心力衰竭等心脏疾病，均可导致在心脏内壁或瓣膜形成血栓或赘生物，脱落后可引起脑栓塞。

3. 小动脉闭塞性脑梗死 高血压、糖尿病或遗传因素等可引起脑部小动脉病变，导致管腔闭塞，形成小梗死灶。主要累及直径 200～300μm 的穿支动脉或其远端微动脉。

4. 其他病因型 此类型包括了一些脑卒中少见病因，包括非动脉粥样硬化性血管病、高凝状态和血液病等。此类型的患者临床和头部 CT/MRI 检查提示有缺血性脑卒中，而病灶大小和位置不限。血液或血管影像学检查提示有一种少见病因，且能够排除大动脉粥样硬化和心源性栓塞。①夹层动脉瘤；②血凝障碍性疾病；③血液成分改变（红细胞增多症）；④血管炎（钩体病、梅毒等）；⑤血管畸形（动静脉畸形、烟雾病）；⑥结缔组织病[系统性红斑狼疮（SLE）、无脉症]；⑦脱水；⑧创伤；⑨纤维肌营养不良；⑩压迫性血管疾病；⑪药物成瘾；⑫其他。

5. 原因不明型 此类型包括有 3 种情况：①检查发现有 2 种及以上的病因；②虽然有详尽检查，但仍无法确定病因；③检查不完善无法确定病因。

（二）临床表现

脑梗死多发于中老年人群，多有脑血管病危险因素，常在睡眠或安静时发病，部分病例在发病前曾有 TIA。脑梗死的临床表现主要取决于梗死灶的大小和位置，主要为局灶性脑功能缺损的症状和体征，患者一般没有全脑症状，但在大面积梗死或是发生基底动脉闭塞时，可出现头痛、呕吐和不同程度的意识障碍，严重时可引起脑疝，导致患者死亡。

1. 颈内动脉闭塞 颈内动脉闭塞的临床表现主要取决于侧支循环代偿的情况，30%～40%的患者可无症状。若侧支循环代偿不良，可出现大脑前和（或）大脑中动脉缺血症状，也可出现分水岭梗死的临床表现。大脑前动脉受累可出现人格和情感障碍、对侧下肢单瘫等；大脑中动脉受累可出现病变对侧肢体单瘫、偏瘫和面瘫，病变对侧偏身或单肢感觉障碍，优势半球受累可出现失语和失用，非优势半球受累时可出现体象障碍。大脑中-后动脉皮层支分水岭区缺血，颞-枕交界区受累时可出现病变对侧同向性偏盲。当眼动脉受累时，可出现病变侧单眼一过性黑矇或失明。

2. 大脑中动脉闭塞 大脑中动脉闭塞的临床表现同样复杂，取决于闭塞的部位和侧支循环。大脑中动脉主干闭塞可出现病变对侧中枢性面舌瘫、偏瘫、偏身感觉障碍和同向性偏盲，可伴有双眼向病灶侧凝视；优势半球受累时可出现失语和失用，非优势半球受累时可出现体象障碍。当大脑中动脉主干闭塞引起大面积脑梗死时，患者可出现不同程度的意识障碍，脑水肿严重时可导致脑疝形成，甚至死亡。大脑中动脉皮层支闭塞可引起病灶对侧偏瘫和偏身感觉障碍，以面部和上肢为重；优势半球受累可出现失语和失用，非优势半球受累可出现体象障碍。大脑中动脉深穿支闭塞可引起病变对侧上下肢均等性偏瘫、偏身感觉障碍，可伴有病变对侧同向性偏盲和失语。

3. 大脑前动脉闭塞 一侧大脑前动脉主干近端闭塞时，如前交通动脉开放，可因对侧代偿而无明显临床症状。当双侧动脉起源于同一大脑前主干时，大脑前动脉主干闭塞可出现双侧大脑前动脉供血区脑梗死，累及双侧大脑半球前、内侧，表现为淡漠、欣快等精神症状，以及双下肢瘫痪、尿潴留或失禁，并出现强握反射、吸吮反射等原始反射。当一侧大脑前动脉非近端闭塞时，可出现病灶对侧中枢性瘫痪，下肢重于上肢，可伴有轻度感觉障碍和失语，旁中央小叶受累时可出现尿潴留或失禁。大脑前动脉深穿支闭塞可出现病灶对侧面舌瘫，上肢轻偏瘫。

4. 大脑后动脉闭塞 大脑后动脉闭塞临床表现变异性大，梗死的范围和严重程度主要取决于动脉闭塞的位置和后交通动脉开放情况。大脑后动脉主干闭塞主要表现为病灶对侧偏瘫、偏身感觉障碍和同向性偏盲、丘脑综合征，优势半球受累时可出现失读。大脑后动脉皮层支闭塞可导致病灶对侧视野出现同向性偏盲，并伴有黄斑回避现象，可出现视幻觉、视物变形、视觉失认等，优势半球受累时可引起命名性失语和失读，非优势半球受累可出现体象障碍。不同的大脑后动脉深穿支闭塞可出现不同的临床表现。丘脑膝状体动脉闭塞可出现丘脑综合征，表现为病灶对侧偏身感觉障碍，以深感觉受累为主，出现自发性疼痛、感觉过度、轻偏瘫、共济失调，以及舞蹈样动作、手足徐动症和震颤等锥体外系症状。丘脑穿动脉闭塞可出现红核丘脑综合征，表现为病灶侧舞蹈样动作、意向性震颤、小脑性共济失调及病灶对侧偏身感觉障碍。大脑后动脉中脑支闭塞可引起韦伯（Weber）综合征，表现为病灶侧动眼神经麻痹、病灶对侧偏瘫；或是贝内迪克特（Benedikt）综合征，表现为病灶侧动眼神经麻痹、病灶对侧不自主运动和偏身感觉障碍。

5. 椎动脉闭塞 一侧椎动脉闭塞时，如另外一侧椎动脉可代偿，可无明显临床症状。约10%的患者一侧椎动脉先天发育细小，仅由另外一侧椎动脉供血，如果优势侧椎动脉发生闭塞，可引起严重的脑干梗死，病变范围等同于基底动脉闭塞或是双侧椎动脉闭塞后的梗死区域。患者可出现脑神经麻痹、四肢瘫和意识障碍等，症状较为严重。当小脑下后动脉或者是椎动脉供应延髓外侧的分支闭塞时，可引起延髓背外侧综合征（Wallenberg syndrome），表现为眩晕、恶心、呕吐、眼球震颤、声音嘶哑、吞咽困难，病灶侧小脑性共济失调和霍纳（Horner）征，可出现交叉性感觉障碍，即病灶侧面部痛温觉障碍、病灶对侧偏身痛温觉障碍。

6. 基底动脉闭塞 基底动脉主干闭塞表现为眩晕、恶心、呕吐、眼球震颤、复视、构音障碍、吞咽困难及共济失调等，病情进展迅速可出现延髓麻痹、四肢瘫、意识障碍和中枢性高热等，预后不良。基底动脉分支闭塞可导致脑干或小脑梗死，不同基底动脉分支的闭塞可引起不同的临床综合征。基底动脉短旋支闭塞可引起米亚尔-居布勒（Millard-Gubler）综合征，表现为病灶侧外展神经和面神经麻痹、病灶对侧偏瘫。基底动脉旁正中支闭塞可引起福维尔（Foville）综合征，表现为同侧凝视麻痹、病灶侧外展神经和面神经麻痹，病灶对侧偏瘫。闭锁综合征（locked-in syndrome）表现为双侧面瘫、延髓麻痹、四肢瘫，但因脑干网状结构未受累，患者意识正常，可睁眼或闭眼，眼球可进行垂直运动，为脑桥基底部双侧梗死所导致。基底动脉尖综合征（top of the basilar syndrome，TOBS），基底动脉尖端发出两侧大脑后动脉和小脑上动脉，闭塞后可导致中脑、丘脑、小脑上部、颞叶内侧和枕叶梗死，表现为眼球运动障碍、瞳孔异常、觉醒和行为障碍，可伴有记忆丧失及病灶对侧偏盲或皮质盲。

7. 无症状脑梗死 不少老年患者因其他疾病或症状进行影像检查时，也常常无意中发现有"梗死灶"，然而这些患者并没有出现肢体瘫痪、麻木或口齿不清等脑卒中的症状和体征，这种情况称为"无症状"或"静止性"脑梗死。老年人群中无症状脑梗死十分常见，发病率约是症状性脑梗死的10倍。无症状脑梗死是指患者既往没有发现明确的TIA或脑梗死症状，也无局灶性脑功能缺损的体征，但在进行头部CT或MRI检查时，发现有明确的脑梗死灶或是脑软化灶，病灶符合脑血管分布，且直径通常≥3mm。无症状脑梗死患者是症状性脑梗死和血管源性痴呆的高危人群。研究显示，无症状脑梗死患者发生急性症状性脑梗死的风险较一般人群增加 2～4 倍，即使在校正了年龄、性别等脑血管病危险因素后，无症状脑梗死仍是急性脑梗死的独立危险因素，其风险比为 1.5～3.3。

（三）辅助检查

1. 实验室检查 脑梗死的患者应进行实验室检查，以查找病因。

2. 心电图和超声心动图 有助于判断是否有心源性栓塞的可能。

3. 头部 CT 急诊头部 CT 平扫可准确识别绝大多数颅内出血，并帮助鉴别非血管性病变（如脑肿瘤），是疑似脑卒中患者首选的影像学检查方法。多模式 CT：灌注 CT 可区别可逆性与不可逆性缺血，因此可识别缺血半暗带，对指导急性脑梗死溶栓治疗有一定参考价值。

4. 多模式 MRI 包括 T_1WI、T_2WI、T_2 加权液体衰减反转恢复序列（T_2-FLAIR）、弥散加权成像（DWI/ADC 序列）、灌注加权成像（PWI）、梯度回波 T_2^*、磁敏感加权成像（SWI）等，见图 30-1。

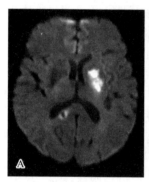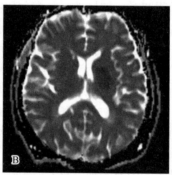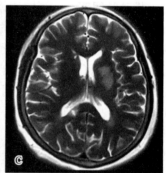

图 30-1 脑梗死 MRI
A. DWI 序列；B. ADC 序列；C. T_2WI 序列

5. TCD 和颈动脉超声 TCD 可以作为其他影像学检查的重要补充，可监测微栓子，检查颅内血流，评估颅内大血管狭窄或闭塞的情况，并判断侧支循环代偿情况。颈动脉超声能够发现颅外颈部血管病变，对于血管狭窄情况和斑块性质的判断有帮助。同时，TCD 可以急诊评价静脉溶栓的效果，及时选择合适的患者进行机械取栓治疗。

6. 血管评估 磁共振脑血管造影（MRA）、CT 血管造影（CTA）和数字减影血管造影（DSA）等都可提供有关血管闭塞或狭窄的信息。以 DSA 为参考标准，MRA 发现椎动脉及颅外动脉狭窄的敏感度和特异度为 70%～100%。MRA 和 CTA 可显示颅内大血管近端闭塞或狭窄，但对远端或分支显示不清。DSA 的准确性最高，仍是当前血管病变检查的金标准，但主要缺点是有创性和有一定风险。

（四）诊断

中老年患者突然出现局灶性的脑或视网膜功能缺损，症状常在数小时或数天内到达高峰，患者通常有脑梗死的危险因素，起病前可有反复的 TIA 发作，且临床症状符合颈内动脉系统或椎基底动脉系统及其重要分支缺血后的表现，影像学检查有助于早期诊断，血管造影可发现狭窄或闭塞的动脉。值得注意的是，心源性脑栓塞患者起病比大动脉粥样硬化性脑梗死患者更急，症状通常在数秒或数分钟达到高峰，任何年龄均可发病，病前常有心房颤动或风湿性心脏病等病史。

（五）鉴别诊断

1. 脑出血 脑出血多见于中老年人群，患者多有高血压病史，多在情绪激动或活动中起病，出现局灶性脑功能缺损症状或体征；起病急，在数分钟到数小时内达到高峰，可伴有颅高压症状，如头痛、呕吐和不同程度的意识障碍。头颅 CT 或 MRI 有助于明确诊断。

2. 蛛网膜下腔出血 蛛网膜下腔出血分为自发性和创伤性，各年龄组均可见，以青壮年多见，多在动态时起病，起病急骤，数秒至数分钟到达高峰，表现为剧烈的头痛，多伴有恶心、呕吐，多无局灶性神经功能缺损症状和体征，脑膜刺激征阳性，头部 CT、MRI 和脑脊液检查有助于明确诊断。

3. 颅内占位性病变 颅内肿瘤、硬脑膜下血肿和脑脓肿等也可引起局灶性神经功能缺损症状和体征，头部 CT 或 MRI 检查有助于明确诊断。

（六）治疗

脑梗死的治疗应根据病因、发病机制、临床类型和发病时间等确定治疗方案，在一般内科对症支持治疗的基础上，可酌情选用抗脑水肿、降颅压、脑保护等措施；在治疗时间窗内和组织窗内，积极再通血管、重建血流，可以挽救缺血半暗带；评估适应证和禁忌证，行静脉溶栓治疗或血管内介入治疗。

1. 一般对症支持治疗 脑梗死的患者发病时生命体征可发生波动，并可出现消化道出血、肺部感染等并发症。因此，应首先维持患者的生命体征平稳，并合理预防并发症，这对患者的预后十分关键。

（1）保持呼吸道通畅及吸氧：对于气道功能严重障碍者，应给予气道支持（气管插管或切开）及呼吸机辅助呼吸。必要时应给予氧气吸入，无低氧血症的患者不需要常规吸氧。

（2）血压控制：约 70% 的脑梗死患者急性期血压升高，目前针对脑梗死后早期是否应该立即降压、血压控制目标值和抗高血压药选择等仍缺乏可靠的研究证据。缺血性脑卒中后 24h 内血压升高的患者应谨慎处理。应首先处理紧张焦虑、疼痛、恶心呕吐及颅内压增高等情况。血压持续升高至收缩压≥200mmHg 或舒张压≥110mmHg，或伴有严重心功能不全、主动脉夹层、高血压脑病的患者，可给予降压治疗，并严密观察血压变化情况，避免使用引起血压急剧下降的药物。对于准备溶栓治疗及桥接血管内介入治疗的患者，血压应控制在收缩压<180mmHg、舒张压<100mmHg；根据血管开通情况控制术后血压水平，避免过度灌注或低灌注。

（3）控制血糖：①血糖超过 10mmol/L 时可给予胰岛素治疗，应加强血糖监测，血糖值可控制在 7.7～10mmol/L；②血糖低于 3.3mmol/L 时，可给予 10%～20% 葡萄糖口服或注射治疗。

（4）降低颅内压：严重的脑水肿和颅内压增高是急性重症脑梗死的常见并发症，常用的降低颅内压药物为甘露醇、呋塞米和甘油果糖，必要时给予去骨瓣减压手术治疗。

（5）营养支持：①正常经口进食者无须额外补充营养；②不能正常经口进食者可鼻饲，持续时间长者可行胃造口管饲补充营养。

（6）发热和感染：脑梗死患者发热的主要原因是中枢性高热或是并发感染。中枢性高热的患者主要通过物理降温降低体温。脑梗死患者易并发呼吸道感染或泌尿系感染，应加强护理积极预防，但不推荐预防性使用抗生素。

（7）上消化道出血：脑梗死患者可出现胃或十二指肠黏膜出血性糜烂或应激性溃疡，从而导致上消化道出血。

（8）心脏监测与心脏病变处理：脑梗死后 24h 内应常规进行心电图检查，必要时可持续心电监护 24h 或以上，并避免或慎用增加心脏负担的药物。

（9）癫痫：有癫痫发作时给予抗癫痫治疗，孤立发作一次或急性期癫痫发作控制后不建议长期应用抗癫痫药。脑梗死后 2～3 个月再发的癫痫，建议按癫痫常规治疗进行治疗。

2. 脑梗死的特殊治疗 特异性治疗指针对缺血损伤病理生理机制中某一特定环节进行的干预，包括改善脑部血液循环（静脉溶栓、血管内治疗、抗血小板、抗凝、降纤、扩容等方法）、他汀类药物及神经保护等。

（1）改善脑部血液循环：脑梗死需要救治的时间窗比较窄，静脉溶栓 3～6h、影像学半暗带评估指导下 9h、动脉溶栓 6h、机械取栓 6h；影像学半暗带评估指导下，符合条件可延长到 24h。越早解除脑血管梗阻，实现血管再通，恢复脑血流灌注，就能越多地拯救受损的脑细胞。

1）静脉溶栓：静脉溶栓是目前最重要的恢复梗死部位脑血流的措施。在溶栓时间窗内，有适应证，且排除禁忌证的脑梗死患者，可行静脉溶栓治疗，随着神经影像学的不断进步，目前静脉溶栓正在从时间窗向组织窗迈进。静脉溶栓的药物主要有重组组织型纤溶酶原激活剂（rt-PA）、尿激酶和替奈普酶，有效抢救半暗带组织的时间窗为 4.5h 内或 6h 内。

①静脉溶栓的适应证：年龄≥18 岁，发病 4.5h 内（rt-PA）或 6h 内（尿激酶），诊断为脑梗死，且有明确的神经功能缺损，头部 CT 已排除脑出血，患者或家属知情同意并签署知情同意书。

②静脉溶栓的禁忌证：既往有颅内出血病史、症状提示蛛网膜下腔出血、近 3 个月有严重的头颅外伤史或卒中史、颅内肿瘤、巨大颅内动脉瘤、3 个月内有颅内或椎管内手术、近 2 周有大型的外科手术史、近 3 周内有消化道或泌尿系出血、活动性内脏出血、主动脉弓夹层、近 1 周内有不易压迫止血部位的动脉穿刺、收缩压≥180mmHg 或舒张压≥100mmHg、有急性出血倾向（包括血小板计数低于 $100×10^9$/L）、24h 内接受低分子肝素治疗、口服抗凝血药且 INR＞1.7 或 PT＞15s、48h 内使用凝血酶抑制药或 Xa 银子抑制药或各种实验室检查异常（APTT、INR、血小板计数等）、血糖＜2.8mmol/L 或＞22.22mmol/L、头颅 CT 或 MRI 提示大面积脑梗死。

另外，欧洲卒中组织急性缺血性脑卒中静脉溶栓中明确，对于持续时间为 4.5～9h（发病时间明确）且 CT 或 MRI 核心/灌注失配（core/perfusion，mismatch）的缺血性脑卒中患者，以及不适合或未计划机械取栓的患者，建议阿替普酶静脉溶栓可能获益。对于醒后卒中患者，如果最近被见到正常的时间早于 4.5h 以上、MRI DWI-FLAIR 失配，并且不适合或未计划机械取栓，建议用阿替普酶静脉溶栓，可能获益。

2）血管内治疗：血管内治疗包括血管内机械取栓、动脉溶栓和血管成形术。

①血管内机械取栓：目前多项大型临床研究结果证实，对于合理筛选的大血管闭塞卒中患者，血管内机械取栓是近年急性缺血性脑卒中治疗最重要的进展，可显著改善急性大动脉闭塞导致的缺血性脑卒中患者预后。《中国急性缺血性脑卒中早期血管内介入诊疗指

南 2022》明确，在行静脉溶栓桥接机械取栓过程中，不应等待观察静脉溶栓的具体疗效。

A. 适应证：a. 急性缺血性脑卒中，影像学检查证实为大动脉闭塞。b. CT 排除颅内出血。c. 前循环闭塞发病时间在 6h 以内；前循环闭塞发病时间为 6～24h，经过严格的影像学筛选后可推荐血管内治疗；后循环大血管闭塞发病时间在 24h 以内，血管内治疗是可行的。d. 患者或法定代理人签署知情同意书。

B. 禁忌证：a. 严重活动性出血或已知有明显出血倾向者；b. 严重心、肝、肾等脏器功能不全；c. 结合患者病情资料及检查结果，预期生存期小于 90d。

②动脉溶栓：动脉溶栓使溶栓药物直接到达血栓局部，理论上血管再通率应高于静脉溶栓，且出血风险降低。然而其益处可能被溶栓启动时间的延迟所抵消。

③血管成形术：急诊颈动脉内膜切除术（CEA）/颈动脉支架置入术（CAS）治疗症状性颈动脉狭窄，有助于改善脑血流灌注，但临床安全性与有效性尚不明确。

3）抗血小板聚集：对于不符合静脉溶栓或血管内取栓适应证且无禁忌证的缺血性脑卒中患者，应在发病后尽早给予口服阿司匹林 160～300mg/d 治疗，急性期后可改为预防剂量 50～300mg/d。对于未接受静脉溶栓治疗的轻型脑梗死患者（NIHSS 评分≤3 分，NIHSS：美国国立卫生研究院卒中量表），在发病后应尽早启动阿司匹林联合氯吡格雷双重抗血小板治疗，维持 21d；对于存在颅内大动脉粥样硬化严重狭窄且非心源性脑梗死患者，可考虑双抗治疗，持续不超过 90d。接受双抗治疗的患者应密切观察出血风险。溶栓治疗的脑梗死患者，阿司匹林等抗血小板药应在溶栓后 24h 开始使用。不耐受阿司匹林的患者，可考虑选用氯吡格雷、替格瑞洛等药物替代。

4）抗凝治疗：急性期抗凝治疗虽已应用 50 多年，但一直存在争议。对于大部分脑梗死患者，不推荐无选择的早期应用抗凝治疗。对于少数特殊脑梗死患者，如放置心脏机械瓣膜，应谨慎评估风险与获益，在经充分沟通后选择使用。溶栓后 24h 内禁用抗凝药物。

5）改善脑血液循环与神经保护：脑梗死的治疗目的除了恢复大血管血供以外，脑侧支循环的代偿程度以及神经保护治疗也与患者的预后密切相关。神经保护剂的疗效与安全性尚需开展更多高质量临床试验进一步证实。

（2）他汀类药物：一些观察研究显示，他汀类药物可改善脑梗死患者的预后，但还需要高质量的随机对照试验或真实世界研究进行证实。脑梗死患者如发病前服用他汀类药物，可继续应用。

（3）中医中药治疗：可根据患者医院及具体情况选择。

3. 急性期并发症及其他情况的预防与处理

（1）出血转化的治疗：症状性出血转化的患者应停用抗血栓治疗。对于需要抗血栓治疗的患者，可在症状性出血转化病情稳定后 10d 至数周后开始抗血栓治疗，应谨慎权衡利弊。

（2）外科治疗：严重脑水肿和颅内压增高是急性重症缺血性脑卒中的常见并发症，是死亡的主要原因之一。对于大面积脑梗死伴严重颅内压增高的患者，必要时可施行去骨瓣减压手术，手术可降低病死率，减少残疾率，改善预后。对于小脑大面积梗死压迫脑干的患者，可行颅后窝减压。脑梗死出血转化时，如出血量大，如无禁忌，可行手术治疗。

（3）癫痫：不推荐预防性应用抗癫痫药物。卒中后 2～3 个月再发的癫痫，建议按癫痫常规治疗进行长期药物治疗。

（4）其他：应积极关注营养支持、压疮、深静脉血栓形成、卒中后情感障碍、肺炎、泌尿系感染，积极处理。

4. 早期康复治疗 卒中康复是脑卒中整体治疗中不可或缺的关键环节，可预防并发症，最大限度地减轻功能残疾，改善预后。在病情稳定的情况下应尽早开始康复治疗，脑卒中轻到中度的患者，可在发病 24h 后进行床边康复、早期离床期的康复训练，包括坐、站、走等活动。

5. 二级预防 脑梗死的复发风险很高，梗死后应积极处理各项可干预的脑卒中危险因素，尽早开始二级预防，从而降低脑梗死复发率。

六、脑小血管病

脑小血管病（cerebral small-vessel disease，CSVD）是严重危害我国人民健康的常见疾病，由于大多数起病隐匿，容易被患者甚至临床医师忽视。CSVD 是指各种病因影像脑内小动脉及其远端分支、微动脉、毛细血管、微静脉和小微静脉所导致的一系列临床、影像、病理综合征。CSVD 的发病率与年龄呈正相关。研究表明，在 60～70 岁的人群中，有 87% 存在皮质下脑白质高信号（white matter hyperintensity，WMH），68% 存在脑室周围 WMH；而在 80～90 岁的人群中，100% 存在皮质下 WMH，95% 存在脑室周围 WMH。

（一）病因和发病机制

脑小血管病依据病因可分为 6 大类，包括小动脉硬化、散发性或遗传性脑淀粉样血管病、其他遗传性脑小血管病、炎性或免疫介导的脑小血管病、静脉胶原病、其他脑小血管病。常见机制包括慢性脑缺血与低灌注、内皮功能障碍及血脑屏障破坏、组织间液回流障碍、炎症反应和遗传因素等，不同机制间存在交互作用。其中，慢性脑缺血与低灌注是较重要的致病机制，尤其是在增龄相关性 CSVD 中。年龄、高血压等因素可引起微小血管损伤，出现动脉硬化、管壁增厚、管腔变窄甚至闭塞，导致脑血流降低，慢性脑缺血引起髓鞘脱失，出现脑白质微结构改变，最终进展为影像学上的 WMH。脑小血管病急性发作的另一类型是小血管管壁破裂，引起脑微出血（cerebral micro-bleed，CMB），与高血压相关的脑微出血多位于内囊、外囊、脑桥或者小脑半球。

（二）临床表现

CSVD 的临床表现异质性较大，分为急性缺血性 CSVD、脑实质出血和慢性隐匿起病的临床综合征。急性缺血性 CSVD 表现为特定的腔隙综合征，慢性 CSVD 可无临床症状，多依靠影像学检查诊断。随着脑小血管病的病变部位和范围的扩大，疾病负担逐渐加重，患者可出现血管性认知障碍、运动障碍、情感障碍和二便障碍等症状。因此，对于有认知功能障碍、运动障碍、情感障碍和二便障碍的患者，尤其是老年患者，在排除了其他器质性疾病时，脑小血管病或许是临床医师应该考虑的疾病。

（三）辅助检查

1. 实验室检查 常规检查通常包括血常规、血糖、血脂、血电解质、凝血功能、心电图、24h 动态血压监测和心肌损伤标志物等。

2. 头部 CT 头部 CT 对于识别腔隙性脑梗死和脑白质病变的敏感度不理想，但有助于对脑小血管病急性发作时的脑实质出血进行鉴别。

3. 头部 MRI　头部 MRI 是诊断 CSVD 的首选影像学方法，包括 T_1WI、T_2WI、DWI、FLAIR 等序列，推荐完善 T_2-加权梯度回波序列（T_2-weighted gradient-recalled echo，T_2-GRE）、SWI 序列以检测微出血。标志性影像学改变包括近期皮质下小梗死、脑白质病变、腔隙、血管周围间隙、脑微出血、脑萎缩，具体见图 30-2。

（1）近期皮质下小梗死：在影像学上表现为近期发生的位于穿通动脉分布区的小梗死，T_1WI 序列中为低信号，T_2WI 和 FLAIR 序列中为高信号，轴位最大直径<20mm，冠状位或矢状位直径>20mm。病变多分布在内囊后肢、半卵圆中心、豆状核、丘脑前外侧，以及幕下区域（脑干和小脑）。

（2）腔隙：在 MRI 上表现为位于皮质下圆形或卵圆形的类似于脑脊液信号的充满液体的腔隙，在 T_1WI 序列中为低信号，T_2WI 序列中为高信号，FLAIR 序列中为中心低、外周包绕高信号环，直径为 3～15mm。

（3）脑白质高信号：表现为脑白质区域中大小不等的异常信号，在 T_2WI 和 FLAIR 序列为高信号，T_1WI 序列为等信号或低信号。WMH 病变早期为位于额叶和（或）枕角的小帽状病变，随病变加重，可延伸到皮质下白质区并发生融合。

（4）脑微出血：在 T_2-GRE 和 SWI 上，可见小圆形或卵圆形、边界清楚、均质性、信号缺失灶，但在 FLAIR、T_1WI 和 T_2WI 序列中不可见，主要位于皮质和皮质下或深部灰质和白质。

（5）血管周围间隙：表现为包绕血管、沿着血管走行的间隙。在影像学上，其平行血管走行时呈线样，垂直血管走行时呈现圆形或卵圆形，类似于脑脊液信号。表现为 T_1WI 和 FLAIR 序列低信号，T_2WI 序列高信号，直径一般<3mm，好发于基底节、皮质下、脑干等部位。

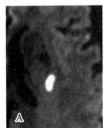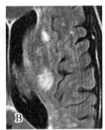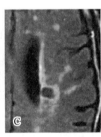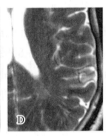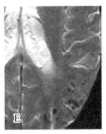

图 30-2　头部 MRI

A. 近期发生的皮层下梗死；B. 脑白质高信号；C. 腔隙；D. 血管周围间隙；E. 脑微出血

（四）诊断及鉴别诊断

脑小血管病的临床表现缺乏特异性，诊断高度依赖神经影像。如患者有脑血管病危险因素或家族史，临床上出现慢性渐进性行走困难、大小便障碍、情感障碍和认知功能下降等，在排除了其他疾病的情况下应考虑脑小血管病，应注意病变的部位、大小、形状、性质、数目及范围等情况。推荐完善头部 MRI 和相关辅助检查，并根据不同分型的影像学特征进行诊断和鉴别诊断；应用相应的评价量表对病变严重程度进行评估；对存在家族遗传倾向并且出现特殊临床症状的脑小血管病患者，建议完善基因检查。

（五）治疗

1. 对症支持治疗　对于脑小血管病急性发作时可能出现的一系列并发症，建议可参照相应的急性脑血管病急性期的治疗方案。

2. 对因治疗 应积极控制脑血管病危险因素，如高血压、糖尿病、高脂血症等。

3. 抗血小板治疗 建议使用的抗血小板药包括阿司匹林、氯吡格雷和西洛他唑，存在重度 WMH 以及大量 CMB 的患者应慎用抗血小板药；使用抗血小板药前，应进行脑出血的风险评估。当 WMH 合并少量 CMB（5 个以下）时，可以使用抗血小板药防治缺血性脑卒中，但对于脑出血风险高的患者，如收缩压大于 180mmHg 及 CMB 数目大于或者等于 5 个，应慎用。不推荐常规给予脑小血管病患者双重抗血小板药治疗。

4. 静脉溶栓 符合溶栓条件的患者，静脉应用阿替普酶是合理的，但是需个体化评估获益与风险，尽量减少缺血性卒中溶栓后脑出血和不良预后的发生。

5. 抗凝治疗 抗凝血药可增加脑出血的风险。脑小血管病患者，特别是伴有脑微出血的患者，应用抗凝治疗后，脑出血的风险可增加 7～10 倍。

6. 他汀类药物 他汀类药物对脑小血管病患者的治疗效果仍需进一步验证。有研究提示，他汀类药物还可能增加 CMB 及颅内出血风险，若 CSVD 合并大动脉粥样硬化仍需降脂治疗。

七、脑出血

脑出血（intracerebral hemorrhage，ICH）是指原发性非外伤性的脑内血管破裂，导致脑实质内出血，也称自发性脑出血，在脑卒中各亚型中发病率仅次于缺血性脑卒中，占急性脑血管病的 20%～30%。脑出血发病凶险，病情变化快，致死、致残率高，超过 70% 的患者发生早期血肿扩大或累及脑室，3 个月内的死亡率为 20%～30%。

（一）病因和发病机制

脑出血按照病因可将其分为自发性非创伤性脑出血和继发性脑出血。其中自发性非创伤性脑出血在脑出血中占 80%～85%，主要包括高血压脑出血（占 50%～70%）、脑淀粉样血管病（cerebral amyloid angiopathy，CAA；占 20%～30%）和不明原因脑出血（约占 10%）。继发性脑出血主要包括脑动静脉畸形、动脉瘤、血液疾病、梗死后出血转化和烟雾病等。

长期高血压使脑内小动脉管壁发生玻璃样变及纤维素样坏死，从而导致血管壁弹性减弱，当血压骤然升高时易引起血管破裂、出血。因此，高血压脑出血最常见的出血部位为基底节区，主要原因是基底节区供血的豆纹动脉以直角从大脑中动脉分出，容易受到压力较高的血流冲击。

脑淀粉样血管病在老年人的大脑中是一种常见的以 β 淀粉样蛋白（Amyloid β，Aβ）沉积于脑皮质、皮质下、柔脑膜中小血管的中膜和外膜，使得血管壁弹性减弱并易断裂从而导致脑血管功能障碍的一种疾病，目前其发病机制尚不十分明确。脑出血是 CAA 最常见的临床表现，出血部位通常是皮质及皮质下等区域，可表现为大面积症状性或点状无症状性，具有多发性和反复性的特点。中老年人以痴呆、精神症状、反复或多发性脑叶出血为主要临床表现，无明显或仅有轻度高血压和脑动脉硬化征象，在排除其他原因时高度考虑 CAA。

（二）临床表现

脑出血常发生于中老年人，常有高血压病史，多于活动或情绪激动时发病，一般无前驱症状，迅速出现头痛、呕吐、肢体瘫痪等，可有不同程度的意识障碍和癫痫发作，症状通常在数分钟至数小时内到达高峰。临床表现的严重程度主要取决于出血量和出血部位。

1. 基底节区出血 以壳核出血最为常见，占脑出血的30%~50%，其次为丘脑出血，尾状核出血相对少见。

（1）壳核出血：主要是由于豆纹动脉破裂引起，临床表现主要取决于出血部位核血肿大小。壳核出血血肿向内扩展到内囊时可表现为病灶对侧肢体偏瘫、偏身感觉障碍和同向性偏盲；还可表现为双眼向病灶侧凝视，优势半球受累时可出现失语，出血量大时可出现意识障碍，出血量小可仅表现为纯运动障碍或感觉障碍。

（2）丘脑出血：主要是由于丘脑穿通动脉或丘脑膝状体动脉破裂引起，出血累及内囊时可引起病灶对侧偏瘫，多为下肢重于上肢；感觉障碍明显，深浅感觉均受累，但以深感觉损害为重，可伴有自发性疼痛或感觉异常；优势半球受累时可出现失语，非优势半球受累时可有体象障碍。丘脑出血还可引起精神行为异常和丘脑性痴呆。丘脑出血血肿向下压迫下丘脑和脑干时，可引起眼球运动障碍；血肿波及丘脑下部或破入第三脑室时，可引起意识障碍加重、瞳孔缩小、中枢性高热等。

2. 脑叶出血 占脑出血的5%~10%，多由CAA、脑动静脉畸形、烟雾病等原因引起。与基底节区出血相比，出血量一般不大，血肿常局限于一个脑叶，以顶叶出血多见，常表现为头痛、呕吐及出血脑叶的局灶定位体征。

3. 脑干出血 脑桥出血多见，多由基底动脉脑桥支破裂引起。临床表现取决于血肿大小，出血量小时，表现为脑神经交叉瘫，双眼可向病灶侧凝视；出血量大时，血肿波及双侧脑桥被盖部和基底部，患者很快出现昏迷、针尖样瞳孔、四肢瘫痪、呼吸障碍、去大脑强直等，预后极差。

4. 小脑出血 最常见的出血动脉为小脑上动脉的分支，累及小脑齿状核。发病突然，患者出现眩晕、共济失调，可伴有呕吐和头后部疼痛。出血量不大时，主要表现为小脑受累的局灶性症状和体征；出血量大时，血肿可压迫脑干，患者很快出现昏迷、针尖样瞳孔、呼吸障碍等，最后致枕骨大孔疝而死亡。

5. 脑室出血 由脉络丛血管或室管膜下动脉破裂出血，血液流入脑室引起。临床症状取决于出血量，出血量小时，与蛛网膜下腔出血表现相似；出血量大时，患者迅速出现昏迷、针尖样瞳孔、去大脑强直等症状，预后差，多迅速死亡。

（三）辅助检查

1. 实验室检查 对脑出血的患者应进行常规的实验室检查以评估患者的基本情况和排除相关疾病。常规的检查通常包括血常规、血糖、血脂、血电解质、凝血功能、心电图和心肌缺血标志物等。对于怀疑CAA的患者，可行 *ApoE* 基因检测。

2. 头部CT检查 头部CT仍是目前临床上确诊脑出血的首选检查。CT平扫可迅速、准确地显示血肿的部位、出血量大小、是否存在占位效应，以及破入脑室或蛛网膜下腔，也可以显示血肿周围脑组织受损情况；随访复查头部CT，还可观察出血的动态变化情况，有助于指导治疗和判定预后。CTA和增强CT的"点样征（spot sign）"有助于预测血肿扩大风险，必要时可行有关评估，见图30-3。

3. 头部MRI 脑出血的MRI表现较为复杂，发病1d内，血肿呈等或低 T_1 信号、高或混合 T_2 信号；第2天至1周内，血肿呈等或低 T_1 信号、低 T_2 信号；第2~4周，血肿

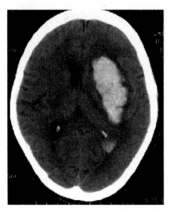

图 30-3 头部 CT（脑出血）

呈高 T_1 信号、高 T_2 信号；4 周后，血肿呈低 T_1 信号、高 T_2 信号。

4. 其他 如怀疑血管病变（如血管畸形等）或肿瘤者，可选择行 CTA、CTV、增强 CT、增强 MRI、MRA、MRV 或 DSA 检查，以明确诊断。

（四）诊断

中老年人群，急性起病，出现局灶性脑功能缺损症状（少数为全面神经功能缺损），常伴有头痛、呕吐、血压升高，以及不同程度的意识障碍，行头部影像学检查显示出血灶，可以迅速明确诊断。

（五）鉴别诊断

1. 脑梗死 脑出血应与脑梗死进行鉴别，脑梗死患者常在安静或睡眠时发病，发病后数小时至数天内到达高峰，头痛、意识障碍等相对少见，头部影像学检查有助于鉴别。

2. 蛛网膜下腔出血 以中青年发病多见，血压正常或增高，常见病因为动脉瘤、血管畸形；起病急骤，发病前多有明确诱因，如剧烈运动、用力排便等；表现为剧烈头痛，多无局灶性神经系统定位体征，脑膜刺激征明显，头部影像学及脑脊液检查有助于鉴别。

3. 外伤性颅内血肿 以颅内压增高的症状为主，多有头部外伤史，头部影像学检查有助于鉴别。

4. 其他 对发病突然、迅速昏迷、局灶性体征不明显患者，还应与引起昏迷的全身性疾病及代谢性脑病相鉴别，完善相关辅助检查。

（六）治疗

脑出血的治疗包括内科治疗和外科治疗，大多数患者以内科治疗为主，如果病情危重或发现有继发原因，且存在手术适应证者，应进行外科治疗。脑出血的基本治疗原则为脱水降颅压，减轻脑水肿；调整血压、血糖；防止继续出血；保护血肿周围脑组织，促进神经功能恢复；防治并发症。

1. 内科治疗

（1）一般治疗

①卧床休息：脑出血后一般应卧床休息 2~4 周，避免情绪激动及血压波动。

②保持呼吸道通畅及吸氧：对于气道功能严重障碍者应给予气道支持（气管插管或切开）以及呼吸机辅助呼吸。必要时应给予氧气吸入。

③吞咽困难：短期吞咽困难的治疗可通过鼻饲管进食，避免液体缺失和营养失衡，以及吸入性肺炎。

④发热和感染：中枢性高热的患者主要通过物理降温降低体温。脑出血患者易并发呼吸道感染或尿路感染，应加强口腔护理，及时吸痰，积极防止患者误吸；尿失禁或尿潴留的患者可留置导尿，并行膀胱冲洗；昏迷的患者可酌情使用抗生素。

（2）脱水降颅压，减轻脑水肿：脑出血患者颅内压增高的主要原因为早期血肿的占位效应和血肿周围脑组织水肿，脑出血后 48h，脑水肿到达高峰，并可维持 3~5d 或更长时间。颅内压增高为脑出血患者死亡的主要原因，因此降低颅内压十分重要。常用的控制颅内压增高的方法包括：①抬高床头，患者应卧床、适度地抬高床头，并且严密监测生命体征；②镇静和镇痛；③药物，可给予甘露醇和高渗生理盐水静脉滴注，用量及疗程应个体化而定，必要时也可用呋塞米、甘油果糖和白蛋白。

（3）调控血压：脑出血的患者应综合管理患者的血压，血压升高时，应分析升高的原因，再根据血压情况决定是否进行降压治疗。对于收缩压为 150～220mmHg 的住院患者，在没有急性降压禁忌证的情况下，数小时内将血压降至 130～140mmHg 是安全的，但其对预后的影响仍有待进一步验证；对于收缩压大于 220mmHg 的脑出血患者，在密切监测血压的情况下，持续静脉输注药物控制血压可能是合理的，收缩压的目标值为 160mmHg；在降压过程中，应严密监测血压水平的变化，避免血压波动，应每隔 5～15min 进行 1 次血压监测。

（4）血糖管理：脑出血患者血糖值可控制在 7.8～10.0mmol/L。

（5）亚低温治疗：局部亚低温治疗是脑出血的一种新的辅助治疗方法。研究显示，亚低温治疗可减轻患者脑水肿，减少自由基生成，促进神经功能恢复，改善患者预后，可在脑出血早期应用。

（6）纠正凝血功能：对于有严重凝血因子缺乏或血小板减少的患者，推荐补充相应的凝血因子和血小板；应用华法林后出现脑出血的患者，应立即停用，并补充维生素 K_1；应用肝素引起的脑出血，应立即停用肝素，给予鱼精蛋白。使用抗血栓药物发生脑出血时，应立即停药，何时、如何恢复抗血栓治疗需要进行评估，权衡利弊，结合患者具体情况决定。

（7）防治并发症：对于脑出血的患者，还应积极防治上消化道出血、下肢深静脉血栓形成、心肌梗死等并发症。

2. 外科治疗　外科手术以其快速清除血肿、缓解颅内高压、解除机械压迫的优势成为大量脑出血治疗的重要方法。手术的主要目的是挽救生命、降低致残率。手术的方法主要包括开颅血肿清除术，微创血肿清除术、去骨瓣减压术等。

对于大多数原发性脑出血的患者，外科开颅手术的治疗效果尚不能充分肯定，不主张无选择地常规选择外科开颅手术，微创治疗是安全的、有助于降低病死率。以下情况，可个体化考虑外科治疗：①出现神经功能恶化或脑干受压的小脑出血者，无论是否有脑室梗阻导致脑积水的表现，都应尽快手术清除血肿，不推荐单纯脑室引流而不进行血肿清除；②对于脑叶出血超过 30ml 且距离皮层表面 1cm 以内的患者，可考虑外科手术清除血肿；③发病 72h 内、血肿体积 40ml、GCS≥9 分的幕上高血压脑出血患者，在有条件的情况下，经严格选择后可应用微创手术联合或不联合溶栓药物液化引流清除血肿；④40ml 以上的重症脑出血患者，由于血肿占位效应导致意识障碍恶化者，可考虑微创手术清除血肿；⑤微创治疗应尽可能清除血肿，使治疗结束时残余血肿体积≤15ml；⑥病因未明确的脑出血患者行微创手术前应进行血管相关检查（CTA/MRA/DSA）排除血管病变，规避和降低再出血风险；⑦脑室出血的患者可考虑行单纯脑室引流联合 rt-PA 治疗，有助于降低病死率，联合腰椎穿刺置管引流有助于加速清除脑室出血，降低行脑室腹腔分流的风险。

3. 康复治疗　应根据脑出血患者的具体情况，遵循康复治疗的总原则，对患者早期进行肢体功能、言语障碍和心理等的康复治疗。

（七）预防

应对脑出血患者进行复发风险评估，并针对病因控制危险因素，积极治疗高血压是预防脑出血复发的有效手段。

思 考 题

1. 老年脑血管病的危险因素有哪些？
2. 老年脑小血管病的磁共振影像学表现有哪些？
3. 试述脑淀粉样血管病的概念及临床表现。

（王兴邦　单培彦）

第三节　老年认知障碍诊治要点及研究进展

一、老年认知障碍的概念

老年认知障碍为脑部疾病所致的综合征，为清醒意识状态下的认知功能损害，包括记忆、视空间、语言、执行、注意力、理解、概括、计算、判断、情感及人格改变等方面的障碍。

老年认知障碍包括主观认知功能下降（SCD），即仅有主诉或被诉主观认知减退，但无客观量表等检测下降的依据；轻度认知功能障碍（MCI），即认知损害未影响到独立的日常生活功能，既有主观认知减退的主诉，也有客观量表等检测的依据；痴呆（dementia）：即认知障碍致日常生活的独立性受损。

MCI 包括 AD 源性 MCI（MCI due to AD 或 prodromal AD）和非 AD 源性 MCI（脑内无老年斑病理的认知功能轻度减退，如脑血管因素的 mVCI、抑郁失眠因素的 MCI 等）。痴呆包括脑萎缩退行性变因素的阿尔茨海默病（AD）、额颞叶痴呆（FTD）、路易体痴呆（DLB）；脑血管因素的血管性痴呆（VD）；其他颅内疾病所致的脑病，如肿瘤、外伤、脑积水及免疫、感染、代谢、遗传、营养、中毒等；全身性疾病导致的脑病，如肺性、肝性脑病等。

二、老年认知障碍相关疾病

（一）阿尔茨海默病

阿尔茨海默病（Alzheimer's disease，AD），也称老年性痴呆，是 1907 年德国精神科医师 Alois Alzheimer 教授描述此病并以其名字而命名。AD 是最常见的一类痴呆疾病，以老年斑（SP）及神经原纤维缠结（NFT）的病理性损坏所致脑部神经系统退行性萎缩为特征；以隐匿渐进性发展的认知障碍为特点；以认知症状、量表、影像学、脑脊液或 PET 的 Aβ、P-tau 蛋白标志物为诊断依据。

1. AD 的流行病学　调查指出，我国 60 岁以上痴呆患者约 1507 万，其中 AD 患者 983 万，早发型 AD（<65 岁）较为罕见，我国 65 岁以上老年人痴呆患病率为 4%～6%；全球 AD 患者约为 4000 万，发展中国家较发达国家患病率高；MCI 约 3877 万人。2018 年中国

一项荟萃分析，汇总 22 个省份的 48 项流行病学调查，涉及 10.2 万名受试者，结果显示，我国 60 岁以上老年人的 MCI 整体患病率约为 14.7%，呈女性多于男性、农村高于城市的分布特点。全球 60 岁以上老年人 MCI 患病率为 5.0%～36.7%。AD 死亡率已位居各种疾病第 4 位，继心脏病、肿瘤、脑卒中之后，美国每年死于 AD 的人数超过 10 万人，经济支出是在癌症和心脏病后的第 3 位花费最大的疾病。

2. AD 的危险因素及发病机制　AD 的发病与年龄、遗传、慢性病、生活习性、环境等多种因素相关。家族遗传性 AD 占 5%～10%，由突变的致病基因（*APP*、*PS1*、*PS2*）导致；散发性 AD 常见，其中遗传频率相关危险基因 *ApoEε4/4* 纯合子终生罹患 AD 的风险 >50%，*ApoEε3/4* 杂合子为 20%～30%，全基因组关联性分析（GWAS）发现了 AD 风险相关的遗传基因位点，与 APP 相关的为 *ADAM10*、*PLD3*、*SORL1*、*ABCA7*、*PICALM*、*INPP5D*、*CLU*，与 tau 相关的为 *CASS4*、*FERMT2*、*BIN1*，与乙酰胆碱相关的为 *ABCA7*、*SLC24A4*、*CLU*，与免疫相关的为 *TREM2*、*CR1*、*CD33*、*INPP5D*、*EPHA1*、*CLU*，与胞吞相关的为 *SORL1*、*CD2AP*、*RIN3*、*PICALM*、*BIN1*、*EPHA1*、*PTK2B*、*MEF2C*，与骨架及突触相关的为 *DSG2*、*CASS4*、*FERMT2*、*NME8*、*CELF1*，与表观遗传学相关的为 *ZCWPW1*，未知功能的为 *UNC5C*、*PLD3*，这些基因位点参与 AD 发病机制。血压、血糖的过高或过低、外伤、吸烟、酗酒、缺乏脑体活动、低教育水平、视听下降、抑郁失眠、营养不良、独居、内向均是 AD 的危险因素。

AD 是一个连续疾病谱，AD 临床前期 10～25 年已发现病理损害，其主要病理学特征为 β 淀粉样蛋白（Aβ）沉积成病理性炎性老年斑、tau 蛋白过度磷酸化（P-tau）形成神经原纤维缠结（NFT）、神经元缺失及胶质细胞增生等。Aβ 及 P-tau 异常蛋白侵害海马、内侧颞叶、顶叶及额叶等认知区域致脑萎缩，导致神经递质乙酰胆碱（acetylcholine，ACh）、5-羟色胺（5-HT）、脑源性神经生长因子（BNGF）等缺乏，以及谷氨酸（Glu）、胰岛素信号等转导障碍、免疫炎性损害、氧化应激、血管受损、脑低血流灌注、血脑屏障破坏等。

3. AD 的临床表现　AD 的发展分为 3 个阶段，即临床前 AD（preclinical AD）、AD 源性轻度认知障碍（MCI due to AD 或 prodromal AD）及 AD 源性痴呆（dementia due to AD）。

（1）AD 源性 MCI 最常见的症状：主要表现为学习新知识、近事记忆能力减退，如频繁持久出现重复提问或赘述、无法记清时间和预约事件；语言功能障碍可表现为找词困难、命名困难、赘述、句子及短语重复障碍；视空间功能障碍可表现为定向力障碍、物体识别障碍、不能操作连续的动作、不会使用牙刷、筷子失用等；执行功能障碍可表现无法提前制订计划，以及对事情的理解、反应、完成困难及重复动作等；注意下降可表现为坐卧不安、注意力容易涣散等。AD 源性 MCI 患者的基本日常生活活动能力正常，如穿衣、吃饭、洗澡等，但存在复杂的工具性日常生活活动能力轻微损害，如理财、购物、出访等工具性日常能力或社会功能轻度损害。患者难以处理复杂财务问题，使用现金购物、转账的能力较同龄健康人下降；在日常做饭及使用电话、遥控器、手机或其他复杂家用电器，以及搭乘公共交通工具等行为上存在困难。社会功能轻度损害表现为社会关系减少，与亲友交流方式改变等。AD 源性 MCI 患者精神行为症状（NPI）患病率为 35%～85%，甚至早于认知功能损害，易被误诊为精神疾患；患者常见淡漠、抑郁、焦虑、睡眠障碍、易激惹、激越等，出现 NPI 是预测 MCI 向 AD 转化的重要指标。

（2）典型的 AD 临床表现：AD 病理从内嗅皮层、海马、内侧颞叶进而蔓延至相关新皮质区。这种病变损害的区域顺序导致典型的 AD 临床表现一般遵循从海马、颞叶损害的记忆、言语障碍，逐渐发展至顶叶受损的失认、失用等视空间觉障碍，再进一步累及额叶使执行、注意力及精神行为障碍的发展规律。强调以情景记忆障碍为主的海马型遗忘为AD首发症状，并是贯穿AD整个病程的主要临床表现。

（3）非典型的AD临床表现：与典型临床表现不同的亚型包括非遗忘型局限性皮质萎缩症（如进展性非流利性失语、命名性失语，以及后皮质萎缩）和AD额叶变异型。这些疾病症状如有AD样病理生化标识的支持，可诊断为非典型的AD，这种类型的AD可能仅在疾病的晚期才出现记忆缺陷。

（4）AD的ABC 3大临床表现

A. 即日常生活活动（activity of daily living，ADL）自理能力下降，包括基本日常生活活动能力（如大小便、吃饭、穿衣、个人卫生、洗澡、步行）和应用日常基本生活工具的能力（打电话、购物、管理钱财、烹调、整理家务、洗衣、吃药、坐车）下降。

B. 即痴呆的行为和精神症状（behavioral and psychological symptoms of dementia，BPSD）异常，包括知、情、意3个方面。知即知觉、思维内容的错乱，有妄想、幻觉、错认等；情即情感、情绪症状，有皮质背外侧损害所致的阳性精神症状（如激越、焦虑、躁狂）和皮质内侧损害所致的阴性精神症状（如抑郁、淡漠）；意即意志力、人格改变，是指攻击、抱怨、脱抑制、侵扰、违拗、漫游等症状。BPSD多以认知损害为基础，如被窃妄想常因记忆障碍，找不到所放的东西，而怀疑被人偷窃。

C. 即认知功能障碍（cognitive impairment），是AD的基础症状，包括失忆、失认（如时间、地点、人物）、失语、失用、视空间能力下降、抽象思维障碍、执行功能障碍等。

（5）AD的临床特点及病程：AD多起病于65岁以后，隐袭起病，缓慢进展，一般病程8~12年。根据其病情严重程度可分为轻、中、重度3个阶段。

第一阶段（1~3年）：为轻度痴呆期。表现为近期记忆力下降，近事遗忘，思维的敏捷性、分析判断思考及创造力减退，不能很好适应周围环境；学习能力下降，不能掌握新技术，对工作的承受能力下降；复杂视空间能力差，言语词汇少，可伴有情感淡漠、性格改变；社交困难，操作复杂的基本生活工具困难。无运动系统障碍，EEG检查正常，头部CT检查正常或MRI海马及内嗅皮层轻度萎缩。

第二阶段（2~10年）：为中度痴呆期。表现为近远期记忆损害，视空间障碍，时间地点定向障碍，流利性失语，失认、失用，计算能力下降，仪表个人卫生需要帮助，可有情绪不稳、忧郁、呆滞、易激惹、人格改变。EEG和CT开始有变化。

第三阶段（5~12年）：为重度痴呆期。表现为智能的全面衰退和运动系统障碍。四肢强直或屈曲，括约肌障碍。EEG弥漫性慢波。头部CT/MRI显示脑明显萎缩。

4. AD的神经心理量表评估　可采用成套神经心理量表评估，包括认知筛查、认知亚项（记忆、执行、注意力、视空间觉、语言）、日常生活、精神行为、抑郁焦虑，见表30-3。

表30-3　常用神经心理测验量表分类

临床用途	常用量表
轻度认知功能障碍（MCI）筛查	蒙特利尔认知评估量表（MoCA）（总分30分，正常参考分≥27分）
	临床痴呆评定量表（CDR）（CDR=0.5）
	总体衰退量表（GDS）（2、3级）
痴呆筛查	简易智力状态检查量表（MMSE）（总分30分，正常参考分≥27分）
	画钟测验（CDT）（总分30分，正常参考分>19分）

续表

临床用途	常用量表
认知疗效的评估	多用于药物临床研究观察
轻中度认知障碍	Alzheimer 病评定量表-认知（ADAS-Cog）
重度认知障碍	严重损害量表（SIB）
认知变化检测	临床总体印象-变化量表（CGIC）（1～3 分改善，4 分无变化，5～7 分恶化）
	临床医师访谈时对病情变化的印象补充量表（CIBIC-Plus）
认知功能亚项	
记忆力检测	Rey 听觉词语学习试验（RAVLT）瞬时记忆（总分 75 分，正常参考分>15 分）
	延迟回忆（总分 15 分，正常参考分>4 分）
注意力检测	数字广度（DST）（顺背：总分 12 分，正常参考分>6 分；倒背：总分 10 分，正常参考分>4 分）
执行功能检测	连线测试
	数字符号转换测验（SDMT）（正常参考分>21 分）
	画钟测验（CDT）（总分 30 分，正常参考分>19 分）
	Stoop 色词测验（CWT）（总分 50 分，正常参考分>39 分，完成时间）
语言检测	波士顿命名测验（BNT）（总分 30 分，正常参考分>24 分）
	语言流畅性
日常生活活动能力的评估	日常生活活动能力量表（ADL）（总分 80 分，正常参考分<26 分）
	日常生活活动量表（ADCS-ADL）
精神行为评估	神经精神症状问卷（NPI）
痴呆分级	临床痴呆评定量表（CDR）（0 正常，0.5MCI，1 痴呆轻度，2 痴呆中度，3 痴呆重度）
	总体衰退量表（GDS）（1～2 正常，2～3MCI，3～4 痴呆轻度，4～5 痴呆中度，6～7 痴呆重度）
鉴别与排除诊断	Hachinski 缺血指数量表（HIS）（AD<4，混合 4～7 分，VD>7 分）
	汉密尔顿抑郁量表（HAMD）（总分 56 分，正常参考分<8 分）
	汉密尔顿焦虑量表（HAMA）（总分 56 分，正常参考分<8 分）
	匹兹堡睡眠质量指数量表（PSQI）（总分 21 分，正常参考分<5 分）

5. AD 的辅助检查 体液检测的项目主要围绕血液、尿液和脑脊液展开。血液检测的目的是能够揭示认知障碍疾病的病因，发现潜在的危险因素，发现存在的伴随疾病或并发症。

（1）血叶酸、维生素 B_{12}、甲状腺功能、HIV、梅毒螺旋体抗体检测，以排除由于叶酸、维生素 B_{12} 缺乏、感染及甲状腺功能减退导致的痴呆。

（2）血浆 Aβ42/Aβ40 比值降低，血浆 P-tau181、P-tau217、P-tau231 浓度升高有助于 AD 诊断及鉴别非 AD 痴呆（如 FTD 等）。

（3）基因检测。致病基因突变（*APP*、*PSEN1* 或 *PSEN2*）有助于识别早发型、家族性 AD，*ApoE* 及 GWAS 报道的 AD 相关基因检测有助于散发性 AD 的筛查。囊括上述的 AD 基因检测试剂盒有助于筛查诊断 AD。

（4）脑脊液：Aβ42/Aβ40 降低、tau 或 P-tau181 浓度升高、P-tau181/T-tau 比值降低、Aβ42/P-tau 比值降低有助于 AD 的诊断与鉴别。

（5）脑电图（electroencephalogram，EEG）和脑电地形图。AD 的早期可无 EEG 特异性改变，中晚期可出现颞、顶、额的慢波，其异常程度主要与痴呆轻重有关。

（6）头部 CT 及 MRI 检查显示颞叶内侧区域局部萎缩如海马萎缩（MRI 冠状位，Philip 目测评分：0～1 分正常，1～2 分 MCI 或轻度，3 分中度，4 分重度）支持 AD 诊断；不典型 AD 如后部皮质萎缩，发现顶颞叶萎缩具有意义；还有助于除外颅内其他病因，如血管性改变（白质异常信号、腔隙状态和微出血）。

（7）Aβ-PET 阳性是目前最具有诊断 AD 价值的检测手段，阴性的排除价值很高，与 tau-PET 结合可提高 AD 诊断的准确性。Aβ-PET 阳性预测非痴呆受试者进展为 AD 的敏感性可达 95%（特异性＜60%）。

6. AD 的诊断标准　AD 的国内外权威诊断指南众多,目前临床应用较为广泛的为2011年 NIA-AA 指南，可以根据临床资料进行诊断，几乎适用于所有医疗机构；及 2018 年的 ATN 诊断指南，依赖于生物标志物进行诊断，适用于有标志物检测手段的大型 AD 研究及医疗机构。

（1）世界卫生组织国际疾病分类的诊断标准（ICD-10）。

（2）1984 年，美国国立神经病学、语言障碍和卒中老年性痴呆和相关疾病学会诊断标准（NINCDS-ADRDA）。

（3）2011 年美国国立老年研究院及阿尔茨海默病协会（National Institute on Aging and the Alzheimer's Association workgroup and Alzheimer's Association，NIA-AA）的阿尔茨海默病诊断标准。将 AD 分为 3 个阶段，AD 临床前阶段（the preclinical of AD）：以 Aβ 及 tau（PET 或 CSF）标志物阳性为诊断依据；AD 轻度认知功能障碍阶段（MCI due to AD）：有认知症状下降，认知量表检测较正常下降 1.5 标准差，但未影响到日常生活活动能力，生物标志物检测有助于诊断；AD 痴呆阶段（the dementia of AD）：有明确的认知障碍症状及量表评估依据，已影响到日常生活能力见表 30-4、表 30-5。AD 的生物标志物可提高其诊断及鉴别。

表30-4　痴呆的核心临床诊断标准

具备以下认知或行为（神经-精神）症状时可以诊断为痴呆

1. 日常生活工作能力受损，且

2. 生活能力和执行能力较先前水平降低，且

3. 无法用谵妄或其他严重精神疾病来解释

4. 认知损害可由以下方式发现或诊断：①病史采集（患者及知情者）；②客观认知评价（神经心理、精神状态测试，神经心理测试应在常规病史采集及精神状态检查不能提供确信诊断时进行）

5. 认知或行为受损至少包括以下中的 2 项。①学习记忆新信息功能受损，症状包括重复的发问或话语、乱放个人物品、忘记重要事件或约会、在熟悉的地方迷路；②推理及处理复杂任务的能力受损、判断力受损，症状包括对危险缺乏理解、不能胜任财务管理、决断力差、不能计划复杂的和一连串的活动；③视空间能力受损，症状包括无法识别面孔或常见物品、视力良好不能发现正前方物品、不能使用简单的工具或衣物与躯体关系定向困难；④语言功能受损（说、读、写），症状包括说话时找词困难、犹豫，说话、拼写和书写错误；⑤人格或行为举止改变，症状包括非特异的情绪波动，如激越、动机受损、主动性丧失、淡漠、动力缺乏、社会退缩，对先前所从事的活动兴趣降低、悟性丧失、强迫行为，出现社会不当行为

熟练的临床医师根据患者和知情者所提供的日常生活事件的描述作出诊断。

表30-5　很可能AD痴呆的核心临床诊断标准

符合痴呆诊断标准，并具以下特点

1. 隐匿起病，缓慢进展，数月至数年，并非数小时或数天

2. 报告或观察到明确的认知功能恶化，且

3. 病史及体检发现早期显著的认知障碍，如下分类。①遗忘表现：AD 最常见症状，学习、回忆新近习得的知识功能受损，及至少一项认知功能受损证据。②非遗忘表现：A. 语言障碍，最突出的缺损是找词困难，同时存在其他认知功能受损。
　　B. 视空间障碍，最突出的受损是空间认知受损，包括物体、面容、动作失认、失读，同时还表现其他认知区域受损。
　　C. 执行功能障碍，最突出的缺损是推理、判断及解决问题能力受损，同时还表现其他认知区域受损。

4. 排除　VD、DLB、FTD 及其他

VD. 血管性痴呆；DLB. 路易体痴呆；FTD. 额颞叶痴呆

7. AD 的预防与治疗

（1）AD 的预防：控制危险因素，如血压、血糖、血脂等血管因素，避免独居、吸烟、饮酒等不良生活方式，加强脑体锻炼、提高受教育程度、保持良好心理状态、减少外伤和视听力下降、改善睡眠、慎用导致认知下降的药物[如苯二氮䓬类、抗精神病药、苯海索（安坦）等]。

抗 Aβ 抗体：适用于 AD 的临床前期、MCI 及早期阶段，如 Aducanumab、Lecanemab（BAN2401）、Donanemab；针对 tau 蛋白的在研新药分为小分子抑制药、tau 蛋白单克隆抗体等，如 LMTM（TRx0237）、Semorinemab、Zagotenemab（LY3303560），有可能延缓疾病的发展及转化为 AD。

（2）AD 的综合治疗：根据国际上较权威的治疗指南，建议 AD 治疗采用一线抗痴呆药物，对精神行为、危险因素、认知康复进行综合管理。

1）胆碱酯酶抑制药（ChEI）为一线抗痴呆药物。包括多奈哌齐 5～10mg/d 和卡巴拉汀贴剂 9.0mg/d（5cm，相当 12mg/d 胶囊）、13.5mg 贴剂、18mg 贴剂，以及加兰他敏 24mg/d，可产生较好的治疗和维持效果。当一种 ChEI 初始缺乏满意的疗效或不耐受时，可换用另一种 ChEI 可获益；随病程加重，当一种 ChEI 不能有效控制疾病发展时，可联合应用 ChEI，注意滴定加量及临床的安全性。ChEI 可出现胆碱能样外周反应，如恶心、呕吐、腹泻、头晕、低血压、心率慢、急性哮喘及急性胃溃疡等，慎用。

2）谷氨酸受体拮抗药：美金刚为一线抗痴呆药物。20mg/d 对 AD 痴呆的认知和总体有疗效，美金刚联合胆碱酯酶抑制药治疗中、重度或进展性 AD 的认知、总体、行为有疗效。

3）甘露特纳：可纠正肠道菌群紊乱、抗免疫炎性。甘露特纳 900mg/d 对 AD 轻、中度患者的认知障碍有治疗作用。为我国抗 AD 的 1 类新药。

联合用药获益更大，联合治疗比单药可让患者更有效获益，联合应用有相互增效的作用。可根据患者的病情程度、进展速度及个体差异选择单药或联合治疗。坚持随访，对疗效进行评估。EFNS 指南建议，应至少每 3～6 个月随访一次，对治疗进行评估；如使用 MMSE，可根据评估结果调整药物的剂量及治疗方案，确保疗效的有效性及安全性。

4）精神行为症状的治疗：5-羟色胺类药如 5-羟色胺重摄取抑制药（SSRI），对 AD 的抑郁、焦虑、睡眠障碍等精神症状有获益，非典型抗精神病药（如奥氮平、利培酮、喹硫平）可缓解 AD 的精神行为症状，但有加重认知损害等风险。苯二氮䓬类药可改善 AD 的睡眠障碍，但有认知功能恶化、增加跌倒、情绪低落等风险，可给予曲唑酮及米氮平等药物治疗 AD 的睡眠障碍。

5）控制 AD 的危险因素：包括血压（高/低）、血脂、血糖、脑缺血及营养状态等。应用改善脑血液循环药，AD 脑中有明显的脑血管淀粉样变（CAA）及动脉粥样硬化，可使脑血管狭窄，脑血流减少，脑影像学可见脑白质疏松及 SPECT 验证了脑血流灌注减少现象，因此，改善脑血液循环，可减少继发性脑缺血导致的神经细胞功能损害。

6）其他辅助手段：认知康复锻炼。正确指导、陪伴患者完成日常生活活动，能让患者持久受益。经颅磁刺激（TMS）及经颅直流电刺激（tDCS）可不同程度地改善 AD 患者的认知功能。

（3）疗效评估：AD 治疗效果的判定较为特殊，目前国际上应用的指标如下。

1）显著临床恶化（同时满足下列 3 项）：ADAS-Cog 评分上升≥4 分，或 SIB 评分下降≥5 分，加上 ADCS-ADL 23/19 和 CIBIC-Plus 评分下降。

2）临床恶化：ADAS-Cog 评分上升或 SIB 评分下降，加上 ADCS-ADL 23/19 和 CIBIC-Plus 评分下降。

（二）路易体痴呆

1. 中国路易体痴呆诊断专家共识诊断路易体痴呆（DLB）的标准

（1）必要特征（诊断可能或很可能是 DLB 所必需的）：出现痴呆，进行性认知功能减退，且其严重程度足以影响患者的日常、社会和职业功能，以及日常生活活动能力。早期可出现注意力、执行功能和视空间觉功能的损害。早期显著或持续的记忆功能障碍并非必需，但随着疾病进展会变得明显（病程早期即发病 3 年内）。

（2）核心特征：早期出现①波动性认知功能障碍，伴有注意力和警觉性显著减退；②反复出现的视幻觉，通常是十分详细且生动的；③快速眼动期（REM）睡眠行为障碍，可能在认知功能下降之前出现；④出现帕金森综合征核心症状的一种或多种，包括运动迟缓、静止性震颤或肌强直。

（3）支持性临床特征：①对抗精神病药物高度敏感；②姿势不稳；③反复摔倒；④晕厥或其他短暂性意识丧失；⑤严重自主神经功能障碍（包括便秘、直立性低血压、尿失禁）；⑥嗜睡；⑦嗅觉减退；⑧幻觉；⑨妄想；⑩淡漠；⑪焦虑和抑郁。

（4）生物标志物：①SPECT/PET 显示的基底节多巴胺转运体摄取下降；②123I-MIBG 心肌扫描成像异常（摄取减低）；③多导睡眠图证实快速眼动期肌肉弛缓消失。支持性生物标志物：①CT/MRI 扫描显示内侧颞叶结构相对保留；②SPECT/PET 灌注成像/代谢扫描显示普遍低灌注或低代谢，FDG-PET 成像显示枕叶活性下降，伴或不伴有扣带回岛征（指后扣带回活性异常增高）；③EEG 出现显著的后部慢波，且出现前 α 波和 θ 波之间周期性波动。

很可能 DLB：2 项核心及以上，或 1 项支持性临床特征伴 1 项及以上生物标志物阳性；可能 DLB：1 项核心，或 1 项及以上的提示性生物标志物阳性。

（5）符合以下标准，则考虑 DLB 可能性较小。①任何其他躯体疾病或脑部疾病，足以部分或全部解释患者的临床症状。即使不能完全排除 DLB 诊断，也需要考虑混合性或多发性病变的可能性。②痴呆严重时才出现帕金森综合征。

2. DLB 的治疗

（1）尚无预防 DLB 的药物。

（2）认知治疗，推荐乙酰胆碱酯酶抑制药治疗 DLB，如多奈哌齐、卡巴拉汀、美金刚及加兰他敏改善认知症状。

（3）精神行为异常（BPSD）治疗，抗痴呆一线药物，如多奈哌齐、卡巴拉汀和美金刚；抗抑郁药（SSRI）都可应用；谨慎应用抗精神病药物，如喹硫平、奥氮平、利培酮等及苯二氮䓬类、安定类药物等。

（三）额颞叶痴呆

2022 年，发布了额颞叶变性诊治中国专家共识，额颞叶变性（frontotemporal lobar degeneration，FTLD）或额颞叶痴呆（frontotemporal lobar dementia，FTD）是早发性认知障碍的第二常见病因，约占所有神经退行性认知障碍性疾病的 10%。以进行性精神行为异常、执行功能障碍和语言功能损害为主要特征。包括 3 种主要亚型，即行为变异型额颞叶痴呆（behavioral variant frontotemporal dementia，bvFTD）、语义变异型 PPA（semantic-variant PPA，svPPA）和非流利变异型 PPA（non-fluent-variant PPA，nfvPPA）。诊断标准见表 30-6、表 30-7、表 30-8。

表30-6 行为变异型额颞叶痴呆（bvFTD）诊断标准

1. 神经系统退行性病变 必须存在行为和（或）认知功能进行性恶化才符合 bvFTD 的标准

2. 疑似 bvFTD 必须存在以下行为/认知表现（A～F）中的至少 3 项，且为持续性或复发性，而非单一或罕见事件

A. 早期脱抑制行为[至少存在下列症状（A1～A3）中的 1 个]ᵃ

  A1. 不恰当的社会行为；A2. 缺乏礼仪或社会尊严感缺失；A3. 冲动鲁莽或粗心大意

B. 早期出现冷漠和（或）迟钝 ᵃ

C. 早期出现缺乏同情/移情[至少存在下列症状（C1～C2）中的 1 个]ᵃ

  C1. 对他人的需求和感觉缺乏反应；C2. 缺乏兴趣、人际关系或个人情感

D. 早期出现持续性/强迫性/刻板性行为[至少存在下列症状（D1～D3）中的 1 个]ᵃ

  D1. 简单重复的动作；D2. 复杂强迫性/刻板性行为；D3. 刻板语言

E. 口欲亢进和饮食习惯改变[至少存在下列症状（E1～E3）中的 1 个]

  E1. 饮食好恶改变；E2. 饮食过量，烟酒摄入量增加；E3. 异食癖

F. 神经心理表现：执行障碍合并相对较轻的记忆及视觉功能障碍[至少存在下列症状（F1～F3）中 1 个]

  F1. 执行功能障碍；F2. 相对较轻的情景记忆障碍；F3. 相对较轻的视觉功能障碍

3. 可能为 bvFTD 必须存在下列所有症状（A～C）才符合标准

A. 符合疑似 bvFTD 的标准

B. 生活或社会功能受损（照料者证据，或临床痴呆评定量表或功能性活动问卷评分的证据）

C. 影像学表现符合 bvFTD[至少存在下列（C1～C2）中的 1 个]

  C1. CT 或 MRI 显示额叶和（或）前颞叶萎缩；C2. PET 或 SPECT 显示额叶和（或）前颞叶低灌注或低代谢

4. 病理确诊为 bvFTD 必须存在下列 A 标准和 B 或 C 标准的 1 项

A. 符合疑似 bvFTD 或可能的 bvFTD

B. 活体组织检查或尸体组织检查有 FTLD 的组织病理学证据

C. 存在已知的致病基因突变

5. bvFTD 的排除标准 诊断 bvFTD 时，A、B、C 必须均为否定；疑似 bvFTD 诊断时，C 可为肯定

A. 症状更有可能是由其他神经系统非退行性疾病或内科疾病引起

B. 行为异常更符合精神病学诊断

C. 生物标志物强烈提示阿尔茨海默病或其他神经退行性病变

> bvFTD. 行为变异型额颞叶痴呆；a. 作为一般指南，"早期"指症状出现后的 3 年内；PET. 正电子发射体层成像；SPECT. 单光子发射计算机断层成像

表30-7 语义变异型PPA（svPPA）的诊断标准

1. svPPA 的临床诊断

（1）必须同时具有下列核心特征：①命名障碍；②词汇理解障碍

（2）必须具有下列其他诊断特征中的至少 3 项：①客体的语义知识障碍（低频率低熟悉度物品明显）；②表层失读或失写；③复述功能保留；④言语生成（语法或口语）功能保留

2. 有影像学结果支持的 svPPA 的诊断 必须同时具有下列核心特征

①svPPA 的临床诊断；②影像学检查显示以下结果中的至少 1 项：A. 显著的前颞叶萎缩；B. SPECT 或 PET 显示有显著的前颞叶低灌注或代谢低下

3. 具有明确病理证据的 svPPA 应符合下列①以及②或③

①svPPA 的临床诊断；②特定的神经退行性病变的病理组织学证据（如 FTLD-Tau、FTLD-TDP、阿尔茨海默病或其他相关的病理改变）；③存在已知的致病基因突变

> 致病基因为 *MAPT*、*C9ORF72*、*TBK1*、*PGRN*、*VCP*、*CHCHD10*、*SQSTM1*、*CHMP2B*、*UBQLN2*、*OPTN*、*GRN*、*TARDBP*、*FUS*、*LRRK2*；svPPA. 语义变异型原发性进行性失语症；PET. 正电子发射体层成像；SPECT. 单光子发射计算机断层成像；FTLD. 额颞叶变性

表30-8 非流利变异型PPA（nfvPPA）的诊断标准

1. nfvPPA 的临床诊断

（1）至少具有下列核心特征之一：①语言生成中的语法缺失；②说话费力、断断续续、带有不一致的语音错误和失真（言语失用）

（2）至少具有下列其他特征中的 2 个及以上：①对语法较复杂句子的理解障碍；②对词汇的理解保留；③对客体的语义知识保留

2. 有影像学检查支持的 nfvPPA 的诊断 应具有下列 2 项

①符合 nfvPPA 的临床诊断；②影像学检查必须至少具有以下 1 个及以上：A. MRI 显示明显的左侧额下回、颞上回及颞顶交界处萎缩，B. SPECT 或 PET 显示明显的左侧额下回、颞上回及颞顶交界处低灌注或代谢低下

3. 具有明确病理证据的 nfvPPA 应符合下列①以及②或③

①符合 nfvPPA 的临床诊断；②特定的神经退行性病变的病理组织学据（如 FTLD-Tau、FTLD-TDP、阿尔茨海默病或其他相关的病理改变）；③存在已知的致病基因突变

nfvPPA. 非流利变异型原发性进行性失语症；PET. 正电子发射体层成像；SPECT. 单光子发射计算机断层成像；FTLD. 额颞叶变性

FTD 的治疗 目前尚没有批准用于 FTLD 治疗的药物，许多广泛用于治疗其他类型痴呆和神经退行性疾病的药物常被用于 FTLD 的对症治疗。常用药物包括美金刚、ACHEI、选择性 5-羟色胺再摄取抑制药、非典型抗精神病药物等。

（四）脑小血管病相关认知功能障碍

2019 年，中国脑小血管病相关认知功能障碍诊疗指南总结了脑小血管病认知功能障碍的临床特点：①多发于老年人群，患病率高，起病隐匿，表现多样；②认知障碍多为轻中度，主要累及注意力，加工速度和执行功能受损；早期伴有步态、情绪和行为、膀胱功能障碍等非认知障碍表现；③脑小血管病认知功能障碍的 6 个影像学特征：新发小的皮质下梗死、血管源性白质高信号、腔隙状态、脑微梗死、脑微出血、血管周围间隙扩大等具体影像学指标。

思 考 题

1. 阿尔茨海默病的最新国际诊断标准？
2. 阿尔茨海默病的认知损害特点？
3. 阿尔茨海默病的治疗原则？

（彭丹涛）

第四节 帕 金 森 病

一、概述

帕金森病（Parkinson's disease，PD）又称为震颤麻痹（paralysis agitans），是常见的神经系统变性疾病，于 1817 年由英国医师 James Parkinson 首先描述。主要病理表现为中脑黑质致密部多巴胺（dopamine，DA）能神经元减少导致 DA 递质生成障碍。65 岁以上人群中 PD 的患病率约为 1.7%，而 85 岁以上则上升至 3%～5%，男性患病率略高于女性。距离 PD 的发现已经 2 个世纪，从此病的临床症状到病理变化，再到多靶点治疗，对此病

的认识越来越深入，但仍有很多未解之谜，需要不断探索研究其真相。

二、病理、病因和发病机制

（一）病理

PD 的病理特点是黑质致密部（substantia nigra pars compacta，SNc）多巴胺能神经元细胞的减少，减少严重的区域位于黑质腹外侧。当黑质致密部神经元丢失 50%～70% 时，会出现明显的锥体外系症状。DA 不能透过血脑屏障，它的前体左旋多巴（levodopa，L-DOPA）可以通过血脑屏障进入中枢，再经多巴脱羧酶作用转化成 DA 而发挥药理作用，多巴胺在单胺氧化酶和儿茶酚胺邻甲基转移酶作用下分解成高香草酸排出。病变时多巴胺能神经元退变伴酪氨酸羟化酶及脱羧酶减少，引起黑质纹状体系统多巴胺缺乏。另外，PD 患者脑内去甲肾上腺素、5-羟色胺、P 物质、脑啡肽、生长抑素等递质也有变化。

Friedrich Heinrich Lewy 发现帕金森病神经细胞内包涵体，称为路易小体（Lewy body）。已发现 PD 患者路易小体中存在多种蛋白聚集体，如 α 突触核蛋白、泛素、蛋白酶体亚单位等，这些蛋白质聚集体存在于 PD 患者 SNc 少数存活的多巴胺能神经元细胞和神经突中。在这些异常的细胞结构中已经发现了 90 多种其他的分子结构参与。路易小体是 PD 病理诊断的必要指标，也是敏感的指标，但这种异常结构也可能发生在如路易体痴呆等其他老年神经变性疾病中。

Braak 等描述的 PD 病理学改变起源于延髓或脑桥被盖和嗅球（Braak 分期见表30-9）。早期（Braak Ⅰ 期和 Ⅱ 期）患者可无症状；当病情进展时（Braak Ⅲ 期和 Ⅳ 期）黑质、中脑其他区域和大脑基底部也受累；最终，病变累及新皮质（Braak Ⅴ 期和 Ⅵ 期）。

表30-9　帕金森病的病理学分期（Braak分期）

分期	累及部位	受累的组织核团症状
Ⅰ 期	延髓迷走神经和前嗅核	便秘、嗅觉丧失
Ⅱ 期	蓝斑和蓝斑下复合体	睡眠和情绪障碍
Ⅲ 期	中脑	锥体外系症状
Ⅳ～Ⅵ期	皮质受累	痴呆、精神错乱

（二）病因

导致神经系统（SN）中多巴胺能神经元丢失的原因复杂，目前考虑基因、环境、年龄老化等因素所致。

1. 基因　基因研究在阐明疾病起因方面发挥了关键作用。迄今为止，共发现至少 23 个位点和 19 个致病基因与 PD 相关，其中一部分被命名为 *PARK* 基因家族，至少包括 *PARK1-PARK23*，其中 α 突触核蛋白（*SNCA*）、泛素羟基末端水解酶 L1（*UCHL1*）、*parkin*（*PRKN*）、*LRRK2*、*PINK 1* 和 *DJ-1* 等基因中的许多遗传变异与单基因 PD 形式相关。

对于存在阳性家族史、早发性帕金森病的患者，基因检测可能非常有价值，目前不建议将基因检测作为诊断散发性晚发帕金森病的标准。

2. 老龄和环境因素　PD 好发于中老年人群中，中脑多巴胺能神经元减少呈现年龄相关性，多巴胺代谢过程中的生物酶随年龄增长而逐渐减少，调节能力同时下降，但老年人仅少数患病，可能有其他因素共同作用。一些环境因素如农业环境中的杀虫剂和除草剂、工业环境中的重金属接触可能与 PD 发病有关。饮用咖啡对帕金森病有保护作用，饮茶、吸烟、饮酒、奶制品摄入与 PD 的关系尚无定论。

PD 是一种遗传易感性与可变环境暴露共存的复杂疾病，它的发病涉及许多不同的基因（常染色体显性、常染色体隐性和风险基因）、环境因素和年龄老化。这表明未来的治疗策略将需要更加个性化，以有效预防或减缓 PD。

【知识拓展、未来的学科研究方向】

目前，已发现的这些基因并不能完全解释 PD 发病机制，仍需要大量基因位点的确定。帕金森病遗传学领域的研究已从单基因方法迅速发展到下一代测序，包括外显子组和基因组测序，并且将种族多样性纳入帕金森病遗传学研究。近年来，表观遗传学研究发现了一些新的 PD 发病相关机制，如调节 DNA 甲基化、组蛋白修饰、微 RNA（microRNA 或 miRNA）改变，开辟了 PD 表观遗传学研究的新局面，但关于 PD 的易感基因、相关表观遗传学研究仍需要不断探索。

三、临床表现

PD 多见于 60 岁以后，偶见于 20 多岁，起病隐袭，发展缓慢。PD 主要的临床特征以运动症状为主，运动障碍会导致进行性残疾，影响日常活动，降低生活质量。

（一）运动症状

1. 静止性震颤（static tremor） 震颤特点是中等幅度的震颤，静止时存在，情绪激动、疲劳、紧张时加重，在随意运动时减轻，入睡时震颤停止。典型的震颤往往起于一侧上肢远端，逐渐扩展至同侧下肢、对侧上肢及下肢，呈"N"形发展。

2. 肌强直（rigidity） 为铅管样肌强直，主要影响躯干和肢体近端的肌肉，伴发震颤时可出现齿轮样肌强直。

3. 运动迟缓（bradykinesia） 由于肌强直、自发性运动减少及联合运动障碍出现运动迟缓。可呈现"面具脸""小写征"，精细动作困难，后期可出现口咽部肌肉僵直造成的流涎、音调变低和吞咽困难等。

4. 姿势和平衡障碍 PD 后期由于姿势反射的丧失，患者站立和运动中的平衡能力下降，行走时上肢的摆动等联合运动消失、起始动作困难和动作缓慢，可呈现"慌张步态"，出现摔倒，乃至最终不能独自站立。

5. 其他运动异常

（1）步态冻结（freezing of gait，FOG）：步态冻结表现为短暂的、偶发性的行走时启动困难。步态控制系统任何部分的损伤都可能导致步态表现异常或 FOG，可能为脚桥核（pedunculopontine nucleus，PPN）及该核区与脑部其他部位纤维联系的病变所致。

（2）肌张力障碍：肌张力障碍多发生在晨起时，可表现为足内翻、趾背屈或上肢及手部的异常姿势、书写痉挛等，常伴有肌痉挛和疼痛。

（二）非运动症状

非运动症状（non-motor symptoms，NMS）可早期出现，大部分患者在疾病早期即有轻微的 NMS，疾病后期会逐渐加重。晚期 PD 中，认知功能障碍和幻觉逐渐明显。除此之外，一些抗帕金森药物也可能引起 NMS。

1. 嗅觉障碍　由于 a 突触核蛋白早期参与嗅觉相关脑区，近 90% 的帕金森病患者伴有不同程度的嗅觉减退，对帕金森病具有良好的临床预测价值。

2. 自主神经功能紊乱　胃肠功能障碍是帕金森病患者的主要非运动症状，临床表现为吞咽困难、胃排空延迟、便秘、味觉减退等，其中便秘是最常见的症状，可能发生在帕金森病的早期，并且有多种病理变化与之相关。疾病后期可合并出现排尿功能障碍、直立性低血压、排汗异常和性功能障碍等自主神经功能紊乱的表现。

3. 焦虑抑郁　PD 患者在病理 Braak Ⅱ期阶段路易小体沉积在中缝背核和蓝斑，会出现抑郁焦虑，可能与 5-羟色胺系统受损有关，也可能与边缘叶的去甲肾上腺素和多巴胺能递质异常有关。

4. 睡眠障碍　睡眠障碍可出现在帕金森病的不同阶段，可能是疾病本身的表现，也可能继发于药物副作用，表现为失眠、白天过度嗜睡（excessive daytime sleepiness，EDS）、快速眼动睡眠阶段行为障碍（REM sleep behavior disorder，RBD）和不宁腿综合征（restless legs syndrome，RLS）。

5. 认知障碍和幻觉　超过 50% 的 PD 患者可伴有轻度认知障碍，少部分达到痴呆程度，可能与 Meynert 基底核胆碱能神经元的进行性变性丢失，以及海马体积减小有关。PD 患者后期可能伴随幻觉，为病情严重的表现，也可能与药物应用相关。

【知识拓展、未来的学科研究方向】

近来胃肠道菌群失调与神经变性病的关系研究逐渐增多，提出胃肠道菌群、胃肠道神经功能和中枢神经系统之间存在着相互影响，即肠道细菌-脑-肠轴的概念。病理发现，PD 患者肠道神经元及胶质细胞内存在 α 突触核蛋白。帕金森病是否起源于肠道并通过特定的传播方式传播到中枢神经系统从而引起病理变化，仍需进一步研究确定。

（三）辅助检查

1. 血、脑脊液常规检查　患者血液常规实验室检查无异常表现，多巴胺代谢产物高香草酸在脑脊液和尿液中降低。脑脊液中 α 突触核蛋白或 Aβ1-42 对 PD 诊断的意义较小。对高风险人群进行 PD 相关基因筛查有重要的临床意义。

2. 影像学　帕金森病是一种临床诊断。近年来，随着神经影像技术的发展，可用于 PD 的鉴别诊断。新的磁共振成像（MRI）技术，包括纤维束成像、功能性 MRI 和灌注成像可进一步区分 PD 和其他帕金森综合征。应用各种放射性核素示踪剂的正电子发射体层成像（PET）、单光子发射计算机体层摄影（SPECT）已成为评估帕金森病多巴胺代谢的最佳方法，尤其利用 ^{18}F-多巴（^{18}F-dopa）为示踪剂的多巴胺转运蛋白（dopamine transporter，DAT）可以检查突触前和突触后纹状体的多巴胺代谢状况，可以观察到 PD 患者纹状体 DA 摄取减少，并且是不对称性减少。应用心脏间碘苄胍（MIBG）闪烁显像法显示 PD 患者心脏去交感神经支配，更加支持 PD 诊断。经颅多普勒超声（transcranial Doppler，TCD），PD 患者应用精细的黑质超声可显示黑质区高回声信号。

【知识拓展、未来的学科研究方向】

1. 高分辨率核磁成像　核磁纤维束成像、核磁灌注成像、神经黑色素成像或黑质背侧高信号的视觉评估，有利于评估帕金森病的黑质病理学。功能性磁共振成像技术的发展如静息态和基于任务的功能性磁共振，基于体素的磁弥散张量成像后处理方法，能够帮助我们定量评估纤维束及功能区的定位，这些方面的研究已成为 PD 影像学研究的主要焦点。

2. PET、SPECT 均可用于量化黑质纹状体功能、葡萄糖代谢、tau 和 α 突触核蛋白分子成像的研究。使用多模式神经影像的研究有助于更好地理解 PD 和其他神经退行性疾病的发病过程，需要进一步研究确定最佳的生物标志物。

四、诊断和鉴别诊断

（一）帕金森病诊断

2016 年，我国运动障碍疾病专家组更新了 PD 的诊断标准，这里简单介绍 2016 版 PD 诊断标准（表 30-10）。

表30-10　我国2016版帕金森病临床诊断标准

项目	临床诊断标准
帕金森综合征的诊断	运动缓慢和至少下列项目之一
	①静止性震颤
	②肌强直
帕金森病诊断的支持标准	①对左旋多巴制剂治疗反应良好（治疗后 UPDRSⅢ评分改善超过 30%）
	②出现严重的左旋多巴制剂诱发的舞蹈症/异动症
	③存在以下之一：嗅觉减退/丧失；超声检查黑质高回声；心脏间碘苄胍闪烁显像法显示心脏去交感神经支配
绝对排除标准	①小脑体征
	②核上性凝视麻痹（向下）
	③5 年内可疑额颞叶痴呆
	④3 年后仍只表现下肢帕金森病样症状
	⑤与药物相关的帕金森综合征
	⑥对大剂量左旋多巴制剂效果不佳
	⑦存在皮质复合感觉丧失/肢体观念运动性失用/进行性失语
	⑧PET/SPECT 显示突触前多巴胺能系统功能正常
	⑨存在其他导致帕金森综合征的原因
警示征象	①5 年内病情不进展（除外治疗所致）、不伴随非运动症状
	②5 年内出现严重的球麻痹症状/吸气性喘鸣或叹息/严重的自主神经功能障碍/需使用轮椅
	③3 年内由于平衡障碍导致反复（＞1 次/年）跌倒
	④发病 10 年内不成比例的颈部前倾或手足挛缩
	⑤锥体束征、锥体外系症状双侧对称

UPDRS Ⅲ. 统一帕金森病评分量表Ⅲ；PET. 正电子发射体层成像；SPECT. 单光子发射计算机断层成像

PD 的严重程度可通过 UPDRS 评分（unified Parkinson disease rating scale，帕金森病统一评分量表）及 Hoehn-Yahr 分级量表将 PD 分为早期（Hoehn-Yahr 分级 1～2.5 级）和中晚期（Hoehn-Yahr 分级 3～5 级）。

（二）鉴别诊断

很多疾病早期也会出现帕金森病样表现，主要应与以下疾病相鉴别。

1. 特发性震颤 患者出现双侧对称的姿势性震颤，常见部位为肢体远端、口唇、头部等部位，无肌强直和运动迟缓。常有家族史，震颤持续时间至少为 3 年，在饮酒或服用 β 受体阻滞药后症状改善，可试行饮酒试验帮助诊断。

2. 几种常见的帕金森综合征

（1）继发性帕金森综合征：脑血管病、药物、毒物、感染、外伤、代谢、颅内肿瘤等均可引起帕金森病样症状，主要有以下几种原因。

1）血管性帕金森综合征（vascular parkinsonism，VP）：VP 的诊断是基于血管病变所致的帕金森综合征，主要以双下肢帕金森症状为主要表现，擦地走路，对左旋多巴治疗反应差。头部 CT/MRI 表现为双侧基底节区的腔隙性梗死灶和侧脑室旁白质高信号等。

2）药源性帕金森综合征：某些药物可影响多巴胺代谢，出现类似帕金森病样症状，包括多巴胺受体阻滞药、多巴胺能耗竭剂、抗抑郁药、哌嗪类钙拮抗药、止吐药等药物。表现为双侧对称的姿势性震颤，有相关药物服用史并且症状在药物使用后才出现，停药后症状可逐渐恢复。

3）正常颅压脑积水（idiopathic normal pressure hydrocephalus，iNPH）：iNPH 是一种没有明确原因的 NPH，通常发生在老年人，表现为步态障碍、认知功能障碍和尿失禁 3 个典型症状，影像学显示脑室扩大，脑脊液压力正常。

（2）不典型帕金森综合征（atypical Parkinsonian syndromes）：又称帕金森叠加综合征，均属于神经系统变性病，在帕金森病样症状基础上出现其他神经系统受累表现，病情发展更快，对左旋多巴制剂治疗效果欠佳。早期症状不典型时误诊率很高，其中常见的疾病如下。

1）多系统萎缩（multiple system atrophy，MSA）：表现为帕金森综合征、锥体束征、小脑性共济失调和自主神经功能障碍等。头部 MRI 典型表现为脑桥神经核萎缩的"十字面包征"或壳核萎缩的"裂隙征"。

2）进行性核上性麻痹（progressive supranuclear palsy，PSP）：临床表现为早期易摔倒、帕金森病样症状、颈部过伸、垂直性核上性眼肌麻痹和进行性痴呆等。头部 MRI 典型表现为中脑萎缩所致的"蜂鸟征"。

3）皮层基底节变性（corticobasal degeneration，CBD）：最常见的表现是皮质基底节综合征，可呈现不同的临床表型，包括原发性进行性失语综合征、行为障碍、执行障碍和视觉空间障碍、不对称的肌阵挛、肌张力障碍、异己手或进行性核上性麻痹样综合征等。头部 MRI 可表现为不对称性皮层萎缩。

4）路易体痴呆（dementia with Lewy bodies，DLB）：可在帕金森综合征之前或同时出现波动性认知功能障碍，生动形象视幻觉，对左旋多巴治疗反应差。头部 MRI 扫描缺乏特异性，可有脑叶萎缩和脑室扩大，海马萎缩不明显。

（3）遗传性帕金森综合征：包括亨廷顿病、肝豆状核变性、脊髓小脑变性、家族性基底节钙化、神经退行性疾病伴脑铁沉积症、X 连锁隐性遗传肌张力障碍帕金森综合征等。这些疾病与遗传有关，可通过家族史及基因筛查来帮助鉴别诊断。

【知识拓展、未来的学科研究方向】

由于缺乏可靠的生物标志物，临床上 PD 的误诊是常见的。近年的研究试图发现一些识别神经系统变性病的生物标志物或新疗法，通过临床症状体征、功能性磁共振检查、特殊示踪剂标记的 PET、SPECT 检查、黑质 B 超等手段能够鉴别出一些不典型帕金森综合征，但其是否反映了这些疾病的临床异质性还有待观察。寻找更可靠的诊断生物标志物仍需更多临床试验的深入研究。

五、治疗

我国第四版帕金森病治疗指南已于 2020 年更新，其治疗方法包括药物治疗、手术治疗、肉毒毒素治疗、运动疗法、心理疏导和照料护理等。

（一）药物治疗

药物治疗仍是 PD 的首选治疗方法。提倡早期诊断、早期治疗，应坚持"剂量滴定"以避免产生药物急性不良反应，力求实现"尽可能以小剂量达到满意临床效果"的用药原则，可避免或降低运动并发症尤其是异动症的发生率。应对帕金森病的运动症状和非运动症状采取全面综合的治疗。

目前，临床上治疗帕金森病的药物见表 30-11。在选择治疗药物时，应根据患者个体的情况（临床分型、病情严重程度、患者的活动能力、治疗需求和药物成本等）进行选择。

表30-11　帕金森病治疗常用药物

药物分类	主要药物	应用注意事项
左旋多巴（+外周多巴脱羧酶抑制药）	美多芭（左旋多巴+苄思肼） 息宁（左旋多巴+卡比多巴控释片）	餐前 1h 或餐后 1.5h 服用；长期使用会产生症状波动和异动症
多巴胺受体激动药（DAs）	麦角类，如溴隐亭、协良行、培高莱； 非麦角类，如普拉克索、罗匹尼罗、吡贝地尔、罗替高汀、阿扑吗啡	需小剂量逐渐滴定；可致白天过度嗜睡和精神不良反应；可致恶心、呕吐、直立性低血压；麦角类可致肺纤维化、心脏瓣膜纤维化和红细胞增多症，已很少应用
单胺氧化酶 B 抑制药（MAO-BI）	司来吉兰 雷沙吉兰	可致睡眠障碍，避免晚间服用；有血清素综合征风险
儿茶酚-氧位-甲基转移酶抑制药（COMT-I）	恩他卡朋、托卡朋、奥匹卡朋、恩他卡朋双多巴片（恩他卡朋/左旋多巴/卡比多巴复合制剂）	恩他卡朋应与复方左旋多巴同服；尿色改变；托卡朋可导致暴发性腹泻和致死性肝毒性，需监测肝功能
N-甲基-D-天冬氨酸受体抑制药	金刚烷胺	认知障碍患者慎用；可致网状青斑、水肿、肾功能不全、胃溃疡、肝病、癫痫慎用，哺乳期妇女禁用
抗胆碱药	苯海索	控制震颤；可致认知障碍及幻觉；60 岁以上的患者尽可能减少使用；有青光眼及前列腺增生者禁用

1. 早期治疗　一般疾病初期多给予单药治疗，有时采用多种药物小剂量的联合治疗。左旋多巴是目前为止仍然是帕金森病症状治疗的最有效药物。在疾病的任何阶段，均可以改善震颤、强直等症状和降低死亡率。晚发型或早期出现认知障碍的患者可选择左旋多巴制剂治疗，由于多巴胺受体激动药在晚发型帕金森病中产生神经精神不良反应的风险增加，不作为首选，尽量避免选择抗胆碱能药物。不伴随认知障碍的早发型帕金森病患者可选择复方左旋多巴制剂、非麦角类多巴受体激动药、MAO-BI、金刚烷胺和抗胆碱能药。由于早发型 PD 患者更容易出现左旋多巴引起的异动症，因此，多巴胺受体激动药通常作为初始治疗；随着病情进展，治疗效果减退，可能需要联合治疗。

有的 PD 患者早期运动症状以震颤为主，也可考虑应用抗胆碱能药物，但应考虑此类药物的认知障碍副作用。对于早期以强直少动为主要表现的患者，也可应用金刚烷胺治疗。抗帕金森病药物不应突然停用，以避免急性运动障碍或药物恶性综合征。

2. 中晚期帕金森病治疗　在 PD 初期或中期左旋多巴治疗可以获得比较满意的疗效，

称为治疗的"蜜月期"。与 DAs 和 MAO-BI 相比，左旋多巴对帕金森病的运动症状有更好的控制，但随着时间的推移，左旋多巴制剂长期使用后可能出现以下主要副作用。

（1）症状波动：包括剂末恶化（end of dose deterioration）和开-关现象（on-off phenomenon）两种表现。剂末恶化的主要治疗措施应稳定左旋多巴的血药浓度，避免血药浓度波动过大，可调整服药次数、应用缓释剂型及加用 DAs、COMT-I、MAO-BI、腺苷 A_2 受体拮抗药。另外，脑深部电刺激（deep brain stimulation，DBS）也可改善剂末恶化现象。开-关现象，即患者在服用药物后控制症状（开期）的时间变短，很快出现症状加重（关期），这种运动波动会影响患者的生活质量。运动和非运动波动反映了左旋多巴半衰期短而导致的左旋多巴血浆浓度波动。提供持续的多巴胺能刺激是治疗晚期 PD 症状波动的目标。可通过左旋多巴长效制剂应用、加用非麦角类多巴胺受体激动药、MAO-BI、COMT-I 等来改善症状。

（2）左旋多巴诱发的运动障碍：也称异动症，可分为"剂峰运动障碍""双相运动障碍"和"非周期性肌张力障碍"，上述运动障碍可同时存在。剂峰运动障碍通常表现为无意识的、无目的的舞蹈样动作，通常与血浆左旋多巴浓度峰值的时间相对应，并且随着左旋多巴剂量的减少而消退。可酌情减少左旋多巴制剂用量，同时加用 DAs，或加用 COMT-I、金刚烷胺、非典型抗精神病药如奥氮平等。双相运动障碍包括剂初和剂末异动，典型表现为服用左旋多巴后先出现刻板动作，随后出现其他异常的不自主运动，之后症状改善数小时，随着左旋多巴水平的下降，再次出现一过性运动障碍。剂初异动可应用左旋多巴常释剂型或水溶剂缓解；剂初和剂末异动症可加用长半衰期的 DAs 或 COMT-I 缓解；异动症和症状波动可应用微泵持续输注 DAs 或左旋多巴甲酯或乙酯改善症状。

（3）肌张力障碍：可发生在夜间或清晨，或在用药间期出现，表现为足趾卷曲、足弯曲和肌肉痉挛。晨起肌张力障碍患者可通过睡前加用复方左旋多巴缓释剂型或 DAs、起床前服用复方左旋多巴水溶剂或常释剂等措施改善症状，严重的肌张力障碍患者也可应用肉毒毒素注射治疗或 DBS 手术治疗。

（4）FOG 的治疗：左旋多巴治疗可以显著减少 FOG 发作频率，并且左旋多巴可以减少关期时间和 FOG 的严重程度。但也有一些患者大量口服左旋多巴仍不能改善 FOG，左旋多巴/卡比多巴肠凝胶通过经皮内镜胃造口术和空肠延伸管将卡比多巴和左旋多巴的混悬液连续输送至肠道，使血浆左旋多巴浓度保持稳定，可避免口服左旋多巴对纹状体的波动性多巴胺刺激，更有效改善 FOG。罗替戈汀的透皮贴剂、DAs 和 STN-DBS 可能改善 FOG。

（二）外科手术治疗

随着帕金森病的病情进展，药物治疗效果逐渐减弱，或出现严重的症状波动和运动障碍不能通过药物改善时，可考虑手术治疗。近几年兴起的脑深部电刺激（deep brain stimulation，DBS）手术相对无创、安全，可通过微电极对神经核团的刺激强度进行调节，对震颤、强直和异动症等运动症状均有显著疗效，已成为首选手术方式。目前，DBS 手术的靶点主要为苍白球内侧部（GPi）、丘脑腹中间核（VIM）和丘脑底核（STN），靶点的选择应根据患者的具体情况而定。术后可减少药物用量，但不能完全停药，且术后可能出现手术部位的出血、感染、跌倒和抑郁等并发症。只有在多种治疗药物（如左旋多巴/卡比多巴、DAs、MAO-BI、COMT-I 和金刚烷胺）充分应用治疗效果明显减退且同时出现异动症的情况下，才应考虑进行 DBS 手术治疗。

对于不适合或拒绝 DBS 手术的患者，可以考虑使用左旋多巴/卡比多巴肠凝胶。这种凝胶通过经皮导管插入空肠，所需左旋多巴/卡比多巴肠凝胶的剂量相当于每日口服左旋多巴的剂量，与 DBS 手术不同，这种治疗方案无年龄限制。

（三）非运动症状的治疗

非运动症状伴随在 PD 患者的各个阶段，因此应该重视患者的非运动症状治疗以提高患者的生活质量。

1. 神经精神症状　PD 常伴随神经精神症状，如焦虑抑郁、认知功能障碍、幻觉、妄想等，可以应用抗抑郁药物治疗，也可加用 DAs 类中的普拉克索改善抑郁症状。抑郁常伴随焦虑，因此同时要抗焦虑治疗。有的抗帕金森病药物可以诱发神经精神症状，如抗胆碱能药、金刚烷胺、MAO-BI、DAs，可停用这些药物或减少复方左旋多巴剂量；对于伴随认知功能障碍的患者，应评估认知功能障碍的原因，应停用抗胆碱能药物，加用多奈哌齐（donepezil）和加兰他敏（galanthamine）可能有效。抗胆碱能药、金刚烷胺和 DAs 可能出现幻觉和妄想，应停用这些药物，对症治疗多推荐奥氮平或喹硫平。劳拉西泮（lorazepam）和地西泮可治疗易激惹状态。如果 PD 伴随痴呆，不推荐应用抗精神病药物。

冲动控制障碍（impulse control disorders，ICDs）和强迫行为（compulsive behaviors，CBs）是难以自我控制的影响自我和他人的冲动行为，主要包括病理性赌博、强迫性购物、性欲亢进、强迫性饮食和病理性偷窃等。可通过调整多巴胺能药物的应用、减少或停用 DAs 来减少 ICDs 的发生及改善症状。

多巴胺失调综合征（dopamine dysregulation syndrome，DDS）也是冲动控制障碍的一种表现，是指 PD 患者长期使用左旋多巴药物治疗后，会自行增加药物剂量，产生服药后的欣快感和药效减退后的不安焦虑等成瘾表现，可伴随严重的异动症。应逐渐减少或停用多巴胺能药物，持续左旋多巴灌注，短期应用小剂量奥氮平或喹硫平，或采用丘脑底核-DBS 手术治疗。

2. 睡眠障碍　白天过度嗜睡可能是由疾病本身或药物的副作用造成，如多巴胺受体激动药的应用可出现白天过度嗜睡。可使用褪黑素或氯硝西泮治疗，也有报道使用卡巴拉汀、丙咪嗪、卡马西平、多奈哌齐、普拉克索、佐匹克隆等药物治疗 RBD。避免晚间应用司来吉兰和金刚烷胺。RLS 治疗首选 Das（如普拉克索或罗匹尼罗），也可应用多巴胺能药物（如复方多巴制剂）；其他药物，如羟基安定、氯硝安定，对部分患者有一定疗效。

3. 自主神经功能障碍　自主神经功能障碍常见的表现为便秘和直立性低血压等。增加水果、蔬菜等纤维素的摄入、增加胃肠蠕动或通便药物应用可改善便秘。直立性低血压患者可采取抬高头位、穿弹力袜等措施，也可选用 α 肾上腺素能激动药[如米多君（midodrine）]治疗，也可使用屈昔多巴和选择性外周多巴胺受体拮抗药（多潘立酮）治疗，注意避免快速站起所致晕厥。

（四）康复、心理干预和照料护理

康复与运动治疗可改善 PD 患者的运动及非运动症状，对延缓症状进展有一定帮助，除主要的药物治疗外，对患者的心理干预可有效改善患者的认知功能障碍、抑郁、失眠等症状，能够减轻身体症状、改善心理精神状态，达到更好的治疗效果。需要根据患者症状选择个体化治疗，保持全程治疗。

（五）数字技术和人工智能应用

医疗卫生领域越来越数字化，远程医疗、智能手机的应用使医生能够远程与患者互动，及时掌握患者的病情，利于病情评估。利用可穿戴设备可以发现早期肉眼无法确定的运动障碍，帮助疾病的早期诊断；并且可穿戴设备对改善FOG是有益的。

【知识拓展、未来的学科研究方向】

PD的主要病理学表现为细胞内α突触核蛋白沉积，α突触核蛋白靶向治疗的研究已成为PD治疗的一个新方向。目前，抑制α突触核蛋白转录翻译过程、减少α突触核蛋白聚集、提高α突触核蛋白降解和清除等方面均已有多项药物研发进行中。另外，苍白球神经元内腺苷A_{2A}受体可降低多巴胺D_2受体亲和力，而腺苷A_{2A}受体拮抗药可通过抑制腺苷A_{2A}受体而增强多巴胺神经元的功能，有可能成为另一种新型治疗药物。期待未来能有更多针对多靶点的新型治疗药物的出现。

康复、心理干预护理、数字技术和人工智能应用可以在一定程度上帮助患者延缓症状发展，需要神经科、康复科、护理部门及网络工程等多学科合作研究。

思 考 题

1. 帕金森病的病理特征是什么？
2. 帕金森病的主要临床表现是什么？
3. 帕金森病治疗的原则是什么？

（赵　萍　李　新）

第三十一章 代谢内分泌系统疾病

第一节 代谢内分泌系统的衰老性改变

中年后随着增龄，内分泌各个轴及其激素的产生和降解、靶器官对于激素的敏感性都发生着不同程度的变化。老年人激素变化的重要特点有：①与生长发育、生殖功能相关的激素水平明显下降，如生长激素（growth hormone，GH）/胰岛素样生长因子-1（insulin-like growth factor-1，IGF-1）、下丘脑-垂体-性腺轴、性激素前体物质脱氢表雄酮（dehydroepiandrosterone，DHEA）和硫酸脱氢表雄酮（dehydroepiandrosterone sulfate，DHEAS）、雌激素和催乳素、睾酮等；而卵泡刺激素（follicle-stimulating hormone，FSH）、黄体生成素（luteinizing hormone，LH）、去甲肾上腺素及甲状旁腺素（parathyroid hormone，PTH）水平逐渐升高。②部分激素的分泌随增龄改变，如促甲状腺激素（thyroid stimulating hormone，TSH）随增龄上升和醛固酮随增龄下降，但目前缺乏年龄相关的正常参考值范围。③某些靶组织对激素的敏感性下降，如对胰岛素。老年人的内分泌系统变化见表31-1。

表31-1 老年人激素基础分泌量与血液浓度和代谢水平

	基础分泌量	对刺激的反应性（增加的分泌量）	血浓度	受体水平的代谢（包括组织感受性）
GnRH	↓（大鼠）	↓	—	—
GHRH	↓（大鼠）	↓	—	—
TRH	→	↓	→	—
GH	→	→	→	—
TSH	↑	→	↑	→?
ACTH	→	→	→	—
FSH	↑	↑	↑	—
LH	↑	→	→	—
AVP	↓	→	↓	—
T₄	→	→	→/↓	↑/?
T₃	↓	↓	↓↓	↓/?
PTH	↑	↑	↑	—
皮质醇	→	↓	→/↓	—
雄激素	↓	↓	↓	—
醛固酮	↓	↓	↓↓	—
肾素	↓	↓	↓	—
血管紧张素	↓	↓	↓↓	—
肾上腺素	→	↓	↑	—
去甲肾上腺素	↑			
雌激素	↓	↓	↓	—
睾酮	↓	↓	↓	—

续表

	基础分泌量	对刺激的反应性 （增加的分泌量）	血浓度	受体水平的代谢 （包括组织感受性）
胰岛素	→	↓	→	↓
胰高血糖素	→	→	→	-
胸腺素	↓	↓	↓	-

空白者不详；？.尚有疑议；↓.下降；↑.升高；→.无明显变化；GnRH.促性腺激素释放激素；GHRH.生长激素释放激素；TRH.促甲状腺激素释放激素；GH.生长激素；TSH.促甲状腺素；ACTH.促肾上腺皮质激素；FSH.卵泡刺激素；LH.黄体生成素；AVP.精氨酸血管升压素；PTH.甲状旁腺素

目前研究最多的是 GH/IGF-1 系统、皮质醇/DHEA 系统、睾酮/雌激素系统。

1. 下丘脑、垂体　垂体促肾上腺皮质激素（adrenocorticotropic hormone，ACTH）、TSH 及 GH 分泌的昼夜节律、幅度都有所改变，其中 GH 的改变具有临床意义。

（1）GH：老年人的基础或者激发后 GH、IGF-1 水平中年后以每 10 年以 14% 的速度逐渐下降。GH 分泌减少突出表现为肌肉量减少、脂肪量相对或绝对增加；GH 补充治疗可以增加肌肉量、减少脂肪量。长期及大剂量应用重组 GH 后可出现高血压、软组织水肿、关节痛、糖尿病等不良反应。目前，重组人 GH 仅限于明确的下丘脑-垂体疾病所致的 GH 缺乏症。

（2）催乳素：老年人催乳素分泌与认知有关。其分泌频率没有变化，但脉冲分泌的幅度减小，夜间分泌高峰下降。老年人催乳素水平升高可能与以下因素有关，如应激、剧烈运动、下丘脑和垂体肿瘤、原发性甲状腺功能减退症、慢性肾衰竭、药物（雌激素、阿片类、西咪替丁、多巴胺拮抗药）等。高催乳素血症可致继发性腺功能减退以及骨质疏松。

（3）抗利尿激素（antidiuretic hormone，ADH）：老年人 ADH 的调节作用下降，表现为在低血压或者低血容量的情况下，ADH 不能足够释放代偿。此外，ADH 对肾脏的作用减弱、醛固酮水平降低、心房利尿钠肽增加、渴感减弱，都使得老年人容易发生脱水。老年人也可能出现 ADH 相对过多，表现为基础或渗透压刺激（盐水输注）后 ADH 分泌增加，加之老年人肾脏对水的清除减少使其容易发生低钠血症。长期低钠将引起骨钙的丢失乃至骨质疏松。

2. 肾上腺

（1）皮质醇：既往许多研究探讨了下丘脑-垂体-肾上腺轴（HPA 轴）增龄性变化，表明老年人早晚糖皮质激素水平较高，昼夜节律减弱，皮质醇唤醒反应更明显，皮质醇分泌抑制减少以及应激恢复受损。老年人对应激的糖皮质激素反应可能会由于抑制 ACTH 分泌的迟钝而延长，从而增加糖皮质激素的总暴露量。与年龄有关 HPA 轴的变化，可能与下丘脑负反馈敏感性降低、中枢神经系统改变，以及 CRH、ACTH 和糖皮质激素的代谢清除率降低有关。老年人分泌节律改变的主要特点为：①由于皮质醇的产生及清除均下降，基础血皮质醇水平不变；②皮质醇脉冲分泌的幅度下降；③夜间皮质醇浓度最低点提前，皮质醇水平较年轻人高。以上改变的幅度相对较小，不影响肾上腺皮质对急性疾病（如低血糖）的反应。一方面，神经系统炎症导致 HPA 轴的激活和皮质醇激素的释放，这些糖皮质激素被海马体感知，从而在负反馈回路中抑制下丘脑 CRH 的产生，同时增加新陈代谢和改变大脑功能。另一方面，炎症反应过激有可能引起细胞损伤，如海马神经元的丧失可能损害糖皮质激素系统，从而导致不受控制的炎症和细胞损伤增加，最终加速衰老和衰弱。

在老年阶段，过量的糖皮质激素对神经元更多地产生危害作用。不论是在个体发育早期还是晚期，过量的糖皮质激素对神经系统都可能起危害作用，而老年期神经系统表现出对糖皮质激素的危害作用更为敏感。研究表明，高水平的糖皮质激素可增加背侧海马中锥体神经元细胞与年龄相关的丢失。在正常衰老和年龄相关的疾病如阿尔茨海默病中观察到的海马神经元的丧失可能损害糖皮质激素系统，从而导致不受控制的炎症和细胞损伤增加，最终加速衰老和衰弱；糖皮质激素系统的调节失衡可能导致进一步的神经变性，因为长期升高的糖皮质激素浓度会增加海马神经元损伤。

（2）醛固酮：老年人醛固酮水平在基础和激发状态（如低钠、直立体位）均下降，而ACTH刺激的醛固酮释放正常，故醛固酮水平下降的主要原因为老年人肾素活性下降。合并肾功能不全的老年人容易发生尿钠增多、低钠血症、高钾血症。由于老年人醛固酮水平下降，因此原发性醛固酮增多症的老年患者其血液、尿液醛固酮水平可能在正常范围内。

（3）DHEA：雄激素、雌激素的前体物质DHEA的水平随增龄而下降，是一种衰老生物标志物。

（4）去甲肾上腺素和肾上腺素：老年人肾上腺素水平基本不变或轻度降低；去甲肾上腺素水平升高，但应激时增加的幅度较年轻时显著减少，这种变化使老年人对应激的反应减弱，容易受到损害，如对低血糖的反应减弱，导致容易进展为低血糖昏迷。

3. 下丘脑-垂体-甲状腺轴 健康老年人下丘脑-垂体-甲状腺轴（hypothalamus-adenohypophysis-thyroid，HPT）随增龄变化。其一，甲状腺激素（thyroxine，T_4）的合成与释放减少，同时清除率降低，在一定程度上起到代偿作用，甲状腺素结合球蛋白水平轻微下降；其二，由于HPT轴的生理性调节，垂体随增龄逐渐释放更多的TSH以维持合适的T_4水平，表现为随着年龄增长，TSH上限逐渐增高，而T_4水平无显著改变；其三，与T_4相反，三碘甲状腺原氨酸（triiodothyronine，T_3）随年龄增长呈现下降趋势，这可能与催化T_4转变为T_3的Ⅰ型脱碘酶活性降低导致其对TSH刺激应答下降有关，反T_3（reverse T_3，rT_3）水平则随增龄而增加。因此，健康老年人血清游离三碘甲状腺原氨酸（free triiodothyronine，FT_3）水平下降，游离甲状腺素（free thyroxine，FT_4）水平无显著变化，导致FT_3/FT_4比值降低，TSH水平升高。根据美国第三次全国健康与营养调查（NHANES-Ⅲ）结果显示，30～39岁以后，年龄每增加10岁，血清TSH的第97.5百分位数增加0.3 mU/L；70～80岁人群TSH正常上限值比60～70岁人群高1.6mU/L；80岁以上人群的TSH正常上限值比60～70岁人群高3.2mU/L。寿命特长者（如百岁老人）的TSH水平常常较高，部分与遗传有关。一项关于我国31省市碘与甲状腺疾病调查结果也发现，随着年龄的增长TSH的第97.5百分位数升高，每增加10岁血清TSH的上限值升高0.534mU/L。TSH水平在一定范围内增高可能是老年人防止分解代谢的一种适应机制，与年龄相关的TSH浓度增高还可能是由于TSH生物活性随增龄下降之故。

4. 甲状旁腺 老年人PTH水平升高，其原因与低钙、高磷状态与维生素D缺乏相关。低钙源于老年人钙的摄入和肠道吸收都减少。维生素D缺乏与维生素D的摄入、皮肤的合成、肾脏的羟化减少相关。PTH升高可以增加骨钙的释放，加重骨质疏松。维生素D缺乏也是骨质疏松、跌倒、骨折的原因之一；近年来还发现维生素D缺乏与心血管事件、乳腺癌、结肠癌、抑郁等有关。

5. 下丘脑-垂体-性腺轴 老年相关的内分泌改变以性腺最明显。

（1）女性：绝经后女性卵巢分泌雌激素和雄激素迅速下降，而FSH和LH升高，至

75 岁后 FSH 和 LH 方开始下降。激素替代治疗仅被推荐用于缓解女性围绝经期症状，短期应用。

（2）男性：下丘脑-垂体-性腺轴的改变在男性中比较缓慢。雄激素是男性体内重要的激素，主要来自睾丸和肾上腺皮质。雄激素包括睾酮、二氢睾酮、脱氢表雄酮（dehydroepiandrosterone，DHEA）、硫酸脱氢表雄酮（dehydroepiandrosterone sulfate，DHEAS）、雄烯二醇和雄烯二酮。睾酮因其分布广、浓度高，故最为重要，临床上将睾酮水平视为体内雄激素水平高低的衡量指标。下丘脑分泌的促性腺激素释放激素（gonadotropin-releasing hormone，GnRH）作用于腺垂体，促进腺垂体分泌卵泡刺激素（follicle-stimulating hormone，FSH）和黄体生成素（luteinizing hormone，LH）。FSH 通过支持细胞产生雄激素结合蛋白（androgen binding protein，ABP），LH 主要作用于睾丸间质细胞，调节睾酮的分泌。ABP 与睾酮结合后作用于生精细胞，促进生精过程。没有与 ABP 结合的睾酮则称为游离睾酮，即有生物活性并在体内起作用的活性睾酮。雄激素的主要生理作用是促进胚胎性分化；促进附属性器官发育和第二性征；对生精过程的影响；增强性欲和性行为；促进蛋白质合成，改善中心性肥胖；增加骨密度、肌肉量和力量；对心血管系统、精神心理也有作用。老年男性 LH 和 FSH 水平正常或轻度升高。在年轻的健康男性（20~30 岁）中，正常的血清睾酮水平（400~700ng/dl）由下丘脑-垂体-性腺轴负反馈调节，并维持在 300~800ng/dl 的正常范围内。随着男性年龄的增长，血清游离睾酮在 40 岁以后逐渐下降，下降水平每年在 0.4%~2.6% 之间。总睾酮的下降幅度为平均每年 0.110nmol/L（3.2ng/dl），游离睾酮的下降速度比总睾酮下降更快，这主要是性激素结合球蛋白（sex hormone-binding globulin，SHBG）随着年龄增加的缘故。DHEA 和 DHEAS 的水平在胎儿出生后迅速下降，随后一直保持低水平，直到肾上腺素分泌时开始再次上升，30 岁左右达到峰值，此后 DHEA 和 DHEAS 的血清水平每年下降 2%~5%，因此到了围绝经期，DHEA 水平约下降 60%，到 80~90 岁 DHEA 水平下降 80%~90%。

6. 胰岛 胰岛是与老年糖尿病发生发展关系最密切的内分泌组织。胰岛 β 细胞数量中年后每年约减少 0.5%，且老年人胰岛 β 细胞胰岛素分泌功能缺陷常见，主要表现在葡萄糖负荷后第一时相（或早时相）分泌峰值减弱或消失，不足以有效抑制胰岛 α 细胞分泌胰高糖素，导致胰岛素第二时相（或晚时相）分泌呈代偿性升高及峰值后移，回落至基础值缓慢，与进食引起的肠糖吸收时间不匹配，部分呈现高胰岛素血症、餐后高血糖和下餐前低血糖。另一方面，胰岛素敏感性随增龄下降，其产生的机制包括胰岛素受体数目减少、亲和力下降，以及受体后缺陷，从而使靶细胞（主要是骨骼肌、脂肪和肝脏）对胰岛素的敏感性下降，表现为胰岛素相对不足，继发代偿性高胰岛素血症，加重了胰岛 β 细胞分泌胰岛素的负荷。长期作用使胰岛 β 细胞分泌功能步步衰退，随衰老进程，胰岛素分泌逐渐减少，血清胰岛素水平正常或下降。部分老年人胰岛素原与胰岛素的比例增加，说明胰岛素分泌质量也有缺陷。发展到一定程度，将失去调控血糖稳态的能力，临床上首先出现糖耐量低减（impaired glucose tolerance，IGT）和空腹血糖调节受损（impaired fasting glucose，IFG），二者可分别或同时存在，称为糖尿病前期，最终进展为糖尿病。从糖耐量正常到糖耐量低减直至 2 型糖尿病的发展过程中，β 细胞功能呈进行性减退、衰竭。长寿老年人体内有较低的血清胰岛素水平以及较好的胰岛素敏感性，提示低胰岛素血症可能对健康长寿相当重要。

7. 松果体-褪黑素

（1）松果体：松果体的形态及功能与年龄密切相关。随着年龄的增长，腺体将逐渐出现钙化,其腺体体积及所含细胞数量、大小出现递减,进而引起褪黑素(N-乙酰-5-甲氧色胺)合成和分泌减少,生物节律紊乱。这将导致机体的内部调节功能及与外界的协调能力出现下降,机体出现渐进性的退行性改变,表现为衰老。动物实验发现,切除松果体会缩短大鼠寿命,腺体切除后大鼠表现为一系列衰老样症状,如血中胆固醇升高、高血压、皮肤色素沉积、前列腺素 E_1 减少、抗癌能力降低等。

(2)褪黑素:褪黑素是一种广泛存在于机体的强效自由基清除剂,同时还是机体中调节氧化还原活性的一种重要酶,在哺乳动物中主要由松果体所分泌。褪黑素的分泌具有昼夜节律,其中光照对其节律影响最为明显,可通过作用于哺乳动物的眼睛进而影响松果体合成褪黑素,亦可直接作用于较低级脊椎动物及鸟类的松果体,对其分泌节律产生影响,晚上暴露于光照下可迅速抑制褪黑素合成。褪黑素参与机体的多种生物学行为,如控制生物周期节律、调节睡眠、调节免疫、调节血压、调整人类情绪和行为、保护视网膜免受损伤、清除氧自由基和抑制肿瘤生长等,对维持机体正常生理学功能非常重要。老年人褪黑素水平下降,与睡眠障碍有关。睡前服用小剂量的褪黑素可以改善睡眠。

8. 脂肪组织

(1)瘦素:瘦素主要由脂肪组织分泌,主要作用是减少食欲、产生饱感,还与能量代谢及行为相关。随着年龄的增加女性瘦素水平下降,老年男性因睾酮水平下降使瘦素增加;其敏感性在细胞水平减退,可产生瘦素抵抗;老年人瘦素的作用仅为年轻人的 1/5。这些变化使老年人食量减少、代谢降低。

(2)脂联素:有研究发现,女性脂联素水平与年龄关系不大,70 岁以上男性的脂联素水平较年轻男性为高,长寿者脂联素水平较高。

思 考 题

1. 老年人哪些激素水平会下降?
2. 雄激素的重要性包括哪些?

(刘幼硕)

第二节 老年糖尿病

一、老年糖尿病的概念

老年糖尿病是指年龄≥60 岁(世界卫生组织标准≥65 岁),包括 60 岁以前诊断和 60 岁以后诊断的糖尿病患者。老年糖尿病分为两类,即进入老年期前已患病(约占 30%)及老年期患病(约占 70%)。老年人群是糖尿病防治的重点人群,其患病年龄、各器官功能、并发症、合并症及用药情况具有特殊性和复杂性。针对老年糖尿病的临床特点进行科学合理的诊治,减少并发症的发生发展;制订老年人群的控制策略及综合防治措施,已经成为国内外学者在该领域研究的焦点。关注老年糖尿病患者的早期预防、早期诊断、早期干预治疗,可以减少因并发症导致的致残、致死,改善生活质量,提高预期寿命。现详细阐述老年糖尿病的临床特点、防治措施、个体化控制目标及综合评估和管理。

二、我国老年糖尿病的现状和危害

随着我国人口老龄化及生活方式的改变，糖尿病患病率呈快速上升趋势，老年人群中糖尿病的发病率也呈逐年递增的趋势。我国第七次人口普查数据显示，2020年老年人口为2.604亿，占总人口的18.7%，其中约30%的患有糖尿病。老年糖尿病患者总体控制水平欠佳，自我管理能力较弱。在新型冠状病毒疾病（COVID-19）疫情流行中，老年糖尿病患者因血糖控制不佳造成的重症率和死亡率显著增加。另外，老年糖尿病患者因糖尿病并发症和合并症造成的致残、致死率高。老年糖尿病患者因糖尿病可导致急性并发症、大血管及微血管病变，从而对组织器官造成损伤，也常常由于合并代谢紊乱（高血脂、高血压）以及心脑血管疾病而对机体造成损伤。并且大多老年糖尿病患者多病共存，需要同时服用多种药物，药物的不良反应及相互作用也易造成肝肾等多脏器功能损害。研究表明，糖尿病显著增加老年患者缺血性心脑血管疾病、慢性肝损害、恶性肿瘤、肺部感染、肾衰竭等疾病的死亡风险。因此，良好的自我管理水平和医疗保健条件，对于老年糖尿病患者的血糖控制具有积极的作用。老年糖尿病患者科学、有效的防治不仅能够减少失明、肾病、截肢和认知障碍等并发症的发生，还可提高生活质量和延长寿命。

三、老年糖尿病的临床特点

1. 老年糖尿病的主要类型为2型糖尿病（type 2 diabetes mellitus，T2DM），占95%以上，也可发生1型糖尿病（type 1 diabetes mellitus，T1DM）。

2. 老年糖尿病患者基本情况异质性大，老年人群患病年龄、病程、基础的健康情况、身体各系统器官的功能、并发症和合并症、多病共存情况、多重用药、经济状况和医疗条件及预期寿命均存在巨大的差异。

3. 老年期前已患糖尿病和老年期新诊断糖尿病的患者发病特点不同，60岁以前诊断的老年糖尿病患者病程较长，合并糖尿病慢性血管并发症和合并心脑血管疾病的比例高。60岁以后老年新诊断糖尿病患者发病隐蔽，多尿、多饮、多食症状多不典型，多以餐后血糖升高为主，多有明显的胰岛素抵抗（insulin resistance，IR）和高胰岛素血症，糖尿病并发症的比例相对较低，多合并代谢异常，所致的肾功能损害多见，而糖尿病视网膜病变少见。

4. 老年糖尿病患者急性并发症症状多不典型。部分老年糖尿病患者以高血糖高渗状态（hyperglycemic and hyperosmolar status，HHS）为首发症状，死亡率高，须及时启动胰岛素治疗。

5. 老年糖尿病患者发生低血糖的风险增加。由于机体肠促胰素水平减低、肝糖原储备和释放功能减弱、自身对低血糖能力调节下降，因此对低血糖耐受性差，易发生无意识低血糖、夜间低血糖、严重低血糖，造成严重的不良事件。老年糖尿病患者在治疗过程中，需评估低血糖风险，制订个体化治疗方案，降低低血糖发生率。

6. 老年糖尿病患者常伴有动脉粥样硬化性心脑血管危险因素，如高血脂、高血压、高尿酸血症、高同型半胱氨酸、高凝状态等，易发生糖尿病心脑血管疾病和糖尿病足等大血管并发症。

7. 老年糖尿病患者跌倒和骨折风险增加。由于日常生活能力下降（包括听力、视力、认知功能、运动耐力、平衡能力和自我管理能力），加上肌少症和骨量丢失等因素，从而易出现运动伤、跌倒和骨折。

8. 老年糖尿病患者易合并肿瘤、呼吸系统、消化系统和泌尿系统等疾病，增加恶性肿瘤、肺部感染、肾衰竭等疾病的死亡风险。

9. 老年糖尿病患者常多病共存，需要应用多种治疗药物，应关注药物的不良反应和相互作用，结合多重用药评估，实现合理用药和个体化治疗。

四、老年糖尿病的诊断和分型

（一）老年糖尿病的诊断标准

老年糖尿病的诊断标准与成年人诊断标准相同，即存在多尿、多饮、多食、体重减轻等典型糖尿病症状，加上空腹血糖（fasting plasma glucose，FPG）$\geq$7.0mmol/L，或随机血糖$\geq$11.1mmol/L，或口服葡萄糖耐量试验（oral glucose tolerance test，OGTT）2h 血糖$\geq$11.1mmol/L，或 HbA1c$\geq$6.5%，即可诊断。若无典型糖尿病症状者，需择期复查。考虑到患者的血糖变异性及临床表现差异，对于 FPG、餐后 2h 血糖（2-hour postprandial blood glucose，2 hPG）或随机血糖仅有一项升高达糖尿病诊断标准的患者，尽管其糖化血红蛋白（glycosylated hemoglobin，HbA1c）<6.5%，均应择期行 OGTT 明确诊断，但需除外 1 周内有严重感染、严重创伤等可导致血糖升高的应激因素或特殊用药史（表 31-2）。应激状态消除后复查，再确定糖代谢状态。

表31-2　老年糖尿病的诊断标准

诊断标准	静脉血浆葡萄糖水平（mmol/L）	HbA1c（%）
典型糖尿病症状		
加随机血糖	$\geq$11.1	
或加空腹血糖	$\geq$7.0	
或加 OGTT 2h 血糖	$\geq$11.1	
或加 HbA1c		$\geq$6.5
无糖尿病典型症状者，需改日复查确认		

OGTT. 口服葡萄糖耐量试验；HbA1c. 糖化血红蛋白。随机血糖指不考虑上次用餐时间，一天中任意时间的血糖，不能用来诊断空腹血糖受损或糖耐量减低；空腹状态指至少 8h 没有进食热量；糖尿病典型症状，包括多尿、烦渴、多饮、多食和不明原因体重下降

（二）老年糖尿病的分型

老年糖尿病分为 1 型糖尿病、2 型糖尿病和特殊类型糖尿病。60 岁以前诊断进入老年期的糖尿病包括 1 型糖尿病[经典的 T1DM、成人晚发自身免疫性糖尿病（latent autoimmune diabetes in adults，LADA）和特发性 T1DM]、2 型糖尿病和特殊类型糖尿病。老年期新诊断的糖尿病以 2 型糖尿病为主要类型，IR 和高胰岛素血症明显，也可发生 1 型糖尿病。老年期发生的 LADA 在表型和遗传上与非老年期不同（HLA-DQ 遗传背景差异显著），其临床特征（有更好的残余胰岛 β 细胞功能和更高的 IR 水平，代谢综合征特征明显，胰岛自身抗体阳性比例相似）和遗传学特征更接近于老年 T2DM。

特殊类型糖尿病涉及胰岛 β 细胞功能遗传性缺陷、胰岛素靶细胞遗传性缺陷，胰腺相

关疾病、内分泌腺疾病、药物或化学物质，以及感染性、免疫性、遗传性等多种病因学相对明确的糖尿病。

五、老年糖尿病的并发症

（一）老年糖尿病的急性并发症

包括糖尿病酮症酸中毒（diabetic ketoacidosis，DKA）、高血糖高渗状态和糖尿病相关低血糖症。

1. DKA

（1）DKA 的病因及临床表现：老年患者常见诱发因素包括胰岛素停用或减量、感染、创伤、手术、心肌梗死和脑卒中等。DKA 为糖尿病的严重并发症，老年患者与中、青年相比患病率低而死亡率高。DKA 起病较急，发病前有典型的高血糖症状，也可表现为腹痛、恶心、呕吐，部分患者出现不同程度的意识障碍，甚至意识丧失。老年人由于渴感中枢敏感性下降和认知能力减退，血糖控制差，未及时充分饮水补液时，常引起脱水，易表现为厌食、呕吐、烦躁不安、血压下降及深大呼吸等症状；部分老年患者表现出神经精神症状，易与常见的脑血管疾病混淆而延误诊治。

（2）DKA 的治疗：原则为尽快纠正容量缺失、胰岛素控制血糖、纠正电解质及酸碱平衡紊乱，同时消除诱因，保护心脑肾等靶器官，加强护理，降低病死率。

1）补液：静脉补液是治疗 DKA 首要和关键措施。机体组织器官得到有效灌注后，胰岛素才能充分发挥生物学效应。老年患者多存在心、肾、肺等多器官功能不全，应注意监测尿量、中心静脉压等指标，根据脱水程度、电解质水平、尿量等指标确定补液量和补液速度，避免发生心力衰竭。

2）胰岛素：一般需接受静脉输注小剂量胰岛素，以 $0.1U/(kg \cdot h)$ 持续静脉输注，直到酮症纠正。血糖降至 11.1～13.9mmol/L，更换成 5%～10%的葡萄糖液体，同时持续给予胰岛素。根据血糖水平调整胰岛素给药速度，持续进行胰岛素输注直至酮症缓解。缓解标准为血糖<11.1mmol/L，血清酮体<0.3mmol/L，血清 HCO_3^-≥15mmol/L，pH>7.3，阴离子间隙≤12mmol/L。待饮食恢复正常后，可改为皮下注射胰岛素治疗。

3）纠正电解质紊乱：老年 DKA 患者就诊时，因存在酸中毒、脱水等情况，血钾可正常或稍高，随着补液和胰岛素治疗后，酸中毒逐渐缓解，血中钾离子随葡萄糖转入细胞内，血钾显著降低。补钾原则：在开始补液及胰岛素治疗后，如果血清钾<5.2mmol/L，则需静脉补钾，一般在每升输入溶液中加氯化钾 1.5～4.0g，以保证血清钾在正常水平。如治疗前已有低钾血症，尿量≥40ml/h 时，在补液及胰岛素治疗同时补钾。严重低钾血症可危及生命，若血清钾<3.3mmol/L，应优先进行补钾治疗，当血清钾升至 3.5mmol/L 时，再开始胰岛素治疗，避免发生心律失常、心搏骤停和呼吸肌麻痹等。老年患者合并肾功能不全补钾需慎重。

4）纠正酸中毒：补液及胰岛素治疗，可以抑制酮体再生成，是纠正酸中毒的主要措施。不要盲目补碱，盲目大量补碱可引起代谢性碱中毒，加重组织缺氧，加重低血钾，加重高钠血症和高渗综合征。严重代谢性酸中毒可引起心肌损伤、脑血管扩张、胃肠道出血及昏迷等严重并发症。因此，在 pH<7.0 的患者，应考虑适当补碱治疗。首次静脉滴注 5%碳酸氢钠溶液 125ml 后，每 2h 测定 1 次血 pH，2～6h 重复，直至 pH 维持在≥7.0。

5）其他：老年人心、肺、肾功能较差，多为感染诱因，应积极控制感染，保护心、脑、肾、消化道等靶器官，预防脏器功能衰竭。并加强护理。

2. HHS

（1）HHS 的病因及临床表现：老年患者多发，部分患者为首发症状，死亡率高达 50%。部分患者无糖尿病史或无明显症状，由于感染、创伤、手术、大量饮用饮料、心脑血管事件等应激因素引起血糖显著增高，引起渗透性利尿，大量丢失水和电解质。加上老年人多个脏器功能减退、口渴中枢敏感性下降，所以不能及时补充液体，导致 HHS。老年 HHS 患者起病比较缓慢，一般会出现糖尿病症状加重，也可表现为恶心、呕吐、乏力等症状。严重者出现脱水及周围循环衰竭表现，可见口唇干裂、皮肤弹性减退、眼球凹陷、血压下降、脉快而弱，甚至休克。患者常常表现出不同程度的神经精神症状，如精神萎靡、意识模糊、反应迟钝、嗜睡，甚至昏迷。与 DKA 比较，HHS 脱水、精神症状更严重。

（2）HHS 的治疗：原则为迅速补液、扩容、纠正高渗是处理的关键，同时应用胰岛素降低血糖、纠正电解质和酸碱平衡紊乱，及时去除诱因和治疗并发症。

1）补液：因患者严重脱水，应积极补液。老年人心、肾、肺功能减退，补液速度不宜过快，补液量应根据尿量、中心静脉压等指标确定。治疗过程中监测血清渗透压和电解质情况，避免快速补液出现严重的合并症，如 ARDS、心力衰竭等情况。补液先应用等渗氯化钠溶液，可使细胞外渗透压缓慢下降，细胞外液缓慢进入细胞，对于血容量不足的休克患者，有利于恢复血容量和血压。不建议先补低渗氯化钠溶液，输低渗液易引起溶血，或因渗透压下降过快引起继发性脑水肿。

2）胰岛素：静脉补液的同时应用胰岛素治疗。降血糖速度不宜过快，当血糖降至 16.7mmol/L 时，应换用葡萄糖加胰岛素溶液，并调整胰岛素用量和葡萄糖浓度，使血糖维持在 13.9～16.7mmol/L，避免发生低血糖。

3）纠正电解质紊乱：老年 HHS 患者存在低钾、高钠等情况，补液过程中密切监测电解质情况，建议在血清钾低于 3.3mmol/L 时给予补钾，而血清钾高于 5.5mmol/L 时无须补钾。

4）其他：根据患者的病情，评估发生血栓的风险和多器官功能障碍等严重并发症的情况，给予抗凝治疗或连续性血液净化疗法，降低患者病死率。

3. 糖尿病相关低血糖症 糖尿病患者血糖≤3.9mmol/L 界定为低血糖，是老年糖尿病治疗过程中较常见且危险的急性并发症。老年糖尿病患者由于升血糖激素在夜间分泌不足和自身调节低血糖的能力下降，肝、肾功能减退易导致药物的蓄积和过量，肝糖原储备和释放功能减弱，肠促胰素分泌减少，在治疗过程中更易出现低血糖。2018 年《中国老年 2 型糖尿病防治临床指南》指出，老年 2 型糖尿病患者相关低血糖症分为 3 类，主要包括糖调节异常相关低血糖（胰岛素释放延迟所致）、胰岛素水平不适当增加、降血糖药相关性低血糖（应用胰岛素或胰岛素促泌剂所致）。并且将低血糖分为 1～3 级。1 级：血糖在 3.0～3.9mmol/L；2 级：血糖<3.0mmol/L；3 级：无特定血糖界值，出现认知功能异常、意识障碍或躯体改变等症状。

老年糖尿病患者常伴有交感神经功能减退，对低血糖的感应降低，可出现无症状低血糖、非特异神经症状（言语不当、思维混乱、行为怪异），甚至昏迷。老年患者多合并心脑血管疾病，低血糖可诱发心律失常、心力衰竭，严重者可发生心肌梗死、脑梗死，甚至死亡。老年患者反复发生低血糖可加重认知功能障碍和阿尔茨海默病进展，增加跌倒风险，并增加老年糖尿病患者死亡率。

老年糖尿病低血糖症发生后，应进行及时、有效的急症处理，葡萄糖是首选药物。糖尿病相关低血糖重在预防，首先对老年患者进行低血糖风险评估，其次进行教育和饮食指导。对于应用促泌药或胰岛素的患者，能自己调整饮食量、运动量和降血糖药量三者的平衡，对预防低血糖发生至关重要。最后加强血糖监测，制订合理、具体、个体化的血糖控制目标和治疗方案，严防低血糖的发生。

（二）老年糖尿病的慢性并发症

老年型糖尿病的慢性并发症主要包括大血管并发症和微血管并发症。大血管并发症主要包括糖尿病心脑血管疾病和糖尿病下肢动脉病变；微血管并发症主要包括糖尿病肾病、糖尿病视网膜病变和糖尿病神经病变。

1. 糖尿病性心血管疾病 与非糖尿病患者相比，糖尿病患者心血管疾病发病率显著升高，超过50%合并高血压或冠心病，且女性的患病风险高于男性。老年糖尿病患者由于胰岛素分泌相对不足，导致脂蛋白酯酶活性降低，常出现糖脂代谢紊乱，从而加速动脉粥样硬化的进程。冠心病是老年2型糖尿病常见的并发症，也是死亡率最高的并发症。老年人由于自主神经病变造成敏感性下降，心脏痛觉传入神经的敏感性相应降低，无症状性心绞痛发生率高，极易造成心律失常、心肌梗死、心源性休克和心力衰竭等严重事件。另外，糖尿病心肌病也是造成心力衰竭的重要原因。对于老年糖尿病患者来说，血糖、血压、血脂的监测，对动脉粥样硬化病变血管的超声筛查，确定病变程度（高风险患者尽早行冠状动脉CT或血管造影），同时要合理服用降血糖药、抗高血压药，以及调血脂、扩张冠状动脉血管、稳定斑块等药物多元化治疗，避免发生严重心血管事件。有心血管疾病危险因素的老年糖尿病患者，无禁忌证时优先选择联合胰高血糖素样肽1受体激动药（GLP-1RA）或钠-葡萄糖协同转运蛋白2抑制药（SGLT2i）类降血糖药物，密切关注血糖变化，防止低血糖发生，可酌情放宽血糖控制标准。

2. 糖尿病性脑血管疾病 老年糖尿病患者合并高血压的患病率高达75%，糖尿病为脑血管事件的首要危险因素，其中以合并高血压者为甚。高血糖、高血压、高血脂都可以损害脑血管。老年糖尿病患者合并的脑血管病90%以上是缺血性脑梗死，临床主要表现为肢体麻木、活动受限、运动障碍，并伴有构音障碍、言语不清等。如果长期血糖控制差，可造成脑组织损伤，甚至脑坏死。与非糖尿病患者相比，糖尿病性脑出血患者的出血量较大，临床治愈率较低，预后差。老年糖尿病患者需定期评估脑血管病变风险因素，包括神经系统体征、运动能力和认知功能的检查、颈动脉超声，必要时行头部CT、磁共振成像（MRI）及血管成像筛查颅内病变。因此，老年糖尿病患者需更重视对脑血管疾病的防治，加强饮食管理和糖尿病健康教育，积极控制血糖和血压，并且使低密度脂蛋白胆固醇（LDL-C）达标。老年患者服用单药或联合两种以上非胰岛素促泌药治疗，控制HbA1c＜7.0%。胰岛素或胰岛素促泌药治疗，有低血糖风险，血糖控制标准需酌情放宽：HbA1c＜8.5%，餐后或随机血糖应＜13.9mmol/L。避免HHS发生，以防脑梗死的加重或复发，降低致残率和致死率，并改善患者的生存质量。对伴有肢体运动障碍后遗症的患者，坚持适度的肢体运动康复治疗，改善预后。

3. 糖尿病下肢动脉病变 老年糖尿病患者引起的下肢动脉病变是外周动脉疾病的一组病变，主要表现为下肢动脉的狭窄或闭塞，导致下肢静息痛和间歇性跛行，可发展为下肢皮肤溃疡和坏疽，造成糖尿病足；严重者造成伤残、截肢，甚至死亡。足背动脉相较于全身其他动脉而言，易于触摸，可用于评估病变程度。应定期行足背动脉搏动触诊及足部感觉、皮肤颜色等筛查，酌情行下肢动静脉超声检查，必要时行周围血管造影检查。临床治疗首先调整不良生活方式，如戒烟、限酒、增加运动、控制体重，以及控制血糖、血压、LDL-C、血尿酸等代谢指标，联合应用抗血小板聚集、改善循环等药物治疗，定期复查。平时应选择轻巧、柔软、宽大的鞋袜，避免长期走路；泡脚时应用温度计试水温（40℃左右），防止烫伤，并有助于改善局部血液循环。因此，早期诊断、早期治疗是降低糖尿病足截肢风险的关键，降低致残率、致死率。

4. 糖尿病肾病　糖尿病肾病是糖尿病患者的主要微血管并发症之一，主要是由糖尿病继发以微血管损害为主的肾小球病变。临床上主要表现为蛋白尿、水肿，严重者出现肾功能不全、水电解质代谢紊乱，甚至发展为尿毒症。老年糖尿病患者由于机体各器官功能逐渐减退，肾小球滤过率呈下降趋势，常合并高血压、高血脂、高尿酸、心脑血管疾病等，加重肾病的发生、发展，造成死亡率升高。其诊断的重要依据是尿液中检出微量白蛋白，随着尿白蛋白逐渐增多和估算的肾小球滤过率（estimated glomerular filtration rate，eGFR）降低，进展为肾病综合征和终末期肾病。2019 年《中国糖尿病肾脏疾病防治临床指南》中指出，对糖尿病肾病的治疗策略主要包括生活方式管理，如饮食治疗、运动、戒烟、限酒、限制盐摄入、控制体重等；合理控制蛋白摄入量，非透析患者推荐摄入优质蛋白约 0.8g/(kg·d)，尿白蛋白＞2g/d 的患者推荐蛋白摄入量为 0.6g/(kg·d)，补充复方 α 酮酸，合并低蛋白血症患者蛋白摄入可适当放宽。治疗策略主要是有效控制血糖、血压、血脂及改善肾脏微循环等（图 31-1）。SGLT2i 不仅通过增加尿糖排出的方式降低血糖，还可增加水钠排泄，从而降低肾小球囊内压、改善糖尿病肾病。若无禁忌证的老年患者，可优先选用。GLP-1RA 可改善糖尿病肾病患者蛋白尿，适用于肥胖的患者。抗高血压药首选 RAS

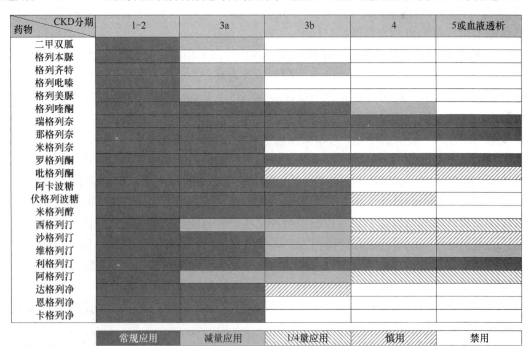

图 31-1　不同肾功能分级口服降血糖药的应用

抑制药，治疗过程中注意监测血清钾、Cr。严重的糖尿病肾病进展为肾病综合征或尿毒症并难以控制或纠正时，需要血液或腹膜透析治疗。对老年糖尿病肾病患者适当放宽血糖控制标准，HbA1c＜7.5%，FPG＜7.5mmol/L，2hPG＜11.1mmol/L。老年糖尿病患者定期复查尿微量白蛋白、肾功能等指标。早期发现、早期治疗，避免进展为终末期肾病。

5. 糖尿病视网膜病变　老年糖尿病视网膜病变常见于 2 型糖尿病患者，是以视网膜微循环障碍为主要病理性特征的致盲性眼病，患病率在 60～69 岁达到高峰，并随着糖尿病病程延长急剧增加。不良生活方式（吸烟、酗酒）及血糖、血压、血脂控制差，以及相关代谢不良等因素，均为糖尿病视网膜病变进展至不可逆转失明的重要原因。长期的高血糖导致视网膜血管的调节紊乱，导致血管内皮损伤，血液渗透到眼组织中，引起视网膜出血或硬性渗出，血管基膜逐渐增厚，出现视网膜缺血性改变。老年糖尿病患者应每年进行眼科检查（视力、眼压、眼底）和视网膜病变筛查，必要时进行免散瞳眼底照相、光学相干断层扫描（OCT）筛查，及时发现早期视网膜循环障碍和黄斑水肿等病变。临床治疗主要包括药物治疗、激光治疗及手术治疗。常用药物主要有羟苯磺酸钙和胰激肽原酶及贝伐单抗等。因此，早期发现、早期治疗，有效控制并发症的进展，是延缓糖尿病视网膜病变、降低失明率的重要措施。

6. 糖尿病神经病变　糖尿病神经病变可根据受损的部位及临床表现分为远端对称性多发性神经病变、近端运动神经病变、局灶性单神经病变、非对称性的多发局灶性神经病变、多发神经根病变和自主神经病变。起病隐匿，早期可无明显症状，逐渐可出现肢端麻木感、蚁行感和肢体疼痛麻木等症状，严重患者可出现肢端缺血、溃疡，甚至造成坏疽、截肢和神经系统损伤等后果，是引起糖尿病足的最常见原因。临床治疗主要是严格的生活方式管理，控制血糖、营养神经和改善微循环等药物及神经功能的康复。降糖方案进一步优化管理，控糖目标是 HbA1c＜7.0%。定期进行皮肤温痛觉、针刺觉、压力觉及下肢音叉震动觉和踝反射、位置觉、卧立位血压及电生理的检查，做到早期发现、早期干预。

六、老年糖尿病的三级预防和综合评估

（一）老年糖尿病的三级预防

1. 一级预防　预防发病。老年人群定期进行代谢性疾病、糖尿病的科普知识宣教，指导健康的生活方式，加强全体老年人群的糖尿病筛查。力争做到早发现、早预防，及时筛查出老年血糖调节受损人群，降低糖尿病发病率。

2. 二级预防　预防糖尿病并发症。老年糖尿病患者起病隐匿，多无明显糖尿病症状，因并发症或合并症就诊，从而诊断为糖尿病的现象比较普遍，造成糖尿病治疗起步较晚，并发症高发。因此，促进各级医疗机构加强老年人群糖尿病筛查和管理，建立人工智能老年糖尿病防治平台，提高老年人群对糖尿病的知晓率、治疗率、达标率，有效延缓糖尿病并发症的发生、发展，维持老年患者心、脑、肾等靶器官的功能。

3. 三级预防　降低致残率、致死率。老年糖尿病患者需定期评估并发症进展情况和脏器功能，规范糖尿病管理流程。对老年人群进行饮食、运动指导，自我血糖监测，制订个体化治疗方案。延缓糖尿病并发症的进展，保护各个脏器的功能，预防和控制心脑血管疾病的危险因素，降低并发症相关致残率、致死率。

（二）老年糖尿病的综合评估

1. 综合评估的策略

（1）血糖控制水平和变化特点：主要监测指标包括 HbA1c、血糖变化特点（空腹血糖、餐后血糖）、血糖波动情况（波动幅度和影响因素）、低血糖发生风险、血糖控制影响因素（饮食、运动、降糖方案）等。HbA1c 是反映长期血糖（2～3 个月平均血糖）控制情况的指标，也是调整降糖方案的依据。老年糖尿病患者主要以餐后血糖升高为主，餐后高血糖是日间血糖波动的主要原因。血糖波动幅度、时间增加会导致低血糖、高血糖发生的风险。血糖水平的评估，对于老年糖尿病患者降糖方案调整、并发症防治具有重要作用。

（2）自身血糖调节能力：60 岁以前诊断的老年糖尿病患者病程较长，胰岛 β 细胞功能逐渐减退；60 岁以后老年新诊断糖尿病患者多有明显的胰岛素抵抗和高胰岛素血症。因此，对于老年糖尿病患者，条件许可时检测与血糖同步的血浆胰岛素和（或）C 肽浓度，结合患者病程、血糖变化特点，评估胰岛 β 细胞功能和胰岛素抵抗程度。

（3）糖尿病危险因素的评估：老年糖尿病患者多合并高血压、高脂血症、高尿酸血症、高同型半胱氨酸血症及肥胖等危险因素。老年人应定期进行体重、腰围、臀围、腰臀比、血压测定；每年定期测定静脉空腹血糖、血脂四项、血尿酸、同型半胱氨酸及肝肾功能。根据危险因素情况，有针对性地制订饮食、运动和综合治疗方案。

（4）糖尿病并发症和合并症的评估：老年糖尿病患者定期进行足部尼龙丝检测，定期化验尿微量白蛋白、眼底检查、颈动脉/下肢动脉超声等，进行糖尿病并发症的早期筛查和评估。根据既往病史、体征、相关检查及心脑血管、肿瘤等合并症情况，定期进行心电图、动态心电图、心脏彩超、头部 CT 检查，必要时评估肺、肾及消化道等主要脏器功能。老年糖尿病与口腔疾病相互影响，建议主动接受口腔检查，及时发现牙周病和龋病等口腔疾病，有利于血糖控制。

（5）老年综合评估：老年糖尿病患者易于出现跌倒、骨折、认知功能障碍、视听障碍、肌肉衰减症、躯体功能减退及多重用药等风险。应用 Morse 跌倒评估量表、MMSE、MoCA、老年失能评估量表、微型营养评定法、SARC-F 量表、老年疾病累积评分量表等进行综合评估，做到对患者全面了解，制订个体化的精准治疗方案和管理措施，可改善老年患者生活质量，增加预期寿命。

2. "四早"原则

（1）早预防：老年人群存在多种危险因素，如高血压、高血脂、高尿酸血症和肥胖等，并且多受遗传、环境等因素影响。应重点做好老年糖尿病的一级预防，积极继续糖尿病防治知识的科普工作和宣教，指导老年人群实施健康的生活方式，做好饮食、运动指导；对于糖尿病高危人群，做好早期筛查、早期预防，始终遵从"治未病"预防理念。

（2）早诊断：老年糖尿病患者起病较为隐蔽，糖尿病症状不典型，常因并发症或合并症就诊，继而发现空腹或者餐后血糖升高，餐后血糖高更为多见。因此，鼓励老年高危人群定期进行糖尿病筛查，尽早明确诊断，及时保护胰岛 β 细胞功能。在筛查时，更应重视餐后 2h 血糖和 HbA1c 的检测。若有异常，尽早进行 75g OGTT 试验明确诊断，从而减少漏诊率，尽早开始老年人群的糖代谢管理。

（3）早治疗：包括早期生活方式干预、口服降血糖药的个体化治疗方案。根据血糖控制情况适时开始胰岛素治疗。生活方式干预的起始点：FPG＞6.1mmol/L、2 hPG 或随机血糖＞7.8mmol/L、HbA1c＞6.0%；单纯的生活方式干预可以降低糖尿病发病率的40%～58%。口服降血糖药干预起始点：经生活方式干预后，HbA1c＞7.0%，需要应用单药或联合除磺酰脲类或格列奈类之外的口服降血糖药治疗。胰岛素或胰高血糖素样肽1受体激动药（GLP-1RA）治疗起始点：联合2～3种以上口服降血糖药治疗仍HbA1c＞7.5%，应起始GLP-1RA或胰岛素注射治疗，胰岛素治疗可首选基础胰岛素。另外，对于饮食控制差、肥胖、自身胰岛β细胞功能尚可的患者，不宜过早应用胰岛素治疗，需要先进行严格的生活方式干预，并且优选控制体重的降血糖药。

（4）早达标：主要包括血糖、HbA1c和代谢相关指标。制订老年糖尿病患者血糖控制标准和总体管理策略，需要对老年人群综合评估，使患者在治疗过程中最大获益和最小风险。老年糖尿病患者具体血糖控制目标需要根据健康状况进行分层，设定血糖控制目标应关注低血糖风险。健康状况分层（表31-3）：健康，合并较少的慢性疾病，完整的认知和功能状态；复杂或中等程度的健康，多种（至少3种）并存的慢性病，或2项以上日常生活活动需要器械辅助，或轻到中度的认知功能障碍，其中并存的慢性病需要达到药物或生活方式干预的程度，包括肿瘤、心力衰竭、心肌梗死、脑卒中、慢性肾功能不全（3期以上）、高血压、肺气肿、关节炎、抑郁、跌倒等疾病；非常复杂或健康状况较差，需要长期护理，慢性疾病终末期，2项以上日常生活活动不能独立完成，或轻到中度的认知功能障碍，其中慢性疾病终末期是单一的终末期慢性疾病，心力衰竭（3～4期）、氧依赖性肺疾病、慢性肾功能不全（需透析）、肿瘤转移不能控制，可导致明显的症状或功能受损，明显减少预期寿命。

表31-3 老年糖尿病患者根据健康状况分层控制的血糖目标

分层	评估	HbA1c（%）	空腹或餐前血糖（mmol/L）	睡前血糖（mmol/L）
健康	较长的预期寿命	＜7.5	5.0～7.2	5.0～8.3
复杂或中等程度健康	中等长度的预期寿命，高治疗负担，低血糖风险较高，跌倒风险高	8.0	5.0～8.3	5.6～10.0
非常复杂或健康状况较差	有限的预期寿命，治疗获益不确定	8.5	5.6～10.0	6.1～11.1

基于对老年患者最优化的治疗和管理，规避治疗风险的理念，简化分层。老年患者血糖控制参考以下标准：①HbA1c≤7.0%：对应的FPG为4.4～7.0mmol/L和2hPG＜10.0mmol/L，目的是良好控制血糖以获得长期获益。适用于病程较短、新诊断、自我管理能力强、医疗条件较好的患者，或是应用胰岛素促泌药或胰岛素治疗、能规避低血糖风险的老年患者。对于早期发现血糖异常、早开始自我管理和治疗的患者，有条件可以控制血糖至正常水平（HbA1c≤6.5%），从而减少糖尿病并发症发生风险。②HbA1c 7.0%～8.0%：对应的FPG＜7.5mmol/L和2hPG＜11.1mmol/L，作为最佳控制目标和控制标准的中间调整阶段，适用于自我管理能力欠佳、有低血糖风险的患者。③HbA1c 8.0%～8.5%：对应的FPG＜8.5mmol/L和2hPG＜13.9mmol/L，适用于血糖控制难度较大、血糖严格控制获益有限、低血糖风险较高的患者，但应避免严重高血糖（FPG＞16.7mmol/L）引发的糖尿病急性并发症和严重感染等情况发生。

除常规检测的空腹血糖、餐后2h血糖和HbA1c以外，研究证实每日血糖波动幅度与心脑血管疾病的发生密切相关。近期研究发现，血糖的目标范围时间（time in range，TIR）与糖尿病患者生活方式和心理状态息息相关，可以预测糖尿病慢性并发症的发生发展风险。TIR 是指血糖水平在目标范围内（通常为 3.9～10.0mmol/L）的时间，一般以百分比表示。在短期连续血糖监测数据或每日 7 点位以上血糖数据的分析中，TIR 低于 70% 存在糖尿病微血管和大血管病变发生风险。2019 年《TIR 国际共识》、2020 年美国 ADA《糖尿病医学诊疗标准》和 CDS《中国 2 型糖尿病防治指南》均将 TIR＞70% 纳入血糖控制目标，老年糖尿病亦需 TIR＞50%，并将葡萄糖低于目标范围时间（TBR）降至＜1%（且仅为＜3.9mmol/L），从而更好地减少低血糖，同时预防严重高血糖。

七、老年糖尿病治疗和控制策略

糖尿病综合治疗包括糖尿病教育、医学营养治疗、运动治疗、自我管理和血糖监测的基本措施，及重要的降血糖药治疗。

（一）老年糖尿病的自我管理和教育

老年糖尿病的自我管理是指患者有效控制自我行为的能力，主要包括饮食管理、规律运动、遵医嘱服用药物、定期血糖监测和低血糖及心理应对能力等，并且维持或创造有意义的行为或角色以及保持积极乐观面对和战胜疾病的态度。目前，已经出现了多种糖尿病患者的自我管理评估工具。美国密歇根糖尿病研究及培训中心制定的糖尿病管理评定量表（diabetes care profile，DCP），共 234 个条目、14 个副量表。其中，涉及糖尿病患者自我管理评估的有 6 个副量表，包括饮食依从性、运动、药物治疗、血糖监测、自我管理知识、疾病控制及自我管理态度、能力和依从性，用来评估与糖尿病及其治疗相关的心理社会因素。美国糖尿病教育者协会制定的糖尿病自我管理评估报告工具（the diabetes self management assessment report tool，D-SMART），主要用于评价患者在接受自我管理教育前后来评价自我管理，主要包括饮食、运动、用药、管理、与疾病和谐相处及变化情况 5 个方面，能够加强医患之间的沟通。

老年糖尿病患者制订自我管理计划遵循由浅入深、从简到难。根据患者的年龄、病程、认知能力、并发症和合并症情况、诊疗经过、治疗需求和自我操作水平等，制订个体化、规范化的自我管理方案。对于老年新诊断的糖尿病患者，先进行入门教育，首先学会饮食、运动、用药和血糖监测及定期复诊。在随诊过程中不断提高患者的自我管理能力，并利用互联网+社区联合组织的糖尿病管理支持模式，实现医院-社区-家庭（个人）一体化的、良性循环的自我管理模式。

新诊断的老年糖尿病患者糖尿病防治知识相对匮乏，就诊时更应重视健康教育，包括糖尿病知识、并发症的危害、治疗的基本措施（饮食、运动、血糖监测、药物治疗的应用方法和注意事项）、低血糖的症状和救治、并发症和合并症的防治、皮肤护理、应激状态自我救治等，患者主动参与到自我管理和定期复查中，从而更好地控制疾病，改善不良结局。根据血糖监测的情况自行调整降糖药物剂量，避免低血糖和血糖大的波动，并为患者制订随访计划，督促患者实施有效的管理策略。结合我国的三级诊疗体系，提高社区基层全科医师糖尿病健康教育的宣教能力，综合提高糖尿病防治体系的整体管理水平。

我国老年糖尿病患者的自我管理和健康教育现状并不乐观。加强具有老年人群特点的自我管理和糖尿病防治知识教育，可以有效提高我国老年糖尿病患者的防治水平。老年糖尿病的临床治疗不仅限于饮食、运动和药物治疗，系统的糖尿病健康教育也是患者预防及治疗的重要组成部分。健康教育是通过对糖尿病患者进行糖尿病相关知识的宣教，促使患者正确认识疾病，自主干预患者的生活方式。对老年糖尿病患者进行健康教育，促使患者了解糖尿病相关知识，指导如何控制血糖的变化，对提高老年糖尿病的疗效具有重要价值。因此，糖尿病健康教育成为有效提高糖尿病自我管理能力，改善老年糖尿病现状、结局和生存质量，提高预期寿命的重要措施。

（二）老年糖尿病的医学营养治疗

医学营养治疗（medical nutrition therapy，MNT）是糖尿病综合治疗的基础，是糖尿病治疗过程中各个阶段预防和控制的必要措施。老年糖尿病患者由于代谢水平、运动功能下降，其糖尿病的营养治疗不同于一般成年人人群。营养治疗主要通过调整膳食营养成分的结构，达到降低血糖、血脂的目的，延缓糖尿病并发症的发生、发展，预防营养不良的发生，从而提高老年人的生活质量。老年糖尿病患者医学营养治疗的基本原则：维持理想体重、不进行过度减重干预、碳水化合物的合理摄入，以及优质蛋白质、优质脂肪、可溶性膳食纤维摄入等。

1. 老年人体重的评价和能量摄入 中国老年 2 型糖尿病患者体重指数（BMI）与全因死亡率关系研究结果表明，老年人体重偏低会增加营养不良和死亡风险，过高的 BMI 会增加高血压、冠心病、肿瘤等慢性病的风险。另一项研究发现，过高的 BMI 老年人群，出现认知功能障碍风险增加，可能与肥胖引起炎症因子水平升高，尤其是大脑中的炎症反应对认知能力产生不利影响有关。因此，对老年人体重的要求应给予个体化评价和指导，保持合适的稳定的体重。2016 年《中国居民膳食指南》建议，老年人 BMI 不低于 $20kg/m^2$，最高不超过 $26.9kg/m^2$。老年糖尿病患者维持适宜的体重更为重要。

老年糖尿病患者推荐的能量摄入量为每日 25～30kcal/kg，对于营养不良或有营养风险的老年患者，能量的摄入量需提高。研究发现，能量摄入与老年糖尿病患者死亡率之间存在 U 形关系。能量摄入不足与老年糖尿病患者的肌肉质量损失有关，容易造成肌少症的发生。欧洲临床营养与代谢协会老年病学临床营养指南建议，老年人每日摄入约 30kcal/kg 的能量，不建议超重老年人使用限制性饮食。有营养不良、衰弱、肌少症的老年患者需要进一步提高能量摄入量。

2. 碳水化合物 碳水化合物是人体能量的主要来源，具有分解快、排空快、供能快等特点。老年人胃肠功能减弱、消化吸收不良，尽管碳水化合物可保证其能量供应，而且能够降低药物治疗中低血糖的发生风险，但是，碳水化合物摄入过多会升高血糖、增加胰岛 β 细胞负担。因此，监测碳水化合物的摄入仍然是老年糖尿病患者血糖控制的关键。《中国老年 2 型糖尿病防治临床指南》（2022 版）建议，碳水化合物类食物供能比控制在为 50%～55%，多进食能量密度高且富含膳食纤维、升血糖指数低的全谷物食品，其中水果类约占 5%～10%，采用少吃多餐、慢吃、先汤菜后主食的进餐模式。老年人尽量从全麦、蔬菜、水果、豆类及奶制品等富含膳食纤维而低升糖指数的食物中摄取碳水化合物，避免富含糖类的食物，尤其是富含蔗糖的饮料和食物。

3. 蛋白质 老年人随着机体器官的功能减退，人体成分发生相应改变，表现为体脂增加、去脂体重减少和骨骼肌数量减少，加之老年人对蛋白质的摄入和利用率均降低，易引起肌少症。研究表明，老年 2 型糖尿病患者肌少症的患病率是健康人群的 2～3 倍。预防肌少症在老年糖尿病患者中尤为重要，优质蛋白的摄入能够促进肌肉的合成。

《中国糖尿病医学营养治疗指南》（2022 版）建议，老年糖尿病患者蛋白摄入量为每日 1.0～1.2g/kg；对于营养不良或存在营养风险的患者，建议蛋白摄入量为每日 1.2～1.5g/kg；肌少症或恶病质老年人的蛋白质摄入量至少为每日 1.5g/kg（除外终末期肾衰竭的患者）；对于尚未透析的老年慢性肾脏病患者，建议蛋白摄入量为 0.6～0.8g/(kg·d)。对于正常饮食的老年人群，建议以富含优质蛋白的食物（如鱼、瘦肉、奶类、蛋类、大豆及豆制品）来增加膳食蛋白质的摄入。与酪蛋白或大豆蛋白相比，乳清蛋白具有更高的食物热效应，其具有更强的饱腹感并有利于降低餐后血糖。

4. 单不饱和脂肪酸和 ω-3 脂肪酸　老年糖尿病患者需要平衡膳食，脂肪在食物中的含量为 25%～35%。对于老年糖尿病患者，采用富含单不饱和脂肪酸的地中海饮食模式，可以有效地改善血糖代谢、并发症的进展和心脑血管事件；服用富含长链 ω-3 脂肪酸的食物（鱼类、坚果），能够有效地预防和治疗心血管事件。目前，二十碳五烯酸（EPA）和二十二碳六烯酸（DHA）对于心血管事件是否有益尚未证实。

5. 可溶性膳食纤维　膳食纤维是一种多糖，既不能被胃肠道消化吸收，也不能产生能量，是不能被人体吸收利用的碳水化合物。膳食纤维按照是否可溶于水分为两个类型，即可溶性膳食纤维与不溶性膳食纤维。可溶性膳食纤维主要包括苹果、桔类中的果胶及植物种子中的果胶；海藻中的海藻酸、卡拉胶、琼脂和微生物发酵产物黄原胶，以及人工合成的羧甲基纤维素钠等。老年糖尿病患者食用可溶性膳食纤维能够调节肠道对碳水化合物的吸收，延缓血糖的急剧升高，使餐后血糖水平稳定，降低胰岛素的分泌，改善胰岛素抵抗，改善血脂进而降低心脑血管疾病发生风险。可溶性膳食纤维被肠道菌群分解为短链脂肪酸，对于维护肠道屏障和菌群平衡具有重要作用。美国 ADA 指南推荐膳食纤维的摄入量为每日 10～20g/1000kcal。老年糖尿病患者在日常饮食中，应该在推荐量范围内适量地食用膳食纤维，保证身体健康，延缓糖尿病并发症的进展。但老年人应避免摄入过多的高膳食纤维食物，以免影响营养物质的吸收。

（三）老年糖尿病的运动治疗

运动治疗是老年糖尿病患者自我管理的重要组成部分。运动能够增加能量消耗，对降低血糖具有重要作用。运动治疗需要兼顾血糖控制和保持良好的身体素质，适度运动更有益于老年患者糖脂代谢和心理健康。老年糖尿病患者的运动管理更需个体化，为患者制订系统规范的运动处方（包括适合的运动形式、运动强度、运动时间及注意事项等）。

运动形式包括有氧运动、抗阻运动，如快走、游泳、乒乓球、羽毛球、门球、广播操、运动器械等。研究表明，轻快的步行等中等强度的活动能够改善胰岛素抵抗、降低心脑血管疾病发生风险。中等强度用心率法来计算就是（最大心率–年龄）×50%–70%。运动频率也是运动处方有效的关键因素之一。每周 3～5 次有氧运动和抗阻运动，每天只进行一种运动或者两种运动交叉进行。选择合适的运动时间及时机才能保证运动的效果和安全。每日三餐后适量地近距离轻度活动，时间控制在 30～45min/d，有利于缓解餐后高血糖。适度、多方位活动，有助于防止跌倒和骨折以及延缓肌少症的发生。运动前需进行安全性评估，避免心脑血管事件发生。运动处方中包括糖尿病视网膜病变、糖尿病肾病、糖尿病足、心脑血管风险、骨骼肌肉疾病、低血糖、高血糖、药物治疗等情况的评估。运动注意事项强调运动前的 5～10min 的热身活动及运动后至少 5min 的放松活动。

因此，制订规范化的运动方式、运动强度、运动频率、安全性评估，是保证老年糖尿病患者运动安全有效、预防相关伤害及意外事件的重要措施。临床内分泌专业人员应根据老年糖尿病患者的自身情况制订合理、科学、可行的运动处方,使患者达到最大获益。

(四)老年糖尿病的药物治疗

1. 降血糖药的应用原则 老年糖尿病患者不但具有糖尿病本身的特点,而且肝肾等脏器功能会出现不同程度减退,同时也伴有其他心脑血管疾病等合并症,在药物治疗上有其特殊性。新诊断的老年糖尿病患者或糖尿病早期,治疗原则为在饮食、运动治疗等生活方式干预基础上,以减轻胰岛素抵抗和保护胰岛 β 细胞功能为主,选择胰岛素促泌药之外的降血糖药。糖尿病中晚期阶段胰岛素分泌显著不足,治疗药物选择胰岛素促泌药,必要时联用基础胰岛素。胰岛素缺乏为主的阶段,及时启用胰岛素治疗为主,辅以口服降血糖药治疗。另外,老年糖尿病患者合并肥胖、心脑血管疾病、慢性肾功能不全发展风险或心力衰竭时,可优先选用二甲双胍、GLP-1RA 或 SGLT2i。

根据 HbA1c 水平进行分层:HbA1c<7.5%选择单药治疗模式;HbA1c≥7.5%选择双药/三药联合治疗模式;HbA1c≥9.5%,考虑联合胰岛素治疗。HbA1c>9.5%,餐后血糖>12mmol/L、合并感染或急性并发症及处于手术、创伤或急性心肌梗死、脑梗死等应激状态,以及应用大剂量糖皮质激素等特殊情况,老年糖尿病患者需积极采用每日多次胰岛素强化治疗模式,尽早纠正高血糖。病情稳定后,根据血糖和危险因素情况重新调整治疗方案。老年患者常规降血糖治疗中避免采用操作难度大的多次胰岛素治疗模式。如果老年糖尿病患者频发低血糖,需调整胰岛素/胰岛素促泌药的剂量,适当放宽血糖控制标准,以不发生低血糖且无严重高血糖为目标(图 31-2)。

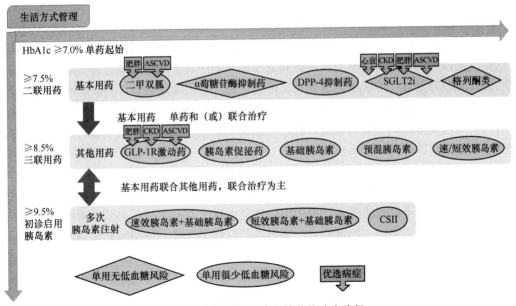

图 31-2 老年糖尿病降血糖药物治疗路径

HbA1c. 糖化血红蛋白;ASCVD. 动脉粥样硬化心血管疾病;CKD. 慢性肾脏病;GLP-1. 胰高血糖素样肽 1;SGLT2i. 钠-葡萄糖协同转运蛋白 2 抑制剂;CSII. 持续皮下胰岛素输注

2. 各类降血糖药的应用及注意事项

(1)胰岛素促泌药:包括磺酰脲类和非磺酰脲类药物。磺酰脲类降血糖药物品种繁多,作用特点、强度和时间不同,是目前临床上应用最为广泛的一类口服降血糖药。它通过促进

胰岛 β 细胞释放胰岛素降低血糖，降糖效果较强，有剂量相关效应，适用于有一定 β 细胞功能，且生活方式干预不能达到有效控制血糖的糖尿病患者，非肥胖患者首选。长效制剂特点是服用方便，降血糖效果好，副作用小，依从性好。中长效制剂控制空腹和餐后血糖，短效制剂控制餐后血糖。磺酰脲类药物使用一定要从小剂量开始，根据血糖情况逐渐加量。对于老年患者，这类药物的低血糖风险大，其中格列本脲风险最大，且对心脏缺血预适应作用有影响，不宜应用。除低血糖外，磺酰脲类药物有增加体重的副作用。格列喹酮极少经肾脏代谢排出，对于年龄大、肾功能轻中度损害、易有低血糖倾向者，可作为首选。

格列奈类为非磺脲类短效胰岛素促泌药，又称餐时血糖调节剂，其作用机制与磺酰脲类药物相似，但两类药物作用的受体位点不同，格列奈类能引起胰岛素迅速释放，达峰时间短，能快速降低餐后血糖，达到良好的整体血糖控制，同时低血糖的发生率低，对肾脏影响极小。在老年人和有轻中度肾功能受损的糖尿病患者中应用的安全性高。该类药物的副作用主要是进餐后或下次餐前低血糖、体重增加。

（2）双胍类药物：二甲双胍为抗高血糖药物，通过增加细胞对葡萄糖的利用而降低血糖，单独使用极少引起低血糖，极少引发乳酸酸中毒，并且能够减轻体重，改善心血管危险因素。它是目前糖尿病指南中均推荐的 2 型糖尿病的首选或一线用药，也是老年糖尿病患者（无年龄限制）首选且可长期应用的降血糖药，肾功能不全除外。老年糖尿病患者胃肠道反应大者需要从小剂量起始，逐渐加至有效量，可用于轻中度肝功能不全和心力衰竭患者，缺氧和大手术患者禁用。长期使用二甲双胍可能导致维生素 B_{12} 缺乏，因此，应定期监测维生素 B_{12} 水平，必要时补充维生素 B_{12}。影像学检查使用碘化对比剂时，须按说明书及患者肾功能情况提前停用、并在结束造影后 48h 根据肾功能情况恢复二甲双胍治疗。

（3）α 葡糖苷酶抑制药：该类药物通过抑制肠道葡糖苷酶的活性、延缓糖类食物的吸收降低餐后血糖，单独服用不会发生低血糖，并能改善其他降血糖药的低血糖风险，适用于以碳水化合物类食物为主要能量来源的老年糖尿病患者。对于腹胀、排气增多、腹泻等胃肠道反应较明显者，可从小剂量起始，逐渐加量。有胃肠道疾病、功能障碍或手术史者不宜选用。肥胖的老年糖尿病患者需要减重者可服用阿卡波糖（300mg/d）。葡糖苷酶抑制药与胰岛素促泌药或胰岛素联用者若出现低血糖，应口服或静脉给予葡萄糖制剂，食用蔗糖或淀粉类食物不易纠正低血糖。

（4）噻唑烷二酮类：亦称胰岛素增敏剂，能增加外周组织对葡萄糖的利用，通过增强肝脏、肌肉、脂肪组织对胰岛素的敏感性，从而有效降低血糖。该类药适用于新诊断、胰岛素抵抗为主的老年糖尿病患者，单用不引发低血糖，有利于降低心脑血管疾病的进展。副作用有增加体重、水肿、加重心衰、加重骨质疏松的风险。使用时要注意监测肝功能，老年及肝功能不全者需慎用。

（5）SGLT2i：它主要通过抑制肾脏近曲小管 SGLT2 重吸收葡萄糖的功能，增加尿液中葡萄糖排出，达到降低血糖的作用，并可增加水钠和尿酸的排出，减少内脏脂肪（对骨骼肌影响小），降低体重和血压。临床研究证实，2 型糖尿病具有心血管高危风险的患者，SGLT2i 能够降低主要心血管事件和心力衰竭的住院率；对糖尿病肾脏疾病患者，显著降低蛋白尿和肾脏事件的复合终点发生风险。老年糖尿病亚组分析显示，SGLT2i 能够显著改善心力衰竭和肾脏病进展，并且不增加低血糖风险。常见不良反应为生殖泌尿道感染，不适用于有营养障碍、低钠血症、外周动脉闭塞及泌尿生殖道感染史患者。DKA 罕见，起始用药时注意避免直立性低血压和脱水。

（6）肠促胰素类

1）GLP-1RA 通过激活体内 GLP-1 受体发挥降血糖效应，以葡萄糖浓度依赖的方式增强胰岛素分泌、抑制胰高糖素分泌，并能延缓胃排空，通过抑制食欲中枢减少进食量。GLP-1RA 可降低空腹和餐后血糖，并降低体重、血压和甘油三酯，适用于胰岛素抵抗、肥胖患者；对于老年糖尿病患者同样具有较好的疗效和安全性，单独应用不易发生低血糖。大型临床研究证实，GLP-1RA 能够降低心脑血管和肾脏事件风险，并能减轻体重，可作为老年糖尿病患者注射类降血糖药物的选择。GLP-1RA 可导致恶心、厌食等胃肠道不良反应和体重下降，不适用于胃肠功能异常、较瘦弱的老年患者。肾功能不全使用时药物需减量，胰腺炎和甲状腺 C 细胞肿瘤患者禁用。

2）二肽基肽酶 4 抑制药（DPP-4i）通过抑制 DPP-4，增加体内自身 GLP-1 水平改善糖代谢。降血糖机制同 GLP-1RA，但作用弱。单独应用不增加低血糖风险，对体重影响小，适用于老年患者，或伴有轻度认知障碍者。DPP-4i 通过增加餐时胰岛素分泌、延缓胃排空降低餐后血糖。

（7）胰岛素制剂：胰岛素是降血糖效果最好的药物，常用于严重高血糖或急性并发症、手术、创伤等应激状态，但需注意低血糖和增加体重的副作用。老年糖尿病患者是胰岛素制剂应用的主要群体，应适时、尽早启用胰岛素治疗，评估低血糖发生风险。针对老年患者的血糖变化情况，在生活方式干预、联合口服降血糖药治疗基础上，不能有效控制血糖者，可辅助应用或改用胰岛素治疗。自我管理水平较高者，胰岛素治疗模式可以简化，可先选用睡前或晨起后长效胰岛素的皮下注射，联合口服降血糖药控制餐后血糖，降低老年患者低血糖风险。起始胰岛素治疗须对患者进行胰岛素注射方法和低血糖防治的宣教，完善自我血糖监测（self-monitoring of blood glucose，SMBG）的管理计划。掌握好饮食、运动和胰岛素用量三者之间的平衡，避免低血糖发生。启用胰岛素治疗后，一定加强血糖的自我监测，对高龄伴有智能和体能障碍的老年患者，应加强生活护理，控制高血糖的同时避免严重低血糖的发生，并且放宽血糖控制目标。

3. 降血糖药物应用后的疗效评估　老年糖尿病患者降血糖药物治疗后应注意观察方案疗效和后续方案调整。增加老年患者随访频率，定期随诊，加强与患者/家属沟通，掌握患者饮食、运动、血糖监测和用药依从性等详细情况，及时调整用药方案，进而制订更加合理、高效、安全的联合治疗方案，提高总体血糖控制率、达标率，延缓并发症的发生、发展，降低致残率和致死率，提高老年糖尿病患者的生活质量。

（五）老年糖尿病的自我血糖监测

临床常用的血糖监测方法包括毛细血管血糖监测、持续葡萄糖监测（continuous glucose monitoring，CGM）、HbA1c 和糖化白蛋白（glycated albumin，GA）等，其中毛细血管血糖监测包括患者 SMBG 及在医院内进行的即时检测（point of care testing，POCT），是血糖监测的基本形式。SMBG 是患者自我了解血糖控制状态和提高血糖管理水平的必要措施，有助于促进血糖控制达标。

1. 点血糖　反映某一时间点的血糖值，包括空腹血糖、餐前血糖、餐后 2h 血糖（2hBG）、睡前血糖、夜间 3 点血糖和随机血糖。血糖监测以三餐前（空腹）、餐后 2h 及晚间睡前的 7 点血糖为标准模式。早、晚餐前血糖简单反映每日基础血糖，三餐前和夜间睡前血糖可较全面反映全天的基础血糖，有夜间低血糖发生风险患者可增加夜间 3 点左右的血糖检测。不推荐没有餐前血糖作对照的单点餐后血糖（PPG）测定。如果 2hBG 较餐前增幅＞5mmol/L，首先要调整的是主食量和进餐方式，再调整控制餐后血糖的药物。

2. 线血糖 动态血糖监测系统（CGMS）可以每 5min 监测一次组织液中葡萄糖含量，并转换为相应的血糖值，能全面反映 3～14d 血糖动态变化情况。适用于新诊断时、血糖波动大、急症救治时及常规血糖检测对调整治疗有难度的患者。

3. 面血糖 HbA1c 是血红蛋白的氨基（赖氨酸、缬氨酸或精氨酸）与葡萄糖或其他糖类分子发生的非酶促反应形成的产物。HbA1c 可反映取血前 8～12 周的平均血糖水平，是目前评估糖尿病患者长期血糖控制状况的公认标准，也是调整降血糖治疗方案的重要依据。糖化血清蛋白（glycated serum protein，GSP）是血中葡萄糖与血清蛋白（约 70% 为白蛋白）发生非酶促反应的产物。因其结构类似果糖胺，故将 GSP 测定又称为果糖胺测定，GSP 特异性差，目前逐渐被 GA 取代。GA 可反映取血前 2～3 周的平均血糖水平，GA 反映短期内血糖变化较 HbA1c 敏感，是评价患者短期血糖控制情况的适用指标。

八、老年糖尿病心血管危险因素的综合防治

（一）控制高血压

老年人高血压诊断标准与中青年相同。一般情况下，老年糖尿病患者合并高血压，血压控制目标为＜140/85mmHg，控制高血压的主要目的为改善心脑血管疾病的预后。2020版《中国 2 型糖尿病防治指南》将糖尿病合并高血压的控制标准定为＜130/80mmHg。新诊断、轻度心脑血管病变、能耐受更好血压控制患者，可逐步达到血压为 130/80mmHg，但不宜＜110/60mmHg。老年糖尿病患者合并肾脏疾病白蛋白尿排出为主者，需控制血压＜130/80mmHg，以减轻肾脏负荷。既往有脑梗死、长期血压控制不良的老年患者，血压不宜控制过低，血压＜150/90mmHg 即可。

老年糖尿病合并高血压患者抗高血压药首选血管紧张素受体阻滞药（ARB）或血管紧张素转化酶抑制药（ACEI），其次为长效或缓释钙离子拮抗药（CCB）和（或）选择性 β 受体阻断药，慎用利尿药，尤其是合并高尿酸血症、肾脏功能不全患者。应用原则：尽早应用，酌情从小剂量起始、分阶段逐步将血压降至目标值。密切监测血压变化，及时调整用药方案。

（二）血脂异常的管理

老年糖尿病患者多表现为甘油三酯（TG）升高、高密度脂蛋白胆固醇（HDL-C）降低。心血管危险分层：①高危，无动脉粥样硬化性心血管疾病（ASCVD）的糖尿病患者；②极高危，有明确 ASCVD 病史的糖尿病患者。ASCVD 病史包括既往心肌梗死、不稳定型心绞痛、稳定型心绞痛、冠状动脉血运重建术后、卒中和短暂性脑缺血发作及外周动脉疾病。ASCVD 高危血脂治疗目标：低密度脂蛋白胆固醇（LDL-C）＜2.6mmol/L；极高危：LDL-C＜1.8mmol/L，应长期服用他汀类药物，注意监测肝功和肌酶。若他汀类药物单药不能达标，联用胆固醇吸收抑制药依折麦布。如果 TG≥5.65mmol/L 首选贝特类降血脂药。

（三）控制高尿酸血症

老年糖尿病合并高尿酸血症更常见。高尿酸血症不但造成痛风性关节炎、肾病，而且

也是动脉粥样硬化、外周神经病变的独立危险因素，控制高尿酸血症是老年糖尿病患者重要管理目标之一。老年糖尿病合并单纯高尿酸血症，血尿酸控制正常（<420μmol/L）；合并高尿酸相关肾脏病变，血尿酸需降至<360μmol/L（有痛风发作患者<300μmol/L）。治疗原则主要通过生活方式干预（限制高嘌呤饮食、多饮水、戒烟酒），应用降尿酸药物，老年人建议服用抑制嘌呤合成类药物（别嘌呤醇、非布司他），从小剂量开始，逐步降低血尿酸水平至目标值。如果用促尿酸排出的药物苯溴马隆，需注意监测肾功能变化和碱化尿液，联合碳酸氢钠治疗。

（四）抗血小板聚集药

老年糖尿病患者合并心脑血管疾病的二级预防，首选抗血小板聚集药阿司匹林，每日75~100mg，注意消化道反应。对于存在高凝状态或阿司匹林不耐受患者，可用氢氯吡格雷；对于合并下肢动脉粥样硬化病变者，首选西洛他唑。

（五）联合用药需注意事项

老年糖尿病患者常常存在多种并发症、合并症，多病共存为其主要特征。多种药物联合应用时，应注意药物之间的相互作用。应用老年疾病累积评定量表（cumulative illness rating scale for geriatrics，CIRS-G）进行老年共病评估，参照中国首个老年人潜在不适当用药（PIM）目录进行多重用药评估，降低多重用药风险。

老年糖尿病患者随着年龄的增长，肝肾功能逐渐减退，并且具有多病共存、联合用药等特点，在诊疗过程中应加强代谢指标监测，应用"四早原则"，及时筛查并发症，制订个体化的治疗方案。需要老年病专家、糖尿病专家、糖尿病教育工作者、营养师和家人的共同努力，提升老年糖尿病及相关代谢异常疾病的总体管理水平，延缓并发症和合并症的发生发展，降低致残率、致死率，提高老年人的生活质量。

思 考 题

1. 简述老年糖尿病的临床特点。
2. 简述老年糖尿病高血糖高渗状态的救治原则。
3. 老年糖尿病防治的"四早原则"是什么？

（程 梅）

第三节 老年甲状腺疾病

随着预期寿命的延长和人口老龄化的加速，甲状腺疾病成为最常见的老年疾病之一，我国50%以上的老年人存在甲状腺疾病（包括各种功能异常、炎症、结节与肿瘤）。然而，老年人由于增龄相关的下丘脑-垂体-甲状腺（hypothalamic-pituitary-thyroid axis，HPT）轴生理性衰老变化的症状不典型易与衰老表现混淆、共病或与老年综合征并存，以及多器官功能衰退，这些都增加了老年甲状腺功能异常疾病诊断与治疗的复杂性。规范化诊治老年甲状腺功能异常疾病对于提高我国老年甲状腺疾病的临床诊治水平、保障老年人的健康、促进健康老龄化具有重要意义。

一、老年甲状腺功能亢进症

甲状腺功能亢进症（hyperthyroidism）简称甲亢，是指甲状腺腺体本身产生甲状腺激素过多而引起的以神经、循环、消化等系统兴奋性增高和代谢亢进为主要表现的一组临床综合征，病因包括毒性弥漫性甲状腺肿（格雷夫斯病，Graves disease）、毒性结节性甲状腺肿和甲状腺自主高功能腺瘤（Plummer disease）等。老年甲亢的患病率为 0.5%～3.0%，60 岁以上患者占甲亢总人数的 10.0%～20.0%。甲亢患病率随年龄变化的趋势与人群碘营养状态有关，在碘缺乏地区，甲亢的发生率随增龄而增加，70 岁及以上人群的患病率高达 15%；碘充足地区老年甲亢患病率低于普通成人，其中 65%～75% 为轻度。老年甲亢从流行病学、病因、症状、体征到诊治方法与一般成年人甲亢都有很大不同。抽样数据表明我国 31 个省级行政区的不同年龄组甲状腺疾病患病率，见表 31-4。

表31-4　我国部分省级行政区（31个）不同年龄组甲状腺疾病患病率（%）（$n = 78\,470$）

年龄（岁）	临床甲亢	亚临床甲亢	Graves 病	临床甲减	亚临床甲减	甲状腺结节
总体	0.78	0.44	0.53	1.02	12.93	20.43
18～29	0.82	0.34	0.55	0.45	11.77	11.30
30～39	0.85	0.38	0.57	0.70	10.10	15.50
40～49	0.83	0.51	0.59	1.26	12.04	20.38
50～59	0.76	0.49	0.54	1.31	15.00	27.57
60～69	0.65	0.40	0.46	1.42	16.13	32.23
≥70	0.47	0.66	0.28	2.08	19.09	36.01
趋势检验	0.005	0.08	0.01	<0.0001	0.005	<0.0001

（一）病因和发病机制特点

老年内源性甲亢常见病因是 Graves 病（Graves disease，GD）、毒性多结节性甲状腺肿（toxic multinodular goiter，TMNG）及高功能腺瘤（plummer disease）。其他少见病因包括垂体 TSH 瘤和滋养细胞层肿瘤及转移的分化型甲状腺癌。碘充足地区老年甲亢的病因主要是 Graves 病，碘缺乏地区主要是毒性多结节性甲状腺肿。过量碘引起的甲亢，在老年人中常见。老年人使用含碘对比剂引起碘致甲亢的风险增大。6%～10%服用胺碘酮的患者会出现甲状腺毒症，在缺碘地区更易发生。

（二）临床表现特点

1. 临床表现　老年甲亢起病隐匿，常缺乏典型的高代谢症候群，心血管相关症状常为首发和主要表现。症状主要有易激动、烦躁失眠、心悸、乏力、怕热、多汗、消瘦、食欲亢进、排便次数增多或腹泻；可伴周期性瘫痪和近端肌肉进行性无力、萎缩，后者称为甲亢性肌病，以肩胛带和骨盆带肌群受累为主；偶有重症肌无力。体征：Graves 病患者有程度不等的甲状腺肿大。甲状腺肿呈弥漫性，质地中等（病史较久或食用含碘食物较多者可坚韧），无压痛。甲状腺上、下极可触及震颤，闻及血管杂音。毒性结节性甲状腺肿可触及结节性肿大的甲状腺；甲状腺自主高功能腺瘤可打及孤立结节。心血管系统表现有心率增快、心脏扩大、房颤、脉压增大等。少数病例下肢胫骨前皮肤可见黏液性水肿。眼部表现分为单纯性突眼和浸润性突眼，前者表现为眼球轻度突出，眼裂增宽，瞬目减少；后者表现为眼球明显突出，超出眼球突度参考值上限的 3mm 以上，患者自诉有眼内异物感、胀痛、畏光、流泪、复视、斜视、视力下降。检查见眼睑肿胀，结膜充血水肿，眼球活动受限；严重者眼球固定，眼睑闭合不全，角膜外露而形成角膜溃疡，全眼炎，甚至失明。

老年亚临床甲亢患者通常没有明显症状，或者仅表现为非特异性症状如乏力、失眠、心悸、消瘦、食欲减退等易被忽略或被认为是老年体衰的表现；体查可能有甲状腺肿大，需注意是否存在甲状腺结节或 Graves 眼病等。

2. 甲状腺危象（thyroid crisis）　也称甲亢危象，是甲状腺毒症急性加重的一个综合征，发生原因与循环内甲状腺激素水平增高有关。多发生于较重甲亢未予治疗或治疗不充分的患者。常见诱因有感染、手术、创伤，精神刺激等。临床表现有高热、大汗、心动过速、焦虑不安、谵妄、恶心、呕吐、腹泻，严重患者可有心衰、休克及昏迷等。

3. 甲状腺功能亢进性心脏病　又称甲状腺毒症性心脏病（thyrotoxic heart disease），是由于甲状腺毒症对心脏的作用，可诱发和加重已有或潜在缺血性心脏病。主要表现有心悸、房颤、收缩压增高、脉压增大、冠心病基础上心绞痛加重及心力衰竭。住院老年甲亢中 30%～60%伴有房颤。老年甲亢房颤更易导致栓塞性卒中且易发生心力衰竭，50%为左心室功能不全。有房颤、高血压、缺血性心脏病或冠心病危险因素的老年患者，更易发展为充血性心力衰竭。

4. 老年患者的特点　由于组织对甲状腺激素的反应能力减弱及衰老等因素的影响，老年甲亢起病较隐匿，甲状腺肿大、突眼征不明显或缺如而呈不典型甲亢。淡漠型甲亢（apathetic hyperthyroidism）多见于老年人，高代谢症状不典型，相反表现为乏力、心悸、厌食、淡漠、抑郁、嗜睡、体重减少。

Graves 眼病（GO）发病高峰在 50～60 岁，但是，60 岁以上男性患者更易出现视神经病变。吸烟、长病程、FT_4 水平高是发生 Graves 眼病的危险因素。

（三）实验室诊断要点

促甲状腺激素（TSH）是反映甲状腺功能最敏感的指标。敏感 TSH（sTSH，检测极限达到 0.005mU/L）是筛查甲亢的第一线指标。sTSH 使诊断亚临床甲亢成为可能。

血清总甲状腺素（TT_4）稳定、重复性好，是诊断甲亢的主要指标之一。但血清甲状腺激素结合球蛋白（TBG）的量和蛋白与激素结合力的变化都会影响测定结果。如老年人低蛋白血症等可引起 TBG 降低，导致 TT_4 减低。

血清游离甲状腺素（FT_4）、游离三碘甲状腺原氨酸（FT_3）与甲状腺激素的生物效应密切相关，是临床诊断甲亢的主要指标。但因血清中 FT_4、FT_3 含量甚微，测定的稳定性不如 TT_4、TT_3。血清总三碘甲状腺原氨酸（TT_3）与 TT_4 在大多数甲亢时同时升高；T_3 型甲状腺毒症时仅有 TT_3 增高。

放射性核素扫描和甲状腺 B 超对鉴别甲亢的病因具有较大价值。

（四）诊断要点

1. 诊断程序

（1）甲状腺毒症的诊断，测定血清 TSH、TT_4、FT_4、TT_3、FT_3 的水平。

（2）确定甲状腺毒症是否来源于甲状腺功能亢进。

（3）确定甲亢的原因，如 Graves 病等。

2. 甲亢的诊断

（1）高代谢症状和体征。

（2）血清 TT_4、FT_4 增高，TSH 减低。

（3）甲状腺肿大或结节。

具备以上 3 项诊断即可成立。应注意老年患者淡漠型甲亢较多见。T_3 型甲亢仅有血清 TT_3 增高。

3. 甲状腺毒症性心脏病的诊断 如有以下线索需考虑该病的可能。

（1）阵发性或持续性房颤、房扑、心室率快而洋地黄制剂无效。

（2）对洋地黄类和利尿药效果不显著的心力衰竭。

（3）心绞痛经扩充冠状动脉治疗后未见好转，且脉压大，血脂正常或偏低者。

（4）无其他原因可解释的心脏扩大或心电图异常。

（5）不明原因的进行性消瘦、腹泻、焦虑、抑郁和失眠。

与甲亢相关的大部分心血管系统表现经治疗甲亢后是可逆的。

4. 亚临床甲亢的诊断 亚临床甲亢是甲亢的最温和形式，实验室检查是唯一诊断标准。血清 TSH 水平低于正常值范围下限甚至测不出，血清 FT_4、TT_3 和（或）FT_3 在正常值范围。

老年亚临床甲亢分类：①根据血清 TSH 水平分为轻度（0.1mU/L 至正常值范围下限）和重度（<0.1mU/L）；②根据病程分为持续性（≥3 个月）和暂时性（<3 个月）；③根据病因分为内源性和外源性，外源性为医源性甲状腺激素摄入过量或食用含有甲状腺激素的食物过多。

（五）鉴别诊断要点

1. 临床上老年患者常因明显消瘦而被误诊为恶性肿瘤，因房颤被误诊为冠心病。

2. 临床甲亢的原因鉴别。主要是鉴别 Graves 病、毒性结节性甲状腺肿和甲状腺自主高功能腺瘤。伴浸润性突眼、促甲状腺激素受体抗体（TRAb）和促甲状腺激素受体刺激抗体（TSAb）阳性、胫前黏液性水肿等均支持 Graves 病的诊断，有 60%～90%新诊断的 Graves 病患者 TRAb 阳性。毒性结节性甲状腺肿、甲状腺自主高功能腺瘤的诊断主要依靠放射性核素扫描和甲状腺 B 超。Graves 病的放射性核素扫描可见核素均质性的分布增强；毒性结节性甲状腺肿者可见核素分布不均，增强和减弱区呈灶处分布；甲状腺自主高功能腺瘤则仅在肿瘤区有核素浓聚，其他区域的核素分布稀疏。甲状腺 B 超可发现结节和肿瘤、甲状腺血流、钙化和颈部淋巴结，对于鉴别老年甲亢的三大原因具有较大价值。

3. 亚临床甲亢的原因鉴别 内源性亚临床甲亢常见病因与临床甲亢一致，包括 Graves 病、高功能腺瘤、毒性多结节性甲状腺肿；外源性亚临床甲亢常见于甲状腺激素替代治疗过量或甲状腺激素抑制治疗。一过性亚临床甲状腺毒症则常见于抗甲状腺药物或放射性碘治疗甲亢过程中，或亚急性甲状腺炎、无痛性或寂静性甲状腺炎等。此外，一些特殊疾病状态虽符合该病的诊断标准，却属于不伴内源性或外源性甲状腺激素相对过多的单纯性血清 TSH 水平降低，如垂体或下丘脑疾病、精神疾病、非甲状腺素类其他药物（多巴胺、多巴酚丁胺、大剂量糖皮质激素、溴隐亭、生长抑素类似物等）、严重非甲状腺疾病状态（如甲状腺功能正常性病态综合征）、吸烟、老龄（尤其是碘缺乏地区随年龄增长出现的下丘脑-垂体-甲状腺轴的调定点改变），以及人种种族差异。

（六）临床甲亢治疗要点

1. 治疗方法 治疗甲亢的方法主要有抗甲状腺药物、手术和放射性碘（^{131}I）治疗。老年人用抗甲状腺药物治疗甲亢，药物不良反应的风险增高，且甲亢复发率在 50%左右，

而 ^{131}I 治疗复发率仅为 1%～4%。考虑到老年甲亢患者合并症较多，^{131}I 治疗疗效确切且可避免手术风险，故对于严重甲亢的老年患者，尤其是患有严重合并症，包括心血管并发症如房颤、心衰或肺动脉高压，或肾衰竭、感染、创伤、控制不佳的糖尿病，以及脑血管病或肺部疾病等，优先选择 ^{131}I 治疗。老年重症 Graves 病建议先应用抗甲状腺药物甲巯咪唑（MMI）控制，待病情稳定后根据临床情况再进行 ^{131}I 治疗。甲亢经治疗后心悸、快速型心律失常等常可好转。甲状腺激素水平正常后，部分房颤可自发复律，大多数复律发生在甲状腺功能恢复正常的 3 周内。在合并心力衰竭、左房扩大显著或其他增加系统性栓塞危险的情况下，或长期持续房颤患者中予以抗凝治疗。

2. ^{131}I 治疗不良反应 甲减是 ^{131}I 治疗难以避免的结果。甲减的发生率每年增加 5%左右，10 年达到 40%～70%。治疗后 2～4 周症状减轻，甲状腺缩小；6～12 周甲状腺功能恢复正常。未治愈者 6 个月后进行第二次治疗，第二次治疗采取首次 1.5 倍的剂量。^{131}I 治疗后要定期监测甲状腺功能，每 4 周一次，尽早发现甲减，及时给予甲状腺素替代治疗，这种替代是终身服药。

3. 亚临床甲亢的治疗 亚临床甲亢进展至临床甲亢的发生率低，是否治疗尚有争议。一般在 65 岁以上老人中，TSH<0.1mU/L 应给予治疗；0.1mU/L≤TSH≤0.5mU/L 时，老年患者有与甲亢一致的症状、房颤、不能解释的体重减轻、骨质疏松的患者也应治疗并随访。血清 TSH 恢复正常后，心血管功能可能会显著改善。一般选用抗甲状腺药物治疗。

4. 手术 对于甲状腺肿大显著、有压迫症状或高度怀疑甲状腺恶性肿瘤的老年患者，需手术治疗。

5. 其他 老年甲亢患者使用 β 受体拮抗药以阻断甲状腺激素对心脏的兴奋作用，阻断外周组织 T_4 向 T_3 的转化，有利于控制甲状腺功能亢进症状。对于有慢性阻塞性肺疾病的老年患者，可选用选择性 $β_1$ 受体拮抗药，如阿替洛尔、美托洛尔等，以减少不良反应。甲亢患者应当食用无碘盐，忌用含碘药物和含碘对比剂。复方碘化钠溶液仅在术前和甲状腺危象时使用。

（七）亚临床甲亢治疗要点

不同病因的亚临床甲亢的治疗方法与临床甲亢相似。建议根据该病相关风险的严重程度，结合病因、年龄和血清 TSH 水平进行分层，采取个体化治疗。

1. 治疗目标 旨在降低并发症发生率和死亡率，改善生活质量。通过安全、快速、持续地恢复血清 TSH 水平，且 FT_4 水平处于正常值范围下限，以降低进展至临床甲亢风险。

2. 治疗适应证

（1）重度亚临床甲亢患者，推荐治疗。

（2）轻度亚临床甲亢患者，无论是否伴有相应症状均可以考虑治疗以降低房颤风险。对于伴有心脏病、糖尿病、肾衰、既往卒中或短暂性脑缺血等疾病，或存在动脉粥样硬化性心血管疾病、心力衰竭等疾病危险因素的患者，推荐治疗。

3. 治疗方案的选择

（1）年龄≥65 岁、轻度 Graves 病亚临床甲亢患者，首选抗甲状腺药物治疗，放射性碘治疗仅考虑用于抗甲状腺药物不耐受、病情复发或合并心脏疾病者。

（2）年龄≥65 岁、重度 Graves 病患者，且合并心脏疾病，由于发生不良心血管事件的风险高，推荐使用抗甲状腺药物或放射性碘治疗。

（3）对于毒性多结节性甲状腺肿和高功能腺瘤患者，由于可能为持续性亚临床甲亢，无论是轻度或重度均应首选放射性碘治疗或手术治疗；如不能进行放射性碘治疗，也可考虑终生小剂量抗甲状腺药物治疗。

（4）对于甲状腺肿大明显、有局部压迫症状、合并甲状旁腺功能亢进或怀疑甲状腺癌者，推荐手术治疗。

（八）临床转归

持续 6 个月以上未治疗的 65 岁以上甲亢患者，即使控制了高血糖、高血脂和高血压等风险后，发生心血管疾病风险仍增加。初发甲亢和房颤随着甲状腺功能控制，60%可恢复正常心律，房颤是老年甲亢患者死亡的独立风险。

老年亚临床甲亢可进展为临床甲亢，也可稳定于亚临床甲亢或转为正常甲状腺功能状态。进展为临床甲亢的风险与血清 TSH 抑制程度及持续时间、病因、年龄和碘营养状况等因素有关。预测进展为甲亢危险因素的有较低的 TSH 水平、甲状腺过氧化物酶自身抗体（TPOAb）阳性和甲状腺肿。

（九）老年甲亢和亚临床甲亢临床诊治流程（图31-3）

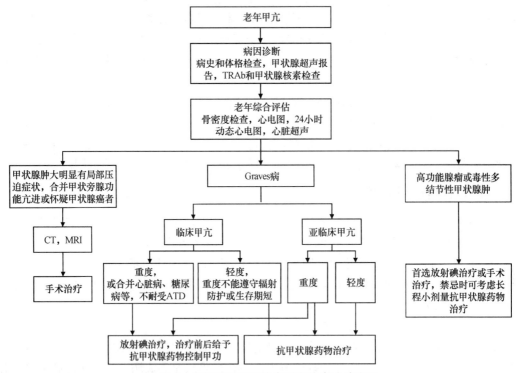

图 31-3　老年甲亢和亚临床甲亢临床诊治流程

二、老年甲状腺功能减退症

甲状腺功能减退症（hypothyroidism，简称甲减）是由于甲状腺激素合成和分泌减少或组织作用减弱导致的全身代谢减低综合征，其病理特征是黏多糖在组织和皮肤堆积，表现为黏液性水肿。分为临床甲减（overt hypothyroidism）和亚临床甲减（subclinical hypothyroidism）。甲减的检出率在成年后随增龄而增加，女性更加显著。国外流行病学调查显示，大于 65 岁的老年人中临床甲减患病率为 1.5%~3%，亚临床甲减患病率高达 12%~26%。

（一）HPT 轴的增龄性变化

健康老年人 HPT 轴随增龄变化，表现为 TT_3、FT_3 水平下降，FT_4 水平轻度升高或保持不变，FT_3/FT_4 比值降低，TSH 水平升高。TSH 水平在一定范围内增高可能与长寿有关。相关解释为，HPT 轴的增龄性变化可能是老年人减缓自身分解代谢的一种保护机制，老年人代谢减慢，T_4 转化为 T_3 减少，对 TSH 反馈抑制减弱，TSH 水平升高；也可能与 TSH 对甲状腺激素反应的调定点升高或 TSH 生物活性随增龄下降有关。

（二）分类

1. 根据病变发生的部位分类

（1）原发性甲减（primary hypothyroidism）：老年人甲减绝大部分为原发性甲减，由甲状腺本身病变引起的甲状腺功能减退，占全部甲减的 95%以上，由自身免疫、甲状腺手术和甲亢 [131]I 治疗所致。

（2）中枢性甲减（central hypothyroidism）：由下丘脑和垂体病变引起的促甲状腺激素释放激素（TRH）或 TSH 产生和分泌减少所致的甲减。垂体外照射、垂体大腺瘤、颅咽管瘤及产后大出血是较常见的原因，其中由于下丘脑病变引起的甲减称为三发性甲减。

（3）甲状腺激素抵抗综合征：由于甲状腺激素在外周组织出现生物效应障碍引起的综合征。

2. 根据病变的原因分类 分为自身免疫性甲减、药物性或碘过量性甲减、术后甲减、[131]I 治疗后甲减、特发性甲减、垂体或下丘脑肿瘤术后甲减等。

3. 根据甲状腺功能减退的程度分类 分为临床甲减和亚临床甲减。

（三）病因特点

1. 老年甲减以原发性甲减最多见，占全部甲减的 99%以上。自身免疫性甲状腺炎是老年甲减最常见原因，桥本甲状腺炎患者 TPOAb 阳性率为 90%；其次是 [131]I 治疗及甲状腺手术。

2. 中枢性甲减在老年人中罕见，主要是垂体疾病导致，此时甲状腺功能减退症状会被垂体其他激素（主要是促肾上腺皮质激素）缺乏的症状所掩盖。

3. 药物性甲减较多见，由抗甲状腺药物过量及胺碘酮、锂制剂等引起。在胺碘酮治疗心律失常的患者中，20%的人会出现甲减，是老年人药物性甲减最常见原因。

（四）临床表现特点

老年人甲减容易与衰老本身伴随的症状相混淆，而亚临床甲减患者更缺乏特异、显著的症状及体征。

1. 病史 详细询问病史有助于本病的诊断，如甲亢 [131]I 治疗史、Graves 病和家族史等。

2. 临床表现 本病发病隐匿，病程较长，不少患者缺乏特异性症状和体征。症状表现主要以代谢率减低和交感神经兴奋性下降为主。轻症患者早期没有特异性症状；典型患者畏寒、乏力、嗜睡、记忆力减退、少汗、关节疼痛、体重增加、便秘等。

3. 体格检查 典型患者可有表情呆滞、反应迟钝、颜面和（或）眼睑水肿、唇厚舌大、常有齿痕；皮肤干燥、粗糙、脱皮屑、皮温低、水肿、手掌及足底皮肤可呈姜黄色；毛发稀疏干燥、脉率缓慢。少数病例出现胫前黏液性水肿。本病累及心脏可出现心包积液和心力衰竭；重症患者可发生黏液性水肿昏迷。

（五）实验室诊断要点

1. 血清 TSH、TT_4 和 FT_4 原发性甲减血清 TSH 增高，TT_4 和 FT_4 均降低。TSH 增高以及 TT_4 和 FT_4 降低的水平与病情程度相关。血清 TT_3、FT_3 早期正常，晚期减低。因为 T_3 主要来源于外周组织 T_4 的转换，所以不作为诊断原发性甲减的必备指标。亚临床甲减仅有 TSH 增高，TT_4 和 FT_4 正常。

2. TPOAb、甲状腺球蛋白抗体（TgAb） 二者是确定原发性甲减病因的重要指标和诊断自身免疫性甲状腺炎的主要指标。一般认为 TPOAb 的意义较为肯定。

3. 其他检查 轻、中度贫血，血清总胆固醇、心肌酶谱可以升高，少数病例血清泌乳素升高、蝶鞍增大。

（六）诊断与鉴别诊断要点

1. 甲减的诊断

（1）甲减的症状和体征。

（2）实验室检查血清 TSH 增高、FT_4 减低，原发性甲减即可以成立。进一步寻找甲减的病因，如果 TPOAb 阳性，可考虑甲减的病因为自身免疫性甲状腺炎。

（3）实验室检查血清 TSH 减低或者正常，TT_4、FT_4 减低，考虑中枢性甲减。

2. 亚临床甲减的诊断 亚临床甲减的诊断依据是血清 TSH 水平增高，而 TT_4 和 FT_4 正常；2～3 个月重复测定仍然为相似结果，方可诊断亚临床甲减。轻度亚临床甲减为 TSH 在正常值范围上限至 10mU/L，重度亚临床甲减为 TSH≥10mU/L。诊断亚临床甲减时需要排除其他原因引起的血清 TSH 增高。

3. 鉴别诊断

（1）贫血：应与其他原因的贫血相鉴别。

（2）蝶鞍增大：应与垂体瘤相鉴别。原发性甲减时 TRH 分泌增加可以导致高 PRL 血症、溢乳及蝶鞍增大，酷似垂体催乳素瘤，可行 MRI 鉴别。

（3）心包积液：需与其他原因的心包积液相鉴别。

（4）水肿：主要与特发性水肿相鉴别。

（5）低 T_3 综合征：也称为甲状腺功能正常的病态综合征（euthyroid sick syndrome，ESS），是指非甲状腺疾病原因引起的血中 T_3 降低的综合征。严重的全身性疾病、创伤和心理疾病等都可导致血甲状腺激素水平的改变，它反映了机体内分泌系统对疾病的适应性反应。主要表现在血清 TT_3、FT_3 水平减低，血清 rT_3 增高，血清 T_4、TSH 水平正常。疾病的严重程度一般与 T_3 降低的程度相关，疾病危重时也可出现 T_4 水平降低。ESS 的发生是由于：①5'脱碘酶的活性被抑制，在外周组织中 T_4 向 T_3 转换减少，所以 T_3 水平降低；②T_4 的内环脱碘酶被激活，T_3 转换为 rT_3 增加，故血清 rT_3 增高。

（七）治疗要点

临床甲减的老年患者均应给予左旋甲状腺素（L-T_4）的替代治疗及对症治疗，替代治疗常为终生性，应遵循起始小剂量、缓慢调整剂量、密切随访监测的原则。过度治疗易于引起不良反应，如出现心绞痛发作、心律失常或精神症状，应及时减量或停药。甲状腺激素替代治疗对于阻止亚临床甲减发展为临床甲减的效果尚不确切，对降低血清胆固醇有一定效果，强调采取个体化处理策略。

1. 临床甲减的甲状腺激素替代治疗

（1）治疗前评估：治疗前需进行老年综合评估，如患有心绞痛，则在开始替代治疗前应完成冠状动脉结构相关评估，必要时先予以血流重建治疗。

（2）治疗目的和 TSH 控制目标：治疗目的是缓解症状，避免进展成黏液性水肿昏迷。TSH 控制目标要根据年龄、心脏疾病及危险因素、骨质疏松及骨折风险等老年综合评估结果个体化制订。

1）无心脏疾病或心脏疾病危险因素的 60～70 岁老年患者，血清 TSH 控制目标与成年人相同，可将 TSH 控制在正常值范围上 1/2。

2）年龄在 70 岁以上的老年患者，血清 TSH 控制目标应在 4～6mU/L。

3）有心律失常或骨质疏松性骨折高风险的老年患者，血清 TSH 控制目标应在 6～7mU/L。

（3）治疗方法：L-T$_4$ 的起始剂量低于成年人，为 0.5～1.0μg/(kg·d)；缺血性心脏病的老年患者起始剂量宜更小，调整剂量更慢，防止诱发心绞痛或加重心肌缺血，起始剂量减至 12.5～25μg/d，最终维持剂量一般低于成年人。L-T$_4$ 半衰期为 7d，每天早晨服药一次即可，首选早饭前 1h，与其他药物和某些食物的服用间隔应当在 4h 以上。通常需要终生服药，但也有桥本甲状腺炎所致甲减自发缓解的报道。不推荐单独应用 L-T$_3$ 作为甲减替代治疗药物。干甲状腺片是动物甲状腺干制剂，因其甲状腺激素含量不稳定并含 T$_3$ 量较大，一般不推荐用于老年患者。

（4）治疗后监测：治疗初期每 4～6 周测定激素指标，并根据结果调整 L-T$_4$ 剂量，每次调整剂量为 12.5～25μg，直至达到治疗目标；治疗达标后每 6～12 个月复查一次甲状腺功能。

（5）药物相互作用：合用咖啡因、碳酸钙、硫酸亚铁、氢氧化铝/氢氧化镁等均减少 L-T$_4$ 的吸收，影响疗效。

（6）L-T$_4$ 替代治疗过度的风险与处置：L-T$_4$ 替代治疗过度导致医源性甲状腺毒症。治疗过度和治疗不足均增加患者死亡率，且治疗过度对死亡率的影响更大。长期 L-T$_4$ 替代治疗过度易造成房颤、骨质疏松、肌少症和衰弱等。因此，开始 L-T$_4$ 替代治疗后应密切监测甲状腺功能，定期及健康状态发生变化时进行综合评估，特别是心肌缺血、房颤、心衰、骨质疏松、肌少症和衰弱的发生发展，及时调整 TSH 的控制目标和 L-T$_4$ 剂量，以维持老年人的最佳功能状态和生活质量。

（7）黏液性水肿昏迷的治疗：该病病死率高，应积极救治。治疗包括去除诱因、甲状腺激素替代、补充糖皮质激素、支持疗法和合并症的治疗：①去除或治疗诱因：感染诱因占 35%，应积极控制感染，治疗原发疾病。②补充甲状腺激素：有条件时首选 T$_3$（Liothyronine）静脉注射，老年患者尤其有冠心病或心律失常病史的患者宜采用较低剂量，直至患者临床指标明显改善并清醒后改为口服；或 L-T$_4$ 首次静脉注射 200～300μg，以后每日 50μg，至患者临床指标明显改善、意识恢复后改为口服；如果没有 L-T$_4$ 注射剂，可将 L-T$_4$ 片剂磨碎后胃管鼻饲。③补充糖皮质激素：静脉滴注氢化可的松每日 200～400mg，分次使用，持续 3～7d。④支持治疗：包括机械通气、保温、纠正电解质紊乱和贫血、稳定血流动力学等。保温应避免使用电热毯，因其可以导致血管扩张、血容量不足。

2. 亚临床甲减的甲状腺激素替代治疗

（1）治疗目的：主要是改善症状、减少进展为临床甲减及不良结局的发生。目前，老年亚临床甲减患者是否给予 L-T$_4$ 治疗存在争议。

（2）过度治疗的风险：L-T$_4$ 过度治疗带来医源性甲状腺毒症的风险，在老年亚临床甲减患者尤其突出。主要包括新发房颤、心衰、骨质疏松和骨折、全因死亡及心血管死亡，还可导致日常生活能力、移动/平衡能力、理解/交流能力（包括认知能力）下降，心理与情绪如抑郁焦虑、营养不良、肌少症和衰弱加重，生活质量变差。所以，老年亚临床甲减患者 L-T$_4$ 治疗要更加谨慎，老年综合评估宜加强，及时调整 TSH 的控制目标和 L-T$_4$ 剂量。

（3）治疗策略：老年亚临床甲减应基于 TSH 升高的程度、患者的年龄和预期寿命、潜在的相关危险因素和合并疾病，进行个体化 L-T$_4$ 替代治疗。

1）80 岁以上老年亚临床甲减患者：不建议行常规 L-T$_4$ 替代治疗，建议随访观察，每 6 个月监测一次甲状腺功能。

2）70～80 岁老年亚临床甲减患者：①TSH≥10mU/L，如果有甲状腺功能减退症状、心血管疾病危险因素，考虑给予 L-T$_4$ 治疗。②TSH＜10mU/L，建议随访观察，每 6 个月监测一次甲状腺功能。

3）60～70 岁的老年亚临床甲减患者：①TSH＜10mU/L，如果有甲状腺功能减退症状、TPOAb 阳性、心血管疾病危险因素，考虑 L-T$_4$ 治疗。其中因甲状腺功能减退症状开始治疗的，TSH 达标 3～4 个月后症状未见缓解或出现不良反应的，应逐渐停止治疗。如果无上述情况，不建议治疗，每 6 个月监测一次甲状腺功能。②TSH≥10mU/L，建议 L-T$_4$ 治疗。L-T$_4$ 治疗的剂量、调整、监测及注意事项同老年临床甲减。

3. 老年临床甲减和亚临床甲减临床诊治流程图 见图 31-4。

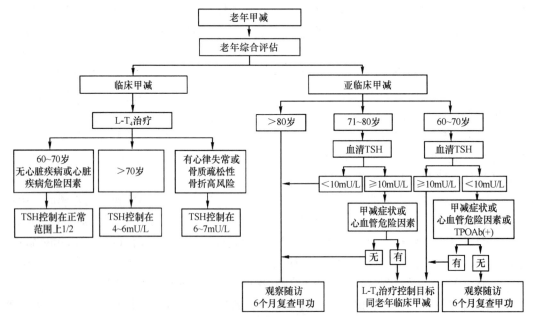

图 31-4 老年临床甲减和亚临床甲减临床诊治流程

TSH. 促甲状腺素；L-T$_4$. 左甲状腺素；TPOAb. 甲状腺过氧化物酶抗体

思 考 题

1. 什么是淡漠型甲亢？
2. 老年患者哪些线索提示为甲状腺毒症性心脏病？
3. 老年临床甲减的 L-T$_4$ 替代治疗有什么主要的注意事项？
4. 老年亚临床甲减的处理原则有哪些？

（刘幼硕）

第四节　老年性骨质疏松症

20 世纪 90 年代以来，中国的老龄化进程加快，已逐渐进入老龄化社会。预计到 2040 年，65 岁及以上老年人口占总人口的比例将超过 20%。随着我国人口老龄化日益严重，骨质疏松症的发病率逐年增加，作为一种与增龄相关的骨骼疾病，已成为严重影响中老年特别是中老年女性人群生活质量的慢性病之一。骨质疏松症可导致骨骼畸形、骨折，引起老年人群致残率及死亡率升高，带来巨大的经济和社会负担，因此，早期发现及防治骨质疏松症具有很强的临床意义及社会价值。

一、老年性骨质疏松症的流行病学调查现状和发病机制

（一）骨质疏松症的定义以及老年性骨质疏松症的流行病学调查现状

骨质疏松症（osteoporosis，OP）是一种以骨量减少、骨的微细结构损坏导致骨骼脆性增加、易发生骨折为特征的全身性骨骼疾病。根据不同的病因，骨质疏松症分为原发性和继发性两大类，原发性骨质疏松症包括绝经后骨质疏松症（Ⅰ型）、老年性骨质疏松症（Ⅱ型）和特发性骨质疏松症（包括青少年型）3 种。绝经后骨质疏松症一般发生在女性绝经后 5～10 年内；结合中国老年学和老年医学学会老年人口界定的年龄值，老年性骨质疏松症一般指 60 岁以后发生的骨质疏松；特发性骨质疏松症主要发生在青少年，病因尚未明。继发性骨质疏松症是指由任何影响骨代谢的疾病和（或）药物及其他明确病因导致的骨质疏松。原发性骨质疏松症较常见，约占临床骨质疏松患者的 90%，也是在中老年患者中常见的分类类型。

骨质疏松症已成为我国面临的重要公共健康问题。2018 年，中国疾控中心慢病中心联合中华医学会骨质疏松和骨矿盐疾病分会完成 11 个省（市）44 个县（区）2 万余人基于社区人群的大规模多中心中国居民骨质疏松症流行病学调查。调查结果显示，骨质疏松症已经成为我国 50 岁以上人群的重要健康问题，中老年女性骨质疏松问题尤为严重。50 岁以上人群骨质疏松症患病率为 19.2%，其中男性为 6.0%，女性为 32.1%。65 岁以上人群骨质疏松症患病率达到 32.0%，其中男性为 10.7%，女性为 51.6%。我国男性骨质疏松症患病率水平与各国差异不大，女性患病率水平显著高于欧美国家，与日韩等亚洲国家相近。

（二）老年性骨质疏松症的发病机制

维持骨骼正常的力学功能需要具备完整的层级结构，它是骨骼刚度和韧性的结构基

础，包括 I 型胶原蛋白的三股螺旋结构、非胶原蛋白和沉积于其中的羟基磷灰石。这些成分通过骨吸收和骨形成过程不断的代谢更新，以维持骨骼结构的完整性。此后随着增龄和女性绝经，骨吸收大于骨形成，骨重建失衡致骨丢失和骨的微细结构破坏。老年性骨质疏松症发病机制不完全明朗，主要与氧化应激引起的增龄性骨丢失、骨细胞和成骨细胞功能衰退、性腺分泌的甾体激素缺乏、钙和维生素 D（VD）缺乏、肠和肾对矿物质代谢紊乱、内源性高皮质醇血症及继发性甲状旁腺功能亢进症等有关。

1. 氧化应激与老年性骨质疏松症 氧化应激与老年性骨质疏松症密切相关，其最突出特点是骨细胞和成骨细胞的数目减少和功能下降。随着增龄，衰老者细胞的抗氧化功能降低，骨细胞死亡增多，氧化应激增加使成骨细胞生成障碍，凋亡增多，骨形成不足而脂肪生成增多。

2. 骨衰老引起骨细胞和成骨细胞功能衰退 老年人在成骨细胞转换成骨细胞的过程中，细胞容量和细胞器明显减少，最终使骨的代谢转换变慢，骨形成减少。

3. 性腺甾体类激素缺乏引起骨丢失 雌激素和雄激素在体内均具有对抗氧化应激的作用，老年人性激素结合球蛋白持续增加，使睾酮和雌二醇的生物利用度下降，体内的活性氧类堆积，诱发或加重氧化应激，促使间充质干细胞、成骨细胞和骨细胞凋亡，使骨形成减少。

4. VD 和钙缺乏引起骨丢失 VD 缺乏在老年人中常见。由于阳光照射不足和皮肤功能衰退，紫外光作用下皮肤合成 VD 减少。VD 缺乏可引起继发性甲状旁腺功能亢进，骨转换加快，骨量丢失，骨矿化不良，髋部和其他部位骨折风险增加。低钙饮食引起 VD 代谢产物的转换增加，加剧 VD 缺乏。此外，老年性骨质疏松患者的松质骨中骨形态成蛋白（BMP）-2 及 BMP-7 的表达亦明显降低。

5. 骨形成与骨吸收减少 在老年性低骨量/骨质疏松中，骨丢失主要与成骨细胞功能与活性缺陷有关，致骨形成减少，而破骨细胞功能正常，甚至还有不同程度减弱（继发性改变）。因此，骨小梁在每经历一次重建后变得更薄更细，最后使纤细的骨小梁穿孔、断裂，甚至完全消失。皮质骨则表现为皮质厚度变薄和孔隙增大、增多。成骨细胞功能减退的原因主要与成骨细胞的细胞因子/生长因子调节失常有关，其中最重要的是 IGF-1 及其下游分子胰岛素受体底物（IRS）-1 和 IRS-2。因为老年人 IGF-1 生成减少，而 IRS-1 和 IRS-2是上调和维持成骨细胞合成代谢的关键因子。

6. 甲状旁腺功能相对亢进 老年人往往存在不同程度的炎症反应与免疫功能异常，这些病理变化通过前炎症因子导致骨丢失。老年性骨质疏松患者 PTH 分泌增多，其原因与骨代谢功能降低以及甲状旁腺增生等有关，相对亢进的甲状旁腺功能又进一步加剧骨丢失。

二、骨质疏松症的危险因素识别

早期识别老年性骨质疏松症的危险因素，尽早进行风险评估及骨折风险预测。

（一）老年性骨质疏松症的危险因素

老年性骨质疏松症是受多重危险因素影响，包括遗传因素和环境因素等。临床上需早期识别危险因素，筛查高危人群，尽早诊治，减少骨折的发生。

老龄化、种族（白种人＞黄种人＞黑种人）、女性绝经、脆性骨折家族史是老年性骨质疏松症的重要因素。不健康生活方式可导致骨质疏松的发生，如体力活动少、吸烟、过量饮酒及含咖啡因的饮料、营养失衡、蛋白质摄入过多或不足、钙和（或）VD 缺乏、高钠饮食、体重过低等。影响骨代谢的疾病是引起继发性骨质疏松症的重要原因，包括性腺功能减退症等多种内分泌系统疾病、风湿免疫性疾病、胃肠道疾病、血液系统疾病、神经肌肉疾病、慢性肾脏病及心肺疾病等。长期应用糖皮质激素、抗癫痫药、芳香化酶抑制剂、促性腺激素释放激素类似物、抗病毒药、噻唑烷二酮类药物、质子泵抑制剂和过量甲状腺激素等影响骨代谢的药物也会引起继发性骨质疏松症。

（二）合理利用风险评估工具，早期识别老年性骨质疏松症

应用相应风险评估工具对老年个体进行骨质疏松症风险评估，能为疾病早期防治提供有益帮助。临床上评估骨质疏松风险的方法较多，可推荐国际骨质疏松基金会（International Osteoporosis Foundation，IOF）骨质疏松风险一分钟测试题（表 31-5）和亚洲人骨质疏松自我筛查工具（osteoporosis self-assessment tool for Asians，OSTA）（表 31-6）作为疾病风险的初筛工具。IOF 骨质疏松风险一分钟测试题是根据患者简单病史，从中选择与骨质疏松相关的问题，由患者判断是与否，从而初步筛选出可能具有骨质疏松风险的患者。该测试题简单快速，易于操作，但仅能作为初步筛查疾病风险，不能用于骨质疏松症的诊断。OSTA 基于亚洲 8 个国家和地区绝经后妇女的研究，收集多项骨质疏松危险因素，并进行骨密度测定，从中筛选出 11 项与骨密度显著相关的危险因素，再经多变量回归模型分析，得出能较好体现敏感度和特异度的两项简易筛查指标，即年龄和体重。计算方法是：OSTA 指数=[体重（kg）－年龄（岁）]×0.2，结果评定见（表 31-6）。也可以通过简图（图 31-5）根据年龄和体重进行快速查对评估。但需要指出，OSTA 所选用的指标过少，其特异性不高，需结合其他危险因素进行判断，且仅适用于绝经后妇女。

表31-5　IOF骨质疏松风险一分钟测试题

1. 父母曾被诊断有骨质疏松或曾经轻摔后骨折？
2. 父母中有一人驼背？
3. 实际年龄超过 60 岁？
4. 是否成年后因轻摔后发生骨折？
5. 是否经常摔倒（过去一年内超过一次），或因身体较虚弱而担心摔倒？
6. 40 岁后的身高是否减少超过 3cm？
7. 是否体重过轻（BMI 值少于 19kg/m^2）？
8. 是否曾服用类固醇激素（如可的松、泼尼松）连续超过 3 个月？（可的松通常用于治疗哮喘、类风湿关节炎和某些炎症性疾病）
9. 是否患有类风湿关节炎？
10. 是否被诊断出有甲状腺功能亢进症或者是甲状旁腺功能亢进症、1 型糖尿病、克罗恩病或乳糜泻等胃肠疾病或营养不良？
11. 女士回答：是否在 45 岁或以前就停经？
12. 女士回答：除了怀孕、绝经或子宫切除外，是否曾停经超过 12 个月？
13. 女士回答：是否在 50 岁前切除卵巢又没有服用雌/孕激素补充剂？
14. 男性回答：是否出现过阳痿、性欲减退或其他雄激素过低的相关症状？
15. 是否经常大量饮酒（每天饮用超过 2 单位的乙醇，相当于啤酒 500ml、葡萄酒 150ml 或烈性酒 50ml）？
16. 目前习惯吸烟，或曾经吸烟？
17. 每天运动量少于 30min（包括做家务、走路和跑步等）？
18. 是否不能食用乳制品、又没有服用钙片？
19. 每天从事户外活动时间少于 10min，又没有服用维生素 D？

如果上述其中任何一题回答结果为"是"，建议做骨密度检测或 FRAX 风险评估

BMI. 体重指数；FRAX. 骨折风险评估工具

表31-6　OSTA指数评估骨质疏松风险级别

风险级别	OSTA 指数
低	>-1
中	-4～-1
高	<-4

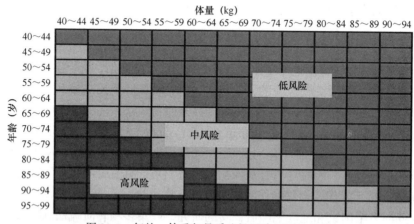

图 31-5　年龄、体重与骨质疏松风险级别的关系

此外，还有骨质疏松危险指数（osteoporosis index of risk，OSIRIS）、骨质疏松预筛选风险评估（osteoporosis prescreening risk assessment，OPERA）可应用于50岁以上绝经后女性相关风险评估；男性骨质疏松症风险评分（male osteoporosis risk estimation score，MORES）应用于60岁以上男性评估。

（三）早期进行骨质疏松性骨折的风险预测

世界卫生组织推荐的骨折风险评估工具（fracture risk assessment tool，FRAX）对于未发生骨折且骨量减少者（骨密度 T 值为-2.5～-1.0），根据患者的临床危险因素及股骨颈骨密度建立模型，具有一个或多个骨质疏松性骨折临床危险因素，可用于评估患者未来 10 年发生髋部骨折及主要骨质疏松性骨折（椎体、前臂、髋部或肩部）的概率。对于 FRAX® 评估阈值为骨折高风险者，建议进行骨密度测量，并考虑给予治疗。针对中国人群的 FRAX® 可通过登录以下网址获得 https：//www. sheffield. ac. uk/F R AX/tool. aspx？country=2。FRAX®工具的计算参数主要包括部分临床危险因素和股骨颈骨密度（表 31-7）。FRAX®工具应用中存在的问题与局限：①不适用人群。临床上已诊断骨质疏松症（即骨密度 T 值≤-2.5）或已发生脆性骨折者，不必再用 FRAX®评估骨折风险，应及时开始治疗；同时，FRAX®工具也不适于已接受有效抗骨质疏松药物治疗的人群。②地区、人种差异问题。FRAX®的骨折相关危险因素基于欧洲、北美、澳大利亚等多个独立大样本前瞻性人群研究和大样本的荟萃分析，因此有一定的代表性。由于针对我国骨质疏松性骨折发病率及其影响因素的大样本流行病学研究正在进行中，初步研究提示，目前 FRAX®预测结果可能低估了中国人群的骨折风险。③判断是否需要治疗的阈值。建议给予患者治疗的 FRAX®阈值尚存争议。美国指南建议，FRAX®预测的 10 年内髋部骨折概率≥3%或 10 年内严重骨质疏松性骨折概率≥20%时，为骨质疏松性骨折高危患者，建议给予治疗；而欧洲部分国家建议，FRAX®预测的髋部骨折概率≥5%为治疗阈值。④骨折相关的其他因素考虑不足。除 FRAX®包括的骨折危险因素，还有其他因素也与骨折发生关系密切，如跌倒是诱发骨折的重要危险因素，但 FRAX®计算中没有包括跌倒。FRAX®的危险因素纳入了糖皮质激素使用史，但没有涉及糖皮质激素的治疗剂量及疗程。FRAX®也没有纳入与骨质疏松症相关的多种其他药物。FRAX®尽管列入了部分与骨质疏松症相关的疾病，包括类风湿关节炎、糖尿病、成骨不全症等，但有待进一步完善。

表31-7　FRAX计算依据的主要临床危险因素、骨密度值及结果判断

危险因素	解释
年龄	模型计算的年龄是 40～90 岁，低于或超过此年龄段，按照 40 或 90 岁计算
性别	选择男性或女性
体重	填写单位是 kg
身高	填写单位是 cm
既往骨折史	指成年期自然发生或轻微外力下发生的骨折，选择是与否
父母髋部骨折史	选择是与否
吸烟	根据患者现在是否吸烟，选择是与否
糖皮质激素	如果患者正在接受糖皮质激素治疗或接受过相当于泼尼松>5mg/d 超过 3 个月，选择是
类风湿关节炎	选择是与否
继发性骨质疏松	如果患者具有与骨质疏松症密切关联的疾病，选择是
	这些疾病包括 1 型糖尿病、成骨不全症的成人患者、长期未治疗的甲状腺功能亢进症、性腺功能减退症或早绝经（<45 岁）、慢性营养不良或吸收不良、慢性肝病
过量饮酒	每日乙醇摄入量大于等于 3 单位为过量饮酒
	一个单位的相当于 8～10g 乙醇
骨密度	先选择测量骨密度的仪器，然后填写股骨颈骨密度的实际测量值（g/cm^2），如果患者没有测量骨密度，可以不填此项，系统将根据临床危险因素进行计算
结果判断	FRAX®预测的髋部骨折概率≥3%或任何主要骨质疏松性骨折概率≥20%时，为骨质疏松性骨折高危患者，建议给予治疗；FRAX®预测的任何主要骨质疏松性骨折概率为 10%～20%时，为骨质疏松性骨折中风险；FRAX®预测的任何主要骨质疏松性骨折概率<10%，为骨质疏松性骨折低风险

FRAX. 骨折风险评估工具

（四）跌倒及其危险因素

跌倒是骨质疏松性骨折的独立危险因素，其危险因素包括生物因素、自身因素和环境因素等，应重视对其的评估及干预。生物因素及自身因素是指年龄、性别、种族等因素，往往与机体的衰弱、认知功能的下降，以及疾病（慢性病，如帕金森病、关节炎、肌少症、视觉异常、感觉迟钝、神经肌肉疾病、抑郁症、VD 不足、平衡能力差等）密切相关。应用催眠药、抗癫痫药及治疗精神疾病药物等也会引起跌倒。环境因素包括光线昏暗、路面湿滑、地面障碍物、卫生间未安装扶手等。

三、老年性骨质疏松症的临床表现和诊断

患者在疾病早期或病变程度较轻时没有明显的临床症状，随着病情的发展，可能出现乏力，尤其是劳累后加重，负重能力下降，还有腰背部疼痛、全身骨痛、牙齿松动等情况。随着骨量丢失、骨密度进行性下降，患者还会出现脊柱变形，严重者可发生骨质疏松性骨折，是老年患者致残和致死的主要原因之一。

（一）老年性骨质疏松症的临床表现

1. 肢体乏力　常见腰膝酸软、四肢乏力，严重者出现步履艰难、走路异常，干体力活后上述症状加重。

2. 疼痛　表现为全身骨骼、关节部位的疼痛，常见腰背疼痛或全身性骨痛，有时没有确切的疼痛部位。通常在翻身及长时间行走后出现，夜间或负重活动时疼痛加重，活动受限。

3. 骨折及脊柱变形　骨质疏松性骨折属于脆性骨折，通常是指无明显外伤或在受到轻微创伤时发生的骨折，是骨质疏松症最严重的并发症。脆性骨折的常见部位为椎体、髋部、桡骨远端和肱骨近端；肋骨、跖骨、腓骨等部位亦可以发生骨折。椎体骨折多表现为胸椎、腰椎椎体的压缩性骨折。多发性胸椎压缩性骨折可导致胸廓畸形、塌陷，严重时会影响心肺功能并牵连腹部脏器。髋部骨折多见股骨颈骨折、股骨粗隆间骨折。桡骨远端骨折多表现为克雷氏骨折，多由于老年人摔跌后手掌着地，腕关节处于背伸位、传达暴力，导致的桡骨远端骨折。

4. 对心理状态及老年慢性病的影响　由于长期疼痛、活动受限，自主生活能力下降，会导致患者心理改变，产生焦虑、恐惧、自信心丧失等不良情绪。一旦骨折，更会因为肢体功能障碍和生活质量的下降而发生或加重心理问题。同时，由于活动能力下降，运动量不足，可引起血糖血脂升高、胃肠道蠕动减少、血液循环障碍等，导致糖尿病、高脂血症等慢性病不能得到有效控制。

（二）老年性骨质疏松症的诊断

老年性骨质疏松症的诊断依据全面的病史采集、体格检查、骨密度测定、影像学检查及必要的生化检查。临床上诊断老年性骨质疏松症应包括两方面，即确定是否为骨质疏松症和排查有无继发性骨质疏松症。骨密度是指单位体积（体积密度）或者单位面积（面积密度）所含的骨量。骨密度及骨测量方法较多，不同方法在骨质疏松症的诊断、疗效监测，以及骨折危险性评估中的作用有所不同。目前，临床和科研常用的骨密度测量方法有双能X射线吸收法（dual energy X-ray absorptiometry，DXA）、外周DXA、定量计算机体层成像（quantitative computed tomography，QCT）、外周QCT和定量超声（QUS）等。根据《中国防治慢性病中长期规划（2017—2025年）》，我国已将骨密度检测项目纳入40岁以上人群常规体检内容。

1. 基于骨密度测定的诊断　目前，DXA是国际学术界公认的骨密度检查方法，其测定值作为骨质疏松症诊断的金标准。在应用DXA进行检测时，用X线对患者的检测部位进行照射，然后在计算机的运算下得出患者的骨密度情况，操作简单、用时短，对骨密度的测定具有非常高的精确度，不仅能够评估骨质疏松的严重程度，也能够对骨折进行预测。目前，DXA主要测量部位包括中轴骨（第1～4腰椎、股骨颈或全髋）或非优势侧的桡骨远端1/3。对于绝经后女性、50岁及以上男性，其骨密度水平的判断建议参照WHO推荐的诊断标准（表31-8）。

2. 基于脆性骨折的诊断　脆性骨折是指受到轻微创伤或日常活动中即发生的骨折。如髋部或椎体发生脆性骨折，不依赖于骨密度测定，临床上即可诊断骨质疏松症。而在没有其他代谢性骨疾病时，肱骨近端、骨盆或前臂远端发生的脆性骨折，即使骨密度测定显示骨量减少（−2.5＜T 值＜−1.0），甚至是正常骨密度的情况下，也可诊断为骨质疏松症。T值在−2.5 和−1.0 之间，且使用 FRAX®（骨折风险评估工具）国家特定阈值显示骨折风险增加的患者也可诊断为骨质疏松症。

表31-8　基于DXA测定骨密度诊断标准

诊断	T 值
正常	T 值≥−1.0
低骨量	−2.5＜T 值＜−1.0
骨质疏松	T 值≤−2.5
严重骨质疏松	T 值≤−2.5+脆性骨折

T 值=（实测值−同种族同性别正常青年人峰值骨密度）/同种族同性别正常青年人峰值骨密度的标准差

QCT 对骨质疏松症的诊断提供一定依据。QCT 是在 CT 设备上应用已知密度的体模和相应的分析软件测量骨密度的方法。该方法可分别测量松质骨和骨皮质的体积密度，通常测量的是腰椎和（或）股骨近端的松质骨骨密度，可避免 DXA 检查因脊柱退变、腹部血管钙化等造成的假阴性结果，更敏感地反映早期骨丢失和对治疗的反应，在诊断方面具有更高的敏感度和准确度。腰椎 QCT 骨质疏松症诊断标准：取 2 个腰椎松质骨骨密度平均值（常用第 1 和第 2 腰椎），采用腰椎 QCT 骨密度绝对值进行诊断，骨密度绝对值＞120mg/cm³ 为骨密度正常，骨密度绝对值于 80～120mg/cm³ 范围内为低骨量，骨密度绝对值＜80mg/cm³ 为骨质疏松。QCT 诊断骨质疏松只需做一个部位即可，根据临床需要选择做脊柱或髋部，可适用于绝经后妇女和老年男性。当有明确脆性骨折病史时，即使骨密度没有到达骨质疏松的诊断标准，也应根据骨折作出骨质疏松的诊断。

QUS 检测具有无痛、无创、无辐射的优点，通常测量部位为跟骨。目前国内外尚无统一的 QUS 筛查判定标准，如结果怀疑骨质疏松症，应进一步行 DXA 测量。

骨转换生化标志物是骨组织本身的代谢（分解与合成）产物，简称骨标志物。骨标志物分为骨形成标志物和骨吸收标志物，血清Ⅰ型胶原 N 端前肽（P1NP）和血清Ⅰ型胶原 C末端肽交联（CTX）可作为反映骨形成和骨吸收的代表性标志物，能够较早且准确、真实地反映患者体内骨代谢的情况，其测定有助于鉴别原发性和继发性骨质疏松症、判断骨转换类型、预测骨丢失速率、评估骨折风险、了解病情进展、选择干预措施、监测药物疗效及依从性等，在临床上值得推广。原发性骨质疏松症患者的骨转换标志物水平往往正常或轻度升高。如果骨转换生化标志物水平明显升高，需排除高转换型继发性骨质疏松症或其他疾病的可能性，如原发性甲状旁腺功能亢进症、畸形性骨炎及某些恶性肿瘤骨转移等。

四、老年性骨质疏松症的防治

老年性骨质疏松症的预防与治疗具有重要意义，主要防治目标是维持骨量和骨质量，预防增龄性骨丢失，避免跌倒和骨折。初级预防需在无骨质疏松但具有相关危险因素的老年患者中普及骨骼健康知识，使其对自身骨质状况提前做出评估及预防；保证钙质适量摄入，补充蛋白质、维生素及微量元素，达到营养均衡；保证足够的日光暴露，增加户外活动，养成良好的生活方式，防止或延缓其发展为骨质疏松症并避免发生第一次骨折。如已有骨质疏松症或已经发生过脆性骨折者，防治目的是避免发生骨折或再次骨折。主要的防治措施主要包括基础措施、药物干预和康复治疗。基础治疗包括调整生活方式和骨健康基本补充剂。

（一）注重基础治疗

对于老年性骨质疏松症或具有骨质疏松高风险的患者，需注意调整生活方式。规律作息和均衡膳食，建议摄入富含钙、低盐和适量蛋白质的均衡膳食，推荐每日蛋白质摄入量为 1.2～1.5g/kg，每日摄入牛奶 300ml 或相当量的奶制品。保证一定量的绿色蔬菜和水果的摄入。戒烟限酒，避免长期摄入过量咖啡及碳酸饮料。充足日照，尽可能多的暴露皮肤于阳光下晒 15～30min，每周 2 次，促进体内 VD 的合成，注意避免强烈光照，以防灼伤皮肤。规律运动，改善肌力，提高机体灵活性，减少跌倒风险。适量的抗阻力运动及负重运动能够促进骨矿化和骨形成，增加骨密度，达到防治骨质疏松的目的。可行慢跑、行走、太极拳、乒乓球及其他抗阻及平衡运动等，建议每日活动>30min，但应避免突发性动作，谨防摔倒。

充足的钙摄入对减缓骨丢失、改善骨矿化和维护骨骼健康有益。结合 2013 版中国居民膳食营养素参考摄入量建议，50 岁及以上人群每日钙推荐摄入量为 1000～1200mg。营养调查显示，我国居民每日膳食约摄入元素钙 400mg，故尚需补充元素钙 500～600mg/d，可给予钙剂补充。充足的 VD 可增加肠钙吸收、促进骨骼矿化、保持肌力及降低跌倒风险。在有 VD 缺乏风险的患者中，特别是老年骨质疏松症患者，测量血清 25-羟维生素 D（25[OH]D）。建议在骨质疏松症患者中维持血清 25[OH]D≥30ng/ml。必要时补充 VD_3，2013 版中国居民膳食营养素参考摄入量建议，VD 用于骨质疏松症防治时，剂量可为 800～1200U/d。2020 年 AACEACE 临床实践指南-绝经后骨质疏松症的诊断和治疗中指出，每日剂量为 1000～2000 国际单位（U）才能维持最佳的血清 25(OH)D 水平。患有肥胖、吸收不良和年龄较大等当前因素的患者可能需要更高剂量的 VD_3。对于因肝肾疾病导致 VD 羟化受阻的骨质疏松症患者，建议首选具有活性的 VD，用药期间定期监测血钙、尿钙。

（二）老年性骨质疏松症的药物使用

有效的抗骨质疏松症药物可以增加骨密度、改善骨质量，显著降低骨折发生风险。药物治疗的适应证：①有脆性椎体或髋部骨折史；②主要承重部位的骨骼及桡骨远端 1/3 的 DXA 骨密度 T 值≤–2.5；③骨密度未达到骨质疏松症诊断标准，但 FRAX 工具计算未来 10 年髋部骨折概率≥3%或任何重要骨质发生脆性骨折概率≥20%；④继发性骨质疏松症。抗骨质疏松症药物按作用机制可分为骨吸收抑制药、骨形成促进药、其他机制类药物及传统中药等。

1. 双膦酸盐 双膦酸盐是临床上常用的抗骨质疏松药物，起到抑制破骨细胞作用，抑制骨吸收，改善骨质量，显著降低骨质疏松性骨折风险。用于防治骨质疏松症的双膦酸盐主要包括阿仑膦酸钠、唑来膦酸、利塞膦酸钠、伊班膦酸钠、依替膦酸二钠和氯膦酸二钠等。口服双膦酸盐后少数患者可能发生轻度胃肠道反应，包括上腹疼痛、反酸等症状。对低、中度骨折风险者（如骨密度水平较低但无骨折史）首选口服药物治疗，对口服不能耐受、禁忌、依从性欠佳及高骨折风险者（如多发椎体骨折或髋部骨折的老年患者、骨密度极低的患者）可考虑使用注射制剂。对于肌酐清除率小于 35ml/min 的肾功能不全者禁忌使用。双膦酸盐治疗满 3～5 年后需考虑药物假期，应对骨折风险进行评估。如为低风险，可考虑实施药物假期停用双膦酸盐；如骨折风险仍高，可以继续使用双膦酸盐或换用其他抗骨质疏松药物。

2. 降钙素类 降钙素是一种钙调节激素,抑制破骨细胞生物活性、减少破骨细胞数量、减少骨量丢失并增加骨量,可用于老年性骨质疏松症,还可预防突然制动引起的急性骨丢失;可明显缓解骨痛,对骨质疏松症及其骨折引起的骨痛有效。长期使用与恶性肿瘤风险轻微增加相关,但无法肯定该药物与恶性肿瘤之间的确切关系;建议连续使用时间一般不超过 3 个月。

3. 绝经激素治疗 绝经激素类药物能抑制骨转换,减少骨丢失,降低骨质疏松性椎体、非椎体及髋部骨折的风险,是防治老年女性骨质疏松症的有效措施。对于绝经不到 10 年的老年女性,特别是有绝经相关症状、泌尿生殖道萎缩症状者较为适用。严格掌握实施激素治疗的适应证和禁忌证,绝经早期开始用(60 岁以前或绝经不到 10 年)受益更大;建议使用最低有效剂量,每年进行安全性评估,特别是乳腺和子宫,如有雌激素依赖性肿瘤(乳腺癌、子宫内膜癌)、血栓性疾病、不明原因阴道出血及活动性肝病和结缔组织病为绝对禁忌证,而子宫肌瘤、子宫内膜异位症、有乳腺癌家族史、胆囊疾病和垂体泌乳素瘤者属酌情慎用。

4. 选择性雌激素受体调节剂类(SERMs) SERMs 制剂雷洛昔芬在骨骼与雌激素受体结合,发挥类雌激素的作用,抑制骨吸收,增加骨密度,降低椎体骨折发生的风险。静脉血栓性疾病、肝功能减退、肌酐清除率小于 35ml/min 的肾功能不全者、难以解释的子宫出血者,以及子宫内膜癌症状及体征者禁用。

5. RANKL 抑制剂 为特异性 RANKL 的完全人源单克隆抗体,能够抑制 RANKL 与其受体 RANK 的结合,减少破骨细胞形成、功能和存活,从而降低骨吸收,增加骨量,改善皮质骨或松质骨的强度。

6. 骨硬化蛋白抑制剂 罗莫索珠单抗(Romosozumab)是一种骨硬化蛋白的单克隆抗体,并且 2019 年获得 FDA 批准。

7. 甲状旁腺素类似物 是促骨形成的药物,可刺激成骨细胞活性,促进骨形成,增加骨密度,降低椎体和非椎体骨折的发生风险。对于椎体或非椎体骨折高风险且骨吸收抑制药(双膦酸盐等)疗效不佳、禁忌或不耐受的老年性骨质疏松症患者、对于椎体或非椎体骨折极高风险的老年人群或严重骨质疏松症患者,可使用甲状旁腺素类似物,以提高骨密度及降低骨折风险;对于肌酐清除率小于 35ml/min 的肾功能不全者禁用。在动物实验中,大剂量、长时间使用甲状旁腺素类似物特立帕肽增加大鼠骨肉瘤的发生率,为安全起见,特立帕肽治疗时间不宜超过 24 个月,停药后应序贯使用抗骨吸收药物治疗,以维持或增加骨密度,持续降低骨折风险。

8. 锶盐 雷奈酸锶可同时作用于成骨细胞和破骨细胞,具有抑制骨吸收和促进骨形成的双重作用,可降低椎体和非椎体骨折的发生风险。

9. 维生素 K 类 四烯甲萘醌可促进骨形成,并有一定抑制骨吸收的作用,能够轻度增加骨质疏松症患者的骨量。可用于骨折风险较低或者肾功能不全的老年性骨质疏松症患者。

10. 中医药 中医药治疗骨质疏松症以补肾益精、健脾益气、活血祛瘀为基本治法,多以改善症状为主,可按病情选用如骨碎补总黄酮、淫羊藿苷和人工虎骨粉等中成药。中成药可与钙剂、VD 及其他抗骨质疏松症药物合用。

(三)老年性骨质疏松症的手术治疗

老年性骨质疏松症患者易发生骨折。随着手术技术进步,针对老年性骨质疏松症骨折患者选择合理有效的手术治疗方式具有重要意义。以椎体骨折而言，手术治疗有经椎弓根脊柱内固定手术和微创椎体成形手术（PVP）。脊柱内固定术是采取内固定的方法维持骨折椎体稳定性，促进骨折愈合。严重骨质疏松症患者，为降低手术失败率并提高螺钉的稳定性，可先给予药物抗骨质疏松治疗。PVP是用骨穿刺针在透视监视下穿刺入病变椎体后，将骨水泥注入病变椎体内以强化骨折椎体，从而达到治疗目的。对于老年股骨颈骨折患者，其全身状况尚可，可考虑行切开人工髋关节置换术。年龄在65岁及以上新鲜股骨颈、头下及粉碎骨折有移位者及陈旧骨折不愈合者，或股骨头缺血性坏死而尚无骨关节炎者，均可应用人工股骨头置换术。

（四）老年性骨质疏松症的康复治疗

针对骨质疏松症的康复治疗主要包括运动疗法、物理因子治疗、作业疗法及康复工程等。慢跑、游泳、太极拳等是较为常用的运动疗法。物理因子治疗包括脉冲电磁场、紫外线、经皮神经电刺激、神经肌肉电刺激等治疗，可减轻疼痛、增强肌力、促进神经修复、改善肢体功能。作业疗法是针对骨质疏松症患者进行康复宣教，指导患者改变不良生活习惯，提高安全性，缓解患者的焦虑、抑郁等不良情绪。康复工程可帮助行动不便者选用拐杖、助行架等辅助器具，进行环境改造，以提高行动能力，减少跌倒发生。

老年性骨质疏松症需长程治疗，在治疗期间需制订随访计划以评判疗效。在配备有DXA或QCT的医疗机构，建议结合有无新发骨折、每年使用DXA或QCT检查、每3～6个月检查骨转换生化标志物以监测抗骨质疏松的疗效；对于无DXA的医疗机构，建议结合有无新发骨折、用药3个月后使用骨转换生化标志物、椎体影像学检查，以监测抗骨质疏松的疗效。

五、展望

骨质疏松症的发病机制并不完全明朗，进一步通过代谢组学等技术研究其具体发病机制、探索与骨质疏松症相关的代谢途径及信号通路等，将继续成为研究热点和发展方向。骨质疏松症的早期诊断和骨质疏松性骨折的风险预测也具有很强的临床意义，如作为近年来较受关注的新型炎症指标，包括全身免疫炎症指数（SII）、中性粒细胞/淋巴细胞比值（NLR）、单核细胞/高密度脂蛋白胆固醇比值（MHR）等，如何联合其他的炎症指标及临床实验室化验进行综合判断骨质疏松性骨折风险及病情变化，环状RNA（circRNA）作为临床筛查及骨质疏松症生物标志物的价值等研究问题都还需要更大规模、前瞻性和随机化的研究。随着对骨质疏松症发病机制研究的深入，更多的作用机制和靶点被发现，如Semaphorin-3A通过感觉神经系统调节，既可以抑制破骨细胞作用，又促进成骨细胞活性；又如miR-214拮抗药具有骨形成促进作用等。研究针对不同作用靶点的抗骨质疏松新药，更精准地调控骨吸收和骨形成的动态平衡，将是治疗骨质疏松症的有效途径。

思 考 题

1. 临床工作中如何合理应用骨转换生化标志物？
2. 对于老年患者，如何进行骨质疏松风险评估及骨折风险预测？

（袁 颖 胡 予）

第五节　老年高尿酸血症和痛风

一、高尿酸血症和痛风的概述

（一）高尿酸血症和痛风的概念

尿酸（uric acid）是人体内嘌呤代谢的终末产物，体内尿酸的来源主要有两条途径，一是外源性途径，主要由摄入的富含嘌呤的食物经嘌呤酶的分解产生；二是内源性途径，主要由体内的氨基酸、磷酸核糖及其他分子化合物合成及核酸分解产生。血清尿酸以游离的方式经肾小管滤过，其中90%被重吸收，70%从肾脏排泄，少量经肠道、胆道等其他途径分解代谢。当血尿酸生成过多和（或）排泄减少，超过人体血尿酸正常值上限，称为高尿酸血症（hyperuricemia）。2019年，中华医学会内分泌学会制定的《中国高尿酸血症与痛风诊疗指南》认为，高尿酸血症是嘌呤代谢紊乱引起的代谢异常综合征，无论男性或女性，正常嘌呤饮食状态下，非同日2次空腹血尿酸水平超过420μmol/L则称为高尿酸血症。

血尿酸超过其在血液或组织液中的饱和度，可在关节局部形成尿酸钠晶体并沉积诱发局部炎症反应和组织破坏即痛风（gout），这是《中国高尿酸血症与痛风诊疗指南》中对痛风的定义，这里所说的痛风主要是指急性痛风性关节炎。《内科学》中认为，痛风是由于嘌呤代谢紊乱和（或）尿酸排泄障碍所致的一种临床综合征，主要表现为反复发作的关节炎、痛风石形成、关节活动障碍与畸形、痛风性肾病、痛风性眼病等。高尿酸血症与痛风是连续、慢性的病理生理过程，是多系统受累的全身性疾病。同时，高尿酸血症或痛风患者还可伴发其他代谢综合征的表现，如糖尿病、高血压、高脂血症、冠心病等。

（二）高尿酸血症和痛风的现状

高尿酸血症目前已成为危害人民健康的常见疾病，据不完全统计，中国目前高尿酸血症患者近1.2亿。虽然尚缺乏全国统一的流行病学调查资料，但从目前的研究来看，高尿酸血症主要分布于沿海地区及经济发达的城市，男性多于女性。2011年，对59项高尿酸血症流行病学调查研究进行Meta分析结果显示，中国高尿酸血症患病率男性为21.6%，女性为8.6%。最新研究结果显示，中国高尿酸血症的总体患病率为13.3%，痛风患病率为1.1%。一项对老年高尿酸血症患病率的分析结果显示，中国老年高尿酸血症的患病率为21%，其中男性为22%，女性为19%。

痛风目前已成为仅次于糖尿病的第二大代谢性疾病。患病率逐渐升高，尽管近年来高尿酸血症的发病呈年轻化趋势，但痛风在老年人中的发病率并未下降，且增加程度与年龄呈正相关。我国尚缺乏全国范围的流行病学调查资料，根据不同时期、不同地区的报告，目前我国痛风的患病率为1%~3%，并呈逐年上升趋势。2017年报道的全国痛风合并患病率为1.1%，其中男性为1.7%，女性为0.5%，2000—2005年、2006—2009年和2010—2016年患病率分别为1.0%、1.1%和1.3%。中国台湾地区原住民的患病率为世界之最，高达11.7%。欧洲老年男性痛风发病率高达7%，大于85岁女性发病率，为3%。国家风湿病数据中心（CRDC）网络注册及随访研究的阶段数据显示，痛风发病率男∶女为15∶1，平均年龄为48.28岁，尽管近年来痛风发病逐步趋于年轻化，但痛风在老年人中的发病率并未下降。

（三）高尿酸血症和痛风的危害

1. 高尿酸血症的危害 高尿酸血症与代谢综合征、2型糖尿病、高血压、心脑血管疾病、肾病、痛风等密切相关，是这些疾病发生发展的独立危险因素。

（1）高尿酸血症与代谢性综合征：高尿酸血症不仅加重胰岛素抵抗，且与代谢综合征各组分关系密切。研究显示，血尿酸水平与体重指数和腰围、胰岛素抵抗、总胆固醇、甘油三酯、低密度脂蛋白胆固醇呈正相关，与高密度脂蛋白胆固醇呈负相关。代谢综合征的患病率随血尿酸的升高而增加。

（2）高尿酸血症与2型糖尿病：高尿酸血症与糖尿病有许多相同的危险因素，如老龄、肥胖、胰岛素抵抗等，高尿酸血症是糖尿病的独立危险因素，高尿酸血症者比尿酸正常者更易发展为糖尿病，且血尿酸水平与普通人群进展为2型糖尿病的相对危险度呈剂量依赖性升高。

（3）高尿酸血症与高血压：血尿酸是高血压发病的独立危险因素，二者可能存在因果关系，血尿酸与肾血管性高血压相关，尤其是使用利尿药的患者。随着血尿酸的升高，高血压的发病风险随之增加，并且与高血压的发生、进展和预后关系密切。

（4）高尿酸血症与心脑血管疾病：血尿酸与多种心脑血管危险因素（如年龄、高血压、肥胖、胰岛素抵抗与糖尿病、高脂血症等）关联密切，其在动脉粥样硬化形成过程中起关键作用，同时还能促进血小板聚集及动脉内血栓形成。高尿酸血症是影响心衰、缺血性脑卒中发病率和死亡率的独立危险因素。

（5）高尿酸血症与肾病：尿酸是一种与肾病的发生、发展密切相关的危险因素，高尿酸血症可导致急性尿酸性肾病、慢性尿酸性肾病、肾结石，且增加肾功能不全的发病风险，是急慢性肾衰竭发生及不良预后的预测因素。降低血尿酸水平对肾脏疾病的控制有益。

（6）高尿酸血症与痛风：高尿酸血症是痛风发生最直接的病因。

2. 痛风的危害

（1）急性痛风性关节炎：关节疼痛是急性痛风性关节炎的典型表现，关节局部红、肿、热、痛，疼痛剧烈难忍，伴关节活动受限，也可伴有全身症状，如发热、头痛、乏力等，给患者带来巨大痛苦。

（2）慢性痛风性关节炎：急性痛风性关节炎反复发作未治疗或治疗不当可逐渐发展至慢性期，造成关节的破坏与畸形，且受累关节逐渐增多。此期关节炎发作更频繁、间歇期缩短、疼痛可逐渐加剧，甚至发作之后不能完全缓解。

（3）痛风石：尿酸盐结晶沉积于关节附近的肌腱、腱鞘及皮肤结缔组织中，形成痛风石，痛风石形成过多和关节功能毁损造成患者关节畸形，活动受限。

（4）肾脏病变：主要表现为痛风性肾病、尿酸性肾石病、急性肾衰竭，肾功能不全晚期可出现高血压、水肿、贫血等。

（5）痛风性眼病：尿酸盐结晶沉积在眼部及眼周组织，引起眼部不适及各种病变，甚至影响视力。同时，还可导致并发症，如继发性青光眼、继发虹膜睫状体炎、眼底改变及视盘水肿等。

（6）痛风还可带来其他损害：如痛风性骨病变、痛风性神经病变、痛风性皮肤病变及内脏痛风等。

（四）高尿酸血症和痛风的分类

1. 高尿酸血症的分类

（1）按照发病原因分类：将高尿酸血症分为以下几类。

1）原发性高尿酸血症：主要包括引起嘌呤合成亢进的病因，如黄嘌呤氧化酶活性增高、磷酸核糖基焦磷酸（PRPP）活性增高、磷酸核糖焦磷酸酰基转移酶（PRPPAT）活性增高、次黄嘌呤鸟嘌呤磷酸核糖基转移酶（HGPRT）缺陷等。

2）继发性高尿酸血症：如系统性疾病、先天性代谢性疾病、肾功能不全、白血病等肿瘤性疾病肿瘤放化疗后、红细胞增多症/溶血性贫血、酮症酸中毒和乳酸酸中毒、糖原贮积症等。

3）特发性高尿酸血症：如家族性肾病伴高尿酸血症、高尿酸血症肾病、Uromodulin相关肾病、*SLC22CA12* 基因多态性等。

4）生理性高尿酸血症：如摄入过多食物、长期饥饿与禁食、过度无氧运动等。

5）药物所致高尿酸血症：如噻嗪类利尿药、呋塞米、乙胺丁醇、吡嗪酰胺、阿司匹林、烟酸、乙醇等。

（2）按照血尿酸水平和尿尿酸排泄情况分类：将高尿酸血症分为以下4型。

1）肾脏排泄不良型：UUE≤600mg/(d·1.73m^2)，且FEUA＜5.5%。

2）肾脏负荷过多型：UUE＞600mg/(d·1.73m^2)，且FEUA≥5.5%。

3）混合型：UUE＞600mg/(d·1.73m^2)，且FEUA＜5.5%。

4）其他型：UUE≤600mg/(d·1.73m^2)，且FEUA≥5.5%。

注：UUE[μmol/(d·1.73m^2)]=尿尿酸（μmol/d）/体表面积（1.73m^2）；FEUA=[尿尿酸（μmol/d）×血清肌酐（μmol/L）]/[血尿酸（μmol/L）×尿肌酐（μmol/L）]×100%

2. 痛风的分类

（1）急性痛风性关节炎：典型发作者起病急骤，症状一般在数小时内达高峰，表现为受累关节红肿热痛、活动受限。急性痛风性关节炎一般具有自限性，数小时至数日内缓解，缓解后症状消失，此阶段为间歇期。

（2）慢性痛风性关节炎：急性痛风性关节炎反复发作未治疗或治疗不当可逐渐发展至慢性期，造成关节的破坏与畸形，且受累关节逐渐增多。

（3）亚临床痛风：无症状高尿酸血症者，无痛风急性发作，但影像学检查结果发现有尿酸盐沉积和（或）痛风性骨侵蚀，是介于无症状高尿酸血症和痛风的中间阶段。

（4）难治性痛风：具备以下3条中至少1条。①单用或联用常规降尿酸药物足量、足疗程但血尿酸仍≥360μmol/L；②接受规范化治疗，痛风仍发作≥2 次/年；③存在多发性和（或）进展性痛风石。

二、高尿酸血症和痛风的影响因素及发病机制

（一）高尿酸血症的影响因素及临床表现

1. 高尿酸血症的影响因素　多因素共同作用影响高尿酸血症的发生、发展，不仅与影响嘌呤代谢的遗传因素有关，还与不良的饮食习惯和生活方式有关，包括饮酒及高嘌呤、高果糖饮食等。同时，高尿酸血症与代谢综合征、2 型糖尿病、高血压、肾等密切相关，多种因素相互影响、互为因果。而老年患者多合并高血压、高血脂、糖尿病等代谢性疾病，

因此，高尿酸血症的发生率也随之增加。

2. 高尿酸血症的临床表现　大多数原发性高尿酸血症没有临床症状，仅有波动性或持续性的血尿酸升高，常有代谢综合征的临床表现。从血尿酸升高至症状出现的时间可长达数年至数十年，有些高尿酸血症终身无症状。但随着年龄的增长，痛风的患病率增加，常与高尿酸血症的水平和持续时间有关。

（二）高尿酸血症的发病机制

1. 遗传因素

（1）尿酸氧化酶的缺乏：尿酸氧化酶是生物体内嘌呤代谢途径中的一种氧化酶，广泛分布于自然界多种生物体内，主要介导尿酸分解的酶促作用，使尿酸转化为分子量更小、更易溶于水的尿囊素，从而排出体外。自然界的绝大多数哺乳动物具有功能性尿酸氧化酶，但在生物进化的过程中，灵长类动物的尿酸氧化酶基因启动子及编码区发生了数次突变，最终完全丧失了活性。现代人类和高等灵长类动物的尿酸氧化酶基因已经突变成了假基因，故尿酸是嘌呤代谢的终产物，而肾小管重吸收尿酸的能力明显高于其他动物，因此人类的尿酸水平较高。

（2）高尿酸血症与痛风相关基因：高尿酸血症为多基因遗传性疾病，近年来，GWAS研究发现了许多高尿酸血症相关基因。其一，尿酸合成过程中关键酶的基因缺陷是导致高尿酸血症的重要原因，包括与嘌呤代谢异常有关的基因，如 *HGPRT1*、*PRPS1*；导致细胞过度凋亡的基因，如 *G6PC*、*AGL*、*PYGM*、*PFKM*、*CPT2*、*AMPD1*、*ACADS*、*ALDOB*；其他，如 *ALDH16A1*、*GCKR*、*MTHFR* 等。其二，肾脏尿酸转运关键离子通道的基因缺陷或活性异常也是导致高尿酸血症的重要原因，包括尿酸分泌相关基因，如 *UMOD*、*SLC22A6*、*SLC22A8*、*SLC17A1*、*SLC17A3*、*ABCG2*、*ABCC4* 等；尿酸重吸收相关基因，如 *SLC12A9*、*SLC22A11*、*SLC22A12*、*SLC22A13*、*GLUT9* 等；其他，如 *SLC16A9*、*PDZK1*、*RREB1*、*SLC2A12* 等。另外，高尿酸血症与痛风还呈现出家族聚集性与地域特征，太平洋地区，尤其是中国台湾地区土著居民高尿酸血症及痛风的发病率较高，可能存在导致疾病发生发展的致病基因。4 号染色体 4q25 区存在高尿酸血症与痛风的易感基因。西班牙地区多见的家族性肾病伴高尿酸血症为常染色体显性遗传疾病，与 *UMOD* 基因突变有关，主要表现是高尿酸血症、痛风、高血压与肾功能不全。

2. 尿酸生成增多

（1）饮食因素：如富含嘌呤的食物主要包括肉类、海产品、酒精（乙醇）及果糖等，外源性摄入增多导致尿酸生成增多。

（2）尿酸代谢途径关键酶：机体内源性嘌呤的产生也能引起尿酸升高，嘌呤的合成代谢是从 PRPP 与谷氨酰胺生成 1-氨基-5-磷酸核糖（PRA）与谷氨酸开始的，此反应的催化酶为 PRPPAT，鸟嘌呤核苷酸、腺嘌呤核苷酸及次黄嘌呤核苷酸均对其有负反馈抑制作用。此外，嘌呤的代谢速度受到 PRPP 和谷氨酰胺的调节。体内尿酸的生成速度主要取决于细胞内 PRPP 水平，后者又受 PRPP 合酶、PRPPAT、次黄嘌呤鸟嘌呤磷酸核糖基转移酶和黄嘌呤氧化酶的调控。PRPP 活性增强和次黄嘌呤鸟嘌呤磷酸核糖基转移酶活性降低是两个伴性遗传的嘌呤代谢酶缺陷，引起高尿酸血症。

（3）其他因素：如分解亢进（血液系统疾病、免疫系统疾病、肿瘤细胞毒性药物治疗后等导致细胞破坏过多）、肥胖、胰岛素抵抗、富含嘌呤的药物等。

3. 尿酸排泄减少　正常人平均每天生成的尿酸约 700mg，其中 2/3 通过肾脏排泄，其余 1/3 通过肠道、胆道等肾外途径排泄。约 90% 的高尿酸血症患者存在肾脏排泄尿酸障碍而表现为尿酸排泄减少。当肾小球滤过率减少、肾小管对尿酸盐的重吸收增加或肾小管分泌尿酸盐减少时，可引起尿酸排泄降低，导致高尿酸血症。某些药物如噻嗪类利尿药、呋塞米、乙胺丁醇、吡嗪酰胺、阿司匹林、烟酸、乙醇等竞争性抑制肾小管分泌尿酸盐，引起高尿酸血症。许多药物可通过尿酸转运体 1 干扰尿酸代谢。部分肾移植患者发生高尿酸可能与长期使用免疫抑制药导致肾小管尿酸排泄功能受抑制有关。富含果糖和葡萄糖的食物可通过肾小管葡萄糖转运体 9（GLUT9）介导葡萄糖/果糖与尿酸的共转运，提高血尿酸水平。乙醇既增加尿酸生成，又减少尿酸排泄。

4. 尿酸转运异常　肾脏是尿酸盐排泄的主要器官，因肾脏尿酸排泄减少所致的原发性高尿酸血症约占 90%，其发病机制未明，可能为多基因遗传。肾脏对尿酸的处理包括肾小球滤过、分泌前重吸收、肾小管主动分泌和分泌后重吸收 4 个过程。尿酸盐为极性分子，不能自由通过细胞膜，其在肾脏近曲小管的重吸收和分泌有赖于离子通道。目前已发现 4 种尿酸盐转运蛋白（离子通道），即生电型尿酸盐转运子（hUAT）、电中性尿酸盐-阴离子交换子（hURAT1）、有机阴离子转运子 1（hOAT1）和 hOAT3。其中，任何一个转运蛋白功能障碍均会引起尿酸排泄障碍，从而导致尿酸升高。

（三）痛风的影响因素及临床表现

1. 痛风的影响因素　痛风是由遗传因素和环境因素共同作用的结果，其最重要的生化基础和最直接病因即高尿酸血症，因此，高尿酸血症的影响因素均能影响痛风的发生发展，且痛风的患病率随年龄及血尿酸浓度升高和持续时间而增加。但大多数高尿酸血症并不会发展为痛风，只有尿酸盐结晶沉积引起炎症反应才出现痛风，临床上只有 10%～15% 的高尿酸血症患者会发展为痛风。另外，关节局部损伤、高嘌呤饮食、饮酒、劳累、受凉、感染等均可诱发急性痛风性关节炎的发作。

2. 痛风的临床表现　本病可发生于任何年龄，但发病年龄高峰为 40 岁左右，患病率随年龄增长有逐渐增高趋势。临床上男性患者多见，女性约占 5%，且多为绝经后女性，常有家族遗传史。表现为反复发作的关节炎、痛风石形成、关节活动障碍与畸形、痛风性肾病、痛风性眼病等。常伴有肥胖、糖尿病、高血压、高脂血症、动脉硬化和冠心病等。

（1）急性痛风性关节炎：常有以下特点。①起病急骤，多在午夜或清晨，表现为受累关节红肿热痛、活动受限、疼痛剧烈，症状一般在数小时至一天内达高峰；②单侧第一跖趾关节最常见；③一般发作呈自限性，数小时至数日内缓解，缓解后症状完全消失；④伴高尿酸血症，部分发作时血尿酸水平正常；⑤秋水仙碱可迅速缓解症状。

（2）慢性痛风性关节炎：此期关节炎发作更频繁、间歇期缩短、疼痛可逐渐加剧，甚至发作之后不能完全缓解。受累关节逐渐增多，严重者可累及肩关节、髋部、脊柱、骶髂、胸锁及肋软骨等，患者可有肩背痛、胸痛、肋间神经痛、坐骨神经痛等表现，少数可发生腕管综合征，晚期可出现关节畸形。

（3）痛风石：痛风石是痛风的特征性临床表现，典型部位在耳郭，也常见于关节周围及肌腱、腱鞘及皮肤结缔组织中。为无痛性的黄白色赘生物，浅表的痛风石表面破溃后排出白色粉末状或糊状的尿酸盐结晶。慢性痛风性关节炎患者关节内可沉积大量的痛风石，造成关节骨质破坏。

（4）痛风性肾病：痛风性肾病临床表现为起病隐匿，尿浓缩功能下降，出现夜尿、低比重尿、蛋白尿、轻度血尿及管型等，晚期可出现肾功能不全及高血压、水肿、贫血等。急性肾衰竭患者可出现少尿甚至无尿等。

（5）其他：痛风性眼病及痛风相关其他损害可伴发其相关的临床症状。

（四）痛风的发病机制

痛风为多基因遗传性疾病，其发生同样是遗传因素和环境因素相互及共同作用的结果。其临床特征为血尿酸升高、反复发作的急性关节炎、关节活动障碍或畸形、痛风石、痛风性眼病及肾病等。其病因和发病机制尚未完全清楚，本节主要论述急性痛风性关节炎的病因及发病机制。

1. 高尿酸血症的形成

2. 急性痛风性关节炎　急性痛风性关节炎是单钠尿酸盐（monosodium urate，MSU）结晶在关节及关节周围组织沉积引起的急性炎症反应。当体内血尿酸明显升高时，过饱和的尿酸盐析出形成单钠尿酸盐结晶，其形成的关键因素是 pH、温度等局部环境；局部巨噬细胞对尿酸盐结晶进行识别吞噬的同时激活 NLR 家族 Pyin 域蛋白 3（NLRP3）炎症通路，最终导致炎症因子的大量释放，形成急性痛风性关节炎。组织液尿酸盐结晶慢性刺激引起关节滑膜、软骨、肌腱和软组织结晶沉积，导致痛风石形成和慢性关节炎。

三、高尿酸血症和痛风的诊断

（一）高尿酸血症的诊断标准

2019 年，中华医学会内分泌学会制定的《中国高尿酸血症与痛风诊疗指南》中，高尿酸血症的诊断标准为：正常嘌呤饮食状态下，非同日 2 次空腹血尿酸水平超过 420 μmol/L（成年人，无论男性或女性）。根据 FEUA 和 UUE 两项指标综合判定，将高尿酸血症分为肾脏排泄不良型、肾脏负荷过多型、混合型和其他型。2013 年的高尿酸血症和痛风治疗中国专家共识提到，临床研究结果显示，90%原发性 HUA 属于尿酸排泄不良型。完善相关检查以明确高尿酸血症的类型对于临床上准确合理地选择降尿酸药物具有一定的指导作用。

（二）痛风的诊断标准

目前，痛风的诊断采用 2015 年美国风湿病协会（ACR）/欧洲抗风湿病联盟（EULAR）的分类标准，该指南将"至少发生 1 次关节肿胀、疼痛或触痛"作为诊断的必要条件，"在关节或滑膜液中发现尿酸钠结晶或出现痛风石"作为确诊的充分条件。若不符合此项充分条件，则依据临床症状、体征、实验室及影像学检查结果累计赋分≥8 分可临床诊断痛风。该诊断标准具有更好的可行性，其敏感性及特异性比既往的分类标准都更高，分别为92%和89%，且即使在缺乏单钠尿酸盐结晶的检查及影像学检查的基础上，其敏感性和特异性也分别达到了85%和78%（表31-9）。

（三）亚临床痛风的诊断标准

无症状高尿酸血症和痛风是一个连续的病理过程，因此，《中国高尿酸血症与痛风诊疗指南》提出了亚临床痛风的概念，其诊断标准为：无症状高尿酸血症者，无痛风急性发作，但影像学检查结果发现有尿酸盐沉积和（或）痛风性骨侵蚀，是介于无症状高尿酸血症和痛风的中间阶段。这一定义的提出将痛风的防治关口提前，可降低痛风及其相关并发症的发生。

表31-9 2015年ACR/EULAR痛风分类标准

	类别	评分
第一步:使用标准(符合准入方可应用本标准)	存在至少一个外周关节或滑囊肿胀、疼痛或压痛	
第二步：确定标准（金标准，直接确诊，不必进入分类诊断）	偏振光显微镜证实在（曾）有症状关节或滑囊或痛风石中存在尿酸钠结晶	
第三步：分类标准（符合准入标准但不符合确定标准时）	≥8 分即可诊断为痛风	
临床表现		
受累的有症状关节、滑膜分布	累及踝关节或足中段（非第一跖趾关节）单或寡关节炎	1
	累及第一跖趾关节的单或寡关节炎	2
发作时关节症状特点：（1）受累关节或皮肤发红（主诉或查体）；（2）受累关节触痛或压痛；（3）活动障碍		
	符合 1 个特点	1
	符合 2 个特点	2
	符合 3 个特点	3
发作时间特点（符合以下 3 条中的 2 条，无论是否进行抗感染治疗）：（1）疼痛达峰<24h；（2）症状缓解≤14d；（3）2 次发作期间疼痛完全缓解		
	有 1 次典型发作	1
	反复典型发作	2
有痛风石临床证据：皮下灰白色结节，表面皮肤薄，血供丰富，皮肤破溃后可向外排出粉笔屑样尿酸盐结晶；典型部位；关节、耳郭、鹰嘴滑囊、手指、肌腱（如跟腱）		4
实验室检查		
血尿酸水平（尿酸氧化酶法）：应在距离发作 4 周后、还未行降尿酸治疗的情况下进行检测，有条件者可重复检测；取检测的最高值进行评分		
	<4mg/dl（<240μmol/L）	−4
	6≤UA<8mg/dl（360≤UA<480μmol/L）	2
	8≤UA<10mg/dl（480≤UA<600μmol/L）	3
	≥10mg/dl（≥600μmol/L）	4
对发作关节或者滑膜囊的滑液进行分析（应由受过培训者进行评估）		
	未做	0
	尿酸盐阴性	−2
影像学特征		
存在（曾经）有症状关节滑囊尿酸盐沉积的影像学表现：关节超声有"双轨征"；双能 CT 有尿酸盐沉积（任一方式）		4
存在痛风关节损害的影像学证据：X 线显示手和（或）足至少 1 处骨侵蚀		4

UA（uric acid）指血液中尿酸水平

（四）难治性痛风的诊断标准

具备以下 3 条中至少 1 条：单用或联用常规降尿酸药物足量、足疗程但血尿酸仍≥360μmol/L；接受规范化治疗，痛风仍发作≥2 次/年；存在多发性和（或）进展性痛风石。

四、高尿酸血症和痛风的防治策略与展望

高尿酸血症和痛风的管理原则是保持合理的饮食及健康的生活方式；关注血尿酸水平的影响因素，始终将血尿酸水平控制在理想范围。了解疾病可能出现的危害，定期筛查与检测靶器官损害和控制相关合并症。

（一）高尿酸血症和痛风的一般治疗

高尿酸血症和痛风是与饮食习惯及生活方式密切相关的疾病，因此，健康的生活方式是治疗的重要组成部分。健康的生活方式包括规律运动、控制体重、限酒及减少高嘌呤高果糖饮食的摄入、鼓励奶制品和新鲜蔬菜的摄入及适量饮水等，不仅有利于血尿酸的控制，而且有利于对伴发疾病如高脂血症、高血压、糖尿病、冠心病、肾脏疾病等的控制，同时，控制好相关并发症对高尿酸血症和痛风的预防及治疗也至关重要。开展患者教育，了解疾病的危害，提高患者的防病意识及依从性。

（二）高尿酸血症和痛风的药物治疗

无症状高尿酸血症降尿酸治疗的起始与目标：①无合并症，血尿酸≥540μmol/L 者起始降尿酸治疗，建议将血尿酸控制在<420μmol/L。②血尿酸水平≥480μmol/L 且有下列合并症之一：高血压、脂代谢异常、糖尿病、肥胖、脑卒中、冠心病、心功能不全、尿酸性肾石病、肾功能损害（CKD2 期及以上分期）者起始降尿酸治疗，建议将血尿酸控制在<360μmol/L。

痛风降尿酸治疗起始与目标：①无合并症，血尿酸≥480μmol/L 者起始降尿酸治疗，建议将血尿酸控制在<360μmol/L。②血尿酸水平≥420μmol/L 且有下列合并症之一：痛风发作次数≥2 次/年、痛风石、慢性痛风性关节炎、肾结石、慢性肾脏病、高血压、糖尿病、血脂异常、脑卒中、缺血性心脏病、心力衰竭和发病年龄<40 岁者起始降尿酸治疗，建议将血尿酸控制在<300μmol/L。

1. 降尿酸药物的选择及碱化尿液治疗　对于高尿酸血症和痛风发作间歇期、慢性期的治疗主要包括降尿酸治疗和碱化尿液。选择降尿酸药物时，应综合考虑药物的适应证、禁忌证和高尿酸血症的分型，在痛风发作缓解 2～4 周起始降尿酸药物治疗，药物治疗过程中出现痛风发作，不建议停用降尿酸药物。

（1）黄嘌呤氧化酶抑制药

1）别嘌醇：是高尿酸血症与痛风患者一线用药，可抑制尿酸生成，药效显著、价格低廉，但在我国人群中使用时其超敏反应发生率较高，一旦发生，致死率可高达 30%。已证实别嘌醇超敏反应和 *HLA-B*5801* 有明显相关性，汉族人群携带该基因型的频率为10%～20%，因此，使用前应进行 *HLA-B*5801* 基因检测，特别是 CKD3～4 期者；CKD1～2 期，起始剂量为 100mg/d，每 2～4 周增加 100mg/d，最高剂量为 800mg/d；CKD3～4 期，起始剂量为 50mg/d，每 4 周增加 50mg/d，最大剂量为 200mg/d；CKD5 期禁用。其他不良反应包括胃肠道刺激、皮疹、发热、肝损害、骨髓抑制等。

2）非布司他：是一种特异性黄嘌呤氧化酶抑制药，由于其具有肝肾双通道排泄的特点，可用于肾功能不全的患者。起始剂量为 20mg/d，2～4 周增加 20mg/d，最大剂量为80mg/d；合并心脑血管疾病的老年人应谨慎使用；CKD4～5 期降尿酸药物优先考虑非布

司他，最大剂量为 40mg/d。常见药物不良反应主要有肝功能异常、恶心、关节痛、皮疹等。

（2）促尿酸排泄药物：苯溴马隆通过抑制肾近端小管尿酸盐转运蛋白 1（URAT1）抑制肾小管对尿酸的重吸收，以促进尿酸排泄，更适用于肾脏排泄不良型高尿酸血症，应注意大量饮水及碱化尿液。起始剂量为 25mg/d，2～4 周可增加 25mg/d，最大剂量为 100mg/d。禁用于肾结石者，慎用于合并慢性肝病者。不良反应包括痛风发作、消化道症状、皮疹、肝功能异常等。

（3）重组尿酸氧化酶制剂：聚乙二醇重组尿酸氧化酶（普瑞凯希）是一种尿酸特异性氧化酶，通过催化尿酸氧化为尿囊素，从而降低血尿酸水平。主要用于难治性痛风的降尿酸治疗，不建议用于无症状高尿酸血症的治疗。最常见不良反应（发生至少 5%）是痛风发作、输注反应、恶心、便秘、胸痛、过敏反应和呕吐。

（4）联合用药：单药足量、足疗程治疗，血尿酸仍未达标的患者，可考虑联合两种不同作用机制的降尿酸药物，但不推荐尿酸氧化酶与其他降尿酸药物联合应用。

（5）碱化尿液：高尿酸血症和痛风患者最佳晨尿 pH 为 6.2～6.9，过低会使肾结石发生率增高，过高虽可增加尿酸溶解度，但也会增加钙盐结石发生率。临床上建议定期检测晨尿 pH，可应用简易尿 pH 仪自行监测。pH<6.0 时，建议服用枸橼酸制剂、碳酸氢钠碱化尿液，常用使用方式为口服，剂量为 0.5～1.0g，每日 3 次。治疗目标是使晨尿 pH 维持在 6.2～6.9，以降低尿酸性肾结石的发生风险和利于尿酸性肾结石的溶解。

2. 痛风发作的抗炎镇痛治疗 痛风急性发作期，患者应卧床休息，患肢制动，局部冷敷，并尽早开始抗炎镇痛治疗，推荐治疗时间为痛风发作 24h 内。痛风急性发作期的抗炎镇痛治疗主要包括秋水仙碱、非甾体抗炎药（NSAID）、糖皮质激素、生物制剂等。

（1）尽早使用小剂量秋水仙碱或 NSAID（足量、短疗程）。急性痛风发作时，秋水仙碱首剂量为 1mg，1h 后追加 0.5mg，12h 后改为 0.5mg，每日 1 次或每日 2 次。秋水仙碱不良反应包括恶心、呕吐、腹痛、腹泻等胃肠道反应及白细胞减少、肝功能异常、肾损害、骨髓抑制等。NSAID 首选起效快、胃肠道不良反应少的药物，如依托考昔、塞来昔布、双氯芬酸、美洛昔康等。NSAID 常见不良反应为肝功能异常、消化性溃疡/出血、肾间质损害等。对上述药物不耐受、疗效不佳或存在禁忌的患者，可全身应用糖皮质激素。口服泼尼松 0.5mg/(kg·d)，连续用药 3～5d，或用药 2～5d 症状好转后逐渐减量，7～10d 内停药。糖皮质激素常见不良反应为高血压、糖尿病、水钠潴留、感染、消化性溃疡/出血等。

（2）累及多关节、大关节或合并全身症状的患者，可首选全身糖皮质激素。

（3）发作累及 1～2 个大关节时，有条件者可抽吸关节液后，关节腔糖皮质激素治疗。

（4）疼痛时 VAS≥7 分，或≥2 个大关节受累，或多关节炎，或一种药物疗效差的患者，可联合两种抗炎镇痛药物，如小剂量秋水仙碱与 NSAID 或小剂量秋水仙碱与全身糖皮质激素联用。

（5）有消化道出血风险或需长期使用小剂量阿司匹林患者，建议优先考虑选择性 COX-2 抑制剂。

（6）疼痛反复发作、常规药物无法控制的难治性痛风患者，可考虑使用 IL-1 或 TNF-α 拮抗药。

3. 预防痛风发作的药物治疗 痛风患者尿酸治疗初期，推荐首选小剂量（0.5～1mg/d）秋水仙碱预防痛风发作，至少维持 3～6 个月；肾功能不全患者，根据 eGFR 调整秋水仙碱用量。不耐受秋水仙碱的患者，可应用小剂量 NSAID（不超过常规剂量的 50%）或糖皮质激素（泼尼松≤10mg/d）预防发作，至少维持 3～6 个月。建议从小剂量起始降尿酸药物治疗，缓慢加量，避免或减少痛风发作。

4. 难治性痛风的治疗 难治性痛风的治疗原则主要包括降低血尿酸水平和改善临床症状。聚乙二醇重组尿酸氧化酶制剂（普瑞凯希）在降低血尿酸水平方面，对大部分难治性痛风有较好的疗效，且其药代动力学不受年龄、性别、体重和肌酐清除率的影响。给药方式为普瑞凯希 8mg 每 2 周给药 1 次疗效最好，不良反应最小。普瑞凯希静脉注射的不良反应主要包括肌肉骨骼疼痛、脸红、红斑、恶心/呕吐、呼吸困难、头疼、血压变化、荨麻疹等，发生率为 20%～40%，多发生于抗普瑞凯希抗体滴度高的患者，因此，在用药前需给予抗组胺药物或糖皮质激素预防，以降低不良反应的发生率。疼痛反复发作、常规药物无法控制的难治性痛风患者，可考虑使用 IL-1 或 TNF-α 拮抗药。

5. 痛风石的手术治疗 如果痛风石出现局部并发症，如感染、破溃、压迫神经等，或严重影响生活质量时，可考虑手术治疗。

6. 合并症的治疗 高尿酸血症或痛风患者，尤其是老年患者，常合并糖尿病、高血压、高脂血症、冠心病等疾病，某些降血压、调血脂、降血糖药物兼有降低血尿酸的作用，因此，在治疗时可以首选这些具有"一箭双雕"的药物。

（1）合并高血压时，建议抗高血压药首选氯沙坦钾和（或）钙通道阻滞药，不推荐噻嗪类和袢利尿药等单独用于降压治疗。

（2）合并高甘油三酯血症时，调血脂药物建议首选非诺贝特。

（3）合并高胆固醇血症时，调血脂药物建议首选阿托伐他汀钙。

（4）合并糖尿病时，建议优先选择兼有降尿酸作用的降血糖药物，如 α 葡糖苷酶抑制药、胰岛素增敏药、DDP-4 抑制药、SGLT-2 抑制药和二甲双胍等。

（三）展望

1. 药物治疗始终是高尿酸血症与痛风最直接、最有效的治疗方式。研究者们通过对其发病机制的不断探索，研发出新的药物。Duzallo 是 lesinurad 和别嘌醇这两种药物的复方制剂，该药已经获得 FDA 批准用于痛风的治疗，但仅推荐用于单纯使用别嘌醇后，仍然无法使尿酸达标的患者。BCX4208 是嘌呤核苷酸磷酸化酶（黄嘌呤氧化酶的上游酶）抑制剂，抑制嘌呤核苷酸的磷酸化，减少尿酸的生成。目前，BCX4208 正在进行临床试验，尚未用于临床。

另外，近年来中药治疗及康复治疗也日益受到关注。据报道，某些中药具有抗炎镇痛、活血消肿和降低血尿酸的作用，希望未来有更多的循证医学证据予以证实。

2. 高尿酸血症及痛风的发病机制尚未完全明确，需要更多的科学研究加以证实，从而更好地认识及控制疾病。

3. 我国是痛风高患病率、低知晓率、低治疗率及高并发症发生率的国家之一。其中的原因包括临床医师对这一古老而新兴的疾病缺乏充足的认识，其次，痛风的诊断很大程度上依赖临床症状，另外，近年来没有新的治疗药物出现导致关注不足等，这些原因均限制了对疾病管理的探索及实施。因此，必须从医师的专业培训及患者教育两方面入手，加强高尿酸血症和痛风的认知度及科学有效管理，以达到对疾病的良好管理及控制，预防并发症，提高患者的生活质量，减轻国家及社会的医疗保障负担。

思　考　题

1. 高尿酸血症的临床分型及痛风的诊断分类标准有哪些？
2. 无症状高尿酸血症及痛风患者起始降尿酸药物治疗的时机和控制目标是什么？
3. 高尿酸血症及痛风的药物治疗有哪些？

（周　正　杨再刚）

第三十二章　泌尿系统疾病

第一节　泌尿系统的衰老性改变

一、肾脏衰老性改变

（一）肾脏结构

健康成年人的肾脏重量在 50 岁以后开始减少，70～80 岁左右，肾脏重量减少达 20%～30%。肾脏的总体积也随着年龄增长出现变化。50 岁之前，肾皮质体积开始缓慢下降，肾髓质体积代偿性增大。50 岁之后，肾皮质体积继续下降，肾髓质体积不再代偿性增加，因而肾脏总体积开始下降。肾单位的数量亦是随着年龄增长而减少，伴随肾单位数量减少，残余的功能性肾单位代偿性肥大，以肾小球肥大为主，但由于肾小球仅占肾皮质的 4%，所以肾单位的代偿性肥大主要归因于肾小管肥大。

（二）肾小球功能

健康成年人从 30～40 岁开始，肾小球滤过率（glomerular filtration rate，GFR）出现生理性下降，每年的 GFR 下降速度约 $1ml/(min \cdot 1.73m^2)$。65～70 岁以后，肾功能的下降速度加快，到了 80 岁左右，GFR 下降 30%～40%，90 岁老年人的肾血流量仅为年轻人的 50%。

衰老的肾脏因部分肾单位丢失，残余肾单位的入球小动脉较出球小动脉扩张更为显著，代偿性增加 GFR，肾小球出现"高滤过、高灌注"状态，肾小球内压力增高，造成系膜基质区域的膨胀、细胞外基质堆积及肾小球硬化等病理损伤。

肾脏组织在遇到应激事件后，通过调动残存肾单位反馈地增加 GFR，这种能力称之为肾功能储备（renal function reserve，RFR）。增龄导致老年人这种肾脏储备功能明显下降，因此在受到重症感染、手术及外伤等应激事件后，老年人更容易合并急性肾损伤（acute kidney injury，AKI），严重者甚至进展至尿毒症期。

（三）肾小管功能

1. 钠离子重吸收功能　老年人肾小管对钠离子的重吸收功能下降，因此 24h 尿钠及钠排泄分数均高于成年人。钠离子的重吸收及排泄过程受到肾素-醛固酮分泌的调节。老年人的肾素-醛固酮分泌水平减少，机体对其刺激的反应能力亦减弱，故导致钠离子在肾脏的重吸收水平下降。

2. 排钾功能　尿钾的排泄主要依靠肾脏远曲小管和集合管分泌。老年人的肾脏排钾能力明显下降，这可能与肾小管萎缩、既往肾盂肾炎导致肾间质损伤或持续肾小球硬化引起的肾小管间质瘢痕形成、功能受损有关。

3. 浓缩及稀释功能　肾脏浓缩和稀释尿液的功能也会随着年龄的增长而减弱。老年肾脏中，肾髓质与肾小管浓缩功能相关的蛋白表达显著减少，导致肾小管浓缩功能降低，尿比重及尿渗透压降低。尿液的稀释功能也出现明显减退，原尿经近曲小管的等渗吸收后，进入髓袢降支，水分逐渐吸收，肾小管液进一步减少，尿渗透压增高。

4. 酸化功能　随着增龄，远端肾小管损害逐步加重，尿液中可滴定酸及尿铵的排泄明显低于成年人，导致老年人肾小管排酸能力及对机体内环境稳定性和酸中毒代偿能力逐步下降。65 岁以上的老年人排酸能力比成年人降低约 40%。

（四）肾脏血流

正常成年人在 40 岁左右出现肾血流量减少，以肾皮质区域血流减少为主，这种现象与多种因素有关。衰老的肾脏发生肾动脉硬化及肾小球硬化，微血管床数量减少。此外，老年人常常合并心功能衰退、心输出量减少，也会加重肾血流量减少。衰老的肾脏交感神经张力增加，使得血管收缩能力增强，而主动脉交感神经压力感受器的敏感性随着年龄的增加而减弱，老年人肾血管舒张功能也伴随减弱，最终导致肾脏缺血加重。

（五）肾脏内分泌功能

1. 促红细胞生成素　随着年龄的增长，体内促红细胞生成素（erythropoietin，EPO）的绝对水平逐步增加。然而，老年人的造血干细胞对 EPO 的应答下降，低氧环境中的 EPO 反馈活动减弱，肾脏无法产生足够的 EPO 来维持正常的血红蛋白，即出现了 EPO 分泌的相对缺乏。这也是造成老年人群贫血高发的主要因素之一。

2. 活性维生素 D　能够调节钙结合蛋白，促进肠道对钙的吸收，增加肾小管对钙的重吸收，减少钙从尿中流失，提高血钙浓度。人体 1α-羟化酶的活力随着年龄增长而逐渐下降，导致经肾脏转换合成的 1，25-二羟维生素 D 减少。因此，老年患者罹患骨质疏松症及骨折的风险相应增加。

（六）肾功能的评估方法

1. 菊粉清除率　菊粉经过肾小球滤过，无重吸收及分泌，因此被认为是 GFR 测定的金标准。但因其价格昂贵，较难获得，故在临床中较少使用。肾小球滤过型药物 ^{99m}Tc-DTPA 的生物特性与菊粉类似，目前，^{99m}Tc-DTPA 核素显像法作为评估 GFR 的金标准。

2. 血清肌酐　血清肌酐是最简单、应用最广的肾功能指标。但其水平受到多种因素的影响，包括肌肉质量、饮食等。老年人肌肉含量下降、白蛋白吸收障碍，均会影响血清肌酐的水平，较年轻人普遍偏低，即使血清肌酐仍维持在正常范围内，但肾功能已经明显减退。因此，不推荐单独应用血清肌酐来评估老年人肾功能。

3. 血清胱抑素 C　能自由经过肾小球滤过，在近曲小管几乎完全被吸收和降解。其特点是受到肌肉质量、年龄、性别、饮食等因素的影响较小，是一种相对理想的 GFR 估测的内源性标志物。

4. 公式评估法　目前，临床上对于肾功能的评估主要推荐由公式来估算的肾小球滤过率（estimated glomerular filtration rate，eGFR）水平。肾脏病膳食改良试验（modification diet in renal disease，MDRD）公式在临床应用较为广泛，但因受到年龄的影响，会高估老年人的 GFR 水平。慢性肾脏病流行病学合作（chronic kidney disease epidermiology collaboration，CKD-EPI）公式在多项老年人群中的研究中证实，与其他公式相比较，准确性最高。基于血清肌酐和胱抑素 C 推导的 CKD-EPI$_{SCr-cyst}$ 公式和单纯基于胱抑素 C 推导的 CKD-EPI$_{cyst}$

公式准确性优于其他 eGFR 估测公式，还能更准确地预测心血管及全因死亡风险。

（七）常见老年肾脏疾病特点

1. 老年 AKI　老年人因肾脏结构及功能的衰老退变，导致发生 AKI 的风险增加。

（1）肾前性肾损伤：是老年最常见的 AKI 类型。常见病因包括心输出量减低、血容量不足、低血压、肾血管狭窄等。肾脏有效灌注不足，导致 GFR 水平下降。

（2）肾实质性肾损伤：常见病因包括脓毒症、药物性肾损害等。脓毒症时全身炎症反应激活，能量代谢障碍，同时肾脏内灌注的重新分布，导致肾髓质缺氧，引起肾小管损伤、凋亡。很多老年人常用药物均有肾损伤的风险，如抗生素、NSAID、质子泵抑制药、部分中草药等易引起急性间质性肾炎发生。

（3）肾后性 AKI：在老年人中也较为常见，常见病因包括泌尿系统恶性肿瘤、泌尿系结石、前列腺增生、尿道狭窄等疾病。

2. 老年慢性肾脏病（CKD）　老年原发性及继发性肾小球疾病的临床特点、诊断、治疗均不同于成年人。老年原发性肾小球疾病的病理类型与成年人亦有不同，特发性膜性肾病是最常见的病理类型，约占 51%，其他常见的病理类型包括 IgA 肾病、系膜增生性肾小球肾炎等。老年继发性肾小球疾病的主要病理类型为 ANCA 相关性血管炎、糖尿病肾病、乙型肝炎病毒相关性肾病等。

3. 老年综合征与 CKD　老年 CKD 患者常合并多种老年综合征，包括衰弱、肌少症、认知功能障碍、焦虑、抑郁、失能等。其中衰弱及肌少症与老年 CKD 患者的预后关系最为密切。

（1）衰弱：合并 CKD 的老年患者衰弱的发病率是无慢性肾脏病老年患者的两倍。衰弱也是慢性肾脏病患者不良预后的独立危险因素。对合并肾脏疾病的老年患者进行衰弱评估，对于治疗策略的制订、提高生活质量及预后均有益处。

（2）肌少症：肌少症是以骨骼肌质量、肌肉力量，以及功能降低为主要特征的老年综合征。研究发现，CKD 会加速肌少症的进展，肌少症也会对 CKD 的预后产生不良影响，造成老年人的运动能力及生活质量下降，死亡率增高。其发病机制涉及炎症反应、蛋白质及能量消耗、维生素 D 缺乏等。早期识别肌少症，并采取积极有效的干预措施，对改善老年 CKD 患者至关重要。

二、膀胱及尿道衰老性改变

（一）膀胱结构及功能

膀胱逼尿肌功能受损：膀胱主要通过逼尿肌的活动来实现尿液的存贮和排尿功能。老年人膀胱平滑肌萎缩，肌肉组织质量减少，而胶原纤维明显增多，膀胱逼尿肌逐渐发生功能障碍。尿液在膀胱内的存贮，通过交感神经抑制膀胱收缩和刺激尿道收缩完成。而排尿反射则受到逼尿肌上的胆碱能受体调控，嘌呤能受体也参与排尿调控。随着年龄的增长，老化的膀胱对去甲肾上腺素敏感性增加、胆碱能神经数量减少、嘌呤能信号改变等，均会导致逼尿肌功能减退，排尿功能障碍。

（二）尿动力学变化

老年人的尿动力学特点包括膀胱容量减少，不能正常充盈；膀胱不能正常排空，残余尿增多；膀胱容易发生无抑制性收缩，造成老年人尿失禁发生率增高；尿流率下降；静态尿道压力减弱。

（三）下尿路相关老年综合征

1. 尿失禁　尿失禁在老年人中患病率高达50%以上，是影响老年人生活质量的重要老年综合征之一。老年人的盆底肌肉松弛，尿道括约肌退行性变，逼尿肌功能障碍，导致尿失禁的发生。此外，老年女性尿失禁的患病率明显高于老年男性，这是因为老年女性盆底器官易发生脱垂，继而压迫尿道，对膀胱的功能造成影响；雌激素水平下降后，尿道黏膜萎缩，尿道闭合能力减弱。糖尿病的微血管病变和神经病变均会导致膀胱功能障碍。脑卒中也是老年人发生尿失禁的独立危险因素。

2. 夜尿症　夜尿症是常见的老年综合征之一。夜尿症会降低老年人的生活质量、增加跌倒及心血管事件的发生风险。老年夜尿症分为3种：①夜间膀胱有效容量减少，这也是最常见的夜尿症的类型。病因包括前列腺增生导致的膀胱出口梗阻、膀胱过度活动症、逼尿肌过度活动、神经源性膀胱、泌尿系肿瘤等。②夜间多尿。与年轻人比较，老年人从摄入液体到排泄尿液的时间具有明显的延迟。这是由于夜间心房利钠肽升高以及抗利尿激素分泌异常所致。此外夜间多尿还与慢性充血性心力衰竭、睡眠呼吸暂停综合征等疾病有关。③混合型夜尿症，包含了上述两方面的原因。

思 考 题

1. 增龄伴随的肾脏结构有哪些变化？
2. 衰老引起的肾脏功能变化表现在哪几方面？
3. 老年常见肾脏疾病特点是什么？
4. 衰老引起的下尿路相关老年综合征有哪些？

（杨华昱　马　清）

第二节　老年慢性肾脏病

我国总人群慢性肾脏病（chronic kidney disease，CKD）的患病率为10%~13%，而60~69岁和70~79岁老年CKD的患病率分别为20.8%和30.5%，远高于总人群。欧美国家的研究数据亦表明，65~79岁人群CKD的患病率为29.4%~31.5%，80岁以上人群CKD的患病率高达63.3%~65.0%。现今，终末期肾病（end-stage kidney disease，ESKD）的患病率以指数级快速增长。增龄是公认的CKD发生发展的危险因素，年龄每增长10岁，肾功能下降患病风险增加74%。

老年CKD患者存在许多特殊性，其病因、临床表现、进展和预后等方面存在与非老年CKD患者明显不同的特点。老年CKD患者常合并高血压、糖尿病、心衰等多种慢性病，使其临床表现不典型而易被掩盖。此外，老年CKD患者常伴有认知功能障碍、肌肉减少和衰弱等老年综合征，同时伴有自理能力下降，甚至失能，严重影响老年CKD患者的健康状态。因此，加强老年CKD的临床诊治、综合评估和管理，对于已经步入老龄化的中国社会具有重大的现实意义。

一、肾脏老化

衰老是生命周期中必然的变化。肾脏是最容易衰老的器官之一，肾脏随增龄出现一系列结构和功能的变化。

（一）老化肾脏的结构变化

大体结构上，40 岁以后肾脏逐渐萎缩、表面粗糙、重量减轻、长径缩短、体积减小、肾皮质变薄。至 80 岁以上，肾脏重量下降 20%～30%，总体积降低约 20%。组织学上表现为肾小球硬化、肾小管萎缩和间质纤维化以及肾血管硬化。

（二）老化肾脏的功能变化

随增龄肾功能减退趋势明显，主要表现为肾小球滤过率（ glomerular filtration rate，GFR ）下降、肾血流量下降、钠重吸收和钾排出能力降低、尿液浓缩稀释功能下降、肾脏交感张力增强、一氧化氮生成减少，对血管扩张刺激的血流动力学反应降低。

1. 肾血流量　随着年龄的增加，肾脏血浆流量逐渐减少，从 40 岁以后，每 10 年下降约 10%，至 90 岁时，肾脏血浆流量仅有青年人的 50%。

2. 肾小球滤过功能　GFR 随增龄而下降。研究显示，40 岁以后 GFR 逐年下降，平均每年 GFR 降低约 1%。种族、性别、肥胖、高血压和糖尿病及共病状态是 GFR 增龄下降的影响因素。部分老年患者的基线 GFR 可保持正常，但肾功能储备显著低于健康的年轻人。

3. 尿液浓缩稀释功能　老年人肾小管浓缩稀释功能明显减退，尿液最大浓缩能力在 50 岁后每 10 年约下降 5%，往往表现为夜尿增多。同时，尿稀释功能也明显减退，大量饮水后，老年人在单位时间内排出水量较青年人减少。

4. 电解质排泄　老化肾脏小管功能减退，导致肾小管钠和磷的重吸收减少，钾排泄的能力降低。老化肾脏的保钠功能下降，在钠摄入不足的情况下可能出现低钠血症。老年人钾负荷增加时，远端小管钾的排泄不能相应增加，特别是 GFR 降低的患者，因此易出现高钾血症。

5. 酸化功能　65 岁以上的老年人排酸能力比青年人低约 40%，易发生代谢性酸中毒。

6. 内分泌功能　已知肾脏可以产生和分泌肾素、血管紧张素、促红细胞生成素、1,25 二羟维生素 D_3，以及前列腺素、激肽释放酶等多种激素和生物活性物质，参与血流动力学调节、红细胞生成及骨代谢等。老年人上述激素和生物活性物质合成及分泌减少或紊乱，易发生贫血、血压波动，并可导致骨质疏松症和代谢性骨病等。

综上所述，老年人出现一系列肾脏结构和功能的变化，肾功能储备明显下降，容易出现水、电解质、酸碱平衡紊乱，对多种缺血和中毒损害因素的易感性增加，急性肾损伤（ acute kidney injury，AKI ）和 CKD 的发生率较普通人群明显升高。

二、老年 CKD 的病因和危险因素

既往数据显示，我国 CKD 的主要病因为原发性肾小球疾病。近 30 年随着经济的快速发展和人们生活方式的转变，超重、肥胖、糖尿病和高血压等代谢性疾病的患者人数明显增长，对我国 CKD 的疾病谱产生显著影响，CKD 病因构成发生明显变化，其中糖尿病和高血压导致的 CKD 占比呈上升趋势，慢性肾炎占比呈下降趋势。新近的研究显示，糖尿病和高血压已成为老年 CKD 的主要病因。

原发性肾小球疾病在青壮年人群以 IgA 肾病最常见，而在老年人群以膜性肾病（membranous nephropathy，MN）最常见，其次为 IgA 肾病和微小病变肾病。

与青壮年患者相比，老年 CKD 人群继发性肾病明显增加，如糖尿病肾病、高血压肾损害、缺血性肾病、抗中性粒细胞胞质抗体（antineutrophil cytoplasmic antibody，ANCA）相关性血管炎、肾淀粉样变性、骨髓瘤肾病和副蛋白介导的肾脏疾病等。老年人动脉粥样硬化发生率高，肾动脉狭窄或闭塞所引起的缺血性肾病正逐年增加。

此外，老年人由于基础疾病较多，常存在多重用药和较频繁的创伤性检查。肾毒性药物，如对比剂、氨基糖苷类药物或非甾体抗炎药、某些中草药（如马兜铃酸）、放射性物质、重金属，以及感染、代谢紊乱等，这些可能损伤肾小管间质的危险因素在老年人中出现的机会增加。文献报道，在老年肾活检患者中，间质性肾炎超过 18%，而这一数据仍低于实际发病率。

前列腺增生是老年男性的常见病，男性自 40 岁后患病率随增龄而升高，60～80 岁患病率为 35%～75%，为老年人最常见的梗阻性肾病的病因之一。

三、CKD 的诊断和分期

2002 年，美国国家肾脏基金会的"肾脏病预后质量倡议（kidney disease outcomes quality initiative，KDOQI）工作组"首次提出 CKD 的定义；2012 年，"改善全球肾脏病预后组织（kidney disease: improving global outcomes，KDIGO）"继续沿用了该定义，并提出 CKD 的分期和风险分层。

CKD 的定义为肾脏结构或功能异常持续超过 3 个月，具体为：①肾损伤标志，包括白蛋白尿[即尿白蛋白排泄率≥30mg/24h 或尿白蛋白肌酐比值（urinary albumin-to-creatinine ratio，UACR）≥30mg/g]、尿沉渣异常、肾小管相关病变、肾组织学异常、影像学所见肾结构异常、肾移植病史；②肾小球滤过率（GFR）下降，GFR<60ml/(min·1.73m²)。

根据 GFR 水平将 CKD 分为 5 期，见表 32-1。2012 年 KDIGO 根据对患者预后的评估，以 GFR 45ml/(min·1.73m²) 为界，将 CKD 3 期分为 3a 和 3b 两个亚期。依据不同 GFR 和白蛋白尿水平患者的 ESKD、心血管疾病、死亡等风险，将 CKD 进行危险分层，分为低危、中危、高危和极高危（表 32-1）。

表32-1　慢性肾脏病（CKD）的分期及危险分层

CKD 分期和危险分层（KDIGO 2012）				蛋白尿分期（mg/g 或 mg/mmol）		
				A1	A2	A3
				正常/轻度升高	中度升高	重度升高
				<30mg/g 或<3mg/mmol	30～300mg/g 或3～30mg/mmol	>300mg/g 或>30mg/mmol
GFR 分期[ml/(min·1.73m²)]	G1	正常或高值	≥90	低危	中危	高危
	G2	轻度下降	60～89	低危	中危	高危
	G3a	轻至中度下降	45～59	中危	高危	极高危
	G3b	中至重度下降	30～44	高危	极高危	极高危
	G4	重度下降	15～29	极高危	极高危	极高危
	G5	肾衰竭	<15	极高危	极高危	极高危

KDIGO 指南中 CKD 的定义和分期主要基于成年人的循证医学证据。然而，GFR 水平随增龄下降是普遍存在的生理现象。对于 GFR 45～59ml/(min·1.73m^2)且无明显蛋白尿的老年人，界定为 CKD 疾病状态还是肾脏衰老的生理现象，仍存在较大的争议。此外，2012 年 KDIGO 指南中 CKD 的分期及危险分层也未将年龄因素考虑在其中。

近年来，不断有学者提出年龄校正的 CKD 定义。因为研究已证实不同年龄人群的平均 GFR 并不相同，沿用成年人群的 CKD 定义可能导致老年人 CKD 的过度诊断以及治疗。多项研究发现，不伴有蛋白尿（UACR＜30mg/g）的老年人群，无论 GFR 在 45～59ml/(min·1.73m^2)，还是 GFR≥60ml/(min·1.73m^2)，其 ESKD、全因死亡、心血管死亡等不良事件的发生风险并无显著差别。此外，老年人群诊断标准的建立不仅依赖于上述主要终点事件，由于老年人群常常存在衰弱、多种共病和多重并发症，也可影响老年 CKD 患者的预后。未来需要更多的研究，明确 CKD 相关的贫血、钙磷代谢紊乱、衰弱和肌少症等并发症对 GFR 45～59ml/(min·1.73m^2)老年人群综合预后的影响。

尽管目前指南在老年 CKD 的诊断中尚未纳入增龄 GFR 生理性下降的因素。但在临床上对于 GFR 45～59ml/(min·1.73m^2)之间、UACR＜30mg/g 的老年人群，应谨慎诊断为 CKD。然而，需要注意的是 GFR 45～59ml/(min·1.73m^2)的老年人肾功能储备已经受损，其应对病理性打击的能力明显降低，AKI 的发生率是 GFR≥60ml/(min·1.73m^2)者的 2 倍。对于这部分人群，加强健康监测，防范 AKI 的常见诱因，如避免脱水和肾毒性药物的使用，并准确评估 GFR，及时调整经肾脏排泄药物的剂量，显得更为重要。

四、老年人肾功能的评估

（一）GFR 的评估

GFR 是 CKD 早期筛查、诊断和分期、治疗和随访、进展和预后判断的重要指标。目前，CKD 分期的指标主要是 GFR 和 UACR。年轻 CKD 患者约 75% 存在蛋白尿，25% 为 GFR＜60ml/(min·1.73m^2)，而老年 CKD 患者仅 19% 存在蛋白尿，其余表现为 GFR 下降。因此，准确估算 GFR 对于老年 CKD 的筛查和跟踪随访显得更为重要。此外，评估 GFR 在老年患者综合评估、多种慢性病共存的处理、药物剂量的调整、围手术期的管理等诸多方面也具有重要意义。

GFR 不能直接测量，可通过测定特定内源性或外源性标志物的清除率，或通过血清中内源性标志物的浓度来评估。

1. 外源性标志物 菊粉清除率是测定 GFR 的金标准，但其操作繁琐、检测困难，现仅用于科研。以放射性核素为示踪剂的血浆清除率与菊粉清除率相关性较好，主要有核素双血浆法和核素肾动态显像法，也可准确反映 GFR，为临床金标准，但由于价格昂贵，对技术设备要求高，且具有一定放射性，难以广泛应用于临床。

2. 内源性血清标志物

（1）血清肌酐（serum creatinine，SCr）：SCr 为代表的内源性标志物在临床已广泛应用，但是它不能作为早期敏感的肾功能评价指标。SCr 存在肾小管排泌和肾外排泄现象，且干扰因素甚多，其水平受年龄、性别、饮食、肌肉质量、肌肉代谢水平及血容量等肾外因素的影响。2009 年和 2012 年 KDIGO 指南均已不推荐 24h 内生肌酐清除率（24 hour creatinine clearance，24hCCR）评估 GFR。

（2）血尿素氮（blood urea nitrogen，BUN）：BUN 是蛋白质代谢的终末产物，主要经肾小球滤过随尿排出，但众多肾外因素可影响其水平，如脱水、饮食中蛋白质摄入量、组织蛋白质分解代谢及肝功能状况。

（3）血清胱抑素 C（serum cystatin C，SCys）：有研究表明，SCys 与菊粉清除率之间的相关性优于 SCr。2012 年 KDIGO 指南中正式将 SCys 作为肾功能评估的指标，并特别强调了 SCys 在肾功能评估中的地位。但老年人群常见的心血管疾病、炎症反应、氧化应激、肿瘤、生长因子和激素如甲状腺素水平的变化等肾外因素也可影响 SCys 水平。

（4）β_2 微球蛋白（β_2-microglobulin，β_2-MG）：β_2-MG 作为较新的肾小球滤过标志物用于 GFR 评估，但是其水平也受到炎症和肿瘤等因素的影响。

（5）视黄醇结合蛋白（retinol-binding protein，RBP）：血 RBP 升高反映肾小球滤过功能受损，但与肝功能、BMI 相关，且老年人群易出现的甲状腺功能障碍、营养不良均能影响血 RBP 水平。

（6）血清尿酸（serum uric acid，SUA）：SUA 可用于评估肾功能。肾小球滤过功能损伤可导致 SUA 升高。但 SUA 的产生与饮食和遗传因素相关，并且经肾小管排泌的过程复杂，需综合判断。长期使用利尿药、肝功能严重损害、慢性铅中毒等均可影响 SUA 水平。

（7）其他新型生物标志物：可用于 CKD 诊断和预后预测的新型生物标志物，包括不对称二甲基精氨酸（asymmetric dimethylarginine，ADMA）、对称二甲基精氨酸（symmetric dimethylarginine，SDMA）、尿调节蛋白、肾损伤分子-1（kidney injury molecule，KIM-1）、中性粒细胞明胶酶相关脂蛋白（neutrophil gelatinase associated lipoproteins，NGAL）等，以及一些基于组学平台发现的蛋白组学生物标志物、尿液中 mRNA 和 microRNA 转录组学生物标志物等，但是它们的有效性、敏感性和特异性，以及分析成本需进一步研究论证。

3. GFR 评估公式 GFR 评估公式因为其简单、便捷和经济，近年来受到指南的广泛推荐。2009 年 KDIGO 关于 CKD 的诊治指南中，推荐将 GFR 估算公式更新为 Levey 教授等开发的 CKD 流行病学协作公式（CKD epidemiology collaboration equation，CKD-EPI）。南京医科大学第一附属医院前期研究显示，在老年人群中，CKD 的早期 CKD-EPI$_{SCr}$ 公式普遍高估 GFR，CKD 的晚期准确性低。2012 年 KDIGO 指南中推荐在 CKD-EPI$_{SCr}$ 公式准确性不佳时，应用 CKD-EPI$_{SCys}$ 或 CKD-EPI$_{SCr-SCys}$ 公式进一步进行 GFR 评估。但是，前期研究并未发现 2012 年 EPI$_{SCys}$ 和 CKD-EPI$_{SCr-SCys}$ 公式显著提高老年 CKD GFR 评估的准确性。针对老年 CKD 患者肾功能的评估，欧洲最优肾脏临床实践组织（European renal best practice，ERBP）指南推荐：①优先使用 GFR 估算公式，而不是单纯依靠 SCr 评估老年肾功能。②目前尚无证据提示某一公式的准确性绝对地高于其他公式，指南仅建议优先考虑选择 CKD-EPI$_{SCr-SCys}$ 公式。③老年肾功能存在动态变化的特点，指南建议使用同一估算公式进行动态观察。④推荐应用氧化酶法测定 SCr，免疫比浊法检测 SCys。需要注意的是，上述 GFR 估算公式并不适用急性肾功能改变的患者。

4. 肾功能储备 对老年人群 RFR 的评估，可以帮助早期识别 CKD 高风险人群，提高 CKD 风险预测的效能。在病理应激状况下，如介入治疗或手术创伤时，RFR 的下降可使老年患者出现 AKI 的风险增大，并且在 AKI 后肾脏康复能力下降。

目前，RFR 的评估主要采用蛋白质负荷试验，用口服蛋白质、静脉输注氨基酸和（或）多巴胺的方法进行负荷，检测负荷前后 GFR 的变化。GFR 并不是量化肾功能储备的唯一指标，肾小管的浓缩、分泌及酸化等功能相关指标也可能成为评估肾功能储备的一部分。呋塞米应激试验也被用来评估肾功能储备。此外，也有应用超声检测肾实质内电阻率变化评估 RFR。但是，目前 RFR 评估方法的精确机制尚不明确，RFR 的量化需建立更简单、实用、精细和标准化的方法。

（二）肾脏损伤的标记

1. 蛋白尿　老年 CKD 患者中，蛋白尿的增加是 ESKD 和死亡风险增加的重要因素。因此，KDIGO 指南推荐使用白蛋白尿的水平诊断 CKD 并进行分期。临床常用 24h 尿总蛋白定量、24h 尿总白蛋白定量、尿微量白蛋白与肌酐比值等指标评估尿蛋白水平。

（1）尿蛋白定量：将 24h 尿蛋白定量 >3.5g 者称为大量蛋白尿，<1.0g 称为少量蛋白尿，两者之间称为中等量蛋白尿。也可测定尿白蛋白定量，正常为 <30mg/24h，30～300mg/24h 为微量白蛋白尿，微量白蛋白尿可作为早期糖尿病肾病和毛细血管内皮细胞损伤的标志。24h 尿液标本留取较为烦琐，临床上可以测定随机 UACR 来替代 24h 尿蛋白定量，但随增龄可能出现低肌酐排泄率，从而影响 UACR 水平。在老年人群中应用 UACR 评估尿蛋白需加以斟酌。

（2）尿蛋白电泳：根据尿蛋白分子量的不同，将尿蛋白分为小分子蛋白（分子量 7 万 U 以下），如 β_2 微球蛋白、α_1 微球蛋白、视黄醇结合蛋白；中分子蛋白（分子量约 7 万 U），如白蛋白、转铁蛋白；以及大分子蛋白（分子量大于 7 万 U），如血清免疫球蛋白 G（IgG）、血清免疫球蛋白 M（IgM）、血清免疫球蛋白 A（IgA）、α_2 巨球蛋白。当肾小球通透性增加或滤过膜受损时，尿中出现大分子蛋白质和白蛋白，为肾小球性蛋白尿；当肾小管受损时，其重吸收功能减弱，则以小分子蛋白尿为主，为肾小管性蛋白尿；当肾小球及肾小管同时发生病变时，尿中即出现大、中、小分子蛋白，为混合性蛋白尿。

2. 尿沉渣

（1）血尿：离心后尿沉渣镜检，每高倍视野红细胞超过 3 个为显微镜下血尿（简称镜下血尿），1000ml 尿中含 1ml 血即呈现肉眼血尿。新鲜尿沉渣相差显微镜检查可帮助区分血尿来源，肾小球疾病尿红细胞形态以多形性为主，占比 >70%，非肾小球性血尿表现为均一型占比 >50%。

（2）白细胞尿：正常人尿液中白细胞为 0～5 个/HP，尿液中白细胞大多是中性粒细胞，其数量增加可见于泌尿道炎症、急性感染后肾小球肾炎、狼疮性肾炎、急性间质性肾炎等。间质性肾炎还可见嗜酸细胞、单核细胞和巨噬细胞。肾移植患者尿液中淋巴细胞增加，其数量多于中性粒细胞时，常表明可能发生移植肾排斥反应。

（3）管型：慢性肾脏病患者尿液中可见透明管型、红细胞管型及蜡样管型，其中蜡样管型也称为"肾衰管型"，提示肾小管萎缩或终末期肾病。肾病综合征、慢性肾炎等蛋白尿患者可见透明管型增加。白细胞管型可见于肾盂肾炎和间质性肾炎。

3. 肾小管功能　肾小管不仅有强大的重吸收能力，还具有选择性分泌、排泄能力；各段肾小管功能各有侧重，又相互影响，并与肾间质相互作用，共同发挥浓缩及稀释尿液的功能。

（1）近端肾小管功能的指标：主要包括肾小管对葡萄糖的最大重吸收量、尿 β_2 微球蛋白（β_2-MG）和尿氨基酸的水平，以及尿溶菌酶和 N-乙酰-β-D-氨基葡萄糖苷酶（NAG）等尿酶测定等。

（2）远端肾小管功能的指标：远端肾小管包括髓袢、远端小管、集合管，尿液的浓缩和稀释功能主要依赖远端肾小管。常用的检查主要包括尿比重、尿渗量、自由水清除率的测定和尿浓缩稀释试验等。

（3）肾小管酸化功能的指标：近端肾小管重吸收 HCO_3^-，远端肾小管排泌 H^+和 NH_4^+，使正常新鲜尿液呈弱酸性，pH 波动于 5.0～7.0。反映肾小管酸化功能的指标通常为尿液 pH、NH_4^+和 HCO_3^-等。

4. 肾脏病理检查 经皮肾穿刺活检术是肾脏疾病诊断的金标准，在诊断肾小球疾病及其病因、病变活动性和严重程度等方面有不可替代的作用。年龄不是肾活检的禁忌，肾活检病理检查也是老年肾小球疾病的一项重要检查。

老年人群中常见的膜性肾病（MN）在光镜下典型表现为肾小球毛细血管袢僵硬，基底膜增厚；肾小球上皮侧嗜复红物沉积，沉积物间基底膜反应性增殖，"钉突"形成；免疫荧光可见 IgG 沿肾小球基底膜呈颗粒样沉积，特发性 MN 以 IgG4 沉积为主，而继发性 MN 以 IgG1 和 IgG2 为主；大部分患者伴补体成分 3（C3）沉积，部分患者合并 IgM 和 IgA 的沉积。

继发性肾病中较常见的糖尿病肾病，其主要形态学改变包括肾小球肥大、肾小球基底膜增厚、系膜区增宽、基质增多、K-W 结节、毛细血管袢微血管瘤、肾小管肥大、肾小管基底膜增厚与分层，以及出、入球小动脉透明变性及动脉硬化；免疫荧光可见 IgG 沿着肾小球毛细血管袢呈假线样沉积，可伴有 IgM、C3 的线样沉积。

淀粉样变性也是老年人群中常见的继发性肾病类型，其光镜下淀粉样物质可沉积于肾脏各部分，以肾小球病变为主，刚果红染色阳性；电镜下可见细纤维状结构，无分支、僵硬、排列紊乱，电镜有助于诊断早期淀粉样变性。

多发性骨髓瘤肾脏病理改变中，肾小球病变轻微，免疫球蛋白在肾小球沉积较少见，而肾小管和间质病变较重，大多数患者呈中到重度肾小管间质病变。几乎所有患者可见轻链蛋白管型，后者呈特征性片层状改变，并存在类似骨折线的裂隙，管型周围可见有单核细胞和多核巨细胞包绕。

5. 影像学改变

（1）肾脏：超声主要用于评估肾脏大小、皮质厚度及皮质回声情况。肾脏病早期肾脏超声检查多无异常表现，随着疾病的进展，出现越来越多的肾小球硬化、肾小管萎缩等，肾脏超声表现为皮质变薄、回声增强、肾脏体积缩小等变化。

（2）肾血管：超声通过对肾动脉及肾内血流动力学的检测，可反映是否存在肾动脉狭窄，如先天性狭窄、粥样硬化性狭窄等，为诊断缺血性肾病提供参考。超声检查和血管造影有良好的相关性，但其敏感性依赖于操作者的技术，特别在肥胖患者中，诊断敏感性下降。CT 血管造影（computed tomography angiography，CTA）、对比剂增强磁共振血管成像（magnetic resonance angiography，MRA）等无创检查也可用于肾血管疾病，而数字减影血管造影（digital subtraction angiography，DSA）仍是评估肾血管疾病的金标准。

（三）其他血液学指标

1. 特异性血清学标志物检测 随着一些特异性血清学标志物的发现，提高了疾病的诊断水平，并成为相关疾病早期诊断、判断病情、疗效评估和预后评估的重要手段。

（1）抗中性粒细胞胞质抗体（ANCA）是一种以中性粒细胞和单核细胞胞质成分为抗

原的自身抗体,对血管炎的诊断、分类和预后具有重要意义。ANCA 可分为细胞质型 ANCA(c-ANCA)、核周型 ANCA(p-ANCA)和介于两者之间的非典型性 ANCA。其中,p-ANCA 在血管炎肾损害患者中多见。其他可以伴发 ANCA 阳性的肾病包括抗肾小球基底膜疾病、系统性红斑狼疮、特发性膜性肾病等,需注意鉴别。

(2)血清抗磷脂酶 A2 受体抗体(PLA2R antibody)的检测是诊断 MN 的特异性指标,对特发性 MN 的诊断、疾病活动情况判断、病情是否复发和免疫抑制药的疗效评估具有重要价值。需注意的是,2020 KDIGO 指南指出,PLA2R 阳性的肾病综合征患者,不一定需要肾穿刺活检,即可临床诊断膜性肾病。但无论膜性肾病患者的 PLA2R 抗体阳性与否,均需对继发性因素进行筛查。在老年人群中,由于肿瘤、结节病等相关疾病较年轻人高发,对继发因素的筛查尤为重要。

此外,近年发现 MN 患者的新型生物学标志物,如血小板反应蛋白 7A 域(thrombospondin domain-containing 7A,THSD7A)、exostosin 1(EXT1)和 exostosin 2(EXT2)、神经表皮生长因子样 1 型蛋白(NEL-like molecule 1,NELL-1)等,这些指标的检测也有助于 MN 的诊断。

2. 免疫功能指标检测

(1)血清免疫球蛋白(Ig)测定:多克隆 Ig 水平增加主要见于自身免疫病和感染等;单克隆 Ig 水平增高,主要见于老年人群较高发的多发性骨髓瘤等浆细胞病。多发性骨髓瘤患者血清蛋白电泳可见大量单克隆免疫球蛋白,即 M 蛋白,可以是完整的免疫球蛋白或仅为免疫球蛋白的一部分,即轻链。尿轻链水平测定也可协助多发性骨髓瘤的诊断。此外,血清 IgG4 水平增高可能是 IgG4 肾病诊断的重要线索。

(2)自身抗体检测:多种自身免疫病可能导致继发性肾脏损伤,这些疾病可存在多种不同自身抗体,如抗核抗体、抗双链 DNA 抗体、抗磷脂抗体等,自身抗体的检测可帮助临床诊断、判断病情活动和疗效观察。系统性红斑狼疮等疾病在老年人群中虽较少见,但仍存在发病可能,因此在继发性因素排查中不可忽略。

(3)补体检测:补体 C3、C4 是血清补体成分之一,有重要的生物学功能,尤其是 C3。补体 C3 减少主要见于急性肾小球肾炎、狼疮性肾炎、膜增生性肾小球肾炎;C4 水平减低主要见于系统性红斑狼疮。血清补体 C3、C4 的检测是重要的辅助诊断指标,同时也可用于判断疾病的活动。

五、老年 CKD 的综合评估

老年 CKD 患者常合并认知障碍、焦虑抑郁状态、跌倒、营养不良、多重用药等老年综合征的多种表现,他们不仅面临肾功能恶化的威胁,还面临衰老、衰弱和共病的影响。老年 CKD 特别是 ESKD 患者是一个异质性的群体,对其进行老年综合评估(comprehensive geriatric assessment,CGA)是各项治疗的前提。

(一)老年 CKD 患者的肌少症评估

肌少症以骨骼肌质量减少及功能减退为特征,是一种重要的与年龄有关的生理变化,CKD 等慢性病可以加速这一过程。CKD 肌少症有多种病因,包括微炎症状态、蛋白质能量消耗(protein energy wasting,PEW)、运动减少致骨骼肌减少及萎缩,以及维生素 D 缺乏和不足。肌少症也会对 CKD 的预后产生不良的影响,两者相互作用共同使老年人的运动能力降低，生活质量下降，心血管并发症增加，死亡率增高。应加强宣教和筛查，重视早预防、早诊断和早治疗 CKD 患者的肌少症。

（二）老年 CKD 患者的衰弱评估

衰弱和 CKD 患病率均随着年龄的增长而增加。衰弱的发生机制较为复杂，目前认为高龄、肌少症、营养不良、多病共存、多重用药及抑郁等均与衰弱相关。肌少症是老年人衰弱发生的核心病理基础，机体生理储备功能的降低是衰弱的临床特征，营养不良是 CKD 患者发生衰弱和肌少症的关键因素。国内外有关指南和共识均指出评估和干预 CKD 患者衰弱的重要性，推荐按照 Fried 衰弱表型评估老年 CKD 患者是否伴有衰弱，老年透析患者应及时并定期评估衰弱，老年 CKD 合并衰弱的规范化管理应有多学科团队共同参与。

（三）老年 CKD 患者的全身功能状态评估

ERBP 指南推荐使用简单的评分系统对老年 CKD3b 期或以上的患者进行功能状态评估，包括自我评定量表和现场测试。自我评定量表包括日常生活活动（activities of daily living，ADL）能力量表、健康调查量表 36（SF-36）等。现场测试项目包括蹲起试验、步速测量和 6min 步行试验。透析患者每 6~8 周、非透析的 CKD3b-5 期患者在每次随访时，均应进行功能状态评估。

（四）老年 CKD 患者的营养状态评估

老年 CKD 患者，尤其是透析患者，由于食物摄入减少、分解代谢增加，PEW 发病率高于年轻患者。ERBP 指南推荐，使用主观整体评估法（subjective global assessment，SGA）对老年 CKD3b 期或以上患者进行营养评估；并建议老年透析患者的营养状态评估，应该纳入血清白蛋白、BMI、SCr/体表面积和标准化氮表现率相当蛋白（normalized protein equivalent of nitrogen appearance rate，nPNA）指标。

六、老年 CKD 的干预和处理

老年 CKD 的治疗原则是积极处理原发病，延缓肾功能进展，控制并发症的发生和发展，必要时进行肾替代治疗，延长生命周期。

（一）一般治疗

1. 调整生活方式 规律作息，劳逸结合，戒烟限酒，维持合适的体重指数，放松心情，避免焦虑。

2. 运动锻炼 KDIGO 指南针对总人群推荐 CKD 患者每周应进行 5 次中至轻度运动，每次至少持续 30min。ERBP 指南建议，根据老年 CKD 患者的能力和需求，特别是合并肌少症、衰弱的患者，选择系统化和个体化的运动训练方案，定期进行体力和耐力相结合的强度适中的运动，并密切监管和定期随访，及时调整运动方案，避免不良事件发生。训练类型包括有氧运动、抗阻力训练，以及柔韧性锻炼；对于存在跌倒风险的患者，还应进行平衡训练。

3. 合理饮食

（1）蛋白质摄入：《KDOQI 慢性肾脏病营养临床实践指南 2020 更新版》建议，在代谢稳定的 CKD G3～5 期患者，采用低蛋白饮食[0.55～0.6g/(kg·d)]，或极低蛋白饮食[0.28～0.43g/(kg·d)]联合酮酸/氨基酸类似物。对于合并糖尿病的 CKD G3～5 期患者，建议蛋白质摄入量为 0.6～0.8g/(kg·d)。对于代谢稳定的 CKD G5D 期非糖尿病患者或合并糖尿病的 CKD G5D 期患者，建议蛋白质摄入量为 1.0～1.2g/(kg·d)。

但老年患者过度强调低蛋白饮食往往造成营养不良，尤其是合并衰弱的老年 CKD 患者营养不良的发生率较高，因此，不建议老年 CKD 过度限制蛋白质摄入。合并肌少症的衰弱患者，摄入量需要达到 1.2g/(kg·d)；在衰弱老年 CKD 患者中，尤其应该明确"基础营养摄入应优先于任何饮食限制"的原则。

（2）热量摄入：《KDOQI 慢性肾脏病营养临床实践指南 2020 更新版》建议，CKD G1～5D 期或肾移植后代谢稳定的成年患者，根据年龄、性别、体力活动水平、身体成分、体重状况目标、CKD 分期、合并疾病或炎症情况，每天摄入 25～35kcal/(kg·d)热量，以维持正常的营养状态。

（3）水、盐摄入：老年 CKD 患者需防止水、电解质、酸碱平衡紊乱。及时纠正脱水，防止肾脏灌注不足。严重肾功能不全少尿时则应"量出为入"，避免水负荷过多而导致心功能不全。CKD 患者钠摄入量宜<90mmol/d，相当于食盐 5g，但应注意老年人既易出现低钠血症，也易发生高钠血症。

（4）其他营养物质的摄入：鼓励老年 CKD 患者接受钙、磷、钾、嘌呤摄入量方面的健康教育。推荐饮食方案时，应考虑到文化差异、食物是否耐受、是否容易获得、烹饪方式、并发症和成本等。

（二）控制蛋白尿

老年人蛋白尿的病因以继发性肾脏病最常见，故应首先明确病因，对合并大量蛋白尿或肾病综合征的老年 CKD 患者，在有条件时应行肾穿刺活组织病理检查。

老年 CKD 患者蛋白尿的处理主要是治疗基础疾病，包括糖尿病、高血压、肿瘤和血管炎等。血管紧张素转化酶抑制药（angiotensin converting enzyme inhibitor，ACEI）/血管紧张素 II 受体阻滞药（angiotensin II receptor blocker，ARB）、盐皮质激素受体拮抗药（mineralocorticoid receptor antagonist，MRA）或钠-葡萄糖协同转运蛋白 2 抑制药（sodium-dependent glucose transporters 2 inhibitor，SGLT2i）具有降血压或降血糖以及独立于降血压或降血糖外的肾脏保护作用。UACR 在 30～300mg/g 的糖尿病患者推荐使用 ACEI、ARB、MRA 或 SGLT2i；UACR>300mg/g 时，无论是否存在糖尿病，均推荐使用 ACEI 或 ARB。目前不推荐联合应用 ACEI 和 ARB 延缓 CKD 的进展。在应用肾素-血管紧张素-醛固酮系统抑制药（renin-angiotensin-aldosterone system inhibitor，RAASi）时需注意：①避免用于两侧肾动脉狭窄者。②当有容量不足风险时，建议缓用。③GFR<45ml/(min·1.73m²)者宜从小剂量开始，但即使 GFR<30ml/(min·1.73m²)时仍具有肾脏保护作用，不一定需要停药。④用药可能导致 AKI 或高钾血症，初始应用或加量时，应在 1～2 周监测肾功能和血钾浓度，若 SCr 较基线值上升幅度<30%，暂不需要停用；若 SCr 上升超过基线的 30%，甚至 50%以上时，应积极寻找原因，并谨慎使用，必要时停用；血钾高时加用利尿药或口服降钾药物；如果肾功能持续恶化和（或）难治性高钾血症，应停止使用。⑤预期对免疫抑制药治疗反应迅速的足细胞病（微小病变、原发性局灶节段性肾小球硬化、类固醇敏感的肾病综合征）患者暂缓使用。

对于发病机制主要由免疫反应异常所介导的原发性或继发性肾小球疾病，如原发性膜性肾病或抗中性粒细胞胞质抗体相关性血管炎，可根据不同的病理类型和蛋白尿的程度，并结合患者的年龄、性别、体重、有无相关药物使用禁忌证及个人意愿等，个体化地选择使用糖皮质激素和（或）免疫抑制药、生物制剂治疗以达到蛋白质持续缓解。常用的免疫抑制药包括环磷酰胺、他克莫司、环孢素 A、霉酚酸酯、硫唑嘌呤、来氟米特等。近年来，生物制剂如利妥昔单抗、贝利尤单抗等逐渐用于治疗多种免疫性肾小球疾病。但考虑到老龄、并发症及药物不良反应，与成年人比较，老年患者上述药物的使用应谨慎，需小剂量、个体化、结合检测 T 淋巴细胞亚群及免疫球蛋白定量，监测细胞免疫和体液免疫功能。对于 75～80 岁的原发性肾病综合征患者，激素可减半量至 0.5mg/(kg·d)，环孢素 A 100～150mg/d，他克莫司 2～3mg/d，霉酚酸酯 1.5g/d；80 岁以上则激素建议 15～20mg/d，环孢素 A 100mg/d，他克莫司 2mg/d，霉酚酸酯 1g/d，利妥昔单抗每次 100～400mg，根据 B 细胞计数决定下一步用药方案。需要注意的是，老年膜性肾病和微小病变患者治疗前首先应排除肿瘤的可能。

（三）控制血压

对于老年 CKD 合并高血压和蛋白尿的患者，可使用最大耐受剂量的 ACEI 或 ARB。老年人由于 RAASi 敏感性较青年人下降，压力感受器和交感神经反应迟缓，以及脑血管自主调节功能受损等问题，ACEI/ARB 使用时更需注意从较低的初始剂量（大约为较年轻患者的一半）开始，缓慢滴定剂量，降压速度不宜过快，药物治疗初期及调整方案过程中需密切观察有无脑循环低灌注、直立性低血压及心肌缺血相关症状，以及有无 SCr 升高、高钾血症等，以最大限度地减少缺血症状、高血钾及 AKI 的风险，特别是对于存在直立性低血压的老年患者。针对老年人高血压易波动的特点，推荐选用 24h 平稳降压的长效 ACEI/ARB（谷峰比＞50%）。对于血压昼夜节律异常的反杓型和非杓型老年人高血压患者，可睡前给药，有助于控制夜间和清晨血压的升高。

钙通道阻滞药（calcium channel blocker，CCB）和利尿药是我国老年患者较常用的抗高血压药。对于有明显肾功能异常及盐敏感性高血压患者，推荐应用 CCB。短效 CCB 降血压速度较快，易引起低血压反应或肾脏灌注降低，建议老年 CKD 患者尽量选用长效 CCB。而容量负荷过重的 CKD 患者及盐敏感的高血压患者可以使用利尿药，CKD4～5 期患者建议应用袢利尿药，如呋塞米。应注意不适当使用利尿药可引起直立性低血压、血尿酸水平增高及电解质紊乱。老年 CKD 患者的降血压治疗不推荐单独使用 α 和 β 受体阻滞药，但可在联合用药中使用。

我国老年人群降血压达标率低，大多数老年患者需要联合降血压治疗，但是老年患者的记忆减退，容易漏服药物，单片复方制剂的使用可以增加患者的依从性。

2019 中国老年高血压管理指南建议，对于老年 CKD 患者的血压控制目标降至＜140/90mmHg；对于尿白蛋白 30～300mg/d 或更高者，推荐血压降至＜130/80mmHg；血液透析患者透析前收缩压应＜160mmHg，老年腹膜透析患者血压控制目标可放宽至＜150/90mmHg。对于老年 CKD 患者的高血压治疗，需要个体化对待，不可过于强化降血压达标。应综合考虑年龄、合并症等情况，并密切关注降血压治疗相关不良事件。

（四）控制血糖

老年人群建议进行有关血糖及胰岛功能、其他并发症和合并症情况、脏器功能和生活能力的综合评估,从营养、运动、药物选择等多方面制订个体化和精细化治疗方案,并达到个体化的血糖控制目标,使患者获益最大化、风险最小化。

降血糖治疗优先选用二甲双胍和钠-葡萄糖共转运蛋白 2 抑制药(SGLT2i),必要时再联合其他降血糖药物。对于大多数 GFR≥30ml/(min·1.73m²)的 CKD 合并糖尿病患者,可以从二甲双胍和 SGLT2i 治疗中获益。SGLT2i 服用初期可能导致可逆性 GFR 降低,但仍可观察到 GFR 水平的长期获益,因此,这种可逆性的降低并不需要立即停药,应密切随访观察。早期 CKD 患者应用 SGLT2i 获益可能更多。老年 CKD 糖尿病患者中,GFR<45ml/(min·1.73m²)不推荐起始 SGLT2i 治疗,但已开始治疗的则可减量应用,并密切随访观察;GFR<30ml/(min·1.73m²)应停用 SGLT2i。

胰高血糖素样肽-1 受体激动药(glucagon-like peptide-1 receptor agonist,GLP-1RA)对 2 型糖尿病和高危心血管风险患者可以降低主要心血管不良事件,并证实肾脏获益。在服用二甲双胍和 SGLT2i 仍未达到个体化血糖控制目标的 CKD 合并 2 型糖尿病患者,或不能使用上述药物者,推荐长效 GLP-1RA,但 GLP-1RA 在 GFR<15ml/(min·1.73m²)的 CKD 患者中的临床数据有限。在老年患者中需警惕诱发或加重营养不良、肌少症及衰弱。

二肽基肽酶Ⅳ抑制药(dipeptidyl peptidase Ⅳ inhibitor,DPP-4i)单独应用不增加低血糖风险,对体重影响小,耐受性和安全性较好;用于老年患者有获益,与胰岛素联合治疗有助于稳定血糖并减少胰岛素用量。利格列汀主要从胆肠代谢,肾衰竭患者无须减量,与其他药物相互间影响少。西格列汀、沙格列汀、维格列汀均需从肾脏排出,GFR<45ml/(min·1.73m²)需减量或停用。

α 葡糖苷酶抑制药单独服用一般不会发生低血糖,本身也没有肾毒性。但阿卡波糖和米格列醇可不同程度吸收入血,GFR<30ml/(min·1.73m²)不宜应用;伏格列波糖极少吸收入血,在透析患者中安全性好。

磺酰脲类易引发低血糖。除格列喹酮极少经肾脏代谢排出外,其余磺酰脲类药物均是肝脏代谢肾脏排出,GFR<45ml/(min·1.73m²)需停用;格列喹酮在 GFR<30ml/(min·1.73m²)时也不宜应用。

格列奈类为非磺脲类短效胰岛素促泌药,其低血糖风险较磺脲类低。瑞格列奈和那格列奈在 GFR>30ml/(min·1.73m²)的患者无须调整剂量,GFR 为 15~30ml/(min·1.73m²)的患者需减量使用,GFR<15ml/(min·1.73m²)的患者慎用,而米格列奈禁用于 GFR<45ml/(min·1.73m²)的患者。

噻唑烷二酮类单独使用时不易诱发低血糖,存在严重胰岛素抵抗的老年糖尿病患者可考虑选用该类药物;但有充血性心力衰竭、骨质疏松、跌倒或骨折风险的老年患者应谨慎使用。

新型抑胃肽/胰高血糖素样肽-1 受体激动药联合制剂(GIP/GLP-1RA)对主要心血管事件和肾功能的影响尚待明确。

胰岛素是最有效的降血糖药物,上述药物治疗后血糖仍不达标的老年糖尿病 CKD 患者,可启用胰岛素。持续皮下注射胰岛素和使用预混胰岛素均可增加低血糖风险,老年患者应首选长效基础制剂。自我管理水平较好、治疗模式简化可降低老年患者低血糖风险。

应用各种降血糖药物时均应关注是否需根据 GFR 进行剂量调整,并警惕发生低血糖。在 GFR 偏低的老年 CKD 患者,应注意选择基本不经过肾脏排泄的药物。

临床上需要根据合并糖尿病的老年 CKD 患者的综合评估结果和是否应用低血糖风险

较高药物两项指标，制订血糖控制目标。对于健康等级差的患者应适当放宽血糖控制目标。CKD 合并糖尿病患者 GFR≥30ml/(min·1.73m²)时，糖化血红蛋白（glycated hemoglobin A1c，HbA1c）与直接血糖监测的一致性较好；GFR 较低的 CKD 患者，尤其是使用红细胞生成刺激剂（erythropoiesis-stimulating agent, ESA）的患者，红细胞寿命缩短导致低 HbA1c 偏倚。老年 CKD 合并糖尿病患者 HbA1c 目标应个体化。

（五）血脂管理

CKD 患者的调血脂治疗主要包括调整生活方式和药物治疗。CKD 患者推荐应用降血脂药以降低其动脉粥样硬化事件的发生。常用的降血脂药中他汀类药物有确切的证据证实能降低 CKD 患者心血管事件的风险，因此被众多指南所推荐。目前，尚未制订明确的 CKD 患者血脂水平的靶目标。老年 CKD 患者的血脂控制可参考冠心病患者血脂治疗指南。但肾病综合征患者往往合并高脂血症，一般无须使用降血脂药，除非患者出现难治性肾病综合征合并顽固性脂代谢紊乱。对于正在进行透析治疗的患者，不推荐使用他汀类药物作为初始治疗。

（六）治疗高尿酸血症

高尿酸血症是导致 CKD、心脑血管疾病和代谢性疾病发生和发展的独立危险因素，可加重肾脏病的进展和心脑血管并发症的发生。血尿酸每增高 60μmol/L（1mg/dl），肾脏病风险即增加 7%～11%，肾功能恶化的风险增加 14%。因此，在 CKD 患者中控制高尿酸血症至关重要（详见高尿酸血症章节）。

（七）抗血小板聚集、抗凝治疗

老年人机体功能下降，活动减少，高血压、糖尿病等基础疾病较多，血管病变常见，存在潜在的出凝血机制异常。与总人群相比，CKD 患者中的心房颤动与深静脉血栓发生率较高。目前，抗血小板聚集或抗凝治疗相关临床研究往往将 ESKD 和老年患者排除在外。因此，对老年 CKD 患者进行抗血小板聚集或抗凝治疗时，应充分评估和慎重选择，密切随访观察显得特别重要。

（1）抗血小板药：在 GFR＞30ml/(min·1.73m²)的患者中，可选用阿司匹林、P2Y12 受体拮抗药，如氯吡格雷、替格瑞洛和普拉格雷。研究显示，替格瑞洛在 GFR＜30ml/(min·1.73m²)的患者中大出血风险和肾功能恶化风险增加。并且替格瑞洛联用 ARB 的患者呼吸困难发生率高达 21.4%，SCr 升高大于基线 50%等肾相关不良事件等明显升高。因此，如联用 ARB 治疗，首选阿司匹林和（或）氯吡格雷。普拉格雷和血小板糖蛋白Ⅱb/Ⅲa 抑制药（GPI）替罗非班在老年人群中出血风险较大。

（2）抗凝血药：主要包括间接凝血酶抑制药（普通肝素、低分子肝素）、直接凝血酶抑制药（阿加曲班、比伐卢定）、维生素 K 抑制药（华法林）和新型口服抗凝血药，即Ⅱa 因子抑制药（达比加群酯）、Ⅹa 因子抑制药（如利伐沙班、阿哌沙班和阿度沙班）。①低分子肝素抗凝血效果稳定，出血并发症少，对老年患者相对更安全，但主要通过肾脏清除，需根据肾功能调整用药剂量。②磺达肝癸钠的效果及安全性并未优于低分子肝素，且禁用于 GFR＜20ml/(min·1.73m²)的患者。③阿加曲班不经肾脏排泄，对于肾功能不全患者无须改变剂量。对于肝素诱导性血小板减少症伴有严重肾功能损害[GFR＜30ml/(min·1.73m²)]的患者可选择阿加曲班。④比伐卢定疗效明确稳定，且出血并发症少，对于老年出血高危患者更安全，但需持续静脉给药，并根据 GFR 进行调整剂量。⑤肾功能不全对华法林的药代动力学影响不显著，但这部分患者在使用华法林时出血风险显著增加，需要紧密监测国际标准化比值（international normalized ratio，INR），以避免出血事件发生。⑥直接口服抗凝血药具有药代动力学稳定、起效迅速、半衰期较短、受食物药物的影响较小、不需要频繁监测等优点，但都不同程度依赖于肾脏排泄（27%～80%），血浆蛋白结合率差异大（35%～95%）。达比加群酯在高龄（≥75 岁）、中度肾功能受损[GFR 30～50ml/(min·1.73m^2)]的患者中增加出血风险，对于重度肾功能损害[GFR＜30ml/(min·1.73m^2)]患者不推荐使用。利伐沙班、阿哌沙班等在 GFR＜30ml/(min·1.73m^2)的患者中需谨慎使用，应避免在 GFR＜15ml/(min·1.73m^2)的患者中使用。

（八）并发症的治疗

1. 纠正贫血 应早期发现老年 CKD 患者的贫血，并寻找和纠正贫血原因，如合并营养不良性贫血的 CKD 老年患者，首先依据病因给予铁剂、叶酸及维生素 B$_{12}$ 治疗，并观察临床疗效，而不应立即给予 ESA。应用 ESA 治疗老年 CKD 患者需严格监测血压，特别是诱导治疗阶段。老年患者 CKD 合并活动性肿瘤，尤其是预计可治愈的肿瘤，以及有卒中史或恶性肿瘤史的患者，应用 ESA 治疗时需谨慎。在老年人群中使用 ESA 时还需考虑到药物间相互作用。2012 年 KDIGO 指南建议透析患者血红蛋白 90～100g/L 时开始使用 ESA 治疗，但不建议应用 ESA 治疗维持血红蛋白（hemoglobin，Hb）＞115g/L，应避免 Hb＞130g/L。ESA 用药初期建议每 4 周测定 Hb 一次，每月 Hb 增加 10～20g/L 为宜，必要时上调或下调 25% 药物剂量直至 Hb 达到并维持在目标值。应尽量避免输注红细胞，以减少输血相关风险，但严重贫血的老年 CKD 患者可输血治疗。

近年来，低氧诱导因子脯氨酸羟化酶抑制剂（hypoxia-inducible factor prolyl hydroxylase inhibitor，HIF-PHI）作为新型治疗肾性贫血的口服药物，逐渐应用于临床。HIF-PHI 作用受微炎症状态影响较少，并可增加机体对铁的吸收、转运和利用，减少铁剂用量。推荐根据体重设定 HIF-PHI 起始剂量，同时应结合患者既往使用 ESA 剂量以及基础血红蛋白水平等因素进行调整。HIF-PHI 用药初期建议每 2 周测定 Hb 一次。

2. 改善慢性肾脏病-矿物质和骨代谢异常 在慢性肾脏病-矿物质和骨代谢异常（chronic kidney disease-mineral and bone disorder，CKD-MBD）的防控中，钙、磷、甲状旁腺激素（PTH）水平三者是同等重要的，应以避免高钙血症、降低高血磷、针对 PTH 水平异常的综合治疗为目标。

（1）避免高钙血症：2017 年 KDIGO 指南不再强调血钙维持在正常范围内。建议对于轻度、可耐受、无症状的低钙血症，无须积极纠正。CKD G3-5 期的患者包括饮食和钙剂的总元素钙的摄入量不应超过 2000mg/d，以减少异位钙化的风险。对于血液透析患者，建议透析液的钙浓度在 1.25～1.5mmol/L。

（2）降低高血磷：对于 CKD G3-5D 期患者，血磷超过目标值时，强化教育，应限制饮食中磷的摄入（800～1000mg/d），应用磷结合剂进行降磷治疗。磷结合剂包括含钙磷结合剂和不含钙磷结合剂。含钙磷结合剂因经济、有效，常作为纠正高血磷的基础治疗。但不含钙的磷结合剂，可降低高钙血症的风险，可降低心律失常相关的心血管死亡率和全因死亡率，存在生存获益。因此，2017 年 KDIGO 指南建议限制含钙磷结合剂的使用。对于透析的患者可以通过增加透析充分性清除磷。

（3）纠正继发性甲状旁腺功能亢进症（secondary hyperparathyroidism，SHPT）：不建议对于 CKD G3～5 期非透析患者常规使用维生素 D 及其类似物治疗 SHPT，伴严重、进行性甲状旁腺功能亢进的 CKD G4～5 患者，可使用活性维生素 D 及其类似物。对于 CKD G5D 期患者，降 PTH 治疗建议单独使用拟钙剂、骨化三醇或维生素 D 类似物（排序不分先后，均可作为一线用药的选择），或拟钙剂联合骨化三醇或维生素 D 类似物。

1）拟钙剂：指南建议，当校正血钙<1.87mmol/L 时，需停止使用拟钙剂；待血钙≥2.1mmol/L 时，可恢复使用。

2）维生素 D 及其类似物：含 1α-羟化的活性维生素 D 可抑制甲状旁腺细胞增殖，上调甲状旁腺细胞钙敏感受体表达，增强其对钙离子的敏感性，升高血钙水平，抑制 PTH 分泌。而帕立骨化醇和马沙骨化醇为选择性活性维生素 D，对甲状旁腺细胞的维生素 D 受体亲和力强于肠道黏膜细胞，因此，肠道钙转运作用相对较低，高钙的发生率低，且抑制 PTH 分泌作用强于骨化三醇。

3）甲状旁腺切除术（PTX）：严重的 SHPT，全段甲状旁腺激素（intact parathyroid hormore，iPTH）持续>800pg/ml，药物治疗无效的持续性高钙和（或）高磷血症，且至少一项甲状旁腺增大的影像学证据，如高频彩色超声显示甲状旁腺增大，直径>1cm 并且有丰富的血流，可考虑 PTX。

CKD G3～5 期非透析患者的理想 PTH 水平尚不十分明确，透析患者 PTH 目标值建议为正常上限的 2～9 倍。对于 PTH 水平进行性升高或持续高于正常值上限的患者，应首先评估是否存在可干预的因素，如限制高磷摄入，纠正高磷血症、低钙血症和维生素 D 的缺乏。

（4）CKD 患者伴发骨质疏松的处理：各期 CKD 患者的骨质疏松发生率均较高。CKD G3～5D 期有 CKD-MBD 证据和（或）有骨质疏松风险的患者进行骨密度测定，以评估骨折风险。对于 CKD 合并骨质疏松和（或）骨折高风险的人群，可给予活性维生素 D 及其类似物和钙剂治疗。双膦酸盐是骨质疏松的常用药物，但在 GFR<35ml/(min·1.73m²)的老年 CKD 患者，不推荐使用。必要时进行骨活检及生化检查，排除低动力骨病后谨慎使用，并且需根据肾功能进行药物剂量的调整。降钙素不良反应小，可用于以上药物治疗无效的骨质疏松，并可纠正高钙血症和减轻由于骨质溶解或骨质减少引起的骨痛。

在实施老年 CKD-MBD 综合治疗过程中，应注意：①老年 CKD 患者血管和心脏瓣膜钙化常见，过多地补充钙剂会增加心血管疾病的发生。②老年 CKD，特别是血透患者，应特别注意预防因甲状旁腺素水平过度抑制而导致的骨转运降低及动力缺失性骨病。③过度的低蛋白和低磷饮食，可增加骨质疏松的风险。④在降钙素治疗骨质疏松时，需个体化适量补充钙剂和维生素 D，有助于防止骨量进行性丢失。⑤对于 CKD 合并性激素减少相关骨质疏松的患者如绝经后妇女，可使用雌激素类药物或雌激素受体调节剂治疗。

3. 防治高钾血症 CKD 患者血钾浓度≥5.0mmol/L，诊断为高钾血症。CKD 中晚期老年患者，因肾功能不全，钾排泄能力下降，在使用 ACEI/ARB、血管紧张素受体脑啡肽酶抑制剂（angiotensin receptor neprilysin inhibitor，ARNI）、醛固酮拮抗药、非甾体抗炎药时应慎防高钾血症。CKD 患者一旦发生高钾血症，容易反复发作，需加强血钾长期管理。建议结合血钾水平和心电图等其他临床资料，尽早启动降钾措施，包括低钾饮食、合理应用 RAASi 等药物、适当口服降血钾药，并根据患者残留肾功能和尿量情况，酌情使用排钾利尿药。

如果短期内出现血钾升高≥6.0mmol/L 或明显高钾相关心电图异常时，应给予紧急处理。

（1）使用静脉钙剂：拮抗钾离子的心肌毒性，推荐 10%葡萄糖酸钙 10ml 稀释后缓慢静脉注射，此为一线处理措施。

（2）促进钾离子向细胞内转移：①静脉滴注葡萄糖+胰岛素；②如合并代谢性酸中毒，可静脉滴注碳酸氢钠；③β 肾上腺素受体兴奋药如沙丁胺醇喷雾剂，但不建议单独使用。

（3）促进钾离子排泄：①排钾利尿药：袢利尿药和（或）噻嗪类利尿药，但对严重 CKD 患者特别是血透患者增加肾脏排钾作用有限；②口服降血钾药：阳离子交换树脂，如聚苯乙烯磺酸钠/钙、环硅酸锆钠等，促进钾离子从粪便中排出；③透析治疗：药物不能控制的高血钾，尤其是 ESKD 患者，应进行紧急透析治疗。

4. 纠正代谢性酸中毒　目前，大多数指南建议在血清碳酸氢钠浓度低于 22mmol/L 时口服碳酸氢钠。轻度酸中毒患者口服碳酸氢钠治疗可改善营养参数和肌肉力量；中、重度酸中毒可适当增加剂量，必要时可静脉输注。老年患者常合并心衰，要防止碳酸氢钠输入量过多，输入速度宜慢，以免心脏负荷加重，也可根据患者的情况适当使用利尿药，以减轻水钠潴留。

5. 预防心血管疾病（cardiovascular disease，CVD）　具体措施如下。

（1）存在动脉粥样硬化风险的 CKD 患者，除非出血风险大于心血管获益，应给予抗血小板聚集药物治疗，以及包括他汀类药物的降血脂治疗。

（2）CKD 并发心力衰竭患者，应加强 GFR、血钾浓度及血压的监测。

（3）针对射血分数降低的心力衰竭（HFrEF），既往治疗将 ACEI/ARB 联用 β 受体阻滞药、醛固酮受体拮抗药作为治疗基石。因为 ARNI 同时作用于肾素-血管紧张素-醛固酮系统和脑啡肽酶，对于能够耐受 ACEI/ARB 治疗的 CKD 伴 HFrEF 患者，建议使用 ARNI 替代 ARB/ACEI 进一步控制心力衰竭症状、延缓心力衰竭进展及降低死亡率，并注意从小剂量开始，逐渐加至目标剂量。应避免 ARNI 与 ACEI 联用，因为两者联用会增加血管神经性水肿的风险。

（4）老年 CKD 的并发症如贫血、酸碱失衡、血清电解质异常、低血压等均是心律失常的诱发因素。老年 CKD 患者出现心律失常，建议首先确定心律失常的类型和病因，并及时消除病因；心律失常若持续存在或已引起机体血流动力学改变时，应及时请心脏专科医师会诊协助治疗。

（5）猝死是老年 CKD 尤其是透析患者死亡的主要原因之一。猝死的预防主要是应用 ACEI/ARB 和 β 受体阻滞药治疗，避免患者电解质和容量的快速变化，必要时可植入临时或永久除颤器等。

6. 防治感染　老年 CKD 的感染风险较正常人明显高，呼吸道和尿路感染较为常见。防治感染可有效减少患者肾功能急剧恶化的风险，延缓 CKD 的进展。建议 CKD 患者适时接种流感等疫苗。

感染和 GFR 下降均可导致或加重老年 CKD 患者食欲减退、恶心、呕吐等症状，临床上应加以甄别，治疗上有所侧重。在实施抗感染治疗时，应尽量选用无肾毒性或肾毒性小的抗生素，还需结合患者的肾功能酌情调整剂量及用药频次。

（九）老年 CKD 患者的药物剂量调整

老年人普遍存在多病共存和长期多重用药的特点，而老年 CKD 患者肾脏排泄功能下降，容易罹患营养不良和低蛋白血症，尿毒症还可影响药物的蛋白结合率，透析常可不同程度地清除部分药物，上述多种因素影响药物在体内分布、代谢、排泄的过程，使得药物在血液中半衰期延长，蓄积现象随年龄的增长而加剧。目前药品说明书中的用法用量指导多指成年人剂量，老年 CKD 患者参考时应慎重。老年 CKD 患者用药时，尤其是使用活性成分或者代谢产物经过肾脏排泄的药物时，应结合患者的全身情况，特别是 GFR 水平，正确调整剂量和频率。在使用治疗剂量和毒性剂量之间差别较小（治疗窗窄）的药物时，应密切关注血清药物浓度。尿毒症患者用药时，尤其要注意药物的血清蛋白结合率，以准确把握透析对药物的影响程度。

（十）ESKD 的肾替代治疗

1. 高龄不是 CKD 透析的禁忌 高龄不是透析的禁忌，对于肾功能进展伴有相应症状的高龄患者，如果一般状态耐受、无严重合并症，应积极为其透析治疗创造条件。但是 65 岁以上血液透析（hemodialysis，HD）患者每年的死亡率高达 31%。对于伴有衰弱的晚期 CKD 老年患者，透析延长寿命的效果随着共病的增加和透析时间的延长而减少。对于功能状态差的共病老年 ESKD 患者，保守治疗也可能是一种可行的治疗选择。

2. 导入透析的时机 随着年龄增长，CKD 患者的残余肾功能下降更缓慢，因此，确定开始透析的最佳时机 GFR 是关键指标，但不是唯一因素，考虑肾病以外的因素对老年人群更为重要。透析治疗应有计划、因人、适时而行。GFR＜10ml/(min·1.73m²)伴严重症状，或发生 AKI，应考虑透析治疗；如果 CKD 老年患者 GFR＞10ml/(min·1.73m²)，但是存在明显症状，应尽快明确病因，必要时透析；老年 ESKD 患者无症状或症状轻微，可以推迟透析，直至 GFR＜6ml/(min·1.73m²)。通过可视化工具预测肾衰竭的进展风险和死亡风险，有助于医患共同决策治疗方案。

3. 肾替代治疗的方式 老年 ESKD 人群的肾替代治疗仍以 HD 为主。递增式血液透析在仍有残肾功能的透析初期，对于预期寿命较短的老年患者可能存在优势。近年来的腹膜透析（peritoneal dialysis，PD）比例有所增加。国内外多项研究提示，非糖尿病和（或）透析年限较短的 PD 和 HD 治疗的死亡率并没有显著差异，而合并糖尿病和（或）透析时间较长老年患者，PD 的死亡率明显高于 HD。在老年 PD 的随访中，特别需注意对透析时间大于 1～2 年的患者，进行营养和透析等多方面的综合评估，必要时转为 HD，可能使患者获得更长的生存期。

此外，老年人群接受肾移植的比例虽明显低于年轻人，但老年并不是移植的禁忌。老年移植人群的生存率和移植物结局较非老年人稍差，但大部分老年肾移植患者生活质量得到改善。

4. 透析血管通路的建立 老年患者建立透析血管通路，特别是动静脉瘘（arteriovenous fistula，AVF）之前，应考虑肾脏疾病进展情况、生存期、生活质量和通路失败的可能性等多方面因素。虽然年龄本身不应成为建立透析血管通路的禁忌证，但在老年患者建立通路之前，必须将死亡风险与 CKD 进展风险进行权衡，以避免不必要的操作。确定老年患者透析通路建立的时机存在挑战，透析前 6～9 个月以上过早建立 AVF 并没有更高的使用成功率。即使在老年人群中，AVF 仍然是血透的优选血管通路，但是"动静脉内瘘优先"不是绝对的，桡动脉-头静脉作为内瘘的首选部位也不是绝对的。在高龄血液透析患者中，最初使用中心静脉导管（central venous catheter，CVC）配合后期建立 AVF 是一种可接受的选择。移植动静脉瘘（graft arteriovenous fistula）在预后不确定、血管条件较差、首次 AVF 失败的老年患者中是较好的选择。

对于老年 ESKD 患者，应详细交代透析方式的优缺点，充分考虑患者及照护人员的偏好和意愿，结合患者的透析前健康状态、是否可建立成熟的血管通路，以及文化水平、经济、认知能力和家庭照护能力等，由医师和患者共同决策，确定个体化的透析方式及方案，维护老年患者的最大治疗获益。

七、老年 CKD 的预后

（一）老年 CKD 患者的肾功能进展评估

老年 CKD 患者除了肾功能减退外，常合并多种疾病、多重用药、衰弱、高发 AKI 等情况，建立老年 CKD 的肾功能进展预测模型、区分高危和低危老年 CKD 患者，有助于合理管理 CKD 患者，改善患者预后，避免医疗资源的浪费。肾衰竭风险公式（kidney failure risk equation，KFRE）分为八参数型（年龄、性别、GFR、白蛋白尿、血钙、血磷、血清碳酸氢根和血清白蛋白）和四参数型（年龄、性别、GFR 和蛋白尿）。由于 KFRE 公式四参数模型的准确性等同于八参数，且更容易在临床开展，目前 ERBP 指南推荐使用四参数模型预测老年 CKD[GFR＜45ml/(min·1.73m^2)]患者的肾功能进展风险。

（二）老年 CKD 患者的死亡预测评估

准确评估老年患者的死亡风险和概率，将很大程度地影响治疗方案。如果患者衰弱或死亡风险极大，则以保守治疗和降低患者痛苦为主。相反，患者的死亡概率较低，则应积极治疗、提高生活质量和透析充分性等。对于非衰弱老年 CKD 3～5 期患者，ERBP 指南推荐使用 Bansal 评分预测 ESKD 前患者 5 年死亡率。需要强调的是，该模型缺乏衰弱老年 CKD 患者的研究证据，而衰弱是老年 CKD 患者的常见状况，且衰弱是死亡的独立危险因素，因此，Bansal 评分低危患者，应评估衰弱指数。ERBP 指南建议，CKD 5 期患者使用肾脏病流行病学信息网（renal epidemiology and information network，REIN）评分进行 ESKD 或透析患者死亡风险的预测。

现有 CKD 的临床研究纳入对象大多将老年人排除在外，特别是共病的老年人。多数研究仅关注了肾脏病的预后和进展，却没有考虑老年共患疾病复杂性，缺少对认知、跌倒、功能、衰弱的评估，缺少对患者独立生活能力与生活质量的关注，治疗和转归缺乏医患共同决策。因缺乏大样本的循证医学证据，目前老年 CKD 诊治相关的临床指南非常少，老年 CKD 患者许多并发症的治疗靶目标值并未确定。老年 CKD 的治疗应强化全人管理，即"为人而不是为疾病"的准则，治疗过程中需综合考虑年龄、GFR 水平、全身状态、并发症和合并症等因素进行设定，个体化地实施治疗干预。未来医护人员应该加强老年 CKD 的临床研究，为更好的诊治和管理老年 CKD 患者提供依据。

思 考 题

1. 简述中国老年人 CKD 的特点。
2. 请论述对老年人的 CKD 定义和分期标准的争议。
3. 简述老年人肾功能评估的现状及其特殊性。

4. 老年人 ESKD 患者应何时导入透析？

（雍珍珠　赵卫红）

第三节　老年急性肾损伤

一、老年急性肾损伤的定义

急性肾损伤（acute kidney injury，AKI）是由多种病因引起的，临床表现为肾功能在数天内迅速恶化、体内代谢产物潴留、肾小球滤过率（glomerular filtration rate，GFR）下降，以及由此引起的水、电解质及酸碱平衡紊乱的临床综合征，是急性肾脏病（acute kidney disease，AKD）的一部分。

老年人的肾脏结构和功能常发生明显的变化，如肾脏的质量和体积明显降低、肾血流量下降、肾动脉硬化、肾脏储备功能（renal functional reserve，RFR）及肾脏自我修复能力明显下降。另外，老年人基础疾病多，常用的非甾体抗炎药（NSAID）、肾素血管紧张素系统（RAAS）阻断药、利尿药、抗生素、质子泵抑制药等有潜在肾毒性，接受介入性检查及手术的概率增加，因此老年人极易发生 AKI，尤其是住院的老年患者更容易发生医院内获得性急性肾损伤（hospital-acquired acute kidney injury，HA-AKI）。随着人口老龄化进程的加快，老年 AKI 的预防、早期诊断和治疗成为不可忽视的临床问题。

二、老年急性肾损伤的诊断与分期

根据 2012 年改善全球肾脏病预后组织（kidney disease improving global outcomes，KDIGO）急性肾损伤临床指南和 2017 年国际急性透析质量创议组织（acute disease quality initiative，ADQI）共识，AKI 诊断标准和分期见表 32-2 和表 32-3 所示。AKI 被定义为满足以下任意一条：①在 48h 内血清肌酐（serum creatinine，SCr）增加≥0.3mg/dl（26.5μmol/L），或②7d 内 SCr 增加≥50%基线值，或③尿量<0.5ml/（kg·h）达 6h。在目前的临床实践中，老年 AKI 的诊断标准同成年人 AKI 一样，也是基于 SCr 水平的升高和（或）尿量减少。

然而，值得注意的是，由于老年人肌肉含量减少、蛋白摄入减少，以及合并营养不良等多种因素的影响，SCr 在诊断 AKI 上缺乏敏感性和精确性。另外，老年人球管平衡功能减退以及肾浓缩功能减退，当 GFR 轻度下降时，尿量可无明显变化，因此，老年人 AKI 早期尿量变化常不明显。有研究指出，老年人基于血肌酐和尿量变化的 AKI 诊断标准特异性达到 95%，而敏感性只有 37%～62%。因此，一些新的生物标志物急需被发掘以提高临床预测能力。近年来，受到关注的 AKI 生物学标志物（表 32-4），包括中性粒细胞明胶酶相关脂质运载蛋白（NGAL）、胱抑素 C（cystatin C）、肾损伤分子-1（KIM-1）、白细胞介素-18（IL-8）、单核细胞趋化蛋白-1（MCP-1）、视黄醇结合蛋白（RBP）、铁调素（hepcidin）、脑啡肽原（proenkephalin）、肝型脂肪酸结合蛋白（L-FABP）、钙卫蛋白（calprotectin）、肝细胞生长因子（HGF）、金属蛋白酶组织抑制物 2（TIMP2）和胰岛素样生长因子结合蛋白 7（IGFBP7），这些新型生物学标志物能更早诊断 AKI；然而，除 cystatin C 在 GFR 估算公式中的作用得到公认外，这些指标对老年 AKI 的诊断价值仍需更多的循证学依据。

表32-2 AKI、AKD、CKD的定义标准

项目	AKI	AKD	CKD
时期	≤7d	>7d，<3个月	≥3个月
功能标准	7d内SCr增加≥50%，或2d内SCr增加≥0.3mg/dl（26.5μmol/L），或少尿≥6h	AKI 或 GFR<60ml/(min·1.73m²)，或GFR比基线下降≥35%，或SCr比基线增加>50%	GFR<60ml/(min·1.73m²)
和（或）	或	或	或
结构标准	-	肾损伤标志物升高（白蛋白尿、血尿或脓尿最常见）	肾损伤标志物升高（白蛋白尿最常见）

AKD. 急性肾脏病；AKI. 急性肾损伤；CKD. 慢性肾脏病；GFR. 肾小球滤过率；SCr. 血清肌酐

表32-3 AKI分期标准

分期	SCr	尿量
1期（风险期）	SCr 48h内上升26.5μmol/L（0.3mg/dl），或增至基础值1.5～1.9倍	<0.5ml/(kg·h)，6～12h
2期（损伤期）	SCr增至基础值2.0～2.9倍	<0.5ml/(kg·h)，≥12h
3期（衰竭期）	SCr增至基础值3倍以上，或SCr≥353.6μmol/L（4.0mg/dl），或开始肾脏代替治疗	<0.3ml/(kg·h)，≥12h 或无尿≥12h

AKI. 急性肾损伤；SCr. 血清肌酐

表32-4 AKI新型生物标志物分类

分类	标志物
肾小球功能标志物	Cystatin C、RBP、Hepcidin、Proenkephalin
肾小管损伤标志物	NGAL、KIM-1、RBP、L-FABP
炎症和修复标志物	Calprotectin、HGF、IL-8
细胞应激标志物	IGFBP7、TIMP2

根据病因、急骤出现的进行性氮质血症伴少尿，临床表现以及实验室检查，一般不难做出AKI诊断，但首先需要与慢性肾脏病（chronic kidney disease，CKD）相鉴别。CKD患者常存在以下情况：①既往有肾脏病史；②B超显示双肾体积缩小；③贫血；④具有慢性肾功能不全的心血管病变、电解质紊乱、代谢性酸中毒等并发症表现。但临床上需警惕在慢性肾脏病基础上发生的急性肾损伤。

三、流行病学

随着年龄的增长，肾脏结构和功能的老龄化，肾脏的储备功能和自身调节能力下降，老年AKI的发生率逐渐增加。在全球范围内，AKI患者的平均年龄为60岁，其中男性AKI占60%。一项针对全球AKI大型队列研究（2004—2012年）显示，AKI的总患病率为10.7%。我国2015年一项大型全国成年人住院患者的横断面研究显示，AKI的总患病率为2.03%，超过一半（57.7%）的AKI患者年龄>60岁，年龄≥80岁者占16.66%。老年人群AKI的患病率与年龄明显相关，不同年龄段老年住院患者AKI的发生率分别为66～69岁13.6%，70～74岁18.1%，75～79岁24.9%，80～84岁34.2%，≥85岁46.9%。65岁以上老年人发生AKI后有30%概率不能完全恢复肾功能。

四、病因和发病机制

引起老年AKI的主要病因包括肾脏低灌注、肾实质损伤、尿路梗阻，分别导致肾前性、肾性和肾后性 AKI（表 32-5）。无论年龄大小，最常见的 AKI 病因都是肾前性因素，占40%～60%。而肾性 AKI 中，急性肾小管坏死（acute tubular necrosis，ATN）最为常见（＞70%），可继发于缺血、感染、肾毒性药物等。老年人对容量不足更为敏感，肾前性 AKI 及缺血性 ATN 参与了约 92.5%的 AKI 病例。

（一）肾前性 AKI

任何引起肾脏血液灌注量明显减少的因素，均可造成肾前性 AKI，如出血、呕吐、腹泻、利尿剂、大汗、手术等原因导致的血容量减少，以及各种原因导致的血压降低、心功能不全、肝衰竭、脓毒血症等引起肾脏血液灌注量减少。另外，动脉血栓性疾病、手术或介入操作过程胆固醇或非胆固醇栓子脱落引起肾动脉及其分支急性栓塞，可以引起老年人肾血流量急剧减少。老年人常用药物如血管紧张素转化酶抑制药（ACEI）和血管紧张素Ⅱ受体拮抗药（ARB），NSAID 等介导的扩张出球动脉大于扩张入球动脉或者直接收缩入球动脉改变了肾脏自身调节机制，使肾小球滤过率下降，可造成肾前性 AKI。

（二）肾性 AKI

肾性 AKI 包括肾小球、肾小管和肾间质损伤。ATN 是老年肾性 AKI 最常见的类型。大约 2/3 的 ATN 是由肾缺血再灌注损伤或败血症引起的，1/3 是由直接或间接的肾毒性引起的。肾灌注不足会激活适应性机制（即自动调节机制、交感神经系统和 RAAS）以维持GFR，GFR 最初会降低而没有肾实质性损伤（即肾前性 AKI），当低灌注持续存在或适应性反应不足时，向肾单位输送的氧气和营养不足，以及 ATP 耗竭会导致上皮细胞坏死或凋亡，激活炎症过程，最终导致实质性肾损伤（即缺血性 ATN）。老年患者较年轻人更容易发生严重感染和败血症，老年患者 30%的 AKI 与败血症有关。内毒素血症可引起肾血管收缩、内皮细胞损伤，从而引起肾脏灌注不足；也可激活炎症反应，导致毛细血管微血栓的形成；肾脏的炎症和水肿导致肾内血流灌注重新分布，减少毛细血管血流和氧气输送，并增加静脉输出压力。其他 ATN 的常见原因包括药物的毒性作用，以及横纹肌溶解，溶血性疾病时肌红蛋白或血红蛋白造成的肾小管上皮损伤。老年 ATN 的临床表现及病程经过与其他年龄组相仿，但病情较重，易发生多器官衰竭。当患者血尿素氮、肌酐快速升高，尿比重及尿渗透压降低，尿沉渣检查有新发生的颗粒管型和肾小管上皮细胞，尿中出现肾小管结构损伤标志物（KIM-1、NGAL 等），出现肾小管浓缩功能及重吸收功能减退者多提示已经发生 ATN。

老年肾性 AKI 中，原发性肾小球肾炎引起 AKI 较少见。肾小球肾炎和免疫系统疾病引起的免疫介导的炎症损伤是肾实质 AKI 的重要原因。临床可见各种原因导致的急进性肾炎，其病理表现为新月体肾小球肾炎。老年急进性肾炎中 75%～80%为抗中性粒细胞胞质抗体（ANCA）阳性的显微镜下多血管炎，如不能及时确诊和治疗，通常预后较差。

急性间质性肾炎亦不少见。有研究显示，60 岁以上 AKI 中诊断急性间质性肾炎的患者占 18.6%，因抗生素和 NSAID 等药物诱发的急性间质性肾炎是主要原因。发生急性间质性肾炎的患者临床常表现为全身过敏反应，如药物热、药疹、全身淋巴结肿大及关节酸痛；血清学检查可见血嗜酸性细胞、免疫球蛋白 IgE 升高；肾过敏反应，如无菌性白细胞尿；肾小管功能损伤，如多尿、夜尿增多。

（三）肾后性 AKI

尿路梗阻是老年 AKI 的常见原因之一。老年肾后性 AKI 发病率高于年轻人，占 65 岁以上患者的 7.9%。肾后性 AKI 在老年男性常见的原因为前列腺增生、尿路结石、前列腺癌和尿道狭窄。老年女性最常见原因为盆腔或腹膜后恶性肿瘤。继发于肾后性因素的 AKI 常有良好的预后，如尿路梗阻诊断及时，治疗得当，肾功能可能恢复至基线水平。

表32-5　老年AKI的常见病因

病因	具体病因表现
肾前性	心肾综合征：包括射血分数降低的心力衰竭、右侧心力衰竭和静脉充血
	休克：包括失血性休克、低血容量性休克和感染性休克
	腹腔间隔室综合征
	肾移植：包括移植肾功能恢复延迟
	药物：包括血管紧张素转化酶抑制药和血管紧张素受体阻滞药等
肾性	肾小管坏死：全身感染和败血症、肾盂肾炎、药物相关或重金属相关肾小管坏死、晶体性肾病（包括与胆色素相关的晶体，引起胆管型肾病）、肌红蛋白（横纹肌溶解症）、对比剂、轻链（单克隆丙种球蛋白病）和代谢物（急性尿酸盐或草酸盐肾病）
	肾小球疾病：抗肾小球基底膜疾病和 ANCA 相关性血管炎
	肾间质损伤：急性间质性肾炎
	肾血管疾病：血栓性微血管病、胆固醇栓塞、肾动脉栓塞、肾动脉狭窄
肾后性	双侧输尿管梗阻、膀胱功能障碍及尿道梗阻

AKI. 急性肾损伤；ANCA. 抗中性粒细胞胞质抗体

五、危险因素

高龄被认为是老年 AKI 的独立危险因素。2016 年中国成年人 AKI 流行病学研究指出，在 65 岁以上的患者中，社区获得性 AKI 发病率与年龄存在显著相关性。正常衰老导致的肾脏生理性变化不同于老年人常见疾病（如高血压、糖尿病）引起的肾脏改变，但二者很难独立区分。高龄对肾脏的影响主要包括：①肾动脉粥样硬化和肾小动脉硬化。肾动脉粥样硬化在 30 岁以下人群患病率为 0.4%，60～75 岁人群则增加到 25%；球性硬化性肾小球比例在年轻组（18～29 岁）为 2.7%，而在最大年龄组（70～77 岁）则高达 73%。②动脉硬化同时加速了与年龄相关的肾脏体积的下降，与 20 岁时比较，70 岁男性和女性的肾脏重量分别下降 19% 和 9%，肾实质厚度每 10 年下降约 10%。③肾血流动力学的改变，包括有效肾血浆流量（effective renal plasma flow，ERPF）的减少、肾小球血流动力学改变等。ERPF 的降低与年龄增长有明显关联，每 10 年约降低 10%。④增龄导致的肾脏结构改变最终可引起肾脏清除能力的逐步下降。GFR 从 30～40 岁开始下降并在 65 岁以后加速下降，每年下降约 $1ml/(min \cdot 1.73m^2)$。⑤此外，肾脏自我修复能力也随着年龄的增长而下降。在衰老的肾脏中，DNA 合成减少、生长因子表达失衡，促进血管生成、细胞增殖和细胞募集的血管内皮生长因子、表皮生长因子和胰岛素样生长因子表达下降，而转化生长因子-1、结缔组织生长因子和整联蛋白连接激酶等促纤维化生长因子表达增加。

衰弱（frailty）直接影响 AKI 的发生率，是老年 AKI 发生的独立危险因素。衰弱是一种多维综合征，被定义为"生理储备和抵抗压力的能力丧失"。衰弱的评估包括衰弱表型或衰弱指数（缺陷累积）。衰弱表型将衰弱定义为存在以下 3 种及以上特征，包括疲乏、步态速度慢、体力活动少、疲乏和无意的体重减轻。衰弱指数则反映了个体在一系列生理和心理变量中的累积缺陷程度。有几种经过验证的衰弱筛查工具可供使用，包括临床衰弱量表（CFS）、衰弱指数（frailty index）、医院衰弱风险评分（HFRS）和 FRAIL 量表。多项研究表明，衰弱评分越高的老年患者，AKI 风险随之升高，死亡风险也显著提高。在心血管系统内，血流动力学衰弱尤其与老年 AKI 密切相关，其特征是血流动力学储备和适应性血流动力学反应的衰竭或部分限制，无法调节局部灌注和维持循环容量以应对诸如液体限制或液体流失等情况。

老年患者常合并多种慢疾病，包括糖尿病、心血管疾病、慢性肝病、癌症和复杂的手术等，与社区、医院和重症监护室中急性肾损伤的发生有关。研究显示，诊断 AKI 的患者中合并糖尿病占 61.9%，高血压占 44.4%，CKD 占 21.9%，慢性基础疾病的高患病率使老年人更容易发生 AKI。糖尿病和心血管疾病被认为是 AKI 发生的"主要慢性"危险因素，肿瘤、肝脏疾病等则被列为"次要慢性"危险因素。

老年人存在的基础慢性肾脏病，如估算的肾小球滤过率降低或蛋白尿，是急性肾损伤的最有效的危险因素之一。存在 CKD 的患者更易出现短期内 GFR 迅速下降，导致 AKI 发生。基线肾小球滤过率估算值（eGFR）$\geq 60 \mathrm{ml/(min \cdot 1.73m^2)}$ 和 $< 60 \mathrm{ml/(min \cdot 1.73m^2)}$ 的患者院内获得性 AKI 的发生率分别为 8.4% 和 17.6%。在慢性肾脏病基础上发生 AKI 可促进 CKD 患者迅速进展至终末期肾病。仅存在蛋白尿、无肾功能下降的患者 AKI 风险亦有升高，是无蛋白尿患者的 4.4 倍。

由 NSAID、利尿药和 ACEI 或 ARB 组合产生的 AKI 被称为"三重 AKI"。在脱水且血流动力学衰弱的老年患者中，单药和双药也可能诱发 AKI。最常导致药物相关性肾损害的药物为 NSAID（25.1%），其次为抗肿瘤药（18.0%）、抗生素（17.5%）、对比剂（5.7%）。可诱发 AKI 的药物可分为 6 大类：①有直接化学肾毒性的药物，尤其是化疗药物（如顺铂）和抗菌药物（如两性霉素或氨基糖苷类药物）。②通过免疫介导机制具有肾毒性的药物，可导致过敏性小管间质性肾炎，如 β 内酰胺类抗生素、磺胺类抗生素、利福平和喹诺酮类药物等。③通过影响肾内血流动力学导致 GFR 降低的药物，尤其是血管紧张素转化酶抑制药和血管紧张素受体阻滞药。④药物代谢物在肾小管内形成结晶，导致肾内尿流阻塞和肾损伤，如包含磷酸钠成分的肠道泻药、磺胺嘧啶、磺胺甲恶唑、茚地那韦、阿昔洛韦、环丙沙星、氧氟沙星、乙二醇等。⑤某些药物的作用机制可诱发 AKI，如口服抗凝血药引起的肾内出血，促尿酸排泄药物引起的急性尿酸性肾病。⑥一些药物或其代谢产物从肾脏排泄时与肌酐竞争相同的肾小管转运蛋白，可发生类似 AKI 的改变。药物引起的急性肾小管坏死的危险因素包括年龄大于 60 岁、动脉粥样硬化性心血管疾病、糖尿病、预先存在的 CKD 和低灌注状态。

其他。老年患者术后 AKI 的常见独立危险因素包括血清白蛋白降低、基线 eGFR 下降、术中低血压，以及使用羟乙基淀粉与非甾体抗炎药或呋塞米（速尿）。复发性 AKI 则与合并冠心病、初次 AKI 时需要机械通气，以及初次 AKI 时伴有高血尿素氮水平显著相关。在重症监护病房（ICU）中老年 AKI 主要与脓毒性、低血容量性或心源性休克有关。

六、治疗

由于 AKI 不是一种疾病，而是一组临床综合征，因此，AKI 治疗仍以控制病因、纠正可逆因素和对症支持为主。首先应做好老年人发生 AKI 的风险评估，对高风险者给予积极预防，纠正可逆因素（如低血压、低血容量、心力衰竭、控制感染等），维持血流动力学稳定，停止应用有潜在肾毒性的药物，预防老年 AKI 的发生。若发生 AKI，首先应明确原因并识别肾前原因（低血容量）、肾性原因或肾后原因（流出道阻塞）。如通过多普勒超声动态监测肾脏血管阻力指数变化评估肾脏血流灌注，通过影像学检查排除尿路梗阻等肾后性因素。

（一）肾前性 AKI

除非是严重和持续的低血容量，容量不足一般不会造成肾实质损害，血流动力学恢复后肾功能可得到改善，因此，预防血容量不足被认为对 AKI 的发生率有重大影响。液体状态是治疗 AKI 的基石。早期液体复苏，纠正低血容量状态，保证肾脏灌注，有利于预防或减轻 AKI。但复苏时机和剂量很重要，在进行液体复苏时需要进行检查以确定其原因（如隐匿性出血或败血症）以及血流动力学监测。不恰当的静脉输液可导致液体超负荷，对肾实质造成直接损害，液体超负荷同样是 AKI 的重要原因。一般情况下，包括肾脏在内的器官在平均动脉压（MAP）为 65 mmHg 时可得到充分灌注。在发生 AKI 的情况（如感染性休克或心脏手术）下，血压和心脏功能的管理是复杂的，临床医师需对患者进行个体化护理，有时可在老年危重病例中尝试更高的 MAP。

老年 AKI 液体复苏的种类首选等渗晶体液，如平衡盐液体，应避免应用大量生理盐水和胶体液（如白蛋白或羟乙基淀粉）。大量生理盐水输注是 ICU 和术后患者死亡的独立危险因素。生理盐水中氯和钠离子浓度（154mmol/L）高于血清水平，血液氯离子增加可造成高氯血症和代谢性酸中毒，与平衡液相比，增加了 AKI 和进行肾脏替代治疗（RRT）的风险。碳酸氢钠有助于纠正 AKI 伴发的酸中毒，但在预防 AKI 发生方面作用有限。

补液后如尿量增加达 40ml/h，多提示为肾前性 AKI。如补液后尿量无明显增加，可给予速尿试验：静脉注射呋塞米 1～1.5mg/kg，观察 2h，如尿量未增加则提示已发生了 ATN。

（二）肾性 AKI

老年人可发生各种病因所致的肾实质性损伤。ATN 是老年 AKI 的常见类型。在所有 AKI 患者中，必须仔细了解药物和放射对比剂暴露史，停用所有潜在肾毒性药物，不可或缺的药物只能在必需的时候使用，并且只能使用所需要的剂量。如果可能，还必须仔细监测药物浓度（如万古霉素）。AKI 时需要调整剂量或停用的主要药物见表 32-6。

急性肾小管坏死主要是根据症状来对症治疗。如出现威胁生命的容量、电解质、酸碱平衡紊乱时，需紧急开始透析治疗。若未达到透析标准或无条件透析则需要：①控制入量，量出为入；②纠正电解质及酸碱平衡紊乱；③限制蛋白质入量，并保证热量供应[应达 30kcal/(kg·d)]；④多尿期注意避免脱水及低血钠、低血钾。尿量低于 3000～4000ml 时，补液量相当于尿量；尿量超过 4000ml 时，补液量应仅为 2/3 尿量，以免使多尿期延长。

对比剂导致的急性肾损伤（contrast-induced acute kidney injury，CIAKI）是 HA-AKI 的第三位原因，仅次于血流灌注不足和药物毒性导致的肾损伤。CIAKI 的危险因素主要有合并使用肾毒性药物、糖尿病肾病、循环功能障碍、脱水状态、贫血、年龄超过 70 岁、AKI 或慢性肾脏病病史、GFR 降低。对比剂不规范使用造成 CIAKI 的因素主要包括使用大剂量对比剂（单次应用>300ml 或>4ml/kg）、使用高渗或黏度过大的对比剂、短期多次应用对比剂（72h 内重复应用）。预防 CIAKI 的方法主要有：①限量使用对比剂[对比剂限值=5ml/kg×体重（kg）mg/dl]，最大不超过 300ml。②使用非离子型次高渗或等渗对比剂。③对比剂使用前后水化治疗。水化是使用最早、目前被广泛接受的有效降低 CIAKI 风险的措施。具体方法为：对比剂使用前后各 12h（持续 24h），生理盐水 1.0～1.5ml/(kg·h)静脉滴注，保持尿量 75～125ml/h。如实施困难，应至少在使用对比剂前 1h 开始水化，使用对比剂后至少维持 3～6h（对比剂使用后的水化更重要）；对于左心功能不全者，注意补液量和尿量，以免加重心衰。有糖尿病的患者应注意避免高血糖，过滤后的葡萄糖会增加肾小管重吸收工作量和氧化应激，使肾小管对损伤敏感。

表32-6　AKI时需要调整剂量或停用的主要药物

种类	药物
非甾体抗炎药	阿司匹林、布洛芬、吲哚美辛、塞来昔布、保泰松、萘普生、吡罗昔康
抗肿瘤药	顺铂、卡铂（碳铂）、卡莫司汀（卡氮芥）、甲氨蝶呤、氟尿嘧啶、阿糖胞苷、丝裂霉素、多柔比星、干扰素、白介素-2
抗菌药物	AKI 情况下，几乎所有的抗菌药物均需要调整剂量，除外阿奇霉素、头孢曲松、多西环素（强力霉素）、利奈唑胺、莫西沙星、奈夫西林、利福平
镇痛药	吗啡、哌替啶、加巴喷汀、普瑞巴林
抗癫痫药	拉莫三嗪
抗病毒药	阿昔洛韦、更昔洛韦、缬更昔洛韦、膦甲酸钠
抗真菌药	氟康唑
糖尿病治疗药物	磺脲类药物、二甲双胍
免疫抑制药	环孢素（环孢素 A）、他克莫司、环磷酰胺、硫唑嘌呤、咪唑立宾
中药	关木通、广防己、青木香、马兜铃、苍耳子、益母草、天仙藤、朱砂、雄黄、砒霜、斑蝥、蜈蚣、蜂毒
其他	血管紧张素转化酶抑制药、利尿药、对比剂、别嘌醇、秋水仙碱、地高辛、低分子量肝素、新型抗凝药物、磷酸钠泻药、乙二醇、巴氯芬、锂

发生急性间质性肾炎的重症患者可表现为少尿性急性肾衰竭，需使用皮质类固醇或免疫抑制治疗，避免持续的肾小管间质炎向纤维化进展，造成永久性损伤。

若发生晶体性肾病，则需寻找可形成晶体的药物，换用其他药物，如不可避免则根据肾功能调整药物剂量，用药前及用药期间保证血容量充足，可适当碱化尿液（环丙沙星、氧氟沙星需避免碱性尿），避免使用其他肾毒性药物。

（三）肾后性 AKI

对于所有出现 AKI 的老年患者，应进行肾脏超声检查以排除尿路梗阻。虽然部分患者可发展为不可逆的肾衰竭（通常在长期和严重梗阻的情况下），但大部分患者可通过输尿管支架置入、福莱（Foley）导尿管放置或经皮肾造瘘迅速减压尿路，从而使肾功能得到良好恢复。

（四）脓毒症后 AKI

中国一项纳入 3687 例 ICU 住院患者的研究显示，约 54.7%的患者发生 AKI，其中脓毒症是最常见的原因，约占 49.2%，同时 AKI 又是增加脓毒症患者病死率的独立危险因素。发生脓毒症后可能导致肾脏缺血、低灌注、肾内血流重新分布等肾脏血流动力学异常、炎性反应和自噬等病理生理机制而发生 AKI。

脓毒症后 AKI 治疗第一时间应集中处理的问题包括：①测量乳酸水平，如果初始测量血乳酸＞2mmol/L，应重复测定；②在使用抗菌药物之前应取得血培养标本；③使用广谱抗菌药物；④当低血压或血乳酸≥4mmol/L 时，应快速给予 30ml/kg 晶体液体；⑤如果患者在液体复苏后仍存在低血压，应用血管升压药维持 MAP≥65mmHg。

目前血管活性药仍然首选去甲肾上腺素，研究发现，小剂量的去甲肾上腺素[≤0.3μg/(kg·min)]能有效提升动脉压，改善肾脏血流量及尿量，不良反应较少；较大剂量的去甲肾上腺素[＞0.3μg/(kg·min)]可减少内脏和肾内血流量，不良反应明显增加，故不宜盲目增加剂量，如需要可合用其他血管活性药物，如垂体后叶素、特利加压素等。多巴胺仅在部分患者（如快速性心律失常低风险或绝对或相对心律过缓）中可以作为去甲肾上腺素的替代药物，不推荐使用小剂量多巴胺[0.5～3.0μg/(kg·min)]预防或治疗 AKI，因为小剂量多巴胺对伴有 AKI 的老年患者可明显升高肾内血管阻力。

脓毒症休克抗菌药物治疗总体原则为：早期（1h 以内）、广谱，涵盖所有可能的致病源（常见细菌、耐药细菌、真菌），针对最有可能的致病原采用两类药物联合，要依据肝肾功能调整剂量，如应用肾替代治疗时需要进行药物补充等。需密切结合降钙素原等感染指标，在临床症状改善后行降阶梯治疗。

另外，对于脓毒症患者应给予积极的支持对症治疗，包括血浆、营养等。一般指南建议，多器官功能障碍综合征（MODS）患者肠内、外营养能量支持为 25～30kcal/(kg·d)。

2018 年感染诱发的老年人多器官功能障碍综合征诊治中国专家共识建议，脓毒症后合并严重急性肾衰竭的患者适时采用 RRT。RRT 可控制容量平衡、稳定内环境、清除毒素、清除炎性介质、改善免疫功能等，建议在条件允许时早期使用 RRT 治疗，为进一步救治创造条件。

近年来，脓毒症后 AKI 的血液净化方式有很多种杂合式治疗模式，包括：①可以吸附内毒素、炎症因子的血液灌流器；②可以吸附内毒素的血液过滤器，如 AN69 oXiris 特殊膜材料可以吸附内毒素及肿瘤坏死因子-α、白细胞介素-6 等，可用于革兰氏阴性杆菌感染；③连续性血浆滤过吸附治疗（CPFA）。目前这些模式均可服务于临床，但仅有临床个案或小样本观察研究支持，现有 RCT 证据不足，需要更好的 RCT 临床研究。

（五）其他药物

1. 利尿药　AKI 患者常伴有容量超负荷，因此常需使用利尿药协助液体管理。此外，少尿型 AKI 较非少尿型 AKI 预后更差，因此临床医师常使用利尿药将少尿型 AKI 转换成非少尿型 AKI。但利尿药可降低循环血容量，加重肾脏灌注不足，反而加重 AKI，因此需要从患者病情角度综合评价利尿药的作用，而不是仅仅关注液体管理。

2. 钙通道阻滞药（CCB）　早期动物实验表明，CCB 有血管扩张和肾脏保护作用。小样本临床观察显示，接受造影的正常人应用 CCB 类与未用者相比，可预防 GFR 和肾血流量轻度下降。但在心脏术后 AKI 患者中的作用未得到证实，其确切疗效有待进一步验证。

3. 心房利尿钠肽　仅有小样本研究显示，利尿钠肽在不同人群中可以预防和治疗 AKI。目前，仍无结论性试验证实利尿钠肽的这些作用，不建议应用心房利尿钠肽预防和治疗 AKI。

4. 促红细胞生成素　动物实验显示，重组人促红细胞生成素（EPO）对缺血性、脓毒症相关 AKI 模型有肾保护作用，其机制与减轻凋亡、促进增殖有关，但临床研究未发现肯定的结论，应继续开展 RCT 进行验证。

5. 他汀类药物 有研究发现，术前应用他汀类药物治疗可以降低术后 AKI 的发生风险，但另外的研究未发现有保护作用。多数研究发现，大剂量他汀类药物有利于降低对比剂相关 AKI 的发生率。

6. N-乙酰半胱氨酸（NAC） NAC 具有抗氧化、抗炎和血管舒张作用，可能具有减轻 AKI 发生的作用。有研究显示，大剂量 NAC 可以降低心脏术后 AKI 的发生，但关于 NAC 疗效研究的结论不一致。由于 NAC 价格低廉，无严重、明显的副作用，仍可常规用于防治 CI-AKI。

（六）肾脏替代治疗

肾脏替代治疗（RRT）包括腹膜透析、血液透析、血浆置换、血液灌流、连续性肾脏替代治疗（CRRT）、多种杂合模式及肾脏移植等不同形式。

合并有 AKI 的危重患者行 RRT 的最佳时机仍存在争议。2012 年 KDIGO 指南对 AKI 进行了定义和危险程度分级，指出达到或超过 AKI 2 级的患者可考虑行 RRT 治疗，并建议当患者出现威胁生命的容量、电解质、酸碱平衡紊乱时，需紧急开始 RRT 治疗，并强调需综合考虑临床指标，如基础疾病的严重程度、其他器官的衰竭程度、代谢产物负荷、所需营养支持及药物治疗等判断是否开始 RRT 治疗。当 AKI 作为多脏器功能衰竭的一部分，需要提前进入肾脏替代治疗。AKI 患者临床症状改善并出现肾功能恢复的早期征象时，应适当推迟 RRT。与中青年相比，老年 AKI 患者行 RRT 可能出现许多并发症，如静脉血栓、导管相关性感染、出血、低血压、心血管及神经系统并发症等。在临床实践中，何时开始 RRT，应该根据患者自身情况如临床状态、预期生存、家属及患者意愿等综合评估风险与获益进行个体化选择，而年龄本身并不是 AKI 治疗决策制定的决定性因素。

目前，KDIGO 的 AKI 指南推荐 RRT 的治疗剂量应不低于 20～25ml/(kg·h)，对于合并有感染和多脏器功能衰竭的患者治疗剂量＞35ml/(kg·h)可能会取得更好的疗效。RRT 一旦启动，何时停止可存在不确定性。目前，没有相关的随机对照试验提供依据。观察性研究表明，每天自发尿量超过 500ml 可考虑停止连续 RRT。

2020 年 KDOQI 血管通路临床实践指南建议，在颈内静脉、股静脉或锁骨下静脉中使用大口径非隧道双腔导管实现 RRT 血管通路。右颈内静脉是首选部位，因为它为右心房提供最短和最直的路线；其次为股静脉导管和左颈内静脉。考虑到锁骨下静脉置管可导致中心静脉狭窄，影响后续永久性血管通路的建立，因此尽量避免使用锁骨下静脉置管。

七、预后

尽管当前的医疗技术及治疗水平已有明显的进步，但老年 AKI 患者由于疾病的严重性及复杂性预后仍比较差，总体死亡率为 16%～50%，ICU 危重患者死亡率达 48%～80%。研究显示，≥75 岁老年住院患者 AKI 发生 90d 时病死率为 33.6%，持续性 AKI、更高的 AKI 分期、伴发感染等是其独立危险因素。若诱发多器官衰竭，预后则极其凶险。但在发生多器官衰竭时决定预后的可能并非年龄，而主要在于造成肾衰竭的诱因是否及时被去除以及其他脏器功能恢复的程度。若老年 AKI 患者处于持续性低血压状态或低血容量状态、有意识障碍或昏迷存在、因呼吸衰竭需采用机械辅助呼吸时，其死亡率则大大增加。

流行病学调查显示，老年 AKI 患者长期病死率较高，肾功能恢复率较低。不同研究报道，有 30%～70% 的 AKI 存活患者进展至 CKD，约 17% 的 AKI 患者 1 年内进展至终末期肾病。其中重度肾损伤、持续存在的致病因素，以及复发性肾脏损伤是 AKI 进展至 CKD 的高危因素。

八、展望

老年患者 AKI 发生率高、死亡率高，具有不同于普通成年人的特点，需要密切监测、早期诊断、及时治疗可以减少并发症的发生、改善预后。另外，值得引起我们注意的是老年患者常合并衰弱、谵妄、认知功能障碍等老年综合征，目前多数研究仅关注肾脏病的预后和进展，并没有考虑到老年共患疾病的复杂性，在今后的临床实践中，需要更多研究探讨。对于老年 AKI 的治疗策略，需要考虑老年人疾病、营养、谵妄、认知、预期寿命及社会家庭支持等多种因素，进行综合评估，有助于制订更适宜老年 AKI 的个体化临床决策。

思 考 题

1. 试述老年 AKI 的定义、分期以及常见病因。
2. 老年患者 AKI 的常见危险因素有哪些？
3. 试述急性肾小管坏死的治疗原则。

（徐然然　高红宇）

第四节　老年尿路感染

尿路感染（urinary tract infections，UTIs）是老年人群常见的感染性疾病，约占老年患者所有感染的 25%。其流行病学、病因、临床表现及治疗都不同于普通成年人，其中导尿管相关的尿路感染更是老年人面临的严重问题，但因缺乏典型的临床表现，其诊断和治疗也更具挑战性，需要临床医师予以高度重视。

一、概论

（一）流行病学和易感因素

1. 流行病学　尿路感染在年轻女性常见，发病率约 5%，而随着年龄增加，不仅女性高发，60 岁以上男性的发病率也明显增加，85 岁以上的男性发病率可达 7.7‰。在全部老年人群中，尿路感染占所有感染的 25%，尤其是养老机构的老年人，尿路感染占医疗相关感染的 30%～40%。

2. 易感因素

（1）萎缩性阴道炎及盆腔器官脱垂：与增龄的生理改变有关，如女性尿道短、绝经期后雌激素分泌减少、阴道上皮萎缩，致病菌易在阴道滋生；子宫下垂导致膀胱排空能力减退，会阴部污染。

（2）前列腺疾病：男性因前列腺增生、易尿路梗阻，以及前列腺分泌物杀菌活性减弱或丧失，更易发生 UTIs。前列腺感染也是一种严重的、潜在的危险因素，慢性细菌性前列腺炎可能表现为反复的尿路感染。

（3）神经源性膀胱：支配膀胱的神经功能障碍，如脊髓损伤、糖尿病、多发性硬化等，因长时间尿液潴留和（或）膀胱排空不全导致感染。研究证实，糖尿病患者发生 UTIs 的风险明显高于普通老年人，且严重的尿路感染并发症（如肾周脓肿、菌血症及肾乳头坏死）也通常发生于糖尿病患者。多种机制可解释其发生风险高，如尿液中较高的葡萄糖浓度会促进病原菌生长，高水平的肾实质葡萄糖为微生物的生长和繁殖创造了有利的环境，同时糖尿病患者免疫系统的相关损害也有助于尿路感染的发生；此外，糖尿病患者常伴有自主神经病变，导致膀胱和排尿功能障碍，降低其物理细菌清除能力，从而促进细菌生长。

（4）老年综合征及基础疾病：卒中、失能、认知障碍、长期卧床、压疮感染、免疫功能下降等都是老年更易发生尿路感染的危险因素。

（5）医源性因素：导尿或留置导尿管、泌尿外科器械操作、逆行性尿路造影等易引发尿路感染。研究发现，长期留置导尿管是住院患者及长期照护机构老人发生 UTIs 最主要的危险因素，也是尿路真菌感染的危险因素之一。

（6）尿失禁：尿失禁是衰弱老年人尿路感染的重要危险因素。研究显示，频率大于 1 次/月的尿失禁是 UTIs 的独立危险因素，同时尿失禁是发生 UTIs 的最强预测因子之一。

（二）病原微生物学及抗菌药物选择

大肠埃希菌（*E. coli*）是 UTIs 最常见的病原体。对长期照护机构老年人的调查显示，大肠埃希菌占尿培养阳性的 53.6%；其他肠杆菌科，如雷伯氏菌属、变形杆菌属，占总培养物的 34.8%；革兰氏阳性菌，包括肠球菌和葡萄球菌分别占 4.5% 和 4.1%。另一项对 32 个长照机构老年人的调查也发现大肠埃希菌最常见，约占尿培养阳性的 69%；其次是克雷伯菌属占 12%，粪肠球菌占 8%。近年来，国内复杂性尿路感染细菌谱的特点是大肠埃希菌感染比例降低，而产超广谱 β-内酰胺酶（extended spectrum beta-lactamases，ESBLs）菌株和肠球菌的比例升高。

革兰氏阴性菌对青霉素类、头孢类、氟喹诺酮类及磺胺类耐药性高，对 β-内酰胺酶抑制药、氨基糖苷类的敏感性有所下降，对碳青霉烯类的敏感性相对较好；革兰氏阳性菌对青霉素、氟喹诺酮类、氨基糖苷类、磺胺类、大环内酯类有较高耐药性，对利奈唑胺、替考拉宁、呋喃妥因等敏感性稍下降，但对万古霉素极为敏感；伏立康唑对泌尿系真菌感染有较好的敏感性。

（三）发病机制

1. 感染途径

（1）逆行感染：系病原菌经尿道上行至膀胱、输尿管和肾盂引起的感染，约占尿路感染的 95% 以上。最常见致病菌为大肠埃希菌。正常情况下前尿道和尿道口周围定植链球菌、乳酸菌、葡萄球菌和类白喉杆菌等，但不致病。某些因素，如性生活、尿路梗阻、医源性操作、生殖器感染等可诱发逆行感染。

（2）血行感染：是指病原菌通过血流到达肾脏和尿路其他部位引起的感染。约占尿路感染 3% 以下，多发生于有慢性基础疾病或接受免疫抑制药治疗的患者。常见病原菌有金黄色葡萄球菌、沙门菌、假单胞菌和白念珠菌。

（3）直接感染：泌尿系统周围器官、组织发生感染，病原菌偶可直接侵入到泌尿系统导致感染。

（4）淋巴道感染：盆腔和下腹部的淋巴管与肾脏毛细淋巴管有吻合支交通，相应器官感染时，病原菌可从淋巴道感染泌尿系统，临床少见。

2. 细菌致病力　尿路感染发生和尿路微生物被破坏有关，细菌对尿路上皮黏附是 UTIs 发生的关键步骤。细菌进入尿路后能否引起感染，与其致病力有很大关系。如大肠埃希菌，其中少数菌株，如 O、K 和 H 血清型菌株可致病，O 血清型菌株最常见，而 K 血清型菌株易引起肾盂肾炎。大肠埃希菌表面的 P 型菌毛也是影响致病力的重要因素，其可与膀胱黏膜上受体结合，使细菌在膀胱内定植、繁殖，引起感染。

3. 机体防御能力　正常情况下，进入膀胱的细菌很快被清除，是否发生尿路感染除与细菌数量、致病力等有关外，还取决于机体的防御功能。正常机体的防御机制包括排尿的冲刷作用；尿道和膀胱黏膜的抗菌能力；尿液高浓度尿素、高渗透压、低 pH；男性前列腺液含抗菌成分；出现感染后白细胞很快进入膀胱和尿液；输尿管膀胱连接处活瓣结构放置尿液、细菌进入输尿管。留置导尿管是 UTIs 的重要危险因素，导管作为细菌迁移到尿路的途径，细菌容易定植在导尿管。

（四）临床特点

因感染住院的 65 岁以上老年患者中，UTIs 是仅次于呼吸道感染的第二位原因。按照解剖部位分为上尿路感染（肾盂肾炎）和下尿路感染（膀胱炎和尿道炎）。按照临床表现分为单纯性尿路感染、复杂性尿路感染、反复发作的尿路感染、无症状菌尿症和尿道综合征。

老年 UTIs 临床表现有其特殊性：①不典型、多样化。老年 UTIs 多以精神状态改变、排尿困难等非典型症状起病，部分老年人因认知功能障碍或表达能力差而容易被忽略，容易延误诊断进而影响治疗时机。②致病因素明显。老年人常伴有慢性疾病，且前列腺疾病、尿失禁、留置导尿管等较常见，尿路感染风险高。③病程长，感染顽固，复发率高。老年人免疫功能降低，耐药情况很严重，临床诊断较困难，病情难控制，难以彻底治疗。④转归差，病死率高。老年人一旦出现尿路感染，易出现菌血症等严重并发症，死亡率高于其他年龄组。

二、单纯性尿路感染

（一）急性膀胱炎

1. 病因　多见于性行为活跃的女性和绝经后的中老年女性，尿道没有相关的结构或功能异常。常见感染途径为逆行感染，即前尿道及会阴部细菌逆行进入膀胱引起感染；血行感染或淋巴播散少见。女性尿道短，受挤压后细菌易于进入膀胱，因此女性膀胱炎较男性常见。当然男性前列腺感染亦可逆行感染膀胱。此外尿道内应用器械检查或治疗时，细菌可随之进入膀胱引起感染。

2. 诊断

（1）临床表现：对于意识清醒的老年人，临床症状与普通成年人相同。主要表现为尿频、尿急、尿痛、排尿不畅、下腹部不适等刺激症状，一般无明显全身感染症状，约 1/3 的患者可以出现血尿。

（2）尿液检查：新鲜清洁中段尿沉渣每高倍视野白细胞＞5 个；清洁中段尿细菌培养阳性，菌落计数≥10CFU/ml。

3. 治疗　选取口服吸收良好的抗菌药物治疗，不必采用静脉或肌内注射给药。仅在下列情况下可先予以注射给药：①不能口服给药的患者，如有吞咽困难或鼻饲患者，所选药物不能研磨经鼻胃管应用；②患者存在可能明显影响口服药物吸收的情况，如呕吐、严重腹泻、胃肠吸收功能障碍等。

复方新诺明、氟喹诺酮类或阿莫西林等作为一线抗菌治疗，疗程 5~7d。

（二）急性肾盂肾炎

1. 定义与临床表现 肾盂肾炎是由于尿路的逆行感染而引起的肾实质和肾盂的炎症。分为急性非复杂性尿路感染和伴有潜在疾病的复杂性尿路感染。急性肾盂肾炎可有一系列典型的临床表现，如发热寒战，伴全身酸痛、恶心呕吐，腰背痛，可有肋脊角叩击痛；尿频、尿急、尿痛的症状轻或不明显，通常尿液浑浊并带有臭味。虽然可出现菌血症，但是发生革兰氏阴性菌脓毒血症的情况比较少见。

2. 病因 急性肾盂肾炎感染的细菌主要来自尿路逆行感染，常见的是会阴部的肠道细菌经尿道、膀胱、输尿管上行至肾脏，血行感染少见。尿路梗阻和尿流停滞是最常见的诱因，尿路梗阻以上部位的扩张及积液利于细菌繁殖。绝大多数致病细菌为革兰氏阴性杆菌，以大肠埃希菌最常见，约占 80%，其次是变形杆菌、克雷伯菌属、铜绿假单胞菌属、沙雷菌属、枸橼酸杆菌、产气杆菌等。在革兰阳性致病菌中，只有类链球菌和金黄色葡萄球菌有致病意义。

3. 治疗 治疗之前建议行尿液培养。初始治疗多选用静脉用药，病情稳定后可酌情改为口服药物。经验治疗推荐选择肾排泄型抗生素，如 β-内酰胺类和喹诺酮类，开始治疗后3d 需要评估症状以确定经验疗法的效果，再根据细菌培养结果，调整治疗方案，给药总持续时间为 14d。

三、复杂性尿路感染

1. 定义 复杂性尿路感染是指患者由于存在尿路结构或功能异常或其他潜在疾病导致的尿路感染，或增加治疗失败风险的尿路感染。尿路结构或功能异常包括尿道畸形、膀胱憩室、肾囊肿、多囊肾等及膀胱出口梗阻、神经源性膀胱、尿路结石及肿瘤；危险因素包括留置导尿管、尿路支架、围手术期和术后尿路感染及糖尿病、免疫缺陷及肾功能不全等。伴有潜在复杂因素的人群患尿路感染的风险是普通人群的 12 倍。

2. 老年人的尿路感染 很多时候没有典型的临床症状，尤其对于合并失能、卒中、认知障碍的老年人，不能准确表达自己的症状，可能的症状表现为排尿困难、尿失禁或谵妄和尿液改变（肉眼血尿、气味等）。评价 UTIs 的第一步是尿液试纸检测，一些细菌，如大肠埃希菌、肠杆菌属所产生的酶能将尿液中的硝酸盐还原为亚硝酸盐，对于亚硝酸盐阳性的尿液检测有价值。联合临床评估，其阴性预测值为 100%；反之，如果临床怀疑尿路感染，尿常规提示白细胞增多，同时试纸检测结果亚硝酸盐阳性，那么有可能为尿路感染。研究显示，排尿困难和精神状态改变是最常见的两个特征，可对 63% 的细菌尿合并脓尿有预测作用。对认知功能障碍的老年人，尿路感染的诊断具有一定的挑战。一项针对养老院老年人的调查显示，UTIs 最常见的症状是精神状态改变（39%）、行为改变（19%）、血尿或脓尿（15.5%）及发热寒战（12.8%）。研究发现，排尿困难是长期照护机构老年人菌尿的强有力预测因素，新出现的排尿困难被认为是老年人 UTIs 最有价值的临床发现。同时需要根据患者的情况，进行超声、腹部平片、静脉肾盂造影、逆行肾盂造影等检查，排除尿路结石、肿瘤、尿路梗阻和肾周围脓肿、肾结核；还应排除膀胱过度活动症（overactive bladder，OAB），即临床表现尿急、尿频、夜尿或伴尿失禁，但尿常规无异常。

3. 治疗 复杂性尿路感染的治疗包括对尿路感染本身、合并症及复杂因素的治疗。

（1）治疗原则：研究显示，复杂性尿路感染治疗失败率高达27%，3d死亡率达2%～33%，因此，积极有效的治疗对其预后有重要意义。老年人因反复住院，耐药菌株感染增加，抗菌药物品种的选用，原则上应根据尿液培养、细菌药物敏感试验的结果而定。有条件的医疗机构，对临床诊断为尿路感染的患者应在开始抗菌治疗前留取合格的尿标本，在怀疑存在血行感染时应留取血标本送病原学检测，以尽早明确病原菌和药敏试验结果，并据此调整抗菌药物的治疗方案。

（2）抗菌药物选择：根据尿培养和药敏试验结果选择敏感抗菌药物。国内复杂性尿路感染细菌谱的特点是大肠埃希菌感染比例降低，而产超广谱β-内酰胺酶（ESBLs）菌株比例升高；另一个特点是肠球菌感染比例升高。临床中常在获得药敏试验结果之前采用经验性治疗或不规范的抗菌药物治疗，导致耐药的出现。

1）社区老年人：经验治疗选用三代头孢菌素，以针对常见的革兰氏阴性菌。需要根据临床症状和尿培养结果及时调整治疗方案，疗程10～14d。

2）长期住院或既往有反复尿路感染病史的患者：多重耐药细菌感染的机会增加，应参考药敏结果选择抗菌药物。男性尿路感染（梗阻、结石、前列腺增生、导尿引起）疗程长，至少14d。

3）多种疾病共存的老年人：在选择药物的时候还要进行肾功能、多重用药等的评估。

（3）外科手术治疗：对引起或加重尿路感染的尿路梗阻性疾病，包括结石、肿瘤、狭窄、先天性畸形或神经源性膀胱等，在检查评估后应积极手术治疗，在术前要控制好感染，以免手术时继发尿源性脓毒血症。

四、无症状菌尿症

1. 定义 无症状菌尿症（asymptomatic bacteriuria，ASB）是指无任何尿急、尿痛等尿路感染的症状或体征，但合并细菌尿。细菌尿的诊断标准：女性连续2次常规尿标本检测为相同细菌株，定量≥10^5CFU/ml；男性1次常规尿标本检测细菌阳性，定量≥10^5CFU/ml。男性或女性患者的导尿标本，1次菌落计数定量≥10^2CFU/ml。

2. 流行病学 ASB在年轻人中不常见，但随着年龄的增长，ASB显著增加。65岁以上女性发生率为6%～16%，90岁以上达22%～43%。65岁以上男性发生率为5%～21%。研究显示，社区老年人，女性>15.0%，男性为3.6%～19.0%；住院患者和长期照护机构的老年人ASB的发病率更高，女性为25%～50%，男性为15%～40%。短期留置导尿管者ASB为9.0%～23.0%，长期留置导尿管者ASB的日增加为3%～10%，最终可达100.0%。

3. 诊疗原则 对社区或养老机构的老年人，包括留置导尿者，目前的指南不建议常规进行ASB的筛查或治疗，不推荐针对ASB进行抗菌治疗。但如果需要留置或更换导尿管之前建议进行筛查，并使用抗生素预防感染。

在行尿道手术之前，推荐进行ASB筛查和治疗，因为此类患者术中可能有黏膜破溃、细菌入血出现菌血症的风险，术前适当的抗菌药物治疗可以减少发生感染的机会。推荐治疗方案：术前1d或术前即刻应用，术后如果不保留尿管可以不再使用；如果留置导尿管，需持续应用直至拔除导尿管。具体抗菌药物的选择应参照药敏试验结果。然而，有些老年

人因伴有卒中、认知障碍，无法正常交流，在实际临床工作中很难区分症状性尿路感染和
ASB，也因此常导致对可疑 UTIs 的患者过度应用抗生素，增加了与抗生素使用相关的不
良事件和药物相互作用的风险。

尿路感染诊疗思路详见图 32-1。

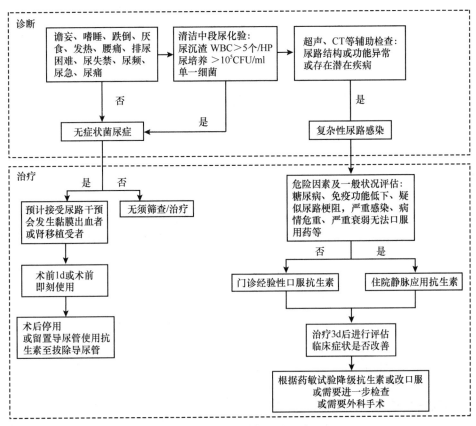

图 32-1　尿路感染诊疗思路

五、导尿管相关性尿路感染

1. 定义与病因　导尿管相关性尿路感染（catheter associated urinary tract infection,
CA-UTI）是指患者留置导尿管后，或者拔除导尿管 48h 内发生的尿路感染。CA-UTI 的发
生率高，单次尿管短期放置的发生率为 1%～5%，开放系统放置＞4d 时约 100%，无菌密
闭系统放置＞7d 时 25%。发生 CA-UTI 的原因为尿道口开放，病原菌常来源于患者自身
的肠道菌丛（肠杆菌科细菌为主），院内感染也是常见的原因。大肠埃希菌是最常见的病
原体，但仅占 23.9%，而念珠菌属（17.8%）、肠球菌属（13.8%）及铜绿假单胞菌属（10.3%）
显著高于未插管患者。导尿管培养最常见的病原体是大肠埃希菌，短期留置导尿管者培养
细菌还包括假单胞菌属、克雷伯菌属、变形杆菌属、肠球菌属和念珠菌属，其中奇异变形
杆菌多和尿管梗阻相关，多菌性尿常见于长期留置导管者。

2. 易感因素及流行病学　导管相关性尿路感染在全球范围很常见。导管上生物被膜的
形成为细菌定植和繁殖提供了条件，是其主要的发病机制。研究显示，我国医院导尿管相
关尿路感染发生率占院内感染的 20%～30%，尿路感染的发生率仅次于呼吸道感染。一些

研究显示，CA-UTI 的危险因素包括留置尿管持续时间、女性、尿路解剖或功能异常、手术室外插入导尿管、糖尿病及导管护理不佳。

3. 临床表现　对于长期留置导尿管的老年人，无尿路定位症状的发热是尿路感染最常见的表现，CA-UTI 的常见症状是发热，其次为上尿路感染或男性生殖系统感染（如附睾炎）的症状。长期留置导尿管的老年患者，通常多种疾病共存，病情较为复杂，一旦出现发热，需要进行尿培养及血培养，但其发热原因不一定来自于泌尿系，还要结合其他实验室检查及辅助检查进行综合判定，明确感染部位。

4. 诊断　超过 90%的院内导尿管相关的感染性菌尿是无症状的，菌尿和脓尿的水平及发展趋势不能预测是否将发展为有症状的尿路感染，因此，无须对无症状的置管患者常规进行尿液分析及尿培养检查。CA-UTI 诊断标准：有发热、尿液浑浊、血尿等症状，并伴有细菌尿，菌落计数≥10^2CFU/ml。需注意尿液取自尿管，从尿管壶腹部针吸获得，而非尿袋。

5. 治疗　包括如下几方面。

（1）大多数无症状者不推荐使用抗菌药物。

（2）确诊 CA-UTI，首先拔除导尿管，如果无须留置导管，则不再插管。

（3）需要长期留置尿管的老年患者，在尿培养前和应用抗菌药物治疗前应更换留置时间超过 7d 的导尿管。

（4）抗菌药物的选择与复杂性尿路感染相同，耐药发生率高，抗菌药物的选择依据临床症状、尿液检查等情况决定疗程，一般需要 14～21d。

（5）治疗后临床症状缓解，仅表现为细菌尿，可能与细菌定植有关，不需要再重复培养。

（6）留置导尿管的患者，不需要常规进行尿培养，不推荐长期应用抑菌治疗。没有尿管阻塞的情况，也不推荐进行尿管和膀胱冲洗，因为会干扰闭式导尿系统，增加感染机会。

（7）留置导尿管超过 10 年的患者，建议每年进行膀胱肿瘤的筛查。

6. 导尿管的选择　使用涂有抗菌药或抗生素材料涂覆导管形成抗微生物膜来降低 CA-UTI 和细菌尿的发生率，目前研究证据仍有限。研究显示，使用亲水涂层 CA-UTI 发生率较低；抗生素涂覆导管可在短期（＜1 周）降低无症状菌尿的发生率，但在长期留置尿管患者效果不明显；银合金导管降低无症状菌尿的发生率，但其是否能减少症状性菌尿的有效性仍不确定。关于氧化银导管是否有助于降低菌尿的发生证据有限；氯己定涂层导尿管在体外和动物试验发现预防生物膜形成，但关于临床疗效方面仍缺乏相关证据。关于导尿管材料的选择，目前指南对于材料选择和涂层类型无明确结论，建议进一步结合评估材料的成本及患者自身体验感等进行研究。

7. 预后　研究显示，CA-UTI 的死亡率为 12.7%～33.3%。有研究发现，经验性使用抗生素对 CA-UTI 患者的短期及长期死亡率、住院时间无明显影响，然而也有研究发现不适当地使用抗生素会增加不良预后的风险。关于老年 CA-UTI 患者经验性使用抗生素的利弊仍有争议，可能与老年患者因认知功能障碍或沟通等原因无法描述临床症状有关；关于 CA-UTI 和 ASB 之间的界限可能因纳入人群不同而存在差异，同时经验性使用抗生素和主治医师存在重要关联，关于经验性使用抗生素的时机仍需要进一步研究。

六、抗菌药物使用原则

抗生素治疗是尿路感染最有效的治疗方法，正确合理地使用抗生素对预后有重要影响。

（一）合理选择种类

临床上未得到病原体及药敏试验结果前经验性用药，推荐＞85 岁的老年男性为预防严重并发症应尽早使用抗生素。根据感染部位、发病情况、发病场所、既往抗菌药物用药史及其治疗反应等推测可能的病原体，并结合当地细菌耐药性检测数据，给予经验性治疗。在感染部位选择药物时需明确药物代谢动力学特点，上尿路感染多需要血液、尿液中药物浓度均较高的抗生素，下尿路感染对尿中药物浓度需求较高。待获知病原体及药敏试验结果后，结合先前的治疗反应调整用药方案；对培养阴性的患者，应根据经验治疗的效果和患者情况采取进一步诊疗措施。

（二）合理选择给药途径

上尿路感染时初始推荐静脉用药，病情稳定后可酌情改为口服用药，但在以下情况可改为静脉用药，即患者无法口服及不能耐受口服给药、存在影响口服药物吸收的情况、所选药物无口服制剂、自身依从性差不能配合。有研究显示，特殊的膀胱灌注给药只用于对氟康唑耐药念珠菌导致的膀胱炎。

（三）合理选择药物剂量

目前，每种抗生素均有推荐各自的使用剂量范围，上尿路感染中应在高限中尽量选择最大剂量，而单纯下尿路感染应在低限范围内尽量选择较小剂量。根据患者肝肾功能及时调整给药剂量。

（四）合理选择给药次数

抗菌药物按照药代动力学、药效动力学分为时间依赖性和浓度依赖性。时间依赖性药物在感染部位游离浓度高于最小抑菌浓度的时间越长，治疗效果越好，包括β-内酰胺类和碳青霉烯类，需 1d 多次给药。浓度依赖性药物在感染部位浓度越高抗菌效果越好，包括喹诺酮类、氨基糖苷类，多数每日 1 次。同时根据患者病情严重程度及肝肾功能调整用药次数。

（五）合理选择疗程

对于急性下尿路感染，疗程一般少于 7d，多推荐 3d 短期治疗，但上尿路感染疗程一般为 2 周。复杂性尿路感染在体温正常或合并症清除后还需治疗 3～5d。反复发作尿路感染必要时采用长期抑菌治疗。

（六）合理联合用药

老年人尿路感染的同时多合并其他基础疾病或伴随多种并发症，需要多种抗生素联用或与其他药物联用。在用药前应充分掌握药物之间的配伍禁忌，权衡其可能导致的不良反应，尽量将毒性大的药物减量，并与具有协同及叠加抗菌作用的药物联用。

七、真菌性尿路感染

真菌性尿路感染是指真菌侵袭尿路导致的感染性泌尿系统疾病，念珠菌属是累及泌尿生殖道最常见的真菌，其中白念珠菌是最常见的医院内真菌性尿路感染病原体。在美国，院内获得性菌血症中，念珠菌感染占第 4 位，病死率高达 40%，为所有菌血症中病死率之首。真菌感染的危险因素主要是糖尿病、肾移植、高龄、长期住院、广谱抗菌药物的使用、尿路内置导管、膀胱功能障碍、尿路梗阻性疾病等，老年人群是泌尿生殖系统真菌感染的高危人群。

（一）临床评估

多数膀胱和前列腺真菌感染没有临床症状，仅 4%的患者会出现尿频、排尿困难、血尿等症状，膀胱镜检查可发现膀胱壁白色斑片、黏膜水肿和红色斑点等。肾脏是念珠菌血症侵犯的主要靶器官，肾脏念珠菌感染表现为肾盂肾炎的症状，有腰部疼痛和发热，并可能产生输尿管梗阻，形成念珠菌感染性肾周脓肿。

（二）诊断

念珠菌尿的诊断主要依据尿液真菌涂片及尿液真菌培养，但需要注意尿液标本容易被污染。B 超和 CT 检查有可能发现泌尿系统真菌感染的相关变化，并可评估是否有尿路梗阻。

（三）抗菌治疗原则及常用抗菌药物

1. 无症状念珠菌尿的治疗同无症状菌尿。

2. 有症状的念珠菌尿均需要接受治疗，抗真菌药物参照尿培养结果和药敏试验的结果选择，应用药物治疗之前要评估肾功能。建议选用从肾脏排泄的氟康唑，如果耐药，可用伊曲康唑、氟胞嘧啶或卡泊芬净，根据病情也可考虑应用两性霉素 B，单用或联合应用。

（四）手术及外科干预

1. 留置导尿管或肾脏输尿管内支架管的患者，予以拔除或更换新的导尿管和内支架管；需永久性尿流改道者选择耻骨上膀胱穿刺造瘘。

2. B 超及 CT 等影像学检查明确有无泌尿系梗阻性疾病，需手术治疗解除梗阻者；有真菌球或局部脓肿形成的患者，需要手术引流；有先天性畸形或结构异常的患者，在感染控制后进行手术矫形。

八、预防

已有研究证实老年人活动能力的降低增加了因 UTIs 住院的风险，65 岁以上能够独立行走与不能行走或需要大量帮助的老年人相比，UTIs 住院风险降低了 69%。随着时间的推移，能够保持独立行走或行走有所改善的居民因 UTIs 住院的风险降低了 53%。关于跌倒与尿路感染之间的相关性目前仍存在争议。

对留置导尿管的患者，护理人员应该采取积极主动的方法来预防 CA-UTI。首先要确保留置导管是在无菌条件下放置。在条件允许的情况下，应尽快拔除导管，移除留置导尿管是管理 CA-UTI 的关键，适当的时候间断导尿代替留置导尿管可以降低 CA-UTI 的风险。留置导尿的患者应定期检查进行重新评估，确定是否有留置导尿管的指征以及识别和治疗导尿管的相关并发症。另外，最近有研究表明，使用一种固定装置来固定导尿管，有助于减少膀胱壁的刺激，减轻患者的疼痛，并促进尿液更好地排入收集袋。

长期留置导尿管的患者，目前的临床指南（中国泌尿外科疾病诊断治疗指南）不建议例行更换，只在导管堵塞、导管周围渗漏或 CA-UTI 时才需要更换，因为没有充分证据显示例行更换尿管可以降低 CA-UTI 的发生率。预防性应用抗生素并不会降低细菌尿、CA-UTI 或死亡的发生率。如果患者留置导尿 10 年以上，还应每年进行膀胱癌的筛查。已有研究显示，拔除导尿管前夹闭尿管与否，对尿路感染发生率、尿潴留发生率、重置管率差异无统计学意义。

规范的操作、导尿管的维护以及导尿管相关尿路感染预防的培训和教育是预防导管相关性尿路感染的有效途径。

思　考　题

1. 简述老年尿路感染的易感因素及临床特征。
2. 导尿管相关性尿路感染的临床特征及诊治原则有哪些？
3. 老年尿路感染的抗菌药物使用原则有哪些？

（马　清）

第五节　老年前列腺疾病

一、良性前列腺增生

（一）概述

良性前列腺增生（benign prostatic hyperplasia，BPH）是老年男性一种常见的良性疾病，严重影响患者生活质量。BPH 是老年男性下尿路症状（lower urinary tract symptoms，LUTS）的重要病因，有 15%～30% 的 BPH 患者有 LUTS 表现。其组织学表现为前列腺移行带间质和上皮细胞增生；解剖学表现为前列腺增大（benign prostatic enlargement，BPE）；临床表现以 LUTS 为主；尿动力学检查提示膀胱出口梗阻（bladder outlet obstruction，BOO）。

（二）流行病学

男性 40 岁后可见 BPH 组织学改变，BPH 发病率随年龄增长而增加，60 岁时发生率为 60%，80 岁时高达 80%。国内研究显示，60～69 岁男性 BPH 患病率为 10.6%，而 ≥70 岁为 14.7%。另一研究显示，60 岁以上男性患者 LUTS 患病率达 71.2%，且随年龄增长而增加。

（三）病因及发病机制

BPH 发生与年龄增长和具有功能的睾丸有关。前列腺体积每年平均增加 0.6ml，平均增大 2.5%。睾丸分泌的雄激素是 BPH 发展的必需条件。睾丸产生的睾酮在前列腺基质细胞中通过 5α-还原酶转化为双氢睾酮（dihydrotestosterone，DHT）。DHT 通过内分泌、旁分泌或自分泌机制作用于前列腺细胞，通过调节细胞凋亡和细胞增殖之间的稳态发挥作用。

BPH 的发生、发展还受到代谢综合征、炎症、饮食和遗传等多种因素影响。

代谢综合征：2 型糖尿病、高血压、肥胖、高密度脂蛋白低和空腹胰岛素高的男性，其前列腺年增长率分别为 47%、17%、36%、31% 和 28%。

前列腺炎症：通过白细胞介素（IL-1，IL-6，IL-8 和 IL-12）激活增殖信号通路，促进前列腺基质和上皮细胞增殖，导致 BPH 发生和发展。

饮食：与 BPH 发展的关系尚未明确。经常食用谷物、面包、鸡蛋和家禽的人群 BPH 发生风险增加；过量液体和咖啡因摄入与尿频、尿急有关。

遗传易感性：2q31 和 5p15 突变与进展性 BPH 相关；携带编码 LILRA3 的单核苷酸多态性 *rs103294* 等位基因 "C" 的患者，BPH 风险增加。

前列腺基质和上皮组织的干细胞扩张可能导致 BPH，然而其机制尚未清楚。

（四）病理

BPH 指前列腺移行带和尿道周围腺体区平滑肌、上皮细胞和间质细胞增生（细胞数量增加）。BPH 结节多见于移行带和尿道周围腺体区。

（五）病理生理改变

BPH 引起 BPE 并通过下述机制导致 BOO，即前列腺组织增生压迫尿道、肾上腺素能神经和前列腺平滑肌张力增加。进而增加膀胱出口尿流阻力，引起膀胱高压，出现排尿期症状。膀胱逼尿肌为适应出口阻力代偿性增大。随着时间推移，膀胱顺应性降低，逼尿肌活动增加，引起储尿期症状。持续 BOO 导致膀胱失代偿和逼尿肌活动不足，表现为排空不完全、排尿踌躇、间歇性排尿、尿流变细和尿潴留，继而出现肾积水和肾功能损伤。

（六）临床表现

临床上 BPH 患者主要出现 LUTS，包括储尿期症状、排尿期症状及排尿后症状。储尿期症状包括尿频、尿急、尿失禁及夜尿次数增多；排尿期症状包括排尿踌躇、排尿间断和排尿困难；排尿后症状包括尿后滴沥和排尿不尽感。

（七）诊断评估

确定 BPH 诊断前需排除其他引起 LUTS 的原因，如前列腺癌、膀胱癌、尿路感染（包括前列腺炎）、夜尿症、膀胱过度活动、膀胱活动不足、神经源性膀胱功能障碍、异物、尿道狭窄、远端输尿管结石、慢性盆腔疼痛综合征等。

对于出现 LUTS 的老年 BPH 患者应进行初始诊断评估。

1. 病史

（1）了解 LUTS 特点、持续时间、伴随症状，以及缓解和加重因素。

（2）有无盆腔外伤或手术史。

（3）既往史，有无糖尿病、神经系统疾病和性传播疾病。

（4）用药史，近期或目前有无服用利尿药或影响膀胱出口张力的药物等。

（5）生活方式，有无液体或咖啡过量摄入等。

2. 症状评分量表

（1）国际前列腺症状评分：国际前列腺症状评分（international prostatic symptoms score，IPSS）：是目前公认评价 BPH 患者症状严重程度的最佳工具（表 32-7）。IPSS 评分及症状严重程度分级如下：分数范围 0～35 分。轻度症状 1～7 分，中度症状 8～19 分，重度症状 20～35 分。

表32-7　国际前列腺症状评分（IPSS）

最近1个月内，您是否有以下症状	在5次中						症状评分
	0	1	2	3	4	5	
是否需要用力挤使劲才能开始排尿							
是否曾经有间断性排尿							
是否尿线变细							
是否经常有尿不尽感							
两次排尿间是否经常<2h							
是否排尿不能等待							
从入睡到早起一般需要起来排尿几次							

（2）生命质量评分：生命质量（quality of life，QoL）评分评价 BPH 患者受 LUTS 困扰的程度及能否忍受，又叫困扰评分；分数范围0~6分，评分越高，生命质量越差（表32-8）。

临床上 IPSS 评分常与 QoL 评分同时使用。

表32-8　生命质量评分（QoL）

问题	高兴	满意	大致满意	可以	不满意	苦恼	很糟
如果在您今后生活中始终伴有现在的排尿症状，您认为如何？	0	1	2	3	4	5	6

3. 体格检查

（1）泌尿系统检查

1）检查耻骨上区是否有膀胱膨胀表现。

2）检查是否有包茎、尿道口狭窄或异常阴茎等病变。

（2）局部神经系统检查：有无神经源性膀胱功能障碍。

4. 直肠指检　直肠指检（digital rectal examination，DRE）了解前列腺形态、大小、质地、中央沟是否变浅或消失，以及有无结节及压痛、肛门括约肌张力等；DRE 也是前列腺癌筛查的重要项目。BPH 时前列腺光滑增大；而局灶、坚硬、不对称、边界不清的结节提示恶性可能。

5. 膀胱日记　膀胱日记（bladder diary）以储尿期症状或夜尿为主的 LUTS 患者，应记录膀胱日记。

6. 尿常规　确定有无血尿、白细胞尿、蛋白尿及尿糖等。

7. 血清前列腺特异性抗原　血清前列腺特异性抗原（prostate-specific antigen，PSA）是前列腺癌的筛查指标；但直肠指诊、前列腺按摩、前列腺炎、BPH、前列腺穿刺、尿路感染、急性尿潴留（acute urinary retention，AUR）和留置导尿等均可引起血清 PSA 增高。血清 PSA 可预测前列腺体积，PSA>1.5ng/ml 提示前列腺体积>30ml。

8. 肾功能　通过血清肌酐和（或）胱抑素 C 估算肾小球滤过率，评估有无肾功能损伤。

9. 超声检查　通过经腹或经直肠超声了解前列腺大小、形态、突入膀胱程度、有无异常回声。经直肠超声测定前列腺体积优于经腹超声，前列腺体积（ml）≈左右径（cm）×前后径（cm）×上下径（cm）×（π/6）。经腹部超声亦可了解有无结石、憩室或占位性病变及膀胱壁改变。

10. 排尿后残余尿量　通过经腹超声或导尿术评估残余尿量（postvoid residual volume，

PVR）。PVR 增多提示梗阻可能和（或）膀胱逼尿肌功能差，PVR＞50ml 提示 BOO 可能。

11. 尿流率测定 尿流率测定（uroflowmetry）为非侵入性检查，包括最大尿流率（maximum flow rate，Q_{max}）和平均尿流率（average flow rate，Q_{ave}），其中 Q_{max} 更为重要。尿量在 150～200ml 时较准确，Q_{max}＜10ml/s 提示 BOO 可能。

12. 其他评估项目

（1）上尿路超声检查：了解有无肾积水、输尿管扩张、结石或占位性病变。

（2）前列腺 CT 或 MRI 检查：了解前列腺大小、形态及有无占位等。

（3）尿流动力学检查（urodynamics study）：为侵入性检查，包括充盈期膀胱测压和压力流量检测。用于诊断和评估 BOO 严重程度、鉴别 BOO 与逼尿肌活动不足、识别逼尿肌过度活动等。

（4）排尿期膀胱尿道造影：检测膀胱输尿管反流、膀胱憩室或尿道病变。

（5）逆行尿道造影：疑似尿道狭窄者可选择。

（6）尿道膀胱镜检查：镜下或肉眼血尿、尿道狭窄或有膀胱癌病史者可选择。

（7）诊断 BOO 的非侵入性检查：通过前列腺横向图像接近圆形程度、膀胱内前列腺突出、膀胱壁厚度、超声估计膀胱重量、无创性压力流量检测等进行 BOO 诊断。

（8）评估方法新进展：如视频尿流动力学、可视前列腺症状评分、miR-221 等新型评估方法目前已有报道。

（八）临床进展评估

1. 临床进展内容

（1）LUTS 加重：IPSS 每年平均增加 0.29～2 分。

（2）Q_{max} 进行性下降：Q_{max} 每年平均下降 2%，＞70 岁者每年下降达 6.5%。

（3）出现 BPH 相关并发症：反复尿路感染、膀胱结石、反复血尿、AUR 及肾功能损伤等。AUR 累计发生风险为每年 6.8‰～12.3‰；BPH 患者慢性肾功能不全发生率为 9%。

（4）需要接受手术治疗风险升高：BPH 患者随访 4 年，需要接受手术治疗患者为 10%。

2. 临床进展相关危险因素 年龄≥62 岁、血清 PSA≥1.6ng/ml、前列腺体积≥31ml、Q_{max}＜10.6ml/s、PVR≥39ml 和 IPSS＞7 分与 BPH 临床进展相关。此外，前列腺的慢性炎症、代谢综合征、膀胱内前列腺突出＞10mm、长期高血压、前列腺移行带体积及移行带指数、对部分 α 受体阻滞药不应答等也可能是 BPH 进展的危险因素。

（九）治疗

BPH 治疗方式包括观察等待、药物治疗和手术治疗。LUTS 严重程度、生活质量评分和并发症情况是选择治疗方式的重要依据。

1. 观察等待（watchful waiting）

（1）观察等待是一种非药物、非手术的治疗方式。BPH 是一种前列腺组织进行性良性增生，大多数为症状轻微且不愿意进一步治疗的患者，观察等待是一种合适选择。

（2）适应证：轻度（IPSS≤7 分）LUTS 且无并发症，或中度以上（IPSS≥8 分）LUTS，但尚无明显困扰的 BPH 患者。

（3）接受观察等待患者在随访第 4 年临床进展率为 31%，4.9% 患者在随访 2 年内出现 AUR。

（4）措施

1）患者教育：提供 BPH 和前列腺癌相关知识，告知观察等待效果及预后。

2）生活方式指导：避免或减少利尿和刺激性食物摄入（咖啡因、酒、辛辣食物等）、适当限制饮水及调整饮水时间、优化排尿习惯、精神放松训练及膀胱训练等。

3）合并用药指导：必要时减少潜在药物影响。

4）监测随访：了解患者疾病进展情况及是否出现相关并发症。

2. 药物治疗

（1）目标：短期目标是缓解 LUTS；长期目标是延缓疾病临床进展，预防合并症发生；总体目标是减少药物治疗副作用，同时保证患者较高的生活质量。

（2）适应证：中-重度 LUTS 尚未出现相关并发症的 BPH 患者。

（3）药物种类：包括 α_1 肾上腺素受体阻滞药、5α-还原酶抑制药、毒蕈碱（muscarinic，M）受体拮抗药、β_3 肾上腺素受体激动药、5 型磷酸二酯酶（phosphodiesterase-5，PDE5）抑制药、抗雄激素药物及其他制剂（植物提取物和中草药）等。

1）α_1 受体阻滞药

①作用机制：通过抑制膀胱颈部和前列腺平滑肌的 α 受体，松弛平滑肌，减轻 BOO 和前列腺张力，从而缓解 LUTS。不同组织器官 α 受体亚型含量各异。α_1 受体包括 α_{1A}、α_{1B} 和 α_{1D} 3 种亚型，前列腺及尿道部分以 α_{1A} 为主，阻断 α_{1A} 受体可改善排尿期症状并提高尿流率；膀胱逼尿肌以 α_{1D} 为主，阻滞 α_{1D} 受体可改善储尿期症状。根据尿路选择性，可将 α 受体阻滞剂分为非选择性 α 受体阻滞药[酚苄明（Phenoxybenzamine）]、选择性 α_1 受体阻滞剂[特拉唑嗪（Terazosin）、多沙唑嗪（Doxazosin）和阿夫唑嗪（Alfuzosin）]和高选择性 α_1 受体阻滞药[坦索洛辛（Tamsulosin，$\alpha_{1A} > \alpha_{1D} > \alpha_{1B}$）、赛洛多辛（Silodosin，$\alpha_{1A} > \alpha_{1D} > \alpha_{1B}$）和萘哌地尔（Naftopidil，$\alpha_{1D} > \alpha_{1A} > \alpha_{1B}$）]。目前临床应用的药物主要为选择性和高选择性 α_1 受体阻滞药。

②临床疗效：α_1 受体阻滞药能显著改善症状，使 IPSS 降低 30%～40%、Q_{max} 提高 16%～25%，是目前治疗男性中、重度 LUTS 患者的一线药物。

③作用特点：起效快、疗效长期稳定、不良反应发生率和严重程度低。一般治疗后 3～4d 起效，作用持续至少 1 年。α_1 受体阻滞药不影响前列腺体积和血清 PSA 水平，不能降低 AUR 或需要手术治疗的风险。年龄和前列腺体积不影响 α_1 受体阻滞药疗效。

④不良反应：最常见乏力、头晕和（直立性）低血压，多沙唑嗪和特拉唑嗪常见；直立性低血压易于发生在老年、合并心血管疾病或同时使用血管活性药物的患者。坦索洛辛和赛洛多辛出现异常射精更常见。服用 α_1 受体阻滞药患者接受白内障手术时可能出现术中虹膜松弛综合征，建议白内障术前停用 α_1 受体阻滞药。

2）5α-还原酶抑制药

①作用机制：通过抑制体内睾酮向 DHT 转变，降低前列腺内 DHT 含量，诱导前列腺上皮细胞凋亡，从而缩小前列腺体积，改善 LUTS。5α-还原酶有 2 类同工酶：1 型主要在前列腺外组织（如肝脏或皮肤）中表达；2 型主要在前列腺中表达并发挥作用。目前，临床应用的药物有非那雄胺（Finasteride）和度他雄胺（Dutasteride）。非那雄胺抑制 2 型同工酶，使血清和前列腺内 DHT 分别降低 70% 和 85%～90%。度他雄胺同时抑制 1 型和 2 型同工酶（双重阻滞），使血清和前列腺内 DHT 分别降低 95% 和 85%～90%。

②临床疗效：经过 2～4 年治疗，5α-还原酶抑制药能缩小前列腺体积 18%～28%，

改善 IPSS 15%～30%，提高 Q_{max} 1.5～2.0ml/s，降低 AUR 风险（非那雄胺 57%～68%、度他雄胺 57%）和需要手术治疗风险（非那雄胺 34%～68%、度他雄胺 48%）。适用于进展风险高[前列腺体积>40ml 和（或）血清 PSA 水平>1.5ng/ml]伴中重度 LUTS 的 BPH 患者。

③作用特点：起效较慢，4～6 周显效，6～12 个月后达到最大疗效。度他雄胺和非那雄胺在改善 LUTS 方面同样有效。治疗 6～12 个月后血清 PSA 降低约 50%。对前列腺体积较大和（或）血清 PSA 较高患者疗效更好。

④不良反应：性欲下降、勃起功能障碍、射精异常、男性乳房女性化和皮疹等。

3）M 受体拮抗药

①作用机制：通过作用于膀胱逼尿肌 M 受体，阻断乙酰胆碱与 M 受体结合，抑制逼尿肌不自主收缩，降低膀胱敏感性，从而改善储尿期症状。膀胱逼尿肌以 M_2 和 M_3 受体亚型为主；M_2 亚型更多，但 M_3 亚型对膀胱收缩作用更重要。目前，临床应用的 M 受体拮抗药主要有托特罗定（Tolterodine）和索利那新（Solifenacin）。托特罗定对膀胱的选择性高于唾液腺，索利那新对 M_3 受体的选择性高于 M_2 受体。

②临床疗效：单用 M 受体拮抗药显著改善尿急、急迫性尿失禁，减少日间排尿次数。适用于有中、重度 LUTS 且以储尿期症状为主的 BPH 患者。

③不良反应：包括口干、排尿困难、便秘、头晕、鼻咽炎和视物模糊等。多见于年龄>66 岁患者和用药 2 周内。对于 AUR 风险高（PVR>50ml 和（或）Q_{max}<10ml/s）患者，M 受体拮抗药应慎用；PVR>150ml 男性患者不宜应用 M 受体拮抗药。

4）β_3 受体激动药

①作用机制：通过刺激膀胱逼尿肌 β_3 受体，诱导逼尿肌松弛，增加储尿容量和排尿间隔，改善膀胱储尿功能。目前临床应用药物有米拉贝隆（Mirabegron）。

②临床疗效：米拉贝隆可改善尿频、尿急和急迫性尿失禁症状，改善排尿量和夜尿症。适用于有中、重度 LUTS 且以储尿期症状为主的 BPH 患者。

③不良反应：包括尿路感染、心动过速、高血压、头痛和鼻咽炎。

5）PDE5 抑制药

①作用机制：通过抑制 PDE5 活性，抑制环磷酸鸟苷降解和失活，增加一氧化氮浓度，进而舒张逼尿肌、前列腺和尿道平滑肌；增加下尿路血液灌注和氧合；减少前列腺和膀胱慢性炎症。目前，仅有他达拉非（Tadalafil）批准用于治疗男性 LUTS 患者。

②临床疗效：PDE5 抑制药可降低 IPSS，改善储尿期和排尿期 LUTS，并改善 QoL，但不能改善 Q_{max}。适用于伴或不伴勃起功能障碍有中-重度 LUTS 的 BPH 患者。

③不良反应：包括潮红、胃食管反流、头痛、消化不良、背痛和鼻塞。

6）抗雄激素药物：氯地孕酮（Chlormadinone acetate）和烯丙雌醇（Allylestrenol）通过抑制垂体促性腺激素分泌和前列腺睾酮分泌而抑制前列腺生长。缺乏高水平证据支持，可能发生严重性功能障碍等不良反应。

7）其他（植物提取物和中草药）：有一定临床疗效，副作用小，但临床证据水平低，作用机制复杂，难以判断具体成分生物活性和疗效的相关性。

（4）联合用药：联合两种药物不同效应而产生协同作用，进而改善症状，预防疾病进展。目前联合用药方案（图 32-2）如下。

1）α_1 受体阻滞药联合 5α-还原酶抑制药：最常用，适用于有中-重度 LUTS 且有 BPH

进展风险的患者。

2）α₁受体阻滞药联合 M 受体拮抗药或 β₃受体激动药：适用于单药治疗无法改善储尿期症状的中-重度 LUTS 患者。

3）PDE5 抑制药联合 5α-还原酶抑制药或 α₁受体阻滞药：适用于伴勃起功能障碍有中-重度 LUTS 的 BPH 患者。

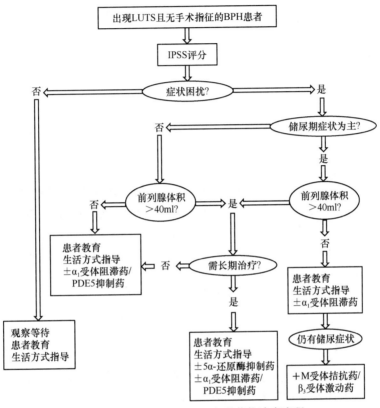

图 32-2　老年 BPH/LUTS 患者药物治疗流程

3. 手术治疗

（1）适应证

1）有中-重度 LUTS 且明显影响生活质量，尤其是药物治疗效果不佳或拒绝接受药物治疗的患者。

2）出现 BPH 并发症（反复尿潴留、膀胱结石、反复泌尿系感染、反复血尿、伴或不伴肾功能损伤的继发性上尿路积水）的患者。

（2）手术方式选择原则：综合考虑前列腺大小、患者合并症、麻醉耐受能力、患者意愿、患者可接受的手术相关副作用、可利用设备/资源和外科医师经验。老年患者可根据前列腺大小、患者有无心血管危险因素和麻醉耐受程度进行选择。

1）无心血管危险因素、能耐受麻醉者，如前列腺体积＜30ml，可选择经尿道前列腺切开/切除术；前列腺体积为 30～80ml，可选择经尿道前列腺切除术、前列腺激光/双极等离子剜除术、前列腺激光汽化术或前列腺尿道悬扩术；前列腺体积＞80ml，可选择开放式前列腺切除术、前列腺钬激光/铥激光/双极等离子剜除术、前列腺激光汽化术或经尿道前列腺切除术。

2）有心血管高危因素且不能耐受麻醉者，可选择前列腺尿道悬扩术。

3）有心血管高危因素、能耐受麻醉，但无法停用抗凝血药或抗血小板药物者，可选择前列腺激光汽化术或前列腺激光剜除术。

（3）其他手术方式：包括前列腺动脉栓塞术、前列腺高能水切割术、前列腺水蒸气消融术、经尿道柱状囊前列腺扩开术、二极管激光前列腺汽化术、前列腺支架植入术、腹腔镜/机器人辅助前列腺摘除术、前列腺内注射和临时植入式镍钛诺装置等。上述方法的长期疗效及安全性尚需进一步临床研究验证。

二、前列腺炎

（一）概述

前列腺炎（prostatitis）是指各种急、慢性细菌性前列腺炎或慢性非细菌性前列腺炎。数据显示该疾病约占泌尿外科门诊量的 25%。虽然多发生在性活跃期男性，但老年男性的发生仍然占一定的比率，值得重视。

过去传统分类（四杯法，即初始尿液、中段尿液、前列腺按摩前及前列腺按摩后尿液）将前列腺炎分 4 型，包括急性细菌性前列腺炎、慢性细菌性前列腺炎、慢性非细菌性前列腺炎，以及前列腺痛。1995 年，美国国立卫生研究院（NIH）将前列腺炎分为 I 型（急性细菌性前列腺炎）、II 型（慢性细菌性前列腺炎）、III 型（慢性前列腺炎/慢性骨盆疼痛综合征）和IV型（无症状性前列腺炎）。III 型前列腺炎根据前列腺液或精液或前列腺按摩后尿液中的白细胞数量是否升高，又可分为IIIA（炎症性慢性骨盆疼痛综合征）和IIIB（非炎症性慢性骨盆疼痛综合征）两个亚型。这个标准一直沿用至今。

（二）病因和发病机制

1. 病原体感染　I 型前列腺炎多由血行感染、经尿道逆行感染。多为自发感染或常有下尿路操作史。病原体最常见为大肠埃希菌。II 型前列腺炎多为逆行感染，病原体主要为葡萄球菌属。III、IV 型前列腺炎患者常规细菌检查未能分离出病原体，但不能忽视其他特殊病原体感染的可能。

2. 排尿功能障碍　老年前列腺增生，容易导致尿路梗阻与残余尿形成，易诱发无菌的"化学性前列腺炎"。

3. 盆腔会阴部相关疾病因素　老年人伴有前列腺外周带静脉丛扩张、痔、精索静脉曲张，以及前列腺邻近精道或精囊、后尿道炎及附睾炎等，易并发前列腺炎。

4. 不良生活习惯　久坐缺乏运动、嗜烟酒和不卫生性生活等。焦虑或抑郁可引起神经功能紊乱，加重前列腺炎相关症状。

5. 其他　过敏或自身免疫病可通过免疫介导途径导致 III 型前列腺炎。

（三）临床表现及实验室检查

1. 临床表现　2019 年中国泌尿外科和男科疾病诊断治疗指南，将前列腺炎临床症状细化为 5 个方面的症状，包括疼痛的症状、储尿期、排尿期症状、性功能症状和全身症状或精神症状。

（1）急性前列腺炎：老年患者急性发作，伴有不同程度的下尿路刺激征及全身症状。

典型表现为尿频、尿急、尿痛，伴有排尿费力、等待、中断等，常有会阴、耻骨上或外生殖器疼痛及射精痛，部分患者出现血精；部分患者出现发热、寒战、精神不振、低血压、败血症等全身症状，甚至并发急性尿潴留。排除其他泌尿系感染的基础上首先考虑急性前列腺炎。

（2）慢性前列腺炎：疼痛和排尿症状迁延3~6个月以上。部分患者伴有焦虑、抑郁、失眠等症状。

2. 实验室和其他检查

（1）前列腺液白细胞超过10个/HPF，有卵磷脂小体减少或消失及精液不液化、白细胞增多等改变。

（2）尿液白细胞增多伴或不伴血尿、蛋白尿。初始尿液、中段尿液及前列腺按摩前、后尿液细菌培养阳性有助于前列腺炎和尿道炎的确诊和鉴别。必要时可行尿液高通量测序技术（NGS）检查。

（3）合并全身症状者外周血白细胞（尤其是中性粒细胞）及红细胞沉降率、CRP、IL-6和PCT可升高。老年患者可出现PSA升高。

（4）老年前列腺炎影像学表现无明显特异性，但有助于了解泌尿系结构方面的异常。

（5）其他。尿流率或尿动力学检查可以了解患者排尿或膀胱尿道功能障碍状况。

（四）诊断

老年患者诊断前列腺炎需先排除其他前列腺疾病。

1. I型前列腺炎 急性起病、直肠指诊前列腺有压痛，结合前列腺液或血液、尿液的细菌培养阳性情况可诊断。

2. II型和III型前列腺炎 慢性病史、精液分析或细菌培养、前列腺特异性抗原（PSA）、尿细胞学、经腹或经直肠B超（包括残余尿测定）、尿流率、尿动力学、CT、MRI、经尿道膀胱镜检查和前列腺穿刺活检等检查有助于进一步明确诊断及鉴别诊断。

3. IV型前列腺炎 无明确的症状，常在前列腺液、精液、前列腺按摩后尿液、前列腺组织活检及前列腺切除标本的病理检查时被发现。

美国国家卫生研究院对慢性前列腺炎患者的疼痛、排尿症状、症状对生活的影响及生活治疗4个方面的各个细节制定了慢性前列腺炎症状指数评分（NIH-CPSI），并分为轻度、中度和重度，可为治疗提供一定的参考。

（五）治疗

治疗主要针对I~III型前列腺炎患者。老年IV型前列腺炎患者无症状、不影响患者生活质量，如不伴有血清PSA升高，可不治疗；如合并血清PSA升高等，要先排除前列腺肿瘤。

1. 一般治疗 老年患者积极治疗相关的全身性疾病。避免憋尿、久坐或长时间骑行；戒烟酒，忌辛辣食物；适当加强运动。如果合并有焦虑或抑郁情况，建议心理科协助治疗。

2. 药物治疗

（1）抗生素：常用的抗生素包括广谱青霉素、三代头孢菌素、氨基糖苷类抗生素或氟喹诺酮类抗生素等；磷霉素疗效确切，也是急慢性细菌性前列腺炎的一线用药。I型前列腺炎，如症状严重建议静脉使用抗生素；发热症状改善后改为口服抗生素，总疗程至少4

周；伴脓肿或尿潴留者，应及时导尿或引流。Ⅱ型前列腺炎确诊后，抗生素治疗的疗程为4～6周，其间应评价疗效，不理想可改用其他敏感抗生素。ⅢA型前列腺炎抗生素治疗大多为经验性治疗，可先口服喹诺酮类抗生素 2～4 周，后续根据疗效决定是否继续；推荐的总疗程为 4～6 周，疗效不佳可改为四环素类或大环内酯类等抗生素治疗。ⅢB型前列腺炎不推荐使用抗生素治疗。

（2）α受体阻滞药：通过松弛前列腺和膀胱等部位的平滑肌而改善下尿路症状和疼痛，是治疗Ⅱ型/Ⅲ型前列腺炎的基本药物。推荐使用选择性α受体阻滞药，包括特拉唑嗪、多沙唑嗪、坦索罗辛、赛洛多辛等。

（3）非甾体抗炎镇痛药：有助于缓解疼痛和不适。

（4）M受体阻滞药：如托特罗定、索利那辛等，主要用于尿急、尿频等储尿期症状明显和夜尿但无尿路梗阻的患者。

（5）抗抑郁药及抗焦虑药：合并抑郁、焦虑等的患者，可同时使用抗抑郁药及抗焦虑药治疗，如三环类抗抑郁药、选择性5-羟色胺再摄取抑制药和苯二氮䓬类药物等。

（6）中医中药：2022 年中国中成药治疗慢性前列腺炎临床应用指南推荐，使用前列欣、前列安栓等药物改善疼痛不适；癃清片、宁泌泰胶囊、舒泌通胶囊等缓解患者下尿路症状。

（7）其他：植物提取物（如普适泰、黑麦草、绿茶、洋葱和锯棕榈等提取物）据报道可改善前列腺触痛和前列腺液白细胞升高等症状，但缺乏进一步证据。白三烯受体拮抗药（孟鲁司特）可抑制血清和前列腺促炎介质/趋化因子表达的增加，减轻前列腺的组织学炎症变化。

3. 其他辅助治疗 前列腺按摩可促进前列腺腺管排空，缓解临床症状。适用于慢性前列腺疼痛钙化、前列腺液白细胞增高和合并血精的患者，但Ⅰ型前列腺炎患者禁用。

针对有神经放射症状的患者，生物反馈电刺激治疗可使慢性前列腺炎患者盆底肌松弛并协调，达到减轻症状的效果。

热疗可增加前列腺组织血液循环及消炎、消肿等。适用于腹部或盆底有压痛或有射精痛的患者。短期内虽有一定缓解症状的作用，但缺乏长期的随访资料。

思 考 题

1. 试述下尿路症状的定义及病因。
2. 试述前列腺增生临床进展相关危险因素。
3. 试述前列腺增生治疗药物的种类及联合用药方案。
4. 试述免疫反应在慢性前列腺炎发病过程中的作用。

（刘　伟　郝文科）

第三十三章　老年骨关节退行性疾病

第一节　骨关节系统的衰老性改变

随着年龄增长，人体的骨关节、肌肉、韧带等结构发生了一系列不可逆的退化（irreversible degeneration），这些退化与神经系统、代谢内分泌系统、心脑血管系统、视觉系统、消化系统等不同程度的衰老同步进行，导致运动系统出现功能的逐渐下降，成为老年综合征的一部分表现。老年人营养代谢也会出现一系列变化，如基础代谢率降低、脂质堆积、蛋白合成分解降低、糖代谢降低、矿物质及维生素流失等，更易出现骨骼肌量流失、肌力下降、关节骨质增生、滑膜及软骨退变和骨质疏松等，从而导致慢性肌肉骨骼疼痛、关节功能障碍及易发骨折等现象，还容易与其他系统退化或疾病一起形成恶性循环；同时，与老年抑郁症或焦虑症等并存，极大地降低了老年人的生活质量，增加治疗的难度。本节对骨关节系统的衰老性改变与老年人骨关节退行性疾病的关系作一概述。

一、骨组织

骨骼系统的主要功能有支撑、保护、造血、运动、储存等。一方面，年龄增长后骨与关节的退行性变化会导致人体骨骼中的髋关节、脊柱、下肢长骨等支撑作用下降，运动功能明显降低。另一方面，骨组织中具有造血功能的松质骨如骨盆、椎体及长管状骨两端的骨髓产生的血细胞减少，容易引发贫血。再者，体内及骨骼中所储存的矿物质随着老年人代谢的改变会逐渐减少，造成骨量丢失；同时，肌少症（sarcopenia）造成日常运动的减退等，骨组织也会因应力刺激减少而呈现"用进废退"的趋势，从而大部分老年人会逐渐出现骨质疏松症。

二、软骨组织

关节软骨退行性变在老年人中非常常见，这是关节软骨随年龄增长衰老的结果。在关节软骨的病理变化过程中，软骨的透明度会降低，关节变得脆弱。介导糖蛋白的组织蛋白酶（cathepsin）、基质金属蛋白酶（matrix metalloproteinase，MMP）、蛋白聚糖酶（aggrecanases）活性降低，导致胶原蛋白、糖蛋白、纤维蛋白的原有弹性强度降低，由于酶等活性组织的改变，糖蛋白随着年龄的增长逐渐减少，软骨的透明度会降低，关节面会变得脆弱，负重软骨面剥脱明显。除了增龄的因素，超重、长期反复的关节超负荷运动、急性或慢性创伤也会增加关节软骨的磨损，关节间隙逐渐狭窄，关节周围的韧带和肌肉等软组织出现张力不适配，从而出现关节失稳，在活动中会加重关节软骨的损伤，从而导致关节退行性病变发展过程加快。

三、肌肉与韧带组织

肌肉韧带与骨组织、软骨组织的退变、衰老是同步发生的，肌少症与骨量丢失及韧带退变密切相关，其代谢遵循 Wolff 定律，结构与功能是相适应的。增龄导致的各器官功能下降、营养摄入减低、激素水平失调、神经肌肉支配改变等，使原来的肌纤维直径与强度均出现不同程度下降，肌肉组织体积减小，脂肪组织异位分布，从而出现肌肉的整体退变，包括肌量减少、肌肉质量下降及肌力减低，同时伴随着韧带强度的降低，二者使得老年人活动量减少，活动度减低，关节运动功能及稳定性下降，平衡能力减弱。在此条件下，骨骼组织不能得到足够有效应力刺激，会进一步加速骨量丢失，加快骨质疏松症的进展。

第二节　老年退行性骨关节炎

一、退行性骨关节炎的概念

退行性骨关节炎（degenerative osteoarthritis）又称骨关节炎（osteoarthritis，OA）、骨关节病等，以往的教科书和文献资料常被称为骨性关节炎，近年考虑到中英文一致，将 osteo（骨）arthritis（关节炎）统一命名为骨关节炎，退行性骨关节炎并不是典型的炎症性疾病，而是多种因素对易感个体综合作用的结果。

退行性骨关节炎是由多种病因引起关节软骨纤维化、皲裂、溃疡、脱失而导致的以关节疼痛为主要症状的退行性疾病，影响关节活动并降低生活质量。退行性骨关节炎确切病因尚不明确，其发生与增龄、肥胖、炎症、创伤、关节先天性异常、关节畸形及遗传因素等有关，病理特点为关节软骨变性破坏、软骨下骨硬化或囊性变、关节边缘骨质增生、滑膜病变、关节囊挛缩、韧带松弛或挛缩、肌肉萎缩无力等。

退行性骨关节炎是老年人常见的一种缓慢进展的慢性骨关节疾病，位列第四大致残性疾病，给患者、家庭和社会造成巨大的经济负担。本病多见于中老年人群，好发于负重关节及负荷活动较多的关节（如膝关节、腰椎、颈椎、手部指间关节、髋关节、踝关节等）。超过关节负荷能力的运动均可促进退行性改变的发生。退行性骨关节炎的临床表现为缓慢进展的关节活动时疼痛、僵硬、关节肿胀、活动范围受限和关节畸形等。

二、退行性骨关节炎的病因和患病率

关节软骨损伤、退变是骨关节炎主要原因，退行性骨关节炎的病理机制目前仍不明确。软骨细胞一般 2~8 个成群分布于软骨陷窝内，椭圆形的幼稚软骨细胞单个分布，位于软骨组织的表层，体积较小，其长轴与软骨表面平行以利于负荷、传导应力，深层的软骨细胞体积增大呈圆形；成熟的软骨细胞由同一个母细胞分裂增殖而成。组织切片中软骨细胞收缩为不规则形，在软骨囊和细胞之间可出现较大的腔隙。软骨组织缺乏血管，细胞外基质占比高，所以关节软骨一旦损伤很难被修复。目前研究认为，引起骨关节炎的可能原因包括软骨退变、机械力学改变、自我吞噬、氧化应激、内部免疫、软骨过度增生等，这些因素最终导致关节软骨磨损剥脱、关节间隙狭窄、关节周围骨质增生。骨关节炎患者的关节软骨细胞受到异常的生物力学应力、促炎性细胞因子和趋化因子的复杂综合作用，细胞外基质同时发生变化，这些因素造成软骨细胞表型转移并扰乱软骨内稳态。虽然不是炎症性疾病，但炎症因子如细胞因子、一氧化氮（NO）、前列腺素（PG）、蛋白酶等在反复机械损伤中对软骨造成不可逆损害。软骨细胞在促炎症因子作用下产生 NO，抑制胶原和蛋白多糖合成、激活基质金属蛋白酶，促进细胞凋亡，在 OA 的持续软骨破坏中起着主导作用。PG 可促进软骨细胞Ⅱ型胶原合成、活化 MMP 和细胞凋亡。退行性骨关节炎患者软骨细胞产生 IL-1β 和 TNF-α，诱导降解蛋白酶，从而减少蛋白多糖胶原合成，导致软骨基质损伤和软骨下骨重构，这在软骨破坏中起主要作用。

退行性骨关节炎总体上分为两种，即原发性骨关节炎和继发性骨关节炎。原发性骨关节炎在临床中最为常见，在老年人群中患病率高，但到目前为止病因并不是非常清楚，无明确的全身或局部诱因，与增龄和遗传因素相关性大，与体质因素也有一定的关系，肥胖可导致膝骨关节炎。研究结果显示，65 岁及以上超重人群中 60% 出现膝骨关节炎，说明关节反复过度负荷承载就会加重关节软骨的磨损，肥胖与骨关节炎之间有密切关系。关节软骨的营养来源于关节腔内的滑液，影响滑液循环和关节血供的不利因素均会促进关节软骨的退变，导致骨关节炎发生。

继发性骨关节炎多是在原有关节病变基础上随着年龄增大和关节负荷增加逐渐发生的退行性病变。常见的病因有：①关节内骨折、脱位。关节面由于骨折后不平整，上下两个关节面对合失去了原有的匹配，或是由于关节周围软组织损伤关节相对变得松弛和不稳定，关节活动过程中存在异常微动，从而容易加速关节软骨退变。②关节发育异常或畸形，如膝关节发育性内外翻畸形、髋关节发育不良等；儿童或青少年时期的维生素 D 缺乏导致佝偻病；骨代谢异常出现骨骼力线异常，也会加速成年后关节退变。③代谢异常。高尿酸血症导致的痛风、焦磷酸盐关节病、褐黄病等损伤关节软骨。④其他，如关节感染、血友病、神经源性关节病等都会导致关节发生继发性的退变。

原发性退行性骨关节炎好发于中老年人群，在 50 岁以上人群随年龄增大患病率逐渐增高，女性多于男性，65 岁及以上的人群 50% 以上为 OA 患者。退行性骨关节炎常累及多个关节，我国人群常见的发病部位多为膝、腰椎、颈椎、手指、髋、踝关节等，膝骨关节炎最为常见，脊柱的骨关节炎患病率虽高但临床诊断率相对较低，常被腰背筋膜炎、腰椎管狭窄症、腰椎滑脱症等疾病掩盖。继发性骨关节炎可发生在各个年龄阶段，在中青年，继发于创伤、炎症、关节不稳定、积累性劳损或先天性疾病等，一般局限于原发疾病的关节。中国健康与养老追踪调查（China Health and Retirement Longitudinal Study，CHARLS）的研究结果显示，我国膝关节症状性 OA（膝关节 Kellgren & Lawrence 评分≥2 分，同时存在膝关节疼痛）的总患病率为 8.1%；女性高于男性，呈现明显的地域差异，即华北地区（5.4%）和东部沿海地区（5.5%）低于西南地区（13.7%）和西北地区（10.8%）。从区域特征来看，农村地区膝关节症状性 OA 患病率高于城市地区。在城市人口中，手部关节 OA 的患病率为 3%（男性）和 5.8%（女性）；髋关节影像学 OA（采用 Croft 等的标准，即双侧髋关节正位 X 线片上存在以下影像学征象中的任意一条：关节间隙最窄处≤1.5mm；≥2 分的骨赘及上外侧关节间隙狭窄≥2 分或上内侧关节间隙狭窄≥3 分；其他≥3 分的 OA 影像学征象）的患病率为 1.1%（男性）和 0.9%（女性），农村地区髋关节 OA 患病率为 0.59%。随着我国社会人口老龄化程度的进展，OA 的患病率呈现逐渐上升的趋势，基本与全球同步。

退行性骨关节炎对人体身心健康（physical health and mental health）均有明显的负面作用。退行性骨关节炎患者由于疼痛减少了日常活动，活动范围缩减，生活质量受到影响；慢性疼痛还会影响患病人群的精神健康。骨关节炎研究数据中心（Osteoarthritis Data Center）的研究结果显示，下肢骨关节炎患者出现抑郁症状的比例高于正常人群，影响患者的心理状态；骨关节炎也会造成老年人的睡眠质量下降，影响记忆力。近几年的研究显示，退行性骨关节炎还与心脑血管系统疾病的发生、加重有一定相关性，会明显增加心肌梗死的概率和全因死亡率，但手部骨关节炎与之无明显相关性。

三、退行性骨关节炎的病理

骨关节炎的病理改变主要表现在关节软骨（articular cartilage）与软骨下骨（subchondral bone）、关节周围的肌肉、韧带等软组织，这些部位的病理改变互为因果，出现恶性循环，加速关节退变。

（一）关节软骨与软骨下骨

骨关节炎最重要也是最早的病理变化出现在关节软骨，表现为关节软骨质地软化、弹性下降，软骨表面由正常的瓷白色逐渐变为淡黄，颜色变暗；关节表面粗糙化，软骨出现微小裂隙，透明软骨中的主要成分 II 型胶原质量下降，排列紊乱；软骨纤维化、剥脱，甚至局部区域完全裸露出软骨下骨，负重较大的关节间隙狭窄，关节边缘骨质增生肥厚，严重的可出现关节的畸形，应力分布不均衡进一步加速关节软骨的退变。软骨下骨硬化（subchondral sclerosis）也是软骨退变的一种继发性改变，关节软骨覆盖着软骨下骨，在关节负荷大、应力集中区域，软骨下骨由于功能代偿出现密度增高、致密，表现为象牙样硬化；负重小的关节区域，软骨下骨出现骨质疏松或囊性变。骨骼的功能顺应于其承受的应力，骨骼结构与其功能一致，19 世纪外科医师沃夫发现这一现象，定义为 Wolff 定律（沃尔夫定律）。软骨下骨会随着生物应力的变化不断塑形，关节逐渐发生退变，也遵循这一定律（图 33-1）。

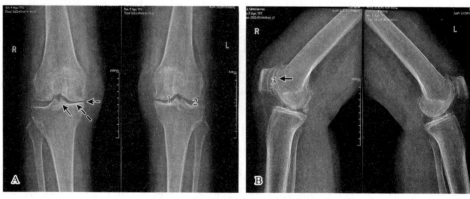

图 33-1　膝骨关节炎的正侧位 X 线片

A. 显示髁间棘增生（细实线箭头）、关节间隙狭窄（细虚线箭头）、软骨下骨硬化（粗虚线箭头）；B. 显示髌股关节间隙狭窄且增生（粗实线箭头），轻度内翻畸形。1. 膝关节内侧间室；2. 外侧间室；3. 髌股关节间室

（二）关节的软组织

滑膜、关节囊、肌肉、韧带也会相应发生改变。退行性骨关节炎的滑膜与关节囊由于剥脱软骨或应力损伤导致的无菌性炎症的刺激，滑膜充血肿胀，富含软骨粘连蛋白的滑液渗出增加，关节腔积液，滑液失去原有的清亮透明，变得稍浑浊和黏稠；关节囊纤维变性和增生，关节变得肥厚和肿大，这从一定程度上影响关节活动度。关节疼痛导致活动量下降，关节周围的肌肉和韧带强度降低，逐渐发生失用性萎缩，出现肌纤维直径变细、韧带松弛；关节的软组织稳定机制被破坏，导致关节僵直、畸形和退变。

四、退行性骨关节炎的临床表现

（一）症状

1. 关节疼痛　关节疼痛是退行性骨关节炎最常见的临床表现，发生率为 36.8%～60.7%，也是患者就诊的最重要原因。疼痛可在各个关节出现，其中以膝关节及指间关节最为常见。退行性骨关节炎的主要症状是关节疼痛、肿胀、活动度减少。关节局部疼痛在伴有关节肿胀时尤其明显。患者休息后出现疼痛，活动一会儿即可缓解，但活动过多后，疼痛又加剧。初期为轻度或中度间断性隐痛，休息后好转，活动后加重；疼痛常与天气变化有关，寒冷、潮湿环境均可加重疼痛；OA 晚期可以出现持续性疼痛或夜间静息痛。另一常见症状是关节僵硬，常出现在早晨起床时或白天关节长时间保持一定体位后。退行性骨关节炎缓慢起病后开始因受凉或超负荷劳累感到膝关节酸胀不适或关节周围疼痛，或髌前疼痛，下楼时腿打软无力；随着时间延长症状逐渐加重，下楼和上楼均出现膝关节疼痛，逐渐发展到走平路也有疼痛症状，甚至出现关节摩擦感和关节僵硬。病程早期多以一侧症状为主，逐渐双膝反复交替都出现症状，发病 5～10 年后双膝逐渐均出现明显疼痛的症状。退行性骨关节炎的症状有一定的季节性规律，春秋交替季节和冬春交替季节时症状明显。手骨关节炎的症状常是指间关节疼痛和轻度肿胀、晨僵。脊柱骨关节炎常引起下腰痛，颈、腰椎僵硬不适，骨质增生进一步发展或可导致腰椎管狭窄症，导致神经源性间断性跛行。髋骨关节炎一般髋部疼痛缓慢起病，进行性加重，多年后可出现疼痛性跛行。髋关节周围的腹股沟区、髋外侧、大腿内侧、臀部，以及膝关节可出现牵涉痛，要注意与其他疾病进行鉴别诊断。

2. 关节僵硬与活动受限　如果关节长时间处于一个位置后再活动会出现暂时性僵硬感，更换姿势出现疼痛，但活动一段时间后疼痛减轻，活动变得稍灵活，过度负荷运动仍可加重疼痛症状。关节内若出现游离体可发生关节绞锁或卡压，此时多需要关节镜手术取出游离体以避免关节软骨进一步损伤。随着骨关节炎症状加重，老年人日常活动量与生活活动范围均不同程度下降。

（二）体征

关节压痛和畸形是膝关节和手部骨关节炎的最常见体征。检查受累关节可见关节肿胀、压痛，活动时有"摩擦感"或"咔嗒"异响。

1. 膝骨关节炎　股四头肌可出现萎缩，关节压痛，膝关节髌骨研磨试验阳性，按压髌骨摩擦感明显，关节有时肿胀，活动度减少。重度膝骨关节炎可出现内翻（varus）或外翻（valgus）畸形。

2. 腰椎骨关节炎　腰椎小关节压痛，腰椎屈伸或旋转活动不同程度减少，一般不伴有弯腰时坐骨神经痛的体征。

3. 手骨关节炎　女性患者更容易出现症状。手远端指间关节出现 Heberden 结节，近端指间关节出现 Bouchard 结节，结节使关节显得粗大。远端指间关节靠近指甲根部还可出现囊肿。随着疾病进展，手关节畸形会进一步限制活动度，导致功能障碍。

4. 髋骨关节炎　疼痛性跛行步态，后期臀部肌肉萎缩，尤其是平时生活中走路、站立保持良好姿势的臀中肌萎缩明显，不能有效保持髋外展的稳定。髋关节活动范围减少，尤其是内、外旋活动受限，严重的髋骨关节炎患肢可呈屈髋外旋位，下蹲困难。髋关节"4"字试验可出现阳性体征。

对以上关节进行功能评估时要注意关节的主动活动范围和被动活动范围，还要注意评估关节周围肌肉等软组织和关节稳定性，临床上常用一些通用的评分标准进行综合评估，如骨关节炎指数评分表（the Western Ontario and McMaster Universities，WOMAC）、医疗结果研究 36 项简表（Medical Outcomes Study 36-Item Short Form，SF-36）生活质量评分、Lysholm 膝关节评分、膝骨关节炎 HSS 评分、髋关节 Harris 评分等。

五、退行性骨关节炎的影像学检查和实验室检查

（一）影像学检查

1. X 线检查　为退行性骨关节炎明确临床诊断最常用、最经济的检查方法，也是首选的影像学检查。在 X 线片上 OA 的三大典型表现为受累关节非对称性关节间隙变窄、关节边缘骨赘形成、软骨下骨硬化和（或）囊性变。部分患者可有不同程度的关节肿胀，关节内可见游离体，甚至关节畸形。下肢站立位负重 X 线片比非负重片更容易显示关节间隙的狭窄。下肢站立位全长 X 线片可显示下肢的力线和内外翻畸形，这在胫骨高位截骨矫形（high tibial osteotomy，HTO）和膝关节置换（knee arthroplasty）术前准备中常用。

临床和科研中常广泛使用根据 X 线改变的 Kellgren & Lawrence 分级（表 33-1）。

表33-1　Kellgren-Lawrence分级

分级	X 线片所见
0 级	无改变（正常）
Ⅰ 级	轻微骨赘
Ⅱ 级	明显骨赘，关节间隙正常
Ⅲ 级	关节间隙重度狭窄
Ⅳ 级	关节间隙明显狭窄，软骨下骨硬化

2. MRI　表现为受累关节的软骨厚度变薄、缺损，胫骨或股骨髁的骨髓水肿（脂肪抑制相）、膝关节半月板损伤及变性、关节积液、腘窝囊肿，MRI 还能显示内外侧副韧带和前后交叉韧带，有助于评估软组织平衡情况。MRI 对于临床诊断早期 OA 有一定价值，对 OA 的鉴别诊断或临床研究也具有重要作用。

3. CT　常表现为受累关节间隙狭窄、软骨下骨硬化、囊性变和骨赘增生等，多用于 OA 的鉴别诊断，可发现骨肿瘤等引起的骨破坏。

（二）实验室检查

骨关节炎患者血常规、蛋白电泳、免疫复合物及血清补体等指标一般在正常范围内。若患者同时合并关节滑膜炎，可出现 C 反应蛋白（C-reactive protein，CRP）和红细胞沉降率（erythrocyte sedimentation rate，ESR）轻度增高。继发性 OA 患者可出现与原发病相关的实验室检查异常。实验室检查有助于鉴别类风湿节炎、痛风、化脓性关节炎、结核性关节炎、色素沉着绒毛结节性滑膜炎等疾病。

退行性骨关节炎的关节液呈清亮或淡黄色，白细胞计数小于 2×10^9/L，有时含有小的

软骨碎屑。滑液中多形核白细胞数量少于总白细胞的 15%，糖含量与血糖相似。关节液浑浊，白细胞计数大于 2×10^9/L 提示炎症可能，需要进一步检查鉴别有无感染性关节炎、炎性关节病（类风湿关节炎、强直性脊柱炎、红斑狼疮）、痛风和假性痛风等，可做关节液细菌培养、革兰氏细菌染色、偏振光镜检观察有无晶体等。

六、退行性骨关节炎的诊断和鉴别诊断

（一）诊断

　　OA 诊断需根据患者病史、症状、体征、X 线等影像学的表现及实验室检查作出临床诊断，但临床症状与 X 线片征象可能不一致，有的患者 X 线片的改变轻微而症状较重，有的患者 X 线片的改变较重而症状不明显；每个患者对疼痛的敏感性不同，治疗时要注意采取个体化方案。诊断为原发性骨关节炎，首先要排除可能引起继发性骨关节炎的原因。国际上一般只把具有骨关节炎临床症状（symptomatic osteoarthritis）的患者才诊断为骨关节炎，放射学有改变而无症状者称为放射性骨关节炎（radiological osteoarthritis）。膝关节的疼痛和功能评分常采用膝关节学会评分（knee society score，KSS），髋关节采用 Harris 评分、WOMAC 评分，二者均适用。以下为膝、手、髋骨关节炎的临床诊断标准（表 33-2、表 33-3、表 33-4）。

表33-2　膝关节骨关节炎诊断标准

序号	症状或体征
1	近 1 个月内反复出现膝关节疼痛
2	X 线片（站立位或负重位）显示关节间隙狭窄，软骨下骨硬化和（或）囊性变，关节边缘骨质增生
3	年龄≥50 岁
4	晨僵时间≤30min
5	活动时有关节骨摩擦音（感）

满足 1+（2、3、4、5 条中的任意 2 条）即可诊断膝关节骨关节炎

表33-3　手部指间关节骨关节炎诊断标准

序号	症状或体征
1	手部指间关节疼痛、酸胀、僵硬感
2	10 个指间关节中骨性膨大关节≥2 个
3	掌指关节肿胀≤2 个
4	远端指间关节骨性膨大≥2 个
5	10 个指间关节中畸形关节≥1 个

满足 1+2+3+4 条或 1+2+3+5 条可诊断手骨关节炎。10 个指间关节为双侧示指、中指近端及远端指间关节、双侧第一腕掌关节

表33-4　髋关节骨关节炎诊断标准

序号	症状或检查结果
1	近 1 个月反复髋关节疼痛
2	红细胞沉降率（ESR）≤20mm/h
3	X 线片示骨赘形成，髋臼边缘骨质增生
4	X 线片示髋关节间隙变窄

满足诊断标准 1+2+3 条或 1+3+4 条，可诊断髋关节骨关节炎

（二）鉴别诊断

1. 类风湿关节炎 一种自身免疫病，主要特征是侵蚀关节，病理基础是滑膜炎，疾病后期从滑膜侵蚀关节软骨和骨组织，破坏关节结构。发病初期也是关节晨僵、疼痛和肿胀，最终可出现关节畸形，好发年龄在 20～55 岁，女性多见，常多关节对称发病。类风湿关节炎晨僵时间一般大于 30min，手指可伴有尺偏畸形，类风湿关节炎患者的关节（如肘关节）旁可有圆形无痛性类风湿结节（rheumatoid nodules）。退行性骨关节炎多为中老年人发病，早期受累关节一般不对称，局限在一个或几个关节。手骨关节炎患者手指关节晨僵，晨起活动手关节一般 3～30min 后僵硬、肿胀感觉可缓解，手指可伴有桡偏畸形。两种疾病的实验室检查是鉴别诊断的重要依据。

2. 髋关节股骨头坏死 由于股骨颈骨折或脱位、糖皮质激素使用、饮酒、减压病等因素导致股骨头血供受损或中断，发生骨细胞坏死，继发骨组织修复，出现股骨头结构改变和塌陷，造成股骨头坏死；股骨头坏死也会引起髋关节疼痛和功能障碍，常发生于中青年。股骨头坏死的典型症状也是腹股沟区疼痛，可放射至同侧臀部或膝关节，疼痛间断性发作并逐渐加重，腹股沟区深压痛，髋关节 "4" 字试验阳性，下肢内旋、外展活动受限明显，与髋骨关节炎症状、体征相似。但股骨头坏死主要病理基础是股骨头的结构改变，早期 X 线片无明显改变，可逐渐出现 "新月征"，即关节软骨下骨出现 1～2cm 宽、周围硬化的弧形透明带，关节间隙无明显狭窄，最终可发生继发性髋关节炎，终末期多出现股骨头塌陷；髋骨关节炎常发生于老年人，病理基础是关节软骨退变，股骨头没有塌陷，X 线片上关节间隙一般先出现狭窄，严重的髋骨关节炎 X 线片显示髋臼周围骨质增生明显，呈蘑菇状，股骨头可轻度变形（图 33-2 和图 33-3）。既往史、X 线片与磁共振等检查有助于鉴别这两种疾病。

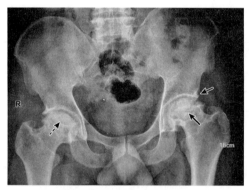 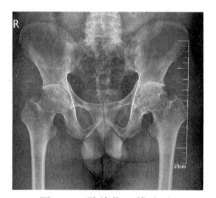

图 33-2 髋关节 X 线（1）

男性，48 岁，双侧酒精性股骨头坏死。X 线显示左侧股骨头变形明显，右侧股骨头坏死早期；髋臼边缘骨质增生（细实线箭头），股骨头塌陷变形（粗实线箭头），股骨头软骨下骨囊性变（粗虚线箭头）；双侧髋关节间隙无明显狭窄

图 33-3 髋关节 X 线（2）

男性，62 岁，双侧髋骨关节炎。X 线显示双侧髋关节间隙明显狭窄，股骨头没有明显塌陷，骨质增生尚不明显

七、退行性骨关节炎的治疗与综合管理

退行性骨关节炎的治疗应全程管理，体现医学人文精神，重视生物、心理、社会模式的结合来综合管理健康和疾病，基于以非药物和药物联合治疗为主、手术治疗为辅的模式

转向预防为主的模式，以降低患病风险和减缓疾病进展为目标，增强患者防治疾病的信心。退行性骨关节炎的治疗目的是缓解疼痛，延缓疾病进展，矫正畸形，改善或恢复关节功能，提高患者生活质量。退行性骨关节炎的治疗需要根据患者症状制订个体化治疗方案，并且要鼓励老年患者积极参与到治疗中来，依从性对提高疗效、预防症状复发有重要意义。

治疗方案要综合权衡很多因素，包括年龄、疾病的严重程度、合并基础疾病、活动量、患者教育背景等。退行性骨关节炎的管理是长期的，确诊后在治疗之前先进行包括生理和心理健康状况两个方面的全身评估，要了解患者的预期治疗效果，注意评估患者的日常生活质量、社交状态、抑郁或焦虑、睡眠质量等，这些因素与疗效密切相关。OA的总体治疗原则是依据患者年龄、性别、身高、体重、自身危险因素、病变部位及程度等进行阶梯化及个体化治疗（图 33-4）。

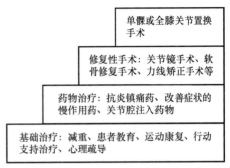

图 33-4 OA 的个体化阶梯治疗方案

早期轻度退行性骨关节炎应避免加重疼痛、肿胀等症状的活动，如频繁下蹲、过多爬楼爬山等运动，急性发作期可短时间外用或口服非甾体抗炎药；中度骨关节炎可通过热敷理疗、功能锻炼、药物等缓解症状，延缓骨关节炎进展；重度骨关节炎若非手术疗法不缓解，日常生活受到很大影响，可根据患者情况选择手术治疗解除疼痛，改善关节功能。退行性骨关节炎的药物和手术治疗的理念随着循证医学和假体设计而不断进展，优化 OA 诊疗策略，规范化治疗退行性骨关节炎非常重要。

（一）基础治疗

所有阶段的退行性骨关节炎都应进行基础治疗。对症状较轻、早期退变的骨关节炎患者是首选的治疗方式。强调改变生活及工作方式的重要性，使患者树立正确的治疗目标，减轻疼痛、改善和维持关节功能，延缓疾病进展。基础治疗具有简单、安全、有效的特点，而且有利于疾病的一级和二级预防，更符合卫生经济学，是国内外多项指南推荐的首选治疗方式。

1. 健康教育和自我管理（patient education and self-management） 健康教育的目的是提高患者参与治疗退行性骨关节炎的依从性，为主动健康模式。详细告知患者的病情以及退行性骨关节炎的治疗目标，膝骨关节炎为缓慢进展的慢性疾病，这是一种不能完全治愈的疾病，但可通过规范治疗延缓病情发展，减轻症状并保持膝关节功能良好。医护人员可通过口头或宣传手册形式进行退行性骨关节炎的知识宣教，并帮助患者建立长期监测及评估机制。要教育患者消除退行性骨关节炎的危险因素，这一方面常被忽视。根据患者每日的活动情况，建议患者改变不良的生活及工作习惯，避免长时间超出关节负荷的跑、跳、蹲，同时减少或避免爬楼梯、爬山等容易损伤关节软骨的活动。减体重（weight loss）与体重管理（weight management）对退行性骨关节炎的治疗非常重要。在欧美和国内的骨关节炎指南中，均明确强调减体重是预防和治疗退行性骨关节炎的首要方法，属于循证医学等级最高的强推荐的治疗策略。减轻体重不但可以降低关节负荷、改善关节功能，而且可减轻关节疼痛，从而达到退行性骨关节炎的长期管理目标。肥胖是可以干预的最重要的危险因素，所以运动和减重很重要。

2. 康复运动治疗 运动是良医（exercise is medicine）是近期提出的治疗骨关节炎的新理念。运动有助于保持或提高关节周围肌肉力量，维持关节的稳定。在医师的指导下选择正确的运动方式，制订个体化的运动方案，从而达到减轻疼痛、改善和维持关节功能、保持关节活动度、延缓疾病进程的目的。应注意老年患者合并内科疾病较多，选择适当强度的运动锻炼方法，环境安全，减少跌倒的风险，避免引起心功能不全或其他内科合并症加重。

（1）低强度有氧运动：采用正确合理的有氧运动方式，如游泳、慢跑、走路等简单安全的运动方式，对老年人退行性骨关节炎的治疗和预防有益。运动可以改善关节活动度与功能，缓解疼痛。可依据患者的患病关节及病变程度，在医师的指导下选择合适的运动方式。有氧运动不仅可降低全身炎症因子，还可以改善心肺功能，增强全身体质，延缓退变衰老。

（2）主动训练肌肉力量：加强关节周围肌肉力量，既可改善关节稳定性，又可促进关节血液循环，但应根据患者全身情况选择锻炼方式，加强关节活动度及平衡能力（本体感觉）的锻炼，医师依据患者情况及病情制订、实施个体化的训练方案。老年人可采取少量多次的循环锻炼方式，常用方法有股四头肌等长收缩训练、直腿抬高加强股四头肌训练、抗阻力训练、臀部肌肉训练、静蹲训练、腰椎小燕飞锻炼，以及三点支撑、五点支撑、颈椎操等。

通过以上几种康复运动方法进行关节功能训练，包括关节主动运动、助力运动和关节被动活动，以及进行非负重位的关节屈伸活动，以保持关节最大活动度。

3. 物理治疗和祖国传统中医治疗等方法 主要通过促进局部血液循环、减轻炎症反应方法，减轻关节疼痛、提高关节活动度和功能。常用方法包括热敷理疗、水疗、冷疗、经皮神经电刺激、按摩、针灸、太极、瑜伽等。可根据患者体质和习惯选择适宜的方式，不同治疗方法有不同适应证。退行性骨关节炎属中医"痹症""痿证"范畴，辨证论治是中医诊疗疾病的特色和基础，符合中医"治未病"的理念，祖国传统中医药在退行性骨关节炎治疗中的地位越来越重要，也需要更多的高质量的长期随访的循证医学证据。

4. 行动辅助 主要是通过减少病变关节的负重从而减轻疼痛，不同患者的临床疗效可能存在一定差异，患者必要时可在医师指导下选择合适的行动辅助器械，如手杖、拐杖、助行器、关节支具等，手杖应健侧持用；也可选择平底、厚实、柔软、宽松的鞋具辅助行走。

（二）药物治疗

应根据退行性骨关节炎患者病变的部位及病变程度，进行个体化、阶梯化的药物治疗。

非甾体抗炎药（nonsteroidal anti-inflammatory drug，NSAID） 是 OA 患者缓解疼痛、改善关节功能最常用的药物，包括局部外用药物和全身应用药物。

（1）外用药物：退行性骨关节炎的药物治疗首选外用药物。病情处于任何阶段的退行性骨关节炎患者都可根据自身情况使用外用药物。在使用口服药物前，建议先选择局部外用药物，尤其是老年人的肝肾功能较差，可先使用 NSAID 的凝胶贴膏、乳胶剂、膏剂、贴剂等。局部外用药物可迅速、有效缓解关节的轻、中度疼痛，其胃肠道不良反应轻微，注意有无阿司匹林过敏的体质和局部皮肤不良反应。对中、重度疼痛可联合使用局部外用药物与口服 NSAID。

（2）全身应用药物：根据给药途径可分为口服药物、栓剂，以及针剂，口服药物使用最多。用药原则：①用药前进行危险因素评估，关注内科疾病风险；②根据患者基础疾病，剂量个体化；③尽量使用最低有效剂量和最短疗程，避免过量用药及同类药物重复或叠加使用，以避免胃肠道不良反应和肝肾功能、心脑血管系统受到影响。高龄、虚弱老年人用药更需谨慎。

口服 NSAID 的疗效与不良反应对于不同患者并不完全相同，应参阅药物说明书并评估服用 NSAID 的风险，包括上消化道、肝、肾、心脑血管疾病风险后选择合适的药物。如果患者上消化道不良反应的危险性较高，可使用选择性环氧合酶-2（cyclooxygenase-2，COX-2）抑制药，如使用非选择性 NSAID，应同时加用 H_2 受体拮抗药、质子泵抑制药或米索前列醇等胃黏膜保护药。不建议使用强阿片类药物进行骨关节炎的疼痛管理。

退行性骨关节炎可造成患者长期的慢性肌肉骨骼疼痛，一些患者会处于焦虑或抑郁状态，可与神经内科医师等多学科会诊酌情使用度洛西汀等抗焦虑药物，可提高症状改善的效果。

（3）关节腔穿刺注射药物：骨关节炎急性发作期，滑膜渗出增多，疼痛、肿胀比较明显，以上方法缓解不明显，可根据患者情况选择关节腔穿刺注射玻璃酸钠和少量糖皮质激素；抽出积液，可快速缓解疼痛、肿胀不适症状，但对中长期疼痛和功能改善不明显。多次反复使用糖皮质激素容易发生感染、加速软骨破坏和退变，应注意仔细消毒和无菌操作，避免灾难性的关节感染；糖尿病患者一周内的血糖会有短暂升高的情况，应向患者说明。关节腔穿刺注射用药物一般每年不超过 2～3 次，注射间隔时间一般 3～6 个月。

（4）关节软骨修复技术及生物治疗：干细胞、富血小板血浆（platelet-rich plasma，PRP）、软骨移植、微骨折技术等多种组织工程及外科干预方法修复膝骨关节炎的软骨，目前仍在不断探索研究阶段，文献报道的疗效不一致。生长因子和富血小板血浆可能会减轻关节局部炎症反应强度，但作用机制和长期疗效尚需要进一步研究。

（三）手术治疗

退行性骨关节炎的手术必须遵循严格的适应证，非手术治疗不明显时可根据患者的症状、功能需求等做出合理的选择。

膝骨关节炎的手术方法包括以下几种。

1. 关节镜清理术　根据目前循证医学的研究结果，关节镜治疗膝骨关节炎短期有效，中长期疗效与非手术治疗效果相当，不能延缓膝骨关节炎的进行性发展；当合并膝关节游离体或半月板撕裂引起卡压或绞锁症状时，应当及时通过关节镜微创手术清理取出，减轻游离体对膝关节软骨的损伤。

2. 截骨术　膝骨关节炎患者在病情影响生活质量、非手术治疗不能缓解疼痛、同时存在膝内翻或者是膝外翻的情况下，可以通过胫骨高位截骨术或股骨髁上截骨术的方式来改善关节内外侧间室应力分布，改变下肢力线，改善关节面的均衡受力，最大限度保留关节，缓解关节疼痛症状，适合中度膝骨关节炎患者。髋臼发育不良导致的早期髋骨关节炎，可根据患者情况进行髋臼截骨术保护软骨面，增加负重接触面积。

3. 膝单髁置换术　膝单髁置换术（unicompartmental knee arthroplasty，UKA）适用于单间室病变的相对年轻的患者。适应证主要是局限于膝关节单侧间室的骨关节炎（一般是内侧间室），疼痛明显，内侧间室非常狭窄，外侧间室和髌股关节间室软骨情况较好，膝关节内外翻畸形小于 15°，屈曲挛缩畸形小于 15°，术前膝关节屈曲活动度至少 100°，膝关节周围韧带结构和功能完整。

4. 全膝置换术（total knee arthroplasty，TKA）或全髋关节置换术（total hip arthroplasty）重度膝或髋骨关节炎严重影响患者关节功能并降低生活质量，非手术治疗无效时可由骨科医师仔细评估患者后进行关节置换手术（图 33-5、图 33-6 和图 33-7）。

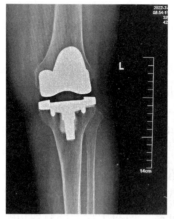
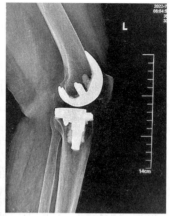

图 33-5 左侧膝关节置换
膝关节表面置换可缓解疼痛，改善膝关节功能

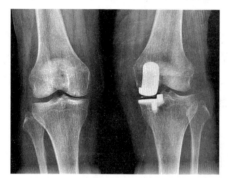
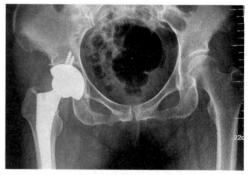

图 33-6 左侧膝关节单髁置换
可恢复内外侧间室应力分布，缓解疼痛，改善膝关节功能

图 33-7 右侧全髋关节置换
股骨头与髋臼都为假体

思 考 题

1. 试述骨关节炎的定义及人口老龄化对骨关节炎患病率的影响。
2. 简述骨关节炎的 X 线片影像学表现。
3. 如何通过患者教育和自我体重管理提高老年退行性骨关节炎的疗效？
4. 骨关节炎保膝治疗的最新进展和近期研究热点。
5. 请应用 WOMAC（骨关节炎指数评分表）对一位患者进行评估。

第三节 老年骨质疏松性骨折

一、骨质疏松性骨折的概念

骨质疏松性骨折（osteoporotic fracture）是低能量损伤导致的骨折，指在日常生活中未受到明显外力或受到"通常不会引起骨折的外力"而意外发生的骨折，也称脆性骨折（fragility fracture）。"通常不会引起骨折的外力"是指人体从站立高度或低于站立高度跌倒产生的作用力。骨质疏松性骨折是一种受到低能量损伤后发生的骨折，有别于交通伤等高能量损伤。骨质疏松性骨折首先由 Gershon-Cohen 于 1953 年在 JAMA 杂志上发表的老年患者无症状的脊柱压缩骨折的诊疗策略中提出，Gershon-Cohen 于 1955 年在 Radiology 杂志上发表了评估骨密度的方法。医学界对于骨质疏松性骨折的认知逐渐随着现代医学的发展而不断更新。

骨质疏松性骨折与骨质疏松症（osteoporosis，OP）密不可分。骨折是骨质疏松症最严重的后果，常是骨质疏松症患者的首发症状和就诊原因。骨质疏松性骨折治疗不及时又会加重骨质疏松症，从而出现恶性循环。骨质疏松症是一种进行性的全身骨骼系统疾病，其特征是骨组织的骨量降低，骨骼微结构退变伴骨脆性增加和容易发生骨折（世界卫生组织WHO，1994 年）。骨质疏松症分为原发性和继发性两大类。骨质疏松性骨折与创伤性骨折不同，是基于全身骨质疏松导致骨组织的骨强度下降，承受应力的能力下降，在骨组织的某一区域受到超出其负荷极限强度的应力时就会发生骨折，这也是骨质疏松症的最终不良后果。骨质疏松症患者容易发生骨折主要是骨强度下降明显，承载外力的能力降低。骨强度是骨骼组织刚性与韧性的反映，它主要取决于骨密度（70%）和骨质量（30%）。骨质疏松性骨折是老年人常见的骨骼疾病，也是骨质疏松症的严重后果，其特点是发病率高、致残致死率高、医疗花费高，与此相反的是我国骨质疏松性骨折的诊疗现状是诊断率低、治疗率低、治疗依从性和规范性低。随着骨质疏松症与骨质疏松性骨折的流行病学、基础与临床研究的探索，在发病机制、危险因素、诊断方法与诊断标准、新药研发、分级诊疗等在循证医学方面不断有新的研究成果。

骨质疏松性骨折对老年人的全身健康、家庭和社会造成严重危害，是老年患者病残和致死的重要原因之一。但骨质疏松症是可防、可治的，及早预防、干预可显著降低骨质疏松性骨折的风险，所以要重视骨质疏松性骨折的二级预防，需加强对危险人群的早期筛查与识别，即便发生过一次脆性骨折的患者在给予及时、适当的治疗和康复后可有效降低再次骨折的风险。

据国际骨质疏松基金会（International Osteoporosis Foundation，IOF）的研究结果，全世界大约每 3s 就发生一次骨质疏松性骨折，50 岁以上约 1/3 的女性和 1/5 的男性将会罹患一次骨折。对女性而言，这种风险比乳腺癌、卵巢癌和子宫癌等的风险之和还要高；对于男性，骨折风险比前列腺癌的风险更高。骨质疏松症的发病机制非常复杂，目前并无明确结论，需要从增龄、性激素变化、骨结构、骨重建机制与影响因素、力学刺激与负荷、成骨细胞与破骨细胞改变等导致骨重建失衡、骨量丢失等多个方面研究原发性骨质疏松症（绝经后与老年性）的发病机制。骨质疏松症与骨质疏松性骨折的危险因素是一致的，在规范治疗骨质疏松性骨折的同时，应同等重视消除骨质疏松症的危险因素，预防骨质疏松症加重和再次或多次骨质疏松性骨折。

二、骨质疏松性骨折的危害

骨质疏松性骨折致残率及病死率高，再发骨折风险高，对老年患者健康的危害巨大，尤其是髋部骨折（粗隆间骨折和股骨颈骨折），骨折后的全因死亡率很高。2000—2018 年国内文献荟萃分析结果显示，髋部骨折后 1 年内全因死亡率约 13.96%，其中粗隆间骨折死亡率为 17.47%，股骨颈骨折死亡率为 9.83%；不同年龄段死亡率也有一定差异，50～54 岁死亡率约为 2.65%，95～99 岁年龄段约为 28.91%；粗隆间骨折在 50～54 岁年龄段和 95～99 岁年龄段分别为 1.73%和 50.11%；股骨颈骨折在 50～54 岁年龄段和 95～99 岁年龄段分别为 1.66%和 37.71%。总体上看，我国的髋部骨折死亡率低于大部分国家的水平，但也可能存在样本量不够大的偏倚。

还有一些研究显示，约20%的老年髋部骨折患者在骨折后 1 年内死亡，发生一次髋部骨折后髋部再发骨折的风险将增至 2.5 倍，发生一次椎体骨折后再发椎体骨折的风险将增至 5 倍，其他部位骨折风险增至 2～3 倍。老年人群由于骨质量更差、钙元素和维生素 D 缺乏更为严重和易于跌倒等因素，会导致更高的骨折风险和病死率，随着全球社会老年化程度的加重，骨质疏松症及骨质疏松性骨折的患病率呈增高趋势，积极预防对于改善公共卫生健康水平有重要意义。

骨质疏松症及骨质疏松性骨折对公共健康影响巨大，是所有老龄化社会面临的重要公共卫生难题。如果一个国家 60 岁以上人口占全部人口的比重的 10%～20%，则该国家处于轻度老龄化状态；如果超过 20%为中度老龄化，超过 30%为重度老龄化。2021 年 5 月 17 日，国家统计局发布的第七次人口普查数据显示，我国 60 岁以上老年人口占全部人口的比重是 18.71%，目前中国还属于轻度老龄化的状态。人口老龄化和预期寿命的延长，骨质疏松症患者呈快速上升趋势，由于人口基数大，骨质疏松性骨折的绝对数量也逐渐增加。这不仅增加了患者家庭的压力，也直接或间接对社会医疗资源和公共资源都提出了很大的挑战。目前，我国骨质疏松症及骨质疏松性骨折的诊断率和治疗率在地区间、城乡间还存在显著差异，整体的诊治率均较低。研究显示，即使患者发生了脆性骨折（椎体骨折和髋部骨折），骨质疏松症的诊断率也仅有 2/3 左右，接受有效抗骨质疏松药物治疗者尚不足 1/4。针对我国目前骨质疏松症诊治率低下的严峻现实，骨科、老年科、内分泌、妇科、全科等临床医师应在国内外指南和专家共识的指导下，加强临床实践，在医疗卫生工作中重视骨质疏松症及其骨折的防治，注意识别高危人群，并给予及时诊断和个体化治疗。

三、骨质疏松性骨折的临床表现和诊断

依据病史、症状、体征、影像学检查进行骨质疏松性骨折的诊断，诊断应既包括骨折部位、骨折类型，也应包括第二诊断重度骨质疏松症。骨质疏松性骨折的诊断应结合患者的年龄、性别、绝经史、脆性骨折史、家族史及临床表现等因素，以及影像学检查和（或）骨密度检查、骨转换生化标志物等结果，进行综合分析后作出诊断和鉴别诊断。

骨质疏松性骨折的临床症状、体征与一般的骨折有类似表现，骨折部位可出现疼痛、肿胀、功能障碍等症状，查体有畸形、骨擦感（音）、异常活动等体征，这些典型表现在四肢骨折中常见，此类患者常有跌倒或其他低能量损伤史，详细询问病史和体格检查非常重要。

常见的骨质疏松性骨折为脊柱压缩骨折、髋部骨折、桡骨远端骨折和肱骨近端骨折。骨质疏松性椎体压缩骨折（osteoporotic compression fracture，OVCF）最为常见，好发于胸腰段及胸椎后凸顶点处，最常见于 L_1、T_{12} 椎体及 T_7-T_9 椎体。发生骨质疏松性椎体骨折后，椎体高度降低，将导致患者身高变矮、脊柱后凸、侧弯、畸形和驼背等，患者胸腰背疼痛、心、肺功能显著下降或出现胃肠功能紊乱。OVCF 患者的疼痛不仅包括骨折部位的局限性疼痛，还会有神经分布区的放射痛，沿着相应脊神经分布区出现放射痛。胸椎压缩骨折患

者除了背部疼痛，还可伴有胸前部肋间神经放射痛。

需要注意的是，一些老年患者出现骨质疏松性骨折后缺乏上述典型表现。脊柱压缩骨折患者仅有轻微外伤史或无明确外伤，提拉几公斤重物或咳嗽都可造成胸椎、腰椎压缩骨折，查体会发现骨折之处有轻度到中度的叩痛，而患者主诉的疼痛区域一般低于骨折椎体水平，如第 12 胸椎压缩骨折疼痛区域一般在下腰部，棘突两侧均出现弥漫性疼痛；患者在床上翻身或从床上起坐、体位变换时伴有中度以上疼痛。由于个体差异，一些老年人对疼痛不敏感，也容易出现骨质疏松性骨折早期疼痛症状不重，症状隐匿，不仔细查体或进一步影像学检查容易出现漏诊情况。骨质疏松性骨折漏诊多见于脊柱压缩骨折和股骨颈嵌插骨折。股骨颈嵌插骨折属于稳定性骨折，一些患者在骨折后仍能负重走路，查体局部叩痛与轴向叩击痛都不明显，髋关节正侧位 X 线片可能很难发现典型的骨折线，非常容易漏诊，导致骨折进一步移位造成不良后果，及时进行髋关节三维 CT 检查对于正确诊断很重要（图 33-8）。

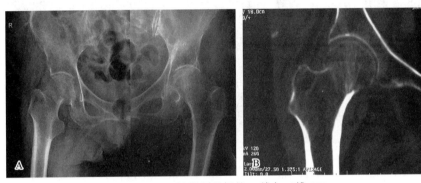

图 33-8　股骨颈骨折的 X 线与三维 CT
女性，93 岁，右侧股骨颈骨折。X 线髋关节正位片显示的骨折线不清晰，但仔细与左侧股骨颈比较，可发现 Shenton 线不连续，股骨头与股骨颈皮质不连续，压力骨小梁方向改变（A）。三维 CT 清晰显示骨折线（B）

无论是脊柱或骨盆中轴骨的骨折还是四肢的骨质疏松性骨折，都对老龄化社会中老年人的健康产生重大影响。骨质疏松性骨折接诊后，应依据病史、症状、体征进行详细的影像学检查。常用的检查方法包括以下几种。

1. X 线检查　摄片应包括损伤部位上、下邻近关节。髋部骨折一般包括双侧髋关节进行对比，阅片时同时注意观察骨盆的耻骨支和坐骨支，这些部位也是脆性骨折好发部位；脊柱正侧位 X 线片上椎体压缩骨折常有楔形变或"双凹征"，部分可表现为椎体内"真空征"、假关节形成，有的椎体压缩高度很微小，也容易漏诊，应进一步检查。很多脊柱压缩骨折患者有多个椎体的压缩，陈旧骨折与新鲜骨折（fresh fracture）同时存在，难以鉴别责任椎体（corresponding vertebrae），即导致疼痛的椎体。椎体压缩形态可呈楔形骨折、双凹骨折和垂直压缩骨折，Genant 影像学分型为：①轻度压缩骨折，在原椎体高度上压缩 20%~25%；②中度压缩骨折，在原椎体高度上压缩 25%~40%；③重度压缩骨折，在原椎体高度上压缩 >40%。

2. CT 检查　应注意急诊患者就诊时常因疼痛无法配合拍摄标准体位的 X 线片，可能影响正确诊断，可疑股骨颈骨折及移位复杂的髋部、腕部、肱骨近端等关节处的骨折，可应用三维 CT 重建成像，有助于明确关节内或关节周围骨折；CT 检查对四肢骨折的敏感性和特异性都很高，有助于减少漏诊率。脊柱骨折怀疑椎体后部骨折移位、Kummell's 病时也应行 CT 三维扫描，有助于了解骨折块移位程度和椎管内压迫情况等，为选择治疗方法作依据。

3. MRI 检查　MRI 对于脊柱压缩骨折的诊断非常重要，主要是脊柱压缩骨折的定性与定位。应注意下胸椎和上腰椎是骨折好发部位，必要时应同时做胸椎、腰椎 MRI，可发现隐匿性骨折，也可判断陈旧骨折愈合情况。新鲜骨折或新近骨折（recent fracture）的 T_1WI 为低信号、T_2WI 为高信号，脂肪抑制序列呈高信号（图 33-9）。磁共振检查也有助于鉴别病理性骨折。

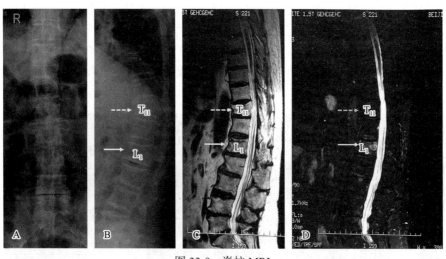

图 33-9　脊柱 MRI

男性，90 岁，第 1 腰椎压缩骨折。腰椎 X 线正侧位片可见第 11 胸椎楔形变，塌陷明显，第 1 腰椎高度形变不明显 A、B；腰椎磁共振显示第 11 胸椎的 T_1WI 和脂肪抑制相信号与其他胸椎信号相似，而第 1 腰椎的脂肪抑制相呈高信号，为椎体压缩骨折后出血以及水肿导致 C、D

4. 骨扫描（SPET/ECT）　有不可调控心脏起搏器患者无法进行磁共振检查，可行全身骨扫描，有助于判断责任椎体。

5. 骨密度检查（BMD）　在患者条件允许时可行骨密度检查，也可在术后进行。这有助于全面了解骨质疏松性骨折患者的骨质量。双能 X 射线吸收法（DXA）对骨质疏松症的诊断非常重要，骨密度每降低 1 个标准差（standard deviation，SD），骨折风险可能增加 2 倍。DXA 判读标准：T 值≥−1.0SD 属正常；−2.5SD＜T 值＜−1.0SD 为骨量低下或骨量减少；T 值≤−2.5SD 为骨质疏松症。骨量减少而发生骨质疏松性骨折仍要诊断为骨质疏松症，临床中有约 50%骨质疏松性骨折患者骨密度仅为骨量减少。伴有一处或多处脆性骨折诊断为严重骨质疏松症。定量 CT（quantitative computed tomography，QCT）目前也开始在临床有较多的应用。QCT 是由美国加州大学旧金山分校（UCSF）放射科 Genant 医师于 1982 年提出的利用 CT 检查进行骨密度测量的方法，可减少老年人因骨质增生、动脉钙化等引起的骨密度测量误差。

6. 骨转换生化标志物　根据病情需要，可通过骨转换生化标志物检查、了解患者骨代谢情况，了解骨转换率，为长期管理骨质疏松性骨折患者做好全面评估。常用的骨转换生化标志物包括骨形成和骨吸收标志物、血钙、血磷、24h 尿钙、25 羟维生素 D、降钙素和甲状旁腺激素等。骨形成指标包括血清碱性磷酸酶、骨钙素、骨源性碱性磷酸酶、I 型前胶原 C 端肽（P1CP）和 N 端肽（P1NP）；骨吸收指标包括晨起空腹 2h 尿钙/肌酐比值、尿吡啶啉和脱氧吡啶啉、尿 I 型胶原交联 C 端肽和 N 端肽、血清抗酒石酸酸性磷酸酶及 I 型胶原交联 C 端肽（CTX）， I 型胶原交联 N 端肽（NTX）等。低骨密度伴高骨转换率提示骨折风险明显增加，骨折术后容易发生急性骨丢失（acute bone loss），长期的高骨转换率容易导致内固定失效或假体松动下沉；骨转换指标可作为敏感的疗效观察指标，一般治疗后 3 个月即可见明显变化。国际骨质疏松基金会推荐首选 P1NP 和 CTX 这两项指标。通过检测血液、尿液中骨代谢生化指标水平的变化，可以了解骨组织新陈代谢的情况，骨代谢生化指标用于评价骨代谢状态、骨质疏松症诊断分型、预测骨折风险和代谢性骨病的鉴别诊断；骨代谢生化指标还可作为监测治疗的早期指标，还可用于评估骨质疏松症的疗效。

骨质疏松性骨折的鉴别诊断非常重要。骨质疏松性骨折不是病理性骨折，但老年人同时也是恶性肿瘤的高危人群，需注意与转移性骨肿瘤、多发性骨髓瘤、胸腰椎结核、甲状旁腺功能亢进症、骨矿化不足（bone mineralization deficiency）导致的慢性肾脏病-矿物质和骨异常（CKD-MBD）等多种疾病相鉴别。肺癌、乳腺癌、前列腺癌、消化系统肿瘤等都容易发生骨转移。必要时应进行多学科会诊有助于明确诊断，治疗骨质疏松性骨折后及时治疗原发疾病。

四、骨质疏松性骨折的治疗

骨质疏松性骨折的基本治疗原则是复位、固定、功能锻炼和抗骨质疏松。骨质疏松性骨折风险评估与生活方式管理应贯穿患者骨折治疗的全程，还应注意药物干预的疗程与动态监测。骨质疏松性骨折的治疗原则与一般的外伤性骨折类似，但骨质疏松性骨折的围骨折期除进行常规的外科治疗外，还需要尽量减少患者的制动时间，抑制快速骨丢失，提高骨强度，并积极治疗原发病骨质疏松症，预防再发骨折。

（一）老年患者的骨质疏松性骨折的特点

1. 主要发生于老年患者，常合并多种内科疾病，骨质疏松性骨折后易引起其他内脏系统并发症，致残率、致死率较高。老年患者髋部骨折后 1 年内因并发症导致的死亡率可达 20%左右。

2. 多为粉碎性骨折，内固定稳定性差，接骨板和螺钉易松动、退出，植骨易被吸收。

3. 老年患者骨代谢缓慢，成骨细胞活性低下，骨痂形成迟缓，易发生骨折延迟愈合，甚至不愈合。

4. 卧床制动期将发生快速骨丢失，再骨折的风险明显增大，不及时康复锻炼容易致残。

5. 再骨折发生率高，髋部骨折患者 1 年内再次发生骨折的比例仍可达 20%左右。

（二）治疗

骨质疏松性骨折患者的评估除了肌肉骨骼系统外，还应当包括全身多系统器官功能。骨质疏松性骨折的老年患者合并内科疾病较多，选择非手术治疗或手术治疗一定要经过系统评估，对麻醉和手术安全也具有重要意义。围手术期处理是骨质疏松性骨折手术治疗的重要环节，其处理原则与一般骨折有共同之处，但也有特殊之处。常见的骨质疏松性骨折治疗方法选择应遵循以患者为中心的原则。

1. 脊柱压缩骨折　脊柱压缩骨折为最常见的骨质疏松性骨折，一般外伤较轻，或无明显外伤史，发生隐匿，约 50%的患者无明显背痛症状，就诊率低，易漏诊或误诊为腰椎管狭窄症、纤维组织炎或腰肌劳损。非手术治疗的适应证为症状较轻、影像学上为轻度压缩骨折、无法耐受手术者。一般卧床休息 3～5 周，其间可佩戴腰围支具起床如厕、进食。尽量减少负重活动，避免脊柱压缩骨折的高度进一步下降。一般翻身或起床体位变换时疼痛明显，可短期给予抗炎镇痛药口服和外用。微创手术治疗是目前常用的方法，适应证包括非手术治疗无效、疼痛明显、不宜长时间卧床者；不稳定压缩骨折；骨折块不愈合或内部囊性变、椎体骨坏死。禁忌证包括无法耐受麻醉、手术的患者；无症状的骨质疏松性脊柱骨折；穿刺部位皮肤感染及椎体后壁非常不完整骨折。微创手术方法有两种，即经皮椎体成形术（percutaneous vertebroplasty，PVP）或经皮椎体后凸成形术（percutaneous kyphoplasty，PKP），根据患者具体情况选择适宜的治疗方法。椎弓根钉固定和（或）减压手术治疗适用于有神经、脊髓压迫症状和体征或需截骨矫形的患者，此类手术创伤较大，应严格把握适应证。

2. 髋部骨折 全身情况极差无法耐受麻醉手术风险患者应采取非手术方法，主要是加强护理，预防长期卧床并发症，如肺炎、深静脉血栓形成等。若条件允许，应尽早手术治疗，并推荐早期部分或完全负重活动。股骨颈骨折无明显移位或移位较小的相对年轻患者，可行闭合复位三根螺纹钉固定；年龄较大者可根据患者情况采取人工髋关节置换，包括股骨头置换和全髋关节置换，选择骨水泥型假体或非骨水泥型假体要根据患者年龄、骨密度情况和局部骨量。粗隆间骨折一般能够愈合，多采取髓内钉（intramedullary nail）固定（图 33-10），或动力髋螺钉（dynamic hip screw，DHS）髓外固定。

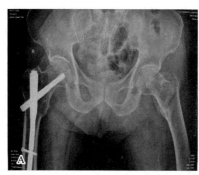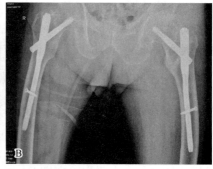

图 33-10 髋部骨折髓内钉固定术

女性，82 岁，左侧粗隆间骨折。有重度骨质疏松症、高血压、糖尿病，右侧粗隆间骨折术后 5 年（A）。椎管内麻醉下行闭合复位髓内钉内固定术，恢复股骨近端的力线（B）

3. 肱骨近端骨折 约 80%的肱骨近端骨折可采取非手术方法治疗，三角巾悬吊 4～8周，其间在康复医师指导下早期功能锻炼，加强抗骨质疏松治疗，可尽早恢复肩关节功能（图 33-11）。移位较大、肩关节功能要求较高患者，可采取切开复位钢板螺钉内固定手术，锁定钢板的应用可减少螺钉退出等并发症。

4. 桡骨远端骨折 桡骨远端骨质疏松性骨折常呈粉碎性，累及关节面，易残留畸形和疼痛，造成前臂、腕关节和手部功能障碍。常见类型有科利斯（Colles）骨折、Smith 骨折，以及 Barton 骨折等，也常合并尺骨茎突撕脱骨折。非手术治疗适用于大部分桡骨远端骨质疏松性骨折。若手法复位能恢复关节面平整及基本正常的掌倾角和尺偏角、桡骨远端高度，可采用手法复位、石膏固定或支具固定等非手术方法。手术治疗的适应证主要是对手法复位后桡骨短缩超过3mm、侧位X线片上背侧成角超过10°、关节面台阶超过2mm的患者。根据骨折的具体情况选用切开复位锁定钢板内固定、外固定支架、经皮撬拨复位克氏针内固定等技术，恢复关节面的平整及相邻关节面之间的对合关系，重建腕关节的稳定性，促进恢复无痛且功能良好的腕关节（图33-12）。

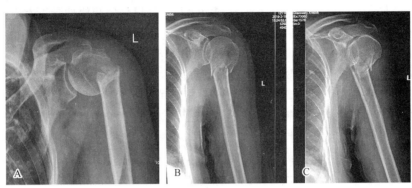

图 33-11　肱骨近端骨折 X 线

男性，90岁，左侧肱骨近端骨折。有重度骨质疏松症，合并冠心病、脑梗死、糖尿病，ASA 评分 4 分（A）；行手法牵引复位后使肱骨近端力线基本恢复（B）；非手术治疗三角巾悬吊 5～6 周，其间适当功能锻炼（C）

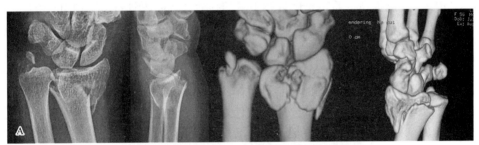

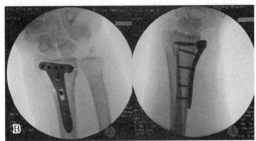

图 33-12　桡骨远端骨折的术前及术后影像学检查

女性，55岁，左侧桡骨远端骨折。影像学检查显示尺骨茎突骨折，腕关节面高度下降（A）；臂丛麻醉下行左侧桡骨远端骨折切开复位钢板螺钉内固定术，恢复腕关节尺偏角和掌倾角（B）

无论什么部位、何种类型的骨质疏松性骨折，一旦确定需要手术干预就应及时手术治疗。手术时机对迅速减轻疼痛、改善功能、减少应激、降低全因死亡率都有一定作用。中华医学会骨科学分会（Chinese Orthopedic Association，COA）、英国国家健康保健研究学会（National Institute for Health and Care Excellence，NICE）、美国骨科医师学会（American Academy of Orthopedic Surgeons，AAOS）等各指南均强调骨质疏松性骨折患者早期或急诊手术治疗，尤其是老年人髋部骨折完善全身评估后应当急诊手术。但老年骨质疏松性骨折患者骨强度低下，且全身内科疾病多、骨修复能力弱、麻醉手术耐受性低、内固定稳定性差、骨痂形成迟缓、再骨折风险高，以及致残率、致死率高，所以术前应积极完善相关检查，及时多学科会诊，对患者全身状况、基础疾病、器官功能储备、风险及预后做全面评估，避免内脏功能进一步减退，预防骨折引起的并发症，减少心脑血管意外，预防深静脉血栓形成，从而为骨质疏松性骨折的综合治疗提供坚实基础。

抗骨质疏松治疗应从围手术期开始。抗骨质疏松药的使用时机：骨质疏松性骨折发生后，抗骨质疏松药应与骨折外科手术干预同时进行；如果骨质疏松性骨折发生前已经接受抗骨质疏松药治疗，说明该患者属于骨折高风险，骨折愈合期间应继续用药并考虑用其他药物序贯治疗。抗骨质疏松药使用应根据患者具体情况制订个体化方案，减少药物不良反应。目前的文献资料显示，双膦酸盐类药物、地舒单抗对骨折愈合无明显影响，术后可早期应用。骨质疏松性骨折术后管理是防治骨质疏松再骨折的重要措施。骨质疏松性骨折术后管理主要包括骨折术后常规管理和抗骨质疏松治疗管理；管理目标是促进骨折愈合，提高骨质疏松及骨折治疗的依从性和疗效，预防多次骨折的发生，提高长期的治疗效果。用药可参考本教材第三十一章的内容。骨质疏松性骨折术后应规范用药、定期监测疗效；推荐每 3 个月或每 6 个月检测 1 次骨代谢指标、12 个月检测 1 次 BMD，以评价药物治疗效果，同时定期进行骨折部位的影像学检查，观察骨折愈合或假体在位情况，严密随访。中华医学会骨质疏松和骨矿盐疾病分会（CSOBMR）推荐骨折联络服务（fracture liaison services，FLS），以提高骨质疏松性骨折患者的疗效并预防再骨折。2012 年，国际骨质疏松基金会发起了以"攻克骨折（Capture the Fracture Campaign）"为主题的专项行动，即对脆性骨折的患者提供标准化流程的医疗服务，以减少二次或多次骨折的发生。该行动是基于协调员参与的骨折后医护模式。FLS 是对骨折后患者进行识别登记、评价和治疗的全面管理体系。该体系由医疗机构的多学科协作团队组成，其核心围绕专门协调员（临床专科护士）进行，负责骨折后患者的全程医护计划实施，包括识别脆性骨折患者、登记和建立临床数据库，以及跟踪、评价、记录诊断治疗进展。协调员同时开展患者教育、评估跌倒风险、预约必要的实验室和骨密度检查、推荐或转诊患者、启动治疗和随访。骨折联络服务需要多方面医护人员参与，也需要社会的支持，可减少再骨折的发生，降低骨折后患者病死率和医疗费用，减轻家庭和社会负担。

五、骨质疏松性骨折的预防

骨质疏松性骨折与骨质疏松症预防的意义远大于治疗。骨质疏松症一级预防有助于减少骨折的发生，三级预防有助于预防骨折后再骨折，提高骨质疏松症老年患者的生活质量。

目前，国际上有多种骨质疏松筛查和骨折风险评估工具可供选择，世界卫生组织推荐的骨折风险预测工具（WHO Fracture Risk Assessment Tool，FRAX），其简便、准确的优点得到了国内外众多国家指南的推荐（https：//www.sheffield.ac.uk/FRAX）。FRAX 可结合骨密度，通过年龄、性别、BMI 等危险因素计算并预测未来 10 年髋部及重要部位发生骨质疏松性骨折的概率。在 FRAX 中明确的骨质疏松性骨折相关危险因素包括年龄（骨折风险随年龄增加而增加）、性别、低体重指数（≤19kg/m²）和低骨密度、既往脆性骨折史（尤其是髋部、尺桡骨远端及椎体骨折史）、父母髋部骨折、接受糖皮质激素治疗（任何剂量，口服 3 个月或更长时间）、抽烟和饮酒、合并其他引起继发性骨质疏松症的疾病、类风湿关节炎。这些因素也是骨质疏松性骨折患者管理中应注意的方面。研究表明，BMI 低下（lower body mass index）、脊柱后凸畸形（kyphosis）、糖皮质激素、绝经时间过早、并存多种疾病等都是脊柱椎体压缩骨折的高危因素。

　　骨质疏松性骨折多数是由于老年患者不慎跌倒造成的，所以预防跌倒对降低骨质疏松性骨折有非常重要的意义。重视年龄、跌倒等独立于骨密度之外的骨折风险因素，应综合分析骨密度以外的风险因素。跌倒是老年髋部骨折的最常见致伤原因，绝大多数属于低能量损伤，一小部分是骑车或交通伤，跌倒是我国伤害死亡的第四位原因，在 65 岁以上的老年人群居于首位，老年人跌倒死亡率随年龄的增加急剧上升，所以老年髋部骨折常被称作是"人生最后一次骨折"。患者本身可能患有骨质疏松症而伤前未得到诊断和治疗也是重要的原因。导致髋部骨折的跌倒环境一般是室内，如卧室、卫生间、厨房等。知晓这些危险场所和易患时间段有助于预防老年人髋部骨折。老年人骨质疏松性骨折既有内在的危险因素，也有外在的危险因素，常是多因素交互作用的结果。内在危险因素，如生理因素，步态和平衡功能性差；感觉系统包括视觉、听觉、触觉、前庭及本体感觉影响机体的平衡能力；中枢神经系统退变常会影响智力、肌力、肌张力、感觉、反应能力、反应时间、平衡能力、步态及协同运动能力等；老年人骨质疏松症及关节、韧带、肌肉的结构、功能退化也是引发跌倒的常见内在原因；疾病因素、药物因素和心理因素等也增加老年髋部骨折风险。外在因素，如环境因素，包括昏暗的灯光及湿滑、不平整的路面，以及障碍物、楼梯、台阶、卫生间没有扶栏、把手等都可能增加跌倒的危险，不合适的鞋子等也会诱发髋部骨折。社会因素，如老年人的教育水平、卫生保健水平、室外环境的安全设计，以及老年人是否独居等都也会影响髋部骨折发生。所以老年人髋部骨折是多因一果，一定要从多个方面着手逐个排查减少以上危险因素。

　　充分补充钙元素和维生素 D 是骨质疏松症和骨质疏松性骨折治疗的基础措施。用合适的方法稳定骨折、适量的钙剂联合维生素 D 补充是骨质疏松骨折治疗的基础，如绝经后女性和 50 岁以上的男性应主动纠正钙和维生素 D 缺乏的状态，尤其对深居简出、生活在养老院的老年患者补充钙和维生素 D 很重要，因为此类人群常出现维生素 D 缺乏和膳食钙摄入量不足的现象。随着循证医学证据的增多，骨质疏松管理的慢病干预模式越来越受到重视。有益于肌肉骨骼健康的生活方式包括安全适量强度的有氧运动，戒烟，减少饮酒，降低跌倒风险，均衡营养，适量的钙和维生素 D 摄入。研究表明，糖尿病（特别是 2 型糖尿病）患者骨密度虽高但骨折风险高于正常人群，控制糖尿病的进展也有助于预防骨质疏松性骨折。

　　骨质疏松性骨折的综合治疗、全面管理涉及多个学科，发生骨质疏松性骨折的老年患者需要全身多系统评估，安全麻醉手术有助于快速减轻骨折造成的疼痛，早期快速康复、及时抗骨质疏松治疗有助于提高手术疗效并预防再骨折发生，提高骨质疏松性骨折后综合管理疗效，再进行骨折联络服务，可节约医疗资源，提高医疗服务效益，实施骨质疏松症的慢病管理和分级诊疗路径。

思 考 题

1. 简述骨质疏松症与骨质疏松性骨折的关系。
2. 试述老年患者骨质疏松性骨折的特点。
3. 简述预防跌倒对于预防骨质疏松性骨折的意义。

（纪 泉 文良元）

第三十四章　老年恶性肿瘤

第一节　老年恶性肿瘤概述

随着生活水平的提高以及预期寿命的延长，人口老龄化趋势将不可避免，恶性肿瘤已成为老年人的常见病以及主要死亡因素。我国年龄≥60岁的老年恶性肿瘤发病率及死亡率分别占恶性肿瘤总人群的60.7%和73.7%，恶性肿瘤已成为年龄≥60岁人群首位死亡因素。但针对老年恶性肿瘤的临床研究较少，因此该人群循证医学证据相对缺乏。

老年恶性肿瘤的生物学行为、流行病学特点、治疗耐受性，以及对治疗的反应与年轻患者并不完全相同，有时差异十分显著，老年患者对肿瘤治疗的耐受性比年轻患者通常欠佳。老年肿瘤患者之间也具有高度异质性，这些特征决定老年恶性肿瘤诊疗决策将更为复杂、更加需要采取个体化原则，所以应该采取包括老年医学专家（老年肿瘤学专家）在内的多学科团队协作模式（multiple disciplinary team，MDT）。通过患者的年龄、共病状况、机体功能，以及老年综合征等因素可初步判断老年人自然预期寿命（中国老年人预期寿命表或者 ePrognosis 等工具可提供预期寿命评估）；另一方面，通过准确的肿瘤临床分期、病理分类、分型等也可确定恶性肿瘤对老年患者生命危害的影响。当这种危害并不缩短患者的自然预期寿命时，则不需要抗癌治疗，仅需对症支持治疗，如某些惰性肿瘤；当这种危害可能缩短患者的自然预期寿命时，则需要与患者及其家属充分沟通，认真研究治疗获益与治疗风险，同时需要尊重患者的意愿，科学制订合适的诊疗策略。早期、中期及部分晚期老年恶性肿瘤经过系统评估，存在可治愈机会时应该努力争取根治，不可治愈的晚期患者的治疗目的是减轻痛苦、提高生活质量及延长生存期。因此，体质脆弱或晚期老年恶性肿瘤则应该严格避免可能降低患者的生活质量，同时又可能缩短生存期的治疗。值得重视的是，老龄不应该成为限制治疗的绝对因素，特别是当治疗可以预期改善老年患者的生活质量或者延长生存期时。有证据表明，在合适的支持治疗下，体力评分较好的老年人也能较好地耐受常规方案化疗。

老年综合评估（comprehensive geriatric assessment，CGA）是老年肿瘤患者诊疗风险分层的重要环节，通过风险分层，可有效识别高风险人群，从而有利于科学管控诊疗风险。同时，深刻理解老年肿瘤的特点及肿瘤治疗学原理，结合日新月异的肿瘤分子基因学成果则是预防和减少治疗并发症、准确预测治疗获益的重要方法。本文将对老年恶性肿瘤的预防与筛查、老年综合评估及症状管理及老年恶性肿瘤治疗学要点进一步详细阐述。

一、老年恶性肿瘤的预防与筛查

老年恶性肿瘤一级预防倡导健康的生活方式（如戒烟、戒酒、坚持锻炼、避免熬夜、避免久坐等），控制慢性感染（如乙肝）；二级预防为早发现、早诊断；三级预防是规范化评估及诊疗。科学合适的筛查能够早发现、早诊断大多数恶性肿瘤，能够明确改善老年恶性肿瘤的预后。当然筛查也存在着一些不足，如筛查确诊可能导致某些不需要治疗的惰性肿瘤患者承担不必要的心理压力和焦虑。所以，为了避免过度筛查或者筛查不足，老年恶性肿瘤筛查应该充分考虑老年人的预期寿命、恶性肿瘤家族史、主观意愿、个人偏好、功能状况和生存目标等。预期寿命有限的老年人、不愿意接受筛查及不能忍受有效治疗的脆弱老年人，可以不接受筛查。老年人群的恶性肿瘤筛查通常从50岁开始，一般推荐至80岁为止，因为更高年龄的肿瘤筛查对生存获益存在着更大的不确定性，对于更为健康的老年人以及随着平均预期寿命的延长，肿瘤筛查推荐的终止年龄也可能进一步提高。各种恶性肿瘤预防筛查周期不尽相同，一般建议每1～3年进行一次恶性肿瘤筛查。

二、老年综合评估

CGA是通过多学科、多角度深度客观评估患者健康状态，以指导治疗选择并可改善恶性肿瘤预后。CGA主要评估患者的功能状态、合并症、多药应用、营养状态、认知功能、心理状态、社会经济状态、老年综合征等。CGA可检测出常规肿瘤管理中尚未发现的可逆性老年问题，预测肿瘤治疗毒性，对老年人进行风险分层，使支持治疗更有针对性，并可改善生活质量，增强治疗依从性。CGA也可提供重要的预后信息，更好地评估预期寿命，以指导治疗决策。2018年，美国临床肿瘤学会发布了老年癌症患者化疗管理指南，建议所有年龄≥65岁的接受化疗患者需进行CGA，从而有效识别传统肿瘤评估方法中经常被忽略的损伤。虽然该指南主要是针对接受化疗的老年人，但许多建议也广泛适用于老年恶性肿瘤其他的治疗方法和护理问题。

（一）功能评估

老年恶性肿瘤患者功能状态可通过自诉法（主观）或体力评定法（客观）评估。其中，最常用的自诉法包括日常生活活动（activities of daily living，ADL）能力量表以及工具性日常生活活动（instrumental activities of daily living，IADL）能力量表。ADL反映基础的独立自我生活能力，IADL则包括较复杂的独立社会生活能力。上述评定法与常用的恶性肿瘤Karnofsky活动状态评分或美国东部肿瘤协作组（Eastern Cooperative Oncology Group，ECOG）活动状态评分具有一定的相似性，但ADL、IADL较为详细，需注意使用的目的。

体力评定法如步态速度测评以及起立-行走计时（timed up and go，TUG）测试均用于老年人的功能状态评估。步态速度测评已用于评估老年人功能状态和健康结局。Studenski等报道30 000例针对≥65岁的老年人荟萃分析研究，步态速度测评与生存相关。TUG可快速筛查评估老年人机动性和总体运动功能。TUG是计算患者不用手臂从座椅起立，并以正常速度向前行走10步、掉头、回到座椅位置并坐下所花费的时间（秒）。评估期间患者可能需要用到辅助设备如拐杖，但须独立完成，不能有他人协助。TUG可有效预测老年人跌倒风险。一项前瞻性研究发现，TUG在老年肿瘤患者中具有较好的敏感性和特异性，TUG≥13s与跌倒风险增加相关。

（二）合并症

老年人合并症发生率高，并影响肿瘤治疗耐受性及预后。常见合并症包括高血压、糖尿病、慢性肾功能不全、充血性心力衰竭（congestive heart failure，CHF）、痴呆、抑郁、贫血、慢性感染、神经疾病、肝脏疾病、慢性肺病、听力或视觉障碍、骨质疏松、压疮、外压性溃疡等，都是老年恶性肿瘤患者较常见的合并症。

有些合并症可影响肿瘤患者的治疗和预后。一项含3759例患者的随机临床试验发现，

合并糖尿病的 Ⅱ ～ Ⅲ 期结肠癌辅助化疗患者有更高的总体死亡率和肿瘤复发率。另有针对前列腺癌患者（中位年龄 69.5 岁）随访 5.1 年的研究发现，具有冠状动脉疾病、CHF、心肌梗死病史的患者，其新辅助内分泌治疗将有更高的全因死亡风险（26.3% vs. 11.2%）。合并症对老年恶性肿瘤患者的另一个重大影响是可能改变整个疾病诊疗的进程，使得潜在可治愈性恶性肿瘤丧失了治愈的机会。肿瘤治疗可能与合并症互相干扰，影响患者的功能状态，甚至加重合并症。若老年患者本身存在严重合并症，则肿瘤治疗风险会更大。因此，需要在抗肿瘤的初始治疗前仔细评估患者合并症对预期寿命的影响。

Charlson 共病指数（Charlson comorbidity index，CCI）、疾病累积评定量表（cumulative illness rating scale，CIRS）是老年患者中常用的评估合并症相关死亡风险工具。CCI 和 CIRS 也用于评估老年肿瘤患者的治疗耐受性。一项老年局部晚期非小细胞肺癌的随机试验发现，CCI≥2 有更高的早期治疗中止风险（82% vs.30%）。另一项晚期非小细胞肺癌Ⅲ期临床试验发现，虽然有严重合并症患者（CIRS 评估）与无合并症患者同样可以耐受以铂为基础的化疗，并从中获益，但是前者拥有更多的中性粒细胞减少性发热和更高的感染性死亡风险。

（三）认知功能

老年肿瘤患者发生认知损伤时，自理能力会变得更差，且有更高的抑郁症发生和死亡风险。在用药期间，无论药物是否复杂，认知功能均可预测患者用药时的依从性。认知损伤患者需全程在有经验的老年肿瘤多学科团队支持下进行治疗。同时，在肿瘤治疗决策中需要考虑认知损伤对肿瘤治疗风险与获益的影响。

老年患者中常用的许多药物（如抗胆碱能类、抗精神类、苯二氮䓬类、类固醇、阿片类）都与认知损伤相关。Hilmer 等研发的药物负荷指数（drug burden index，DBI）可评估药物对老年患者体力和认知功能的影响。

当怀疑患者存在认知功能损伤并影响其判断力时，需咨询有评估认知功能经验的内科医师（老年科医师、神经精神科医师、老年心理医师）。无论患者既往是否存在认知功能损伤，推荐周期性反复评估老年患者的认知功能。推荐用 MMSE 和 MoCA 评估老年人认知功能。

（四）营养状态

营养缺乏或营养不良在老年肿瘤患者中非常常见，并被严重低估。肿瘤患者营养状态差与更严重的血液学毒性、更高的死亡率、更差的化疗耐受性，以及更长的住院时间相关。有些营养不良是因为基础疾病，但更多的原因是患者的热量摄入不合理。营养参数可辅助鉴别需要个体化营养和营养干预的患者。营养不良通用筛查工具可评估是否存在营养缺乏，如体重指数（body mass index，BMI），当 BMI≤22kg/m^2 以及 6 个月内非预期性体重减轻≥5%可作为评估存在营养缺乏的参考。微型营养评定（mini-nutritional assessment，MNA）量表可用于老年肿瘤患者营养状态评估。老年肿瘤患者也需特别注意是否缺乏维生素 D，因其可能导致骨质疏松甚至骨折。

（五）多药应用

尽管任何年龄阶段的患者都有可能存在同时使用多种药物，但老年患者合并症多，故多药应用在老年患者中更为严重。在处理肿瘤相关症状或抗肿瘤治疗时，也可导致多药应用。

多药应用可能导致药物不良反应（继而致器官功能下降和老年综合征）、药物间相互作用，并降低患者依从性。肿瘤患者在接受抗肿瘤治疗时，27%的患者存在≥1 种药物间相互作用；姑息治疗时比例上升至31%。老年患者，特别是有合并症、脑恶性肿瘤、应用多种药物患者的药物间相互作用风险会更高。

老年人用药时，药物的药代动力学和药理学改变也可导致药物间相互作用。常见的如阿片类、抗抑郁药、抗生素、抗精神类和抗肿瘤药物可诱导或抑制细胞色素 P450 酶，这些药物同时使用时，可能会相互作用，从而降低或增加血药浓度，也增加肝脏负荷。有研究报道，不合理用药在姑息性治疗的肿瘤患者中增加29%～48%；另一项含 500 例老年肿瘤患者（≥65 岁）的研究证明，超过 60%患者有多药应用（≥4 种）。潜在的不合理用药（特别是催眠药、镇静药、抗抑郁药、苯二氮䓬类、抗胆碱能类）可明显增加老年患者的跌倒风险。

（六）社会经济状态

孤寡生活不仅影响老年人的生活质量，而且与老年人的死亡显著相关。一项含 2835 例女性乳腺癌研究发现，孤寡妇女具有更高的死亡风险。社会援助评估是完整的老年综合评估的一部分。另外，也需充分考虑患者的生活现状、经济现状、是否具备充足的照护条件等。

（七）老年综合征

跌倒、痴呆、谵妄、抑郁、痛苦、骨质疏松、疲乏、脆弱是老年肿瘤患者最常见的综合征。老年肿瘤患者的老年综合征发生率较非肿瘤性老年患者更高。一项含 12 480 例老年人的研究发现，60.3%的肿瘤患者合并≥1 种老年综合征，而仅 53.2%非肿瘤患者合并老年综合征；较非肿瘤患者，听力障碍、尿失禁、抑郁、骨质疏松在肿瘤患者中更为常见。

1. 跌倒 相较老年非肿瘤患者，跌倒在老年肿瘤患者中更为常见。初诊恶性肿瘤（尤其初诊半年内）和化疗后与更高的跌倒风险相关。一项含 185 例进展期肿瘤患者的前瞻性研究发现，93 例（50.3%）有过跌倒，并与更高的创伤风险相关；中位跌倒时间为 96 天；多变量分析发现，原发脑肿瘤、脑转移、近 3 个月跌倒、严重抑郁、苯二氮䓬类药物剂量、癌性疼痛都是跌倒的独立危险因素。另有研究证明，每 1 周期化疗都会加剧跌倒风险，并且以紫杉醇为基础的化疗较以铂为基础的化疗具有更高的跌倒风险；近 12 个月跌倒史、疲乏、不能独立日常生活、独自生活都是肿瘤治疗后 2～3 个月内跌倒的独立危险因素。这些发现都要求我们应高度重视跌倒在老年肿瘤患者中的风险和危害，并尽可能通过 CGA 来鉴别这些具有跌倒风险的患者。

多方面风险评估和管理、运动、补充维生素 D、减少精神类药物、改善环境等均可有效减少老年患者的跌倒风险。推荐对有跌倒史及平衡、步态困难患者行周期性评估。对跌倒风险高应用神经毒性药物患者，推荐早期进行预防性医用设备以及家庭内安全评估。

2. 痴呆 痴呆是进行性疾病，表现为记忆损伤，且至少有 1 种认知功能受损（如失语、失用、失认、无法执行日常功能操作等），干扰了日常独立生活能力。痴呆是老年人常见的合并症。有研究发现，合并痴呆的老年结肠癌患者（≥67 岁），即使其潜在可治愈，也很少能接受侵入性诊断或治疗。在≥68 岁乳腺癌、结肠癌或前列腺癌患者中，痴呆与更高的死亡率相关，且这种死亡风险与肿瘤无关。轻度认知损伤介于正常认知和痴呆之间，表现为主观记忆受损，但保留了一般认知功能和完整的日常生活功能。

MMSE 或 MoCA 被推荐用于老年人认知功能评估。MMSE 通过筛查 11 项指标定量评估认知损伤的严重程度，并记录一段时间内的认知改变。但 MMSE 不适合轻度认知功能损伤患者，亦不能预测将来的认知下降。MMSE 评估尚属正常范围的轻度认知功能损伤患者，MoCA 则具有较好的敏感性和特异性，MoCA 亦被认为对脑转移患者预后指示作用优于 MMSE。

3. 谵妄 谵妄是短期内（通常是几小时到几天）注意力和认知力的急剧下降，并表现为注意力的集中、维持、转换功能下降等意识功能障碍。因为在老年人中谵妄未引起人们足够重视，所以它可能导致更严重的临床结局。痴呆是谵妄的主要原因，约 2/3 的谵妄都源于老年痴呆。

基于谵妄的 4 个重要表现为急性起病且过程反复、无法集中注意力、思维混乱、意识下降，推荐使用意识模糊评估法（confusion assessment method，CAM）作为谵妄的筛查和诊断工具。推荐对所有谵妄患者进行评估，并治疗谵妄的所有潜在病因。在老年恶性肿瘤患者中须注意避免使用可导致谵妄的药物。

4. 抑郁 老年抑郁量表（geriatric depression scale，GDS）是 1 项可靠有效的抑郁评估工具，用于无认知功能损伤的老年患者和轻中度认知功能损伤的一般患者。简易 GDS 被认为在老年抑郁患者中具有同样的准确性，且耗时更少。肿瘤相关疲乏和抑郁通常同时发生，因此，对有疲乏的患者均应该进行抑郁评估。一项前瞻性研究表明，约 28%老年肿瘤合并抑郁患者未得到治疗；多因素分析发现，运动损伤、功能状态、日常活动能力、社会支持不足、认知损伤、多药使用、多病、肿瘤相关疼痛等都是抑郁的独立危险因素。

5. 痛苦 肿瘤患者通常伴随心理痛苦。Hurria 等报道，≥65 岁肿瘤患者中 41%存在明显痛苦，身体功能变差是痛苦的最佳预测因子。痛苦温度计（distress thermometer，DT）是一个拥有 36 项指标问题清单的著名筛查工具，可鉴别肿瘤患者是否具有下述 5 类痛苦，包括实践、家庭、情感、信仰/宗教、机体本身。

6. 疲乏 肿瘤相关疲乏是与肿瘤或肿瘤治疗相关并影响日常功能的主观感受。在进展期肿瘤中，疲乏发生率超过 50%～70%。一项研究评估了进展期肿瘤的常见症状，疲乏与化疗、血红蛋白水平、疼痛、抑郁独立相关。疲乏是肿瘤本身及肿瘤治疗中令患者最痛苦的症状之一，超过了疼痛、恶心和呕吐。不同于普通疲乏，肿瘤相关疲乏很难通过休息、睡眠缓解。

多种因素可导致疲乏，包括疼痛、情感压力、贫血、合并症、睡眠障碍等，其中大部分均可治疗。在老年人中最佳的策略是避免疲乏及后续的生活不能自理。节省体力、运动课程、压力管理、睡眠治疗、心理刺激是已被证明的有效干预措施。疲乏的筛查可通过简易筛查问卷，以 0 分（无疲乏）到 10 分（最严重的疲乏）作为量表，量化患者的疲乏程度。

7. 衰弱 衰弱是对压力的储备和抵抗性下降的一种综合征，易致不良事件。衰弱患者易发生跌倒、残疾、住院和死亡。弗里德衰弱标准（fried frailty criteria，FFC）和巴尔杜奇衰弱标准（balducci frailty criteria，BFC）是 2 种最常见的鉴别衰弱的方法。最近一项研究表明，基于肿瘤医师临床判断，极少患者被分类为衰弱，因此使用改良的老年评估（modified geriatric assessment，MGA）可帮助肿瘤医师更好地鉴别衰弱患者。

依据 FFC 定义，衰弱为具有≥3 种以下情况的综合征，包括非主观性体重下降（1 年内≥4.5kg）、自觉疲惫、虚弱（抓握强度低）、步速缓慢、体力活动量小。一项含 5317 例患者（≥65 岁）的前瞻性研究发现，基于 FFC 标准的衰弱患者可预测跌倒风险、日常生活能力、住院和死亡率。BFC 是老年综合评估的组成部分，包括 1 种或多种日常活动依赖、≥3 种合并症、≥1 种老年综合征。一项含 176 例结直肠癌手术患者（70～94 岁）的前瞻性研究发现，BFC 与改良的 FFC 均可预测总生存，但 BFC 预测术后并发症效果更好。

8. 骨质疏松　骨质疏松及其相关骨折是肿瘤患者的主要风险因素，特别是接受化疗和内分泌治疗的乳腺癌患者以及接受内分泌治疗的前列腺癌患者。通过适当的筛查、生活方式干预及治疗，骨质疏松可以预防。骨健康管理是全部肿瘤综合管理的一部分。老年患者需知晓肿瘤治疗对骨的影响，也应坚持骨健康治疗。

（八）老年肿瘤患者的 CGA 决策

有研究显示，在年龄≥65 岁 I～Ⅲ期乳腺癌患者中，具有≥3 种肿瘤特异性 CGA 疾病患者的 5 年和 10 年的全因死亡率和肿瘤特异性死亡率是一般患者的 2 倍，且与年龄和疾病分期无关。另有针对年龄≥70 岁肿瘤患者的前瞻性多中心研究证实，营养状态差、运动功能受损、进展期肿瘤是化疗后早期（<6 月）死亡的独立预测因子。越来越多证据表明，老年肿瘤患者实施 CGA 具有可行性，CGA 有助于预测治疗相关不良反应、保持及改善躯体功能、降低住院风险、提高生存率、改善生活质量、判断预后，以及指导个体化治疗。但是，CGA 比较耗时，并且不一定对所有患者都具有可操作性，CGA 仍需不断完善发展。一些简明而特异的老年筛查工具也可有效鉴别出危险因素及可能从 CGA 中获益的患者，只是目前还没有一种筛查工具能有效鉴别 CGA 中所有类型的损伤，因此，这些筛查工具不能完全替代 CGA。CGA 主要应用在诊疗工作的前期以及诊疗决策需要进行重大调整之时，初始 CGA 筛查后，低风险患者宜接受症状及合并症管理、支持治疗，以及根治性抗肿瘤治疗；中风险患者需要加强症状及合并症控制管理及支持治疗等，努力降低风险，争取转化为低风险患者；反复评估仍为中、高风险患者则需结合患者生存目标、治疗愿望、自我决策能力等采取最佳支持治疗（best supportive care，BSC），无法耐受根治性治疗者应考虑姑息性抗肿瘤治疗。CGA 提示老年恶性肿瘤的治疗获益不仅包括治愈恶性肿瘤，也包括缓解症状、恢复或维持功能、改进认知能力、改善营养、疏导心理问题或增进心理健康、提高生活质量，以及延长生存期等。

三、老年恶性肿瘤治疗学

老年恶性肿瘤治疗应该采取包括老年医学专家（老年肿瘤学专家更佳）在内的 MDT 模式。需要明确肿瘤临床分期、病理分类、分型及肿瘤负荷等，从而依据准确的肿瘤评估，结合 CGA 的风险分层以及患者的预期寿命、治疗意愿或偏好，采取个体化的治疗原则，具体包括手术、放疗、化疗、分子靶向治疗、免疫治疗、内分泌治疗、BSC 及中医中药等治疗手段。通常免疫治疗及分子靶向治疗较传统化疗在老年恶性肿瘤治疗中更为安全，且合适的患者疗效更佳，所以上述治疗正日益成为老年恶性肿瘤患者重要的治疗手段。性激素依赖性肿瘤的内分泌治疗对老年人更加有效、安全，所以需重视其在老年肿瘤治疗中的应用。CGA 能够较好地识别出抗癌治疗高风险患者，但还不能够准确预测各种治疗方法的获益与风险，所以必须结合各专业治疗学会制定的相应评估量表及评估方法共同使用。需要注意的是，年龄不应成为限制根治性治疗的独立因素。老年肿瘤治疗不仅要避免过度治疗，也要防止治疗不充分。各种治疗并发症的预防及管理是保证疗效及治疗获益的重要因素。

（一）手术

通常老年肿瘤患者术前需要评估体能状态、年龄、合并症等，但年龄并非手术风险的首要指标。当考虑对老年患者进行外科治疗时，患者的一般状况评分（performance status，PS）和合并症较年龄更为重要。

国际老年肿瘤学会外科工作组报道，老年恶性肿瘤患者（乳腺、胃、肝）的外科结局与年轻患者并无显著性差异。老年肿瘤术前评估法（preoperative assessment of cancer in elderly，PACE）采用 CGA、简易疲乏量表（brief fatigue inventory，BFI）、PS 评分、美国麻醉学医师协会分级（American society of anesthesiologists grade，ASAG）评估老年患者是否适合外科干预。一项国际前瞻性研究发现，460 例老年患者术前完成 PACE 评估；多因素分析发现，中至重度疲乏、依赖性 IADL、异常 PS 评分是术后并发症最重要的独立预测因子。认知功能受损通常是术后并发症的危险因素，可延长手术住院日和增加 6 个月内的术后总体发病率。研究证实，老年胃肠道恶性肿瘤可能因出血、穿孔或梗阻需要急诊手术，但是急诊手术增加死亡风险以及手术并发症的发生率，所以应该预先评估急诊手术的可能性，尽量避免急诊手术。鼓励老年人采用微创手术。术后应积极管控合并症，警惕并预防老年肿瘤患者术后易出现的并发症，如血栓、谵妄等。加强术后营养支持治疗，积极合理安排术后康复运动。围手术期老年肿瘤患者需要预防误吸、预防跌倒。

（二）放射治疗

放疗（体外照射或近距离放疗）可作为根治性或姑息性的治疗手段。已有的文献数据表明，放疗效果好，且耐受性好，因此不能单纯因为年龄作为拒绝给予老年肿瘤患者放疗的理由。放疗医师和其他老年肿瘤内科医师一样，需注意老年患者非肿瘤性死亡风险，避免潜在过度治疗；同时，不要低估虽然高龄但无明显合并症的老年患者的预期寿命，也应该避免潜在的治疗不充分。

老年患者实施个体化放疗计划时，需遵循以下几项通用原则：①评估放疗的获益和风险；②充分考虑患者的基础功能储备；③知晓老年人群的肿瘤放射生物学和治疗反应性的特点，推荐放疗过程中给予营养支持，重视预防不良反应，如控制放射性口腔炎所致疼痛。老年患者放疗的不良反应与放疗的解剖部位和总剂量/分次量密切相关。谨慎使用同步化放疗，必要时调整化疗药物剂量以降低不良反应。

未完成或中断放疗可影响疗效，也影响将来可能的更高剂量放疗，因此，对于功能极度受限的患者需考虑替代疗法，确保最佳的支持治疗。更好的放疗技术[如调强适形放射治疗（IMRT）、图像引导放疗（IGRT）、立体定向放射治疗（SBRT）]可对体积小的靶区使用更高剂量的放疗，同时减少周围正常组织和危险器官的放疗损伤。大分割放疗也可改善治疗耐受性，减少总体治疗时间而不降低疗效。某些肿瘤的生物学特性在老年患者与年轻患者表现不同，部分因老年患者治疗耐受性下降，因此，放疗需基于疾病本身和 PS 评分而个体化进行。

尽管放疗是局部治疗，但可产生全身不良反应，如疲乏、抑郁、厌食、恶心、呕吐、味觉改变、睡眠障碍、头痛、贫血、皮肤干燥、皮炎、便秘等。远期并发症包括咽炎、食管炎、气管炎、持续性吞咽困难、疲乏、心血管疾病、黏膜炎、肝毒性、认知损伤等。

（三）化学治疗

一些回顾性研究表明，年龄≥70岁患者化疗未导致严重或延迟性毒性，虽然上述研究存在一些缺陷和不足，但是仍能说明，年龄并非化疗的绝对禁忌证。因此，在老年肿瘤患者化疗中，选择合适的患者尤其重要。年龄增长伴随着肿瘤药物药效学和药代动力学改变，增加了正常组织的毒性反应。药效学改变包括DNA损伤修复能力降低和毒性增加；药代动力学改变包括肾小球滤过率（GFR）和水溶性药物分布容积下降。抗肿瘤药物的药代动力学有时难以预测，因此依据毒性水平应调整药物剂量，但同时也要使用合适的剂量以保证疗效。

有研究人员针对老年患者在CGA基础上研发了相关工具，以评估化疗严重毒性的个体风险。在一项独立的包括250例老年（≥65岁）实体瘤患者的队列研究中，Hurria等研发的CSGA工具证明可有效预测老年肿瘤患者治疗相关毒性，并认为以下因素可预测3～5级毒性：年龄≥72岁、肿瘤类型（胃肠道或泌尿生殖道）、标准剂量化疗、多种化疗药物、血红蛋白（男性＜11g/dl；女性＜10g/dl）、肌酐清除率＜34ml/min、听力障碍、近6个月跌倒、步行距离短、不能独立服药、社会功能不足等。Extermann等研发的高龄患者化疗风险评估量表（chemotherapy risk assessment scale for high-age patients，CRASH），可有效的预测高龄老年肿瘤患者化疗的严重毒性风险。在这项模型中，舒张压、IADL、乳酸脱氢酶、治疗种类是血液学毒性的最佳预测因子；而PS评分、认知功能、营养状态、治疗种类是非血液学毒性的最佳预测因子。

1. 化疗不良反应　老年患者化疗的主要不良反应包括骨髓抑制致粒细胞减少、贫血、血小板减少、黏膜炎、肾毒性、心脏毒性、神经毒性。老年患者更易出现严重和长程的骨髓抑制和黏膜炎、更高风险的心肌病、中枢和外周神经病变。并且老年患者均有感染（无论是否粒细胞减少）、脱水、电解质紊乱、营养不良（化疗不良反应或肿瘤直接导致）等风险。化疗同样可影响认知、功能、平衡、视觉、听觉、（大小便）失禁、心情等。这些并发症增加了谵妄和功能依赖的风险。发现和治疗这些并发症对化疗获益最大化十分重要。下面讨论如何预防和改进一些常见的化疗并发症。

（1）心血管毒性：蒽环类药物可增加心脏毒性，致左心室功能障碍和CHF。其他可明显致心血管并发症的抗肿瘤药物包括烷化剂、抗代谢药、微管稳定剂。这些药物可加重蒽环类药物诱导的心血管毒性。蒽环类药物诱导的心血管毒性危险因素包括现存或既往心衰或心功能不全病史、高血压、糖尿病、冠状动脉疾病、老年（与合并症和PS评分无关）、既往蒽环类药物治疗、累积剂量大、输液时间短。年龄是蒽环类药物为基础方案致CHF的明显危险因素。人表皮生长因子受体2（HER2）状态、高血压、冠状动脉疾病也是乳腺癌蒽环类药物治疗患者心衰的明确预测因子。

不断有临床数据证明，当与非蒽环类药物为基础的化疗联用时，曲妥珠单抗的疗效和低心血管事件在早期和晚期HER2阳性乳腺癌中是一致的；亚组分析表明，在HER2阳性晚期乳腺癌中（808例，127例≥65岁），曲妥珠单抗与多西紫杉醇和帕妥珠单抗联用不增加心功能不全风险，也未发现晚期和累积心脏毒性证据。

（2）肾脏毒性：肾小球滤过率（GFR）随年龄下降，使许多药物清除减慢。肾脏延迟排泄可增加下述经肾清除药物的毒性，包括但不限于：①药物母体化合物需经肾清除，如卡铂、奥沙利铂、甲氨蝶呤、博来霉素；②药物被转换为活性形态，如柔红霉素；③药物被转换为有毒代谢物，如大剂量阿糖胞苷。因此，估算 GFR 后应考虑调整相关药物剂量以降低全身毒性。

肾功能不全在老年肿瘤患者中常见，特别是接受肾毒性药物、泌尿生殖系统肿瘤、多发性骨髓瘤患者。对于已有肾脏疾病可能合并较重肾功能损伤的患者，需限制或避免肾毒性药物。血清肌酐并不是老年人肾功能的良好指标；推荐计算肌酐清除率以评估肾功能，并调整剂量以减少全身毒性。

（3）神经毒性：化疗相关神经毒性是剂量限制性毒性。长春花碱、铂为基础的化疗、紫杉醇可诱导外周神经毒性；甲氨蝶呤、阿糖胞苷、异环磷酰胺可致中枢神经系统毒性。当明显超过临床推荐量时，嘌呤类似物（如氟达拉滨、克拉屈滨、喷司他丁）可引起致死性神经毒性。高剂量阿糖胞苷可导致急性小脑综合征。患者年龄（≥60 岁）、药物剂量和方案、肝肾功能不良是阿糖胞苷导致小脑毒性的最主要的危险因素。

神经毒性的管理主要包括降低剂量或剂量强度。因老年人肾脏清除减少，且小脑敏感性高，故特别容易发生以阿糖胞苷为基础方案的化疗毒性；对肾功能不全患者需特别小心使用高剂量阿糖胞苷。因此，对 GFR 下降患者有必要降低剂量，也推荐检测小脑功能、听力受损程度和是否存在外周神经病。老年人需特别注意因外周神经病变所致跌倒风险。

（4）骨髓毒性：已有的大量数据指出，≥65 岁患者骨髓抑制风险明显增加。使用刺激因子后，骨髓抑制风险减少 50%，而降低剂量可能影响疗效。在这种情况下，使用刺激因子并不会增加费用，甚至可能节约费用，因其在老年人中可预防因粒细胞减少感染所致的住院时间延长。

1）中性粒细胞减少：粒细胞减少是化疗主要的剂量限制性毒性，尤其见于老年人。患侵袭性非霍奇金淋巴瘤的老年患者使用 CHOP 方案化疗时，对比 61～69 岁患者，≥70 岁患者发热和粒细胞减少发生率明显升高（42% vs. 8%，$P<0.000\ 1$）。在 ≥60 岁 AML 患者接受诱导或巩固化疗时，预防性使用生长因子可加速中性粒细胞恢复，缩短住院天数，且不影响总体生存（OS）。

荟萃分析发现，预防性使用重组粒细胞集落刺激因子（G-CSF）可明显降低发热性粒细胞减少。有报道 G-CSF 和拓扑异构酶 II 抑制剂联用可增加急性白血病风险，但文献结论并不一致。尽管有如上警告，但使用 G-CSF 似乎是改善治疗的最佳策略。欧洲肿瘤研究治疗组织同样推荐在老年肿瘤患者中预防性使用 G-CSF。NCCN 亦推荐将 G-CSF 用于实体瘤和非髓系肿瘤。

2）贫血：贫血是化疗相关毒性反应的危险因素，可影响化疗药物分布容积，继而影响药物峰浓度并增加毒性。贫血也和心血管疾病、CHF、冠脉源性死亡、痴呆相关。贫血与≥70 岁患者多种功能失常明显相关（活动受限、认知损伤、吞咽困难），亦可高概率导致 65 岁及以上老年肿瘤患者功能性伤残。

对严重贫血患者，有必要输血以防止更严重的临床事件。目前，使用促红细胞刺激因子（ESA）尚存争议。ESA 减少了化疗患者的输血事件；但随机研究发现，肿瘤患者接受促红药物达到血红蛋白 12g/dl 时，可减少生存并降低肿瘤控制率。肿瘤患者使用 ESA 也可增加静脉血栓和死亡风险。使用 ESA 但目标血红蛋白<12g/dl 时，其减少生存和致肿瘤进展的风险亦不能排除。

基于上述研究结果，2008 年 FDA 强化了其警告，提醒医师在进展期乳腺癌、宫颈癌、头颈部癌、淋巴瘤以及 NSCLC 中使用 ESA 可能增加肿瘤进展风险并减少生存。在必要时，ESA 可使用最低剂量以避免输血。同时，ESA 的使用应限制在以非治愈为目的的化疗所导致的骨髓抑制贫血中。一旦化疗周期结束且贫血改善应停止使用 ESA。老年患者贫血管理应在 NCCN 肿瘤指南和化疗所致贫血指南框架中。

3）血小板减少：化疗所致血小板减少症（CIT）是细胞毒性和骨髓抑制性化疗方案中常见的血液学毒性。严重血小板减少患者有必要降低剂量或中断化疗。化疗致贫血和粒细胞减少可通过刺激因子管理，但安全有效的 CIT 治疗目前仍存在问题。重组人白细胞介素-11（recombinantinterleukin-11，rIL-11）是目前唯一批准的非髓系肿瘤中 CIT 治疗方法，但是，其毒性大，临床获益小。一项 II 期临床试验表明，血小板生成素类似物如罗米司亭（Romiplostim）和艾曲波帕（Eltrombopag）治疗 CIT 效果显著，但是其临床获益机制并未完全阐释清楚。在我国，目前已批准重组人血小板生成素（特比澳）用于 CIT 治疗。

（5）恶心与呕吐：化疗所致恶心和呕吐（CINV）可使人虚弱，严重影响患者生活质量（QOL）和治疗依从性。5-羟色胺 3（5-HT3）受体拮抗药、神经激肽 1（NK1）受体拮抗药、类固醇是有效的镇吐药。因年龄相关的生理改变导致药物吸收、分泌、清除改变，以及药物间相互作用、合并症需多药使用，老年患者使用镇吐药毒性风险可能增加。因此，老年患者在选择镇吐药时应个体化，主要参考既往恶心呕吐史、化疗药物的潜在致吐性、镇吐药的不良反应特性等。Q-T 间期延长是 5-HT3 受体拮抗药的典型不良反应，特别是多拉司琼、托烷司琼、帕诺洛司琼，因此，合并心血管并发症的老年患者需谨慎使用。

（6）腹泻：目前，已充分认识到某些化疗药物（如氟尿嘧啶、伊立替康）可致腹泻不良反应；持续和严重腹泻可致脱水、电解质紊乱和肾功能不全。此外，化疗所致腹泻可导致药物减量、治疗延期、化疗中断，最终影响疗效。基于大量的临床试验数据，对轻至中度腹泻，推荐使用洛哌丁胺（易蒙停）为标准方案；严重腹泻或洛哌丁胺无效的腹泻，奥曲肽（皮下或静脉）可能有效。

（7）黏膜炎：口腔和胃肠道黏膜炎是放疗和化疗的严重并发症。黏膜炎风险随年龄增长而增加。一项含 212 例肿瘤患者的 III 期临床试验表明，帕利夫明（Palifermin，人角质细胞生长因子）可明显减少口腔炎。黏膜炎的管理应当先于肿瘤治疗。保持口腔卫生、适当补充维生素等是常见的预防措施。一旦出现黏膜炎，需充分静脉补液、漱口水漱口、利多卡因镇痛；黏膜炎合并吞咽困难或腹泻患者应尽早住院。

（8）失眠症：失眠症表现为入睡困难，或早醒，或低质量睡眠恢复（如夜间睡眠后仍白天疲劳、难以集中精力、困倦、嗜睡）。肿瘤患者失眠概率高于正常人群 3 倍，依据肿瘤类型不同，发生率为 25%～69%。老年患者失眠更常见，老年肿瘤患者应在初次治疗前和治疗间期评估睡眠障碍。认知行为治疗（congnitive behavioral therapy，CBT）和生活方式调整是老年失眠症推荐的一线治疗。CBT 从多角度干预（刺激控制、睡眠限制、认知疗法、睡眠卫生、疲乏管理）管理老年肿瘤失眠患者。CBT 持续治疗在女性乳腺癌初治患者中可明显改善睡眠质量。直到 CBT 发挥效果前，有必要使用药物治疗。苯二氮䓬类药物、非苯二氮䓬类药物、褪黑素受体激动药，是 FDA 批准的失眠症治疗药物。但是，基于苯二氮䓬类和非苯二氮䓬类药物的一些严重不良反应（如跌倒、骨折、认知损伤），这些药物并不是老年失眠症的一线推荐用药。如需使用药物，推荐个体短程且安全有效的最小剂量使用。

（四）分子靶向治疗

分子靶向治疗的出现显著地改善了多种恶性肿瘤的预后。因为分子靶向治疗疗效较好且不良反应通常比化疗轻，所以使用分子靶向治疗更符合老年肿瘤治疗学原则。临床应用分子靶向药物时应该遵循药品的适应证以及肿瘤分子生物学中靶分子调控原理，避免盲目使用。分子靶向治疗前应详细评估治疗风险获益比，需仔细研究药物间的相互作用（多药应用时，药代动力学上可能存在相互影响）。警惕分子靶向药物的不良反应，如高血压和动脉血栓与血管内皮生长因子（vascular endothelial growth factor，VEGF）抑制药贝伐珠单抗相关；心功能不全等心血管并发症与 HER2 抑制药（曲妥珠单抗）相关；皮肤毒性（痤疮样皮疹、手足综合征）是表皮生长因子受体（EGFR）抑制药（厄洛替尼、舒尼替尼、索拉非尼、西妥昔单抗）的主要不良反应。提高对分子靶向药物隐匿性毒性的识别，从而及早处理，避免因延迟识别及老年人脆弱性所导致的不可逆的不良反应。鼓励进行更多针对老年肿瘤患者的分子靶向治疗的临床试验，这不仅能够验证分子靶向治疗的有效性和耐受性，而且为老年肿瘤治疗提供更多机会。

（五）免疫治疗

近 10 年，以细胞毒 T 淋巴细胞相关抗原 4（cytotoxic T lymphocyte antigen 4，CTLA-4）及细胞程序性死亡受体 1（programmed cell death 1，PD1）/细胞程序性死亡配体 1（programmed cell death ligand 1，PDL1）为靶点的免疫治疗在恶性肿瘤治疗领域取得了巨大进步，特别是 PD1/PDL1 单抗在多种恶性肿瘤治疗中的疗效令人瞩目，已获批上市十余种。但是，目前专门针对老年恶性肿瘤免疫治疗的临床研究数据仍很少，其中一些亚组分析提示，老年肿瘤患者如同普通成年肿瘤患者一样，可能从免疫治疗中获益。鉴于免疫治疗通常较化疗不良反应轻，理论上更适合于老年人，而且一旦有效，疗效往往持久，存活曲线上呈现拖尾现象，甚至产生令人惊奇的疗效。所以老年肿瘤医师更加积极地开展免疫治疗。老年肿瘤免疫治疗时应该遵循相关适应证及禁忌证，从而避免滥用。推荐在免疫治疗前进行免疫治疗疗效预测的肿瘤微环境研究及相关基因检测，深入研究疗效预测的肿瘤微环境特点及重要分子特征，同时也需研究疗效正相关、疗效负相关的基因突变，特别需要警惕超进展基因突变，因为此类患者一旦进行免疫治疗时，可能加速肿瘤进展恶化，免疫治疗很可能给此类患者带来灾难性伤害。因此，需要深刻理解上述肿瘤分子生物学原理，细心推敲患者具体基因检测结果，科学预测免疫治疗疗效。免疫治疗可出现各系统器官的不良反应，皮肤、肺、消化系统、内分泌系统、神经系统不良反应较为常见。需要注意的是老年患者的不良反应可能与年轻患者不尽相同，其更为隐匿，可能与老年患者症状或老年综合征相混淆，所以需要密切监测、及时干预、全程管理。

（六）内分泌治疗

老年恶性肿瘤内分泌治疗包括性激素依赖性肿瘤的内分泌治疗，以及为预防恶病质、改善营养状况而采取的孕激素等治疗。乳腺癌、前列腺癌及子宫内膜癌为性激素依赖性肿瘤，其内分泌治疗手段包括手术去势、药物去势、抗雌激素/雄激素类药物、雌激素/孕激素/雄激素类药物、芳香化酶抑制剂、激素受体调节剂等。鉴于老年乳腺癌性激素受体表达水平较年轻人的更高，所以内分泌治疗有效率更高，疗效更持久；同时，内分泌治疗安全性较高，对生活质量不利影响小，患者对肿瘤内分泌治疗接受度高，依从性较强，更加适合有适应证的老年肿瘤患者。其常见不良反应包括血栓、心血管系统影响、骨质疏松、性心理、情绪，以及性行为的影响。

（七）治疗依从性

口服药治疗方案时，良好的依从性是发挥最佳疗效的关键。老年人容易出现依从性差，原因包括认知损伤、合并症多、多药使用、高风险不良反应、药物间反应、经济条件差、独居、社会支持不足等。辅助内分泌治疗时，治疗中断和依从性差在早期乳腺癌中有较多阐述。一项含 961 例女性（≥65 岁）的雌激素受体阳性或不明乳腺癌患者研究中，在 5 年内分泌治疗完成前，49%的患者有治疗中断。此外，研究中发现辅助化疗中依从性差更常见于老年人（≥60 至 75 岁）。

在老年肿瘤患者考虑使用口服药时，有必要评估患者的依从性，密切监测患者依从性，减少复杂处方，宣教老年患者口服药的风险和获益，以及依从性的重要性，充分适当的管理不良反应。制订定期随访计划及观察不良反应是增加依从性的有效策略。

四、小结

恶性肿瘤是老年人常见病和主要死亡原因。老年恶性肿瘤在肿瘤生物学行为、流行病学、治疗耐受性及肿瘤治疗学方面均具明显特征。MDT 团队需要深刻理解老年肿瘤特点、详细进行老年综合评估、尊重患者主观意愿，将有助于形成科学合理的诊疗策略，从而实现更高的疗效、更少的不良反应，以及更佳的生活质量。

（蒋月强　殷铁军）

第二节　老年肺癌

原发性肺癌（primary lung cancer，PLC）是中国和世界范围内发病率和死亡率最高的恶性肿瘤，70 岁达发病高峰，约 82%的肺癌发生在老年前期和老年期。PLC 可分为非小细胞肺癌（non-small cell lung cancer，NSCLC）和小细胞肺癌（small cell lung cancer，SCLC）两大类。其中，NSCLC 占 80%～85%，NSCLC 最常见的病理类型是腺癌。超过 50%的肺癌在确诊时已发生转移，确诊时临床分期较晚是影响肺癌预后的重要原因。近年来，随着肺癌筛查的推广普及，早期肺癌的比例在不断增多，早期肺癌通过多学科综合治疗可实现较好的预后。病理组织学类型、临床分期、分子基因检测结果，以及老年综合评估（CGA）构建了老年肺癌的诊断基础，预示着相应的重要预后信息，同时也是治疗决策体系的核心因素。老年肺癌要求采取 MDT 诊疗模式。虽然年龄不是肺癌独立的预后因素，但老年肺癌患者可能会产生更多的治疗相关性不良反应，因此比较普通成年肺癌，CGA 对老年肺癌患者的治疗风险分层及制订合适的干预措施起着独特的作用，具有明显优势。老年恶性肿瘤诊疗总则也广泛适用于老年肺癌。

一、老年肺癌的预防与筛查

老年肺癌的预防应遵循老年恶性肿瘤的三级预防原则。目前，还缺乏仅仅针对老年人的肺癌筛查研究，现参考美国国家肺部筛查试验（national lung screening trial），该研究纳入 53 454 例重度吸烟人群进行随机前瞻性对照研究，评估采用胸部低剂量螺旋 CT 筛查肺癌的获益与风险，结果显示，与胸部 X 线片相比，胸部低剂量螺旋 CT 筛查可使具有高危因素的人群，肺癌相关病死率降低 20%。高危人群是指年龄在 55~74 岁，吸烟≥30 包/年，仍在吸烟或者戒烟<15 年的人群；年龄≥50 年，吸烟≥20 包/年，需要另外附加一项危险因素，危险因素包括氡气暴露史、职业致癌物暴露史（如石棉、二氧化硅等）、恶性肿瘤病史、一级直系血缘亲属肺癌家族史、慢性阻塞性肺疾病、肺纤维化病史、肺结核等，长期二手烟接触史、长期油烟吸入史也是危险因素。推荐采用低剂量螺旋 CT 筛查，不建议胸部 X 线片筛查；筛查的间隔时间为 1 年，年度筛查结果正常者，建议每 1~2 年重复筛查。但老年肺癌筛查应该充分考虑老年人的预期寿命、主观意愿、个人偏好、功能状况和生存目标等。预期寿命有限的老年人、不愿意接受筛查及不能忍受有效治疗的脆弱老年人，可以不接受筛查。

二、老年肺癌的诊断

（一）临床表现

1. 原发肿瘤本身局部生长引起的症状与体征　咳嗽是肺癌患者就诊时最常见的症状；咯血是最具有提示性的肺癌症状，有 25%~40%肺癌患者会出现咯血，通常表现为痰中带血丝；另有呼吸困难、发热、喘鸣等。

2. 肿瘤侵犯邻近器官、结构引起的症状与体征　肿瘤侵犯邻近胸壁、膈肌、心包、膈神经、喉返神经、上腔静脉、食管，或转移性肿大淋巴结压迫上述结构，可以出现相应症状和体征，包括胸腔积液、声音嘶哑、膈神经麻痹、吞咽困难、上腔静脉阻塞综合征、心包积液、Pancoast 综合征等。若出现锁骨上转移则查体时可能触及肿块。

3. 肿瘤远处转移引起的症状　中枢神经系统转移可出现头痛、恶心、呕吐；骨转移通常表现为剧烈而且不断进展的局部疼痛病症等。

4. 肺癌的肺外表现　副肿瘤综合征可见于 10%~20%的肺癌患者，更常见于小细胞肺癌。临床上常见的是异位内分泌、骨关节代谢异常等。

（二）实验室检查

实验室检查包括血常规、肝肾功能、出凝血功能检测，以及其他必要的生化免疫检测。

（三）肿瘤标志物

肿瘤标志物包括癌胚抗原（CEA）、神经元特异性烯醇化酶（NSE）、细胞角蛋白 19 片段（CYFRA21-1）、胃泌素释放肽前体（ProGRP），以及鳞状细胞癌（SCC）抗原等。NSE 和 ProGRP 是 SCLC 检测的首选指标。CEA 在肺腺癌和大细胞肺癌中升高最为明显，且灵敏度较高。SCC 对肺鳞癌有一定的特异性。

（四）影像学检查

包括胸部 CT 增强扫描、头部 MRI 增强扫描、颈部/锁骨上淋巴结彩超、上腹部 CT 增强扫描、全身骨扫描。因老年人肌酐清除率下降，增强检查的对比剂对肾脏等器官存在不利影响，所以肌酐清除率不佳者不宜优先推荐增强扫描。PET/CT 对淋巴结转移及胸腔外转移比常规影像学检查具有更高的敏感性和准确性，是肺癌诊断、分期与再分期、疗效评价和预后评估的强有力手段，但价格昂贵。超声检查经济实用，可用于胸腔积液、心包腔积液穿刺引流前的定位。

（五）病理学诊断

1. 获取肺癌细胞学或组织学检查的技术　①痰脱落细胞学检查；②胸腔穿刺术；③浅表淋巴结和皮下转移病灶活组织检查；④经胸壁肺穿刺术；⑤支气管镜检查和超声支气管穿刺活检术；⑥纵隔镜检查；⑦胸腔镜。

2. 病理诊断要点　依据病理组织形态及免疫组化可明确 SCLC 与 NSCLC，后者分为鳞癌、腺癌、大细胞癌及非小细胞肺癌-非特指型。免疫组化对鉴别病理类型十分有益，SCLC 标志物包括 CD56、Syn、CgA；肺腺癌标志物包括 TTF-1、Napsin A；肺鳞癌标志物包括 P40、CK5/6、P63。若仅能取得细胞病理学，应该尽可能制作成细胞学蜡块，以便进行病理分型及基因检测。

（六）临床分期

请参见第 8 版 AJCC 肺癌 TNM 分期系统（2017）。

三、老年肺癌的治疗

老年肺癌的治疗要求采取 MDT 模式。通过对患者功能状态、合并症、多药应用、营养状态、认知功能、心理状态、社会经济状态、老年综合征的评估（即 CGA），进行治疗风险分层，并制订相应的对症措施，结合病理分类、分子分型、临床分期，以及老年肿瘤治疗学原则，科学制订个体化的诊疗原则。近年肺癌分子基因检测发展迅猛，成果丰硕，驱动基因检测指导的分子靶向治疗以及免疫相关检测指导的免疫治疗提高了老年肺癌的治愈率，显著延长了晚期肺癌的生存期，同时对生活质量影响较传统化疗、放疗更小，因此推荐条件允许老年肺癌患者进行分子基因检测以指导分子靶向治疗或免疫治疗。年龄不应作为排除有效治疗方案的唯一依据。有计划、合理地应用手术、放疗、化疗、分子靶向治疗和免疫治疗等手段，以期达到最大治愈可能；对不可治愈者，应努力延长患者的生存期、控制肿瘤进展，以及减轻症状和提高患者的生活质量。

（一）外科治疗

肺癌外科手术的绝对适应证是 $T_{1\sim3}N_{0\sim1}M_0$ 期的病变；相对适应证是局部 $T_4N_{0\sim1}M_0$ 期的病变；探索性手术适应证包括局部孤立性转移的 $T_{1\sim4}N_{0\sim2}M_1$ 期病变。肺叶切除和系统性淋巴结清扫是肺癌完全切除的标准手术。电视胸腔镜手术（VAT）是近 20 年来胸外科最重要的技术进步之一，在肺癌外科中的作用越来越受重视，是肺癌外科今后发展的一个方向。

（二）放射治疗

1. 根治性放疗　适用于 Karnofsky 评分≥70 分的患者，包括因医源性或（和）个人因素不能手术的早期 NSCLC、不可切除的局部晚期 NSCLC 和局限期 SCLC。I 期 NSCLC 患者因医学条件不适合手术或拒绝手术时，大分放射治疗是有效的根治性治疗手段，推荐立体定向放疗。

2. 姑息性放疗 适用于对晚期肺癌原发灶和转移灶的减症治疗。对于 NSCLC 单发脑转移灶手术切除患者,可观察或行术区局部放疗或立体定向放疗;对于广泛期 SCLC 患者,可行胸部放疗。

3. 辅助放疗 适用于术前放疗、术后切缘阳性(R1 和 R2)的患者;外科探查不够的患者或手术切缘近者;对于术后 pN₂ 阳性的患者,可考虑术后放疗,建议采用先化疗后序贯放疗的顺序。对于切缘阳性的 pN₂ 期肿瘤,如果患者身体许可,建议采用术后同步放化疗。

4. 预防性全脑放疗 广泛期 SCLC 在化疗有效的情况下,行预防性脑照射亦可降低 SCLC 发生脑转移的风险。

5. 同步放化疗 适用于不能手术的ⅢA 及ⅢB 期患者。如果患者不能耐受,可以行序贯化放疗。

(三)药物治疗

药物治疗包括化疗、分子靶向治疗,以及免疫治疗。化疗分为新辅助化疗、辅助化疗、姑息性化疗,应当严格掌握临床适应证,充分考虑患者分期、体力状况、不良反应、生活质量及患者意愿,及时评估化疗疗效,密切监测及防治不良反应,并酌情调整药物和剂量。分子靶向治疗需要明确基因突变状态,依据分子分型指导靶向治疗。近年来,以免疫检查点抑制剂(如 PD1/PDL1 单抗等)为代表的免疫治疗取得了可喜的进展。

1. 晚期 NSCLC 的药物治疗

(1)一线药物治疗:驱动基因突变患者,如 *EGFR* 基因突变(包括 19 外显子缺失、21 外显子 L858R 和 L861Q、18 外显子 G719X,以及 20 外显子 768I)阳性的患者,优先选择表皮生长因子受体酪氨酸激酶抑制剂(EGFR-TKI)治疗,包括吉非替尼、厄罗替尼、埃克替尼或阿法替尼治疗。*ALK* 或 *ROS1* 融合基因阳性的非小细胞肺癌患者,可选择克唑替尼治疗。无敏感驱动基因突变患者可用含铂双药方案,酌情化疗或配合 PD1/PDL1 单抗免疫治疗、抗血管生成药物治疗(如恩度)。

(2)二线药物治疗:包括多西紫杉醇、培美曲塞、PD1/PDL1 单抗(如 Nivolumab)、EGFR-TKI 和克唑替尼。肺癌驱动基因突变阳性的患者,如果一线和维持治疗时没有应用相应的分子靶向药物,二线治疗时应优先应用分子靶向药物;一线 EGFR-TKI 治疗后耐药并且 *EGFR T790M* 突变阳性的患者,二线治疗时应优先使用阿美替尼、奥希替尼、伏美替尼等。ALK 阳性,一线接受克唑替尼治疗后出现耐药的患者,二线治疗可使用塞瑞替尼、阿莱替尼等。对于一线接受 EGFR-TKI 或者克唑替尼治疗出现耐药,二线接受化疗的患者,可根据患者的 ECOG 评分选择含铂双药或者单药治疗方案。对于驱动基因阴性的患者,应优先考虑化疗。对于含铂双药联合化疗/靶向治疗失败后的 NSCLC 患者,可依基因检测结果选择 PD1/PDL1 单抗等。

(3)三线药物治疗:鼓励参加临床试验,也可选择抗血管生成药物,如安罗替尼。

2. NSCLC 的围手术期药物治疗

(1)术后辅助化疗:完全切除的Ⅱ~Ⅲ期 NSCLC,推荐含铂双药方案术后辅助化疗 3~4 个周期,一般在术后 4~6 周开始,最晚建议不超过术后 3 个月。

(2)新辅助化疗:对可切除的Ⅲ期 NSCLC 可选择含铂双药,2~3 个周期的术前新辅助化疗。应及时评估疗效，监测并处理不良反应，防止增加手术并发症。手术一般在化疗结束后 2~4 周进行。术后辅助化疗应当根据术前分期及新辅助化疗疗效，有效者延续原方案或根据患者的耐受性酌情调整，无效者应当调整治疗方案。建议围手术期化疗共进行 4 个周期。

3. SCLC 的药物治疗

（1）一线治疗方案：$T_{1~2}N_0$ 局限期小细胞肺癌推荐肺叶切除术+肺门、纵隔淋巴结清扫术，术后需要化疗。超过 $T_{1~2}N_0$ 局限期小细胞肺癌推荐放疗和化疗为主的综合治疗。化疗方案推荐依托泊苷联合顺铂（EP）或依托泊苷联合卡铂（EC）方案。广泛期小细胞肺癌推荐化疗为主的综合治疗，有局部病症或伴脑转移者推荐在化疗基础上联合放疗或其他治疗方 0 法。化疗方案推荐 EP、EC、伊立替康联合顺铂（IP）、伊立替康联合卡铂（IC）或依托泊苷联合洛铂（EL）方案。

（2）二线治疗方案：一线化疗后 3 个月内复发或进展者，推荐拓扑替康、伊立替康、吉西他滨、替莫唑胺或紫杉等药物治疗；3~6 个月复发或进展者，推荐拓扑替康、伊立替康、吉西他滨、多西他赛、替莫唑胺或长春瑞滨等药物治疗；6 个月后复发或进展者，可选择初始治疗方案。鼓励患者参加新药临床试验。

（四）支气管镜介入治疗

必须严格掌握适应证，明确治疗目的，客观评估拟采用的某项治疗技术能否实现预期目标，并在有条件的医院开展治疗。

1. 腔内息肉样肿瘤　可行氩等离子体凝固术。

2. 管壁浸润型肿瘤　可行光动力治疗，也可考虑放射性粒子治疗。

3. 不能手术和拒绝手术的中央型气道狭窄患者　可考虑内镜下腔内介入治疗。

4. 内支架术　可考虑内支架置入治疗。

（五）NSCLC 的分期治疗模式

1. Ⅰ期 NSCLC 患者的综合治疗　首选外科手术，可采用 VAT、机器人手术等微创或开胸术式。对于高龄或低肺功能的局部 ⅠA 期 NSCLC 患者，可以考虑行解剖性肺段或楔形切除术加系统性肺门、纵隔淋巴结去除或采样术。完全切除的 ⅠA、ⅠB 期 NSCLC 肺癌患者不推荐常规术后辅助化疗、放射治疗及靶向药物治疗等。切缘阳性的 Ⅰ期肺癌推荐再次手术或术后放疗。对于有严重的内科合并症、高龄、拒绝手术的患者可采用立体定向放疗。

2. Ⅱ期 NSCLC 患者的综合治疗　首选外科手术治疗。对高龄或低肺功能的患者，可以考虑行解剖性肺段或楔形切除术加系统性肺门和纵隔淋巴结去除或采样术。完全性切除的 Ⅱ期 NSCLC 患者，推荐术后含铂双药辅助化疗。当肿瘤侵犯壁胸膜或胸壁时，应当行整块胸壁切除，切除范围至少距病灶最近的肋骨上、下缘各 2cm，受侵肋骨切除长度至少应当距肿瘤 5cm。切缘阳性的 Ⅱ期肺癌推荐再次手术或术后同步放化疗，放疗应当尽早开始。

3. Ⅲ期 NSCLC 患者的综合治疗　局部晚期 NSCLC 分为可切除和不可切除 2 大类。

（1）可切除的局部晚期 NSCLC：对于 $T_{3~4}N_1$ 或 T_4N_0 患者，推荐手术+辅助化疗或根治性放化疗，并可以考虑接受新辅助治疗。N_2 期单组纵隔淋巴结肿大并且直径<3cm 或两组纵隔淋巴结肿大但没有融合，并且预期能完全切除的病例，推荐开展 MDT 讨论，推荐新辅助化疗+/-放疗+手术，或者手术+化疗+/-放疗的治疗方案。对于 EGFR 突变阳性的患

者，采用手术+辅助性 EGFR-TKI 治疗+/-术后放疗。推荐行术前纵隔镜、EBUS-TBNA 或超声内镜引导下细针穿刺活检术（EU guided fine needle aspiration，EU-FNA）检查，明确 N_2 分期后行术前新辅助化疗或新辅助放化疗，然后行手术治疗。而对于 N_2 多站淋巴结转移、同时预期可能完全切除的患者，推荐根治性同步放化疗；同时也可以考虑采用新辅助化疗+/-放疗+手术+/-辅助化疗+/-术后放疗的综合治疗方案。而对于 EGFR 突变阳性的患者，同样推荐可以接受手术+联合辅助性 EGFR-TKI 治疗+/-术后放疗。

（2）不可切除的局部晚期 NSCLC：包括局部ⅢA（N_2）期患者，即影像学检查提示纵隔融合状肿大淋巴结及纵隔镜、EBUS-TBNA 或 EU-FNA 检查证实为阳性的 NSCLC，且须经胸部肿瘤 MDT 讨论后明确为不可切除患者；ⅢB/ⅢC 的患者；不可切除的局部晚期 NSCLC，如 PS 0～1 分。推荐首选同步化放疗。

4. Ⅳ期 NSCLC 患者的综合治疗 开始治疗前应先获取肿瘤组织进行 *EGFR*、*ALK* 和 *ROS1* 基因的检测，根据基因状况决定相应的治疗策略。以全身治疗为主要手段，治疗目的是提高患者生活质量、延长生存期。

（1）孤立性脑/肾上腺转移而肺部病变又可切除的 NSCLC 患者：脑/肾上腺病变可手术切除或采用立体定向放射治疗，胸部原发病变按分期治疗进行。对侧肺或同侧肺其他肺叶的孤立结节，可分别按 2 个原发瘤各自的分期进行治疗。

（2）Ⅳ期 NSCLC 患者的全身治疗：*EGFR* 驱动基因突变的患者，推荐 EGFR-TKI 一线治疗；*ALK/ROS1* 融合基因阳性患者，推荐克唑替尼一线治疗。*EGFR* 基因、*ALK* 和 *ROS1* 融合基因阴性或突变状况未知的Ⅳ期 NSCLC 患者，ECOG 体力状态评分（Eastern Cooperative Oncology Group Performance Status，ECOG PS）评分 0～1 分，应尽早开始含铂双药化疗±PD1/PDL1 单抗免疫治疗±抗血管生成治疗。对不适合铂类药物治疗的患者，可考虑非铂类双药联合方案化疗；ECOG PS 评分为 2 分的患者，应给予单药化疗；ECOG PS 评分>2 分的患者，不建议使用细胞毒类药物化疗。二线治疗可选择的药物包括多西紫杉醇、培美曲塞化疗及 PD1/PDL1 单抗免疫治疗、EGFR-TKI 等。*EGFR* 敏感基因突变的患者，如果一线治疗和维持治疗时没有应用EGFR-TKI，二线治疗时应优先应用EGFR-TKI；*EGFR T790M* 突变阳性的 NSCLC 患者，推荐阿美替尼、奥希替尼、伏美替尼等治疗；对于缺乏驱动基因突变的患者（包括非鳞癌和鳞癌），二线治疗可使用纳武利尤单抗等 PD1/PDL1 单抗免疫治疗。ECOG PS 评分>2 分的Ⅳ期 NSCLC 患者，建议采用最佳支持治疗。在全身治疗的基础上针对具体的局部情况，可以选择恰当的局部治疗方法，以改善症状、提高生活质量。对于一线治疗进展后有条件的患者，推荐使用二代测序技术（NGS）辅助判断分子靶向药物的耐药机制，并指导下一步治疗。

（六）SCLC 的分期治疗模式

1. $T_{1\sim2}N_0$ 局限期 SCLC 推荐手术+辅助化疗（EP 方案或 EC 方案，4～6 个周期）。术后 N_1 和 N_2 的患者推荐辅助放疗，术后推荐行预防性脑照射。

2. 超出 $T_{1\sim2}N_0$ 的局限期 SCLC ECOG PS 评分 0～2 分，CGA 优秀患者可选择同步化放疗；如果患者无法耐受同步放化疗，序贯化放疗也是可行的选择。如果 SCLC 所致的 ECOG PS 评分为 3～4 分，应充分综合考虑各种因素，谨慎选择治疗方案，可考虑单药化疗或减量联合的化疗方案。如果治疗后 ECOG PS 评分能到达 2 分以下，可考虑给予序贯化放疗；如果 ECOG PS 评分仍无法恢复至 2 分以下，应根据具体情况决定是否采用胸部放疗。如果非肿瘤所致的 ECOG PS 评分为 3～4 分，应给予最佳支持治疗。

3. 广泛期 SCLC　ECOG PS 评分为 0～2 分及 SCLC 所致 ECOG PS 评分为 3～4 分的患者，应采取化疗为主的综合治疗，一线推荐 EP 方案或 EC 方案、IP 方案、IC 方案化疗 4～6 周期，非肿瘤所致的 ECOG PS 评分为 3～4 分的患者，则给予最佳支持对症治疗。

（1）无局部病症、无脑转移的患者：如一线化疗到达 CR/PR 的患者，可行胸部放疗。初始治疗有效后复查无脑转移的患者，应给予预防性全脑放疗。

（2）有局部病症的患者：应在一线化疗的基础上择期对有病症的情况进行局部治疗。初始治疗有效后复查无脑转移的患者，也应给予预防性全脑放疗。

（3）伴脑转移的患者：推荐进行全脑放疗。初始治疗达到完全缓解或局部缓解的患者，可行胸部放疗。如果肿瘤体积较小（直径＜4cm），或颅内寡转移，或为全脑放疗后复发的转移灶、瘤灶位置较深、患者一般情况差、无法耐受常规放疗或手术的患者，可选用立体定向放射治疗。

（4）复发/耐药进展 SCLC 患者的后续治疗：一线化疗后复发或进展者，推荐进行临床试验。3～6 个月内复发或进展者，酌情考虑拓扑替康、伊立替康、吉西他滨、紫杉醇单药化疗及抗血管生成药物安罗替尼治疗、PDL1 单抗免疫治疗、安罗替尼+PDL1 单抗免疫治疗。6 个月后疾病复发者，可选择初始治疗方案。

（张　珺　殷铁军）

第三节　老年结直肠癌

结直肠癌是常见的恶性肿瘤。据统计，全球 2020 年结肠癌新发病例 104.6 万例、直肠癌 43.3 万例，当年结直肠癌的死亡人数为 53.2 万例。我国近年来结直肠癌发病率和死亡率均呈上升趋势，2018 年我国结直肠癌发病率和死亡率在全部恶性肿瘤中分别位居第 3 和第 5 位，其中新发病例 37.6 万例，死亡病例 19.1 万例。中国已成为全球结直肠癌每年新发病例数和死亡病例数最多的国家，结直肠癌严重影响和威胁我国居民身体健康。老年结直肠癌诊疗遵循 MDT 模式，主要基于肿瘤临床分期、老年综合评估、分子基因检测结果及老年肿瘤治疗学。

一、老年结直肠癌的预防与筛查

老年结直肠癌的预防应遵循老年恶性肿瘤的三级预防原则。结直肠癌筛查包括高危因素问卷调查、免疫法粪便隐血检测及结肠镜检查。结肠镜检查已被公认为一种具有优良成本效益的筛查工具。一般风险人群推荐结肠镜检查自 50 岁开始，若未发现肠道肿瘤，则每隔 3～5 年行结肠镜检查，直到 75 岁；如果发现肠道肿瘤者，则应根据肿瘤的大小、病理类型在 1～3 年后重复结肠镜检查。高风险人群，推荐自 40 岁开始每年参加结直肠癌筛查，若免疫法粪便隐血检测阳性，则应行结肠镜检查，其后结肠镜复查间隔应该较一般风险人群更短。具有结直肠腺瘤病史、结直肠癌家族史或者炎症性肠病者（溃疡性结肠炎、克罗恩病、血吸虫病等）为高风险人群。遗传性结直肠癌发病率约占结直肠癌总体发病率的 6%，应详细询问患者相关家族史（林奇综合征、家族性腺瘤性息肉病等）。在发达国家通过结直肠癌筛查已实现了其死亡率逐步下降。

与任何老年癌症筛查一样，筛查的决定均应权衡患者的预期寿命、患者的意愿、治疗目标，以及筛查的获益及潜在风险。

二、老年结直肠癌的诊断

（一）临床表现

1. 症状　早期结直肠癌患者可无明显症状，随着病情发展可出现排便习惯改变、大便性状改变（变细、血便、黏液便等）、腹痛或腹部不适、腹部肿块、肠梗阻相关症状。全身症状包括贫血、消瘦、乏力、低热等。

2. 体征　直肠指检可了解直肠肿瘤大小、形状、质地、占肠壁周径的范围、基底部活动度、肿瘤下缘距肛缘的距离、肿瘤向肠外浸润状况、与周围脏器的关系、有无盆底种植等。进行腹部肿块及腹股沟、锁骨上淋巴结检查。

（二）实验室检查

1. 免疫法粪便隐血检测、粪便常规+粪便隐血、血常规、肝肾功能、尿常规等。

2. 肿瘤标志物检查　如 CEA、糖类抗原 19-9（CA19-9）、糖类抗原 72-4（CA72-4）、糖类抗原 125（CA125）、AFP 等。

（三）影像学检查

1. CT 检查　胸部、腹部、盆腔 CT 增强扫描检查。

2. MRI 检查　MRI 对直肠癌、肝转移瘤及腹腔淋巴结、盆腔淋巴结检查具有一定优势。

3. PET/CT 检查　虽不常规推荐使用，但对于临床怀疑存在远处转移而常规检查无法明确性质的病变具有优势。

（四）病理诊断

1. 病理组织获取　结肠镜检查已被公认为优秀的大肠癌诊断与治疗工具，它不仅能进行新生物切除等治疗，而且可准确查明大肠内情况，又能取得活检组织，供病理诊断。

2. 病理诊断　病理诊断是结直肠癌诊断的金标准，除病理分级、类型、淋巴结、浸润深度、脉管侵犯、切缘、肿瘤出芽等常规病理内容，推荐错配修复蛋白（MMR）/微卫星不稳定性（MSI）检测，用于预后分层、指导免疫治疗等。分期晚、复发或转移性结直肠癌患者，建议检测 *KRAS*、*NRAS*、*BRAF*、*HER2*、*NTRK* 等相关基因，以指导肿瘤分子靶向治疗。

（五）临床分期

请参见第 8 版 AJCC 结直肠癌 TNM 分期系统（2017）。

三、老年结直肠癌的治疗

老年结直肠癌治疗应基于肿瘤临床分期、老年综合评估、分子基因检测结果及老年肿瘤治疗学，MDT 团队综合分析相关因素制订个体化的治疗方案。

（一）结肠癌的辅助治疗

1. 外科治疗　外科手术是结直肠癌根治的重要手段,老年结直肠癌患者经详细老年综合评估及专科手术风险测评,若无禁忌应该优先考虑手术治疗。

2. 辅助化疗　结直肠癌切除术后Ⅱ期或Ⅲ期的老年患者,需要仔细考虑是否进行辅助化疗,包括评估预期寿命、个体的复发风险、化疗不良反应等。具有复发高危因素Ⅱ、Ⅲ期结直肠癌且预期寿命＞5年的患者,建议采用 5-氟尿嘧啶（5-FU）或口服卡培他滨单药化疗。在 5-FU 基础上加用奥沙利铂的额外获益尚不清楚。有研究发现,≥70 岁的结肠癌患者加用奥沙利铂并未取得更多的生存获益。一项真实世界的研究表明,在年龄大于 75岁的Ⅲ期结肠癌患者中,加入奥沙利铂后患者仅有微小的生存获益。因此,推荐只限于肿瘤复发风险高、CGA 评估最健康亚群的老年患者使用奥沙利铂。

3. 放射治疗　T_3、T_4 和（或）淋巴结转移的直肠癌患者若无禁忌,建议行术前同步化疗+放疗或者术前放疗。虽然老年患者对放疗具有一定耐受性,但是放疗前应该进行老年综合评估,制订症状控制与预防措施,努力减轻放疗损伤。不能耐受同步化放疗者,宜单行术前放疗。

（二）转移性结直肠癌的治疗

1. 外科治疗　转移性结直肠癌的原发肿瘤可能出现大出血、穿孔、梗阻等紧急情况需要急诊手术,而急诊手术增加围手术期的并发症发生率及死亡率,所以应该评估结直肠癌患者出现上述急诊手术的可能性,有计划地避免急诊手术。转移性结直肠癌一般是无法治愈的,但是,切除肝脏转移灶可能提供长期的无病生存期以及为寡转移患者带来潜在治愈的可能。

2. 系统治疗　老年转移性结直肠癌患者可能存在更普遍的共病、功能障碍和老年综合征,并且内脏器官功能衰退导致对化疗的耐受性下降。充分的 CGA 能有助于降低治疗的风险。

以 5-FU 为基础的治疗方案是主要的化疗方案,能提供生存期的延长,往往也能改善或维持生活质量。在 5-FU 基础上加入伊利替康或奥沙利铂（FOLFIRI 或 FOLFOX）导致肿瘤消退的可能性更大和更长的生存期;与单独 5-FU 相比,联合治疗具有一定实用性。预先减量化疗可用于体弱的老年人。在合理对症支持治疗下,体弱的转移性结直肠癌老年患者也可能具有较好的耐受性和有效性。近年上市的口服药物 TAS102 方便安全、疗效可靠,为转移性结直肠癌治疗提供了新手段。

分子靶向治疗比化疗安全性高,更适合老年患者。根据 *Kras*、*Nras*、*BRAF* 等基因检测进行的肿瘤分子分型能够有效地指导肿瘤分子靶向治疗。EGFR 抑制剂（西妥昔单抗或帕尼单抗）在 *Kras* 野生型患者中证明了疗效显著,不仅有效率高而且疗效持续时间长。贝伐珠单抗在 *Kras* 突变型患者中也证实其可靠的疗效。虽然这些药物可能会导致治疗风险增加,但越来越多研究证明它们在合适的老年患者中耐受良好。近年来,泛靶点分子靶向药物呋喹替尼、瑞戈非尼为老年转移性结直肠癌治疗提供了新手段。

免疫治疗已被批准用于 dMMR 或 MSI-H 的转移性结直肠癌患者,根据分子基因结果指导的免疫治疗在临床上取得了令人瞩目的疗效,将为老年转移性结直肠癌的治疗带来新希望。

（吴焕磊　殷铁军）

第四节 老年前列腺癌

前列腺癌是男性泌尿生殖系统最常见的恶性肿瘤。因为前列腺癌发病率和死亡率随着年龄的增长而稳步上升，大约 60% 被诊断为前列腺癌的患者和 90% 死于前列腺癌的患者年龄 ≥65 岁，所以前列腺癌是老年医学中十分重要的癌症。老年前列腺癌的诊疗遵循老年肿瘤学原则，采用 MDT 模式。鉴于老年前列腺癌具有明显异质性，存在从惰性到侵袭性的表型，因此，采用一种肿瘤危险分层模式来管理前列腺癌，可将前列腺癌分为几种临床状态，即局部疾病、生化复发、转移性去势敏感型，以及转移性去势抵抗型。每种临床状态都具有不同的预后和治疗目标，一部分患者可能不需要治疗，而另一部分患者则会从立即干预治疗中受益。总之，老年前列腺癌主要依据肿瘤危险分层（Gleason 评分系统/前列腺癌分级分组系统）、临床分期、前列腺特异性抗原（PSA）水平及老年综合评估结果制订具体诊疗方案。

一、老年前列腺癌的预防与筛查

老年前列腺癌的预防应遵循老年恶性肿瘤的三级预防原则。前列腺癌筛查方式包括血清 PSA 测量和直肠指检（DRE）。由于前列腺癌的异质性，过度诊断和过度治疗的风险是常规筛查时的主要问题，特别是老年患者尤为突出。在平均风险男性中进行前列腺癌常规筛查，被确诊的患者很大一部分为低风险者，而这在他们的一生中不会进展为临床显著性疾病。因此，大多数组织都不建议对无症状老年男性进行 PSA 或 DRE 的常规前列腺癌筛查。美国临床肿瘤学会推荐对预期寿命超过 10 年的男性可探讨筛查问题。中国临床肿瘤学会推荐，在充分告知风险获益且预期寿命>10～15 年的下列人群可考虑前列腺癌筛查：年龄>50 岁的男性；年龄>45 岁，且有前列腺癌家族史的男性；携带 *BRCA2* 基因突变且>40 岁的男性，每 2 年重复。

二、老年前列腺癌的诊断

（一）临床表现

1. 症状 早期前列腺癌通常没有症状。随着病情加重可出现尿急、尿频、排尿等待、急迫性尿失禁、夜尿症等。前列腺癌也可表现为新发勃起功能障碍或者尿液、精液带血。当癌症已经转移到远处部位时，患者可能出现相应的临床症状。最常见的转移部位是骨，表现为疼痛或病理性骨折。

2. 体征 前列腺癌多发生于前列腺外周带，DRE 典型表现是可触及前列腺明显的坚硬结节、边界欠清、无压痛、前列腺不对称。

（二）实验室检查

血 PSA 检查。

（三）影像学检查及前列腺穿刺活检术

1. 前列腺超声检查

2. 前列腺 MRI MRI 是诊断前列腺癌及明确临床分期的最主要方法之一。预测包膜或包膜外侵犯的准确率达 70%～90%，有无精囊受侵犯的准确率 90%，可显示盆腔淋巴结受侵犯情况及骨转移病灶，对前列腺癌的临床分期具有重要作用。

3. PET/CT 被用于检测和区分前列腺癌或良性病变，有助于发现远处转移。

基于前列腺特异性膜抗原（prostate-specific membrane antigen，PSMA）标记的 PSMA PET/CT 在前列腺癌分子影像学及靶向治疗领域具有更高的研究和实用价值。

4. 前列腺穿刺活检术　在彩超等影像学指引下进行前列腺穿刺，初次穿刺指征包括 DRE 发现前列腺可疑结节，任何 PSA 值；经直肠超声或 MRI 发现可疑病灶，任何 PSA 值；PSA＞10ng/ml；PSA 4～10ng/ml，可结合游离前列腺特异性抗原（fPSA）/总前列腺特异性抗原（tPSA）比值、PSA 密度或前列腺健康指数。

（四）病理诊断

前列腺癌病理类型包括腺癌（腺泡腺癌）、导管内癌、导管腺癌、尿路上皮癌、鳞状细胞癌、基底细胞癌，以及神经内分泌肿瘤等。其中腺癌最为常见。前列腺癌的病理分级推荐使用 Gleason 评分系统及前列腺癌分级分组系统，Gleason 评分系统把前列腺癌组织分为主要分级区和次要分级区，每区按 5 级评分，主要分级区和次要分级区的 Gleason 分级值相加得到总评分即为其分化程度。

（五）临床分期

请参见第 8 版 AJCC 前列腺癌 TNM 分期系统（2017）。

三、老年前列腺癌的治疗

临床分期、Gleason 评分系统/前列腺癌分级分组系统、PSA 水平及老年综合评估（CGA）是老年前列腺癌治疗决策的基础。在权衡患者的意愿、目标及考虑所采用治疗方案的风险和收益时，老年综合评估可提供丰富的有益信息，有利于科学决策。老年前列腺癌治疗宜采取 MDT 模式，并采用肿瘤危险分层模式管理老年前列腺癌的治疗。

（一）局部期前列腺癌

对于局限在前列腺内的前列腺癌，需要权衡前列腺癌转移和死亡的风险与治疗的不良反应。病理分级是关键，因为低级别疾病（Gleason 评分≤6）通常通过观察或积极监测进行管理，而高级别疾病（Gleason 评分≥8）应采用积极的根治性治疗方法。目前，根治性治疗方法包括手术切除（前列腺切除术）、外部放射治疗或近距离放射治疗。手术与放疗疗效相当，但不良反应不同，前列腺癌手术并发症发生率较高，尿失禁和勃起功能障碍很常见；放射性直肠炎和放射性膀胱炎则是前列腺癌放疗常见的不良反应。需积极监测对于表型良好（肿瘤小、Gleason 评分低）的患者是一个重要的选择。主动监测的目的是通过 PSA 监测和重复活检进行密切监测；只有在疾病进展的情况下才采取根治性治疗。对于具有高风险特征（大肿瘤和 Gleason 评分≥8 分）的健康老年人，可以考虑采用短期的去势治疗（ADT）作为辅助治疗来降低未来发生转移的风险。

（二）生化复发

生化复发是一种疾病状态，即在对局部疾病进行规范的治疗后 PSA 上升而影像学上没有发现转移的疾病。根据 PSA 的增长速度、Gleason 评分，以及治疗结束到生化复发的时间，患者可采用观察或 ADT 治疗。如果使用 ADT，应考虑间歇性 ADT 而不是持续性 ADT，因为间歇性 ADT 具有相似的生存率、较少的毒性和较低的产生去势抵抗的风险。

（三）进展期前列腺癌

去势敏感性和去势抵抗性晚期前列腺癌在治疗上存在重要区别。血清睾酮水平（＜50ng/dl）可用于区分这两种类型的疾病。持续 ADT 被认为是所有晚期前列腺癌的主要治疗方法，可以通过双侧睾丸切除进行手术去势或使用促性腺激素释放激素激动药或拮抗药进行化学去势。对有症状的、虚弱的、去势敏感性老年前列腺癌患者，单用 ADT 治疗较为适宜。对于健康的老年人，ADT 可以与放疗、化疗（如多西紫杉醇）或其他治疗药物联合使用，如增强对雄激素阻断的药物（阿比特龙、恩杂鲁胺或阿帕鲁胺）。虽然与单独 ADT 相比，联合治疗可以提高生存期，但在老年男性中生存获益相对较少，同时有较高的不良反应。

去势抵抗性前列腺癌的治疗选择对健康状况良好的男性来说，治疗方案包括增强对雄激素阻断的药物（如使用阿比特龙或恩杂鲁胺联合 ADT）或 ADT 与化疗药（如多西紫杉醇或卡巴他赛）相结合。这些方案疗效相当，因此，主要根据不良反应选择具体方案。对于有症状的骨转移和去势抵抗性的患者，推荐使用镭-223（^{223}Ra）治疗，因为它能延长生命、减少并发症。FDA 已批准使用 Sipuleucel-T（一种自体细胞疫苗）治疗转移性去势抵抗性前列腺癌患者，但总生存获益仅有 4 个月。总之，去势抵抗性晚期前列腺癌生存期很短，预后不佳。

（张昊文　殷铁军）

第五节　老年乳腺癌

2020 年全球癌症统计数据显示，乳腺癌新发病例高达 226 万例，取代肺癌成为全球最常见恶性肿瘤。年龄是乳腺癌发生的一个独立风险因素，年龄≥65 岁的妇女约占所有乳腺癌患者的 40%以上，因此，乳腺癌是老年恶性肿瘤的重要组成部分。多项研究表明，即使在调整了诸如合并症、社会支持和功能状况等混杂因素之后，老年乳腺癌患者仍然不太可能被推荐使用指南中的标准治疗方案，常常出现治疗不充分，因此，导致老年乳腺癌患者癌症特异死亡风险增加。研究证实，与年轻患者相比，老年乳腺癌患者更有可能死于癌症本身，因此应该努力避免老年乳腺癌治疗不足的错误。老年乳腺癌诊疗需采取 MDT 模式。总之，临床分期、老年综合评估（CGA）、分子分型及老年肿瘤治疗学是老年乳腺癌治疗决策的基础，结合老年乳腺癌特点，科学合理地安排手术、化疗、放疗、内分泌治疗、分子靶向治疗、免疫治疗及最佳支持对症治疗。

一、老年乳腺癌的预防与筛查

老年乳腺癌的预防应遵循老年恶性肿瘤的三级预防原则。目前，还缺乏针对老年乳腺癌筛查的专项研究。建议≥45 岁的平均风险妇女每年进行一次彩超检查，50～74 岁的妇女每 2 年进行一次乳腺 X 射线检查，并认为没有足够的证据来评估≥75 岁妇女进行乳腺 X 射线检查的好处和坏处。然而，老年妇女癌症筛查的共同决策不应仅仅基于年龄，而应包括预期寿命、治疗目标、功能状况和合并症，必须通过权衡潜在的好处（如早诊断、早治疗和降低死亡率）和危害（如假阳性、不必要的穿刺活检和焦虑）做出共同决策。月经初潮年龄早、绝经年龄晚是乳腺癌发生的危险因素；初次足月产的年龄越大，乳腺癌发病的风险越高。哺乳总时间与乳腺癌危险性呈负相关。有乳腺癌家族史的患者、乳腺良性疾病者可增加乳腺癌的危险性。高脂饮食、肥胖均可能增加乳腺癌的发病危险。

二、老年乳腺癌的诊断

（一）临床表现

1. 症状　最常见的症状是无痛性乳腺肿块，远处转移时可能有相应的症状。

2. 体征　乳腺肿块，有时伴有皮肤粘连、皮肤水肿、橘皮样变、皮肤溃烂等，部分有乳头溢液。当病变侵犯乳头或乳晕区时，可引起乳头偏向肿瘤一侧、扁平、回缩、凹陷、糜烂等。局部转移可出现腋下淋巴结肿大及锁骨上淋巴结肿大。

（二）实验室检查

乳腺癌标志物如糖类抗原 15-3（CA15-3）、CEA 等。

（三）影像学检查

1. 超声检查　是最常用的无创检查，可反复应用。参照美国放射学会的 BI-RADS 分类标准，共分 6 级（BI-RADS 1～BI-RADS 6）。

2. X 线检查　钼靶 X 线摄影检查可见乳腺肿块的形态、密度、对称性、边缘毛刺、结构扭曲、钙化、导管扩张、内乳淋巴结、皮肤增厚等。

3. 乳腺 MRI　对原发灶不明的腋窝淋巴结转移癌、佩吉特氏病或浸润性小叶癌等临床隐匿性乳腺癌具有较高的诊断价值；其准确率较高，但费用也较贵；可用于新辅助化疗疗效的评估、乳房成形术后随访、高危人群筛查等。

（四）病理诊断

可通过脱落细胞学检查、细针穿刺细胞学检查、切除活检等获取病理细胞学或病理组织学材料。病理诊断是乳腺癌诊断的金标准，包括病理类型、分级及雌激素受体（ER）、孕激素受体（PR）、人表皮生长因子受体 2（HER2）、PDL1、Ki-67 等重要的分子分型信息；HER2 若为（++），则应进一步行原位杂交和斑点杂交检测，以明确有无该基因扩增。

（五）分子分型

乳腺癌分子分型见表 34-1。

（六）临床分期

请参见第 8 版 AJCC 乳腺癌 TNM 分期系统（2017）。

表34-1　乳腺癌分子分型

分子分型	指标			
	HER2	ER	PR	Ki-67
HER2 阳性（HR 阴性）	+	−	−	任何
HER2 阳性（HR 阳性）	+	+	任何	任何
三阴性	−	−	−	任何
Luminal A 型	−	+	+且高表达	低表达
Luminal B 型（HER2 阴性）	−	+	低表达或−	高表达

三、老年乳腺癌的治疗

与年轻人相比，老年乳腺癌具有更高的雌激素受体表达水平，所以内分泌治疗更具优势，且安全性较高，更适合于老年乳腺癌治疗。近年快速发展的分子靶向治疗具有有效率高、疗效持久、不良反应轻的优点，为老年乳腺癌治疗提供了有力的武器。乳腺癌临床分期、分子分型、老年综合评估（CGA）及老年肿瘤治疗学是老年乳腺癌治疗决策的基础，结合患者的意愿、个人偏好及老年乳腺癌的特点，科学安排各种合适的治疗手段。当病变局限时，考虑手术或放疗，再依据分子分型及腋下淋巴结等情况决定是否需要分子靶向治疗、内分泌治疗或化疗。病变较广泛或已有远处转移者，则需要考虑包括内分泌治疗、分子靶向治疗、化疗及免疫治疗在内的全身治疗，辅以局部治疗（放疗、手术）。

（一）早期乳腺癌的治疗

1. 外科治疗　外科手术是早期乳腺癌的标准治疗。但老年患者具有更高的麻醉风险和手术并发症的发生率，因此，对于雌激素受体（ER）阳性的老年乳腺癌患者，能否省略手术，而首先单独进行内分泌治疗，是老年乳腺癌的重要问题。有数项研究比较了手术+他莫西芬内分泌治疗、手术不加他莫西芬内分泌治疗，以及首选单独内分泌治疗，结果表明，这些方案之间的总生存率没有明显差异，仅在局部疾病控制率方面存在差异，单用他莫昔芬治疗比手术+他莫昔芬联合治疗的局控率略低。因此，对于那些身体虚弱、预期寿命有限、CGA 不佳的患者应该首选内分泌治疗；相反，CGA 良好、外科专科评估无禁忌证、预期寿命较长的老年妇女（估计存活≥7 年），应采用标准的外科治疗方法，包括前哨淋巴结清扫。考虑到老年患者的脆弱性，围手术期需要加强监护、预防血栓等。

2. 乳腺癌放射治疗　老年妇女对放疗通常耐受性良好，但放疗绝对生存获益可能并不大。已有临床试验证实了上述推测，该试验对年龄≥70 岁的小病灶、ER 阳性、淋巴结阴性的患者采用内分泌治疗同时不加放疗，结果显示，尽管局部复发率较高，但是这一人群保乳术后加额外的放疗并未显示更多生存优势。关于保乳术后是否进行辅助放疗，应根据每个患者的预期寿命、治疗目标等综合分析、精准决策。选择接受放疗的患者，建议采用低分割的放疗方案，这样不仅疗效相当、成本更低，而且放疗不良反应更轻。应用曲妥珠单抗分子靶向治疗的患者，放疗可能增加心脏损伤风险，所以需要谨慎推敲内乳照射适应证，并监测肌钙蛋白和心脏功能。

3. 系统治疗

（1）术后辅助化疗：已有证据表明，术后辅助化疗可以提高老年乳腺癌的治愈率及延长无病生存期，但也有可能带来更高的化疗不良反应，包括心脏毒性和骨髓功能异常等。淋巴结转移或有其他高危特征（如肿瘤体积大）的患者从辅助化疗中获益最明显，因此，有适应证的患者，认真进行 CGA，若无禁忌证应该采用辅助性化疗，CGA 能够识别具有化疗毒性的高危人群，有助于指导早期老年高危乳腺癌患者制订个体化的对症支持措施。为确定哪些因素可以预测重度化疗不良反应的发生，来自 CARG 的 Hurria 及其同事进行了前瞻性多中心研究，它包含约 500 名接受新辅助化疗和辅助化疗的、年龄≥65 岁的 I 期至Ⅲ期乳腺癌患者，结果显示，与化疗毒性风险增加有关的关键因素包括Ⅱ/Ⅲ期的乳腺癌、化疗时间>3 个月、蒽环类药物、基线性贫血、肝功能异常、过去 6 个月内跌倒超过一次、行动能力受限，以及社会支持减少。这些因素构建了化疗不良反应风险的预测模型，称为 CARG-乳腺癌化疗风险预测工具（CARG-BC）。这是第一个专门为老年人开发的预测性模型，利用这个工具可以帮助肿瘤科医师和患者预测化疗风险，并制订相应的干预措施，以尽量减少不良反应。

（2）辅助内分泌治疗：老年乳腺癌 ER 阳性率更高，因此内分泌治疗是老年乳腺癌辅助系统治疗的主要手段。他莫昔芬（TAM）或芳香化酶抑制剂辅助内分泌治疗老年乳腺癌的疗效已被证实。ER 阳性乳腺癌的妇女，无论年龄大小，持续使用 TAM 5 年可使每年的复发和死亡风险分别降低了 39% 和 31%。此外，研究证实，芳香化酶抑制剂比 TAM 的疗效在各年龄组中略有更多获益。服用芳香化酶抑制剂的老年患者应进行骨密度检测，因为该治疗增加骨质流失。服用 TAM 的患者应警惕脑血管病、血栓及子宫内膜癌发生的风险。

（3）辅助分子靶向治疗：有适应证的 HER2 阳性老年乳腺癌应该考虑分子靶向治疗，但同时需要关注 Herceptin 等药物的心脏毒性。

（二）转移性或复发乳腺癌的治疗

晚期转移性乳腺癌（MBC）的治疗较为复杂，有时可能转化为可治愈性疾病，即使不能治愈，经努力能够显著延长生存期、缓解症状，提高生活质量。

大多数老年乳腺癌 ER 阳性，所以内分泌疗法是转移性老年乳腺癌的主要治疗手段。比较 TAM，芳香化酶抑制剂取得了更高的肿瘤消退率、较长的有效期，以及更少的毒性。在内分泌治疗中加入分子靶向治疗，如 CDK4/6 抑制剂，可以显著改善无进展生存期。对分子靶向治疗的回顾性汇总分析表明，老年患者和年轻患者的疗效和不良事件都很相似。

化疗可以有效地缓解 ER 阴性或 ER 阳性但激素抵抗型乳腺癌患者的不良进展。鉴于联合化疗的毒性增加，建议酌情采用单药化疗。

分子靶向治疗方面，HER2 阳性乳腺癌的老年妇女可采用抗 HER2 治疗+化疗或者单独抗 HER2 治疗。HER2 阳性、ER 阳性的老年乳腺癌，也可采用抗 HER2 治疗+芳香化酶抑制剂治疗。抗 HER2 治疗（曲妥珠单抗+帕妥珠单抗）+化疗方案与曲妥珠单抗+化疗相比，已被证明能够进一步提高生存率。此外，受体偶联类药物值得关注，ado-曲妥珠单抗也被证明比单用曲妥珠单抗减少复发风险，疗效更佳，并具有更少的毒性。

近年来，转移性三阴乳腺癌免疫治疗取得了显著疗效，PDL1 高表达、TMB-H（肿瘤突变负荷≥10 个突变/百万碱基）、MSI 患者可酌情应用。

（胡莉亚　殷铁军）

第三十五章　老年人多器官功能障碍综合征

第一节　老年人多器官功能障碍综合征的概述

一、老年人多器官功能障碍综合征的概念

老年人多器官功能障碍综合征（multiple organ dysfunction syndrome in the elderly, MODSE）是指 65 岁以上的老年人在器官老化和（或）多种慢性疾病的基础上，在某种诱因作用下，包括严重感染、创伤、休克、烧伤、外科大手术等急性损害，在 24h 后同时或序贯发生 2 个或 2 个以上器官功能障碍或衰竭的临床综合征，其过程类似于多米诺骨牌现象。

MODSE 的概念是在原来对老年人多器官功能衰竭（multiple organ failure in the elderly, MOFE）发病机制、诊断标准、预后和防治研究的基础上发展而来。MODSE 突出了原发致病因素是急性的；器官功能不全表现为多发的、进行的、动态；器官功能障碍是可逆的，可在其发展的任何阶段进行干预治疗，功能可望恢复。因此，MODSE 强调了老年人器官衰竭前的早期预警和治疗，着眼于起点而非终点。此外，有些老年人，虽然有一些病因学上互不关联的疾病，同时也发生脏器功能衰竭，也涉及多个脏器，但不属于 MODSE 的范畴。

与成年人的多器官功能障碍综合征（multiple organ dysfunction syndrome, MODS）相比，MODSE 在发病基础、病因、临床进程、病理生理和临床预后上都存在很大的差异（表 35-1）。MODSE 的特征归纳有以下特点：①多存在基础疾病；②起病常隐匿，80%的病例发现在 1 周潜伏期后；③致病因素早期轻微，并非严重创伤所致，有超过 80%的患者由轻度感染或普通感冒引起；④器官功能短期内急速衰退、来势凶猛、病情发展迅速，在短时间内同时或序贯出现 2 个或 2 个以上的器官功能障碍，以 5～7 个器官功能障碍的居多，超过 5 个者可高达 80.1%。

二、老年人多器官功能障碍综合征的流行病学

MODSE 是危及老年人健康的重要因素，是老年患者死亡的常见原因。其病因多样、发病机制复杂、涉及脏器种类多，发病率和病死率都很高。国内有学者对多器官功能障碍（MODS）患者的流行病学调查显示，60 岁以上的 MODS 患者占 66.1%，病死率高达 60.4%，而且病死率随年龄增长而逐渐上升。另一项流行病学调查研究对 1995 年至 2000 年 1605 例 MODSE 统计表明，其病死率也高达 67%。而在美国，一项关于脓毒症病例的调查表明，在 1979 年至 2002 年期间，美国国立医院出院数据库中有 10 422 301 例脓毒症患者，65 岁以上老年患者的比例为 64.9%，其病死率随年龄增加而增加，年龄是死亡率的独立预测因素。因此，对于 MODSE，年龄不仅是发病的首要危险因素，并且是不可逆的危险因素。在高龄老年人，MODSE 发生率和病死率均高。此外，累及器官功能衰竭的数目和不同的器官也是影响病死率的重要因素。文献报道，老年 MODSE 患者如出现 3 个器官功能衰竭，死亡率为 50%；如果出现 4 个或 4 个以上器官功能衰竭，死亡率接近 100%。在 MODSE

中，既往研究发现器官衰竭的频率以肺最高，其次为心、脑、肾、胃肠和肝脏；然而，最新的研究表明，对于住院的老年 MODSE 患者，单个器官衰竭的频率最高的是肾，其次是心、肺、肝脏，同时患者病死率随衰竭器官的数量增加而明显增加，尤其合并急性肾衰竭的高龄老年人，死亡率高达 86.9%～90.5%。

第二节　老年人多器官功能障碍综合征的病因、诱因和发病机制

一、老年人多器官功能障碍综合征的病因和诱因

MODSE 的病因和诱因包括感染、手术、创伤、休克、心肺复苏不充分、延迟复苏、免疫功能低下，营养不良、用药及治疗不当等。感染是 MODSE 最常见的诱因，占发病诱因中的 64%～74%，明显不同于中青年的 MODS，其以创伤、手术、败血症为常见诱因。此外，感染部位在不同国家和地区有明显的区别。在美国，基于社区人群的调查提示，泌尿系感染是 MODSE 最常见的病因，占所有感染的 41%。而在我国，肺部感染是 MODSE 最常见的病因。2000 年有一项调查数据显示，在 MODSE 的诱因中，肺部感染占所有感染的 38.1%。而此后另一项调查研究也发现，MODSE 的最常见诱因是感染和重要脏器基础疾病的恶化，而以肺部感染最为突出，占发病诱因的 73.1%，而其他部位的感染仅占 9% 左右。

重要脏器基础疾病的恶化，即重要脏器慢性病急性发作是 MODSE 另一主要诱发因素，其中以心脑血管急症多见，如急性心肌梗死、慢性心力衰竭急性发作、出血性脑卒中、缺血性脑卒中等。近年来，随着肿瘤发病率的增加和治疗的进步，老年肿瘤患者因肿瘤的扩散和转移、肿瘤治疗中如抗肿瘤药物的不良反应、肿瘤免疫治疗后严重不良反应等所致的 MODSE 也不少见。

二、老年人多器官功能障碍综合征的发病机制

（一）炎症与 MODSE

全身炎症反应综合征（systemic inflammatory response syndrome，SIRS）是 MODSE 重要的病理生理发展过程，是感染、创伤、休克等发展至 MODSE 的共同通路。当感染与非感染因素直接或间接诱发机体组织细胞损伤时，机体组织对损伤最突出的反应就是炎症反应。在生理情况下，炎症细胞活化后的炎症介质仅局限在炎症局部并发挥防御作用；而在 SIRS，巨噬细胞最先被激活并释放 TNF-a、IL-1 和 IL-6 等促炎细胞因子，进一步激活中性粒细胞和内皮细胞等效益细胞，而这些效益细胞通过自我持续扩大的级联反应释放大量的促炎介质，表现为播散性炎症细胞活化和炎症介质的泛滥，进而引起 SIRS。促炎介质包括 IL-1、γ 干扰素、TNF-a 和晚期的炎症介质高迁移率族蛋白 B1 等。TNF-a 起到核心作用，在动物模型中给予腹腔内注射酵母多糖诱导 MODS，老年模型组比成年人组 TNF-a 水平升高，伴抗炎介质 IL-10 水平降低，老年模型组更容易发生严重的 SIRS。资料表明，对于老年人，随着年龄的增长，SIRS 发生的时间也明显延长，MODSE 是 SIRS 进行性加重的最终结果。另外，通常按 SIRS 不同程度将 MODS 分为两种类型：一次打击型，即由重度打

击引起重度 SIRS，在打击后 1～3d 内发生 MODS；二次打击型，即中等程度打击引起中度 SIRS，可伴有多器官功能损伤，在之后稳定一个阶段时间（1 周左右），易在受到第二次打击时使 SIRS 扩大，进一步进展，最终导致 MODS。

此外，研究发现 SIRS 的发生与细胞凋亡、胀亡密切相关。在细胞凋亡与胀亡中，半胱天冬酶及其底物多腺苷二磷酸核糖聚合酶发挥重要作用。在 DNA 损伤过程中，氧化型烟酰胺腺嘌呤二核苷酸的 ADP 通过多腺苷二磷酸核糖聚合酶呈递并转移给 DNA 修复相关酶，进而生成聚 ADP-核糖聚合物，上调催化速度，易于修复损伤的 DNA。当多腺苷二磷酸核糖聚合酶过度表达或活化时，细胞内大量的氧化型烟酰胺腺嘌呤二核苷酸、ATP 被消耗，细胞凋亡被抑制，进而促进细胞胀亡，导致 SIRS。

还有研究表明，抗炎介质过度产生并大量释放入血，则引起代偿性抗炎反应综合征（compensatory anti-inflammatory response syndrome，CARS）。抗炎介质包括 IL-10、IL-4、转换生长因子 β（TGF-β）、IL-13 等。体内抗炎介质和促炎介质形成复杂的炎症调控网络，在不同环节相互作用、相互拮抗。正常情况，两者处于平衡状态。CARS 造成机体免疫功能抑制，并增加感染的易感性。目前的研究认为，SIRS 和 CARS 均是 MODS 的重要发病机制，而老年人，存在慢性病基础及免疫功能低下，使 SIRS 和 CARS 失衡，更容易导致MODSE。

（二）免疫功能异常和 MODSE

免疫功能下降是衰老的重要标准之一，因此，老年人对感染的易感性增加。MODSE早期即出现 T 细胞在抗原刺激下转化为致敏淋巴细胞的能力明显减低、白细胞吞噬能力下降、C5a 升高及自然杀伤细胞功能异常改变；同时，在老年人，自然杀伤细胞、巨噬细胞和中性粒细胞等固有免疫重要成分的功能也随着年龄增长而明显下降。此外，老年患者 Toll样受体（Toll-like receptor，TLR）的表达和功能受损。TLR 是高度保守的模式识别受体，识别病原体上高度保守的分子结构，在机体固有免疫中发挥着重要作用。因此，部分老年患者固有免疫应答反应低下，巨噬细胞在受炎症刺激时凋亡率增加，吞噬病原体和凋亡、坏死炎性细胞能力降低，不仅造成感染不易局限，而且容易形成和加重组织的局部损伤，并启动全身炎症反应。

（三）凝血功能障碍和 MODSE

有研究表明，MODS 的患者有 30%～50%表现为弥散性血管内凝血（disseminated intravascular coagulation，DIC）。内皮细胞在机体凝血和纤溶调控中处于核心地位，其损伤可直接影响凝血、纤溶系统的平衡。在 MODS 的发病过程中，炎症反应和凝血途径相互影响、相互渗透，体内炎症反应的失调可导致血管内皮细胞由抗凝血表型向促凝血表型转变，引起微血管内纤维蛋白形成和微血栓的沉积，最终诱发 DIC。进一步研究发现，内皮细胞在细菌内毒素、补体 C5a、免疫复合物、TNF-a 等因素刺激下，可高表达组织因子。而组织因子作为一种跨膜糖蛋白，广泛分布于除血管内壁和血液以外的各种组织中，在钙离子的作用下，可活化因子Ⅶ启动外源性凝血系统，导致局部的凝血或纤溶系统的活化。同时，纤溶途径因 PAI-1 的产生增加而使纤溶蛋白酶原转化纤溶蛋白酶显著减少。此外，在发生内毒素血症时，内皮细胞的黏附分子常改变也促进局部凝血。另外，机体还通过下调抗凝血酶、蛋白 C 和组织因子途径抑制因子等抗凝蛋白表达促进凝血的发生。

（四）细胞凋亡和 MODSE

MODSE 患者常表现出淋巴细胞和肠道上皮细胞凋亡的增加，而中性粒细胞凋亡减少。在动物实验模型中发现，脂多糖和热休克蛋白刺激下，动物血管内皮细胞凋亡明显增加。脂多糖能抑制中性粒细胞的凋亡，TNF-a 和热休克蛋白等多种细胞因子能加重脂多糖诱导的凋亡抑制。

（五）基因多态性

研究发现，在受到相似严重感染或损伤后，有的人群易于并发脓毒症和 MODS，有的人群不然。通过对人类基因组的研究，基因多态性决定人体对应激的易感性和耐受性、临床表型的多样性和药物治疗反应的差异性被逐渐认识。在脓毒症和基因多态性的研究中，发现两者之间密切相关，基因多态性要么影响其易感性、要么影响转归或两者都有影响。目前研究发现，TNF、IL-1、IL-1 受体拮抗药、IL-10、CD14、Toll 样受体、热休克蛋白等基因多态性和脓毒症的发生有关。而且 TNF-α 和 TNF-β 和脓毒症的预后有关。

（六）缺血再灌注损伤

在休克时，器官缺血和再灌注的过程是 MODSE 发生的基本环节。当休克微循环障碍持续发展，能造成生命器官血管内皮细胞和器官实质细胞缺血、缺氧和功能障碍，包括损伤过程中氧自由基和炎症介质的作用。随着分子生物学和细胞生物学的研究成果，人们提出了缺血再灌注过程中，内皮细胞和白细胞相互作用引起器官实质细胞损伤的观点，从而使缺血－再灌注损伤假说得到发展和完善，即血管内皮细胞（VEC）能通过多种凝血因子和炎症介质，与多形核白细胞相互作用，产生黏附连锁反应，导致器官微循环障碍和实质脏器损伤，具体包括组织氧代谢障碍、氧自由基损伤、白细胞和内皮细胞的相互作用。

总之，MODSE 的发病机制非常复杂，除了上述机制外，还包括能量代谢异常等。

第三节 老年人多器官功能障碍综合征的临床表现、诊断和分期

一、老年人多器官功能障碍综合征的临床表现

MODSE 的临床表现缺乏特异性，通常表现为以下几个方面：①慢性基础疾病的急性发作，如急性心肌梗死诱发的 MODSE 以急性肺水肿或心源性休克为主要临床表现；以及在慢性心力衰竭的基础上因肺部感染诱发心衰急性发作的 MODSE 可表现为心源性休克。②诱因疾病的临床表现，如肺部感染是心血管危重症并发 MODSE 的主要诱因，可表现为咳嗽、咳痰、呼吸困难、发热、肺部干湿啰音，在心脏功能障碍时进一步诱发和加重呼吸困难，导致呼吸衰竭。③各器官不同损害程度表现，如高血压肾病，在心肌梗死、慢性心

力衰竭急性发作，特别是急性肺水肿或心源性休克时出现肾功能的恶化，尿量减少，血肌酐不断增加，严重可发展为急性肾衰竭。④病理生理学异常，如 MODSE 循环衰竭时，可表现为意识淡漠、尿量减少、血压低、皮肤花斑等组织灌注不足的病理生理学异常改变。⑤并发症和药物不良反应的表现，如在 MODSE 患者抗感染治疗中，抗生素也可导致菌群失调，严重时可导致假膜性小肠结肠炎等严重并发症；氨基苷类抗生素可引起肾毒性、耳毒性等不良反应。

总的来说，MODSE 有以下特点：①发病年龄大，基础疾病多，服药种类多；②感染或基础疾病为急性发作常见诱因，同时感染也是在 MODSE 中进一步加重的重要因素；③器官衰竭的顺序与慢性基础疾病相关；④症状不典型，易延误诊治，MODSE 的临床表现与患者衰竭器官损害程度常不平行；⑤MODSE 患者多种原因都可对神经系统造成影响；⑥病程迁延、反复发作，难以完全恢复；⑦病死率和累及器官数目呈正相关。

二、老年人多器官功能障碍综合征的诊断

MODSE 的诊断标准尚未统一。在我国 MODSE 中西医结合诊疗专家共识中（草案），MODSE 的诊断标准仍沿用 2003 年中国急救医学会制定的 MODS 和 MOEF 诊断标准。与 MODS 相同，MODSE 同样将器官功能评价和诊断标准细分为：①多器官功能不全衰竭前期；②多器官功能不全衰竭期（表 35-1）。

表35-1　MODSE和MODS的差异

项目	MODSE	MODS
发病年龄	老年人	中青年
病因与诱因	肺部感染、心脑血管疾病等慢性病急性发作	创伤、手术、败血症
生理功能	器官老化、功能低下	正常
病程与起病	起病隐蔽、病情迁延、可反复发作	起病急骤、病程短，多迅速治愈或死亡
启动方式	肺启动为主	肠启动多见
免疫功能	低下	多正常
可预测性	有一定预测性	不定
分型	速发型、迟发型、反复型	速发型、迟发型

MODSE 诊断标准说明（表 35-2）：①在各种诱因刺激下，患者在数日内出现 2 个或 2 个以上的器官功能不全或衰竭，可诊断为多器官功能不全（衰竭前期或衰竭期）；②对 MODSE 的临床诊断主要根据其当前器官功能损害分期综合作出，单个器官或系统的功能损害程度评价仍然采用各自的指标和标准；③如果≥2 个器官功能达到"功能衰竭前期"诊断标准，其他器官功能正常，诊断为"多器官功能不全（衰竭前期）"；④如果≥2 个器官功能达到"功能衰竭期"诊断标准，其他器官功能正常或处于"器官功能衰竭前期"，诊断为"多器官功能不全（衰竭期）"；⑤对单个器官或系统功能损害程度的评价，无论是衰竭前期还是衰竭期，在诊断标准所包含的项目或指标中，必须≥2 项超过标准才能诊断。

表35-2　MODSE的诊断标准

项目	器官功能衰竭前期	器官功能衰竭期
心脏	新发心律失常，心肌酶谱正常；劳力性气促，尚没有明确心力衰竭体征；肺毛细血管楔压增高（13～19mmHg，1mmHg=0.133kPa）	心搏量减少（射血分数≤0.4）；肺毛细血管楔压增高≥20mmHg；有明确心力衰竭的症状和体征
肺	动脉二氧化碳分压为 45～49mmHg；动脉血氧饱和度＜0.90；pH 为 7.30～7.35 或 pH 为 7.45～7.50；200mmHg＜氧合指数≤300mmHg；不用机械通气	动脉二氧化碳分压≥50mmHg；动脉血氧饱和度＜0.80；pH＜7.30；氧合指数≤200mmHg；需要机械通气
肾脏	尿量为 20～40ml/h，利尿药冲击后尿量可增加；肌酐为 177～265.2μmol/L，尿钠为 20～40mmol/L（或上述指标在原基础上恶化超过 20%），不需要透析治疗	尿量＜20ml/h，利尿药效果差；肌酐＞265.2μmol/L，尿钠＞40mmol/L（或上述指标在原基础上恶化超过 20%），需要透析治疗
外周循环	尿量为 20～40ml/h；平均动脉压为 50～60mmHg，或血压下降≥20%，但对血管活性药物治疗反应好；除外血容量不足	尿量＜20ml/h，肢体冷、发绀，平均动脉压＜50mmHg，血压需要多种血管活性药物维持，对药物治疗反应差；除外血容量不足
肝脏	总胆红素为 35～102μmol/L；谷丙转氨酶升高≤正常值 2 倍，或酶胆分离	总胆红素＞102μmol/L；谷丙转氨酶升高＞正常值 2 倍；肝性脑病
胃肠	明显腹胀、肠鸣音明显减弱；胆囊炎（非结石性）	高度腹胀、肠鸣音近于消失；应激性溃疡出血或穿孔，坏死性肠炎；自发性胆囊穿孔
中枢神经	明显反应迟钝，有定向障碍；格拉斯哥昏迷评分为 9～12 分	严重弥漫性中枢神经系统损伤表现；对语言呼叫、疼痛刺激无反应；格拉斯哥昏迷评分≤8 分
凝血功能	血小板计数（51～99）×10⁹/L，纤维蛋白原≥2～4g/L；凝血酶原时间（PT）及凝血酶时间（TT）延长不超过 3s；D-二聚体升高＜2 倍；无明显出血征象	血小板计数≤50×10⁹/L，纤维蛋白原＜2g/L；凝血酶原时间（PT）及凝血酶时间（TT）延长超过 3s；D-二聚体升高≥2 倍，全身出血明显
其他	年龄≥65 岁	

对于感染诱发脓毒症所致的 MODSE，通常选择老年人多器官功能衰竭评估标准（sequential organ failure assessment of elderly，SOFAE）评分（表 35-3）。评分代表病情的严重程度，器官功能正常为 0 分，功能受损为 1 分，功能障碍前期为 2 分，功能障碍期为 3 分，功能衰竭期为 4 分。如单个器官评分≥2 分，就判定存在该器官功能障碍，如果评分有功能障碍的器官≥2 个，则诊断为 MODSE。

三、老年人多器官功能障碍综合征的分期

MODSE 病程可分为三期（表 35-4）

Ⅰ期：MODSE 前期，有关器官在老化和慢性病基础上已有结构和功能改变，反应器官功能的一些敏感性指标已处于临界状态。

Ⅱ期：MODSE 代偿期，有关器官已不能维持其正常功能，但病程进展尚不严重，还存在较好的代偿能力，对治疗反应性好，应不失时机地进行器官功能支持治疗。

Ⅲ期：MODSE 失代偿期，相关的器官功能已明显衰竭，对一般药物和治疗措施反应差，但如能及时采取强有力的治疗措施，如呼吸机、血液净化疗法、代谢支持治疗等，仍可能通过治疗恢复；如治疗不及时或措施不当，则器官衰竭进入不可逆阶段，将导致患者死亡。

表35-3 老年人多器官功能衰竭评估标准（SOFAE）

系统	0分	1分	2分	3分	4分
呼吸	血气分析, PaO₂ 和 PaCO₂ 在正常范围	低氧血症: 血气分析 PaO₂ 低于年龄校正的公式; 或较基础值降低 20%, 持续 2h	血气分析 PaO₂ < 60mmHg 和/或 ARDS 时, PaCO₂>50mmHg; 伴 ARDS 时, 200mmHg<PaO₂/FiO₂<300mmHg	符合 2 分的标准同时需要机械通气; 伴 ARDS 时, PaO₂/FiO₂<200mmHg	机械通气下 PaO₂/FiO₂ < 100mmHg
循环	MAP≥70mmHg	MAP<70mmHg	多巴胺<5μg/(kg·min) 或多巴酚丁胺(任何剂量)	多巴胺为 5.1~15μg/(kg·min) 或肾上腺或去甲肾上腺素≤0.1μg/(kg·min)	多巴胺>15μg/(kg·min), 或肾上腺素或去甲肾上腺素>0.1μg/(kg·min)
心脏	BNP<100pg/ml 和(或)NT-proBNP <300pg/ml; LVEF≥50% 且超声评价未见舒张功能障碍	LVEF<50%, 且 NYHA/Killip 分级 1级	LVEF<50%, 且 NYHA/Killip 分级 II级	LVEF<50%, 且 NYHA/Killip 分级Ⅲ级	LVEF < 50%, 且 NYHA/Killip 分级Ⅳ级
肝脏	TBil<20μmol/L	TBil 为 20~32μmol/L	TBil 为 33~101μmol/L	TBil 为 102~203μmol/L	TBil≥204μmol/L
肾脏	SCr≤88.4μmol/L	SCr 为基础值的1.5~1.9倍或升高 ≥ 26.5μmol/L; 尿量<0.5ml/(kg·h) 持续 6~12h	SCr 为基础值的 2.0~2.9 倍; 尿量<0.5ml/(kg·h) 持续≥12h	SCr 为基础值的 3.0~3.9 倍; 尿量<0.5ml/(kg·h) 持续≥24h 或无尿 12~24h	SCr 为基础值的 4.0 倍或增加至 353.6μmol/L; 或开始 RRT; 无尿>24h
血液	PLT≥150×10⁹/L	PLT<150×10⁹/L	PLT<100×10⁹/L	PLT<50×10⁹/L	PLT<20×10⁹/L
神经	GCS评分 15分	GCS评分 13~14分	GCS 评分 10~12分	GCS 评分 6~9分	GCS 评分<6分

PaO₂正常值: 仰卧位 PaO₂（mmHg）=103-0.42×年龄（岁）; 坐位 PaO₂（mmHg）=104.2-0.27×年龄（岁）。PaO₂. 氧分压; PaCO₂. 二氧化碳分压; ARDS. 急性呼吸窘迫综合征; PaO₂/FiO₂. 氧合指数; MAP. 平均动脉压; BNP. 脑利尿钠肽; NT-proBNP. 氨基末端脑钠利尿钠肽前体; NYHA. 纽约心功能分级; LVEF. 左室射血分数; TBil. 总胆红素; SCr. 血肌酐; PLT. 血小板计数; GCS. 格拉斯哥昏迷评分

表35-4　MODSE的病程分期

器官	Ⅰ期——MODSE 前期	Ⅱ期——MODSE 代偿期	Ⅲ期——MODSE 失代偿期
心	有器质性心脏病，已引起心脏结构和功能改变，但无心力衰竭表现	有间歇性左心衰竭或右心衰的表现；治疗反应好	心输出量减少，血压需要药物维持，或有明显心衰症状；对药物反应差
肺	慢性阻塞性肺疾病、急性肺部广泛炎症；$PaCO_2>50mmHg$，$PaO_2<60mmHg$	慢性阻塞性肺疾病；$PaCO_2≥70mmHg$，$PaO_2<50mmHg$，$pH≥7.30$	$PaO_2<45mmHg$ 并逐渐降低，$PaCO_2>80mmHg$ 并逐渐增高，$pH<7.0～7.2$
肾	有器质性肾脏病，尿素氮<7.14mmol/L，肌酐<176.8μmol/L	尿素氮波动性增高>14.3mmol/L，肌酐>265.2μmol/L，经治疗后好转	不论尿量多少，尿素氮>14.3mmol/L，肌酐>265.2μmol/L
肝	慢性肝脏病，谷草转氨酶、谷丙转氨酶轻度异常	谷草转氨酶、谷丙转氨酶间歇性大于正常值的 2 倍，胆红素>51.3μmol/L	谷草转氨酶、谷丙转氨酶持续性大于正常值的 2 倍，胆红素>51.3μmol/L，凝血酶原时间>20s，伴神经意识改变
胃肠	消化道慢性疾病及出血史；腹胀、呃逆、呕吐、反流等急性胃扩张表现，胃液 pH≤3	胃管内抽出咖啡样物质或少量呕血、黑便，胃液 pH≤2	难以维持经口进食的食物消化吸收；胃肠糜烂性溃疡引起大出血或穿孔
中枢神经	有脑血管病史，偶有精神错乱	反应低下，嗜睡或伴有短暂意识障碍	严重意识障碍或持续性嗜睡或昏迷
血液	血小板、白细胞计数基本正常，或有类白血病反应	外周血出现晚幼红细胞，周围血白细胞核左移，有出血倾向	弥散性血管内凝血，血小板<5×10⁹/L，凝血酶原时间>20s，纤维蛋白原<1.5g/L，纤维蛋白降解物>200g/L
胰腺	淀粉酶轻度升高、有胰腺炎的临床症状	淀粉酶升高 2 倍以上	有急性坏死或水肿性胰腺炎的临床及实验室表现

第四节　老年人多器官功能障碍综合征的治疗

一、老年人多器官功能障碍综合征的综合评估和预后评估

　　MODSE 具有起病急、病情重、预后差等特点，因此，对老年 MODSE 治疗的目标不应只是治疗疾病，而应全面考虑患者功能状态、预期寿命、让患者获益最大的决策，包括延长有质量的寿命和患者功能的保持。MODSE 患者多器官功能不全且相互影响，使其处于衰弱状态，评估和管理较复杂，要求通过分工明确的多学科合作，进行一般医疗评估（疾病诊断、老年综合征、多重用药）及衰弱程度、认知功能和经济压力等综合评估及管理，由"以疾病为中心"转变为"以患者为中心"，最大程度地促进老年患者康复，同时提高医疗质量和效率。荟萃分析显示，老年患者在住院期间接受全面的老年评估，并给予积极有效的干预，可明显降低患者病死率和疾病恶化率，改善认知功能，降低医疗成本，提高患者满意度。

　　但目前尚无专门的老年 MODSE 预后评估的体系，推荐将 SOFA 评分、急性生理与慢性健康评分（APACHE Ⅱ）评分、MODSES 评分用于 MODSE 患者的预后评估。但这些评分在不同疾病预测的价值不同，如 APACHE Ⅱ对接受机械通气的 MODSE 患者有较好的预测价值，SOFA 评分对院内死亡的预测价值优于快速序贯器官衰竭评分（qSOFA）和 SIRS 分类评分。

二、老年人多器官功能障碍综合征的治疗

（一）MODSE 的治疗原则

　　由于 MODSE 患者基础疾病的多样性、器官功能障碍的复杂性、病理生理机制异常的不平衡性，决定了 MODSE 总体治疗原则是综合治疗。在综合治疗的前提下，需要注意兼顾以

下几个方面：①阻断肺启动；②纠正内环境和代谢紊乱；③控制多因性心力衰竭； ④预防肾功能不全；⑤保护重要脏器功能；⑥防治并发症；⑦防治药物不良反应。这些原则和措施常常同时启动和实施，并在整体和局部治疗、观察和评估中不断动态调整。

（二）控制感染

感染是 MODSE 最常见的诱因和发病原因，对感染诱发的 MODSE，尽早控制感染是首要治疗措施，能有效地提高患者的生存期并改善预后。同时，感染也是在治疗 MODSE 过程中常见的合并症和并发症，还是 MODSE 治疗过程病情再次恶化的常见原因。因此，防治感染是 MODSE 的基础治疗。

对感染的控制首先要明确感染的诊断。在临床上具备以下 2 项或 2 项以上提示感染或可疑感染：①体温 >38℃或 <36℃；②静息心率 >90 次/分；③过度通气（呼吸 >20 次/分或动脉血 CO_2 分压 <32mmHg，1mmHg=0.133kPa）；④全血白细胞增多（>$12×10^9$/L），或白细胞减少（<$4×10^9$/L），有超过 10% 的幼稚白细胞，或中性粒细胞分类增高；⑤血 C 反应蛋白（C-reactive protein，CRP）或降钙素原（procalcitonin，PCT）升高。对于发热、心率增快、过度通气等症状，需排除其他因素。在感染诱发的老年人多器官功能障碍综合征诊断与治疗中国指南 2019 中建议，对疑似重症感染的患者，应用 qSOFA 标准进行床旁快速评估，包括呼吸频率 ≥22 次/分、意识改变、收缩压 ≤100mmHg 3 项内容。如果 qSOFA 标准 ≥2 项，需要对器官功能障碍的情况进行系统评估。

对感染部位的判断，通常是根据临床的症状和体征，如咳嗽、咳黄脓痰、肺部新出现的啰音、腹膜刺激征、腹部局部压痛、尿路刺激征、腹泻、皮肤红肿热痛，同时通过腹部超声、胸腹部 CT 等影像学监测进一步明确感染的部位。对老年人，需要警惕不典型症状，如果出现精神萎靡、淡漠、食欲减退等，需要警惕感染可能。对于感染的部位，最常见的是肺，其次是腹部、泌尿系、皮肤等，还有部分患者感染部位难以明确。

对感染诱发的 MODSE 或 MODSE 合并感染，尽可能地明确感染的病原学诊断。在应用抗生素前留取血液、尿液、痰液、粪便、分泌物、导管、脑脊液、胸腔积液或植入假体等的病原学涂片、培养、药敏试验。对肺部感染，特别是气管插管等患者，可进行支气管肺泡灌洗液的培养等，可提高病原学的检出率。对怀疑有侵袭性真菌感染的患者，建议行 1，3-β-D-葡聚糖、甘露聚糖和抗甘露聚糖抗体监测。快速抗原检测、病毒核酸检测、动态监测 IgG 和 IgM 抗体水平，对怀疑有特定病毒感染或特殊菌感染（如卡氏肺孢菌、结核感染）有一定的意义。对怀疑导管相关性感染的患者，建议从导管和外周静脉同时采血行血培养（需氧培养和厌氧培养 2 组），在拔除导管后行分段导管培养。宏基组测序技术检测病原体是近年来发展迅速的一种检测方法，其灵敏度高、特异性强、周期短，可发现一些少见或罕见的病原体，目前在重症患者，包括 MODSE 得到广泛的应用，但 NGS 的解读仍需要紧密地结合临床。

对感染诱发的 MODSE 或 MODSE 合并感染，尽早控制感染是关键。对于感染的治疗，首先是控制感染源，在明确感染的部位后，如腹腔脓肿、胃肠穿孔、胆系感染、软组织感染等，应在 12h 内及时处理，包括采用穿刺引流脓肿等生理损伤较小的干预措施，必要时可手术干预。对静脉导管相关的感染，应尽可能拔除导管，根据病情立即或适时进行其他部位的重新置管；其次是尽早静脉使用有效的抗菌药物，同时要保证药物的组织渗透浓度。在选择抗生素时，通常先根据感染的部位，选择初始经验性抗感染治疗，此时抗感染治疗应包含覆盖所有可能的致病微生物，再根据病原菌和药敏试验结果等调整为针对性抗菌药物。在抗菌药物疗程上，一般经验性治疗不超过 3～5d，建议总疗程 7～10d，但需要根据具体病情和感染的微生物等等进行调整；如果病情危重，可酌情延长疗程。同时，在治疗中，可考虑监测 PCT 等指导抗菌药物的疗程。研究表明，监测 PCT 指导抗菌药物使用，可以在不影响预后的情况下减少严重感染患者抗菌药物用量，缩短抗菌治疗的疗程，进而降低病死率。对感染诱发的 MODSE，但之后感染证据不足的患者，如 PCT≤0.5μg/L 或降至峰值的 20% 以下，可考虑暂停经验性抗感染治疗。

由于老年人免疫功能低下，抵抗力差，对抗生素耐受性差，因此，在抗感染的同时需要警惕二重感染，尤其是真菌感染和肠道菌群失调。因此，MODSE 的感染患者合理选择抗生素是前提，慎重选择广谱抗生素，切忌配伍品种过多或更换频繁。注意，老年人即使应用抗生素时间不长、剂量不大也可能发生真菌感染。而对二重感染特别是真菌感染，尽早通过临床表现、涂片、培养早期发现是关键。

对 MODSE 重症患者，需要对患者体温合理地管理。发热（T>38℃）或低温（T<36℃）是重症感染的表现之一。体温管理常用的方法有物理降温和药物降温。物理降温包括水循环降温冰毯和国外常用的水凝胶降温贴及静脉内置导管降温法。药物降温主要是非甾体消炎药（NSAID）。最近的研究表明，在发热的重症患者中应用 NSAID 需要谨慎，尤其在低血压、肝肾功能受损、胃肠道出血、血小板功能障碍等患者。总体上，对于重症感染患者中体温管理的最佳时机、持续时间、控温目标仍需要继续探索。

（三）循环障碍的支持

各种病因所致的休克是 MODSE 常见原因。休克的本质是急性循环衰竭，是机体不能将足够的氧运输到组织器官，从而引起细胞氧利用障碍。

对于 MODSE，需要对患者循环功能进行评估，包括对心率、血压、体温、血氧饱和度等生命体征的动态监测和对皮肤（花斑、肢体湿冷、感觉异常等）、肾（尿量<20～40ml/h 可考虑肾灌注不足）及脑（反应迟钝、定向障碍、谵妄等）等器官进行组织灌注评估。但对于老年重症患者，由于合并症等因素，如尿量减少的原因不仅只是循环衰竭，容易被漏诊和误诊。因此，对于老年 MODSE，需要结合血流动力学监测和生物化学指标来综合考虑是否合并有循环衰竭。

循环衰竭常合并低血压，但低血压不是诊断循环衰竭的必要条件。对老年人，在评估低血压时，除了定义为收缩压<90mmHg 外，收缩压较基线下降≥40mmHg 或平均动脉压（MAP）<65mmHg 都应该认定为低血压。但值得指出的是，循环衰竭是组织灌注的障碍，而影响组织灌注的重要因素是容量，而压力并不和容量是一致。同时，在循环衰竭的早期，机体可以通过血管收缩代偿性维持血压相对正常，但组织灌注和氧合可能已明显降低，表现为中心静脉血氧饱和度（central venous oxygen saturation，ScvO$_2$）。ScvO$_2$ 可提供关于氧输送和氧平衡的重要信息，其降低往往提示氧输送不足。但值得注意的是，在休克严重阶段，因氧利用障碍，ScvO$_2$ 反而升高，则预示病情危重。动静脉二氧化碳分压差（Gap-CO$_2$）是监测循环的另一个重要指标，其>6mmHg 提示灌注不足。

血清乳酸水平可作为危重症状态下判断组织低灌注严重程度的重要指标。血清乳酸水平的上限通常为 2.0mmol/L。研究表明，脓毒症休克患者血清乳酸>1.5mmol/L，病死率显著增加，还有研究将乳酸较基线降低 20% 作为液体复苏有效的标准。因此，目前休克的相关指南和共识将血清乳酸水平作为灌注监测的重要指标，但需要注意的是肝脏疾病、代谢疾病对乳酸水平影响。

近年来，随着重症超声的应用，超声对重症患者循环的评估越来越显示其独特的优势，包括无创、床旁、实时、反复，同时能对循环特别是心脏从结构和功能进行综合评价。通过重症超声，下腔静脉的宽度、右心、左心、心包、肾的血流灌注，甚至肝的血流灌注，对患者的血流动力学状态和急性循环衰竭的类型进行分类和详细地评估。此外，毛细血管再充盈时间、外周灌注指数、舌下微循环等也有助于微循环功能的判断。

对于存在循环衰竭的 MODSE 患者，液体复苏是重要的治疗，特别是脓毒症休克，患者应尽早采取液体复苏。晶体液仍是循环衰竭液体复苏的一线选择。白蛋白在液体复苏中的效果不优于生理盐水，但对肾功能有一定的保护作用；羟乙基淀粉会增加急性肾功能损伤的风险，同时对凝血功能也有影响。

为维持组织灌注，循环衰竭的患者需要应用血管收缩药。建议应用去甲肾上腺素（norepinephrine，NE）作为首选血管收缩药，与多巴胺相比，NE 对心率的影响较小；同时研究发现，NE 较其他血管收缩药减少心律失常的发生，更能迅速改善血流动力学，并降低病死率。NE 的常规剂量为 $0.1\sim0.2\mu g/(kg\cdot min)$，建议中心静脉使用，避免渗漏导致皮肤和皮下组织缺血坏死。当需要使用更多血管收缩药来维持血压时，应当考虑联合应用小剂量血管升压素。在患者合并心力衰竭或持续组织灌注不足时，在充分的液体复苏及 MAP 达标下，建议短期应用多巴酚丁胺，以增加心输出量，维持重要脏器功能。

循环功能障碍的监测对老年 MODSE 治疗至关重要。液体复苏能恢复血容量，保证组织灌注，但 MODSE 患者常存在心力衰竭、肾衰竭等情况，过多或过快的液体复苏反而诱发心功能不全、加重肾负担，进而加重病情。因此，建议 MODSE 患者进行无创/有创血流动学监测，通过容量反应性评估、动脉压变异等指导液体复苏。同时在液体管理中，也建议通过微循环监测来指导。在初始复苏期间，建议维持 MAP＞65mmHg；在液体复苏过程中，将乳酸和乳酸清除率作为判断预后的指标。

多病因心力衰竭是 MODSE 重要的中间环节。MODSE 多病因心力衰竭有以下特点：①多病因心力衰竭在 MODSE 病程中一般出现较早，发病形式多样，有隐匿性发病逐渐加重，也有迅速发病进行性加重。由于其早期表现形式多样，常常难以发现或察觉，往往是出现明显心力衰竭的症状或出现急性肺水肿时才能得到确诊。②MODSE 患者心力衰竭的病因有多种，包括感染、快速心房颤动、液体超负荷、急性心肌梗死等，不同个体病因不同，甚至难以确定主要病因。③对 MODSE 患者心力衰竭的治疗措施也必须是综合性的，单纯一种或两种治疗措施往往很难逆转心力衰竭的进展。④在抗心力衰竭时经常出现矛盾因素，如心力衰竭试图加用血管扩张药治疗时，要充分考虑低血压、心动过速、脑肾器官灌注矛盾等因素。⑤多病因心力衰竭与 MODSE 的病程发展和转归密切相关。如果心力衰竭能得到及时有效的治疗，可以为其他器官，如肺、肾、脑的功能带来很好的支撑。若不能及时有效地控制，其他器官也很难通过治疗得到维持或改善，MODSE 很容易发展为不可逆。⑥由于 MODSE 的心力衰竭常是多因性的，在评估治疗效果时也应采用综合指标评价方式，避免主观依赖单一心功能评价指标对治疗方向的误导，如不能仅通过 NT-proBNP 来判断患者的心功能情况。⑦MODSE 的心力衰竭属于难治性心力衰竭的范畴，很难预期某一项或几项治疗能大幅度迅速改善，实际情况往往是某项心功能指标保持稳定，不再继续恶化，通过仔细观察和评估，进行系统连续的综合评价，进而把握心力衰竭治疗的正确方向。

对怀疑急性心力衰竭的患者，需要对患者进行系统的体格检查，并急查心电图、胸片、血清肌钙蛋白、血浆 D-二聚体。血浆利尿钠肽的水平有助于急性心力衰竭的诊断和鉴别诊断。对合并血流动力学不稳定的急性心力衰竭，建议进行超声心电图及胸片等检查。重症超声床旁肺部超声评估（BLUE）流程和目标导向的经胸心脏超声评估（FATE）有助于明确呼吸困难的原因。然后，根据患者的症状、体征、BNP/NT-proBNP 水平及超声心动图等明确急性心力衰竭的诊断，同时根据患者是否存在淤血和外周组织低灌注进行"冷暖湿干"分型。同时，需要对急性心力衰竭的病因和诱因进行评估，如感染，需要早期识别和处理；急性心肌梗死的患者应积极进行再灌注治疗、急性肺栓塞患者进行药物溶栓等针对性治疗。

对于 MODSE 急性心力衰竭患者，治疗原则同其他急性心力衰竭。如体液潴留患者，给予利尿药，首先袢利尿药，多种利尿药的联合应用可减少利尿药抵抗的发生，包括噻嗪类利尿药和托伐普坦等。重组人脑利钠肽扩张静脉和动脉（包括冠状动脉），降低心脏的前、后负荷；同时具有一定的促进钠排泄、利尿及抑制肾素-血管紧张素-醛固酮系统和交感神经系统的作用，从而在兼具利尿、扩张血管作用的同时，阻止急性心力衰竭演变中的恶性循环。硝酸酯类药物适用于急性心力衰竭合并高血压、冠心病心肌缺血、二尖瓣反流的患者。左西孟旦是一种钙增敏剂，与心肌肌钙蛋白 C 结合产生正性肌力作用，不影响心室舒张，也不增加氧耗，还具有扩张血管的作用。研究显示，与其他正性肌力药物如多巴酚丁胺组相比，左西孟旦可显著改善严重低心排急性心力衰竭患者的血流动力学，病死率也呈降低趋势。对心房颤动伴快速心室率（＞110 次/分）的急性心力衰竭患者，应当考虑静脉推注洋地黄药物。最后，对药物治疗无效的急性心力衰竭或心源性休克患者，可短期（数天至数周）应用机械循环辅助治疗，包括主动脉内球囊反搏（intra-aortic ballon pump，IABP）、经皮心室辅助装置、体外生命支持装置和体外膜氧合（extracorporeal membrane oxygenation，ECMO）装置。但这些辅助装置在老年人中的应用证据有限。研究表明，在高龄老年人心力衰竭中，应用 ECMO 死亡率随年龄增加明显增高，因此要谨慎选择。

（四）呼吸功能障碍的支持

肺启动是 MODSE 的重要发病机制，因此，一旦确诊或疑诊 MODSE，应当尽快开始实施阻断肺启动机制的治疗措施。对于 MODSE 肺部感染的最重要原则是早发现、早诊断、早治疗、早见效。有效地控制肺部感染是阻断肺启动机制的关键性治疗措施。

呼吸功能障碍诊断的血气标准：呼吸室内空气时，动脉血氧分压（PaO_2）低于 60mmHg，伴有或不伴有动脉二氧化碳分压（$PaCO_2$）高于 50mmHg。吸氧情况下，PaO_2/FiO_2＜300mmHg 提示呼吸功能不全。对呼吸功能障碍的 MODSE，要积极改善肺的通气和换气功能、改善和纠正低氧血症，预防急性呼吸窘迫综合征（acute respiratory distress syndrome，ARDS）、呼吸衰竭和肺性脑病等。

氧疗是呼吸功能不全的主要治疗措施之一。氧疗可以纠正低氧血症，维持血氧饱和度（SpO_2）≥95%（慢性阻塞性肺疾病的患者≥90%）。氧疗的方式包括以下几种：①鼻导管吸氧，低氧流量（1～2L/min）开始，若无 CO_2 潴留，可采用高流量给氧（6～8L/min）；②面罩吸氧，适用于伴呼吸性碱中毒的患者；③主动恒温湿化的经鼻高流量氧疗，适用于轻中度低氧血症、轻度呼吸窘迫和通气功能障碍的患者；④无创呼吸机辅助通气，有呼吸窘迫者（呼吸频率＞25 次/分，SpO_2＜90%）应尽快给予无创通气；⑤气管插管和人工机械通气，适用于呼吸衰竭导致的低氧血症（PaO_2＜60mmHg）、$PaCO_2$＞50mmHg 和酸中毒（pH＜7.35）经无创通气治疗不能改善者。

ARDS 是在严重感染、休克、创伤等疾病过程中，发生弥漫性肺间质及肺水肿，以进行性呼吸窘迫和顽固性低氧血症为显著特征的临床综合征。因此，ARDS 是 MODSE 在呼吸功能严重障碍的表现。对 ARDS 机械通气的管理是治疗的关键，具体可参照 2016 年我国《急性呼吸窘迫综合征患者机械通气指南（试行）》。在指南中对 ARDS 机械通气的以下 12 个临床问题进行了阐述：①ARDS 机械通气时，没有哪种通气模式明显优于其他模式，临床医务人员可根据自己的经验选择容积控制通气（VCV）或压力控制通气（PCV）；应仔细地评估患者病情并进行个体化的参数设置，如 VT、PEEP、平台压、吸气流量、吸气时间和 FiO_2 等参数。②ARDS 病情较重（PaO_2/FiO_2＜150mmHg）应考虑短时间（＜48h）应用肌松药。③推荐 ARDS 患者机械通气时应采用肺保护性通气策略（限制 VT≤7ml/kg 和平台压≤30cmH_2O）。对于重度 ARDS 患者，6ml/kg 的潮气量仍可能会加重肺损伤的发生；过强的自主吸气努力会显著增大跨肺泡压和增加肺泡过度牵张的风险，此时应适当降低平台压水平或抑制自主呼吸强度。对于胸壁顺应性显著降低的患者（如严重肥胖、腹腔高压），常因胸腔内压力异常导致大量肺泡塌陷，为增加跨肺泡压复张塌陷肺泡，此时平台压水平有可能会超过 30cmH_2O。调节潮气量后，若平台压＞30cmH_2O，应逐渐以 1ml/kg 的梯度降低 VT 至最低水平 4ml/kg。降低潮气量后应逐渐增加呼吸频率以维持患者每分钟通气量，呼吸频率最大可调节至 35 次/分，同时应注意气体陷闭的发生。需注意的是，降低潮气量后，虽然最大限度地调节呼吸频率（35 次/分），但部分患者仍会出现严重的高碳酸血症。除伴有颅内高压、血流动力学不稳定等情况的患者外，一般大多数患者能耐受高碳酸血症的发生，即采用允许性高碳酸血症。对于非常严重的 CO_2 潴留患者（经积极处理后 pH 仍低于 7.2），有条件单位此时可考虑联合应用体外式肺辅助技术，如 ECMO、体外 CO_2 清除技术等。④建议对于中、重度 ARDS 患者早期采用较高 PEEP（＞12cmH_2O）治疗。对于肺泡可复张性较差的患者，高 PEEP 可能会导致正常肺泡的过度牵张，加重肺损伤，此时应给予低水平 PEEP 治疗。相反，对于肺泡可复张性高的患者，高 PEEP 能复张塌陷肺泡，减轻肺组织剪切伤和应变，应给予高水平 PEEP 治疗。在临床实践中，个体化滴定 PEEP 的方法很多。但目前未有研究证实何种 PEEP 设置方法最佳。⑤建议 ARDS 患者机械通气时，应结合其他通气参数调节 FiO_2 水平维持 SpO_2 为 88%～95% 和 PaO_2 为 55～80mmHg，以避免高氧血症导致不良后果；一旦氧合改善，应及时降低 FiO_2。另外，对于不同病情的 ARDS 患者，氧疗目标的设定还应根据患者是否存在组织缺氧的危险因素进行适当调整，如血红蛋白下降、血容量不足和心输出量降低等。⑥肺复张是指通过短暂地增加肺泡压和跨肺压以复张塌陷肺泡，从而达到显著改善氧合的一种方法。肺复张是治疗 ARDS 患者的重要手段，肺复张可以降低 ARDS 患者的 ICU 病死率，亦有降低住院病死率和 28d 病死率的趋势；在重要指标中，肺复张还可以降低严重低氧事件发生的风险，且不会增加气压伤的发生风险，对机械通气时间、住 ICU 时间和住院时间都无明显影响。到目前为止，未有研究证实何种肺复张优于其他方式。无论实施何种肺复张，应注意以下几点问题：肺复张可能对于中、重度 ARDS（PaO_2/FiO_2＜200mmHg）患者更有效；肺复张后设置高水平 PEEP，可以使肺复张改善氧合的效果延长 4～6h，因此，多数学者建议通过 PEEP 递减法设置肺复张后的 PEEP 水平；预测肺复张实施可能有效的因素包括早期

ARDS 患者（机械通气时间<48h）、病变呈弥漫性改变的肺外源性 ARDS 患者及低 PEEP 水平、重度 ARDS、呼吸系统顺应性高（>30ml/cmH$_2$O）和胸壁顺应性正常患者；对血流动力学不稳定和有气压伤高危风险人群实施肺复张应慎重。⑦重度 ARDS 患者（PaO$_2$/FiO$_2$<100mmHg）机械通气时，应实施俯卧位通气。⑧对于无禁忌证的轻度 ARDS 患者，建议可应用无创机械通气（NPPV）治疗。⑨建议给予重度 ARDS 患者机械通气联合 ECMO 治疗；建议给予新型甲型 H1N1 流感所致重度 ARDS 患者机械通气联合 ECMO 治疗。⑩重症 ARDS 患者目前不宜常规应用体外 CO$_2$ 清除技术；不推荐中、重度 ARDS 患者常规使用高频振荡通气（highfrequency oscillation ventilation，HFOV）干预措施；ARDS 患者不应常规应用吸入 NO 治疗。

老年 ARDS 患者应当考虑限制性液体策略，在充分液体复苏及升压药治疗不能维持血流动力学稳定的感染诱发 MODSE 患者中，应当早期应用糖皮质激素，同时需密切监测感染及血糖指标，并逐渐减量，尽量避免同时使用神经肌肉阻滞药。

气道分泌物的管理在老年 MODSE 治疗中不容忽视。大量气道分泌物易引起通气血流比例失调，导致低氧血症，还可导致气道狭窄，增加呼吸功。感染的风险也随气道分泌的潴留而显著增加。增加气道分泌物清除效率主要通过分泌物溶解或松动法和提高气道对分泌物的清除。促进分泌物溶解或松动法的措施包括药物干预和非药物干预。药物干预有高渗盐水和乙酰半胱氨酸等，非药物干预包括体位引流、肺内振荡通气和胸壁高频振荡通气。促进分泌物从气道排出的措施包括扩大胸腔内容积、加大最大呼气流量、增加呼气量、气管内吸痰等。纤维支气管镜吸痰是目前临床上常见的方法，能在直视下清除气管内分泌物，但需要评估患者的耐受性。值得指出的是，不同的分泌物管理技术也会产生相应的风险。

（五）肾功能障碍的支持

老年急性肾损伤（acute kidney injure，AKI）的诊断主要依据 KDIGO 诊断标准，研究表明，KDIGO 诊断标准在预测患者生存率及预后方面要优于其他。当 MODSE 患者 48h 内出现 SCr 水平升高>0.3mg/dl（26.5μmol/L）和（或）SCr 在 7d 内上升至基线值的 1.5 倍及以上的水平和（或）尿量≤0.5ml/(kg·h)并持续 6h 以上等情况，可诊断 AKI。值得注意的是，老年人易合并食欲减退、肌肉萎缩、蛋白质代谢率降低等情况，单一使用 SCr 指标常难以监测老年患者肾功能的改变，即使 SCr 值尚在正常范围，肾功能可能已经明显减退。此外，应当考虑加强对老年人肾小管间质损伤和肾小管功能的监测，如电解质及酸碱平衡、尿 N-乙酰-β-D-氨基葡萄糖苷酶（N-acetyl beta-D-amino glucosidase，NAG）、尿液渗透压、尿糖、尿酸化功能的变化。并应当考虑采用 SCr 和尿量两项指标，对 MODSE 患者 AKI 严重程度进行评分，同时进行 AKI 易感因素评估，合并脱水状态或容量不足、休克、使用肾毒性药物、伴有 CKD 病史等情况时，发生 AKI 风险增高。

对 AKI 的治疗，推荐如下：①在没有容量负荷过重的情况下，不推荐常规使用袢利尿药来预防和治疗 MODSE 患者的 AKI；②MODSE 患者存在容量负荷过重，在 MAP 达标的情况下，若尿量仍<0.5ml/(kg·h)，持续 6h 以上，可以考虑给予利尿治疗，尽量保证尿量>40ml/h；③不推荐应用小剂量多巴胺预防或治疗 MODSE 患者的 AKI；④推荐及时纠正代谢性酸中毒及电解质紊乱。

血液净化是 MODSE 重要的治疗手段。血液净化治疗不仅是肾功能的替代治疗，还可清除循环中的炎症介质和细胞因子，以稳定循环，减少器官功能损伤。对脓毒症休克、重症胰腺炎等，常通过连续的血液净化治疗，以缓解严重的反应。对心血管危重症诱发的MODSE，同样伴随严重的炎症反应，血中的炎症介质增多，进而可抑制心肌收缩，损害血管内皮功能，减少冠状动脉血流量，加重心脏损害。而血液净化可清除部分炎症因子，解除炎症因子所致的心肌抑制，改善心脏功能，还可缓解因心力衰竭或心源性休克诱发的急性肾功能不全导致的液体潴留，并纠正心力衰竭等治疗过程中出现的电解质紊乱和酸碱平衡失调。

对开始血液净化治疗的时机，目前推荐的是当MODSE患者合并严重AKI（肾脏评分≥4分），或肾脏功能不能满足全身治疗需求时，应当考虑启动肾脏替代治疗。当存在危及生命的水、电解质及酸碱平衡紊乱时，应当考虑紧急开始血液净化治疗。对血液净化模式的选择，建议使用生物相容好的透析膜及应用延长式间歇性肾脏替代治疗（prolonged intermittent renal replacement therapy，PIRRT）作为AKI患者的肾脏替代方案。对于血流动力学不稳定、合并肝衰竭、急性脑损伤或广泛脑水肿的MODSE患者，应当考虑持续性肾脏替代治疗（continuous renal replacement therapy，CRRT）。在肾脏替代治疗的剂量上，推荐CRRT的治疗剂量为20～25ml/(kg·h)；荟萃分析结果显示，与正常治疗剂量[20～50ml/(kg·h)]相比，高容量血液滤过[治疗剂量≥35ml/(kg·h)]并未显著降低28d病死率、转为慢性血液透析比例等临床终点事件，在改善肾功能预后方面也无任何优势。推荐应用间歇性肾脏替代治疗（intermittent renal replacement therapy，IRRT）或PIRRT时，每周尿素清除指数应达到3.9。对于抗凝治疗模式选择，根据出血风险，如对于没有出血高风险、没有凝血障碍及未接受系统抗凝治疗的MODSE患者，进行IRRT治疗时，推荐使用常规剂量的肝素抗凝。对于CRRT治疗患者的抗凝治疗，没有禁忌证的情况下，推荐使用局部的枸橼酸钠抗凝或低剂量肝素抗凝。研究表明，与肝素治疗组相比，枸橼酸钠抗凝组透析器使用寿命更长，透析器凝血的发生率低，出血风险更低。枸橼酸钠抗凝组患者住院存活率和肾功能恢复率更高。枸橼酸钠抗凝的主要禁忌证为严重的肝功能不全和伴有组织低灌注的休克。然而，近期一项荟萃分析结果显示，即使在肝衰竭的CRRT患者中，枸橼酸钠抗凝也是安全的。

（六）消化系统功能障碍的支持

重症患者急性胃肠损伤分级（acute gastrointestinal injury，AGI）是重症患者胃肠功能障碍进行评估最常用标准之一。对胃肠功能障碍的治疗包括胃肠黏膜屏障功能的完整性保护，考虑首选质子泵抑制剂预防上消化道出血；对艰难梭菌感染的患者，推荐应用窄谱抗生素；对抗生素相关性腹泻的患者，考虑个体化应用肠道微生态制剂，推荐对疑似艰难梭菌感染的患者进行粪便艰难梭菌毒素和大便球杆比检测。此外应保持患者排便通畅，可应用导泻药（如乳果糖、聚乙二醇），预防腹腔内高压，甚至腹腔间隔室综合征的发生，减少因腹腔内压力增加所致腹腔脏器低灌注情况。

对于肝功能障碍，采用总胆红素（totalbilirubin，TBil）对肝功能障碍及其严重程度进行评估，从正常到功能衰竭依次分为0～4级。0级：TBil<20μmol/L（1.2mg/dl）；1级：TBil 20～32μmol/L（1.2～1.9mg/dl）；2级：TBil 33～101μmol/L（2～5.9mg/dl）；3级：TBil 102～204μmol/L（6～11.9mg/dl）；4级：TBil>204μmol/L（12mg/dl）。

对于急性肝衰竭（acute liver failure，ALF），需要通过胆红素水平、国际标准化比值（international normalized ratio，INR）、肝性脑病（hepatic encephalopathy，HE）进行评估。

重度急性肝损伤表现为肝损害和肝功能受损，肝损害表现为血清转氨酶升高，肝功能受损表现为黄疸、INR＞1.5。血清转氨酶升高、黄疸、INR＞1.5等临床表现常早于HE的发生，而HE是诊断ALF的关键条件。

肝功能障碍的治疗包括：①积极治疗原发疾病，如控制感染、改善容量负荷，保证组织灌注及氧供。②减轻肝脏负担，加用保肝药。老年人容易发生药物性肝损伤，应尽量避免应用对肝有损伤的药物，可予以保肝药（抗炎保肝药、肝细胞膜保护剂、解毒保肝药及利胆药）治疗。③积极纠正低蛋白血症，输注白蛋白维持白蛋白在30g/L以上。④监测凝血功能，必要时输注新鲜冰冻血浆或凝血因子。⑤适当营养，对于老年人多器官功能不全患者，首先推荐肠内营养。推荐高碳水化合物、低脂、适量蛋白饮食，维持电解质平衡。保持排便通畅，可考虑加用乳果糖口服或灌肠。如果不能行肠内营养时，考虑肠外营养。

人工肝是治疗肝衰竭的有效方法之一，通过体外机械、理化和生物装置清除体内各种有害物质，并补充必需物质，改善机体内环境，暂时替代衰竭肝脏的部分功能，为肝细胞再生及肝功能恢复创造条件。组合型人工肝常用模式包括血浆透析滤过（plasma dialysis filtration，PDF），血浆置换联合血液滤过（plasma exchange with hemofiltration，PERT）、配对血浆置换滤过吸附（coupled plasma exchange filtration adsorption，CPEFA）、双重血浆分子吸附系统（double plasma molecules adsorption system，DPMAS），其他还有分子吸附再循环系统（molecular absorbent recycling system，MRAS）、连续白蛋白净化治疗（continuous albumin purification system，CAPS）、成分血浆分离吸附（fractional plasma separation and absorption，FPSA）等。

人工肝适应证：①各种原因导致的肝衰竭前期、早期、中期，晚期肝衰竭患者也可应用，但并发症多。②终末期患者的姑息性治疗。③严重胆汁淤积性肝病，内科治疗效果差；各种原因引起的严重高胆红素血症者。

人工肝相对禁忌证：①严重活动性出血或弥散性血管内凝血者；②对血制品或人工肝过程中相关药物过敏者；③循环功能衰竭者，在循环难以维持时需慎重选用；④心肌梗死、脑梗死非稳定期者。

应用人工肝过程中需要严密检测出血、凝血及低血压、继发感染等问题。

（七）血液系统功能障碍的支持

贫血和凝血功能障碍是MODSE血液系统障碍常见的表现。

对于贫血，但要尽快明确贫血病因，尤其需要排除急性出血事件。在血红蛋白≤70g/L时，推荐输注红细胞；如果存在心肌缺血、严重低氧血症，应当考虑维持血红蛋白≥100g/L；对于脓毒症相关贫血，应当考虑尽早使用促红细胞生成素。

弥散性血管内凝血（diffuse intravascular coagulation，DIC）是老年重症感染最常见和最严重的凝血功能障碍，早期发现、早期治疗是改善MODSE患者预后的关键。推荐老年重症感染患者密切动态监测凝血功能和血常规变化，以早期诊断DIC。推荐对MODSE凝血障碍患者采用DIC的诊断积分系统（表35-5）进行评估。

DIC是一个持续性凝血酶生成和纤溶激活的过程，治疗DIC首先依赖于消除其诱因，治疗基础病因最为重要。血小板减少和凝血因子缺乏可增加出血的危险。然而，血液成分治疗应根据患者的临床情况，不应该单独取决于实验结果。在没有出血或没有出现高风险的患者，只要血小板＞$20×10^9$/L，不常规预防性使用血小板和凝血因子。活动性出血、需侵入性操作和有出血并发症危险的患者具有治疗指征，输注血小板的阈值取决于患者的临床状态。对于血小板＜$10×10^9$/L 的患者，由于其自发性出血风险增加，推荐输注血小板；大出血或需要急诊手术而血小板＜$50×10^9$/L 的患者，应输注血小板。实验室检查 PT、APTT 延长（＞正常值的 1.5 倍）或 FIB 下降（＜1.5g/L），且伴有活动性出血的 DIC 患者，推荐输注新鲜冰冻血浆或冷沉淀。

表35-5　弥散性血管内凝血诊断积分系统

项目	评分
临床表现	
不能用原发病解释的严重或多发出血倾向	1分
不能用原发病解释的微循环障碍或休克	1分
广泛性皮肤、年末栓塞、灶性缺血性坏死、脱落及溃疡形成；不明原因的肺、肾、脑等器官功能衰竭	1分
实验室指标	
血小板计数	
≥$100×10^9$/L	0分
（80～100）×10^9/L	1分
＜$80×10^9$/L	2分
24h 下降≥50%	1分
D-二聚体	
＜5mg/L	0分
5～8.9mg/L	2分
≥9mg/L	3分
PT 及 APTT 延长	
PT 延长＜3s，且 APTT 延长＜10s	0分
PT 延长≥3s，且 APTT 延长≥10s	1分
PT 延长≥6s	2分
纤维蛋白原	
≥1g/L	0分
＜1g/L	1分

每日积分 1 次，≥5 分时可诊断为 DIC。PT. 凝血酶原时间；APTT. 活化部分凝血活酶时间

（八）神经系统功能障碍的支持

对 MODSE 的神经系统支持主要原则是由其他脏器衰竭引起的脑病患者，要积极治疗原发脏器的功能衰竭，维持内环境的稳定，注意低血糖、高碳酸血症、低蛋白和低血容量对神经系统的影响；对发热和心肺复苏的患者，要控制体温，减少脑细胞耗氧，保护脑组织；对脑供血不足的患者，可给予改善脑循环的药物治疗；对颅内高压的患者，明确病因，应给予甘露醇、甘油果糖、白蛋白等脱水。同时要注意一些药物如苯二氮䓬类不当使用诱发的急性谵妄等。

老年 MODSE 的意识障碍可表现为觉醒度下降，如嗜睡、昏睡和昏迷，以及意识内容变化，如朦胧状态、意识模糊和谵妄。对昏迷的患者，推荐应用 Glasgow 昏迷评分量表（Glasgow coma scale，GCS）对昏迷程度进行量化评估。GCS 是对昏迷程度进行量化评估的常用量表，通常情况≥8 分恢复机会较大，＜7 分预后较差，3～5 分并伴有脑干反射消

失的患者有潜在死亡危险。对谵妄的患者，推荐应用意识模糊评估法（confusion assessment method，CAM）进行谵妄的快速筛查。对谵妄，建议采用非药物方法预防发生，不推荐使用氟哌啶醇预防谵妄；不推荐对活动抑制型谵妄患者进行药物治疗。对于严重激越行为和危害到自身或他人安全的活动亢进型谵妄患者，在非药物治疗措施无效时，应当考虑给予抗精神病药治疗，建议以最低有效剂量、最短时间治疗。警惕药物带来的神经系统、心血管系统和内分泌系统的副作用。推荐氟哌啶醇的用量为 5mg 肌内注射；奥氮平 1.25～5mg/d 口服，若控制不佳，可以缓慢增加到 10mg/d。富马酸喹硫平药物剂量范围比较广，起始剂量为 6.25mg 或 12.5mg，每日 3 次，逐渐增加到有效剂量。治疗过程中如因有创操作或其他原因需要使用镇静药物，建议应用右美托咪啶而非苯二氮䓬类药物，除非患者存在酒精或苯二氮䓬类药物依赖。

（九）血糖管理、营养、免疫的支持治疗

血糖的管理，对于 MODSE 患者，无论是否有糖尿病史，均推荐检测全血糖化血红蛋白（glycosylated hemoglobin，HbAlc），并监测血糖。如血糖水平持续＞7.8mmol/L，则需严密监测；如 HbAlc≥6.5%，提示既往已存在高糖状态。伴有高血糖，连续两次血糖＞10.0mmol/的 MODSE 患者，推荐采用规范化的血糖管理方案，控制空腹血糖于 7.8～10.0mmol/L，餐后 2h 或随机血糖在 7.8～13.9mmol/L，避免血糖≤3.9mmol/L。无论有无糖尿病史，一旦空腹血糖＞10.0mmol/L，原则上需启用胰岛素治疗或增加胰岛素剂量，以有效控制血糖，保护胰岛 β 细胞功能。在老年患者住院期间严重高血糖分析显示，合并感染、急性疾病、临终状态和合并器官功能衰竭是住院老年患者发生严重高血糖的主要危险因素；无论是否为糖尿病患者，高血糖均预示高死亡风险，而及时纠正高血糖（＜16.7mmol/L）有助于降低死亡风险。

营养支持作用在老年重症的地位也越来越受到重视。针对重症患者的营养支持，国内外指南一致指出，除非患者血流动力学不稳定、复苏不充分或者胃肠道没有消化功能，肠内营养支持应该在收入 ICU 病房后尽早进行，推荐 24～48h 内进行肠内营养。肠内营养途径包括经口和管饲。管饲分为经胃和经幽门后喂养。MODSE 患者需要行吞咽功能评估。当出现吞咽困难以及高误吸风险时，应该进行肠内营养途径的管理，如经鼻胃管或经幽门后喂养，否则首选经口喂养。临床研究表明，幽门后喂养与经胃喂养相比，可减少 ICU 中需要机械通气的老年患者呼吸机相关性肺炎的发生率。肠内营养给予以渐进式为原则，浓度由低到高，输注速度由慢到快，肠功能不良的患者剂型选择由预消化制剂过渡到整蛋白制剂。对实施肠内营养有禁忌的 MODSE 患者，推荐渐进性肠外营养支持。营养支持处方需要个体化，注意微量营养素/维生素的补充，注意再喂养综合征等并发症。老年患者营养支持有其特殊性，一方面受应激、器官老化和伴随的器官病变等多重因素影响，老年人的糖耐量和脂肪廓清能力下降，给予过多的营养和能量底物易导致代谢紊乱；另一方面，过度肠外营养对 MODSE 患者不利，包括心力衰竭、高血糖、增加败血症的发生率、肝功能异常和胆汁淤积等。建议 MODSE 患者低热卡能量供给 17～23kcal/(kg·d)，蛋白质供给 1.2～1.5g/(kg·d)。

免疫功能衰老是老年人的一大特点。建议 MODSE 老年患者进行细胞和体液免疫功能评估（NK 细胞、T 细胞亚群、血浆免疫球蛋白测定），如果免疫功能低下，应当考虑尽早启动免疫支持治疗。丙种球蛋白在老年重症感染的适应证目前仍有争议，但基于以往临

床经验，如存在免疫功能低下的依据或经济条件允许，MODSE 特别是感染诱发老年患者应当考虑尽早使用丙种球蛋白。胸腺肽 α_1 已证实能增强患者免疫能力，参与免疫调节。研究发现，在传统治疗基础上，使用胸腺肽 α_1 可明显降低重度脓毒症患者的死亡率。因此，MODSE 患者可酌情使用胸腺肽，但疗程和剂量需要进一步循证证据。

思 考 题

1. 试述 MODSE 和 MODS 的差异。
2. 试述老年人多器官功能衰竭评估标准（SOFAE）。
3. 试述老年人多器官功能衰竭治疗原则。

（周　仑　张存泰）

第五部分　老年医学研究新进展和热点

第三十六章　老年医学临床研究中的方法学

我国人口老龄化形势严峻，老年人慢性病发病率高，具有多病共患、多重用药的特点，同时由于老年人临床特点、病程、心理状态和社会支持状况等各异，构成了不同的疾病或同一疾病的不同患者临床状况差异巨大的复杂性。而且，目前的疾病诊疗标准和药物使用规范大多是基于 18～60 岁成年人的临床研究得出，并不完全适合老年人，老年医学临床的发展任重而道远。本章在现代临床研究方法学的基础上，结合老年医学的特点，从设计（design）、测量（measurement）及评价（evaluation）3 个方面重点介绍老年医学临床研究中的方法学。

第一节　临床研究的设计

任何临床研究都应该根据所选定的课题，有明确的、拟解决某一（些）问题的研究目的（research objective）；对拟实施的研究干预措施可能产生的客观效应，要提供科学假设（scientific hypothesis）；然后根据研究课题的性质，针对老年人特有或者常见疾病及健康问题，对老年人的生理、心理、病理现象，以及疾病病因、发病机制、发展过程、筛查、诊断、预防、治疗、康复和预后等进行研究的活动，也包括医学新技术、新疗法和新产品在老年人中进行试验研究的活动，选择最佳的且可行的设计方案（详见本书第三十七章）。

对老年人进行临床研究，我们还要注意：①研究方案要使受试者受益最大化，风险最小化；②研究设计和分析应该与研究目的相适应，结果评估指标需要与评估疾病所处的阶段相对应；③药物临床试验的研究设计应考虑老年受试者的合并疾病、合并用药及与非老年人的差异，主要关注药代动力学改变、肝肾功能不全及多重用药导致的药物-药物相互作用，这些情况可能会导致药物毒性反应增加，因此，需要根据老年人群和受试者的情况进行剂量调整；④在适合做老年综合评估的领域，如衰弱、认知状况、营养状况、平衡功能、跌倒、尿失禁等，推荐使用老年综合评估协助判断受试者对干预措施的耐受性和受试者的长期生存情况。

一、科学问题的确立

（一）选题

学术研究的核心或起点就在于提出问题。发现问题、提出问题、分析问题、解决问题、成果表达贯穿研究始终。一个好问题比问题的答案，乃至由此形成的论文更重要。能不能

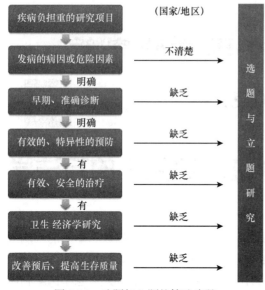

图 36-1 选题与立题的筛选步骤

提出好问题，取决于：①对该专业领域知识掌握的广度、深度；②对该专业领域的发展情况、前沿问题的熟悉程度；③对研究方法的受训练水平。这些因素都影响着一名研究者能不能提出好问题，也可以从提问题看出研究者接受学术训练的质量。选题与立题的筛选步骤见图 36-1。

（二）干预措施应有科学性和创新性

干预性研究开始前应有充分的前期研究基础，如细胞实验、老龄动物实验等。必要时，应先获得其他成年人或健康老年人的研究数据。当被证明确实有效和安全性者，方可投入临床试验，包括诊断、预防等试验在内。

科学性是基础，然后才讲创新性。研究工作的本身是向新知识的深度进军，而不是做重复无效的劳动，所以任何研究的措施或因素，以及它们研究的结果一定要有创新性，一定要对临床医疗和预防实践有所贡献。

此外，在某种疾病的病原体或发病机制尚不了解或不完全了解的情况下，从发病的危险因素研究中及传统的流行病学疾病发生与流行的三环节（消灭病原体、切断传播途径及提高机体免疫力），提出某种特异性的或非特异性的防治措施，也许一时缺乏生物依据，然而，当付诸实施而产生了客观效果时，亦可称之为科学性和创新性。

（三）效应指标的确定

任何试验都要有其主要的终点指标。由于医学发展的局限性和不同疾病各自不同的病理学基础，除了某些急性感染性疾病给予有效的抗感染治疗可予以根治外，对于老年人来说，许多慢性病要达到根治往往十分困难。因此，治疗性研究的效应指标应根据具体的疾病而采用，在研究新疗法或新药物的效能时，实事求是地制订其治疗的理想目的。其中，除了治愈和根治外，还包括缓解症状、维持功能、预防复发或预防并发症等。老年医学研究中要设置与研究目的相关的有效性指标以及与干预措施相关的安全性指标。此外，根据入组老年受试者的特点，还要增加由于多病共患导致不良反应的监测指标及多重用药导致的药物相互作用指标。

1. 临床治愈或根治 凡属可被治愈或根治的疾病，任何临床试验都应力求最大限度地实现这一治疗目标。如抗生素对某些细菌感染性疾病的治疗性临床试验，是以杀灭和清除敏感菌为目的，其理想的研究目的应该为痊愈率；外科手术可达到根治早期肿瘤的临床研究，仍以提高根治率为理想目的。

2. 预防复发或预防并发症 有些疾病在急性期控制后，幸存者或痊愈者在某种情况下有可能复发或发生某种并发症而引起更加严重的后果。对这类临床问题做研究决策的时候，目标应该是有效地预防复发或预防某些并发症的发生，以达到改善预后的目的。如对急性心肌梗死幸存的患者，临床治疗性试验的目标，应是预防心肌再梗死和有关的并发症

（如心力衰竭、严重心律失常等），以降低病死率和提高生存质量。

3. 缓解症状、维持功能及提升生存质量　某些不能彻底治愈的慢性病患者往往存在一些临床症状，影响日常生活的功能。对此，临床治疗性试验的目标在于缓解其症状，最大限度地提升其功能状态及生存质量。如脑血管病致残后的康复治疗；慢性骨关节炎治疗，即控制关节疼痛、增强功能锻炼、提升生存质量等。

老年人功能状态评价，常用评价量表包括 Katz 日常活动量表（ADL）、Barthel 指数或功能独立性评定（functional independence measure）。采用老年人自我评估的调查方式可能会存在高估情况，当质疑所收集的信息时，建议以知情人所提供信息为主，或采用直接观察法（医院或养老院更容易实施）由调查员加以判断，以提高数据质量。注意如涉及多位评估者时，需评价各位评估者之间的一致性。

上述临床治疗性研究的目的，务必要根据自己研究课题的性质和目标，在设计时予以科学地界定，不可做不科学的"提高"或"降低"。

4. 最佳治疗水平的终点指标　上述最佳目的是通过一定的指标，即各种率或某些指标水平的改变体现的。这些指标包括终点指标和中间指标。终点指标是指疾病的最终结局，如某些肿瘤外科手术或化疗后。中间指标是指疾病发展变化过程中的某些指标，如抗高血压药使用后血压的变化程度、并发症发生率的变化等。

治疗指标的最佳水平要有合适的标准，过高或过低可影响研究质量。其选择应根据疾病的性质、病损程度、治疗后机体的病理损害和生理功能状况的可复性而定。如治疗高血压的最佳目标是防治心脑肾重要靶器官的损害，研究其最佳治疗水平的指标，是使血压下降到最佳治疗水平（如血压 130/85mmHg），既可维持机体的正常功能，又可预防心脑血管的病理损害。

5. 定性指标的使用　当临床症状及体征变化的指标用以判断或评价疗效时，由于来自患者的主观感受或医师诊断水平的差别，其测试的结果有时很难重复，因此，这些属于定性的指标（如疲乏、食欲缺乏、腹胀等），不可能标准化，故仅能作为次要软指标予以参考。

6. 卫生经济学指标　有的治疗性研究，目的是经济实用、能解决"看病贵"问题，为此，其设计则应着重于临床效果的等价以及临床经济学分析与评价。

二、老年医学临床研究应遵循的伦理要求

伦理学会随社会经济、科学文化、价值观的改变与时俱进，但其基本价值不会改变。如 1974 年 7 月，美国国家科研法案（公共法则 93 348）立法，成立了保护生物医学研究人体试验对象的国家委员会，主要任务之一就是为以人体试验为对象的生物医学研究确定基本的伦理原则，并监督执行。1976 年 2 月发表了《Belmont 报告》，确定了所有涉及的人体生物医学研究都应遵循的 3 条基本伦理原则，即"Belmont 原则，包括尊重（respect for persons）、有利（beneficence）和公正（justice）"。

2020 年，由北京医院（国家老年医学中心）和首都医科大学宣武医院牵头制定了《老年医学临床研究伦理审查规范》。规范指出，在 60 周岁及以上人群中开展的、针对老年人特有或者常见疾病及健康问题，对老年人的生理、心理、病理现象，以及疾病病因、发病机制、发展过程、筛查、诊断、预防、治疗、康复和预后等进行研究的活动，也包括医学新技术、新疗法和新产品在老年人群中进行试验研究的活动，在研究中必须遵循伦理道

德，试验前要向医学伦理委员会提交申请。如果是多中心研究，各子单位需要向各自的单位申请伦理备案。在项目实施过程中，应本着充分尊重和理解的原则，以老年受试者为中心进行知情同意，知情同意书信息应充分，过程应符合完全告知、充分理解、自主选择的要求。认知障碍的老年受试者应和认知健全的老年受试者受到同样的尊重。

三、临床科研设计的四项基本原则

临床科研设计的原则通常归纳有 4 条，即随机、对照、盲法、重复原则。其最主要的目的，是防止在复杂的临床研究中受到某些已知或未知偏倚因素的干扰，使研究的结果和结论真实可靠，能够经得起临床实践的检验。因此，本章将重点介绍上述 4 条原则，以及在科研设计中实施这些原则的方法。

（一）随机

随机化（randomization）是临床科研的重要方法和基本原则之一。实施随机化的原则，最重要的就是为了防止对研究对象在选择或分组分配时人为主观因素的干扰，包括来自研究者或被研究者两个方面的人为干扰。因此，随机化不是"随意"，更不是"随便"。

1. 随机化方法 在科研设计中，随机化的方法有两种形式，即随机抽样和随机分组。

（1）随机抽样：虽然在被研究的目标人群中有大量的合格研究对象存在，但在临床科研工作中，由于人力、物力和财力及时间的限制，同时按照临床科研设计的要求不可能把全部的和各种类型的患者都纳入题中进行研究，只能是按照设计的需要，选择一定数量的患者作为研究对象。为了使目标人群中合格的研究对象具有同等被选择的机会参与研究，而且要避免选择偏倚，使抽样的样本能反映出总体的代表性，只有采用随机抽样的方法，才能达到预期的目的。目前，年龄特别大的老年人数量比例相对较少，且随着年龄增加，性别构成更加不均衡。因此，简单随机抽样可能会导致抽取到年龄特别大的老年个体较少，且其中抽到的老年男性概率更低。建议分年龄、性别在各层内随机抽样，保证每层所抽取样本量相等，后续分析采用整合每层权重的特殊统计方法处理即可。

（2）随机分组：将随机抽样的样本（或连续的非随机抽样的样本）应用随机化分组的方法，使其都有同等的机会进入"试验组（experimental group）"或"对照组（control group）"接受相应的试验处理，特别是研究对象被分层（stratifying）后的随机分组，可使组间的已知的或未知的影响因素达到基本一致，增强组间的可比性，以减少偏倚。

2. 随机化分组 常用的随机化分组方法有以下 3 种：①简单随机分组：可将研究对象按照个人为单位用掷硬币（正、反两面分别指定为试验组和对照组）、抽签、使用随机数字表，也可采用系统随机化法，即用现成的数据（如研究对象顺序号、身份证号、病历卡号、工号、学号等）交替随机分配到试验组和对照组中去；②分层随机分组：按研究对象的特征，即可能产生混杂作用的某些因素（如年龄、性别、病程、病情等）先进行分层，然后在每层内随机地把研究对象分配至试验组和对照组；③整群随机分组：按社区或团体分配，即以一个家庭、一所学校、一个医院、一个村庄或居民区等为单位随机分组，这种方法比较方便，但必须保证两组资料的可比性。

（二）对照

1. 对照的选择及安慰剂对照 临床研究试验，通常都应设立对照组。在相同的条件下，对观测试验组和对照组的效应进行比较，方能得出客观的结论。

2. 对照组的设立　通常情况下，用一种干预措施（可以是安慰治疗或无治疗）作为比较的标准或参照，接受该措施的研究对象则被称为对照组。理想的对照群组必须完全可比，也就是说除评估的干预措施外，在研究的自始至终，所有可能影响有关临床结局或疾病转归的因素在各比较组间可比或无差别，从而在各组都不施加干预措施时，组间临床结局不存在差别；只有这样，在组间施加不同干预时，组间临床结局的差别才能归因于不同干预措施效果的差别。设立对照组的方法有：①标准疗法对照；②安慰剂对照；③自身对照；④交叉对照。此外，尚有历史对照、空白对照等非均衡对照，由于这类对照缺乏可比性，除某种特殊情况外，一般不宜采用。

老年医学研究设计中阳性对照通常选择现有的标准或公认有效的预防、诊断和治疗手段。需谨慎选择使用安慰剂作为对照。使用安慰剂对照需符合以下条件之一并且遵循风险最小化的要求：①无明确有效的干预措施；②为研究新的干预措施的效果，可以在所有受试者均接受现有明确有效干预措施的基础上，叠加使用安慰剂作为对照；③已经明确有效的干预措施在某个地区的安全性和有效性不确定；④具有令人信服的科学理由，必须使用安慰剂对照，才能确定干预措施的有效性，包含对现有有效治疗方法的临床反应多变、目标疾病症状多变且自发缓解率高、目标疾病对安慰剂有较高的反应。

（三）盲法

盲法是一种避免知晓研究对象获何种处理的策略，根据盲法的程度不同，一般可分为单盲（研究中只对研究对象设盲，即研究对象不知道自己是试验组还是对照组）、双盲（研究对象和给予干预或结局评估的研究人员均不了解试验分组情况，而是由研究设计者来安排和控制全部试验）、三盲（在双盲基础上对负责资料收集和分析的人员也设盲），其中应用较多的有单盲和双盲。

1. 单盲　这种盲法的优点是研究者可以更好地观察了解研究对象，在必要时可以及时恰当地处理研究对象可能发生的意外问题，使研究对象的安全得到保障；缺点是避免不了研究者方面带来的主观偏倚，易造成试验组和对照组的处理不均衡。

2. 双盲　执行双盲设计时，应注意以下事项。①设计中应有科学严密的管理执行制度和可行的操作方法。对全部受试对象应执行严格规范化的观察和认真记录，尤其是注意试验的药物不良反应，严重者需"破盲"。②如果试验药物和对照药物的用法不同，如 T 治疗（试验组）为每日 1 次，而 C 治疗（对照组）需为每日 2 次，除两种制剂外观保持一致外，还要做一种与试验制剂一样的安慰剂与 T 治疗匹配，以保证"双盲"的进行。③如果试验制剂与对照制剂剂型、用药时间或剂量不同，无法一致时，为保证"双盲"则采用"双盲双模拟法"。如试验组为试验制剂（片剂）+对照安慰液体制剂，对照组为对照制剂（液体）+试验安慰片剂，模拟剂无论是片剂或是液体制剂，其外观、色泽均要求与其相应的参比试剂没有差别，保证盲法，在执行中应编号以防混淆误用。④实施严格的监督检查制度，以及定期检查汇报制度，以保障"双盲"顺利执行。⑤有时某种试验制剂有特异反应，而非严重的药物不良反应，对有经验的临床医师往往难以"双盲"，如神经受体阻滞药的心率减慢、血管紧张素受体抑制药的咳嗽反应等。如有类似情况，在执行双盲法时则应予适当处理。

3. 三盲　在很多大型多中心随机对照试验中，数据管理及其分析处理往往都是由专门的、以统计学家为首的第三方所承担，是独立于临床试验执行机构之外的。因而就构成了研究执行者和受试对象之外的第三方，他们（资料统计分析者）仅限于知晓不同的组别资料，却不知不同组别所接受的是何干预措施（试验或对照）。在这种"盲法"下统计分析全部试验结果，就能保证实事求是地反映出真实的结果。"三盲"临床试验所获得的证据更为可信。至于中、小型的临床试验是否需要"三盲"试验，要依据具体的课题及其实际情况而定。

这里应该指出的是，如果"单盲"临床试验，甚至是"双盲"执行不严格，往往第一手的观测资料或数据就存在或多或少的测量性偏倚。这时，即便做了所谓"资料的盲法分析"，其价值也不会有什么意义，因为资料本身在一定程度就缺乏真实性。在实际临床科研中，上述随机、对照、盲法3个原则应灵活、综合运用。特别是大多数临床试验属于中、小型的临床研究，由于样本量不多，加之临床患者病情的多样性和复杂性，即使随机分组，组间有关样本数量、影响疗效或预后的主要临床特点的基本情况，即组间的临床基线（clinical baseline）可能不一致，甚至差异有统计学意义。例如，氨氯地平和硝苯地平治疗高血压的对照研究中，两组研究对象的轻度和重度患者的病例数应相等或相近，考虑按病情严重程度进行分层随机，从而使两组对象在研究前的基线水平可比。当然，如是数百例以上的大型临床试验，则不一定追求验前基线的可比性，因为在试验结束后，可视具体情况，作必要的分层分析以弥补。

（四）重复

重复原则，是指各处理组及对照组的例数（或实验次数）要有一定的数量，即应当有足够的样本量。

1. 正确估算样本量（sample size）　若样本量少，结果往往不稳定，检验效能过低，结论缺乏充分依据；若样本量过大，又会增加临床研究难度，造成人力、物力、时间和经济的浪费。样本量估算就是在保证研究结果有一定可靠性条件下，确定的最少观察例数。

在临床科研设计中，样本量的估算是重要的内容之一，而根据科研假设的目的及其量参数的性质，抉择相应的统计公式及其颇为复杂的计算，对于临床医师而言是相当困难的，但是必须了解其原则与方法以帮助自己正确决策。在课题设计的时候，具体样本量的估算和统计方法的应用需要与统计师合作。

样本量估算需提前知道一些参数（期望率、期望均值和方差），具体可通过文献、预实验和合理假设得到。注意，若利用从年轻人研究中所得参数时，由于许多临床和生化参数的方差随年龄而增加，因此需要将其适当增大后再使用（使样本量更大）。

多变量分析时，模型中每纳入一个自变量，样本量至少需增加 10 例。注意结局为二分类变量时，如采用 Logistic 或 Cox 回归时，该原则具体针对人群中率最低的结局进行要求，如假设调查对象有 1000 人，老年痴呆的患病率为 20%，则可同时研究的变量个数最多为 20 个（20%×1000/10=20）。

最终调查样本量的确定，需要综合考虑调查对象的参与率、失访率和死亡风险，假设利用常规公式计算的样本量为 N_{Power}，最终调查所需样本量为 N_{Final}，则其计算公式为：$N_{Final}=N_{Power}×$（1+死亡率+不应答率+失访率）。

有些时候，老年人会死于被纳入研究至研究者联系调查之间的时间段里，实际实施时，应尽量避免这种情况，尽可能缩短上述间隔。

2. 临床基线水平可比性　大多数的临床试验属于中、小型的临床研究，由于样本量不多，加之临床患者病情的多样和复杂性，因此，对于纳入试验的受试对象、组间有关样本数量、有关影响疗效或预后的主要临床特点的基本情况，即组间的临床基线应该相对一致，不应该使其差异有统计学意义，这样才具组间的可比性。

对于老年临床医学研究来说，样本量应基于研究类型、主要终点事件等估算，同时考虑以下因素：①纳入老年受试者的数量为保证能够达到研究目的的最小受试者数量，如研究疾病的生理进程、影响因素等。大样本设计必须有充分的理论依据与前期研究基础。②样本量估算需要考虑老年受试者相对较高的脱落率和老年受试者异质性问题，如多病共患、多重用药，必要时可针对相关因素采取分层设计。③不同年龄段老年人健康状况和机体功能不同，且随时间变化，估算样本量时应考虑年龄组间差异。

四、设计方案的选择

研究的设计方案与方法要科学可行（详见本书第三十七章），科学性是第一位的。如临床治疗性研究，首选的当然是随机双盲对照试验（randomized double blind controlled trial，RCT）设计，因为它可以避免若干已知或未知偏倚因素的干扰，使研究的结论真实可靠，但是，当具体的情况确实难以执行时，从可行性的角度，也可以降格选择其他设计方案。如队列研究、非随机临床对照试验等，甚至可以采用无对照的"全或无"原则设计，如老年人多器官衰竭治疗降低病死率的临床治疗试验。总之，在研究方案抉择时，既要注重科学性又要注重可行性。

在设计的研究方法中，要依据干预措施发生的效应而设置系列测试指标及其结果。并由此产生系统的各类资料，对此，必须应用正确的统计学方法进行分析和评价。因此，医学统计学家必须在设计阶段介入，而非试验终了才找统计学家。

五、研究对象的选择

临床科研的对象是患者，可来自医院就诊的患者，也可来自社群，是源于随机抽样的研究对象或是连续性的病例；可以是临床期的患者，也可包括临床早期的或不典型的患者。对研究对象的选定，必须要有准确的诊断标准。为了确保研究对象相对的均衡性，避免某些临床因素过于复杂的干扰，还应设计纳入标准及排除标准。最后根据设计容许的Ⅰ型及Ⅱ型错误的水平以及试验措施效应的假设水平，估算最低需求的研究样本量。

（一）诊断标准

1. 制订依据 临床科研中所选定的研究对象一定要依据诊断标准（diagnosis standard）加以确诊。凡属国际疾病分类所划分的疾病都有着相应的科学诊断标准，而诊断标准的制订又受科学和认识水平的限制，所以任何疾病诊断标准的制订都是随着科学的发展和人们对疾病认识水平的提高而逐步完善、日趋合理的。如从1978年算起，至今40多年来我国对高血压诊断标准曾有几次修订与更改，现执行的是由世界卫生组织/国际高血压协会（WHO/ISH）所确定的标准。糖尿病亦是如此，我国采纳了同年WHO咨询专家与国际糖尿病联盟（DF）所制订的糖尿病诊断标准。

诊断标准可大致分为两种情况，即金标准诊断、临床诊断。其中，凡属特异性强且被解剖、病理，以及医学生物学研究肯定的临床诊断称为诊断的金标准（gold standard），如具有病理学（肿瘤）、分子生物学（染色体或基因异常的遗传性疾病）、病原学（传染病）、免疫学（免疫性疾病）、影像学（冠心病冠状动脉造影）等的诊断，常用于诊断/筛查试验的评价和疾病的预后研究等。另外一种情况为临床诊断标准，凡缺乏金标准诊断者，可按临床发病特点、临床症状、体征和实验室检查，由相关专家商讨和提议，推荐到全国学科专业学会上讨论制订出诊断，如风湿热、类风湿、肺心病、脂肪肝等诊断。

根据临床病情特点，以及治疗与预后的不同，将疾病作分型或分级予以相应的诊断，如糖尿病的分型、脂肪肝的分类、高血压的分级等。

某些老年疾病由于无明确的临床或流行病学诊断标准，导致结局判断较为混乱，如Erkinjuntti 等研究发现，不同研究报道的老年痴呆患病率从 3%～30%，范围较大。金标准的缺乏，造成错分偏倚，使研究复杂化。资料收集时，所有连续性变量建议尽量收集具体数值，而不要以选择题形式调查分段归属（如年龄段），事后若想得到分组信息，可根据具体数值再行分组。

2. 国际疾病分类　疾病诊断是表明一种疾病在解剖、病理形态和病理生理上都有它相对独立的特征，能够实现疾病的分类。国际疾病分类（International Classification of Diseases，ICD）是国际通用的疾病分类。

3. 临床前期的判定　达到临床诊断只是表明疾病已处于疾病自然史的临床期，临床体征及（或）实验室检测虽未达到诊断水平但确有极大可能或风险发展成为临床期，处于临界状态，称为临床前期。达到临床诊断只是表明疾病已处于疾病自然史的临床期。如空腹血糖受损（IFG）、糖耐量减低（IGT）划归为糖尿病前期（prediabetes）。疾病防治应有超前意识，寓意于创新，才能降低发病率、病死率，提高治愈率、生存质量等，使疾病预防与控制的研究目的达到最高境界。目前对疾病临床前期的研究开始受到广泛关注，因为它正是疾病防治的最佳时机。

4. 诊断标准是确定研究对象的首要条件　选择研究对象的条件是多方面的，首要的是必须符合疾病的统一诊断或判定标准。疾病诊断所采用的检验方法和仪器的型别也应符合诊断标准的规定。选择对象原则上应为金标准诊断的病例，特别是对于诊断性试验。

（二）纳入标准及排除标准

符合统一诊断标准是选择研究对象的首要条件，但符合诊断标准的对象却不一定都符合研究设计的要求，这是因为临床科研对象的病情轻重、病程长短、有无并发症等方面存在差异，同时其心理状态、文化和社会背景也不尽相同，使临床科研在探讨某一种因素的同时，还可能伴有诸多影响研究结果的非处理或非研究因素。因此，在选定研究对象时还应制订纳入和排除标准，以从中选出符合研究设计要求的合格对象（eligible subject），从而使研究因素相对单一，排除某些非研究因素的影响，确保研究的质量，并为重复试验或进一步研究提供基础。

1. 纳入标准的制订　按照研究设计和科学假设，以及暴露或干预因素研究拟达到的目的，在明确诊断标准的基础上，还需要制订符合课题要求的纳入标准（inclusion criteria）。

纳入标准旨在从复杂的患病群体中，选择临床特点相对单一、人口学具有共性的对象进行研究，同时也决定研究结果的推广及应用范围。例如，在西欧地区的 8 国和以色列等9 个国家、703 个医疗中心所进行的以治疗高血压为目标的干预研究。鉴于钙拮抗药对高血压伴有糖尿病患者的疗效，各临床试验结论不一，为进一步验证是否与药物的作用机制有关，以血管紧张素转化酶抑制药（ACEI）为对照，研究了硝苯地平控释片对伴有糖尿病高血压患者的降压效果。受试对象的纳入标准为：①白种人，年龄 66～80 岁；②血压＞150/95mmHg 或收缩压＞160mmHg；③至少伴有一种心血管病危险因素（家族史、高胆固醇血症、吸烟、左心室肥厚、心肌梗死史、糖尿病等）。

特别是对于多中心临床试验，各个承担研究的单位，应恪守统一的纳入标准选择研究对象。纳入标准的制订应简明扼要，不宜过于苛刻，否则会影响研究结果的外推性。此外，在纳入研究对象时还应尽可能选择新患病的病例，新患病的病例病程短、尚未受到各种治疗与干预措施的影响，以减少偏倚的发生。

2. 排除标准的制订 如上所述，临床科研受研究对象的来源、病情、社会经济地位、心理状态，以及接受诊治措施的种种治疗因素的影响。只有纳入标准还不能更好地控制临床上千变万化的多种非研究因素，为防止这些因素的干扰、提高研究结果的可靠性（reliability），应根据研究目的，以及干预措施特点，进一步制订相应的排除标准（exclusion criteria），使之能够真实地反映研究因素的效应。例如，ACEI 治疗心力衰竭是临床治疗的一大进展，但由于对其降压效果和可能的肾功能损害存有疑虑，同时还存在用量不足等问题。为此，有机构开展了大剂量 ACEI 治疗的临床试验，在确定 NYHA（纽约心功能分级）Ⅰ～Ⅳ级、收缩压＞90mmHg、左室射血分数＜45%等为纳入标准的同时，进一步制订了排除标准：①心脏瓣膜疾病；②不稳定心绞痛；③急性肺水肿；④血清肌酐＞177mmol/L；⑤对 ACEI 药物过敏；⑥双侧肾动脉狭窄；⑦血清氨基转移酶超过正常上限 3 倍。如此，通过该临床试验可以针对药物的应用范围、适应证和禁忌证及其疗效等得到清晰又肯定的答案。

对于老年医学临床研究来说，①年龄：老年人群年龄定义为 60 周岁及以上，如研究要设定受试者年龄上限，应有充分合理的证据。纳入受试者的年龄应该与目标疾病人群年龄相匹配，目标疾病人群年龄越大，越有必要在研究中包含高龄老年人。评价老年患者的疗效和安全性特征与非老年患者是否一致性时，应该有代表不同年龄层的数据。②性别：除性别特异性疾病外，纳入不同性别老年受试者的数量和比例需要能代表该目标疾病的整个老年群体。③公正原则：纳入、排除受试者需充分考虑获益人群范围并选择有代表性的研究人群，当目标疾病明显与老龄化相关时（如痴呆），老年患者需要占受试人群的大多数。特殊居住条件，如独居、居住在长期照护机构或养老机构的老年人，也不应该被排除在临床研究之外。④合并疾病：除非有充分合理的理由，否则不能将具有合并疾病或者多重用药的老年人排除在外。因为只有纳入这些患者，才能观察到药物-疾病、药物-药物之间的相互作用。⑤认知障碍受试者：研究通常对受试者有潜在的直接受益，如果无直接受益，则研究的风险需要不大于最小风险，且需要有社会受益。⑥人群研究：不要遗漏或剔除集中居住（如养老院、老年医院）的老年人，否则会导致老年人中常见病患病率（如大小便失禁、痴呆等）被低估；相反地，如果仅调查某些集中居住的老年人，则会导致高估。

六、偏倚和混杂的控制

（一）选择偏倚

主要因抽样方法选择不当、未遵守随机抽样原则、样本量估算不精确，使所选样本的依从性差，从而产生偏倚；抽样方法和抽样样本一旦确定以后，不可随意变动或用他人代替；出现选择偏倚的另一个原因是调查对象的依从性差或各种原因回避问题的无应答，造成了不应答偏倚，如应答率低于 90%就较难通过调查结果来估算整个研究人群的全貌了。

（二）信息偏倚

信息偏倚是指在收集调查信息时所发生的系统误差，这种偏倚主要来自调查对象、调查者和仪器检测手段3个方面。①调查对象对个人的暴露史记忆不清或认为与己无关、不被介意的回忆偏倚和对所调查的问题不了解、回答不准确或出于顾虑而回避实情造成报告偏倚；②信息偏倚也可来自调查者，对调查对象的询问和检查不能同等对待，持有个人的意愿而失去调查的客观性；③因仪器不准确、操作不规范，缺乏实验室质量控制而产生的系统误差，又称为测量偏倚。

信息偏倚的控制无外乎针对以上原因，严格执行计划，做好调查员的培训，并进行考核，必要时可进行预调查，及时修改调查表、询问的方式等，减少信息偏倚的产生。老年人耳聋会降低口头交流的质量，尤其当采用电话调查时；老年人视力受损会影响阅读，因此任何纸质文字都需书写简洁易懂，同时印刷字体要足够大；在调查过程中一些老年人很容易疲劳或厌倦，注意力在访谈中会逐渐减弱，导致调查员面临想获取尽可能多的信息与尽可能精简问卷长度的矛盾。回顾性研究中，由于随年龄增加易出现记忆受损、痴呆等病症，因此需注意调查资料的可靠性。提高方法有两种，即结合相关记录文件及借助熟知老年人情况的人所提供的信息交叉核证。

（三）失访偏倚

在研究过程中观察人数较多，观察时间长，失访是不可避免的，主要原因是研究对象迁移、外出、不愿再合作而退出或死于非终点疾病。失访所产生的偏倚大小主要取决于失访率的大小和失访者的特征，以及暴露组与非暴露组两组失访情况的差异，失访率一般不应超过10%。控制失访偏倚主要是尽可能提高研究对象的依从性。当失访率超过10%时，则应对失访可能造成的影响做进一步评估：①首先比较两组失访率的差别及不同程度暴露组失访率的差别；②比较失访者与未失访者基线调查时获得的某些基本特征有无差别，如果这两点差别不大，则可认为失访是随机的，对于研究结果的影响可能不大，只是减少了样本量；③还可以从各种途径了解失访者的最后结局，与被随访到的人群的结局进行比较，以推测失访的影响。应注意的是，上述方法仅是对失访者和未失访者间发病率差异的一种推测，而不是测量，控制失访偏倚的最好方法还是尽可能地减少失访，若失访率达到20%以上，则影响该研究结果的真实性。

研究对象依从性的改善策略包括健康教育、加强医患沟通、简化治疗方案、降低医疗费用。例如，要了解钙剂对绝经后妇女骨折的预防或治疗作用，应选择绝经后有骨质疏松的女性，比选择没有骨质疏松的妇女依从性好，因为她们骨折的危险性较无骨质疏松的妇女高。其次，选择对患者有高度责任心和同情心的研究者和医务人员，对患者做好充分的思想工作和解释工作，以取得患者及其家属对诊断和治疗的支持与合作，以及对接受治疗的高度依从性，并经常与研究对象进行联系，提醒他（她）们按照方案用药。涉及医师、护士、药师、患者、药品、社会、环等诸多因素，需要医务人员、患者、社会等各方共同参与。

（四）混杂偏倚

性别、年龄、工龄等均为混杂因素，可用匹配法消除混杂因素，也可用分层分析与多因素分析。控制方法可考虑：①用匹配法进行研究，把混杂因素作为匹配因素；②分析时，用分层分析法，按混杂因素进行分层；③进行多因素分析。

七、确定试验观察的期限要合适

临床试验观察期限，要根据试验终点的设计指标而定，如终点指标是痊愈、死亡、有效、无效等，根据大多数试验对象预期达到终点需要的时间即定为试验观察期限，它的确定要有生物学及临床的预试验依据。观察过短易致假阴性结论，过长也可致资源的浪费。如果试验所设计的样本量大、观测期长，则可视情况当样本量趋于半数时，可做试验中期效果分析；如果呈现最低的显著性效果差异水平（minimal significant difference，MSD）时，可适时考虑提前结题。根据研究目标，避免不必要地延长研究期限和增加随访次数。对于随访的老年受试者，尤其是运动功能障碍的受试者，提供合适的交通补偿，必要时提供陪护人员协助随访的补偿。如果研究允许，可以采用电话随访或者上门随访。

八、正确应用统计学分析方法

在研究设计中，根据干预措施所产生的预期效应及其相关资料，要使用正确的有关统计学方法进行分析。临床研究的资料具有多样性，有定量和定性资料；有的是配对资料，有的是非配对资料；有的研究结果需要多组比较，有的结果仅两组间相比较；有的资料需要做单因素分析，有的资料需要做多因素的分析。总之，不同质的研究资料，在研究的设计阶段，要考虑采用不同的统计学方法，以利于在试验结束时对资料进行分析比较和评价，这对于提高研究质量非常重要。

老年群体中，不同性别的人口学分布非常不对称，统计分析时，必须要调整年龄、性别。当患病率比较高时，Logistic 回归计算的比值比（odds ratio，OR）不等于相对危险度（relative risk，RR），而是高于真实的 RR，老年人中很多病症的患病率都非常高（如骨关节炎、功能受损、认知功能障碍等）。

缺失数据的处理：老年人群的长周期研究相对更容易脱落，产生缺失数据。此类研究需要提前准备预案来处理缺失数据问题，或者在研究开始前建立缺失数据管理计划。脱落率常规应控制在 20% 以内，如果超过 20%，需分析是否有合理的原因，并应评估对研究结果产生的影响。

第二节　试验观察结果的测量

当临床试验的某种致病因素接触人体后，往往可以引起人体致病；当某种试验干预措施（药物）用于患者治疗后，会发生治疗效应。这些致病因素的致病或药物的治疗效应，需要采用一些方法和指标来发现和测量（measurement），以作为评价干预效果的依据。

为了准确地做到对效应的测量，应注意以下几点。

1. 重要的临床事件　临床试验的效应，应注重有关重要的临床事件（events）的指标，如病因所致的发病数（率）干预后的致死及非致死数（率）、痊愈数（率）、不良事件发生数（率）等量化值及其动态变化值等。

2. 试验的措施一定要有反应性和可度量性　试验性的致病因素或治疗的药物，其本身要有致病的或治疗的作用，而且这种作用要能客观地反映出来，并被临床及实验室等检查方法及指标量度；反之，如果试验措施本身的反应不明显则就没有多大的测量价值。

3. 测量的方法有良好的敏感性和特异性 当致病或治疗效应发生后，采用的测量方法要有良好的敏感性加以发现，并有良好的特异性予以确定；否则，有发生漏诊（测）或误诊或误判的危险。

4. 实验室测试的检验方法要规范化和标准化 包括仪器设备、试剂、试验条件与操作方法等，避免各种测量偏倚，以保证测试结果的质量。此外，对于负责试验结果测试的人员，应认真培训，使其掌握和应用正确的测量方法。

5. 指标的可重复性 应用的有关实验室测试的指标、影像学资料，应该具有可重复性检验措施，以防测量误差。如对于影像资料，像 X 线片、CT、MRI（磁共振）、超声检查等应用测量疗效的指标时，设计中应要求重复性检验，计算诊断的一致率及 Kappa 值，保证真实可靠。

6. 测量指标的判断标准和临床意义 要明确测量临床效应的指标，归纳起来有定量的标准（如实验室的生化指标、血压测量等），也有定性的指标（如患者主观症候的感觉状况——如疼痛的减轻等）。这些指标所获得的数据及程度，必须要有临床意义及确定公认的判断标准，如有效、无效，以及恶化等，予以量度；至于死亡、痊愈或病残，则属于临床最终效应的硬指标。

对试验观测结果的测量，要有明确的目标。所采用的测试方法和指标，不宜多而杂，要少而精，以避免假阳性和假阴性的过度干扰，影响对试验结果的判断。

第三节　对试验结果的评价

对于临床试验研究结果的评价（evaluation），首先要注重研究结果（或成果）本身真实性（validity）的程度，如果确定是真实的和可靠的，则进一步评价这一研究对于改善人群健康、提高临床医学水平的意义，即亦临床的重要性（importance）；如其有临床意义，则进一步考虑适用性（applicability），在研究设计中要充分考虑"三性"。

1. 试验研究结果真实性的评价

（1）试验设计的科学性：按照研究课题的性质，评价试验设计是否采用了最佳的设计方案，如治疗性研究的随机双盲对照试验，其真实性最佳，论证强度高。

（2）对有关偏倚的防止与处理措施的分析与评价。

（3）对研究对象的来源及其代表性和依从性的分析与评价。

2. 对试验结果的重要性的评价

（1）临床意义的评价：按照临床流行病学及循证医学对病因、危险因素、诊断、防治、疾病预后及卫生经济学等严格评价的标准以及有关判断临床意义的指标，都应做精确度检验（95%可信区间）。结合专业及临床实际，对临床价值予以评价，从而确定对提高临床医疗水平的重要意义。

（2）差异有统计学意义：对临床试验结果进行统计学检验，以确定假阳性、假阴性概率的水平和可信区间（confidence interval，CI），从而获得对临床试验结果真实程度的评价。

3. 对试验结果适用性的评价 临床医学是一门实用科学，临床研究的新成果，一定要考虑其适用性及应用范围。因此，对于真实的和有价值的临床试验结果，设计中要考虑实用价值，方能联系临床实践和具体的对象、环境与条件予以推广应用。

结果解读时，还要考虑队列效应、时代效应和直接与年龄相关的效应（三者本身也密切相关），具体可适当对比不同时代的队列人群；研究结果的直接外推性较差，因为每一个老年人均是历经众多危险因素暴露的幸存者，漫长而多样的经历造就了该群体的复杂性。

思 考 题

1. 简述选题与立题的筛选步骤。
2. 临床科研设计的四项基本原则。
3. 老年受试者知情同意的沟通原则。

（周白瑜　石　婧）

第三十七章 老年医学中的流行病学与生物信息学研究

第一节 老年医学中的流行病学研究

一、流行病学的概念

流行病学（epidemiology）是研究人群中疾病与健康状况的分布及其影响因素，并研究防治疾病及促进健康的策略和措施的科学。因此，上述定义中涵盖了以下 4 个方面：①流行病学是将人群作为研究对象，所关注的是具有某种特征的人群，而不是局限于某一个体；②流行病学所研究的内容不仅局限于疾病的发生，同时还关注伤害、健康状态，以及其他相关的卫生事件；③流行病学研究以疾病和健康状态的分布为研究起点，以疾病和健康状态的影响因素为研究重点；④流行病学研究的最终目的是为预防、控制和消灭疾病，以及促进健康提供科学的决策依据。流行病学作为一门应用学科，同时也是逻辑性很强的方法学科。

在老年医学的研究中，流行病学同样起着一个重要的作用。如何把流行病学的知识、原理和方法着眼于老年群体，研究老年人群健康状态、疾病及其危险因素的分布和预防，并采取相应的干预措施，为促进老年人群健康及老年医学水平提高的目标发挥着重要作用。

二、流行病学与老年医学的联系

近些年来，我国人口老龄化和高龄化的进程逐渐加深，老年医学的任务也愈来愈重。如果能更全面完整地把流行病学的知识、原理和方法着眼于老年群体，研究老年人群健康状态、疾病及其危险因素的分布和预防，并采取相应的干预措施，则可为促进老年人群健康及老年医学水平提高的目标起重要作用。同时，老年医学的一些基本理论和方法、从健康到疾病的各个阶段的检测和诊断、老年疾病的各种不同表现等知识也可启发流行病学工作者的思维。因此，老年医学与流行病学相辅相成，老年流行病学的概念也应运而生。

我国老年流行病学工作始于 20 世纪 50 年代。中国科学院于 1958 年在河北省徐水县、新疆维吾尔自治区等地对一部分老年人群进行了问卷调查和体格检查，是我国最早一批开展的老年流行病学调查。此后，老年流行病队列逐渐发展并逐渐扩大老年人群涵盖范围，到目前为止，已有多个老年人群相关队列研究相继启动，如 1998 年开始的中国老年健康影响因素跟踪调查（Chinese Longitudinal Healthy Longevity Survey，CLHLS）、2008 年建立的中国老年健康生物标志物队列研究（Healthy Ageing and Biomarkers Cohort Study，HABCS）、2011 年建立的中国健康与养老追踪调查（China Health and Retirement Longitudinal Study，CHARLS）、2014 年启动的海南百岁老人队列，以及 2018 年国家重点研发计划"主动健康和老龄化科技应对"等。这些队列的建立为探索我国老年人群健康相关影响因素提供数据支持，为拟定健康老年人评价标准以及制订相关预防策略和措施提供流行病学证据。目前，我国老年流行病学仍处于发展阶段，流行病学与老年医学的共同结合可为实现健康中国战略和人口健康老龄化贡献力量。

三、老年医学研究中常用的流行病学研究方法及其设计要点

流行病学的研究方法可根据不同的设计类型分为观察法、实验法以及数理法3类，见图37-1。应用于老年医学中，这些研究方法仍然适用，只不过是将研究对象限为老年人群。目前，使用最多的是观察性研究（包括描述性研究和分析性研究）和实验研究方法。下面主要介绍横断面研究、病例对照研究、队列研究和实验研究这4种常用的研究方法及其设计要点。

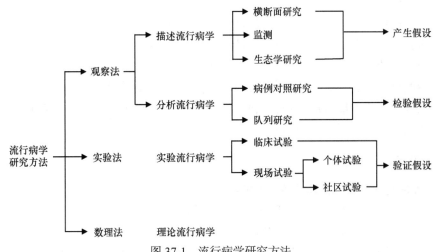

图 37-1 流行病学研究方法

（一）横断面研究

1. 横断面研究的定义与作用　横断面研究（cross-sectional study），又称现况研究，是在短时间内查明某人群特定事件以及相关因素的一种调查方法。主要用于：①描述疾病（多应用于慢性病研究）或者某种健康状况的分布及发生发展的规律。为疾病危险因素的发现、高危人群的确定及疾病患者的早发现、早诊断和早治疗，以及人群疾病防治策略措施的提出、卫生政策和医疗卫生计划的制订提供基础资料，并有启示性作用。②获得病因线索，提出病因假设。因横断面研究获得的资料往往不能区分暴露因素与疾病发生的时间顺序，故只能提出病因假设。不过，对于不会发生改变的暴露因素，则可提示因果联系。

2. 横断面研究设计要点

（1）明确研究目的：是研究设计的核心和关键。

（2）确定研究对象：根据研究目的和实际条件确定研究对象（为健康或患有特定疾病的老年人群），要尽可能选择有代表性的人群。

（3）确定调查方法：可分为普查或抽样调查。由于普查所用时间及人力、物力消耗大，因此，大部分的现况研究通常采用抽样调查的方法进行。抽样方法包括随机抽样和非随机抽样，随机抽样的基本原则是使总体中每一个对象被抽中选为样本的机会是均等的，因此应尽量以随机抽样为主。常用的随机抽样方法包括整群抽样、单纯随机抽样、系统抽样、分层抽样和多阶段抽样。

（4）样本量估算：估算合适的样本量是研究设计的关键步骤。①计量资料的样本量与总体标准差、允许误差（样本率与总体率的符合程度）和显著性水平（α）有关；②计数资料的样本量与预期阳性率（如患病率、感染率等）、允许误差和显著性水平有关。

（5）制订调查表：横断面研究通常会采用调查表（或称问卷）为工具用以采集所需的资料。调查表是研究者根据拟定的研究目的，将调查内容具体化到一系列问题形式的一种表格，应尽可能地包含研究所需要了解的项目。大部分情况下需包括一般资料（人口学资料，如年龄、性别、身高、体重等）、疾病资料、与疾病患病有关的因素等。

（6）确定资料收集方法：资料收集的方式有面访、信访、电话访问、自填式问卷调查、体格检查、实验室检查等。同时，应对调查员进行统一标准化的培训，并需注意调查过程的质量控制问题。

（7）确定资料分析方法：包括资料整理方法、统计分析方法等。

（8）预测可能存在的偏倚并制订预防控制偏倚的方法：偏倚是研究中各个环节对研究因素与结局关系的错误估计，系统性地歪曲了两者间的真实关系，可分为选择偏倚、信息偏倚和混杂偏倚3大类。横断面研究中最常见的偏倚为无应答偏倚，即被调查对象不合作或因某些原因不能或不愿参加调查，从而降低了应答率。此外，还有幸存者偏倚、调查员偏倚、测量偏倚，以及混杂偏倚等。

（二）病例对照研究

1. 病例对照研究的定义与作用　病例对照研究（case-control study）是选定患有某种疾病的病例和未患该病的病例相对照，分别调查其既往暴露于某个（或某些）危险因子的情况及程度，以判断暴露危险因子与某病有无关联及其关联程度大小的一种观察研究方法。该研究是一种由"果"及"因"的研究，因此不能确实证明暴露与疾病的因果关系。主要应用于：①广泛地探索疾病或事件的可疑危险因素；②初步检验某个（或某几个）病因假说；③为进一步的前瞻性研究提供依据。对于一些潜伏期长、罕见疾病的研究，首选病例对照研究的分析方法。

2. 病例对照研究的设计要点

（1）提出假设：即在一定科学的基础上，对拟研究的因素（如疾病危险因素或预后因素）提出假设。

（2）研究对象的选择：①诊断可靠，对于疾病的确定应尽量采用国际和国内统一的诊断标准，尽可能选择新病例，以避免回忆偏倚；②有代表性，所选择的病例和对照要能够代表目标人群；③均衡性，病例与对照除了要研究的因素外，其他因素要尽可能地一致，只有这样才具有可比性；④病例和对照都应有暴露于所要研究因素的可能性；⑤病因研究时，对照所患的疾病病因一定不能与研究因素有关。此外，可根据研究对象来源的情况，选择成组对照或匹配对照的方法。

（3）估计样本大小：病例对照研究影响样本量的因素主要是①研究因素在对照人群中的估计暴露率（p_0）；②研究因素与疾病关联强度的估计值，如比值比（odds ratio, OR）；③假设检验的显著性水平（α，通常取 $\alpha=0.05$ 或 $\alpha=0.01$）；④检验的把握度（$1-\beta$，通常取 $\beta=0.1$，有时取 $\beta=0.2$）。一般而言，暴露者的比例越小，样本量越大；预期 OR 值越接近于1（即因素对疾病发生的作用越弱），样本量越大；α 越小，所需样本量越大；对把握度的要求越高，所需样本量越大。

（4）资料收集方法：①确定资料来源。资料可来源于医疗记录、登记报告、健康档案、访问、现场调查、采样检验等。②调查方法。要注意的是对每个调查对象资料收集的方法保持一致，对病例及对照的调查事件也应一致。此外，对于调查表的设计，应对暴露因素有明确的定义，必要时有量化指标。调查表需要包括的内容：①一般项目（姓名、年龄、性别、籍贯、文化程度、职业等）；②疾病（结局事件）的状况；③研究因素的暴露情况，可疑的因素可以包括多项，每一项中还可以进行量化。

（5）资料分析方法：选择合适的统计学方法，比较病例与对照有关因素的分布情况，从而分析因素与疾病有无联系及联系的程度。分析时要注意：①成组对照资料与匹配对照资料分析方法不同，不能把匹配对照设计的资料拆分成成组资料分析；②要分析混杂和交互因素的影响；③如果研究因素有量化测量，要分析剂量反应效应。在统计推断中，用来表示疾病与暴露之间最常用的指标是比值比（OR）。它是用病例组的暴露比值除以对照组的暴露比值计算，用以指暴露者的疾病危险性为非暴露者的多少倍。$OR>1$ 说明疾病的危险度因暴露而增加，暴露与疾病之间为"正"关联；$OR<1$ 说明疾病的危险因素因暴露而减少，暴露与疾病之间为"负"关联。

（6）估计可能存在的偏倚并制订预防偏倚的方法：病例对照研究容易发生因研究对象选择不合理导致的选择偏倚、因回忆暴露信息不准确导致的回忆偏倚；此外，还有调查偏倚以及混杂偏倚等。设计时要根据实际情况加以估计并做好预防控制措施，例如，当测量容易受研究对象的主观因素影响时，要采用单盲设计方法。

（三）队列研究

1. 队列研究的定义及作用　队列研究（cohort study）是将人群按照是否暴露于某种可疑因素或暴露程度分为暴露组与非暴露组（对照组），随访适当长的时间，比较不同亚组之间结局频率的差异，从而判定暴露因子与结局之间有无因果关联及关联大小的一种观察性研究。该研究是一种由"因"推"果"的前瞻性研究方式，因此可验证暴露因素与结局的因果关系。使用队列研究可检验病因假设、评价预防效果、研究疾病的自然史、进行新药的上市后监测。

2. 队列研究设计要点

（1）明确研究目的，选择暴露因素：队列研究中暴露因素（研究因素）的确定是至关重要的。暴露因素通常是在描述性研究和病例对照研究的基础上确定的。对暴露因素需有明确规定，如暴露因素的性质及暴露的时间、频率、强度、方式等。应明确划分暴露与非暴露人群的界限以及暴露因素的分级标准。例如，如果是疾病危险因素的研究，暴露因素就是可疑的危险因素；如是疗效研究，暴露因素就是要比较的疗效；如果是预后研究，暴露因素就是预后因素。

（2）确定研究对象：研究对象包括暴露组和非暴露（对照）组，暴露组中还可包含不同暴露水平的亚组。暴露人群即暴露于待研究因素的人群，根据研究的方便与可能，通常可选择职业人群、特殊暴露人群、一般人群，以及有组织的人群团体。非暴露（对照）人群的选择则应尽可能保证与暴露组的可比性。选择对照人群的常用形式有内对照、外对照、总人口对照，以及多重对照。

（3）确定研究结局：结局是指观察中出现了预期结果的事件。例如，观察老年人群生存状况时，死亡即为结局事件。结局也可以是某种水准的检测指标，如血清、抗体、尿糖、血脂等。对于结局的规定，应给出明确而统一的标准，以便在研究全过程中严格遵守。除此之外，由于疾病往往会有不同的类型和表现，因此，还可同时收集多种可能的与暴露有关的其他结局。

（4）确定随访期限和随访间隔：以观察人群能够出现一定数量某种结局（如发病或死亡）为限。一般来说，从暴露到出现结局的事件越长，观察期限也越长，反之亦然。另外，因素暴露的强度也会影响结局的出现，暴露因素越强，结局出现的也越快。因此，观察期限可较短，反之，观察期限则较长。此外，设计时应预先计划好随访的间隔时间，一般至少1年随访一次。

（5）样本量估算：当研究目的是比较暴露因素的效应，队列研究的样本率通常取决于以下4个因素。①结局事件发生率的高低；②暴露组与非暴露组事件发生率的差别；③要求达到的显著性水平（α，通常取 $\alpha=0.05$ 或 $\alpha=0.01$）；④把握度（$1-\beta$，通常取 $\beta=0.1$，有时取 $\beta=0.2$）。当研究目的仅仅是观察结局事件发生率时，要根据在观察期内结局事件的概率估算样本量。此外，还应考虑研究过程中的失访问题，考虑到失访情况的发生，一般可增加10%的样本量。

（6）确定追踪观察和资料收集方法：可从常规登记中收集资料（如医疗记录、医院病历以及死亡登记等），也可定期对研究对象进行访问和医学检查。同时，需对调查过程进行严格的质量控制，如对调查员进行统一培训、制订调查员手册等。

（7）资料分析方法：确定资料如何整理和分析、采用何种统计方法。首先应对资料进行审查，检查资料的正确性与完整性，对有明显错误的资料应进行重新调查、修正或剔除。对资料做描述性统计（如研究对象的组成、人口学特征、随访及失访情况等）。统计推断时使用危险度比（risk ratio）或比率（rate ratio）表示暴露组的危险度（或发病密度）与对照组的危险度（或发病密度）之比。$RR>1$ 说明暴露是疾病的危险因素，RR 越大，暴露与疾病的联系强度越强；$RR<1$ 说明暴露是疾病的保护因素，RR 越小，暴露与疾病的联系强度越强。

（8）估计可能发生的偏倚并制订控制偏倚的措施：队列研究常见的偏倚是失访偏倚，预后研究常见的偏倚还有分组偏倚、存活病例偏倚和测量偏倚等。对可能出现的偏倚要注意加以控制，否则会影响结果的真实性。

（四）实验研究

1. 实验研究的定义及作用 实验研究即实验流行病学，是指研究者根据研究目的，按照预先确定的研究方案将研究对象随机分配到试验组和对照组，对试验组人为地施加或减少某种因素，然后追踪观察该因素的作用结果，比较和分析两组或多组人群的结局，从而判断处理因素的效果。实验研究属于从"因"到"果"的前瞻性研究，与上述观察性研究最主要的区别是是否施加人为干预措施，可分为临床试验、现场试验和社区干预试验3种类型。主要用于：①验证假设；②评价疾病治疗和预防措施的效果；③评价卫生服务措施和公共卫生实践的质量。下面以临床试验为例介绍设计要点。

2. 实验研究的设计要点

（1）明确研究目的：研究目的是一个研究能否顺利开展的关键，应查阅相关资料，根据所要进行的研究设计合理可行的研究目的。

（2）研究对象的选择：①诊断明确，采用公认的诊断方法诊断，不同来源患者的诊断方法要统一。②要有明确的纳入标准与排除标准，要注意排除可能会产生严重不良反应的患者。③受试对象有一定代表性，即样本应该具备目标人群的基本特征，以便研究结果能够外推。有条件可以采用多中心研究。

（3）明确处理因素和随机分组方法：应明确实验研究所采取干预措施的具体情况，如药物的名称、来源、剂型、剂量、用法等。同时，要明确指出对照组是否采取措施，采取何种具体措施（如公认的有效药物或安慰剂）。根据研究目的、对象特点、观察的研究因素、对照设置，以及实际条件选择随机方法。临床试验常用的随机分组方法有简单随机分组、区组随机分组、分层随机分组和动态随机分组。分组过程中，要注意做到分配隐匿。

（4）对照的设置：实验研究设计的一个重要原则就是必须设立对照。对照的方式包括：①标准对照（或称阳性对照），是最常用的一种对照方法，适用于已知有肯定疗效的治疗措施或预防措施的疾病。②安慰剂对照（或称阴性对照），在所研究的疾病尚无有效的治疗药物或预防措施，安慰剂使用后对研究对象的病情或健康无影响时才应用。③自身对照，即试验前后以同一人群作对比。④交叉对照，用于药物配伍或应用顺序的疗效评价。⑤相互对照。此外，尚有历史对照、空白对照等非均衡对照，由于这些对照缺乏可比性，除某种特殊情况外，一般不宜采用。

（5）结局及评定指标：所选结局变量应能最大限度地反映研究目的和干预措施的效应，而且尽可能选择具有较强客观性的结局指标。

（6）样本量估算：要根据不同的设计要求，确定合适的样本量。在实际工作中，因研究对象难免有一定失访，一般可在规定样本量的基础上适当增加5%~10%。

（7）盲法设置：临床试验中的盲法设置是为了去除人（包括研究对象、观察者及资料整理和分析者）的主观心理因素对研究结果产生的某些干扰，以保证研究结果能实事求是地反映客观实际的一种科学方法。可分为单盲法、双盲法和三盲法。单盲是指研究对象不知道自己所在分组和所接受的处理，但观察者和资料收集分析者知道；双盲是研究对象和观察者都不知道分组情况，也不知道研究对象接受的处理措施；三盲则是指研究对象、观察者和资料整理分析者均不知道研究对象分组和处理情况。虽然三盲法在理论上可以减少资料分析时产生的偏倚，使研究结果更符合客观情况，但该法减弱了对整个科研工作的监督作用，使科研的安全性得不到保证，因此应用并不普遍。在实际应用中通常采用双盲随机对照试验。

（8）观察和随访方法：明确观察人员和收集资料的方法。观察期主要收集以下3个方面的资料：①干预措施的执行状况；②结局变量；③影响结局的其他因素。如果研究的观察期限较短，在随访终止时一次收集资料即可，否则，往往需要在整个观察期内分几次随访，随访间隔周期的长短和次数主要视干预时间、结局变量出现时间和变异情况而定。

（9）统计分析方法：根据设计采用合适的统计学分析方法。

（10）估计可能发生的偏倚并制订预防控制措施：临床试验常见的偏倚有因为研究对象缺乏代表性以及失访所导致的选择偏倚，有因为没有做到随机化分组而导致的混杂偏倚，有因为观察缺乏客观性或标准导致的信息偏倚，也有发生沾染或干扰。这些都需要根据研究的对象和内容进行事前分析以便做好预防控制措施。

（11）医学伦理问题：临床试验研究涉及医学伦理问题。因此，有关试验设计要提交医学伦理委员会批准。还要做到：①研究必须有充分的科学依据以保证涉及人群的试验能获得有科学价值的结果；②受试人群能够从研究的结果中受益；③受试者必须是自愿参加并且对研究项目有充分的了解（知情同意）；④尊重受试者保护自身的权利，尽可能采取措施以尊重受试者的隐私、患者资料的保密，并对受试者的身体和精神及人格的影响减至最小；⑤新的预防或干预措施一般应当同目前通常进行（标准）的措施比较。

四、流行病学在老年医学中的实际应用

（一）老年疾病的预防和健康促进

流行病学的根本任务之一就是预防疾病，包括无病时的预防使其不发生，以及发生后使其得到控制或减少直至消除。这一用途在老年疾病中已有所体现。例如，对目前危害老年人群最严重的心血管疾病、肿瘤和糖尿病等，都经过研究后采取了相应的预防措施。如对冠心病，采取控制高血压、戒烟、限酒、合理膳食和积极的体育锻炼等综合措施来预防；对肺癌，提倡以戒烟作为主要措施等。

（二）老年疾病的监测

疾病的监测是贯彻预防为主方针的一项很好的措施。监测地区可大可小，可以是一个地区或是整个国家，可以是长期也可以是短期，老年疾病可以是一种或多种，可以是传染病也可以是慢性非传染性疾病或其他（如伤残或健康状态），既监测发生的疾病又监测已采取的措施。它是考察流行病学在老年医学工作中的一个动态过程，是一项主动的工作。

（三）老年疾病病因探讨和危险因素的研究

病因探讨和危险因素的研究是为了达到预防疾病的目的而必须进行的工作。因为只有透彻地了解疾病发生、发展的原因才能更好地防治某一老年疾病，使老年人群更好地健康衰老。特别是一些慢性非传染性疾病是威胁老年人群健康的主要原因，而这些疾病的病因至今尚未完全明了，流行病学可以探讨这些疾病的病因以及影响流行的因素，从而制订预防或控制这些疾病的策略及措施。如高血压、高血脂、吸烟、肥胖等都是冠心病的危险因素，而流行病学在老年疾病中的主要用途之一就是尽量逐个发现及澄清这些危险因素。有时，真正的病因尚未完全被阐明，而诸多危险因素已被挖掘出来，据此防治疾病仍可收到很好的效果。如吸烟可致肺癌，但吸烟只是肺癌的一个危险因素，病因可能是烟草中的某个成分；尽管如此，控制吸烟仍能有效地预防肺癌。因此，流行病学工作也不拘泥于非找到病因不可，若找到一些关键的危险因素，也能在很大程度上解决预防老年疾病的问题。

（四）揭示老年疾病的自然史

可以通过流行病学方法研究老年疾病和健康的发展规律，以进一步应用于疾病预防和健康促进。一般来说，疾病在个体中会经历一个自然发展的过程，如亚临床期、症状早期、症状明显期、症状缓解期和恢复期，这是个体疾病的自然史。疾病在人群中也有其自然发生的规律，称为人群疾病的自然史。如对慢性肝炎或迁延性肝炎患者进行定期随访，研究其转归状况和规律，有助于采取有效措施以促进健康恢复。

（五）老年疾病的诊断、治疗和预防措施的效果评价

这涉及防治老年疾病效果的最终判断。如考察一种新药治疗疾病是否安全有效，除在医院完成Ⅲ期临床试验并上市后，仍需在大规模的社区人群中长期观察才能作出定论，尤其对药物不良反应的观察，更需要上市后的监测。在社区中实行大规模干预，如减少吸烟以降低肺癌等疾病，也需使用流行病学试验方法去评价。在评价人群有关疾病、健康诸问题时，个体测量是办法之一，实验室检验也是办法之一，但归根结底要看人群中的效果，看是否可降低人群发病率或是提高治愈率，以及增加健康率等。只有人群中的结果才能最终说明人群中的问题。因而，流行病学可在老年医学研究中承担此任务。

五、流行病学在老年医学研究中面临的挑战

（一）高龄老年人参与者的挑战

通常，许多流行病学研究中需要大量的数据收集，对于高龄老年人参与者以及一般健康状况下降的老年研究参与者来说，可能会太过劳累以致不能完成或完成的质量存疑。在严重认知障碍或依赖护理的情况下，必须涉及其他人员（亲属、专业护理人员），这在法律问题、合作和数据有效性方面带来了额外的挑战。

（二）难以考虑较长的时间跨度

许多老年慢性病的病因在生命早期就可有其根源，因此需要在分析流行病学研究中采用生命历程方法。如果想要在人类的流行病学研究中实现从出生前到最高龄的前瞻性纵向研究是相当困难的，同时，由于记忆的偏差，想从老年参与者中获得流行病学研究中回顾性收集的关于早期生活暴露的高质量数据是一个重大挑战。老龄化研究的另一个相关困难还在于健康状况的变化可源于不同的因果因素，随着环境和社会的变化，人口中每个出生队列暴露的因果因素也是不同的。

（三）生存选择

在流行病学研究中，需要特别谨慎地解释可能有较低概率存活至老年的相关风险因素的作用。例如，横断面研究中得到的较高年龄者的主要心血管危险因素（如舒张压、高脂血症或吸烟，甚至某些慢性病）的患病率下降，可能反映的是选择性生存，也就是说拥有那些危险因素的老年人未能存活到一定年龄，而不是纵向研究的危险因素随时间的变化的结果。

（四）多重共病

对于老年参与者而言，有可能会出现同一人同时患有多种疾病和功能障碍的可能，这些疾病和功能障碍可能有共同的病因因素，并相互影响。而对于依赖单一死因的特定死因死亡率的研究方法就不适用于患有多种疾病和功能障碍的老年人的研究。同时，共病也可能导致治疗或改变行为（如饮食习惯、日常生活行为方式习惯等），从而改变研究中的风险因素或疾病的自然史（或功能损伤），或者共病本身也可能改变研究中的危险因素，以致流行病学研究的结果产生偏差。因此，如何使用合适的流行病学研究方法来探讨真正的因果关联需要仔细考虑。

第二节　老年医学中的生物信息学研究

一、生物信息学的概述

随着分子生物技术与测序仪器的不断更新、大量的高通量生物医学数据产生，极大地促进了人们对生命科学本质的认识。生物信息学通过基因组学、转录组学、蛋白组学等组学数据进行整合分析，以解决相关生物医学问题，揭示发育、增殖、衰老等生命过程的谜题，在现代生命科学领域占有重要地位。老年疾病具有多发性和复杂性，应用生物信息学对其进行研究十分必要，可以为老年病的预防、诊断和治疗提供新的思路。

二、老年医学与生物信息学的联系

现代医学已不再局限于以组织病理学为基础的研究，而是开始向分子医学层面进行过渡，这极大地促进了生物信息学与生物医学的联系。随着分子生物技术的发展，使人们在生物分子层面去揭示疾病作用和发生机制成为可能。生物信息学就是利用基因组学、转录组、蛋白质组等分子层面的生物医学数据，去挖掘这些数据背后的生物学意义。

在人机体功能发生紊乱时，机体中成千上万的分子信号也伴随着发生改变，如 miRNA、增强子 RNA（eRNA）等非编码 RNA 基因的表达；启动子和增强子等基因组顺式调控元件对基因表达的调控，以及染色质结构的改变；相应组蛋白修饰；蛋白质之间的相互作用，我们需要对这些繁杂的生物学过程进行甄别，去发现哪些环节是疾病发生的主要因素；哪些过程促进疾病的进程，以及哪些分子过程导向了疾病的分型等。传统的实验方法并不能将这些复杂的分子间互作情况进行清晰地描绘，而生物信息学则可以对这些过程所产生的数据进行系统性地处理与分析，在基因组上去识别疾病潜在风险基因位点和分子标志，并根据基因表达和蛋白组学中发现疾病相关的异常调控因子，进行功能的富集，发现疾病相关通路，系统性地构造疾病发生过程的调控网络，同时利用相应算法框架去预测分子靶向通路，在系统生物学中则可进行生物建模，更加系统深入地去描绘整个生物学过程的发展趋势。

生物信息学研究为深入阐释老年疾病机制提供了基石，并为疾病的预防与诊治提供了依据，同时也为老年疾病的新药开发提供思路。我们可以依据生物信息技术设计出精确靶向疾病病因的药物，减少药物的不良反应对老年患者机体的影响。

三、生物信息学在老年医学中的应用

随着相关组学研究的不断发展，促进了生物信息学在生物医学中的运用，如基因组学、转录组学、蛋白组学、代谢组学等，生物信息学通过融合这些数据，可以充分考虑疾病中生物过程的多个层面，探究机体中这些生物过程潜在的关联性，理解疾病发生的复杂性。目前，生物信息学在老年医学的应用主要分为以下几个方面。

1. 基于表达测序数据探索疾病相关分子机制　在测序技术的不断发展的背景下，使得在生物医学研究领域中能根据测序数据来发现在老年疾病中的基因表达、表观修饰、基因组遗传变异等方面的差异，从这些组学数据中我们可以识别出与疾病发生密切相关的生物分子。例如，利用 bulk RNA-seq 数据，在心脑血管疾病的研究中，研究人员根据正常组与疾病组的基因表达差异，识别新的具有代表性的风险基因，对这些基因进行功能及通路富集，验证其在疾病发生中的作用，这些风险基因为后续心血管疾病的机制研究提供了新的方向。

目前，这类研究主要集中于对单细胞的组学研究。对于人体的细胞来说，并不存在一模一样的细胞，细胞与细胞之间存在异质性，就像在肿瘤组织中，组织中心及周围的细胞，以及远端转移的细胞中，这些细胞的转录组和表观修饰等遗传信息是存在差异的。而这种差异，可以决定个体对某种疗法是否有效。传统的转录组测序，是对多细胞进行测序，得到的是多个细胞的平均值，忽略了细胞之间异质性的信息。而随着测序技术的发展，测序水平可以达到单细胞层面，利用 single cell 测序可以发现细胞异质性。如在阿尔茨海默病的研究中，研究人员发现，在皮质存在一类长距离连接的神经细胞，它们特别容易受到破坏，这些细胞在脑部负责较为复杂认知功能的区域，这类新鉴定出的细胞类型为阿尔茨海默病的机制研究开辟了新的方向。

2. 遗传变异对老年医学的影响　疾病是在一定的病因作用下，机体自身调节紊乱而发生的异常生理过程。现代医学认为，复杂疾病是由内因和外因的双重结果所导致的。外因主要指外界环境对机体功能紊乱的诱导因素，而内因则指的是机体内遗传物质的改变，如染色体异常、基因突变、单核苷酸多态性、拷贝数变异等，这些遗传变异可能会先天性地使机体患病风险增加。随着人类基因组计划的完成，通过对疾病分子水平的研究，使人们对疾病的本质有了更深入的了解，同时也可能据此开发出新的诊疗方法与技术。

随着国际千人基因组计划（1000 Genomes Project）和国际人类基因组单倍体图谱（HapMap）计划的开展与完成，人类基因组上达千万级别的单核苷酸多态性（single nucleotide polymorphism，SNP）被识别，常见的 SNP 也有 300 万以上。在商业分型芯片的不断发展下，对百万级别的分子标记进行同时研究成为可能，这同时也促进了疾病的遗传学研究。目前，与生物信息相关的分析主要集中于全基因组关联研究（genome-wide association study，GWAS）。GWAS 是在对大规模的群体 DNA 样本中广泛寻找复杂遗传疾病关联基因的重要手段，通过遗传学研究找到了很多致病变异位点，并研究这些变异位点与疾病或其他性状的关联，并利用其他相关组学数据来揭示疾病发生、发展与治疗相关的遗传位点。例如，整合阿尔茨海默病的 GWAS 结果与人脑蛋白质组进行蛋白质组关联分析，发现 13 个基因的蛋白质水平与阿尔茨海默病相关。鉴定出阿尔茨海默病发生中的新基因和新蛋白，为阿尔茨海默病的发病机制提供了新的见解。

3. 非编码 RNA 在老年医学的应用　近年来，非编码 RNA（noncoding RNA，ncRNA）已成为生命科学各个领域的研究热点。ncRNA 是一类没有蛋白质编码潜能的 RNA，如 miRNA、eRNA、lncRNA。研究表明，这些分子在基因表达、细胞周期控制、细胞凋亡、细胞分化、染色质重塑和表观遗传修饰等许多生物学过程中起着关键的调控作用。利用生物信息学方法，研究疾病与正常个体间的非编码 RNA 的差异，差异分析可以对高通量的数据进行预筛，寻找出与老年疾病密切相关的新非编码 RNA。在此基础上针对所筛出的对象设计相关试验，对疾病的机制进行深入探究，可以节约大量的人力与物力成本。例如，随着年龄的增长伴随着血管的老化，会导致动脉粥样硬化和高血压等各种慢性病。miR-34a 被发现在血管平滑肌细胞和内皮细胞衰老过程中起着重要作用。此外，高血糖还通过激活 miR-34a 促进心肌衰老。对所筛出的 ncRNA，可以对其进行结合靶点预测，相关功能通路富集，同时构建其相关调控网络，进一步确定其在疾病中的相关作用。目前，也开发出了许多与 ncRNA 研究相关的工具，如 target scan 软件可以预测 miRNA 靶基因，miRBase 数据库则收录相关 miRNA 的序列与位置信息，可以供研究者参考。

四、小结与展望

随着分子生物技术的发展，相关生物数据呈爆发式增长，我们要寻求新的分析方法去处理这些高通量的数据。生物信息学就是通过对数据的处理，以及逻辑分析等，实现对海量生物医学信息的筛选，并找出与疾病关系密切的因素。具体而言，如从基因组学中发现疾病风险位点基因、蛋白组学去发现疾病异常分子、模拟机体调控过程的动态变化、预测分子间相互作用、发现疾病条件下的异常通路过程等。老年医学的复杂性使得研究其机制需要多方面去考虑多个生物分子层面，构建疾病复杂的调控网络。因此，以生物医学数据为核心的生物信息学为老年医学疾病的研究提供了全新的视野。

思 考 题

1. 简述流行病学概念及其涵盖的内容。
2. 流行病学在老年医学中使用的主要研究方法有哪些？这些研究设计的主要作用是什么？
3. 队列研究和实验研究的主要异同点有哪些？

（童　杨　李学蕊　张　蔷）

第三十八章 血管老化

年龄是心脑血管疾病发生、发展的主要危险因素，预计 2010—2030 年，仅人口增长和老龄化就会使心血管疾病事件的发生数预计上升 50% 以上。目前，心脑血管疾病占年龄相关疾病的约 39.6%。越来越多的证据表明，血管老化在其中发挥了重要的作用。本章主要介绍血管老化的定义、相关的评估和干预手段，以及目前研究的进展和热点。

第一节 血管老化的定义

血管老化（vascular aging）是指血管随着年龄的增长，在其他因素的共同作用下发生的血管功能和结构老化、退化的生理病理过程。而血管退行性疾病则是主要由血管老化引起的疾病。重视血管老化的基础和临床研究对于心脑血管疾病的防治具有重要意义。

目前的研究认为，血管老化主要引起血管硬化，在形态学上表现为动脉管腔扩大、动脉管壁内中膜厚度增加，在微观上动脉管壁还表现出胶原纤维沉积增加、弹性纤维无序增加、血管平滑肌细胞（VSMC）排列紊乱，以及内膜厚度增加；在功能学上则表现为动脉僵硬度增加、内皮功能障碍引起动脉收缩、舒张功能失调。在某种意义上，动脉粥样硬化也是一种动脉硬化；与动脉粥样硬化相比，血管老化引起的动脉硬化更广泛地导致血管壁的结构重塑、进展更缓慢，病变部位主要位于动脉中层，呈离心性改变，病变性质主要呈纤维性，即弹性蛋白分解增强，胶原蛋白增多，主要的危险因素为年龄和血压。另外，动脉粥样硬化引起的事件链与血管老化引起的事件链也具有一定的差异；动脉粥样硬化主要引起冠状动脉性心脏病，导致冠状动脉血栓形成、心肌缺血，甚至心肌梗死，而血管老化主要引起收缩性高血压，导致左心室肥厚。这两者最终均会引起心力衰竭。所以，血管老化与动脉粥样硬化互为因果，相互促进，最终共同引起心脑血管事件的发生。

健康的大动脉具有强大的缓冲能力，可以在心脏舒缩、间歇射血的情况下，仍然为微血管提供稳定的血流，从而保护微血管免受压力波动带来的有害影响。当主动脉、颈动脉等大动脉因血管老化而僵硬度增加，硬化的大动脉对于心搏的缓冲能力明显受损，心搏产生的脉搏波能量过多地传递到低阻抗的靶器官微血管中，并且产生了异常的心室-动脉相互作用，最终导致了具有高流量、低阻力血管床的器官受到损害，如心肌、肾脏、大脑、胎盘和睾丸，相应地引起心功能不全、肾功能损害、认知功能障碍、先兆子痫和睾丸功能减退等疾病。这些由于血管老化而导致心、脑、肾等靶器官受损后引起的疾病被称作血管退行性疾病。

第二节 血管老化的评估及相关机制

随着年龄的增长，血管也在逐渐老化，但在各种因素的共同作用下，血管老化的速度与增龄并不完全一致。一部分人血管老化造成的血管结构和功能的改变显著超过同龄人，这种现象常被称为血管早衰；而也有一部分人随着年龄的增长，血管的结构和功能并未出现显著的变化，这种现象常被称为血管逆龄。目前的研究认为，血管早衰有可能通过及时干预恢复正常的血管老化速度,而探索血管逆龄的原因和机制对于防治血管老化也具有重要的意义。因此,早期、准确评估血管老化程度是血管老化防治的重要环节(图38-2)。

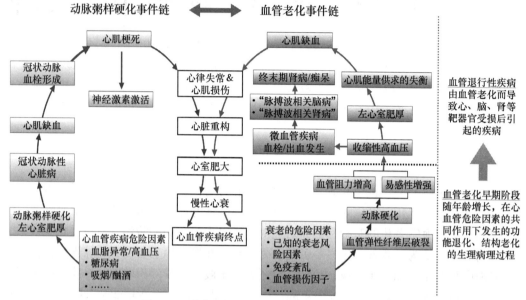

图 38-1　动脉粥样硬化与动脉硬化的区别和联系

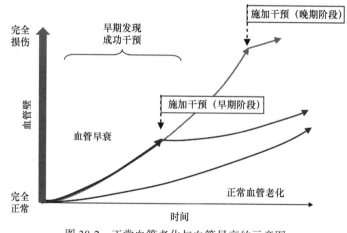

图 38-2　正常血管老化与血管早衰的示意图

一、血管老化的危险因素评估

Framingham 心血管研究是目前心血管领域最经典,最广为人知的临床研究。其研究成果中的 Framingham 心血管年龄公式也是目前应用最广泛的血管老化评估方法之一。这一公式强调了血管老化的传统危险因素,包括年龄、血脂、血压、糖尿病,以及吸烟。

(一)血脂与血管老化

血脂异常是心血管事件公认的危险因素。血脂组分绝对值的异常以及不同组分之间相对值的变化,均与心血管事件的发生存在相关性。如低密度脂蛋白胆固醇可以很容易地进入血管壁,引起血管壁的氧化应激,促进血管壁的结构重塑,从而导致动脉硬化和动脉粥样硬化的发生。因此，低密度脂蛋白胆固醇水平升高是心血管事件经典的危险因素。另外，血脂异常在一定程度上也能反映胰岛素抵抗状态，而胰岛素抵抗可以干扰血管内皮细胞、平滑肌细胞及巨噬细胞的胰岛素信号，导致肾素-血管紧张素-醛固酮系统与交感神经系统活性异常增强，这些均可促进血管重塑，导致动脉硬化及血压升高。

（二）血压与血管老化

动脉僵硬度和血压相互影响、相互促进，尽管动脉硬化长期以来被认为是高血压的并发症，但越来越多的证据表明，动脉硬化可能先于收缩压（SBP）的升高，并且 SBP 的升高会进一步提高动脉硬度。

大弹性动脉随着年龄的增长变得更加僵硬，SBP 增加，而舒张压（DBP）会由于主动脉弹性回缩的减少而降低。因此，脉压会随着年龄的增长而变宽。单纯收缩期高血压是 50 岁以上人群最常见的高血压类型。血管老化引起的大弹性动脉硬度的升高是导致血压随年龄增长而发生这些变化的主要原因，最终促进收缩期高血压的发展。

越来越多的人认为动脉僵硬既是高血压的前兆，也是一种高血压并发症。同时，动脉僵硬度的增加反过来也可以直接升高 SBP。因此，血管老化和高血压相互作用、形成恶性循环，从而最终引起心血管疾病。

（三）血糖与血管老化

高血糖、胰岛素抵抗、高胰岛素血症等因素对血管壁的急慢性刺激均可引起血管重构，进而促进血管老化。研究发现，空腹血糖水平升高会导致动脉僵硬度增加，目前发现的可能机制包括短暂的血糖水平升高会激活核转录因子-κB，促进炎症反应，损伤血管，即使血糖恢复正常，炎症反应依然存在；持续高糖水平会促进糖基化终末产物在动脉壁中蓄积，导致胶原纤维无序增加、弹性蛋白断裂，促进动脉硬化；空腹血糖水平升高也反映了其他危险因素的存在，如肥胖、不良的膳食方式，以及生活习惯，这些也是促进血管老化的重要原因。

（四）吸烟与血管老化

吸烟是多种疾病的重要诱因，对心血管系统危害极大，会诱发血管出现炎症反应、氧化应激等，从而引起内皮功能紊乱和损伤，颈动脉内膜中膜厚度（IMT）增加，同时加剧血脂、血压异常，最终导致心血管事件风险升高。研究显示，吸烟男性人群的血管硬度显著高于已戒烟的人群，而后者又显著高于未吸烟的人群。因此，吸烟史也是血管老化的关键危险因素之一。

然而，吸烟造成的损害在一定程度上是可逆的，停止吸烟后冠心病发病风险会显著下降。戒烟 6 个月，心血管疾病相关的危险因素会出现明显改善，动脉硬度降低；而戒烟 1 年后冠心病发病风险会降低 50%。

（五）免疫衰老与血管老化

机体衰老的过程中往往伴随免疫系统的功能失调，即免疫衰老。免疫衰老主要有两个方面的表现，即整体免疫反应缺陷和系统性慢性炎症，其中系统性低度慢性炎症会引起机体持续性的促炎状态，从而导致多种老年疾病的发生。

对于动脉粥样硬化，目前研究发现，冠状动脉中的效应记忆 CD4$^+$T 细胞的浸润程度与动脉粥样硬化的严重程度相关、循环中衰老的 CD4$^+$T 细胞增加与亚临床动脉粥样硬化程度呈正相关、衰老的 CD4$^+$CD28$^-$T 细胞数量与不稳定的冠状动脉疾病相关并与缺血性心脏病的炎症过程的严重程度相关。

在原发性高血压患者外周血中的衰老 T 细胞，如 CD8$^+$CD28$^-$或 CD8$^+$CD57$^+$T 细胞频率提高，同时 CXCL9、CXCL10 和 CXCL11 这 3 种炎性趋化因子在血液循环的表达水平增加。

二、血管老化功能评估

（一）血管内皮细胞与血管功能

健康的血管内皮细胞（VEC）对于维持血管的正常功能发挥了重要的作用。VEC 通过释放一氧化氮（NO），引起 VSMC 舒张，从而介导了内皮依赖性血管舒张，维持血管正常的舒缩状态以及血管硬度。VEC 还可以抑制血小板和白细胞黏附到血管表面，并维持促纤维蛋白溶解和促血栓活性的平衡，发挥抗炎作用。另外，VEC 还可以发挥抑制 VSMC 增殖、迁移的作用，而 VSMC 的这种变化在动脉硬化相关的血管内膜中膜增厚的过程中发挥了重要作用。因此，在血管老化的过程中，血管功能的改变可能在血管结构的改变出现之前就已经发生。

（二）血流介导的血管扩张检测评估局部血管的内皮功能

对覆盖正常内皮的动脉进行短暂阻断后，会反射性地引起血管扩张，血流量一过性增加，此现象即内皮依赖的血流介导的血管扩张（FMD），此反应可持续数分钟。对内皮功能异常的血管，由于内皮源性舒血管因子合成、释放不足，血管扩张程度可能降低，甚至消失。

FMD 检查通常选择传导血管如肱动脉作为目标血管。在袖带加压前测量基础动脉直径，用放气后最大的肱动脉直径除以基础动脉直径即为 FMD。放气后最大的血流量除以基础血流量即为反应性高血流量。

年龄是老年人 FMD 功能的唯一独立预测因子；而空腹血糖，腰/臀围比及其他代谢因素与内皮依赖的血管扩张功能无关。另外，乙酰胆碱激发的内皮依赖的冠状动脉扩张功能随着年龄增大而降低。总之，对健康老年人，随着年龄增长，内皮依赖的血管扩张功能持续降低。

研究表明，冠状动脉硬化与 FMD 高度相关。FMD 值<3%时，其预测冠状动脉粥样硬化阳性率可达到95%。另外，研究发现 FMD 与弗雷明汉（Framingham）风险评分得分呈正相关。FMD 为 4.5%时，应高度怀疑冠状动脉内皮功能障碍，可以给予积极治疗，从而减少冠心病的死亡率及改善生存质量。然而，不同的研究中，FMD 预测血管相关疾病的阈值不完全一致，这可能是由于操作者的不同、超声诊断仪不同及缺乏规范的操作标准等所导致的。另外，在设定的时间内袖带压力被释放后的血流峰流量很难捕捉到，不能检测到真正的峰值。采用自动化、连续的监测方法，以及更敏感的峰值响应，并且遵守规范的操作标准，才能提高 FMD 的可重复性和可靠性。

（三）血管内皮反应性充血指数

血管内皮反应性充血指数（RHI）是基于 FMD 的一项无创、自动、定量的内皮功能检测方法。RHI 的测量是测定反应性充血后的指尖血管张力变化程度。美国 Mayo 诊所将 1.67 作为 RHI 界定内皮功能障碍的阈值，其敏感性为 82%，特异度为 77%。血管内皮功能障碍与 RHI 呈负相关，即血管内皮功能障碍程度越大，RHI 越低。另外，冠心病及其危险因素的数量与 RHI 呈负相关。RHI 的测量具有无创、自动化、不依赖操作者、可重复性高、自动生成检测报告的特点，以及由于其自身对照，排除了环境和全身反应等对血管内皮功能的短暂干扰影响，提高了检测的可靠性。RHI 检测也有不足，如 RHI 测的是指尖血管床，动静脉混流造成了较大的干扰，而动静脉混流主要是由交感神经系统调节的，NO 的作用有限。指尖血管的张力变化预测冠心病的最佳阈值仍需进一步多中心、大样本研究。

（四）光学体积描记术

光学体积描记术（PPG）即脉搏容积测定（PAV），其原理与 FMD 相似，将动脉血管紧缩加压，使之经过一段时间的缺血状态，然后释放压力引起反应性充血，采用红外方法检测指尖脉搏波，分析末梢循环来评价血管内皮功能。PAV 降低与高血压、吸烟史、高甘油三酯血症显著相关。目前，仍需要大量样本来估计 PAV 预测血管内皮功能障碍的标准值，它容易被受检者的呼吸、心理状态、外界环境、体位、运动等因素影响，易变性大，操作过程中需要尽量避免这些影响。但光学体积描记术成本低、性能稳定、无创性及适应性强等优点，有巨大的发展潜力。

（五）内皮功能的有创检测方法

由于乙酰胆碱能够促进 NO 分泌增加，而其本身促进局部血管收缩。内皮功能正常者，受乙酰胆碱的刺激，内皮细胞合成和释放的 NO、前列环素等物质增多，冠状动脉会出现扩张反应；而存在内皮功能障碍者，如冠脉粥样硬化，乙酰胆碱不能促进 NO 的释放，其本身的缩血管反应使局部血管收缩，因此利用冠脉造影将乙酰胆碱注入冠状动脉，直接观察冠状动脉的舒张反应，通过定量血管造影检测冠状动脉血管内径的变化率。研究认为，冠状动脉内注入血管激动药及结合定量血管技术能直接反映冠状动脉血管内皮功能，此方法是冠状动脉内皮功能的"金标准"，可以直观地、定量地观察到血管的舒缩反应来评估冠状动脉血管的内皮功能，但由于其有创、操作复杂、损伤大及其可重复性差等限制了临床的应用。

前臂体积描记法：阻断前臂的静脉回流，向右侧肱动脉内注射乙酰胆碱（左侧为内对照），观察注射前后前臂动脉血流量变化，从而评估血管内皮舒张功能。此方法最大的优点在于向外周血管定量注射药物直接观察血管舒缩反应。在一个大型的队列研究中，该方法测量血管舒缩功能和预测老年人心血管事件发生的相关性优于肱动脉 FMD。但该指标各研究中心缺乏统一的标准。另外，其有创、损伤血管及可重复性差限制了临床应用。

（六）通过脉搏波传导速度评估血管硬度

脉搏的产生是由于心脏的每次射血引起的脉搏压力波造成动脉扩张以及压力波消失以后出现的弹性回缩。由于脉搏波会使得血管出现被动扩张，因此脉搏波在从心脏传导至终末组织的过程中能量会出现衰减，从而避免对血流灌注丰富且阻力较低的器官造成损伤。而失去弹性的老化血管不仅不能衰减脉搏波传导的能量，还会加快脉搏波传导速度（PWV），因此，测量 PWV 是一种评估血管硬度、血管弹性的重要方法。

PWV 测量的基本原理是用动脉两测量点之间血管的长度除以脉搏波在两点间传导的时间。根据所检测动脉节段的不同，PWV 可分为颈股脉搏波传导速度（cfPWV）、肱踝脉搏波传导速度（baPWV）等。其中，cfPWV 反映了主动脉段的弹性，被认为是评估动脉硬化的金指标。近 10 年来，baPWV 由于在检查操作上更加简便易行，无须暴露身体隐私部位，并具有低风险、低成本、可重复等优点，因而得到了迅速的推广。研究表明，PWV 随增龄逐渐增高，流行病学调查证实任何年龄段的 PWV 增高均和不良预后独立相关，包括高血压、冠心病、卒中及死亡等临床事件，由此 PWV 成为目前衡量血管衰老程度的有效指标。荟萃分析显示，baPWV 每增加 1 个标准差，新发心血管疾病风险增高 19%，全因死亡风险增高 13%。中国血管健康评估系统应用指南，推荐以 baPWV≥1400cm/s 作为诊断动脉硬化的标准。然而，由于动脉硬度在不同种族、不同性别、不同年龄段的健康人群中本就具有显著差异，采用唯一的固定参考值来诊断所有受检者是否具有动脉硬化存在一定的不足，因此，需要开展大样本多中心的研究对不同种族、不同性别、不同年龄段的健康人群分别制定 cfPWV 和 baPWV 的正常参考值范围。

另外，临床研究还证实动脉硬化与慢性肾脏病、认知障碍等密切相关。而血管硬度升高除了导致到达终末组织脉搏波的能量升高，直接损伤相应的组织、器官之外，增快的 PWV 也可以对血压造成影响。正常动脉的反射波出现在舒张期，在不影响 SBP 的同时增加了 DBP，避免了血压在心动周期内出现大幅度波动。而发生硬化的动脉 PWV 加快，从而导致反射波提前到达并出现在收缩期，这种现象显著地增加了收缩压，引起单纯性收缩期高血压以及脉压升高。此外，既往研究认为动脉硬化是高血压靶器官损害的表现之一，然而近来研究发现动脉硬化的发生可能早于高血压，该发现与动脉硬化导致的血流动力学改变一致。如前所述，动脉硬化时，反射波提前至收缩期，一方面导致收缩压增加，即左心室后负荷增加，可促进左心室重构、功能障碍和衰竭；另一方面则不能有效地提高舒张压，可导致冠状动脉在舒张期的灌注减少，从而发生心肌缺血缺氧。由此，动脉硬化被认为是心血管疾病的早期阶段。

（七）中心动脉反射波增强指数反映整个动脉系统的总体弹性

作为一项衡量动脉硬化程度的重要指标，中心动脉反射波增强指数（cAIx）也是脉搏波传导理论中的参数之一。简要而言，cAIx 指的是中心增强压力与中心脉压差的比值。cAIx 测量原理是：由于心脏收缩产生的前向波与反射波，叠加形成了动脉系统的最终波形及动脉壁的最终压力。cAIx 表示在此过程中主动脉受反射波影响而增加的压力与主动脉脉压差的比值。

目前，临床上比较常用的测量 cAIx 的方法是颈动脉或桡动脉扁平张力法，通过直接测量桡动脉或颈动脉的脉搏波波形，推算得到主动脉脉搏波及相应的血压参数，然后通过以下公式自动计算出中心动脉反射波增强指数。cAIx=（中心增强压力/中心脉压差）×100%。见图 38-3。

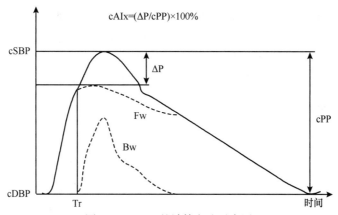

图 38-3　cAIx 的计算方法示意图

cSBP. 中心收缩压；cDBP. 中心舒张压；ΔP. 中心增强压；cPP. 中心脉压差；Fw. 前向波；Bw. 反射波；Tr. 反射波时间点；
cAIx. 中心动脉反射波增强指数

研究显示，cAIx 主要受年龄、心率、身高、性别等影响。cAIx 与年龄密切相关，不同年龄段 cAIx 的正常值范围可能不同。在青年和中年人群中，cAIx 随年龄增长而较快增长，而在老年人群中，cAIx 增长的速度随年龄增长而逐渐减慢，最后进入一个平台期。另外，中心动脉反射波增强指数也受一些血管老化危险因素的影响，如高血压、糖尿病、高脂血症、吸烟等。

虽然公认的评估动脉硬化的金标准是 cfPWV，但 cAIx 与 cfPWV 提供了两种不同的动脉状态检测方法，不能相互替代。cAIx 能定量反映整个系统的总体弹性，对大、小动脉弹性改变引起的压力波反射情况和血管管径变化非常敏感。对高血压人群的研究表明，AI 和 cfPWV 之间存在相关性，但经过年龄校正后，相关性不存在，显示 AI 和 cfPWV 之间相关性可能与特定条件因素相关。

研究表明，在部分人群中 cAIx 与左心室肥厚、肾功能恶化及心血管事件（不稳定型心绞痛、急性心肌梗死、冠状动脉血运重建、脑卒中或死亡）的发生有关。目前仍然缺乏统一的、公认的 cAIx 正常参考值，这一指标的大范围、标准化应用仍需要来自大样本、前瞻性临床研究的证据。

（八）踝臂指数

踝臂指数（ABI）作为一种无创的测量方式被广泛用于外周血管的检测。ABI 即踝动脉收缩压与肱动脉收缩压之间的比值，已成为评估下肢动脉疾病（PAD）的重要指标。测量方法为：用同一血压计袖带分别置于上臂及近踝的下肢动脉搏动最明显处，重复测量 2 次以上，选择测量结果较大者作为踝动脉和肱动脉收缩压较大值，将两者相除得到 ABI。ABI 降低被认为是动脉硬化性疾病的重要危险因素，并可对包括死亡在内的心血管疾病患者进行独立预测，ABI 的降低将导致心血管事件风险的增加。尽管如此，ABI 仍存在其局限性：①任一踝部以上动脉段的病变均可导致踝部动脉压降低，且不能对病变动脉段进行准确定位。②在糖尿病患者中，钙化的下肢动脉导致血管弹性减低，血管回缩力减小，异常升高的踝部收缩压可使本应较低的 ABI 正常或升高，干扰诊断结论。③由于袖带不能完全压闭动脉，使踝部压力测量值虚假升高，导致结果不准确。另外，外周动脉硬化的严重程度可间接反映冠心病病变程度。ABI 作为一种无创、简单易行、价格低廉、可重复性操作较好的临床检查手段，对冠心病动脉病变的严重程度和预后都有较好的预测价值。研究发现，ABI<0.4 组死于心血管疾病患者最多，ABI 在 0.85～1.50 组最低，去除其他因素影响后 ABI 在 0.40～0.85 组病死率是>0.85 组的 2 倍，ABI<0.4 组则是其 3 倍。因此，建议对冠心病高危人群进行 ABI 常规检查，以便早诊断、早治疗，减少心血管事件发生。

三、血管老化结构评估

正常的动脉由内膜、中膜和外膜组成，其中动脉中膜主要由平滑肌和细胞外基质构成。细胞外基质，尤其是其中的弹性蛋白和胶原蛋白，为大动脉提供了必需的弹性和强度。弹性蛋白是弹性纤维的主要成分，它允许大动脉在每个心动周期进行扩张和放松，而胶原蛋白代表动脉壁的承重和增强元件。在老化的血管中，弹性蛋白绝对量减少而胶原蛋白绝对量增加，并且排列紊乱，改变了控制适当动脉功能的胶原蛋白-弹性蛋白平衡。而对于VSMC，老化动脉内的慢性促炎信号会诱导 VSMC 增殖、迁移和细胞外基质合成。在血管老化的过程中，增殖的 VSMC 会通过断裂的内弹性膜迁移至内皮下层，并且合成和分泌基质蛋白的能力显著增强。以上的变化共同导致血管老化过程中动脉内中膜增厚。

（一）动脉内中膜厚度（IMT）

血管老化时动脉中膜的平滑肌细胞增生且排列紊乱、胶原纤维过度沉积，引起中膜的厚度增加。由于目前的超声技术尚不能可靠地区分血管内膜和中膜的界线，因此只能将内膜和中膜合并在一起测量 IMT。作为人体最表浅的大动脉之一，对于颈动脉内中膜厚度（cIMT）的检查可以在一定程度上反映全身动脉的病变情况。一般情况下，正常人 cIMT 为 0.1～0.5mm，超声下显示为一条均匀等回声的亮带；中膜为平滑肌层，超声下显示为低回声暗带；外膜为纤维结缔组织层，超声下显示为回声高于内膜层的强回声亮带。cIMT 增厚（≥1.0mm）时，在超声下表现为内膜和中膜融合，正常平滑肌层低回声特征消失，与内膜层不能区分，增厚的内膜表面可显示出不光滑或者不连续的特征。测量部位包括颈总动脉远段、颈内动脉、颈动脉分叉处的 IMT。颈总动脉血管比较平直，容易显示，因而测量结果的可重复性高。但颈动脉粥样硬化易发部位为颈动脉分叉处，其次为颈内动脉起始部和颈总动脉。尽管目前许多已经进行的和正在进行的研究均采用 cIMT 这一观察指标，但是这些研究中测量 cIMT 的方法并不统一。

目前，比较公认的正常 cIMT<0.8mm，如果颈总动脉 IMT>1.0mm、分叉处 IMT>1.2mm 定义为 IMT 增厚。颈动脉斑块定义为局部隆起凸出于动脉管腔>0.5mm 或超过环绕 IMT 值的 50%或 IMT>1.5mm。

目前研究发现，高血压患者 cIMT 增厚及斑块形成的发生率明显高于正常人。且 cIMT 与高血压病程、血压分级及缺血性脑卒中等多种疾病的发生呈正相关。而研究显示，不同类型的抗高血压药降低 cIMT 的效果存在差异。

另外，LDL-C 是动脉粥样硬化的始动和持续进展的基本要素，而降血脂治疗可降低cIMT 的厚度，他汀类药物可使 cIMT 厚度每年降低 0.12mm。荟萃分析提示，他汀类降血脂药可明显抑制亚临床动脉粥样硬化阶段的动脉粥样硬化进展。

研究表明，cIMT 每增加 0.1mm，急性心肌梗死的危险增加 11%。研究也证明，cIMT 与冠心病的病情进展有关，在 3 支病变组明显高于单支病变和双支病变组。目前，国内外尚无预测冠心病的 cIMT 的统一标准。另外，颈内动脉狭窄程度越高，发生缺血性脑卒中的概率会越大，血管狭窄程度超过75%是脑梗死相对独立的危险因素，并且血管狭窄程度越高，越容易产生微血栓。

总之，cIMT是筛查亚临床动脉粥样硬化的指标，近年来已经成为大规模心血管疾病临床试验中最常采用的替代终点之一，在心脑血管疾病的临床诊断、防治措施选择、预后判断方面均具有重要价值，颈动脉超声成像清楚、安全、重复性好，易于动态观察，结合危险因素筛查心脑血管疾病的高危人群是可行的，能为心脑血管疾病的预防和预后提供重要信息。

（二）视网膜血管成像

视网膜动脉和静脉是人体中唯一能在活体上直接观察的血管。近年来，借助于光学相干断层扫描血管成像（OCTA）的发展，已经能获得视网膜和脉络膜微循环的三维高分辨率血管造影图像。此外，OCTA还能分别显示视网膜单个血管层，且具有高度的可靠性和重复性。目前大量研究使用OCTA定量测量了相应的血管参数，包括血管面积、血管密度、骨架密度、中心凹无血管区和血管直径，这些参数均可有效反映视网膜毛细血管的血流疏密程度。

OCTA发现与解剖学上人视网膜结构随年龄变化相一致，老年人毛细血管数量及视网膜厚度均显著减少。越来越多的研究发现视网膜血管的变化可以反映其他血管的变化情况。如研究发现血压控制不良、较高的SBP和较低的eGFR与视网膜毛细血管密度降低有关；原发性肺动脉高压患者黄斑区总血管密度、视盘内及视盘旁毛细血管密度显著下降；在具有高危心血管状态的患者中，毛细血管密度下降与心血管风险状况和左室射血分数受损相关，OCTA可以改善心血管风险评估；cIMT与中心凹旁深层毛细血管密度的降低显著相关；视网膜血管密度、脉络膜血管密度和血流面积的降低与冠状动脉和分支狭窄密切相关。

因此，未来利用OCTA进行视网膜血管的评估可以作为全身血管评估的关键环节，在血管老化评估中发挥重要作用。

四、血管老化血液生物标志物

（一）内皮微颗粒

内皮微颗粒（EMP）是细胞激活、损伤或凋亡时从内皮细胞的细胞膜脱落下来并携带来自内皮细胞某些抗原特性的微颗粒，其直径为$0.2\sim1.0\mu m$。近年的研究表明，EMP能反映内皮细胞激活、增殖及凋亡的平衡状态，是内皮细胞功能障碍的新型特异性生物学标志物，同时还具有促进凝血、扩大炎症反应、导致内皮功能障碍、影响血管舒缩功能等作用。

EMP携带的表面标志物主要有CD31、CD54、CD62E等黏附分子和CD155、CD144、CD146等特异性抗原，内皮细胞激活产生的EMP主要表达CD31、CD105，而内皮细胞凋亡产生的EMP则主要表达CD62E、CD54、CD106。因此，通过测定EMP的表型可判断细胞处于激活状态还是凋亡状态。

循环中EMP的检测主要通过流式细胞仪。高血压前期人群循环中EMP浓度明显增高，随着血压水平的不断升高，循环EMP水平也增加。EMP水平还与FMD、baPWV等相关。研究还发现，在血压控制良好的高血压患者中，循环EMP水平仍高于健康志愿者，这提示在高血压的治疗过程中，不但要注重降低血压，同时还应注重修复血管功能。在糖尿病、高脂血症、冠心病等存在内皮细胞功能障碍病理基础的疾病中，循环 EMP 的水平同样明显增高。这表明内皮细胞功能受损与循环中 EMP 水平升高密切相关。

目前，EMP 的检测还未形成统一的标准。在未来研究中，还可以继续寻找较高特异性的其他抗体将 EMP 与其他微粒区分开。酶联免疫吸附测定也是 EMP 的测定方法，具有对弱抗原敏感性高、不受微粒大小限制、一次能完成大量标本检测等优点；但是有与其结合的抗体性质易变、不能直接定量、易受可溶性抗原干扰等缺点。

（二）内皮祖细胞

内皮祖细胞（EPC）作为内皮细胞的前体细胞，在多种生理与病理因素刺激下，可从骨髓动员到外周血，进而募集到损伤的血管组织，在血管的损伤与修复过程中发挥着重要作用。一方面，EPC 可以分化为成熟的内皮细胞，直接参与血管的修复过程；另一方面，EPC 分化的细胞因子可间接促进血管的形成.

一些促进血管老化的因素也会引起血液中内皮祖细胞数量下降、凋亡水平升高。活性氧的生成失衡会直接或间接损伤 DNA、影响酶的活性，导致 EPC 的生长周期紊乱，甚至是凋亡。另外，衰老通过影响 NO 的利用而影响 EPC 的功能。在受到体内外各种有害因素刺激时，EPC 通过 NO 和内皮型一氧化氮合酶（eNOS）被动员到外周血循环中参与损伤血管的修复。

血液样品的流式细胞术中，可通过检测外周血单核细胞中 $CD34^+KDR^+$ 细胞的百分比来评估 EPC 细胞的比例，小于 60 岁的健康人通常不低于 0.13%，$CD34^+KDR^+$/外周血单核细胞比例下降与动脉粥样硬化心血管疾病预后密切相关，可以提示血管老化。

（三）血清蛋白标志物

1. 炎症标志物　炎症反应在血管老化的过程中发挥了重要的作用。炎症反应可促进 VSMC 增殖、迁移和分化，致使血管壁结构和功能的改变，如管壁增厚、血管胶原蛋白与弹性蛋白比例改变等，最终导致血管功能和结构异常。而血液中的炎症因子既反映了全身的炎症状态，也可以直接促进血管老化。

有研究发现，与正常人群相比较而言，C 反应蛋白、超敏 C 反应蛋白、肿瘤坏死因子-α、白介素、细胞间黏附分子-1、γ 干扰素、纤维蛋白原、一氧化氮合酶、基质金属蛋白酶、类胰蛋白酶等炎症因子在高血压人群中的表达、分泌和含量等方面均具有显著性的变化与特征，且在高血压前期人群中已经发生了一定的变化，这些炎症因子有望作为高血压早期的预测因子。

在动脉粥样硬化患者中也观察到血液中的促炎因子 IL-6、IL-18、IL-27、CRP、TNF-α、γ 干扰素水平升高，而抗炎因子 IL-10、IL-37 的水平降低，但是在不同类型的冠心病患者中的差异还有待进一步研究。

未来需要进一步的临床研究确证炎症因子预测包括高血压、冠心病在内的血管退行性疾病发生中的作用，并且探索这些炎症因子参与血管老化的作用机制。

2. 糖脂代谢标志物　高血糖、高血脂是血管老化的传统危险因素，越来越多的血清分子被发现可能参与血糖、血脂的调节，成纤维细胞生长因子（FGF）是其中比较有代表性的一类分子。

FGF 在机体的许多组织和器官中均有表达，主要通过结合或激活细胞表面的酪氨酸激酶受体/成纤维细胞生长因子受体而调节细胞内多种反应。研究表明，FGF在肥胖、2型糖尿病、心血管疾病、慢性肾脏病和非酒精性脂肪肝等代谢性疾病调控方面发挥着非常重要的作用。

目前，相继发现FGF超家族有23个成员，主要分为内分泌型和旁分泌型，内分泌型包括FGF15/19亚家族中的FGF15/19、FGF21和FGF23，这些蛋白在糖脂代谢中发挥重要作用，并且主要以Klotho依赖性的方式调节生物学效应，具有维持全身稳态、调节葡萄糖和脂质代谢等作用。血清FGF19水平与男性cIMT和髂动脉IMT呈正相关，亚临床动脉粥样硬化男性的血清中FGF19的水平升高。FGF21在体外研究中被发现可以发挥保护内皮细胞免受H_2O_2诱导的应激性衰老的作用；临床研究也发现，高血压和冠心病患者的血清中FGF21的水平升高，这可能是体内糖脂代谢异常的信号和结果；目前FGF21激活剂或类似物正在开展临床研究，以评估其改善糖脂代谢异常的作用，其对于心血管疾病的防治作用有待进一步的探索。FGF23水平升高与多种心血管事件之间存在联系，包括高血压、左心室肥大、心血管事件和死亡。需要进一步的研究来评估降低FGF19亚家族因子的水平是否可以改善心血管事件结局。

（刘 漫 张存泰）

第三节 血管老化的非药物干预

一、运动

运动干预血管老化的机制包括降低MMP活性和晚期糖基化终末产物（AGE）积累、抑制VSMC增殖和迁移以及减少氧化应激和炎症。

研究发现，较高的有氧运动水平与更低的动脉硬化程度相关（图38-4），中年至老年的习惯性体育活动也与较低的主动脉PWV和较低的中心静脉压有关。在代谢综合征患者中，运动降低了主动脉PWV以及血浆MMP-1和MMP-7的水平。中老年人的12周有氧训练可提高颈动脉顺应性、降低血浆内皮素-1（ET-1）浓度并消除ET-1介导的血管张力。

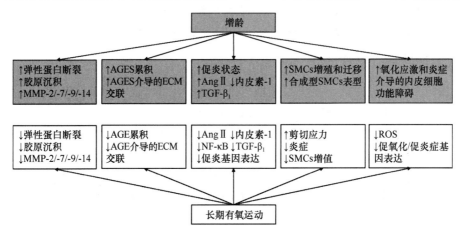

图38-4 血管老化引起动脉顺应性降低的机制和慢性有氧运动提高动脉顺应性的机制

MMP. 基质金属蛋白酶；AGE. 晚期糖基化终末产物；Ang Ⅱ. 血管紧张素 Ⅱ；NF-κB. 活化 B 细胞的核因子 kappa-轻链增强子；TGF-β_1. 转化生长因子-β_1；SMCs. 平滑肌细胞；ROS. 活性氧

然而，在临床实践中，进行持续性的运动干预无疑非常困难，尤其对于高龄、高危患者。不过，运动训练更可能作为一个转化医学的窗口，从中发现具有干预价值的靶分子。

二、减重或热量限制

（一）降低血压

严格的热量限制饮食可以使收缩压和舒张压出现显著的下降。即使在一些短期研究中，患者的血压也得到明显改善。在一项随访时间较长的研究中，进行热量限制饮食的第12～18个月，受试者体重虽无明显降低，但其收缩压却存在下降趋势。

（二）降低 PWV

研究显示，受试者 1 年内平均减重 21kg，用 MRI 测定减重前后 PWV 变化，发现升主动脉、降主动脉近端 PWV 无明显变化，但降主动脉远端较干预前明显降低，且与体重指数呈正相关。

（三）降低血脂及炎症反应、细胞因子水平

热量限制饮食不仅降低血清中的各项炎症因子水平，还可增加白细胞介素-10、脂联素等抗炎因子水平。此外，热量限制饮食后，作为心血管危险因素的胰岛素、甘油三酯、胆固醇、低密度脂蛋白胆固醇、瘦素等水平也显著下降。

（四）改善内皮功能障碍

热量限制可通过增加 eNOS 活性改善内皮依赖性血管舒张功能。研究发现，与正常体重大鼠基线状态相比，肥胖大鼠收缩压升高和内皮舒张功能下降，热量限制饮食干预后，在细胞水平上 AMPK 被激活，上调 PI3K-Akt-eNOS 通路，增加一氧化氮的合成与释放，并最终完全纠正这一差异。

（五）改善胰岛素抵抗

热量限制饮食后，受试者胰岛素水平显著下降，并进一步引起肾小管钠重吸收减少，有效循环血容量下降。而胰岛素抵抗可引起 NO 生成减少，导致血管内皮舒张功能受损。

（六）逆转血管结构变化

在多项临床干预研究中已发现，短期热量限制所引起的血压下降与颈动脉壁厚度减少相关。一项干预性临床研究显示，受试者减重约 8% 可导致 cIMT 平均减少 0.07mm，减重达 5% 及以上可使 cIMT 平均减少 0.02mm。除此之外，热量限制逆转血管重塑的作用受年龄限制，在老年小鼠中未发现热量限制可改善其动脉弹性，这一现象可能是由于此时动脉壁结构已处于不可逆状态。以上结果表明，在血管重塑处于开始或可逆阶段时，强化饮食干预可通过逆转血管结构，去除心血管事件危险因素，从而改善预后。

三、限盐

钠平衡几乎完全由肾脏通过改变尿钠排泄来控制，当摄入的盐超过肾脏的排泄能力

时，就会积留在血液内，盐会增加血容量，从而升高血压。大量证据表明，高摄盐量是当前血压升高的重要原因，也是全球心血管病和肾脏疾病的主要诱因。

大量研究显示，限盐可以显著降低血压水平。荟萃分析显示，限盐可以降低收缩压和舒张压水平，平均降低收缩压 3.39mmHg，降低舒张压 1.54mmHg。对于高血压患者和血压正常人群来说，限盐都可以降低血压水平。另外，限盐可以使心肌梗死、脑卒中、心源性死亡风险减少 30%。长期随访结果一再肯定钠盐摄入量与心血管疾病风险连续相关，低盐饮食降低心血管疾病风险。我国是食盐大国，限盐在控制高血压及减少心血管风险方面具有重大意义，有必要总结我国多年来流行病学研究和人群防治的成果和经验，总结探寻适合中国特色的限盐策略，发挥专家学者、政府、食品企业和公众的共同作用，通过减盐限盐为我国高血压和心血管病防控作出贡献。

四、地中海饮食

地中海饮食通常指的是遵循以橄榄油为主要脂肪来源的、饮食规律的地中海地区或国家的人群的饮食模式，这些人群的死亡率以及心血管疾病发病率都有所降低。

地中海饮食的特点是以自然的营养物质为基础，饮食特点主要包括大量蔬菜、水果、面包、谷物、坚果和种子等；橄榄油作为日常饮食脂肪的主要来源；食用少至中量的乳制品，如奶酪和酸奶；较少食用红色肉类、适度饮用葡萄酒等。

动物实验模型临床试验表明，橄榄油具有降低血清中 TC、TG、LDL-C 水平和升高 HDL-C 水平的作用。橄榄油降脂的主要机制与橄榄油中的高不饱和脂肪酸水平（亚油酸）以及抗氧化成分有关。另外，在地中海饮食中需食用大量植物性食物，包括各种蔬菜和水果、谷物、面包、坚果、豆类、植物种子等。因此，地中海饮食富含可以调节血脂水平的多酚类和植物甾醇类物质、具有很强抗氧化和清除自由基的能力的类黄酮、具有改善葡萄糖耐量降低和（或）糖尿病患者的葡萄糖代谢作用的膳食纤维，以及多种维生素、矿物质等等。

地中海饮食通过其饮食成分的协同作用起到降血压、降血脂、减轻体重和降低胰岛素抵抗、预防代谢综合征和 2 型糖尿病的作用；同时通过其抗炎症氧化、抑制血栓形成、保护血管内皮功能而预防及降低冠心病的发生。

第四节　血管老化的药物干预

一、抗高血压药

对血压和血管硬化关系的研究表明，最理想的抗高血压药是可以同时降低血压和动脉硬度的药物。

研究认为，抗高血压药可以通过降低血压，尤其是收缩压，从而降低动脉僵硬度，可能是因为血压的降低导致了血管压力性填充的降低，从而软化血管壁。然而，动脉硬度与收缩压之间也可能存在反向关系，即抗高血压药通过降低动脉硬度来降低收缩压。目前还需要进一步明确不同的抗高血压药在降低血管硬度方面的效果。另外还需要深入探索抗高血压药降低动脉硬度的分子机制。

二、降血脂药

研究表明，他汀类药物除了具有降血脂作用外，还可以发挥其他的作用，如抗炎、抗增殖、抗氧化和抗血栓形成。此外，他汀类药物可改善内皮功能障碍，改善血管和心肌重塑，并稳定动脉粥样硬化斑块。如他汀类药物可以通过抑制 Rho/ROCK 通路诱导 NO 的产生。另外，他汀类药物还可以刺激 PI3K/AKT 通路，最终导致 eNOS 磷酸化和 NO 产生。有趣的是，他汀类药物可以通过间接抑制 Rho/ROCK 通路，进一步激活 PI3K/AKT 通路并刺激 NO 的产生。

另外，他汀类药物还可以通过其他几种机制降低动脉僵硬度，包括抑制单核细胞迁移、改变巨噬细胞和内皮细胞的炎症反应、下调 ICAM-1 表达、减少弹性蛋白降解、减少胶原蛋白形成、抑制 VSMC 增殖等。

三、抗炎药

低度全身炎症和衰老都会增加心血管疾病发病率和死亡率的风险。炎症衰老不仅会促进血管老化本身，而且还会与传统的心血管风险因素（如超重/肥胖、高血压和 2 型糖尿病）相互作用以加剧其有害效应。心血管疾病也会促进炎症并引发将炎症老化与心血管疾病发展联系起来的恶性循环。研究发现，肿瘤坏死因子-α 拮抗药可降低 cfPWV 而不会改变与主动脉僵硬度增加相关的慢性炎症性疾病（如类风湿关节炎）患者的血压。在一项研究中，IL-1β 抑制药康纳单抗显著降低了 1 万余名患有稳定型心绞痛和 C 反应蛋白水平升高患者主要心血管事件风险的 15%。然而，需要注意的是，考虑到细胞因子在体内的重要作用，使用细胞因子抑制药可能会提高致命感染的发生率，因此，还需要进一步评估这些药物用于抗血管老化的安全性。

四、改善内皮功能药物

贝前列腺素钠可以增加 eNOS 的合成，促进 NO 的生成，抑制内皮素的生成与分泌，从而改善衰老血管的舒张功能，同时抑制内皮细胞凋亡，维持血管壁的完整性。研究表明，贝前列素钠治疗显著减少心血管事件的发生，具有改善血管老化的作用，如贝前列素钠可以显著降低冠脉粥样硬化患者 baPWV，显著降低各类心血管病患者 IMT 水平，显著改善 2 型糖尿病合并下肢血管病变患者 ABI。

五、分子通路干预药物

随着年龄的增长，包括 mTOR、AMPK 和 Sirtuins 在内的分子通路调控可能会出现异常，而针对这些通路的干预措施可能有助于维持或恢复血管的正常老化。

研究发现，mTOR 抑制药雷帕霉素可以降低 cfPWV。但雷帕霉素具有显著的副作用，包括潜在的代谢失调，这可能会限制其作为一种抗衰老措施的实施。因此，需要开发更安全的雷帕霉素类似物作为替代抗衰老疗法。

AMPK 激活药二甲双胍在临床研究中被发现可以减少全因死亡，在抗血管老化方面目前也是一种广受关注的干预药物之一。研究发现，二甲双胍可降低患有多囊卵巢综合征年轻女性的 cfPWV 和 BP，并且耐受性也很好。

白藜芦醇是天然的 Sirtuins 激动药,并且目前已经人工合成了类似物。动物研究中白藜芦醇可改善高脂肪和高蔗糖饮食引起的主动脉 PWV 增加,而不会改变 BP。但是临床研究中白藜芦醇抗血管老化的效果并不明显,这是因为藜芦醇在与其他影响健康生活方式共同存在时可能会产生脱靶效应。

烟酰胺腺嘌呤二核苷酸(NAD^+)是承担能量代谢活动的重要分子。研究发现 NAD^+ 能够对包括 DNA 损伤修复、染色质重塑、能量代谢、免疫监视、细胞衰老等重要的细胞功能进行调节。补充烟酰胺单核苷酸可降低老年小鼠的 baPWV,而不会改变 BP,也可以降低 MA/O 成年人的 BP 和 cfPWV,尤其是那些高血压前期患者。但是,需要进一步研究 NAD^+ 促进化合物降低人体动脉僵硬度的功效,包括减少血管老化相关临床疾病的数据。

思 考 题

1. 试述脉搏波传导速度的意义以及在血管老化评价中的作用。
2. 试述生活方式干预在血管老化防治中的价值。

(张宇聪　张存泰)

第三十九章 免疫衰老

第一节 免疫衰老总论

一、免疫衰老的概念

20世纪60年代，美国医学家Roy Walford首次提出"免疫衰老（immunosenescence）"这一概念，指出随着年龄增加可出现一系列免疫系统改变，这些改变涉及构成免疫系统的各类物质基础，导致老年个体适应性免疫应答能力下降，出现自身免疫状态和持续性炎症，进而增加罹患感染性疾病、肿瘤、自身免疫病的发生率和严重程度，同时对疫苗的应答能力下降，降低预防接种的保护效应。免疫系统具有可塑性以应对全身和局部微环境损伤。免疫系统的衰老既是机体衰老的必然结果，也是导致机体衰老的重要原因。目前研究认为，免疫衰老是一个依赖于环境的不可逆过程。

二、免疫系统组成及功能

机体免疫系统由免疫器官、免疫细胞和免疫分子构成，是免疫系统发挥识别"自己"和"非己"功能的物质基础（图39-1）。淋巴组织是以淋巴细胞为主的免疫细胞构成的网状组织；淋巴器官是以淋巴组织为主构成的实质性器官。依据组织器官发生时间、结构和功能不同，分为中枢淋巴器官和外周淋巴器官。各种免疫细胞和免疫分子分布在机体不同部位，协同作用，通过固有免疫反应和适应性免疫反应清除外来抗原，同时通过免疫耐受机制对体内自身抗原不产生免疫反应，共同维持体内环境稳定和生理功能平衡。在某些情况下，免疫应答也可造成机体损伤，引起移植排斥、超敏反应、自身免疫病等免疫病理过程。

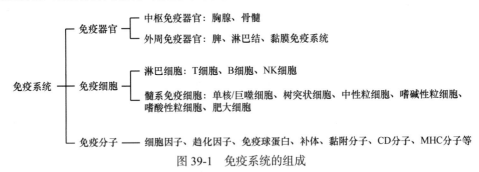

图39-1 免疫系统的组成

三、随衰老出现的免疫系统变化特征

衰老对免疫系统可产生广泛影响，对免疫系统组成成分的影响主要表现为以下3个方面，即免疫器官微环境的改变、免疫细胞表型和功能的改变，以及包括细胞因子、趋化因子在内的循环免疫因子的改变。随着增龄出现的最主要的免疫功能变化是有效免疫应答受损，具体表现为对新接触的外界病理性因素和微生物的反应能力降低；影响免疫记忆建立，对疫苗的反应能力减退，甚至消失；对自身抗原的反应上升。这些变化互相影响，免疫器

官微环境的改变可直接影响免疫细胞的分化发育和存活，而免疫细胞功能变化调节各种免疫因子的表达和分泌，再反馈作用于免疫器官和免疫细胞。

（一）衰老导致的免疫器官改变

1. 胸腺退化 胸腺是位于胸骨柄后方上纵隔内的实质器官，表面由薄层结缔组织构成的被膜包裹。胸腺被膜可延伸入实质将其分割为不完全分离的胸腺小叶，每个小叶由周围皮质和中央髓质两个部分构成。皮质以胸腺上皮细胞为支架，内含大量胸腺细胞（即不同发育阶段的 T 细胞）和少量胸腺基质细胞（即巨噬细胞、肥大细胞、嗜酸性粒细胞、交错突细胞等）；髓质由大量胸腺上皮细胞和少量初始 T 细胞、巨噬细胞和交错突细胞等组成。胸腺是重要的中枢免疫器官，是 T 细胞发育成熟的场所。来源于骨髓的淋巴样祖细胞随着血液循环进入胸腺，通过阳性选择和阴性选择，经历祖 T 细胞—前 T 细胞—未成熟 T 细胞各阶段，最终发育成为具有免疫功能的成熟 T 细胞进入外周免疫器官。伴随着年龄增加，胸腺发生改变，婴儿出生后一年左右体积较大，青春期后逐渐缩小，到老年时期主要为脂肪组织。胸腺退化是免疫系统在衰老过程中最有证据的变化之一，与年龄相关的胸腺退化表现如下。

（1）组织结构破坏：皮质和髓质区体积缩小，上皮和皮髓质交界区结构紊乱以及基质被脂肪组织所取代，脂肪细胞具有产生促炎细胞因子的潜力，可影响胸腺的细胞生成。胸腺脂肪与胸腺功能呈负相关，代谢干预如热量限制可以延迟"胸腺脂肪萎缩"、降低炎症、预防代谢综合征并延长寿命。因此，胸腺脂肪细胞的增加有可能加速或加重胸腺功能丧失。

（2）功能退化：胸腺细胞数量减少，导致成熟 T 细胞的生成减少，进而引起外周免疫器官中记忆性 T 细胞的代偿性克隆性扩增，以及外周 T 细胞库的多样性减少。

2. 随着衰老出现骨髓功能变化 另外一个重要的免疫器官——骨髓，存在于机体骨骼的骨髓腔中，也是重要的造血器官。根据结构和功能不同，骨髓可分为红骨髓和黄骨髓。红骨髓以网状疏松结缔组织构成支架，内含造血细胞和血管（多为血窦），造血功能活跃；黄骨髓以结缔组织为主要成分，富含脂肪细胞和血管，可见少量红骨髓细胞，保持造血潜能，在机体需要时重新活化造血。骨髓是各类免疫细胞发生的场所，特别是 B 细胞发育成熟的场所，此外，体液免疫应答以后生成的长寿浆细胞多存在于骨髓，维持特异性抗体的产生，对体液免疫记忆尤为重要。造血细胞周围的微血管、末梢神经、基质细胞，以及所分泌的细胞因子等构成骨髓微环境，以介导造血干细胞分化发育并参与淋巴细胞迁移。

随着年龄的增加，骨髓的组成和功能发生以下改变。

（1）红骨髓逐渐被黄骨髓替代：胎儿和新生儿时期，骨髓腔内均为红骨髓，随后脂肪组织逐渐增加，约 5 岁以后远端长骨内的红骨髓逐渐被黄骨髓替代，成年以后红骨髓仅见于长骨近端、某些扁骨和不规则骨内，老年人骨髓变为黏液性胶样骨髓。

（2）骨髓微环境改变：伴随增龄，骨髓基质对淋巴细胞生成的支持减少，一些可溶性因子（细胞因子、生长因子、趋化因子、代谢物等）在骨髓中含量也出现变化，如 IL-6、IL-1β 等炎症细胞因子上调。

（3）造血干细胞：骨髓微环境的变化协同造血干细胞自身改变导致随着年龄增加造血干细胞的数量减少，同时，其自我更新能力和分化谱系也受到影响。在动物体内观察到骨髓干细胞髓样偏斜分化，即造血干细胞的分化向髓系倾斜，导致淋巴系干细胞、前 B 细胞和总 B 细胞的生成减少。

3. 外周淋巴器官老化 外周淋巴器官是成熟的免疫细胞定居的部位,也是免疫应答产生的重要部位,主要包括脾和淋巴结等。

脾是实质性器官,表面被膜结缔组织深入脾内实质形成小梁,大部分实质为深红色称为红髓,其间散在分布的灰白色点状区域为白髓。成纤维细胞网状细胞(fibroblastic reticular cells,FRCs)和滤泡树突状细胞分别构成支持 T 细胞区和 B 细胞区的网络基质。白髓与红髓交界处狭窄区域为边缘区,内含 T 细胞、B 细胞和大量巨噬细胞。胚胎早期,脾是造血器官,骨髓开始造血后,脾成为最大的外周淋巴器官,富含多种免疫细胞和血细胞,是对血源性抗原产生免疫应答的重要场所。在衰老过程中,脾出现纤维化改变,原本结构分明的 T 细胞和 B 细胞区域出现紊乱,FRCs 产生趋化因子能力下降。

淋巴结为表面覆有薄层致密结缔组织的实质性器官,内含多种免疫细胞,与脾类似,有由基质细胞界定的高度组织化淋巴细胞区,是机体接受抗原刺激产生免疫应答的重要场所,免疫应答的发生可使局部淋巴结肿大。淋巴结的大小和结构与机体免疫功能状态密切相关。随着衰老,人体淋巴结数量减少,淋巴结逐渐出现纤维化,淋巴组织和 FRCs 减少,基质网络逐渐压缩且网状结构变松,还可见脂质沉积,以上改变导致淋巴结过滤细菌、病毒等病原微生物和肿瘤细胞的能力下降。有研究表明,老年个体感染病原微生物后,淋巴结中难以募集足够的 T 细胞和 B 细胞,并且免疫细胞在淋巴结中迁移缓慢,可能与局部趋化因子和细胞因子缺陷有关。

(二) 衰老导致的免疫细胞及相关免疫分子改变

免疫衰老的核心之一是不同类型免疫细胞的数量、表型和功能随衰老发生变化,具体表现如下(图 39-2)。

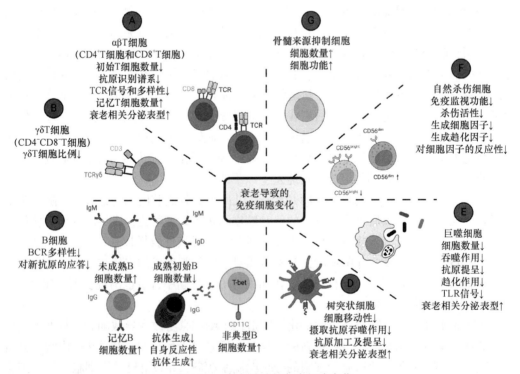

图 39-2　衰老导致的免疫细胞变化

1. T淋巴细胞 按照功能和细胞表面标志，成熟T淋巴细胞可被分为CD4+T细胞、CD8+T细胞和NK T细胞。CD4+T细胞通过辅助或调控其他免疫细胞发挥功能，其中发挥辅助作用的称为辅助性T细胞（helper T cell，Th细胞），发挥调节作用的称为调节性T细胞（regulatory T cell，Treg）。CD8+T细胞，又称为细胞毒性T细胞（cytotoxic T cell，CTL）是细胞免疫应答的效应细胞，可直接特异性杀伤被病毒感染的靶细胞和某些肿瘤细胞，同时也可分泌细胞因子，参与免疫调节。NK T细胞是既表达T细胞受体（T cell receptor，TCR）又携带NK细胞受体的特殊T细胞亚群，可发挥与NK细胞类似的细胞毒作用。按照TCR类型，成熟T细胞可分为两大类：①表达TCRαβ的T细胞，占外周总T细胞的95%，Th、Treg和CTL均属于此类细胞；②表达TCRγδ的T细胞，主要识别CD1分子提呈的抗原，大多数不表达CD4和CD8分子，少数可表达CD8分子，主要分布于皮肤和黏膜组织，发挥细胞毒和免疫调节作用。

在机体衰老过程中，虽然T细胞总数相对稳定，但是其组成、TCR多样性和功能均发生改变，具体表现为①初始CD4+和CD8+T细胞的数量减少、记忆T细胞的数量上升。②出现衰老相关T细胞表型，表现为CD27−、CD28−、CD57+、KLRG-1+，可作为T细胞衰老的特征之一，CD28是重要的共刺激因子，T细胞丢失CD28，TCR与其辅助受体的功能紊乱，导致T细胞对抗原刺激的反应下降。③老年个体内Treg细胞数量上升，可负向调节免疫应答，有研究表明循环Treg细胞数量与老年人疫苗接种效果负相关；另一方面，Treg可抑制自身免疫，其增加对预防衰老相关自身免疫病有重要作用。④有研究报道，30岁以后人体外周血中γδT细胞比例随年龄的增长而降低，特别是Vγ2+亚群，其功能改变尚不明确。⑤TCR表达谱多样性缩小，出现某些克隆相对扩增，导致T细胞应答谱下降。⑥T细胞衰老在功能上的另一显著改变为增殖能力减弱。可能机制为在机体生命过程中，T细胞过度增殖诱导端粒过度侵蚀及线粒体功能障碍，引起活性氧生成增加导致的DNA损伤。⑦老年个体内T细胞分泌IL-2减少。

2. B淋巴细胞 根据功能和表型，成熟B淋巴细胞可分为B1和B2细胞两个亚群。B1细胞主要参与固有免疫，产生低亲和力IgM；B2细胞即常规所指的B细胞，是体液免疫应答的主要效应细胞，其终末分化阶段——浆细胞是特异性抗体的来源，此外，B细胞亦可发挥抗原提呈和免疫调节作用。与T细胞类似，B细胞总数随着年龄的增长不发生明显变化，而其组成和功能发生变化：①衰老导致的B细胞亚群构成比例的改变目前尚有争议。有文献报道，老年个体外周血中初始B细胞和IgD−CD27−B细胞数量上升，类别转换记忆B细胞降低，IgM记忆B细胞无明显变化，但是在小鼠脾和淋巴结等外周免疫器官中未观察到初始B细胞明显改变；②B细胞数量受体（B cell receptor，BCR）库出现克隆扩增现象，BCR多样性下降；③自身反应性B细胞上升，导致自身抗体增加；④出现衰老相关B细胞亚群，表现类似非典型免疫记忆B细胞，与适应性免疫应答减弱有关，由于此群细胞的异质性，其具体特征还有待进一步研究。

3. 自然杀伤细胞 自然杀伤细胞（natural killer cell，NK cell）由骨髓干细胞分化而来，是固有免疫的重要效应细胞，细胞表面表达杀伤细胞激活性受体（killer activation receptor，KAR）、杀伤细胞抑制性受体（killer inhibitory receptor，KIR）和低亲和IgGFc受体（FcγRⅢ，CD16），不具有特异性抗原识别受体。根据其表面标志，NK细胞可分为CD56hiCD16lo未成熟细胞亚群和CD56dimCD16+成熟细胞亚群。NK细胞可通过KAR/KIR信号平衡、CD3、CD2分子和细胞因子等多种途径被活化。活化的NK细胞具有高细胞毒活性，通过抗体依赖细胞介导的细胞毒作用（antibody-dependent cell-mediated cytotoxicity，ADCC），分泌穿孔素、颗粒酶和 TNF-α 等细胞因子，可直接杀伤肿瘤细胞或病毒感染的靶细胞；亦可分泌 IL-2、IFN-γ 和 GM-CSF 等细胞因子发挥免疫调节功能。随着机体衰老，NK 细胞数量增多但功能失常，具体表现如下：①成熟 NK 细胞增多，未成熟 NK 细胞减少，可能与老年个体骨髓前体细胞产生减少有关；②NK 细胞整体杀伤活性无明显改变，但是由于 KAR/KIR 表达失衡，每个细胞的自然杀伤活性下降；③NK 细胞对刺激信号的活化反应能力降低，如对 IL-2 刺激后细胞增殖能力下降。

4. 髓系来源抑制性细胞　髓系来源抑制性细胞（myeloid-derived suppressor cell，MDSC），是一类具有免疫抑制功能的髓系来源的细胞。MDSC 由骨髓干细胞分化而来：造血干细胞分化为共同髓系祖细胞，再分化为未成熟髓系细胞（immature myeloid cell，IMC），在健康个体中，IMC 进一步分化为成熟的中性粒细胞、巨噬细胞或树突状细胞。在肿瘤、炎症、感染、创伤等病理情况时，IMC 的正常分化可被炎症因子或肿瘤来源的细胞因子阻滞，诱导其成为 MDSC，在外周血、免疫器官或病变部位募集、增殖、活化，从而抑制机体免疫系统功能。在衰老的炎症环境中，具有免疫抑制功能的 MDSC 数量增多，可能与老年个体正常免疫应答能力下降有关。

5. 单核/巨噬细胞　单核/巨噬细胞是指血液中的单核细胞（monocyte，MC）和组织中的巨噬细胞（macrophage）。存在不同组织中的巨噬细胞被赋予特定名称，如肝脏库普弗细胞。巨噬细胞是参与非特异性免疫的重要效应细胞，具有强大的吞噬功能，可杀灭和消化病原微生物等异物。机体代谢过程中产生的衰老、死亡或恶性变细胞也可以被巨噬细胞吞噬和清除，从而维持机体内环境稳定。巨噬细胞也是专职抗原提呈细胞。此外，巨噬细胞可产生多种酶（溶菌酶、溶酶体酶等）、细胞因子（IL-1、IL-6、IL-8、IL-12、IFN-α、IFN-γ、TNF-α、TGF-β、GM-CSF 等）、补体（C1、C2、C3、C4、C5、P 因子等）、凝血因子（凝血酶原及凝血因子 V、Ⅶ、Ⅸ、Ⅹ等）、反应性氧中间产物和反应性氮中间产物等生物活性物质，进而发挥调节免疫、介导炎症、调节生血止血和组织修复再生等生理功能。不同的外界刺激因素导致巨噬细胞呈现不同表型和活化状态，发挥不同功能，据此，巨噬细胞可被分为经典活化的促炎 M1 型和替代活化的抑炎 M2 型巨噬细胞。巨噬细胞具有依赖于外界环境的可塑性，衰老对巨噬细胞的影响取决于损伤类型和巨噬细胞的组织位置，老年个体内的巨噬细胞表现出以下功能缺陷：①吞噬能力减弱；②抗原提呈活性显著降低；③衰老巨噬细胞对炎症损伤的反应显著下调，延缓炎症状态的消退；④衰老导致的慢性炎症状态和细胞外基质的变化影响 M1/M2 极化，诱导 M1 型巨噬细胞表达 CD38，与减少 NAD^+ 合成和促进 NAD^+ 降解有关。

6. 树突状细胞　树突状细胞（dendritic cell，DC）包括胸腺并指树突状细胞、外周免疫器官中的滤泡树突状细胞和皮肤中的朗格汉斯细胞，是目前所知功能最强大的专职抗原提呈细胞。DC 还参与免疫耐受、免疫调节及 B 细胞分化发育等多种免疫机制。随着年龄增长，DC 的数量在组织中相对稳定，但是功能随衰老受损，如抗原摄取减少，抗原加工和向 T 细胞提呈抗原的功能也下调，导致激活 T 细胞启动免疫应答功能减弱。此外，老年个体皮肤中的树突状细胞数量减少，与抗原结合后迁移至淋巴结的能力受损。

7. 中性粒细胞　中性粒细胞属于小吞噬细胞，具有强大的趋化能力、活跃的变形运动和吞噬功能，由于其吞噬对象以细菌为主，中性粒细胞在抗感染免疫中发挥一线防御作用。此外，中性粒细胞还可引起感染局部炎症反应，参与寄生虫感染诱导的变态反应，进而引起免疫病理损伤。中性粒细胞的功能随着年龄的增长而下降，是老年个体感染频率增加的原因之一，具体表现如下。

（1）由于吞噬功能受损、脱颗粒和 ROS 产生，老年个体中中性粒细胞的杀菌活性显著降低。

（2）衰老中性粒细胞对趋化刺激的反应也表现出迁移障碍，导致中性粒细胞延迟招募到感染部位。同时，中性粒细胞趋化性降低亦会增加局部组织损伤和炎症，这是由于中性粒细胞弹性蛋白酶等酶的释放可显著损害组织本身，导致局部炎症。

（3）中性粒细胞细胞外陷阱（neutrophil extracellular traps，NETs）是由胞质、颗粒蛋白和核蛋白装饰的网状 DNA 结构，其释放是中性粒细胞处理较大体积微生物进而阻止病原体传播的重要机制，同时，具有杀菌活性的核蛋白和颗粒蛋白可促进病原体的清除。近年研究发现，小鼠体内 NETs 的形成随着机体衰老而受损。

8. 细胞因子 细胞因子是指包括免疫细胞在内的多种细胞受到一定刺激后合成分泌的、可介导细胞之间相互作用的小分子蛋白或多肽，是可溶性免疫分子。根据结构和功能，通常将细胞因子分为 6 个家族：白细胞介素（interleukin，IL）、干扰素（interferon，IFN）、肿瘤坏死因子（tumor necrosis factor，TNF）、集落刺激因子（colony stimulating factor，CSF）、生长因子（growth factor，GF）和趋化因子（chemokine）。细胞因子种类繁多，与靶细胞表面相应受体结合后发挥广泛而复杂的生物学作用，可参与介导和调节免疫应答、刺激造血细胞的增殖和分化、诱导细胞凋亡并参与神经-内分泌-免疫网络调控。伴随衰老，细胞因子分泌发生改变，属于衰老相关分泌表型（senescence-associated secretory phenotype，SASP），表现为促炎细胞因子（IL-1α、IL-1β、IL-6 和 IL-8 等）、某些趋化因子（CXC19、CXCL10 和 CXCL-1/3 等）和生长因子（GM-CSF 等）增加，其组成呈现出动态变化特点，主要取决于衰老细胞类型以及衰老诱导机制。

（三）衰老对固有免疫应答的影响

固有免疫应答又称为先天或天然免疫反应，是个体出生时即具备的非特异的免疫应答，通过识别病原微生物共有的病原体相关分子模式或损伤相关分子模式迅速产生免疫应答，构成抵抗感染的第一道防线，也可参与清除机体的损伤成分、衰老和发生恶性改变的细胞，还可通过抗原提呈激发适应性免疫应答，以联系固有免疫和适应性免疫。固有免疫系统主要包括屏障结构（皮肤黏膜系统和血脑屏障等）、固有免疫细胞（单核/巨噬细胞、NK 细胞和 NKT 细胞、树突细胞、中性粒细胞等）和固有免疫分子（细胞因子、补体，以及具有抗菌作用的蛋白等）。伴随衰老，固有免疫系统发生明显改变。

1. 随着衰老进程，作为固有免疫第一道防线的屏障功能受损，即皮肤、呼吸道、消化道黏膜系统的屏障功能下降，以及皮脂腺减少、分泌功能减弱、局部免疫球蛋白含量减少。

2. 构成固有免疫的细胞数量和功能随衰老出现相应改变，导致老年个体吞噬和杀伤微生物的能力下降，清除病原微生物的活性下降；同时，观察到 MHC Ⅱ类分子表达下调使得抗原提呈功能受损，进而导致 CD4$^+$T 细胞活化障碍。

3. 补体系统受衰老影响不大，但是细胞因子表现为衰老相关分泌表型，IL-6、IL-1β、TNF-α 等促炎或炎症细胞因子浓度升高，出现慢性炎症状态，可能促进衰老相关疾病的发生、发展。

4. 模式识别受体激活诱导产生的细胞因子分泌减少，如老年小鼠巨噬细胞表达 Toll

样受体显著减少，使活化酶的磷酸化减少，分泌趋化因子和细胞因子减少。

（四）衰老对适应性免疫应答的影响

适应性免疫应答，又称特异性免疫应答或获得性免疫应答，是个体生命过程中接受"非己"抗原异物刺激后产生的，针对特定抗原产生免疫反应的防御体系，具有免疫记忆效应，与抗原再次接触后可发生比初次应答更为迅速有效的再次应答。适应性免疫应答可分为识别、活化（增殖和分化）、效应3个阶段，主要由淋巴细胞执行此过程。根据参与应答的细胞种类和机制，适应性免疫应答分为T细胞介导的细胞免疫和B细胞介导的体液免疫。老年个体对新抗原反应下降，难以建立免疫记忆，衰老显著影响适应性免疫应答。

1. 衰老对细胞免疫应答的影响 参与细胞免疫的主要细胞是抗原提呈细胞（antigen presenting cell，APC）、$CD4^+Th$ 细胞和 $CD8^+T$ 细胞。初始 T 细胞通过高度异质的 TCR 与 APC 表面的抗原肽-MHC 分子复合物特异性结合完成抗原识别，T 细胞膜上 TCR-CD3 复合物将刺激信号传入胞内，以确保免疫应答的特异性，在协同刺激信号的共同刺激下，完全活化 T 细胞，这些 T 细胞大量增殖进一步分化为效应细胞，在特异性抗原聚集部位发挥效应，$CD8^+T$ 细胞介导细胞免疫效应可特异杀伤病毒或胞内菌感染的靶细胞和肿瘤细胞。靶细胞被清除后，大多数活化的细胞也迅速死亡，少量细胞分化为记忆细胞长期存留在体内，以高效应对再次接触同样的抗原。大量研究证实，老年个体细胞免疫失调。由于初始 T 细胞数量和 TCR 库多样性下降以及共刺激分子表达缺陷，老年个体应对新抗原（如新入侵的病原微生物和肿瘤新抗原）的免疫应答下降，对抗新发传染病能力减弱，也使肿瘤细胞更易于逃避免疫细胞攻击。另外，衰老相关淋巴结结构的改变，使 T 细胞迁移受阻，代偿性出现虚拟记忆 T 细胞（virtual memory T cell，T_{VM}），这些细胞 TCR 多样性有限并且逐渐丧失增殖能力，面对微生物入侵，不能有效进行免疫应答。

2. 衰老对体液免疫应答的影响 在抗原刺激下 B 细胞活化增殖，分化为浆细胞，分泌特异性抗体，发挥抗体介导的各种生物学效应。可激发体液免疫应答的抗原种类繁多，根据抗体产生过程中是否需要 T 细胞辅助，可将抗原分为 T 细胞（或胸腺）非依赖性抗原（T/thymus-independent antigen，TI-Ag）和 T 细胞（或胸腺）依赖性抗原（T/thymus-dependent antigen，TD-Ag）。TI 抗原主要激活 B1 和边缘区 B 细胞。荚膜多糖是 TI 抗原之一，可帮助细菌抵抗宿主吞噬细胞的吞噬和杀伤。B 细胞在老年人脾边缘区和淋巴滤泡之间定位和迁移受损，导致边缘区 B 细胞缺陷，与针对细菌荚膜多糖的应答减弱有关，影响有效抗体的产生，可增加老年人细菌感染风险。

绝大多数蛋白、病毒和细胞均为 TD 抗原，分子量大，抗原决定簇种类多，同时具有可被 Th 细胞识别的载体决定簇和可被 B 细胞识别的半抗原决定簇。APC 摄取处理 TD 抗原，提呈给 T 细胞，针对同一抗原的 Th 细胞和 B 细胞在外周淋巴组织互相作用，形成生发中心，活化的 B 细胞在这个特殊结构与 DC 和 Th 细胞发生复杂的相互作用，经历快速的克隆增殖、抗体可变区体细胞高频突变、抗原受体编辑、抗体亲和力成熟和抗体类别转换等过程，同时通过阳性选择清除自身反应性 B 细胞维持免疫耐受，最终分化为记忆 B 细胞和浆细胞，产生类别转换的高亲和力特异性抗体（如 IgG），发挥多重生物学效应。应答过程中形成的部分浆细胞迁移至骨髓成为长寿命浆细胞，在骨髓基质组织提供的存活信号维持下长期生存，停止分裂增殖，可持续产生抗体以迅速清除特异性抗原；而记忆 B 细胞存在于外周淋巴器官中，通常为低增殖状态，当再次接触同一抗原时，迅速活化增殖，启动再次免疫应答，可再次形成生发中心，进一步选择高亲和力抗体。再次免疫应答早期即可产生高亲和力 IgG，同时，由于记忆 B 细胞在生发中心中再次进行抗原受体编辑和阳性选择，可抵抗发生变异的病原微生物再次入侵。体液免疫记忆依靠长寿命浆细胞产生的抗体和记忆性 B 细胞共同维持，是疫苗发挥保护作用的重要机制。随着年龄的增加，Th 细胞功能缺陷，新生成的初始 B 细胞数量和功能均下降，在生发中心中 B 细胞不能诱导关键转录因子 E47 和抗体类别转换关键酶 AID 的表达，影响抗体可变区体细胞高频突变、抗体类别转换和亲和力成熟，导致老年人产生高亲和力抗体能力下降，抵御新接触的病原微生物能力减弱，增加感染风险；同时，生命过程中不断分化形成的各种免疫记忆细胞克隆和特异性抗体在老年个体内积累，由于 B 细胞间的克隆竞争以及特异性抗体的负反馈调节，影响新的免疫记忆形成和维持，显著降低疫苗接种的有效保护作用。

3. 衰老对免疫调节的影响 免疫应答是由多种免疫细胞和免疫分子参与的复杂过程，受到多种因素调节，在正常状态下保持平衡，维持机体内环境稳定。免疫应答的调节具有双向性，既要在外来异物入侵时激活免疫反应，又要在清除外来异物后减弱以至终止免疫应答。免疫细胞（巨噬细胞、MDSC、Treg 等）、免疫分子（Toll 样受体、细胞因子信号传导阻抑物、抑制性协同刺激分子受体等）甚至来源于其他系统（神经内分泌系统）的元件之间相互协作，共同调节免疫应答。初始 CD4$^+$T 细胞被激活后增殖分化为 Th0 细胞，在局部微环境影响下，进一步分化为 Th1、Th2、Tfh、Th17 和 Treg 细胞，在免疫应答中发挥不同辅助或抑制作用。IL-12 和 IFN-γ 等细胞因子促进 Th1 细胞极化，辅助细胞免疫应答；IL-4 等细胞因子促进 Th2 细胞极化，辅助体液免疫应答；IL-6 和 IL-21 等细胞因子促进 Tfh 细胞极化，辅助生发中心中 B 细胞应答；IL-6 和 TGF-β 等细胞因子促进 Th17 细胞极化，促进中性粒细胞募集和炎症反应；IL-2 和 TGF-β 等细胞因子促进 Treg 细胞极化，负向调节免疫应答。老年个体内 IL-2 和 IFN-γ 下降，IL-4、IL-6 和 IL-10 上升，使 Th0 细胞更倾向于向 Th2 和 Th17 方向极化。发挥免疫抑制功能的免疫细胞（如 MDSC 和 Treg）在老年个体体内增加，减弱免疫应答。

（五）衰老相关的免疫病理状态

有效的免疫应答可清除外来抗原，维持体内生理平衡，免疫系统失调会导致疾病的发生，衰老导致的免疫系统改变也可产生相应的病理状态。

1. 自身免疫 正常生理状态下，免疫系统对自身抗原无应答或仅有微弱应答，处于免疫耐受状态。自身免疫是指针对自体抗原的不恰当免疫反应，主要通过自身反应性免疫细胞和自身抗体发挥作用。通常机体中存在一定量的自身免疫以清除衰老或损伤的自身成分，而在某些因素影响下，免疫耐受被打破，自身免疫反应异常增强，造成自身组织损伤和功能异常，引发自身免疫病。大量研究表明，老年人自身免疫和自身免疫病的高患病率是免疫系统功能在衰老过程中变化的重要表现之一。随着年龄增加，血清中逐渐出现自身抗体种类和含量上升。此外，有研究发现，老年人血清中 IL-17 上升伴有 Th17 细胞增多，Th17 细胞已被证实在多种自身免疫病（如类风湿关节炎、多发性硬化、银屑病和炎症性肠病）的恶化中发挥作用，其在免疫衰老中的潜在作用还有待进一步分析。

2. 炎症衰老 炎症是局部组织对损伤或感染的保护性反应，主要由固有免疫活化介导，通常是一种自限过程，当损伤或感染被清除后，炎症通路恢复到灭活状态，可分为急性和慢性。任何能引起组织损伤的因素都可触发炎症，补体激活产生炎症介质发挥作用是炎症反应的核心之一，NF-κB 信号通路促进多种炎症介质表达是关键分子机制。过度的炎症反应会造成机体损伤。

随着年龄增长可逐渐出现无菌、低级别、慢性的全身炎症状态，即为炎症衰老（inflammaging），其特点是血清炎症因子（如 C 反应蛋白、IL-6、IL-8 和 TNF-α 等）上调，还可见中性粒细胞和炎性白细胞增多。炎症衰老与年龄相关疾病的发病率和死亡率有关，如癌症、心血管疾病、2 型糖尿病、神经退行性疾病及老年综合征等。导致炎症衰老的因素多种多样，包括肥胖、氧化应激、肠道通透性增加、慢性感染、免疫细胞缺陷和衰老相关促炎因子等。在免疫衰老促进炎症发展的同时，持续的炎症环境也是导致免疫衰老的重要原因之一。衰老免疫细胞杀伤能力降低导致衰老细胞不能被有效清除，衰老细胞积累并且主动产生 SASP，反过来影响免疫细胞功能。有研究表明，尽管百岁老人体内促炎因子（如 IL-6）升高，但其导致的不利后果可被上调的抑炎因子抵消，提示健康的寿命延长是促炎反应和抑炎反应平衡的结果。

四、免疫衰老应对策略

随着对免疫衰老的深入研究，人们提出了多种免疫衰老应对策略，其意义在于延缓或减轻免疫系统功能失调，从而保持身体健康、提高生活质量。目前有研究表明，饮食、运动、精神压力等多种外在因素在免疫衰老的过程中起着重要的调节作用。此外，疫苗接种、抗衰老药物的治疗等也是干预免疫衰老的重要措施（图 39-3）。

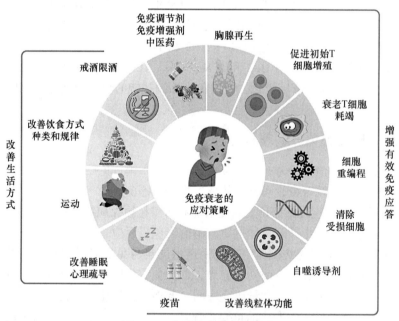

图 39-3 应对免疫衰老的策略

（一）改善生活方式应对免疫衰老

饮食健康直接关系到身体健康，饮食中所富含的营养成分对免疫系统和肠道微生物群起着重要的调节作用。摄入足够的微量营养素（维生素 C、维生素 D 等）能够支持免疫系统的健康发育，同时有助于多种免疫细胞发挥作用。适度摄入健康脂肪如 Omega-3 脂肪酸，可以抑制慢性炎症和氧化应激等，从而干预免疫衰老过程中的多个环节。限制饮食中的热量摄入可以有效改善肠道菌群，调节免疫系统的功能，延缓机体的免疫衰老。合理均衡的饮食习惯有助于维持机体健康和免疫系统功能，预防和延缓免疫衰老的过程。

有规律的运动可以对老化的免疫系统产生积极影响，干预固有免疫和适应性免疫的衰老过程。运动对于免疫衰老的影响与运动的形式及个体情况相关。耐力训练多数可观察到有效的影响，而力量训练却缺乏效果。同时，健康状况较差的个体通过定期锻炼可以得到更显著的延缓免疫衰老的效果。

心理压力也是免疫衰老的重要危险因素之一，其可以通过多种机制影响机体的免疫衰老。有研究表明，心理压力较大与初始 T 细胞的减少和记忆 T 细胞的升高之间存在较强关联性，从而加速免疫衰老的进程。同时，压力的改变可以通过调节人体内多种激素水平的变化对免疫系统产生作用，如引起 HPA 轴的代谢亢进从而抑制机体免疫系统的功能。此外，不良饮食和缺乏运动等也与较大的社会压力有关，可间接促进免疫衰老的发生。健康的心理状态以及良好的压力管理对延缓免疫衰老具有重要作用。

此外，戒烟、戒酒以及保持良好的睡眠均可改善免疫系统的功能。生活方式等因素在延缓免疫衰老的过程中起着不可替代的作用，但仅靠上述因素的干预应对免疫衰老的效果仍存在局限性，为此可能需要通过药物治疗等方式增强机体的有效免疫应答。

（二）增强有效免疫应答的治疗方式

通过增强机体有效免疫应答可以干预免疫衰老的过程，并维持机体稳定的状态。免疫增强治疗主要包括疫苗接种和免疫细胞疗法。对于一些特定病原微生物的感染，如流感病毒、肺炎球菌等，可以通过接种疫苗的方式来预防，从而避免因感染而导致的免疫系统功能紊乱。但免疫衰老会导致老年人对疫苗的反应性降低，因此，目前有很多研究着眼于老年疫苗的改进。免疫细胞疗法主要是利用免疫细胞的存储与回输提高机体的免疫能力，进一步延缓免疫衰老的过程。

除了免疫增强治疗，目前已有多种抗免疫衰老的药物进入临床试验阶段。相关药物的作用机制主要聚焦于阻断免疫衰老的潜在过程，包括靶向衰老细胞、促进干细胞恢复活性、改善线粒体功能，以及增强自噬和减少炎症衰老的发生等。其中，靶向衰老细胞的药物按照其作用机制主要分为两类：一类为衰老细胞抑制剂，如 Senolytics 疗法，此类药物可以清除体内衰老细胞，但是目前大多数衰老细胞抑制剂无法做到精准靶向衰老细胞，会对机体的非衰老细胞产生副作用；另一类为 SASP 抑制剂，其作用机制主要为对抗衰老细胞所分泌的多种细胞因子。此外，二甲双胍、卡波糖、亚精胺等也都被证实可以通过相应作用机制对抗免疫衰老。

运用传统中医药治疗手段对抗衰老具有悠久历史，其对免疫系统也有一定影响。有研究表明，针灸可以通过调节 T 细胞延缓免疫衰老。中医药在改善免疫衰老的应用有待继续研究。

综上所述，应对免疫衰老首先需要我们改善日常饮食和生活方式，保持良好的心理健康。其次现已发现多种靶点可作为延缓和干预免疫衰老的候选者，具有应对免疫衰老的潜力。但仍需继续探索免疫衰老的机制及过程，同时，如何将多种方法联合应用从而更好地应对免疫衰老也是未来需要努力的方向。

第二节　研究免疫衰老的技术和模型

一、免疫检测方法和技术

随着免疫学、细胞生物学、分子生物学和生物信息学等相关学科的发展，免疫检测技术不断发展和完善，新的研究方法和技术手段不断出现。免疫检测主要包括抗原或抗体检测、免疫细胞表型鉴定、免疫细胞功能分析，以及免疫分子的测定等，用以评估和研究免疫系统功能。所有免疫学检测技术均可用于免疫衰老研究。

（一）检测抗原或抗体的试验技术

抗原与抗体结合具有高度特异性，这种专一性基于抗原表位的构型与抗体的抗原结合部位的构型互补，基于此特性，可用已知抗体检测未知抗原，也可用已知抗原检测未知抗体，从而对未知物质进行特异性定性、定量或定位检测。常用的体外抗原-抗体反应包括凝集反应、沉淀反应、免疫标记技术和蛋白质芯片技术等。大颗粒抗原（细菌、红细胞等）或表面包被抗原的颗粒状物质与相应抗体比例适当的特异性结合，在合适的电解质条件下，出现肉眼可见的凝集成块现象，即为凝集反应。可溶性抗原（血清蛋白、毒素、组织浸液等）与相应抗体结合，在合适条件下出现肉眼可见的沉淀的现象，称为沉淀反应，如单向或双向琼脂扩散、免疫电泳等。

目前应用最为广泛的免疫检测技术是免疫标记技术，是指利用酶、荧光素、放射性核素、胶体金和化学发光物质等标记抗体或抗原进行抗原或抗体特异性结合，通过检测标记物以测定抗原-抗体复合物，不仅可以定性、定量检测抗原或抗体，还可以结合显微镜技术进行定位检测。此技术既有标记技术的高灵敏性又有抗原抗体反应的高特异性。

1. 免疫酶测定法　是以抗原抗体特异性反应为基础，结合酶对底物的高效催化作用，通过酶作用后显色来判定试验结果的技术，可用酶标记抗体检测特异性抗原或酶标记二抗检测特异性抗体。常用方法如下。

1）酶联免疫吸附试验（enzyme-linked immunosorbent assay，ELISA）用于定性或定量检测可溶性抗原或抗体。根据检测目的和待测样本的不同，可设计不同类型的 ELISA，如双抗夹心法、间接法、竞争结合等。

2）酶联免疫斑点试验（enzyme-linked immunospot assay，ELISPOT assay）与 ELISA 原理类似，待测样本为可溶性免疫分子的分泌细胞。用已知抗体包被固相载体，加入待测细胞，一定条件下孵育一段时间后洗去细胞，如果待测细胞产生相应可溶性免疫分子，则与包被抗体结合，再加入该分子特异性的酶标抗体，加底物显色，分泌该分子的细胞所在局部呈现有色斑点，一个斑点代表一个细胞，通过计数可推算出分泌该免疫分子的细胞数。此方法灵敏度高，可从 20 万～30 万细胞中检出一个阳性细胞，在免疫学研究中获得广泛应用。

3）酶免疫组化技术：结合抗原抗体反应特异性和组织化学可见性，利用显微镜技术进行形态学检查，对分布在组织或细胞中的待测抗原进行定位、定性和定量检测。

2. 免疫荧光技术（immunofluorescence technique）　是指用荧光素标记的抗体（或抗原）与抗原（或抗体）发生特异性结合，通过特殊仪器设备（如荧光显微镜、激光共聚焦显微镜和流式细胞仪等）检测荧光素被激发后所呈现的荧光，借此检测特异性抗原（或抗体）的方法，可确定抗原（或抗体）的性质、含量，以及在组织细胞中的定位。

3. 免疫印迹法（Western blotting） 是结合高分辨率凝胶电泳和免疫化学分析，对目的蛋白进行检测的方法。先用十二烷基磺酸钠-聚丙烯酰胺凝胶电泳（SDS-PAGE）分离不同分子量大小的蛋白质样本，再将其转移到固相载体膜（如 PVDF 膜）上，接着用酶或放射性同位素标记的特异性抗体对待测蛋白进行定性或定量检测。

4. 蛋白质芯片技术 是一种高通量的蛋白功能分析技术。将多种已知蛋白质抗原（如酶、抗原、抗体、受体、配体等）有序固定于载体芯片，根据分子特性，捕获能与之特异性结合的待测蛋白，可利用荧光素或同位素标记待测蛋白，用特殊的芯片扫描仪直接进行检测，还可用类似 ELISA 的方法标记二抗间接检测。此技术可快速、准确、高通量分析蛋白表达谱，用于研究蛋白质间相互作用，甚至 DNA-蛋白质或 RNA-蛋白质的相互作用，以获得蛋白表达、分子间调控关系、药物靶点选择等重要信息。

（二）免疫细胞表型分析

不同谱系的免疫细胞在分化发育不同阶段表达不同的表面标记物，这些免疫细胞膜分子不仅是免疫细胞发挥作用的物质基础，也是鉴定和分离不同免疫细胞的依据。多色免疫荧光技术可迅速、准确、多参数检测免疫细胞表面和胞内标记物，根据检测样本和仪器设备不同，可分为流式细胞术（flow cytometry，FCM）和免疫荧光显微术（immunofluorescence microscopy，IF）。FCM 利用流式细胞仪快速检测单个免疫细胞经荧光抗体染色后携带的荧光素，分析免疫细胞表达的标记物，从而定性和定量鉴定免疫细胞亚群，还可以通过分选技术对特定细胞群体加以纯化分离，无毒害，分选出来的细胞可继续用于进一步分析。IF 利用荧光显微镜或激光共聚焦显微镜定性、定量和定位分析免疫细胞或组织。

（三）免疫细胞功能检测

1. T 细胞功能体外检测 特异性抗原（TCR+共刺激信号）或有丝分裂原（如刀豆蛋白 A）可在体外刺激 T 细胞活化增殖并产生不同的细胞因子。可通过以下方法检测 T 细胞增殖：①形态计数法。活化的 T 细胞出现体积增大、胞质增多、细胞核松散等改变，通过显微镜观察细胞形态学变化并监控细胞数量，了解增殖情况，该法简单但主观性较强。②BrdU 掺入法。BrdU 为胸腺嘧啶衍生物，将其加入细胞培养体系在 DNA 合成期可替代胸腺嘧啶，新生成的细胞携带 BrdU，反应结束后利用抗 BrdU 单克隆荧光抗体胞内染色，同时结合其他细胞标记物染色，通过免疫荧光技术可判断增殖细胞种类和速度。③羟基荧光素二醋酸盐琥珀酰亚胺酯（CFSE）染色法。CFSE 是一种可穿透细胞膜的荧光染料，被 CFSE 染色的细胞进行分裂时，具有荧光的胞质蛋白被平均分配到子代细胞中，荧光强度减半，以此类推，随着细胞分裂荧光强度不断递减，通过流式细胞仪检测荧光强度，可分析细胞增殖情况。此外，可通过 FCM 检测 T 细胞活化分子（如 CD69、CD25 等）的表达情况判断 T 细胞的活化状态，还可以利用 ELISPOT 或 FCM 胞内染色分析 T 细胞产生细胞因子的情况。

2. B 细胞功能体外检测 TI 抗原、TD 抗原或有丝分裂原也可在体外激活 B 细胞，引起增殖、表达活化分子，以及分泌抗体和细胞因子。与 T 细胞类似，可用上述技术对 B 细胞功能进行检测，但是检测指标可依据 B 细胞特性和功能做相应调整，如由于 B 细胞介导体液免疫，抗体和抗体形成细胞的检测是反映 B 细胞功能的重要指标之一。

3. 细胞毒试验 NK 和 CTL 对靶细胞有杀伤效应，可根据待测细胞功能特点，选用相应靶细胞，在合适条件下按一定比例与待测细胞共培养，检测靶细胞受损或存活情况（乳酸脱氢酶释放法、凋亡细胞检测法等），以评估待测细胞的细胞毒性。

4. 吞噬功能检测 单核/巨噬细胞和中性粒细胞具有吞噬功能，可用体外试验检测其吞噬能力。将待检细胞和待吞噬颗粒（如鸡红细胞、表达绿色荧光的大肠埃希菌、染色酵母菌、荧光微球及染料颗粒等）混合培养，颗粒会逐渐被吞噬，在显微镜或荧光显微镜下观察细胞吞噬情况，可计算吞噬百分率和吞噬指数定量评估吞噬能力。

二、免疫衰老研究模型

在生物医学研究领域，开展实验研究需要实验对象、设备、试剂和信息等基本条件。研究免疫衰老也需要选择合适的实验对象构建模型，目前免疫衰老的研究主要利用细胞模型（人体样本）和动物模型（小鼠和非人灵长类动物）。

（一）利用人体样本分析免疫状态

免疫系统包含上百种不同的免疫细胞亚群和细胞因子，随着个体衰老，免疫功能失调，免疫系统衰老又反过来促进机体衰老。依据研究目的，确定详细的入组标准建立队列，收集外周血样本，可运用 FCM、体外培养、高通量测序等多种技术直接分析免疫细胞亚群表型、免疫细胞对刺激信号的反应能力和基因表达状况，结合临床信息，多维度结合评估免疫系统功能。除了外周血，在伦理允许情况下，可利用其他组织样本（如骨髓、淋巴结等）分析免疫功能。

（二）动物模型（深入探究免疫衰老的机制）

动物模型是指利用动物来模拟研究并解释生命的系统与过程的动物，既有正常模型，也有异常（疾病）模型。衰老是一个漫长的生理过程，最常见的衰老动物模型就是自然衰老模型，通常 16 个月龄以上的小鼠被认为是衰老小鼠，可用于研究免疫衰老。此外，还有各种经过基因编辑加速全身衰老的小鼠模型，如 *Lmna* 突变以模拟早衰综合征小鼠模型（寿命 3 个月左右）、*Sirt6* 敲除小鼠和 *Klotho* 敲除小鼠等，可用于探究机体衰老对免疫衰老的影响。近年来，有研究团队在造血细胞中敲除 *Ercc1* 基因（破坏内源性 DNA 损伤修复，加速内源性氧化损伤和衰老细胞累积）构建免疫细胞衰老小鼠模型，发现免疫衰老导致机体非淋巴器官的衰老。

思 考 题

1. 简述免疫衰老的概念及其涵盖的内容。
2. 老年人初次接种疫苗的免疫反应特点是什么？
3. 老年人抗病毒感染免疫反应有何特征？

（郝　轶）

第四十章　肠道微生态与衰老

第一节　微生态概述

　　微生态学是研究微生物群的结构、功能及其与宿主、环境相互依赖和相互制约关系的科学，是生命科学的分支。近年来，微生态学逐渐成为国际的研究热点，受到科学家和研究组织的高度重视。微生态学的发展经历 4 个阶段，即萌芽阶段、停滞阶段、发展阶段及现代化阶段。微生物是人体的有机组成部分，其种类、数量众多，人体内有上千种细菌，数量达 10^{14} 个，重量约 1.5kg，其中 99.9%是以双歧杆菌和类杆菌为代表的专性厌氧菌，0.1%是以肠杆菌为代表的兼性厌氧菌。微生物的基本分类为门、纲、目、科、属、种。

　　人体的微生态系统包括口腔、呼吸道、胃肠道、泌尿道、阴道及皮肤等。其中，肠道微生态最重要且最复杂，占人体总菌量的 80%左右。肠道微生物主要由细菌、病毒、古细菌、真菌及原生生物组成，其中超过 90%的细菌属于变形菌门、厚壁菌门、放线菌门、拟杆菌门。肠道微生物具有多样性、高密度、高代谢及多功能等特点，在正常生理状态下，稳定的肠道微生态在食物发酵、必需维生素合成、有毒化合物降解、病原体抵抗、肠上皮功能维护、肠屏障增强及免疫系统塑造和调动等方面都有重要的作用。多种因素可以影响肠道微生物的丰度及多样性，包括人体遗传特性、分娩方式、出生胎龄、哺乳方式、膳食模式、年龄、疾病及药物等。肠道微生态失衡，又称为肠道菌群失衡，主要是指由于肠道菌群组成改变、细菌代谢活性变化或菌群在局部分布变化而引起的失衡状态，表现为肠道菌群在种类、数量、比例、位置和生物学特征上的变化，肠道菌群失衡与人体健康及疾病的发生发展密切相关。

第二节　肠道微生态与衰老机制

一、老年人肠道菌群的特点及其演替性变化

　　老年人肠道菌群有以下特点：①增龄性改变。②个体差异大。③菌群稳定性和多样性下降。

　　人体在长期进化过程中形成的正常肠道菌群与人体本身在不同发育阶段的相互生理作用，形成了人体肠道菌群的"动态平衡"。年龄一直被认为是影响人体肠道菌群的重要因素，在增龄过程中肠道菌群会出现相应变化，这种变化是由菌群本身、人体及环境等多种因素综合作用形成的。

　　出生前，胎儿生长发育在相对无菌的子宫中，随着分娩的发动，胎儿开始暴露并生活在有菌环境中。新生儿出生后 48h 的肠道菌群由大肠埃希菌、肠球菌、葡萄球菌等组成，其中大肠埃希菌是优势菌；1 周后，肠道内的双歧杆菌取代大肠埃希菌成为新的优势菌；断奶后，肠道菌群以双歧杆菌、类杆菌、芽孢梭菌和链球菌为主。进入成年期后，以柔嫩梭菌、球形梭菌、类杆菌、双歧杆菌为四大优势菌群，乳酸杆菌、肠杆菌、脱硫弧菌、孢菌、奇异菌及梭菌Ⅺ、ⅩⅣ 和ⅩⅧ等其他细菌是次要优势菌群。在整个成年阶段，肠道菌

群的构成在物种水平是相对稳定的，而进入老年期后，类杆菌、肠杆菌、肠球菌数量显著增加，肠道双歧杆菌和乳酸菌数量明显减少，肠道定植抗力及双歧杆菌与肠杆菌的比值（B/E 值）显著下降。

二、肠道微生态调节衰老的潜在机制

正常的物种多样性是健康肠道菌群的重要保证。健康成年人群，肠道菌群的结构和组成保持基本稳定，但进入老年期后，一些重要的菌种会随宿主机体的衰老而发生明显改变，从而导致肠道菌群的功能与成年人不同。

哺乳动物衰老有 9 个共同特征，包括基因组不稳定（如 DNA 完整性破坏）、端粒磨损、表观遗传改变（如 DNA 甲基化或组蛋白修饰的改变）、蛋白质稳态丧失（如蛋白质的错误折叠或异常聚集）、营养感知失调（如 IGF-1 或 AMPK 信号通路异常）、线粒体功能障碍、细胞衰老、干细胞耗竭和细胞间通信改变（如内分泌、炎症和免疫功能改变），这些特征共同决定衰老表型。近年来，研究发现肠道菌群及其代谢产物参与调节这些过程，从而影响衰老发生。

（一）肠道菌群影响干细胞增殖

随着器官的衰老，组织的再生能力减弱，肠道菌群对调节干细胞的数量和功能起一定作用。研究发现，通过粪菌移植改变淋巴细胞减少小鼠的肠道菌群后，其造血干细胞的数量和比例发生了改变，如多能祖细胞和髓系祖细胞数量和比例增多。已有多项动物研究发现，肠道菌群可以影响胃肠道的干细胞增殖，尤其是肠上皮干细胞。目前对肠道菌群影响肠上皮干细胞的确切机制并不清楚，可能与肠道内革兰氏阴性菌释放的外膜囊泡和肠上皮的直接物理接触或摄取有关，这些囊泡可能携带菌群衍生的分子活性肽、毒力因子、小 RNA 和 DNA 等均可以改变肠上皮干细胞的基因表达模式，影响肠上皮干细胞功能。

（二）肠道菌群与免疫衰老和慢性炎症

免疫衰老通常定义为机体的先天性和适应性免疫系统发生与年龄相关的结构和功能改变，其在老年慢性病的发生发展中起重要作用。免疫衰老受多种因素影响，如遗传、营养、运动、性别和病原体感染等，肠道菌群在免疫衰老的过程中也起重要作用。肠道菌群的衍生分子可透过肠道屏障进入循环系统影响 T 细胞、先天性淋巴细胞和巨噬细胞的产生及其功能。研究发现，广谱抗生素导致的菌群失调会抑制外周血淋巴细胞的生成和粒细胞的成熟；另有研究发现，将年轻小鼠的粪菌移植到老年小鼠后增加了酪酸梭菌、毛螺旋菌及拟杆菌的丰度，增加了外周血中白细胞、B 淋巴细胞和 CD8$^+$ T 细胞的数量。

慢性低度炎症与衰老密切相关。慢性低度炎症从何而来？衰老过程中肠道菌群失调会增加肠黏膜屏障的通透性，使病原体相关分子（病毒的双链 RNA、细菌的脂多糖等）和损伤相关分子（高速泳动族蛋白、透明质酸等）进入循环系统，导致多种炎症因子包括 IL-1 及其受体拮抗蛋白、IL-6、IL-8、IL-13、IL-18、C 反应蛋白、干扰素 α 和 β、转化生长因子 β、肿瘤坏死因子及其可溶性受体等释放。将年轻小鼠的粪菌移植至卒中的老年小鼠后，其肠道和大脑内抗炎的调节性 T 细胞水平增加，而促炎的 γδT 细胞水平降低，并促进老年小鼠的活动能力恢复，这也证实了肠道菌群在调节免疫和炎症中的作用。

（三）肠道菌群与蛋白质稳态

蛋白质稳态失衡是衰老的一个特征，当蛋白质稳态被破坏，会导致蛋白质错误展开、折叠或异常聚集，也会导致相应的疾病，如阿尔茨海默病（Alzheimer's disease，AD）和帕金森病。研究发现，部分大肠埃希菌可以产生与淀粉样蛋白具有相同结构和生物特性的成分，并增强肠道和大脑中 α 突触核蛋白的产生和聚集；而该菌株的缺失可以延缓 β-淀粉样蛋白带来的危害。另一方面，健康的肠道菌群可以通过调节自噬或热休克蛋白水平，对机体衰老过程中的能量平衡和宿主细胞的蛋白质稳态发挥重要作用，如乳酸杆菌和双歧杆菌可通过抑制 NF-κB 和诱导热休克蛋白表达来改善肠上皮细胞的蛋白酶体功能。

（四）肠道菌群与线粒体功能

线粒体是调节细胞代谢的核心细胞器，线粒体氧化呼吸链产生活性氧。活性氧是调节生理过程的重要信号分子，如参与生长因子信号和炎症反应的过程。最近一些研究发现，肠道菌群及其代谢产物与线粒体功能密切相关。肠道上皮细胞在接触共生菌群鼠李糖乳杆菌后会产生活性氧，导致谷胱甘肽和硫氧还蛋白的氧化增加。定居在人体肠道中的脱硫弧菌等硫酸盐还原菌可产生硫化物，抑制细胞色素 c 氧化酶的活性，影响线粒体呼吸链的过程。

（五）肠道菌群与 DNA 稳态、端粒酶和表观遗传调控

在人的一生中，基因组的完整性不仅会受到外界化学、物理和生物刺激的影响，也会受到内部变化如 DNA 复制错误、DNA 主链自发水解和活性氧的影响。DNA 损伤和突变积累与衰老速度有关。目前已知幽门螺杆菌感染会导致一系列的 DNA 损伤事件，如染色体不稳定性增加、点突变率增加以及 DNA 双链断裂等；而肠道共生菌如大肠埃希菌和脆弱拟杆菌也可以触发基因组不稳定性增加和表观遗传学改变。研究表明，具有基因毒性的大肠埃希菌（如 pks 阳性大肠埃希菌）可以通过诱导基因组突变导致结直肠癌发生。

多年来的研究认为，端粒的长短与寿命相关。端粒在基因组稳定性的改善中也起着重要作用，其覆盖染色体末端使其免受退化或错误重组的影响。目前，并没有明确肠道菌群可以影响端粒长度。但现有的研究发现，活性氧的增加会导致端粒 DNA 的氧化损伤，并加速端粒缩短。部分有害菌如脆弱芽孢杆菌、变异梭杆菌、黏附侵袭性大肠埃希菌等可以过度增加细胞活性氧的水平，间接诱导端粒磨损。

越来越多的研究发现，肠道菌群参与了衰老过程中表观遗传学的改变。其可能的机制包括 DNA 甲基化通过调节转录因子、组蛋白修饰和转录机制参与表观遗传调控，双歧杆菌可以通过代谢产生叶酸，而叶酸代谢产生的 5-甲基四氢叶酸是甲基的重要来源。将肠上皮细胞暴露于双歧杆菌后，观察到不同位点的 DNA 修饰差异。双歧杆菌代谢产生的短链脂肪酸（short-chain fatty acids，SCFAs）也参与调控组蛋白修饰，调控染色质结构和功能。

（六）菌群代谢产物调节衰老过程

肠道菌群会产生多种代谢产物，如 SCFAs、胆汁酸、多胺等。这些代谢产物通过循环系统影响远端器官，在维持宿主的代谢适应性、内分泌稳态和健康调节方面发挥着至关重要的作用。

1. SCFAs SCFAs 包括乙酸、丁酸和丙酸等。SCFAs 主要由结肠中的菌群发酵多糖（如纤维和抗性淀粉）产生，是菌群代谢所特有的产物。乙酸可以由大部分共生菌代谢产生，丙酸可以由拟杆菌、厚壁菌、毛螺旋菌等通过琥珀酸途径或丙二醇途径代谢产生，丁酸主要由丁酸梭菌柔嫩梭菌等产生。SCFAs 对葡萄糖、脂质和胆固醇代谢均发挥有益作用，并可以通过调节细胞因子和前列腺素 E2 的产生发挥抗炎作用。肠道 SCFAs 的水平随着年龄的增长而降低，而补充 SCFAs 和产丁酸菌对衰老宿主有潜在的保护作用。

2. 胆汁酸 初级胆汁酸是肝脏产生的胆固醇衍生物，初级胆汁酸到达肠道后，被肠道菌群经去结合和脱羟基等过程修饰为次级胆汁酸，如石胆酸、牛磺胆酸等。研究发现，石胆酸可以通过改善线粒体氧化呼吸链、活性氧稳态和 ATP 合成等重要线粒体功能延长酵母和果蝇的寿命；牛磺胆酸盐也与长寿密切相关。与野生型相比，胆汁酸受体缺陷型基因小鼠（FXR-/-小鼠）发生结肠炎和结肠癌的风险增加。在人体中，肠道菌群衍生的次级胆汁酸的变化与肥胖、代谢紊乱、心血管疾病和其他衰老相关疾病密切相关。

3. 多胺 多胺包括亚精胺、精胺和腐胺等，真核生物、原核生物和肠道菌群都可以合成和分解多胺。多胺在体内一般带正电荷，与阴离子生物大分子如 DNA、RNA、蛋白质等相互作用，参与细胞增殖分化、细胞凋亡等生理过程。多胺还参与离子通道调控、基因转录和翻译、生物膜和染色体稳定性的维持。在一些转基因小鼠模型中，多胺代谢失调对葡萄糖、脂质和能量稳态的调节有负面影响。脂肪组织、肝脏或骨骼肌中多胺水平的增加可以刺激能量消耗，并减少肥胖和非酒精性脂肪肝等疾病的发生。在衰老过程中多胺水平降低，补充多胺或益生菌如双歧杆菌和乳酸菌可以提高肠腔中的多胺水平并延长小鼠寿命，补充亚精胺可以延长酵母、线虫和果蝇的寿命。

三、肠道微生态与器官衰老

肠道菌群从出生到衰老的动态变化影响着宿主的健康和疾病状态。肠道系统与其他器官和组织之间存在某种功能性联系，如脑、肝、心、皮、肌、胰、骨，这种联系很大部分是由肠道菌群及其代谢物所介导。与年龄相关的肠道菌群变化影响着肠外疾病的发生和发展，包括肌少症、衰弱、神经退行性病变等。

（一）肠道衰老

正常的肠道功能包括吸收营养物质和药物、防止病原体入侵等，是维持身体健康的基础。肠道防止病原体和毒素入侵主要依赖于肠道的四大屏障，即微生物屏障、化学屏障、免疫屏障和机械屏障。微生物屏障由正常的肠道菌群构成，各菌种之间互相依赖又相互制约；化学屏障由胃肠道分泌的胃酸、胆汁、各种消化酶、溶菌酶、黏多糖、糖蛋白和糖脂等化学物质组成；机械屏障由肠黏膜上皮细胞、细胞间紧密连接和上皮下的固有膜等组成；免疫屏障由肠道黏膜上皮的免疫相关组织、细胞和分子所组成。肠神经系统及肠道血管对维持正常肠道功能也发挥重要作用。

老年人群的肠屏障、肠神经系统及肠血管均发生衰老相关的变化，如肠道中有益菌减少、致病菌增加；肠道腺体分泌功能减退；肠上皮细胞间紧密连接结构破坏、通透性增加；免疫应答能力减弱等。造成肠道消化能力减退、肠道结构和功能性黏膜防御缺陷，毒素和病原体入侵，增加肠道炎症水平和氧化应激，导致全身慢性炎症及多种疾病发生。与衰老相关的肠神经系统（尤其是肌间神经丛）和肠道血管的退行性变对肠道菌群的组成和功能产生负面影响，导致胃肠动力障碍、慢性便秘发生。

（二）"脑-肠轴"衰老

与衰老相关的认知功能减退是一个多因素过程，线粒体功能障碍和聚集蛋白的异常积累、溶酶体和蛋白酶体功能减退、神经元钙稳态和 DNA 修复受损，均参与大脑衰老的细胞和分子机制。近年来，认为"脑-轴肠"与衰老相关的认知障碍有关。"脑-肠轴"是指肠道和大脑之间的功能联系，由肠道菌群、肠道激素、肠道神经系统和中枢神经系统共同组成。现在已经认识到肠道菌群是大脑和行为的关键调节器，在胃肠道与大脑的双向联系中起重要的桥梁作用，其机制主要涉及神经、内分泌和免疫途径。

迷走神经是"脑-肠轴"的重要组成部分，它能够接收各种来自肠道菌群的信号，然后传递至中枢神经完成与大脑的信息交换。研究发现，肠道内分泌细胞可以直接与迷走神经之间形成突触，并将经肠道菌群代谢产物刺激后释放的谷氨酸作为神经递质，完成信息传递。但是，迷走神经并不是肠道菌群和中枢神经系统之间交流的唯一方式。肠道菌群也可以直接参与机体多种神经递质的产生，如 5-HT、γ-氨基丁酸（γ-aminobutyric acid，GABA）、多巴胺等。这些神经递质可以进入血液循环并维持大脑正常的生理功能。人体内约 90% 的 5-HT 由肠道内分泌细胞合成，而肠道菌群可以影响 5-HT 的水平变化。GABA 是一种抑制特性神经递质，可以由肠道中的乳酸杆菌和双歧杆菌合成，参与神经元之间的信号传递。肠道菌群也可以影响多巴胺的合成和释放，而多巴胺与机体的记忆功能和情绪密切相关。除此之外，大量研究表明肠道菌群可以通过免疫途径和大脑进行信息交流。Toll 样受体作为一种模式识别受体，可以与肠道菌群的代谢产物脂多糖结合，激活体内的免疫细胞（如树突状细胞和巨噬细胞等），产生大量可以穿透血脑屏障的促炎因子，从而影响大脑的功能。肠道菌群产生的代谢产物 SCFAs 可以调节小胶质细胞成熟和功能，因此也对中枢神经系统产生影响。

研究"脑-肠轴"最多的疾病是 AD。AD 患者肠道菌群的结构和组成发生了明显变化，肠道中的厚壁菌和放线菌数量减少，而拟杆菌数量增加；而且 AD 患者肠道菌群数量的变化同 AD 的脑脊液生物标志物存在相关性。肠道菌群失调可以增加脑内的氧化应激和炎症反应，参与 AD 的发生发展。除此之外，肠道菌群失调引起代谢产物 SCFAs 发生改变，将促进淀粉样斑块沉积、小胶质细胞失调和代谢障碍等，从而加重 AD 患者的认知功能。因此，调节肠道菌群可能成为干预 AD 发生发展的重要靶点。

（三）"肠-肌轴"衰老

骨骼肌是人体最大的器官之一，通过产生热量、调节血糖、储存氨基酸维持生理功能。老年人骨骼肌量、力量及功能下降，导致活动能力减退、衰弱、跌倒、骨折、残疾和死亡率增加。最近的研究发现，"肠-肌轴"对骨骼肌有重要作用。

"肠-肌轴"是指肠道菌群与骨骼肌之间的功能联系，目前发现肠道菌群及其代谢产物在调节肌肉代谢途径（如炎症免疫、蛋白质合成代谢、能量代谢、线粒体功能、内分泌和胰岛素抵抗等）中发挥重要作用。具体的机制包括：①衰老引起的肠道菌群失衡、SCFAs 生成减少，以及肠道屏障受损，促进内毒素如脂多糖（lipopolysaccharide，LPS）的渗透和扩散，LPS 水平升高激活 Toll 样受体信号通路，导致 NF-κB 和 c-Jun 氨基端激酶磷酸化显著升高，导致慢性炎症及肌肉萎缩。②肠道菌群代谢物 SCFAs 可以与骨骼肌上的游离脂肪酸受体结合，通过促进葡萄糖摄取和代谢机制释放胰岛素样生长因子，该因子与胰岛素受体底物结合并激活 PI3K-Akt-mTOR 通路，刺激骨骼肌组织中的蛋白质合成并阻断蛋白质水解。③肠道菌群代谢物 SCFAs 和胆汁酸等物质通过循环系统调节能量消耗和储存，为肌肉发育提供能量。SCFAs 诱导肌管和骨骼肌中腺苷酸活化的蛋白激酶（AMP-activated protein kinase，AMPK）的磷酸化，磷酸化的 AMPK 激活其下游靶标丝裂原活化蛋白激酶和 PGC-1α，促进线粒体生物合成及脂肪酸的氧化代谢；AMPK 也可以提高葡萄糖转运体的表达，增强肌糖原储存。胆汁酸也可以通过激活法尼醇受体防止肌肉脂肪沉积。④肠道菌群及其代谢产物也可以调节骨骼肌线粒体功能。无菌小鼠表现线粒体 DNA 含量、琥珀酸脱氢酶活性、PGC-1α、线粒体转录因子 A 和线粒体复合物Ⅳ的细胞色素氧化酶亚基表达降低和线粒体功能障碍；而给老年小鼠补充副干酪乳杆菌后其肌肉中线粒体 DNA 含量增加，超氧化物歧化酶、谷胱甘肽过氧化物酶、PGC-1α、核呼吸因子 1 和线粒体转录因子 A 表达均增加。⑤SCFAs 与 G 蛋白偶联受体结合，刺激结肠 L 细胞和胰腺组织释放胰高血糖素样肽-1 和胰岛素，胰岛素作用于骨骼肌促进葡萄糖摄取及肌肉蛋白质合成。

研究"肠-肌轴"最多的疾病是肌少症。肌少症患者肠道菌群中厚壁菌门/拟杆菌门比例降低，酪酸梭菌、毛螺旋菌、罗斯拜瑞氏菌等丰度更低而拟杆菌丰度更高。肠道菌群失衡和 SCFAs 生成减少通过上述多种机制影响肌肉代谢过程，诱导肌少症的发生。

衰老对器官和肠道菌群都产生一定影响，器官-菌群间相互作用会影响衰老的过程。除了上述提到的"肠-脑轴"和"肠-肌轴"，还有"肠-肝轴""肠-心轴""肠-骨轴""肠-胰轴""肠-皮肤轴"等肠道菌群与不同器官的功能联系，维持肠道菌群稳态对健康衰老和长寿有重要的作用。

第三节　微生态干预在衰老相关疾病中的研究和应用

一、微生态制剂简述

肠道微生态制剂作为微生态学理论发展和应用的实际成果，包括益生菌及其代谢产物或促进有益菌生长的制剂，可改善肠道菌群的结构和功能，调整宿主（人、动物、植物）与微生物之间的平衡，以达到防病、治病及促进健康的目的。微生态制剂常分为益生菌、益生元、合生元三大类。益生菌是由对人体有益的菌群组成，目前用于治疗和保健的微生态制剂产品大多属于益生菌类。与化学药物不同，益生菌是由具有活性的微生物组成，其作用具有明显的菌株特异性和剂量依赖性。同一菌种不同来源的细菌称为该菌的不同菌株，如青春型双歧杆菌 DM8504 株等。益生菌的剂量以每剂含有的细菌菌落数（colony forming units，CFU）表示，CFU 相当于活菌的数量。益生元是指在小肠不被消化吸收，能完整地进入大肠，被有益菌优先利用。多数有害菌不能利用或很难利用益生元。益生元主要为不被宿主消化的低聚糖，包括低聚木糖、低聚果糖（fructooligosaccharide，FOS）、低聚半乳糖（galactooligosaccharides，GOS）、大豆低聚糖和乳果糖等，其只能被人体内有益菌（如双歧杆菌或乳杆菌）利用，可以起到与益生菌同样的效果，且克服了益生菌活菌制品难以长期存活的缺点。合生元，又称合生素，是指益生菌与益生元制成的复合制剂。粪菌移植（fecal microbiota transplantation，FMT），作为一种微生态治疗手段，是将健康人粪便中的功能菌群移植到患者肠道内，重建肠道菌群，实现对肠道及肠外疾病的治疗。

粪菌移植途径主要包括经鼻空肠管、经空肠造瘘管、经内镜肠道植管术及灌肠、结肠镜或结肠造瘘口等。

二、肠道微生态制剂在疾病中的研究和应用

（一）微生态制剂在便秘中的研究和应用

1. 益生菌　益生菌治疗便秘的相关机制包括通过改变便秘患者的肠道菌群及其代谢产物，改变肠道的感觉和运动功能、调节肠腔内环境（如增加细菌发酵的最终产物，降低肠腔内 pH）等，进而改善包括排便频率、粪便稠度、用力程度等方面的慢性便秘症状。研究表明，乳酸菌和双歧杆菌等益生菌制剂在服用后可显著改善慢性便秘症状。

2. 益生元　研究表明，菊粉型果聚糖可改变厌氧菌、双歧杆菌相对丰度从而改善便秘症状。近年来，膳食纤维和乳糖等益生元已被广泛用于治疗便秘。膳食纤维可改善肠道菌群多样性和代谢功能。因此，增加膳食纤维的饮食干预措施，如增加谷物、抗性淀粉与麦麸的摄入，可对肠道菌群产生积极影响。膳食纤维可明显增加便秘患者排便频率，改善粪便稠度。研究发现，应用菊粉（12g/d）4 周可显著增加轻度便秘患者的排便频率。此外，应用乳糖醇（10～20g/d）1～8 周也可明显增加便秘患者的排便频率，有效改善便秘症状。

3. 合生元　合生元可通过改变肠道菌群、增加排便次数、调节粪便稠度等改善便秘相关症状。既往一项研究发现，在对慢性便秘患者使用 Lepicol®（车前草纤维、菊粉和 5 种益生菌菌株）合生元制剂（5g/d）4 周可显著改善便秘患者的便秘症状和排便频率。

4. FMT　慢性便秘患者 FMT 治疗的随访研究显示，患者在第 4 周的临床缓解率和改善率分别为 69.0% 和 75.9%，患者的粪便稠度、便秘症状在短期（4 周）和长期（1 年）随访过程中均有改善。经过长期随访调查显示，FMT 后的定殖菌群属于厚壁菌门，它们携带与多糖代谢相关的基因，可促进 SCFAs 的产生，从而有效治疗慢性便秘。

（二）微生态制剂在肌少症和衰弱中的研究和应用

1. 益生菌　应用益生菌治疗衰弱老人的研究中，双歧杆菌和乳酸杆菌是常用的菌属。研究显示，微生态制剂可以保护老年人的骨骼和肌肉健康，在桡骨远端骨折和膝关节骨性关节炎的老年患者中，服用干酪乳杆菌 Shirota 菌株（$6×10^9$CFU/d）6 个月可使老年患者更早地恢复功能、减轻疼痛症状、改善生活质量和降低血清超敏 C 反应蛋白水平。开菲尔发酵乳由开菲尔发酵剂谷物和经过消毒的新鲜牛奶制成，通常含有乳酸菌、酵母菌，以及少量的醋酸菌、双歧杆菌等，骨质疏松的老年人饮用开菲尔发酵乳（1600mg/d）6 个月会促进骨形成和骨重塑，表现为髋部和股骨颈的骨密度增加。补充植物乳杆菌 TWK10（$3×10^9$CFU/d、$9×10^9$CFU/d）后可以有效提高运动表现、改善疲劳指数，并呈剂量依赖性增加肌肉量，验证了益生菌对骨骼肌的保护作用。

2. 益生元　益生元对衰弱老年人健康益处的研究较少。在老年人群研究中使用的益生元大多是天然多糖（如 FOS、菊粉和 GOS），益生元改善衰弱的机制包括减少促炎因子（如 TNF-α、IL-6、IL-1）的释放及提高机体免疫能力（如促进淋巴细胞增殖等）。既往研究表明，老年人食用 FOS 和菊粉后，可显著增加其肠道有益菌，减少有害菌。补充 GOS（5.5g/d）10 周显著增加了肠道内双歧杆菌的数量，同时 NK 细胞活性和抗炎细胞因子 IL-10 也显著

增加，促炎因子（IL-6、IL-1 和 TNF-α）的产生显著减少。食用 GOS（4g/d）3 周会增加肠道双歧杆菌数量和丁酸盐的水平。食用含 FOS 和菊粉的口服营养补充剂（每 7.5g 补充剂中含有 3375mg 菊粉和 3488mg FOS）12～13 周可改善身体功能、肌肉力量、营养状况、生活质量，以及各项衰弱指标，如疲劳感、握力等。

3. FMT　在动物实验中，分别将瘦猪和肥胖猪的粪便移植到无菌小鼠，定植小鼠的肠道菌群组成表现出与其供体猪的高度相似性。肥胖猪的肠道菌群从本质上影响骨骼肌发育和脂质代谢谱。肥胖猪及其移植后无菌小鼠体脂率增高、慢肌纤维比例增高、快肌纤维比例降低，腓肠肌的肌纤维横截面积减少及脂肪增多。

（三）微生态制剂在 AD 中的研究和应用

1. 益生菌　目前，已经有许多动物研究和临床研究探索并发现益生菌对 AD 的保护作用。有研究提出经益生菌治疗后，AD 模型小鼠的肠道菌群多样性水平明显增加，SCFAs 水平增加，炎症标志物减少，认知功能得到一定程度改善。一项纳入 60 名 AD 患者的随机、双盲、对照试验结果显示，与对照组相比，益生菌治疗组的患者在每天服用含有嗜酸乳杆菌、干酪乳杆菌、双歧杆菌和发酵乳杆菌的益生菌混合制剂 200ml（每个菌种含量为 2×10^9CFU/g）12 周后，其 MMSE 评分显著提高 27.9%。

2. 益生元　动物研究发现，0.12% 的益生元甘露寡糖治疗 8 周可以通过重塑肠道菌群改善 AD 小鼠的认知功能和空间记忆，同时显著缓解焦虑症状和强迫样行为。一项纳入 1837 名老年人的队列研究显示，每日较高的果聚糖摄入量有利于降低老年人罹患 AD 的风险，每日多摄入一克果聚糖，AD 风险就会降低 24%。然而，益生元对 AD 的作用目前仍缺乏随机对照试验。

3. 合生元　尽管目前关于合生元治疗 AD 的研究相对较少，但已有一些研究显示其可能具有保护作用。在动物研究中，连续每日灌胃合生元（4.1g/kg）2 个月可以有效挽救 AD 模型小鼠的记忆缺陷，同时 Aβ42 沉积和炎症反应均减少。该研究中使用的合生元由多种益生菌（包括纳豆芽孢杆菌、凝结芽孢杆菌、干酪乳杆菌、嗜酸乳杆菌等）和益生元以 1 : 7 混合而成。一项非对照的临床试验结果显示，连续每日口服含有益生元的发酵乳（2ml/kg）90d，有助于减轻 AD 患者的全身炎症和氧化应激反应，并且提高多项认知功能评分，其中 MMSE 评分较基线水平提高 28%。这些研究均显示了合生元对 AD 的潜在治疗效果，未来仍需要随机对照试验来确定其在人类中的有效性和安全性。

4. 基于肠道菌群的新型治疗药物　甘露特钠胶囊（GV-971）是以海藻提取物为原料制备的 AD 创新药物。GV-971 可以通过重塑肠道菌群平衡，降低外周与中枢神经炎症，减少 AD 小鼠脑内 Aβ 沉积和 Tau 蛋白过度磷酸化，从而改善其认知功能。这也为靶向肠道菌群治疗 AD 这一新策略提供更充足的证据。GV-971 的临床Ⅲ期试验是一项在中国进行的多中心、随机、双盲、安慰剂对照为期 36 周的研究，目的在于评估 GV-971 对轻、中度 AD 患者的疗效和安全性。研究过程中患者每次口服药物 450mg，每日 2 次，主要的疗效终点指标是用药 36 周后阿尔茨海默病评估表-认识量表（ADAS-Cog12）量表评分的变化情况。结果显示，与安慰剂组相比，GV-971 可以显著改善 AD 患者的 ADAS-Cog12 评分，而且不良事件的发生率与安慰剂几乎相同，这说明 GV-971 的安全性和耐受性良好。GV-971 已经于 2019 年 11 月首次在中国获批用于治疗轻、中度 AD。

第四节　微生态的方法学进展

一、肠道微生态研究方法概述

人体肠道微生态主要是研究人体肠道菌群的组成、功能，以及对宿主各项生理病理过程的影响机制。得益于高通量测序技术的突破，人体肠道微生态研究领域在近 10 年间飞速发展。

（一）肠道微生态生物组成的常见研究方法

1. 基因组测序技术简介　基因组测序技术经过半个世纪的发展，已经从第一代链终止法和化学降解法，发展到了第四代纳米孔测序技术。但由于成本和技术条件的限制，目前仍以二代测序为微生态研究的主要测序方法。其测序原理是基于桥式聚合酶链式反应（polymerase chain reaction，PCR）的边合成边测序，利用一系列高通量测序技术进行大规模的基因组 DNA 或 RNA 测序，能快速准确地获得基因组编码序列，满足极短时间内对基因组进行高分辨率检测的要求，特点是读长较第一代更短、准确性更高。而三代测序作为二代测序的有益补充，可以解决二代测序无法将单个片段归属于单个细菌的问题，因此，不仅物种分辨率更好，还能从混合菌群样本中获得一个细菌的单个基因组。第四代基因测序技术，也叫作纳米孔测序技术，是基于电信号测序的技术，正在向测序速度快、实时数据监测、便捷携带的方向发展，主要应用于相对成熟的病原体检测，是当前最具临床应用转化前景的肠道特定菌群观测技术之一。

2. 常用的菌群测序方法　根据研究目的不同可选择相适应的菌群检测方法。宏基因组测序是将菌群基因组 DNA 随机打断成小片段，然后在片段两端加入通用引物进行 PCR 扩增测序，再通过组装的方式，将小片段拼接成较长的序列。因此，宏基因组测序的优势在于以特定环境中的整个菌群群落作为研究的对象，不需要对菌群进行分离培养，提取环境菌群总 DNA 进行研究，进行菌群群体的物种分类、复杂度分析、群落结构、功能注释、样品间的物种或基因差异及物种间的代谢网络预测等研究。16S rDNA 测序是通过对 *16S rDNA* 基因某一段高变区序列（V4 区或 V3～V4 区）进行 PCR 扩增后进行测序，主要研究群落的物种组成、物种间的进化关系，以及群落的多样性，其优点是价格低廉，并适合宿主基因污染较高的样本。对于粪便真菌组，全长内转录间隔区（internal transcribed spacer identification，ITS）区域是目前公认的最佳扩增区域，如中国学者在 2022 年发表于 Gut 的中老年肠道真菌组研究，利用 ITS2 测序、16S rRNA 测序和宏基因组测序首次揭示了人类衰老进程中的肠道微生态，尤其是其中真菌组图谱及动态变化规律。而宏病毒组则是利用了病毒分离技术，尽量在提取过程去除宿主和细菌的核酸污染，尽量从粪便中分离出病毒样颗粒再进行提取扩增建库测序，专门研究菌群群落中的病毒群体的结构与功能多样性。

（二）肠道菌群与衰老和健康状况关联研究的常见类型

此类研究的重点在于如何描述衰老人群菌群的特征，并建立这些特征与健康状况等宿主条件和外在生活环境暴露等环境因素之间的关联，然而这并非易事。对于没有单一因素控制的横断面研究，需要尽可能详尽地记录研究对象的临床信息，尤其是个体差异巨大、基础状况复杂的老年群体，并且样本量通常要比那些描述疾病相关微生态特征的队列要大得多。对于这种大体量的数据规模，需要运用一系列方法分析校正不同地区族群和生活习惯的差异。如除了常规的 Bonferroni 显著性校正，还需要利用置换多变量方差分析（permutational multivariate analysis of variance，PERMANOVA）、冗余分析（redundancy analysis，RDA）、多元线性回归偏回归系数和广义线性模型等方法对混杂因素进行校正或排除。例如，在 2021 年 Nature Aging 首刊在线发表的平谷队列研究，包含 2338 例 26～76 岁成年人的高通量肠道宏基因组测序分析结果，研究者基于 Bray-Curtis 差异，使用 PERMANOVA 确定了 17 个在基因和物种水平上可一致确定为显著的菌群协变量。与其他因素相比，性别解释了平谷队列中的大多数菌群变异。同样，RDA 结果也表明，在排除其他变量的影响后，性别对菌群变化的贡献最大。由此可见，衰老对肠道菌群的影响往往并不明显，很容易被其他因素所掩盖，当队列体量超过一定程度，需要借助更精准的方法确认衰老的影响特征。为了总结肠道菌群衰老特征，该研究采用机器学习模型构建了基于肠道菌群对生理年龄的高效预测模型，并在中外多种族人群肠道菌群进行了验证。这种使用机器学习寻找肠道菌群衰老特征始于 2019 年，在当时美国人工智能创业公司 InSilico Medicine 的长寿研究员 Alex Zhavoronkov 及其同事们就已经利用机器学习模型作为高效预测模型，对多个公共数据库中年龄介于 20～90 岁之间的健康人肠道宏基因测序数据进行分析，结果表明，宿主年龄是影响肠道菌群动态变化的重要因素。该研究通过交叉验证，对菌群进行深度神经网络训练，得到的集成模型再经过独立数据集检验，分析结果对宿主年龄预测平均误差仅为 3.94 年。而平谷队列的年龄在 26～76 岁之间，或许是由于没有涵盖高龄人群，对宿主年龄预测平均误差年龄为 8～10 岁。因此，肠道菌群与衰老的研究应该在注重样本量和采集年龄范围的同时，还应该关注并使用更有效的新方法，以避免其他因素的干扰。

除了应用机器学习等新方法展现了人体肠道菌群组衰老特征以外，一些重要的大规模人群队列研究还总结归纳了可以标志宿主健康状况的肠道微生态特征。例如，在 2022 年 nature 发表的环境因素对荷兰人肠道菌群组的塑造研究中，研究者追踪了 2000 多个三代同堂家庭，共 8208 名参与者，分析了他们肠道菌群组中的细菌组成、功能、抗生素耐药性和毒力因子，并汇总了 241 种宿主和环境因素，并使用了多种分析方法全面分析了遗传、暴露、生活方式和饮食等因素是如何塑造健康和疾病中的菌群。例如，菌群组-表型关联的计算是通过使用 R 软件 vegan 包的 adonis 功能实现的，通过该包的 PERMANOVA 可计算出由个体表型解释的菌群组组成的比例，对菌群组的 β-多样性（使用菌群物种的相对丰度计算的 Bray-Curtis 距离矩阵）进行分析，并使用单变量 adonis 与 20 000 次排列组合对每个表型分别进行分析。此外，为了计算单个表型所解释的菌群组功能潜力的比例，对使用 MetaCyc 菌群生化途径的相对丰度计算的 Bray-Curtis 距离矩阵进行了同等分析。结果发现，菌群组主要是由环境和共同居住关系决定的。其中只有约 6.6% 的分类群是可遗传的，而共同居住现象则可以解释高达 48.6% 的分类群变异。

（三）肠道微生态功能研究的新方法和工具

在对肠道微生态构成的研究有了一定积累之后，微生态研究逐渐聚焦于菌群的功能。肠道微生态功能研究的目的是全面了解肠道菌群对宿主的影响及其作用机制。

1. 多组学研究　在微生态研究领域，多组学是指结合两种及以上的组学，探讨微生态系统内部，或微生态与宿主之间互相作用的学科，常用的组学技术除了基于测序技术的基因组学，还有代谢组学、转录组学、蛋白质组学等。代谢组学通常是指采用色谱和质谱技术等检测技术分析小分子代谢产物组成的研究方法。运用代谢组学技术可以帮助人们了解肠道菌群是如何通过产生一些活性产物以非直接接触的方式透过黏液层，对宿主的营养代谢、能量积累和免疫调控等生理病理过程产生影响。而从转录组到蛋白质组及代谢物的全谱分析可以贯穿因果，更全面、深入地理解微生态变化的机制，以及与宿主间互作网络调控机制。组学的变化反映肠道菌群功能在疾病发生发展过程中的动态变化，为疾病的早期诊断、预防和治疗提供新思路。

2. 粪菌移植小鼠　粪菌移植小鼠是指将单菌、多菌或菌群移植到无菌小鼠体内，通过小鼠模型直接研究菌群和表型的因果关系，是研究、筛选及评价菌群体内功能的重要方法。利用粪菌移植方法构建人源化菌群小鼠模型是研究人类肠道菌群、人体健康和疾病关系的一个良好模型。

3. 人肠类器官　肠类器官一经问世就受到人们的广泛关注，与传统细胞系实验和动物实验相比，肠类器官有许多独特的优势，如体外构建的肠类器官模型包含所有种类的肠上皮细胞以及肠干细胞，能够很好地模拟营养物质吸收等生理功能，研究菌群代谢物对肠干细胞衰老的影响，模拟菌群感染过程，还可避免种属差异，是肠道微生态与宿主互作研究的重要工具。

总之，不断涌现的新工具和新方法有助于研究者们去探讨肠道菌群功能和作用机制，借助这些工具，人们得以探索和阐明肠道微生态与人体健康和衰老的关系。

第五节　展　望

微生态学经过多年的发展，其基础研究及临床研究已经取得了辉煌的成就。老年微生态研究起步较晚，但在老年肠道微生态的演替、衰老与微生态、老年免疫功能与微生态、老年相关疾病与微生态的关系、老年围手术期与肠道微生态、抗生素副作用效应与肠道微生态，以及微生态制剂应用等方面的研究已经取得了一定的成绩。各地区不同年龄阶段人群标准化微生态样品库的逐步建立，将有助于解析长寿家族人体微生态变化及其与宿主遗传因素的关联与互作原理；找出健康长寿人群的人体微生态特征，挖掘干预靶点和途径；并建立一套促进增龄过程机体健康和有助于提高机体健康寿命的微生态技术体系。随着微生态研究的深入和国家对老龄化研究的不断投入，相信老年微生态事业将飞速发展，特别是在人体微生态随增龄的演变与宿主协同影响器官功能减退的机制方面将取得重大的突破。

思　考　题

1. 简述老年肠道菌群的特点。
2. 肠道菌群参与调节衰老的潜在机制有哪些？
3. 肠道菌群对肌少症有什么作用？
4. 16S rDNA 测序和宏基因组测序的区别有哪些？

（杨云梅）

第四十一章　老年人新发传染病的防治

随着我国逐渐步入老龄社会，老年人群占比越来越大，其健康受到慢性病和传染病的双重威胁。新发传染病的发生和发展受到生物学、自然和社会等多种因素的影响或驱动，具有高度不确定性。21 世纪以来，全球已经历过数次新发传染病暴发流行，包括 2003 年的严重急性呼吸综合征流行、2004 年亚洲和非洲基孔肯亚热流行、2009 年全球甲型 H1N1 流感大流行、2014 年非洲埃博拉病毒流行、2015 年美洲寨卡病毒病，以及 2019 年持续至今的新型冠状病毒疾病。面对未来万变的新发传染病，人类特别是老年人群应不断提高防治能力，完善其各种准备，去应对万变的新发传染病。

一、新发传染病的流行现状

（一）新发传染病的定义与分类

新发传染病（emerging infectious diseases，EID）是指人群中新出现的感染性疾病，或发病水平迅速上升或流行区域迅速扩大的已知感染性疾病。通常分为以下 5 类。

1. 新出现的病原体所致感染性疾病，如严重急性呼吸综合征（SARS）、中东呼吸综合征、新型冠状病毒疾病（新冠肺炎）等。

2. 新诊断的与病原体感染有关的已知疾病，如艾滋病、宫颈癌等。

3. 再发感染性疾病（re-emerging infectious diseases），即已经控制的、具有重要公共卫生影响的感染性疾病再次出现流行或暴发，如梅毒、淋病等。

4. 新出现的耐药病原体所致疾病，如耐药结核病、耐甲氧西林金黄色葡萄球菌感染、耐万古霉素葡萄球菌感染等。

5. 输入性传染病，即某国家或地区尚未发现或已消灭而由国外传入的传染病，如 2011 年境外输入中国的野生病毒毒株感染导致的脊髓灰质炎等。

（二）我国新发传染病流行现状

1. 病毒性传染病　包括新冠肺炎、SARS、中东呼吸综合征、人类禽流感、寨卡病毒病、基孔肯亚热、黄热病、马尔堡出血热和埃博拉出血热、亨德拉病毒和尼帕病毒脑炎、西尼罗热、拉沙热、裂谷热和发热伴血小板减少综合征。

（1）严重急性呼吸道综合征：严重急性呼吸综合征（severe acute respiratory syndrome，SARS）又称传染性非典型性肺炎，是一种由 SARS 冠状病毒（SARS-CoV）引起的急性呼吸道传染病。SARS-CoV 属于冠状病毒 β 属，目前已从蝙蝠、猴、果子狸、蛇等动物体内检测到冠状病毒基因，基因序列与 SARS-CoV 的基因序列高度同源，说明 SARS-CoV 广泛存在于野生动物体内。确定的主要传播途径为人与人的近距离飞沫传播、直接接触和间接接触传播，可通过气溶胶传播及尿液、汗液接触传播。临床主要表现为发热、干咳、呼吸困难、头痛和缺氧等。

2003 年 1 月 2 日，我国广东省报告了全球首例严重急性呼吸窘迫综合征病例；3 月 16 日，WHO 将首次在我国发生的非典型肺炎定义为严重急性呼吸综合征（SARS）；4 月 16

日 WHO 宣布，SARS 的病原是一种新的冠状病毒，并将其命名为 SARS 冠状病毒。SARS 病例分布在亚洲、美洲、欧洲的 29 个国家和地区。根据ＷＨＯ公布的最新数据，截至 2003 年 7 月 31 日，全球累计报告 8723 例，死亡 775 例，病死率为 9.6%。2003 年 7 月，WHO 宣布全球范围内 SARS 疫情结束。SARS 属于自限性疾病，靠自身免疫力和综合治疗来恢复，虽然 SARS 易感人群集中在青壮年人群中，但老年患者病死率高。全球综合资料表明，SARS 患者平均的病死率大约在 9%；我国的研究结果显示，60 岁以上老年 SARS 患者的病死率为 11%～14%。

（2）新型冠状病毒疾病：2019 年 12 月暴发的原因不明肺炎，经相关机构研究证实为新型冠状病毒引起的急性呼吸道传染病，国际分类病毒委员会将该病毒命名为 SARS-CoV-2 或 2019-nCoV，世界卫生组织将该疾病命名为新型冠状病毒疾病（coronavirus disease 2019，COVID-19）。SARS-CoV-2 主要通过与血管紧张素转化酶 2（angiotensin converting enzyme 2，ACE2）受体结合侵及人体而致病，但与 SARS 侵犯肺内上皮细胞不同。COVID-19 常见临床表现为发热、咳嗽、肌肉疼痛、乏力等全身症状，近 50%的患者会随着病情进展出现呼吸急促，而咳痰、头痛、喉咙痛、流涕等呼吸道感染症状不如上述全身症状常见。

老年人由于免疫系统功能衰减，SARS-CoV-2 病毒感染后初始警报信号传递较慢，病毒容易在体内快速增殖，COVID-19 感染在老年人中症状更严重。2020 年 2 月，中国疾病预防控制中心发布了中国大陆最大规模的 COVID-19 病例系列显示，60 岁以上死亡病例占总死亡病例的 81%（60～70 岁死亡率为 30.2%，70～80 岁死亡率为 30.5%，80 岁以上死亡率为 20.3%），同时有合并症患者病死率较高（心血管疾病死亡率为 10.5%）。因此，老年患者成为病毒感染后致死的主要人群。

（3）甲型 H1N1 流感：甲型 H1N1 流感是一种新的甲型 H1N1 流感病毒引起的呼吸道传染病，其病原体为变异后的甲型 H1N1 流感病毒，该毒株包含猪流感、禽流感和人流感 3 种流感病毒的基因片段。甲型 H1N1 流感的症状与其他流感症状类似，如高热、咳嗽、乏力、厌食等。另有报道，此次美国发现病例的主要表现为突然发热、咳嗽、肌肉痛和疲倦，其中一些患者还出现腹泻和呕吐；墨西哥发现病例还出现眼睛发红、头痛和流涕等症状。

2009 年 4 月，美国疾病预防控制中心首先报告了 2 例甲型 H1N1 流感病例；同年 5 月，疫情在全球范围迅速蔓延；6 月 11 日，WHO 宣布将警告级别提升为 6 级，全球进入甲型 H1N1 流感大流行阶段。2009 年 5 月 11 日，我国内地报告了首例输入性病例。5～8 甲型 H1N1 流感疫情以输入性病例为主，呈低水平流行；8 月底以后中国内地甲型 H1N1 流感疫情呈快速上升趋势，并且广泛传播，以学校为主的甲型 H1N1 流感疫情大幅度增加。2019 年 12 月初达到疫情流行高峰，之后甲型 H1N1 流感疫情呈现下降趋势。2010 年 1 月初，流感的活动接近往年同期水平；2010 年 8 月 10 日，WHO 宣布流行结束。

（4）发热伴血小板减少综合征：发热伴血小板减少综合征俗称"蜱虫病"，是一种自然疫源性疾病，蜱虫为其传播媒介。该病以发热和血小板减少为主要表现，起病急，主要症状为发热（多为持续性发热，可高达 40℃以上）、全身不适、乏力、头痛、肌肉酸痛、恶心、呕吐、厌食、腹泻等。引起该病的病原体是新布尼亚病毒，又称发热伴血小板减少综合征病毒（severe fever with thrombocytopenia virus，SFTSV）。其传播途径尚不确定，目前已从病例发现地区的蜱中分离到该病毒。部分病例发病前有明确的蜱叮咬史。尚未发现人传人的证据。急性期病人血液可能有传染性。

全球范围内的大部分病例分布于中国，自 2010 年首次报道以来，目前已在河南、湖北、山东、安徽、辽宁、江苏等省发现该病病例，病例主要分布在以上省份的山区和丘陵地带的农村，呈高度散发。随后 2011—2014 年间，我国共报告了超过 5000 例 SFTS 病例，SFTSV 在全年龄人群中均可发生感染，高龄者易感，平均死亡率为 7.3%。

（5）西尼罗热：西尼罗热（West nile fever，WNF）是由西尼罗病毒（West nile virus，WNV）引起的一种人兽共患传染病，主要由蚊媒传播，鸟类在该病毒传播过程中发挥着重要的作用。极少数病例中，西尼罗病毒还会透过输血、器官移植、哺乳传染，甚至由母亲在妊娠期间传染给孩子。该病毒感染人体后临床可分为隐性感染、西尼罗热、西尼罗病毒性脑炎或脑膜脑炎 3 种类型，严重的可导致死亡。年龄在 50 岁以上者如果出现西尼罗病毒症状，则可能症状较为严重，因此应特别注意避免受蚊子叮咬。西尼罗病毒属黄病毒科，黄病毒属，与乙型脑炎病毒、圣路易斯脑炎病毒、黄热病毒、登革病毒等同属。西尼罗病毒基因组为单股、正链、不分节段 RNA，全基因组大小为 11Kb 左右。

该病毒最初是 1937 年从乌干达西尼罗地区一名发热的妇女血液中分离出来，因此命名为西尼罗病毒。此后数年间，该病主要在非洲、中东、欧洲、西亚、中亚等地流行。我国于 2011 年在新疆维吾尔自治区自然界采集的蚊虫标本中分离到西尼罗病毒，这是我国首次在自然界蚊虫标本中分离到该病毒。我国目前尚无人感染西尼罗热的病例报道，但我国存在西尼罗热流行所需生态学条件，是与西尼罗病毒有密切抗原关系的日本脑炎病毒流行地区，存在西尼罗病毒传播媒介——库蚊和其他蚊种。有丰富野生鸟类资源和大量家禽，可能成为西尼罗病毒在自然界中的宿主；另外，地域广阔，南北温差较大，有较多的迁徙鸟类，可为病毒传播和越冬提供条件。

（6）寨卡病毒病：寨卡病毒病是由寨卡病毒（Zika virus，ZIKV）感染引起的一种自限性急性传染病。WHO 认为，新生儿小头畸形、吉兰-巴雷综合征可能与 ZIKV 感染有关，发布了与 ZIKV 感染相关的先天性畸形和神经学并发症的警告。ZIKV 为黄病毒科黄病毒属，为单股正链 RNA 病毒。ZIKV 感染患者、隐性感染者和 ZIKV 感染的非人灵长类动物是可能的传染源。最主要传播途径为伊蚊叮咬，其次为母婴传播途径，包括宫内感染和产时感染，血源传播和性传播罕见。人群普遍易感，曾感染过 ZIKV 者可能对再次感染具有免疫力。ZIKV 致病机制尚不清楚，临床表现一般较轻，潜伏期为 3～12d，主要表现为中、低度发热，皮疹多为斑丘疹，可伴有非化脓性结膜炎、肌肉和关节痛（主要是手、足等小关节）、全身乏力，以及头痛；少数病例可有腹痛、恶心、腹泻、黏膜溃疡及皮肤瘙痒等。预后良好，死亡病例罕见。

我国自 2016 年 2 月发现首例输入性寨卡病毒病确诊病例以来，截至 2018 年 11 月 30 日，共报告 27 例输入性病例。

2. 细菌性传染病 包括产志贺毒素大肠埃希菌感染性腹泻、人感染猪链球菌病、军团病、耐多药结核病及广泛耐药结核病和耐甲氧西林金黄色葡萄球菌感染性疾病等。

（1）猪链球菌病：猪链球菌病是由多种致病性猪链球菌（Streptococcus suis）感染引起的一种人畜共患病。目前共发现 35 个血清型（1～34，1/2 型），最常见的致病血清型为 2 型。溶菌酶释放蛋白及细胞外蛋白因子是猪链球菌 2 型的两种重要毒力因子。人感染猪链球菌主要通过两种途径，第一种是直接接触感染，皮肤或黏膜的伤口接触感染了猪链球菌的病（死）猪的血液和体液等，如人们可在宰杀病（死）猪或在切割、清洗病（死）

猪肉的过程中感染猪链球菌；第二种是经口感染，即吃了未煮熟的感染了猪链球菌的病（死）猪肉、内脏或者使用受猪链球菌污染的餐具而感染。临床表现为发热、寒战、头痛、食欲缺乏等一般细菌感染症状，重症患者可合并中毒性休克综合征（toxic shock syndrome，TSS）和链球菌脑膜炎综合征（streptococcus meningitis syndrome，SMS）。

1998 年，江苏南通地区发生猪链球菌疫情，25 例患者中 16 例表现为中毒性休克综合征（13 例死亡），9 例表现为脑膜炎（1 例死亡）。2005 年 6~8 月，四川资阳地区暴发了人感染猪链球菌病，共报告病例 204 例，死亡 38 例。2005~2008 年，我国人感染猪链球菌报告病例的病死率为 9.09%~18.27%，始终维持在较高水平。

（2）耐甲氧西林金黄色葡萄球菌感染性疾病：金黄色葡萄球菌能引起包括皮肤与软组织感染、菌血症、骨髓炎、感染性心内膜炎及坏死性肺炎在内的一系列疾病。耐甲氧西林金黄色葡萄球菌（methicillin-resistant *Staphylococcus aureus*，MRSA）是临床常见的多重耐药菌，过去认为与医源性接触相关，是医院获得性肺炎，特别是呼吸机相关性肺炎的常见病原体。但是近年来，社区相关性耐甲氧西林金黄色葡萄球菌（community-associated methicillin-resistant *Staphylococcus aureus*，CA-MRSA）感染的病例报道逐渐增多，给公共卫生安全带来巨大威胁。

（3）军团病：军团病（legionellosis）是由军团菌属细菌引起的呼吸道传染病。军团病通过呼吸道传播，最常见传播途径是吸入军团菌污染的气溶胶。与军团菌传播有关联的气溶胶来源包括空调制冷塔、冷热水供应系统、加湿器、漩涡按摩浴池、浴缸、各种景观水及循环用水等。人群普遍易感，以中老年人多见，75%~80% 的报告病例为 50 岁以上人群，60%~70% 为男性。军团病临床表现为流感样症状，包括急性发热、寒战、不适、肌痛、头痛或意识模糊。恶心、稀便或水样泻、腹痛、咳嗽和关节痛亦常见。肺部表现包括呼吸困难、胸膜炎痛和咯血。可能有相对脉缓，尤其是重症患者。总体病死率较低（约 5%），但在医院获得性感染、老年人以及免疫缺陷的人群病死率可达到 40%。

1982 年，我国南京首次出现军团病病例，随后上海、浙江等地也有其他小规模疫情的多次出现。2022 年 5 月以来，美国纽约、澳大利亚悉尼亦有小规模暴发。

（4）梅毒：梅毒（syphilis）是由苍白（梅毒）螺旋体引起的慢性、系统性性传播疾病。绝大多数是通过性途径传播，临床上可表现为一期梅毒、二期梅毒、三期梅毒和潜伏梅毒。是以阴部糜烂、外发皮疹、筋骨疼痛、皮肤起核而溃烂、神情痴呆为主要表现的传染病。

进入 21 世纪后，我国梅毒疫情出现一些新的特点，其中 60 岁以上老年人群发病率较高且增长速度快，>60 岁年龄段人群占全部病例的比例已由 2004 年的 8.54% 上升到 2013 年的 21.98%。

3. 寄生虫性传染病　包括食源性寄生虫病、隐孢子虫病和环孢子虫病、曼氏血吸虫病和埃及血吸虫病、锥虫病、盘尾丝虫病和其他丝虫病等。

（1）隐孢子虫病：隐孢子虫病（cryptosporidiosis）是由隐孢子虫感染引起的，以腹泻为主要临床表现的新发肠道传染病。该病具有人兽共患性，能够感染包括人在内的 260 多种脊椎动物。患者的粪便和呕吐物中均含有大量卵囊，多数患者在症状消失后仍有卵囊排出，这是主要的传染源。而健康携带者和恢复期带虫者也是重要的传染源。

我国于 1987 年在南京首次报道 2 例人体感染病例，此后陆续在江苏、安徽、山东、湖南、云南、黑龙江、河南、上海、广东等地均有人体隐孢子虫感染的报道，感染率为 1.33%~13.49%。目前在全球均有流行。

（2）血吸虫病：血吸虫病（schistosomiasis）是由血吸虫的成虫寄生于人体所引起的地方性疾病，主要流行于亚洲、非洲、拉丁美洲的 73 个国家，患病人数约 2 亿左右。血吸虫的发育和繁殖包括成虫、虫卵、毛蚴、尾蚴和童虫 5 个阶段。血吸虫成虫寄生于人或哺乳动物的肠系膜静脉中，部分虫卵随粪便排出体外，在水中孵出毛蚴，后钻入螺体，发育成尾蚴。尾蚴遇人或哺乳动物，侵入其皮肤后形成童虫，再移至肠系膜静脉寄生，发育为成虫。血吸虫病的症状系由身体对虫卵的反应所致。肠血吸虫病可能导致腹痛、腹泻和便血。肝大是晚期病例的常见症状，往往与腹水及腹腔血管高压有关。在这种情况下，还可能出现脾大。泌尿生殖系统血吸虫病的典型症状是血尿；在晚期病例中，有时可诊断出膀胱和输尿管纤维化以及肾脏损伤；膀胱癌则是晚期另一种可能的并发症。

人类血吸虫分为日本血吸虫、埃及血吸虫、曼氏血吸虫与间插血吸虫 4 种。日本血吸虫病分布于中国、日本、菲律宾、印度尼西亚、泰国等亚洲地区和国家；曼氏血吸虫病分布于亚洲、中东、印度等地区；间插血吸虫分布于中非西部、扎伊尔、喀麦隆等地区和国家。血吸虫病在我国流行历史悠久、分布广泛、危害严重。中国是日本血吸虫病流行区，无曼氏、埃及、间插血吸虫病和湄公血吸虫病流行。然而我国已发现曼氏血吸虫中间宿主藁杆双脐螺孳生地，因此境外输入血吸虫病在我国的传播风险日益加大。

4. 其他病原体引起的新发和再发传染病 常见有莱姆病、朊粒病、埃立克体病和人嗜粒细胞无形体病。

（1）莱姆病：莱姆病（lyme disease）是由蜱传伯氏疏螺旋体（Borrelia burgdorferi）引起的一种虫媒传染病。莱姆病螺旋体可引起人体多系统、多器官的损害。主要临床症状有游走性红斑、神经系统损害、关节炎、萎缩性肢皮炎和心脏损害等。

我国于 1986 年在黑龙江省海林县首次发现该病，目前经流行病学调查及病原学证实，中国至少 29 个省级行政区人群中有莱姆病的感染存在。我国莱姆病疫区主要在东北部、西北部和华北部分地区。据调查显示，东北林区人群莱姆病的发病率为 1.00%～4.00%。

（2）人嗜粒细胞无形体病：人嗜粒细胞无形体病（Human granu-locytic anaplasmosis，HGA）是由嗜吞噬细胞无形体（Anaplasma phagocytophilum，AP）侵染人中性粒细胞引起的，以发热伴白细胞、血小板减少和多脏器功能损害为主要临床表现的蜱传疾病。AP 属于立克次体目、无形体科、无形体属，主要感染粒细胞，为一种专性细胞内寄生的革兰氏阴性小球杆菌。AP 主要通过蜱—宿主动物在自然界循环传播。该病以发热伴白细胞、血小板减少和多脏器功能损害为主要特点。潜伏期 1～2 周（平均 9d），大多急性起病，持续高热，可高达 40℃以上；但由于该病无特异性的临床症状，容易发生误诊。老年患者、免疫缺陷患者及激素治疗者感染后病情多较危重。有 60%～70%的患者需要住院治疗。该病的病死率较低，为 0.5%～1%。

自 1994 年美国报告首例 HGA 病例以来，每年报告病例 600～800 例。此外，在荷兰、瑞典和法国等欧洲国家也有病例报道。我国自 2006 年于安徽省发现首例 HGA 患者以来，全国多地相继报道 HGA 患者或疑似患者。我国 10 省级行政区 AP 血清流行病学调查结果显示，农民平均血清阳性率达 13.9%。

（三）新发传染病的特点

1. 病原体种类繁杂 新发传染病的病原体包括朊毒体、病毒、立克次体、细菌、螺旋体、衣原体和原虫等。自 1972 年以来，确认的 48 种新发传染病中有 30 种疾病的病原体是病毒。病毒具有细胞趋化性、规避先天免疫反应的能力和抗原免疫优势等。许多病毒通过一个或多个细胞受体进入细胞；一些病毒通过不同受体感染不同的细胞，而一些细胞受体可能是多种不同类型病毒的进入点。许多病毒通过吞噬细胞内吞作用进入细胞，后者包括氯氰菊酯介导或克拉维林介导的内吞作用，但其他病毒通过融合或直接渗透进入细胞。SARS-CoV 和 SARS-CoV-2 是通过血管紧张素转换酶-2（ACE2）受体进入人类细胞的 β 冠状病毒，其受体在其他物种的细胞上普遍存在。这意味着许多其他哺乳动物物种的冠状病毒可能基本上已经适应了人类的传染性。

2. 宿主种类多样，与动物关系密切　随着全球化发展，由于经济开发导致的生态环境破坏以及国际旅游和贸易的不断发展，导致人类、动物和环境新的融合，为一些微生物打破物种屏障提供了机会，导致新的人畜共患病出现。野生动物是马尔堡出血热、拉沙热和西尼罗病毒性脑炎等病原体的宿主；莱姆病、肾综合征出血热等病原体的宿主是鼠类；猫抓病、牛海绵状脑病、禽流感等疾病与畜禽有关等。回顾过去 60 年中的新发传染性疾病表明，在新发的 175 种传染病中，有 132 种为人兽共患病，占比高达 75.4%。

3. 传播途径复杂、传播速度快　5 种主要的传播途径均可传播新发传染病：①呼吸道传播，如 SARS、人禽流感、甲型 H1N1 流感和军团病等。②消化道传播，如 O139 群霍乱、肠出血性大肠埃希菌 0157：H7 感染和轮状病毒肠炎等。③接触传播，如猫抓病、肾综合征出血热等。④虫媒传播，如莱姆病、西尼罗病毒性脑炎等。⑤血液、体液传播，如 AIDS、丙型病毒性肝炎等。部分新发传染病有多种传播途径，而有些新发传染病传播途径尚不清楚。同时，由于对新发传染病的传播规律认识不足，因此对其流行趋势进行判断往往存在困难，加大了防控工作的难度。

SARS 于 2003 年 2 月开始暴发流行，疫情在短时间内迅速波及 32 个国家和地区，不到半年时间全球共报告 SARS 病例 8098 例，死亡 774 例。AIDS 自 1981 年发现首例病例以来，已覆盖全球 190 多个国家和地区，感染人数达 6500 万人，累计死亡 3900 万人。其他如人禽流感及甲型 H1N1 流感等均在较短时间内形成了全球大流行。新发传染病传播快、流行广与人类对其缺乏特异性免疫及现代交通发达、世界性人员交流频密、人口流动大、大城市人口多、居住环境差等有密切相关。

4. 发生和流行受到诸多自然因素、社会因素及个人因素的影响　地理环境、文化教育、社会形态、经济水平等都是影响传染病防控的复杂社会因素。我国地域辽阔、气候类型多样、动物种类丰富，不同病毒容易跨物种传播。新发病毒性传染病的出现和病毒跨物种传播的主要原因有病毒遗传进化、生物多样性改变、自然环境改变、人类社会政治和经济因素。

病原微生物可在短期内通过基因重组、缺失、获得和转移等方式进行物种的进化和变异，来适应宿主和生态环境的变化，在这个过程中容易产生突变株，获得对抗生素等药物的耐药性、产生毒素和形成新的致病原，使一些原本不致病毒株突变为致病毒株，弱毒株突变为强毒株，导致新发传染病的出现。

自然因素中环境的温度和湿度是影响新发传染病发生、传播的最重要因素，气候变暖可以改变虫媒在全球的地区分布，增加了虫媒的繁殖速度与侵袭力，缩短了病原在环境中的繁殖周期；气候变暖，原本在亚热带流行的疾病北移，使原本没有亚热带传染病的地区出现新疫情，厄尔尼诺现象产生的气候变化是登革热扩散的主要因素，降雨、重大气候事件对疾病宿主产生影响，从而影响媒介生物性疾病的发生。随着社会的发展，野生动物栖息地被破坏，动物与人类接触增加，导致野生动物将病原体传给人类。例如，尼帕病毒的出现是在农业焚烧森林之后，导致受感染的蝙蝠流离失所，蝙蝠然后栖息在树木上，这些树木遮蔽了密集养殖的猪，这些猪被挤在小区域，这导致猪通过蝙蝠粪便感染，进而导致养猪户中的人类暴发。

随着社会经济的发展和世界各国文化交流日益频繁，人口流动和商品贸易成为我国突发疾病的另一个重要原因，经济全球化使各个国家联系日益密切，为传染病的传播创造有利条件。几个世纪以来，城市化和拥挤导致了啮齿动物感染，并导致鼠疫、鼠伤寒和鼠咬热等啮齿动物传播的疾病。黄热病、登革热、基孔肯亚病毒和寨卡病毒都与城市拥挤、卫生条件差和蓄水有关。正在进行的新冠肺炎大流行提醒我们，住房和人类聚集场所（体育场馆、酒吧、餐馆、海滩、机场）的过度拥挤以及人类地理活动都会催化疾病传播。2010年海地地震后引发了霍乱暴发，贫穷、社会动荡、医务人员应对经验不足、缺乏安全用水、卫生服务差，数十万灾民流离失所等社会因素不仅加剧了暴发的严重性，同时增加了海地霍乱防控的难度，造成了自20世纪以来单个国家最大规模的霍乱暴发。

二、老年新发传染病的临床特点

（一）老年人是新发传染病的易感人群

老年人随着年龄的增大，呼吸道解剖屏障的防御功能和咳嗽能力减弱，细胞免疫和体液免疫功能下降，所以，对入侵病原微生物的清除能力下降，造成机体抵抗力较差，感染性疾病的发病率一般高于平均水平，如流感。老年人，特别是合并慢性基础疾病的老年人，不但较其他人容易感染新发传染病，而且感染后传染性较强。具体机制不明，可能与机体免疫力低下、病毒大量复制有关。且老年人基础疾病较多，一旦感染，慢性病出现并发症也会波及生命。

神经-内分泌-免疫系统可以保持体内稳态，从而使机体保持健康。免疫细胞的功能随着年龄的增长而降低，但是，与氧化应激密切相关的免疫功能，则随着年龄的增长而增强。有研究表明，促炎因子 TNF-α 是流感病毒造成肺部损伤的关键因子。当体内氧化剂（如ROS）含量较高，而抗氧化剂的防御能力变低时，会造成氧化剂/抗氧化剂的失衡。过量的活性氧会导致氧化应激，而衰老则是一种慢性氧化应激过程。随年龄的增长，老年人的胸腺及骨髓干细胞功能下降，淋巴结萎缩，导致 T 淋巴细胞、B 淋巴细胞、NK 细胞等免疫细胞减少。衰老影响了这些免疫细胞的功能，因此，无论是固有免疫还是适应性免疫，都发生了不可逆的退化，从而导致机体抵抗疾病的能力下降。

老年人虚弱也是增加患病风险的原因。虚弱是指随年龄的增加，多系统、多器官组织储备功能下降到接近阈值时的一种状态或一组综合征，外界较小的刺激即可引起临床事件的发生，其特点是储备功能降低和对疾病的易感性增加。所以，在治疗新发传染病的同时，要积极控制相关基础疾病，个体化用药，充分考虑每位老年患者的自身情况和所用药物之间的相互作用，从而提高治疗效果。

（二）老年新发传染病患者的临床特点

1. 症状复杂，不易早期诊断 老年人由于机体反应性低，部分老年人感染新发传染病后症状不明显或不典型，且老年人常合并高血压、冠心病、COPD 等慢性病，传染病的症状一开始可能被误认为是上述伴发症的表现而延误诊断。此外，老年人行动不便、缺乏家人陪护而不能及时就医也是影响早期诊断的因素。

2. 受免疫衰老影响　免疫衰老通常被定义为机体的固有免疫和适应性免疫系统发生的与年龄相关的结构和功能改变。感染的建立基于病原体和宿主间的相互作用，主要环节有病原体侵入、侵袭、在宿主组织克隆定植、诱导免疫应答、病原体清除或组织损伤；另有一些病原体则不需要在宿主组织定植，而是通过释放毒素致病。免疫系统通过多种不同的机制发挥抗感染作用，但抗感染免疫主要基于固有免疫和适应性免疫的协同作用。当外源病原体入侵时，固有免疫提供早期防御，适应性免疫提供后期更持久、更强的免疫保护。适应性免疫通过产生的效应分子和细胞清除病原体，并产生记忆细胞以保护机体免于再次感染。

对于固有免疫系统，虽然衰老时并未观察到固有免疫细胞绝对数量的减少，但其吞噬能力、细胞毒性和氧化活性下降，趋化性也受损，减弱了对外来病原体的清除能力，使得老年个体更易于感染；与此同时，伴随着一些促炎细胞因子的上调，导致了老年人慢性促炎状态的加重，增加了老年人感染性疾病的发生率。另外，病原体介导的中性粒细胞诱捕网破坏的改变，也被证实是导致老年人感染增加的原因之一。

对于适应性免疫系统，虽然衰老时适应性免疫细胞的数目并未减少，但其质量却受到很大影响。T淋巴细胞介导细胞免疫，但是老年人由于造血组织和胸腺退化，外周血初始T细胞减少，记忆T细胞增多，两者比例失衡，导致老年人对新的感染事件的抵抗能力逐步下降，感染风险增加。老年人机体中增多的记忆T细胞功能退化，无法抵御疾病，初始T细胞虽保留免疫应答能力，但免疫作用随着年龄的增长逐渐下降，导致感染反应钝化，往往难以早期诊断。B淋巴细胞介导体液免疫，但老年人骨髓中浆细胞数量的减少导致抗体缺乏，而且IgG向IgM的同型转换产生了低亲和力的抗体，这种抗体数量及质量的下降使得机体对外来病原体无法做出有效的反应，对病毒和细菌的抵抗力下降。B细胞和T细胞能相互作用，B细胞作为抗原递呈细胞可以调节T细胞的主要功能，因此，T细胞某些功能的缺陷可能是由于B细胞调控不足所致，同时T细胞的缺陷也会影响B细胞的特异性功能和完整的抗体反应。

目前，关于免疫衰老的理论有以下3种：①自身免疫理论：认为自身免疫系统会失去效率，并出现广泛的功能障碍；②免疫缺陷理论：由于胸腺萎缩导致初始T细胞减少，使得对新抗原的免疫力大大降低，导致对感染的敏感性增加；③放松理论：许多年龄相关疾病与免疫系统的整体放松有关，衰老过程中Toll样受体和Nod样受体的下调，可能导致对入侵病原体或共生菌群缺乏有效识别，使得异常的次级免疫细胞活化，从而对老年人感染性疾病的发病率和死亡率产生深远影响。

3. 治疗矛盾较多、预后较差　老年人感染容易诱发心功能不全、呼吸功能不全、肾功能不全等多器官功能障碍综合征，导致其病情更重，预后更差。老年人的脏器功能低下，对药物的耐受能力降低。而其他伴发疾患的存在更影响治疗的决策。例如，糖皮质激素有升高血糖和血压的作用，并可引起消化道溃疡的加重甚至消化道大出血，因此，对患有糖尿病、高血压或胃溃疡的重症传染病患者应用糖皮质激素时应十分慎重。

在用药剂量上，由于老年患者肝肾功能退化，抗生素代谢率有所下降，因此药物浓度相较年轻人有所升高。此外，由于老年患者常伴有其他基础疾病，且营养状况较差，常见低蛋白血症，不仅影响蛋白结合率高的抗生素的药物浓度，还会造成体腔内积液，影响抗生素表观分布容积，可能导致抗生素初始剂量时的浓度不够。因此，在初始给药时需要注意调整剂量，对于表观分布容积增大的情况（如毛细血管通透性增加，组织或体腔积液）应给予负荷剂量。在维持治疗时，由于老年患者肝肾功能减退，因此维持治疗剂量可能需要减量。有鉴于此，治疗药物监测（TDM）对于老年人抗感染治疗意义特殊，既能保证治疗的安全性，又能保证有效性。

三、老年人新发传染病的综合防控

（一）控制可预防疾病的发生发展

1. 疫苗可预防疾病 国家卫生健康委办公厅于 2019 年发布《老年失能预防核心信息》，明确建议老年人应接种肺炎球菌疫苗和带状疱疹疫苗，流感流行季前在医师的指导下接种流感疫苗。

（1）流感疫苗：接种流感疫苗是预防流感的公认的最为有效措施。有研究显示，流感疫苗对我国老年人流感样病的预防效果是 53%（20%～72%），老年人接种流感疫苗可以有效减少流感感染和相关并发症的发生，减少流感相关住院及死亡。我国历年发布的《中国流感疫苗预防接种技术指南》以及 2018 年《老年人流感和肺炎链球菌疫苗接种中国专家建议》，均建议≥60 岁老年人每年接种流感疫苗。由于流感病毒容易变异，且接种流感疫苗后产生抗体的滴度在 6～8 个月后开始衰减，因此应每年接种流感疫苗。我国各地每年流感活动高峰出现的时间和持续时间不同，为在流感高发季节前获得保护，建议在当年疫苗可获得后尽早接种，最好在 10 月底前完成接种；10 月底前未接种的对象，整个流行季节都可以接种。在同一个流感流行季节，已完成流感疫苗接种的人无须重复接种。

（2）肺炎球菌疫苗：社区获得性肺炎（community acquired pneumonia）是老年人常见的感染性疾病，其中肺炎链球菌（Streptococcus pneumonia），又称肺炎球菌，是社区获得性肺炎的常见病因。65 岁以上老年人以及伴有基础疾病人群是肺炎链球菌感染的常见人群之一。其引起的脑膜炎、败血症等侵袭性疾病是导致这些人群死亡的重要原因。23 价肺炎球菌多糖疫苗（pneumococcal polysaccharide vaccine 23，PPV23）预防老年人侵袭性肺炎球菌疾病（invasive pneumococcal disease，IPD）的有效性范围为 39%～76%。接种 23 价肺炎球菌多糖疫苗是预防老年人罹患肺炎球菌性疾病最经济、有效的手段。针对肺炎球菌性疾病，预防胜于治疗。接种肺炎球菌疫苗后，老年人呼吸系统疾病发病率显著下降，慢病患者减少慢性阻塞性肺疾病的急性发作率、降低糖尿病患者呼吸道感染率等，一般接种后 15d 可产生保护性抗体，而且接种一针保护期至少持续 5 年。在≥75 岁老年人中联合接种流感疫苗和肺炎球菌疫苗可使全因死亡率、住院率和住院费用分别降低 26%、23%和 6%～13%。

（3）带状疱疹疫苗：带状疱疹（herpes zoster）是由初次感染后潜伏在脊髓后根神经节或颅内神经内的水痘-带状疱疹病毒（varicella-zoster virus，VZV）再激发引起的常见感染性疾病。其发病率随着年龄的增加显著上升。据估算我国 50 岁及以上人群每年新发带状疱疹病例在 150 万左右，并且随着人口老龄化带状疱疹负担日益增加，同时每年还有近 300 万人受带状疱疹后遗神经痛影响。然而，全球范围内尚未研发出最佳的治疗性药物，因此，带状疱疹疫苗作为预防手段至关重要。带状疱疹疫苗对 60～69 岁、≥70 岁人群保护效力分别可达 97.4%和 91.3%。

2. 预防抗生素耐药 老年人耐药菌感染以院内感染为主，感染类型以下呼吸道感染、泌尿道感染和血流感染为主，尤其以下呼吸道感染为最主要的感染类型。孙薇和陈红的研究显示，下呼吸道感染占比达 58.97%。老年人院内感染病原菌主要为大肠埃希菌、肺炎克雷伯菌、鲍曼不动杆菌、金黄色葡萄球菌、铜绿假单胞菌。医疗机构内应加强院内感染防控，合理使用抗菌药物以及谨慎联合应用抗菌药物，以期降低老年人多重耐药菌院内感染的发生率。

（二）提高老年人群疫情防控意识

由于早期教育资源有限及老年人对外界信息获取方式匮乏，很多老年人因缺乏对疾病的正确认知，需要家庭、社区、社会对老年群体的合理引导和健康宣教。对于老年人，注意个人卫生、维持积极的生活态度、适度的营养、休闲和运动、定期健康检查，以及提高疫苗的接种率及覆盖率，如流感疫苗和肺炎链球菌疫苗的接种，都将有助于预防和降低感染的发生率，从而实现预防传染病。

（三）提高一线临床医务工作者的识别能力

新发传染病的早期发现与识别通常需要临床、实验室和流行病学共同确定，临床医师是最早接触患者的专业人员，当发现异常症状或不明原因疾病时及时报告，疾病监测系统发现异常现象或原因不明疾病报告时，及时开展调查是早期发现新发传染病的重要保障。综合医院在新发传染病防控中具有重要作用，应基于平战结合原则做好抗疫转换准备、强化医院感染综合防控、加强防疫人才队伍建设、建立物资储备与应急供应保障机制、健全监测预警体系、强化风险管理、推进联防联控。

（四）布局传染病监测工作网络

2019 年底突发新冠肺炎早期疫情，再次验证了新发传染病的复杂性和不确定性，因此，应对高度不确定的新发传染病的管理策略是从不断加强防治能力、完善其各方面应对准备，以不变应对传染病之万变。多年来，国家已将传染病监测和预警工作纳入传染病防治和突发公共卫生应急的法律法规。在传染病预警方面，我国自 2008 年开始运行传染病自动预警系统，还建设了国家传染病报告信息管理系统及其核心子系统国家传染病网络直报系统，并通过打通医院 HIS 系统和直报系统，降低了诊疗医师填写传染病报告卡的难度。

思 考 题

1. 简述新发传染病的概念。
2. 新发传染病包括哪些种类？
3. 老年人为何是新发传染病的高危人群？
4. 目前国内老年人可以预防性接种哪些疫苗？

（鲁 翔）

参 考 文 献

曹丰, 陈蕊, 王小宁, 等. 2018. 中国老年疾病临床多中心报告[J]. 中华老年多器官疾病杂志, 17: 8.

高超, 于普林, 2020. 老年医学多学科整合团队工作模式的进展[J]. 中华老年医学杂志, 39(2): 238-240.

国家老年疾病临床医学研究中心(北京医院、首都医科大学宣武医院), 2020.老年医学临床研究伦理审查规范[J]. 中华老年医学杂志, 39 (10): 1132-1136.

哈特, 2015. 哈兹德老年医学[M]. 李小鹰, 王建业, 译. 北京: 人民军医出版社.

李小鹰, 王建业, 于普林, 2013. 中国老年医学面临的严峻挑战与应对策略[J]. 中华老年医学杂志, 32(1): 1-2.

刘晓红, 陈彪, 2020. 老年医学[M]. 北京: 人民卫生出版社.

宋岳涛, 2012. 老年病的多学科整合管理[J]. 中国现代医生, 50(22): 118-120.

王家良, 2021. 临床流行病学[M]. 5 版. 上海: 上海科学技术出版社.

于普林, 2019. 老年医学[M]. 北京: 人民卫生出版社.

张存泰, 陶军, 田小利, 等, 2019. 血管衰老临床评估与干预中国专家共识(2018) [J]. 中华老年病研究电子杂志: 8.

张云霞, 董碧蓉, 2019. 临床医生应重视老年共病[J]. 中国老年学杂志, 39: 4.

ALIBERTI M J R, APOLINARIO D, SUEMOTO C K, et al, 2018. Targeted geriatric assessment for fast-paced healthcare settings: development, validity, and reliability[J]. J Am Geriatr Soc, 66: 748-754.

ELLIS G, SEVDALIS N, 2019. Understanding and improving multidisciplinary team working in geriatric medicine[J]. Age Ageing, 48: 498-505.

GUSTAVSON A M, LEDOUX C V, HIMAWAN M, et al. 2022. Implementation of a rehabilitation model in a Program of All-Inclusive Care for the Elderly (PACE): Preliminary data[J]. J Am Geriatr Soc, 70: 880-890.

Harper GM,Lyons WL, Potter JF, et al, 2019. Geriatrics review syllabus: A core curriculum in geriatric medicine[M]. 10th ed. New York: American Geriatrics Society.

NOWAK K L, ROSSMAN M J, CHONCHOL M, et al, 2018. Strategies for achieving healthy vascular aging[J]. Hypertension, 71: 389-402.

QIU Y, LIU Y, TAO J, 2021. Progress of clinical evaluation for vascular aging in humans[J]. J Transl Int Med, 9: 17-23.

RODRIGUES L P, TEIXEIRA V R, ALENCAR-SILVA T, et al. 2021. Hallmarks of aging and immunosenescence: Connecting the dots[J]. Cytokine Growth Factor Rev, 59: 9-21.

附录 A 常用老年综合评估量表

附表A-1 改良巴塞尔（Barthel）指数评定表（ADL）

项目	评价标准	得分
1. 大便	0 分=失禁或昏迷	
	5 分=偶尔失禁（每周＜1 次）	
	10 分=能控制	
2. 小便	0 分=失禁或昏迷或需要由他人导尿	
	5 分=偶尔失禁（每 24h＜1 次，每周＞1 次）	
	10 分=能控制	
3. 修饰	0 分=需要帮助	
	5 分=独立洗脸、梳头、刷牙、剃须	
4. 用厕	0 分=依赖他人	
	5 分=需部分辅助	
	10 分=自理	
5. 吃饭	0 分=依赖他人	
	5 分=需部分辅助（夹菜、盛饭、吃面包、抹黄油）	
	10 分=完全自理	
6. 转移（床椅间转移）	0 分=完全依赖他人，不能做	
	5 分=能坐，但需要大量（2 人）辅助	
	10 分=需少量（1 人）帮助或指导	
	15 分=自理	
7. 活动（步行在病房周围，不包括走远路）	0 分=不能行走	
	5 分=在轮椅辅助下能独立步行	
	10 分=需 1 人辅助下步行或言语指导	
	15 分=独立步行（可用辅助器）	
8. 穿衣	0 分=依赖他人	
	5 分=需一半辅助	
	10 分=自理（系开细带、纽扣和穿衣）	
9. 上下楼梯（上下一段楼梯，用手杖也算独立）	0 分=依赖他人	
	5 分=需一半辅助（体力或言语指导）	
	10 分=自理	
10. 洗澡	0 分=依赖他人	
	5 分=自理	
总分		

总分范围在 0～100 分。得分越高，独立性越好，依赖性越小

附表A-2 工具性日常生活活动（IADL）能力量表

项目/评定时间	评价标准	得分
1. 使用电话能力	1=能主动打电话，能查号、拨号	
	1=能拨几个熟悉的号码	
	1=能接电话，但不能拨号	
	0=根本不会使用电话	

项目/评定时间	评价标准	得分
2. 购物	1=能独立进行所有需要的购物活动	
	0=仅能进行小规模的购物	
	0=任何购物活动均需要陪同	
	0=完全不能进行购物	
3. 备餐	1=能独立计划、烹饪并正确取食	
	0=如果提供原料，能烹制适当的食物	
	0=能加热并取食已准备的食物，或能准备食物但烹饪不当	
	0=需要别人帮助做饭和用餐	
4. 整理家务	1=能单独持家，或偶尔需要帮助	
	1=能做一些轻的家务，如洗碗、整理床铺等	
	1=能做一些轻的家务，但不能做到保持干净	
	1=所有家务活动均需要帮忙	
	0=不能做任何家务	
5. 洗衣	1=能洗自己所有的衣服	
	1=能洗小的衣物，如漂洗短袜、长筒袜等	
	0=所有衣物必须由别人洗	
6. 使用交通工具	1=能独立乘坐公共交通工具或独自驾车	
	1=能独立乘坐出租车并安排自己的行车路线，但不能乘坐公交车	
	1=在他人帮助下或陪伴下能乘坐出租车或公交车	
	0=仅能在他人陪伴下乘坐出租车或公交车	
	0=不能外出	
7. 服药	1=能在正确地时间服用正确剂量的药物	
	0=如果别人提前把药物按照独立包装准备好后，能自己正确服用	
	0=不能自己服药	
8. 理财	1=能独立处理财务问题，整理或储存收入的存根	
	1=能完成日常购物，但到银行办理业务或大宗购物等需要帮助	
	0=无管钱能力	
总分		

每项评分 0 或 1 分，共计 8 分。得分越高，活动能力越好（以最近 1 个月的表现为准）

附表A-3 PULSES评定量表

项目	评估方法
P 身体状况躯体状况：指内脏器官如心血管、呼吸、胃肠道、泌尿、内分泌、神经系统疾病	1. 正常　与同年龄级健康者相比无明显异常 2. 轻度异常　偶尔需要治疗和护理 3. 中度异常　需要经常得到治疗和护理，可让患者活动 4. 重度异常　需要长期得到医疗和护理，活动明显受损，只能卧床或坐轮椅
U 上肢功能及日常生活自理情况：指进食、穿衣、穿戴假肢或矫形器、梳洗等	1. 正常　与同年龄级健康者相比无明显异常 2. 轻度异常　活动稍受限，功能良好 3. 中度异常　在一定范围内可以活动 4. 重度异常　功能严重受限，需要长期护理
L 下肢功能及活动：指步行、上楼梯、使用轮椅、身体从床移动至椅、或从椅移动到床、用厕的情况	1. 正常　与同年龄级健康者相比无明显异常 2. 轻度异常　活动稍受限，功能良好 3. 中度异常　在一定范围内可以活动 4. 重度异常　功能严重受限，只能卧床或坐轮椅

续表

项目	评估方法
S 感觉与语言交流功能：指与语言交流（听、说）和视力有关的功能	1. 正常　与同年龄级健康者相比无明显异常 2. 轻度异常　无明显功能障碍 3. 中度异常　有明显功能障碍 4. 重度异常　语言、听觉和视觉完全丧失
E 排泄功能：指大小便自理和控制程度	1. 正常　能完全控制 2. 轻度异常　偶尔发生大小便失禁或夜尿 3. 中度异常　周期性的大小便失禁或潴留交替出现 4. 重度异常　大小便完全失禁
S 精神和情感状况：指智力和情绪对家庭和社会环境的适宜能力	1. 正常　与同年龄级健康者相比无明显异常 2. 轻度异常　表现在情绪、脾气和个性方面，但整个精神调节未受损害 3. 中度异常　需要一定的监护 4. 重度异常　需要完全监护

　　总分为 6 分（即 6 项均为 1 级），功能最佳；24 分（即 6 项均为 4 级）者，功能最差。评分标准：按表中各项评出分数后相加，得出总分。6 分表示功能最佳；>12 分，表示独立自理生活严重受限；>16 分，表示有严重残废

附表A-4　Berg平衡量表

检查项目	完成情况	分值	得分
1. 从坐位站起	不用手扶能够独立地站起，并保持稳定	4	
	用手扶着能够独立地站起	3	
	若干次尝试后，自己用手扶着站起	2	
	需要他人少量的帮助才能站起或保持稳定	1	
	需要他人中等或最大量的帮助才能站起或保持稳定	0	
2. 无支持站立	能够安全站立 2min	4	
	在监护下能够站立 2min	3	
	在无支持的条件下能够站立 30s	2	
	需要若干次尝试才能无支持地站立 30s	1	
	无帮助时不能站立 30s	0	
3. 无靠背坐位，但双脚着地或放在一个凳子上	能够安全地保持坐位 2min	4	
	在监护下能够保持坐位 2min	3	
	能独立坐 30s	2	
	能独立坐 10s	1	
	没有靠背支持，不能坐 10s	0	
4. 从站立位到坐下	最小量用手帮助安全地坐下	4	
	借助于双手能够控制身体的下降	3	
	用小腿的后部顶住椅子来控制身体的下降	2	
	独立地坐，但不能控制身体的下降	1	
	需要他人帮助坐下	0	
5. 转移	稍用手扶着就能够安全地转移	4	
	绝对需要用手扶着才能够安全地转移	3	
	需要口头提示或监护才能够转移	2	
	需要 1 个人的帮助	1	
	为了安全，需要 2 个人的帮助或监护	0	

续表

检查项目	完成情况	分值	得分
6. 无支持闭眼站立	能够安全地独立站立 10s	4	
	监护下能够安全地独立站立 10s	3	
	能独立站立 3s	2	
	闭眼不能达 3s，但站立稳定	1	
	为了不摔倒而需要 2 个人的帮助	0	
7. 双足并拢无支持站立	能够独立地将双足并拢，并安全站立 1min	4	
	能够独立地将双足并拢，并在监视下站立 1min	3	
	能够独立地将双足并拢，但不能保持 30s	2	
	需要别人帮助将双足并拢，并能站立 15s	1	
	需要别人帮助将双足并拢，但站立不能保持 15s	0	
8. 站立位时上肢向前伸展并向前移动	能够向前伸出＞25cm	4	
	能够安全地向前伸出＞12cm	3	
	能够安全地向前伸出＞5cm	2	
	上肢可以向前伸出，但需要监护	1	
	在向前伸展时失去平衡或需要外部支持	0	
9. 站立位时从地面捡起物品	能够轻易且安全地将地面物品（如鞋）捡起	4	
	能够将地面物品（如鞋）捡起，但需要监护	3	
	伸手向下达 2~5cm 且独立地保持平衡，但不能将地面物品（如鞋）捡起	2	
	试着做伸手向下捡物品的动作时需要监护，但仍不能将地面物品（如鞋）捡起	1	
	不能试着做伸手向下捡物品（如鞋）的动作，或需要帮助，免于失去平衡或摔倒	0	
10. 站立位转身向后看	能从左右侧向后看，身体转移良好	4	
	仅从一侧向后看，另一侧身体转移较差	3	
	仅能转向侧面，但身体的平衡可以维持	2	
	转身时需要监护	1	
	需要帮助以防失去平衡或摔倒	0	
11. 转身 360°	在 4s 的时间内，安全地转身 360°	4	
	在 4s 的时间内，仅能从一个方向安全地转身 360°	3	
	能够安全地转身 360°，但动作缓慢	2	
	需要密切监护或口头提示	1	
	转身时需要帮助	0	
12. 无支持站立时将左右脚交替放在台阶或凳子上	能够安全且独立地站立，在 20s 的时间内完成 8 次	4	
	能够独立地站立，完成 8 次＞20s	3	
	不需辅助器具，在监护下能够完成 4 次	2	
	需要少量帮助能够完成＞2 次	1	
	需要帮助以防止摔倒或完全不能做	0	
13. 一脚在前的无支持站立	能够独立地将双脚一前一后地排列（无距离）并保持 30s	4	
	能够独立地将一只脚放在另一只脚的前方（有距离）并保持 30s	3	
	能够独立地迈一小步并保持 30s	2	
	向前迈步需要帮助，但能保持 15s	1	
	迈步或站立时失去平衡	0	

续表

检查项目	完成情况	分值	得分
14. 单腿站立	能够独立抬腿并保持>10s	4	
	能够独立抬腿并保持 5~10s	3	
	能够独立抬腿并保持≥3s	2	
	试图抬腿，不能保持 3s，但可维持独立站立	1	
	不能抬腿或需要帮助以防摔倒	0	
总分			

评分标准：最高分 56 分；<40 分，有摔倒的危险。0~20 分，需乘坐轮椅；21~40 分，可辅助下步行；41~56 分，可完全独立步行

<h3 style="text-align:center">附表A-5 Tinetti平衡量表</h3>

项目	评价标准	得分
1. 坐位平衡	0=在椅子上倾斜或滑动	
	1=稳定、安全	
2. 起立	0=必须有帮助	
	1=能，用胳膊辅助	
	2=不用胳膊辅助即能立起	
3. 试图起立	0=必须有帮助	
	1=能，需要>1 次的尝试	
	2=能起立，1 次成功	
4. 即刻站立平衡	0=不稳	
	1=稳定，但使用拐杖或其他支持	
	2=稳定，不需要支持	
5. 站立平衡	0=不稳定	
	1=稳定，两足间距宽，或需要支持	
	2=稳定，两足间距窄，不需要支持	
6. 用肘轻推	0=开始即跌倒	
	1=摇摆，抓物体或人来保持平衡	
	2=稳定	
7. 闭眼	0=不稳定	
	1=稳定	
8. 旋转 360°	0=步伐不连续	
	1=步伐连续	
	0=不稳定（摇摆、抓物）	
	1=稳定	
9. 坐下	0=不安全（距离判断失误，跌进椅子）	
	1=借助胳膊或移动不顺畅	
	2=安全，移动顺畅	
总分		

<h3 style="text-align:center">附表A-6 Tinetti步态量表</h3>

项目	评价标准	得分
1. 起始步态（指令后立刻开始）	0=有些犹豫或多次尝试后开始 1=毫不犹豫	

项目	评价标准	得分
2. 步伐的长度或高度	0=右足迈出的距离没有超过左足	
	1=右足迈出的距离超过左足	
	0=右足不能完全离开地板	
	1=右足能完全离开地板	
	0=左足迈出的距离没有超过右足	
	1=左足迈出的距离超过右足	
	0=左足不能完全离开地板	
	1=左足能完全离开地板	
3. 步态均匀	0=左右步幅不相等（估计）	
	1=左右步幅几乎相等	
4. 步态的连续性	0=迈步停顿或不连续	
	1=迈步基本是连续的	
5. 路径（用宽度为 30cm 的地板砖估计，在受试者连续走 3m 以上后观察其走路的情况）	0=明显偏离	
	1=中度偏离，或使用步行辅助器	
	2=直线，不需要步行辅助器	
6. 躯干	0=明显摇晃或使用步行辅助器	
	1=不摇晃，但行走时膝盖或背部弯曲，或张开双臂	
	2=不摇晃，不弯曲，不使用胳膊，不使用步行辅助器	
7. 步行距离（足跟距离）	0=行走时双足跟几乎相碰	
	1=双足跟分离	
平衡加步态得分		
总分		

平衡+步态：分数低于 19 分，表示跌倒的危险性高

附表A-7 洼田饮水试验

分级	表现
1级（优）	能顺利地 1 次将水咽下
2级（良）	分 2 次以上，能不呛咳地咽下
3级（中）	能 1 次咽下，但有呛咳
4级（可）	分 2 次以上咽下，但有呛咳
5级（差）	频繁呛咳，不能全部咽下

评价标准：正常为 1 级，5s 之内；可疑为 1 级，5s 以上，或 2 级；异常为 3、4、5 级
疗效判断标准：治愈，是指吞咽障碍消失，饮水试验评定 1 级；有效，是指吞咽障碍明显改善，饮水试验评定 2 级；无效，是指吞咽障碍改善不显著，饮水试验评定 3 级及以上

附表A-8 简易智力状态检查量表（MMSE）

	评审的相关信息					分值
时间定向力	哪一年	几月份	几号	星期几	上午、中午、下午	5
地点定向力	省	市	医院	几号楼	几楼	5
即刻记忆力	皮球		国旗		树木	3
计算力注意力	100−7=	−7	−7	−7	−7	5
回忆能力	皮球		国旗		树木	3

续表

评审的相关信息			分值
	手表		1
	钢笔		1
	四十四只石狮子		1
语言能力	用您的右手拿这张纸 / 用两只手将它对折一半 / 放在您的大腿上		3
	闭上您的眼睛		1
	请您写一个完整的句子		1

评分标准：总分 30 分。≥27 分为正常；21～26 分为轻度认知功能障碍；10～20 分为中度认知功能障碍；≤9 分为重度认知功能障碍

附表A-9　蒙特利尔认知评估量表（MoCA）

姓名：_____　性别：_____　年龄：_____　教育年限：_____　评估日期：_____

视空间/执行功能	画钟表（11 点 10 分）（3 分）	得分
	[　]　[　]　[　]　轮廓　数字　指针	__/5
命名		__/3

记忆 读出下列词语，然后由患者重复阅读 2 次，在 5min 后回忆		脸面	天鹅绒	教堂	雏菊	红色	不计分
	第 1 次						
	第 2 次						

注意力 读出下列数字，请患者重复（1 个/秒）	顺背　[　]　2 1 8 5 4	__/2
	倒背　[　]　7 4 2	

读出下列字母，每当读到 A 时请用手敲打一下桌面，错 2 个或更多得 0 分 [　]F B A C M N A A J K L B A F A K D E A A A J A M O F A A B	__/1

现在请您从 100 减去 7，然后从所得　[　]93　[　]86　[　]79　[　]72　[　]65 的数目再减去 7，共计算 5 次。连减：4 或 5 个正确得 3 分，2 或 3 个正确得 2 分，1 个正确得 1 分，0 个正确得 0 分	__/3

语言　现在说一句下列话，请患者清楚地重复一遍 　　"我只知道今天李明是帮过忙的人。"[　] 　　"当狗在房间里的时候，猫总是藏在沙发下。"[　]	__/2

流畅性/固定开头词语"请患者尽量多地说出以"发"字开头的词语或俗语，如"发财"，给患者 1min 时间，患者说得越多越好，越快越好，尽量不要重复	[　]_____ （N≥11 个词）	__/1

续表

抽象能力	请说出词语的相似性。例如，香蕉—橘子[ ]　火车—自行车[ ]　手表—尺						__/2
延迟回忆	没有提示	面孔 [ ]	天鹅绒 [ ]	教堂 [ ]	雏菊 [ ]	红色 [ ]	只在没 有提示 的情况 下给分	__/5
选项	类别提示						
	多选提示						
定向力	[ ]星期　[ ]月份　[ ]年　[ ]日　[ ]地方　[ ]城市						__/6
	正常≥26/30					总分 教育年限≤12年加1分	__/30

评分标准：MoCA总分为30分。≥26分为正常；若老年人受教育年限≤12年，≥25分为正常。得分越高，认知功能越好

附表A-10　老年抑郁量表（GDS-15）

序号	评估内容	是	否
1	你对生活基本上满意吗？	0	1
2	你是否放弃了许多活动和兴趣爱好？	1	0
3	你是否感到你的生活很空虚？	1	0
4	你是否经常觉得无聊？	1	0
5	你是否在大部分时间里觉得精神状态良好？	0	1
6	你是否会害怕一些不好的事情会发生在你身上？	1	0
7	你是否在大部分时间里都觉得快乐？	0	1
8	你是否常感到有无助的感觉？	1	0
9	你是否愿意呆在家里也不愿意外出和做一些新的事情？	1	0
10	你是否觉得你的记忆力问题比别人多？	1	0
11	你是否觉得活着有意思？	0	1
12	你是否觉得你现在的生活毫无意义？	1	0
13	你觉得精力充沛吗？	0	1
14	你是否觉得你现在的处境毫无希望？	1	0
15	你是否觉得大部分人都活的比你好？	1	0
总分			

评定标准：总分15分，得分越高表明抑郁程度越高。正常：<8分；抑郁：≥8分

附表A-11　CAM评分

序号	评估项目	评估内容	评分标准	得分
1	急性发作且病程波动	1a. 与平常相比较，是否有任何证据显示患者精神状态产生急性变化	否=0，是=1	
		1b. 这些不正常的行为是否在一天中呈现波动状态？症状来来去去或严重程度起起落落	否=0，是=1	
2	注意力不集中	患者是否集中注意力有困难？例如容易分心或无法接续刚刚说过的话	否=0，是=1	
3	思维无序	患者是否思考缺乏组织或不连贯？答非所问、杂乱、不清楚、不合逻辑的想法、或无预期从一个主题跳到另一个主题	否=0，是=1	
4	意识状态改变	患者意识水平为非清醒状态（过度警觉、嗜睡、昏迷）	否=0，是=1	
总分				

CAM. 意识模糊评估量表

四项中的前两项必备，加上后两项中任意一项阳性即可诊断谵妄

附表A-12　社会支持评定量表（SSRS）

评估内容	评分细则	分值	得分
1. 您有多少关系密切，可以得到支持和帮助的朋友（只选一项）	一个也没有	1	
	1~2 个	2	
	3~5 个	3	
	6 个或 6 个以上	4	
2. 近一年来您（只选一项）	远离家人，且独居一室	1	
	住处经常变动，多数时间和陌生人住在一起	2	
	和同学、同事或朋友住在一起	3	
	和家人住在一起	4	
3. 您和邻居（只选一项）	相互之间从不关心，只是点头之交	1	
	遇到困难可能稍微关心	2	
	有些邻居很关心您	3	
	大多数邻居很关心您	4	
4. 您和同事（只选一项）	相互之间从不关心，只是点头之交	1	
	遇到困难可能稍微关心	2	
	有些同事很关心您	3	
	大多数同事很关心您	4	
5. 从家庭成员得到的支持和照顾（在合适的框内划"√"）	A. 夫妻（恋人）	每项从无/极少/一般/全力支持分别计1~4分	
	B. 父母		
	C. 儿女		
	D. 兄弟姐妹		
	E. 其他成员（如嫂子）		
6. 过去，在您遇到急难情况时，曾经得到的经济支持和解决实际问题的帮助的来源	无任何来源	0	
	下列来源（可选多项）：A. 配偶；B. 其他家人；C. 亲戚；D. 朋友；E. 同事；F. 工作单位；G. 党团工会等官方或半官方组织；H. 宗教、社会团体等非官方组织；I. 其他（请列出）	有几个来源就计几分	
7. 过去，在您遇到急难情况时，曾经得到的安慰和关心的来源	无任何来源	0	
	下列来源（可选多项）：A. 配偶；B. 其他家人；C. 亲戚；D. 朋友；E. 同事；F. 工作单位；G. 党团工会等官方或半官方组织；H. 宗教、社会团体等非官方组织；I. 其他（请列出）	有几个来源就计几分	
8. 您遇到烦恼时的倾诉方式（只选一项）	从不向任何人诉讼	1	
	只向关系极为密切的 1~2 个人诉讼	2	
	如果朋友主动询问您会说出来	3	
	主动诉讼自己的烦恼，以获得支持和理解	4	
9. 您遇到烦恼时的求助方式（只选一项）	只靠自己，不接受别人帮助	1	
	很少请求别人帮助	2	
	有时请求别人帮助	3	
	困难时经常向家人、亲友、组织求援	4	
10. 对于团体（如党团组织、宗教组织、工会、学生会等)组织活动，您（只选一项）	从不参加	1	
	偶尔参加	2	
	经常参加	3	
	主动参加并积极活动	4	
总分			

　　量表计分方法：第 1~4、8~10 条，每条只选一项，选择 1、2、3、4 项分别计 1、2、3、4 分；第 5 条分 A、B、C、D 4 项计总分，每项从无到全力支持分别计 1~4 分；第 6、7 条如回答"无任何来源"则计 0 分，回答"下列来源"者，有几个来源就计几分。总分即 10 个条目计分之和，总分越高，表示社会支持度越高

附表A-13　Morse跌倒评估量表

项目	评分标准	得分
1. 跌倒史	0=否；25=是；（3个月内）	
2. 超过一个医学诊断	0=否；15=是	
3. 行走辅助	0=卧床休息，由护士照顾或不需要	
	15=使用拐杖、手杖、助行器	
	30=扶靠家具行走	
4. 静脉治疗/留置针套管	0=否；20=是	
5. 步态	0=正常或卧床休息不能活动	
	10=双下肢虚弱乏力	
	20=残疾或功能障碍	
6. 认知状态	0=量力而行	
	15=高估自己或忘记自己受限制	

结果评定标准：总分125分。<25分为低风险；25~45分为中度风险；>45分为高风险

附表A-14　微型营养评定简表（MNA-SF）

A	过去3个月内有没有因为食欲不振、消化问题、咀嚼或吞咽困难而减少进食量
	0=严重减少；1=中度减少；2=没有减少
B	过去3个月内体重下降的情况
	0=体重下降大于3kg；1=不清楚；2=体重下降1~3kg；3=体重没有下降
C	活动能力
	0=需长期卧床或坐轮椅；1=可以下床或离开轮椅，但不能外出；2=可以外出
D	过去3个月内有没有受到心理创伤或患上急性疾病
	0=有；2=没有
E	精神心理问题
	0=严重痴呆或抑郁；1=轻度痴呆；2=没有精神心理问题
F1	体重指数（BMI）（kg/m^2）
	0=BMI<19；1=19≤BMI<21；2=21≤BMI<23；3=BMI≥23
F2	如不能取得BMI，CC指小腿围，请以问题F2代替F1。如已完成问题F1，不要回答F2
	0=CC<31；3=CC≥31；

筛查分数（各分项总分为14分）：12~14分为正常营养状态；8~11分为营养不良风险；0~7分为营养不良

附表A-15　Fried衰弱评估量表

1. 体重是否下降4.5kg 或自身体重的5%	是（1分）		否（0分）	0
2. 是否疲乏	是（1分）		否（0分）	1
3. 最大握力	男性体重指数	女性体重指数	否（0分）	1
	≤24，≤29	≤23，≤17		
	24.1~26，≤30	23.1~26，≤17.3		
	26.1~28，≤31	26.1~29，≤18		
	>28，≤32	>29，≤21		
	是计1分	是计1分		
4. 步速	男性身高<1.73m，女性< 1.59m，时间>7s，计1分	男性身高>1.73m，女性>1.59m， 时间>6s，计1分	否（0分）	1
5. 低体力活动	是（1分）		否（0分）	1

具备表中5条中3条及以上被诊断为衰弱综合征；不足3条为衰弱前期；0条为无衰弱健康老人

附表A-16　多维衰弱状态评分（MFS）

项目	评分		
	0	1	2
疾病种类	良性疾病	恶性疾病	–
查尔森合并症指数	0	1～2	>2
白蛋白（g/L）	>39	35～39	<35
日常生活活动量表（ADLs）	独立	部分依赖	完全依赖
工具性日常生活活动量表（IADLs）	独立	依靠	–
痴呆（MMSE）	正常	轻度认知障碍	痴呆
谵妄风险（Nu-DESC）	0～1	≥2	–
微型营养评定（MNA）	正常	营养不良的风险	营养不良
中臂周长（cm）	>27.0	24.6～27.0	<24.6

总分0～15分。MFS>5分为高危患者，随着分值的增加，术后死亡率增加，术后住院时间延长；"–"表示此项无内容

附录B 《中国老年人潜在不适当用药判断标准》

附表B-1 中国老年人潜在不适当用药判断标准

药物名称	用药风险点/使用建议	风险强度
A级警示药物（24种/类）		
神经系统用药		
1. 劳拉西泮	（1）神经系统不良反应（镇静时间延长、健忘、共济失调、认知功能障碍、行为异常）；（2）跌倒；（3）低血压；（4）呼吸抑制	高
2. 阿普唑仑	（1）老年人体内半衰期延长；（2）神经系统不良反应（镇静时间延长、嗜睡、健忘、共济失调、认知功能障碍、情绪激动、烦躁不安、幻觉、精神错乱、抑郁）；（3）跌倒和骨折；（4）低血压；（5）呼吸抑制	高
3. 苯海索	（1）抗胆碱能不良反应（口干、视物模糊、心动过速、恶心、呕吐、尿潴留、便秘）；（2）长期应用可出现神经系统不良反应（嗜睡、抑郁、记忆力下降、幻觉、意识混乱）	高
4. 二氢麦角碱	（1）疗效不确切；（2）用药风险大于获益；（3）血管收缩可引起心绞痛、高血压	低
5. 艾司唑仑	（1）神经系统不良反应（镇静时间延长、嗜睡）；（2）跌倒	低
6. 尼麦角林	（1）疗效不确切；（2）用药风险大于获益；（3）体位性低血压；（4）跌倒	低
7. 唑吡坦	（1）神经系统不良反应（认知功能障碍、激越、烦躁不安、幻觉、精神错乱、反应时间延长）；（2）跌倒和骨折	低
精神药物		
8. 氟西汀	（1）神经系统不良反应（失眠、头晕、意识不清、烦乱、激越）；（2）低钠血症；（3）半衰期长	低
9. 利培酮	（1）避免用于痴呆患者行为异常的治疗，仅在非药物治疗失败或患者对自己及他人造成威胁时应用；（2）增加痴呆患者的脑血管意外及死亡风险	低
10. 奥氮平	（1）神经系统不良反应（镇静时间延长、认知功能障碍）；（2）锥体外系和抗胆碱能不良反应（帕金森病、肌张力减退）；（3）跌倒；（4）增加精神病患者的病死率	低
11. 喹硫平	（1）避免用于痴呆患者行为异常的治疗，仅在非药物治疗失败或患者对自己或他人造成威胁时应用；（2）增加痴呆患者的脑血管意外及死亡风险	低
解热、镇痛、抗炎与抗风湿药		
12. 萘丁美酮	（1）避免长期使用，除非其他可选择药物疗效不佳，应同时服用胃黏膜保护药；（2）消化道出血、溃疡（年龄＞75岁，口服或肠外给予糖皮质激素、抗凝血药及抗血小板药物）	高
13. 双氯芬酸	（1）消化道出血、溃疡；（2）肝损害；（3）肾损害；（4）高血压	低
14. 布洛芬	（1）消化道出血、溃疡；（2）肝损害；（3）肾损害；（4）高血压	低
心血管系统用药		
15. 利舍平（＞0.1mg/d，降压0号和复方利舍平片等）	（1）神经系统不良反应（镇静、抑郁、嗜睡）；（2）直立性低血压；（3）胃肠功能紊乱	高
16. 多沙唑嗪	（1）直立性低血压、脑血管和心血管疾病；（2）尿失禁/排尿障碍；（3）神经系统不良反应（眩晕、轻微头晕、嗜睡）	高
17. 地高辛（＞0.125mg/d）	（1）严重心律失常（Q-T间期延长和尖端扭转型心律失常）	低
18. 胺碘酮	（1）严重心律失常（Q-T间期延长和尖端扭转型心律失常）	低

续表

药物名称	用药风险点/使用建议	风险强度
抗过敏药		
19. 氯苯那敏	（1）抗胆碱能不良反应（便秘、口干、尿潴留）；（2）神经系统不良反应（镇静时间延长、嗜睡、意识不清、谵妄）；（3）心电图变化（Q-T间期延长）；（4）老年人过敏反应首选非抗胆碱能抗组胺药	低
内分泌系统用药		
20. 胰岛素	低血糖风险（谨慎增加剂量）	低
血液系统用药		
21. 华法林	（1）个体差异大，蛋白结合率高，过量易致大出血；（2）老年人服用药物多，且生理状态改变，可能的相互作用及单药导致的不良反应风险增加；（3）常规监测凝血指标	低
22. 氯吡格雷	（1）血液系统不良反应（血小板减少、中性粒细胞减少、胃肠道出血、紫癜、鼻出血、眼部出血、血尿、颅内出血）；（2）神经系统不良反应（头痛、头晕、意识混乱、幻觉）	低
泌尿系统用药		
23. 螺内酯（＞25mg/d）	（1）心力衰竭患者高血钾风险增加，尤其剂量＞25mg/d、合并使用非甾体抗炎药、血管紧张素转化酶抑制药、血管紧张素受体拮抗药或补钾剂；（2）避免用于心力衰竭或内生肌酐清除率＜30ml/min的患者	低
呼吸系统用药		
24. 茶碱	（1）心脏不良反应（心房纤维化、心房扑动和心动过速等）；（2）神经系统不良反应（癫痫、失眠、易激惹）；（3）恶心及腹泻（剂量相关性）	低
B级警示药物（48种/类）		
25. 氯氮草	（1）老年人体内半衰期延长；（2）神经系统不良反应（镇静时间延长、嗜睡、健忘、共济失调、认知功能障碍、激越、烦躁不安、幻觉、精神错乱、抑郁）；（3）跌倒和骨折；（4）低血压；（5）呼吸抑制	高
26. 硝西泮	（1）神经系统不良反应（镇静时间延长、认知功能障碍、嗜睡、健忘、共济失调、情绪激动、烦躁不安、幻觉、精神错乱、抑郁）；（2）跌倒和骨折；（3）低血压；（4）呼吸抑制	高
神经系统用药		
27. 巴比妥类（除外苯巴比妥）	（1）比大多数镇静催眠药更易产生依赖性、耐受性和撤药反应；（2）神经系统不良反应（意识不清）；（3）跌倒和骨折	高
28. 苯巴比妥	（1）神经系统不良反应（镇静时间延长、逆转性兴奋作用、嗜睡、记忆减退、异常反应、激越）；（2）运动障碍、共济失调；（3）呼吸抑制	高
29. 氯硝西泮	（1）神经系统不良反应（镇静时间延长、健忘、认知功能障碍、行为异常、谵妄、抑郁）；（2）呼吸抑制；（3）共济失调和跌倒	高
30. 地西泮	（1）老年人体内半衰期延长；（2）神经系统不良反应（镇静时间延长、嗜睡、健忘、共济失调、认知功能障碍、激越、烦躁不安、幻觉、精神错乱、抑郁）；（3）跌倒和骨折；（4）低血压；（5）呼吸抑制	高
31. 苯妥英	（1）神经系统不良反应（谵妄、震颤、共济失调、眼震）；（2）贫血；（3）骨软化症；（4）跌倒	高
32. 己酮可可碱	（1）疗效不确切；（2）用药风险大于获益；（3）直立性低血压和跌倒	低
精神药物		
33. 阿米替林	（1）较强的抗胆碱能不良反应（便秘、口干、尿潴留、青光眼）；（2）神经系统不良反应（镇静时间延长、嗜睡、意识不清、认知功能障碍、谵妄）；（3）过量产生心脏毒性；（4）直立性低血压；（5）跌倒；（6）风险大于获益	高
34. 氯丙嗪	（1）直立性低血压、心悸或心电图改变；（2）锥体外系不良反应（震颤、僵直、流涎、运动迟缓、静坐不能、急性肌张力障碍），长期大量服药可引起迟发性运动障碍；（3）次选药物	高

药物名称	用药风险点/使用建议	风险强度
35. 多塞平	（1）较强的抗胆碱能不良反应（便秘、口干、尿潴留、青光眼）；（2）神经系统不良反应（镇静时间延长、嗜睡、意识不清、认知功能障碍、谵妄）；（3）过量产生心脏毒性；（4）直立性低血压；（5）跌倒；（6）风险大于获益	高
36. 马普替林	（1）较强的抗胆碱能不良反应（便秘、口干、尿潴留、青光眼）；（2）神经系统不良反应（镇静时间延长、嗜睡、意识不清、认知功能障碍、谵妄）；（3）过量产生心脏毒性；（4）直立性低血压；（5）跌倒；（6）风险大于获益	高
37. 氯氮平	（1）神经系统不良反应（帕金森样症状、肌张力障碍、镇静）；（2）抗胆碱能不良反应；（3）粒细胞缺乏症；（4）心肌炎；（5）增加精神病患者的死亡风险	高
38. 奋乃静	（1）神经系统不良反应（迟发性运动障碍、帕金森样症状、肌张力障碍、静坐不能、认知功能障碍、镇静时间延长）；（2）抗胆碱能不良反应（尿潴留、便秘、视觉改变）；（3）直立性低血压；（4）跌倒；（5）增加精神病患者的死亡风险	低
39. 氟奋乃静	（1）神经系统不良反应（迟发性运动障碍、帕金森样症状、肌张力障碍、静坐不能、认知功能障碍、镇静时间延长）；（2）抗胆碱能不良反应（尿潴留、便秘、视觉改变）；（3）直立性低血压；（4）跌倒；（5）增加精神病患者的死亡风险	低
40. 氟哌啶醇	（1）神经系统不良反应（迟发性运动障碍、帕金森样症状、肌张力障碍、静坐不能、认知功能障碍、镇静时间延长）；（2）抗胆碱能不良反应（尿潴留、便秘、视觉改变）；（3）直立性低血压；（4）跌倒；（5）增加精神病患者的死亡风险	低
41. 阿立哌唑	（1）避免用于痴呆患者行为异常的治疗，仅在非药物治疗失败或患者对自己或他人造成威胁时应用；（2）增加痴呆患者的脑血管意外及死亡风险	低
42. 氟伏沙明	（1）恶心、呕吐；（2）困倦、头晕；（3）抗胆碱能不良反应（口干、便秘）	低
43. 舒必利	（1）锥体外系不良反应；（2）迟发性运动障碍	低
解热、镇痛、抗炎与抗风湿药		
44. 吲哚美辛	（1）神经系统不良反应多于其他非甾体抗炎药；（2）消化道出血、溃疡或穿孔；（3）肝损害；（4）肾损害	高
45. ≥2 种非甾体抗炎药合用	未见疗效提高，但发生不良反应的风险增加	高
46. 保泰松	（1）消化道出血、溃疡或穿孔；（2）血液系统不良反应	高
47. 吡罗昔康	（1）消化道出血、溃疡或穿孔；（2）肾损害；（3）高血压	高
48. 萘普生	（1）消化道出血、溃疡；（2）肾损害；（3）高血压	高
49. 酮洛芬	（1）消化道出血、溃疡或穿孔；（2）高血压；（3）肝损害；（4）肾损害	低
50. 依托考昔	（1）消化道出血、溃疡或穿孔；（2）存在心血管方面的禁忌证	低
心血管系统用药		
51. 可乐定	（1）直立性低血压；（2）心动过缓；（3）晕厥	高
52. 普鲁卡因胺	（1）避免作为心房颤动的一线用药；（2）对于老年患者，控制心率比控制心律可更多获益	高
53. 硝苯地平（常释剂型）	（1）心肌梗死或中风的风险增加；（2）低血压；（3）便秘	低
抗感染药物		
54. 加替沙星	（1）血糖异常改变（高血糖、低血糖）；（2）神经系统不良反应（头晕、痉挛、抽搐、晕厥、意识模糊、昏迷、癫痫、精神异常）；（3）心脏不良反应（心悸、心动过缓、Q-T 间期延长）	低
55. 氨基糖苷类抗生素	（1）肾损害；（2）耳毒性	低
56. 万古霉素	（1）皮肤反应（Stevens-Johnson 综合征、中毒性表皮坏死症、剥脱性皮炎）；（2）肝损害；（3）肾损害；（4）休克、过敏样症状	低
57. 克林霉素	（1）过敏样反应（过敏性休克、高热、寒战、喉头水肿、呼吸困难）；（2）泌尿系统不良反应（血尿、急性肾损伤）	低
抗过敏药		
58. 异丙嗪	（1）抗胆碱能不良反应（口干、视物模糊、胃肠道反应）；（2）神经系统不良反应（镇静、嗜睡、意识障碍）；（3）老年人过敏反应首选非抗胆碱能抗组胺药	低

续表

药物名称	用药风险点/使用建议	风险强度
59. 苯海拉明	（1）抗胆碱能不良反应（口干、视物模糊、胃肠道反应）；（2）神经系统不良反应（镇静、头晕、意识障碍）；（3）心电图变化；（4）老年人过敏反应首选非抗胆碱能抗组胺药	低
内分泌系统用药		
60. 生长激素	（1）体液潴留（水肿、关节痛、腕管综合征）；（2）男性乳房女性化；（3）空腹血糖受损	高
61. 格列本脲	长效药物，可引起低血糖	低
62. 甲地孕酮	（1）增加血栓风险；（2）增加老年患者死亡风险	低
血液系统用药		
63. 噻氯匹定	（1）防治血栓作用并不优于阿司匹林；（2）血液系统不良反应（中性粒细胞减少/粒细胞缺乏、血栓性血小板减少性紫癜、再生障碍性贫血、出血倾向）	高
消化系统用药		
64. 莨菪碱类	（1）疗效不确切；（2）抗胆碱能作用强；（3）避免使用（特别是长期使用）	高
65. 颠茄生物碱	（1）疗效不确切；（2）抗胆碱能作用强；（3）避免使用（特别是长期使用）	高
66. 西咪替丁	（1）神经系统不良反应（意识障碍、谵妄）；（2）比其他 H_2-受体阻滞剂更多的相互作用	低
麻醉药与麻醉辅助用药		
67. 哌替啶	（1）神经系统不良反应（意识不清、谵妄、癫痫发作、镇静）；（2）呼吸抑制；（3）跌倒	高
68. 吗啡、吗啡缓释片	（1）使用过量易出现呼吸抑制；（2）一旦发生呼吸抑制则持续时间长	低
69. 曲马多	（1）神经系统不良反应（癫痫发作、谵妄、眩晕）；（2）呕吐；（3）便秘	低
骨骼肌松弛药		
70. 巴氯芬	（1）跌倒；（2）神经系统不良反应（健忘、意识障碍、嗜睡、谵妄、头痛、镇静）	低
71. 氯唑沙宗	（1）难以耐受的抗胆碱能不良反应；（2）可耐受剂量的疗效不确切；（3）镇静；（4）骨折	低
泌尿系统用药		
72. 托特罗定	（1）抗胆碱能不良反应（便秘、口干、加重青光眼）；（2）神经系统不良反应（谵妄、认知功能障碍）	低

药理类别按照《中华人民共和国药典临床用药须知》（2015 年版化学药和生物制品卷）的分类方法，该须知中未收录的药品，参考《新编药物学（第 17 版）和《马丁代尔药物大典》（原著第 35 版）进行补充

附表B-2 中国老年人疾病状态下潜在不适当用药判断标准

编号	疾病状态	潜在不适当药物	用药风险点	使用建议
A 级判断标准（25 疾病状态下 35 种/类药物）				
	神经系统			
1	癫痫或癫痫发作	抗精神病药	降低癫痫发作阈值	谨慎使用
2	谵妄	苯二氮䓬类、氯丙嗪、三环类抗抑郁药、糖皮质激素、抗胆碱药	诱发或加重谵妄	避免用于有谵妄高风险者，停药需缓慢
3	痴呆或认知功能受损	苯二氮䓬类	中枢神经系统不良影响	避免使用
4	失眠	去氧肾上腺素、匹莫林	中枢神经系统兴奋作用	避免使用
5	帕金森病	抗精神病药、甲氧氯普胺、异丙嗪	加重帕金森病症状	避免使用
		氟哌啶醇	锥体外系症状	谨慎使用
6	认知功能受损	抗胆碱药	中枢神经系统不良反应，增加痴呆患者的卒中及死亡风险	避免使用

续表

编号	疾病状态	潜在不适当药物	用药风险点	使用建议
心血管系统				
7	心力衰竭	非甾体抗炎药、地尔硫䓬、维拉帕米、吡格列酮、罗格列酮、西洛他唑	液体潴留，加重心力衰竭	避免使用
8	晕厥	氯丙嗪、奥氮平、多沙唑嗪、特拉唑嗪、胆碱酯酶抑制药	直立性低血压或心动过缓的风险	避免使用
9	直立性低血压	氯丙嗪	增加直立性低血压和摔倒风险	换用强效抗精神病药，如氟哌啶醇，并连续监测血压
10	高血压	非甾体抗炎药	水钠潴留，导致高血压	换用对乙酰氨基酚或阿司匹林，密切监测血压
11	凝血障碍或接受抗凝治疗	噻氯匹定、氯吡格雷	增加出血风险	谨慎使用
		非甾体抗炎药	延长凝血时间或抑制血小板聚集，增加潜在出血风险	采用非药物治疗，换用对乙酰氨基酚，与胃黏膜保护药联合使用
泌尿系统				
12	肾功能不全	非甾体抗炎药	水钠潴留，加重或导致肾衰竭	避免使用
13	慢性肾脏病Ⅳ/Ⅴ期	氨苯蝶啶	增加肾损伤风险	避免使用
14	尿失禁	雌激素（除外阴道用药）多沙唑嗪、哌唑嗪、特拉唑嗪	加重尿失禁	避免用于女性
15	下尿路症状、前列腺增生	抗胆碱药	尿流变细、尿潴留	避免用于男性
消化系统				
16	消化性溃疡	非甾体抗炎药	加剧原发溃疡，导致新溃疡	避免长期使用，仅在其他药物疗效不佳且同时服用胃黏膜保护药时才可使用
		糖皮质激素	加重消化性溃疡	谨慎使用
17	慢性便秘	抗精神病药、三环类抗抑郁药、溴丙胺太林、托特罗定、抗胆碱药	加重便秘	避免使用，除非无其他选择
		氯苯那敏、氯马斯汀、苯海拉明	加重便秘	短期使用
呼吸系统				
18	慢性阻塞性肺疾病（史）	苯二氮䓬类	呼吸抑制	谨慎使用
19	睡眠呼吸暂停综合征	苯二氮䓬类	呼吸抑制	谨慎使用
内分泌系统				
20	骨质疏松	糖皮质激素	加速骨量流失	谨慎使用
21	糖尿病	糖皮质激素（长期使用）	加重糖尿病	采用吸入糖皮质激素，密切监测血糖
	其他			
22	跌倒或骨折史	苯二氮䓬类、扎来普隆	精神运动功能受损、跌倒	避免使用，除非其他可选药物不可用
		抗精神病药、三环类抗抑郁药	共济失调、精神运动功能受损、晕厥及跌倒	抗精神病药避免使用；三环类抗抑郁药谨慎使用
23	青光眼	三环类抗抑郁药	加重青光眼	换用 5-羟色胺再摄取抑制药
		抗胆碱能药	加重青光眼	谨慎使用

续表

编号	疾病状态	潜在不适当药物	用药风险点	使用建议
24	疼痛	哌替啶（长期使用）	跌倒、骨折，药物依赖	采用非药物治疗，若必须行药物治疗，则换用对乙酰氨基酚或可待因、吗啡
25	痛风	噻嗪类利尿药	加重或导致痛风	换用其他抗高血压药

B 级判断标准（9 种疾病状态下 9 种/类药物）

神经系统

编号	疾病状态	潜在不适当药物	用药风险点	使用建议
1	癫痫或癫痫发作	硫利达嗪、安非他酮、马普替林	降低癫痫发作阈值	避免使用
2	谵妄	硫利达嗪	诱发或加重谵妄	避免用于有谵妄高风险者，停药须缓慢
4	失眠	三唑仑	认知障碍和行为异常	采用非药物治疗，若必须行药物治疗，或选用半衰期短的苯二氮䓬类药物
8	晕厥	硫利达嗪	直立性低血压或心动过缓	谨慎使用
26	预防卒中	双嘧达莫	无效	换用阿司匹林或噻氯匹定
27	抑郁	利舍平	加重抑郁	谨慎使用

心血管系统

编号	疾病状态	潜在不适当药物	用药风险点	使用建议
10	高血压	利舍平	高剂量可能导致抑郁症和锥体外系反应	换用其他抗高血压药
17	慢性便秘	赛庚啶	加重便秘	短期使用
		奥昔布宁（口服）	加重便秘	避免使用，除非无其他选择

其他

编号	疾病状态	潜在不适当药物	用药风险点	使用建议
22	跌倒或骨折史	右佐匹克隆	共济失调、损伤精神运动功能、晕厥及跌倒	避免使用，除非无其他的安全替代药物

相同疾病状态使用同一个编号

资料来源：中国老年保健医学研究会老年合理用药分会，中华医学会老年医学分会，中国药学会老年药学专业委员会，等. 2018. 中国老年人潜在不适当用药判断标准（2017 年版）. 药物不良反应杂志，20（1）：2-8. DOI：10.3760/cma.j.issn.1008-5734.2018.01.002.